Dmitri Souza
Lynn Kohan

Springer

U0866633

床旁疼痛管理和治疗

Bedside Pain Management Interventions

主　编　〔美〕德米特里·索萨
　　　　　　　林恩·科恩
主　审　樊碧发
主　译　袁建虎　杨立强　李水清

天津出版传媒集团
天津科技翻译出版有限公司

著作权合同登记号:图字:02-2023-257

图书在版编目(CIP)数据

床旁疼痛管理和治疗 / (美) 德米特里·索萨
(Dmitri Souza), (美) 林恩·科恩 (Lynn Kohan) 主编 ;
袁建虎, 杨立强, 李水清主译. -- 天津 : 天津科技翻译
出版有限公司, 2025. 6. -- ISBN 978-7-5433-4528-7

Ⅰ. R441.1

中国国家版本馆 CIP 数据核字第 20246NP174 号

授权单位: Springer Nature Switzerland AG.
出　　版: 天津科技翻译出版有限公司
出 版 人: 方　艳
地　　址: 天津市和平区西康路 35 号
邮政编码: 300051
电　　话: 022-87894896
传　　真: 022-87893237
网　　址: www.tsttpc.com
印　　刷: 天津新华印务有限公司
发　　行: 全国新华书店
版本记录: 787mm×1092mm　16 开本　34 印张　600 千字
2025 年 6 月第 1 版　2025 年 6 月第 1 次印刷
定价:218.00 元

(如发现印装问题,可与出版社调换)

主审简介

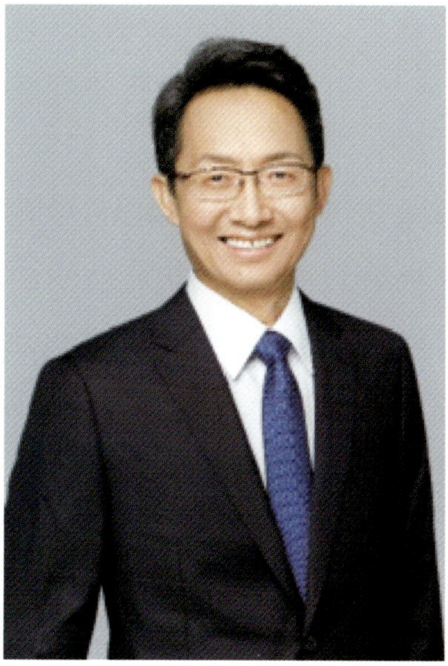

樊碧发 全国疼痛诊疗研究中心主任，国家疼痛专业医疗质量控制中心主任，神经调控国家工程研究中心副主任。担任中华医学会疼痛学分会前任主任委员、候任主任委员，中国医师协会疼痛科医师分会会长，中国中西医结合学会疼痛专业委员会主任委员，全国卫生产业企业管理协会社会办医分会会长，北京市疼痛治疗质量控制和改进中心主任，美国纽约州立大学客座教授。担任《中国疼痛医学杂志》主编，《中华疼痛学杂志》总编辑。先后发表论文100余篇，主(参)编专业书籍9部。享受国务院政府特殊津贴。主攻方向：神经调控技术与神经病理性疼痛、癌性疼痛的临床研究；慢性疼痛的微创介入治疗等。

主译简介

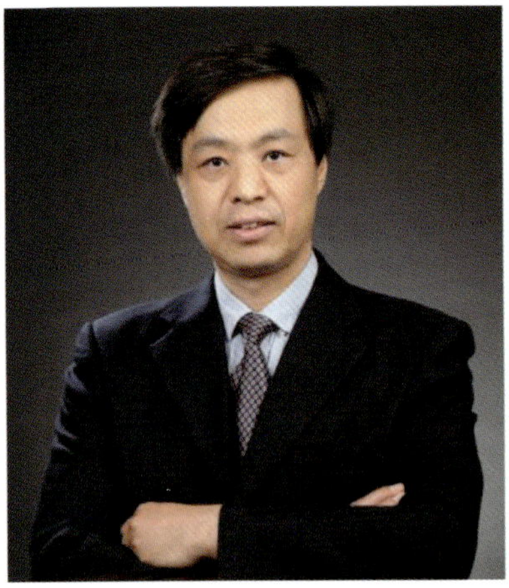

袁建虎　主任医师，北京市肛肠医院（北京市二龙路医院）麻醉科主任、临床药物实验机构疼痛科负责人。

担任中华医学会麻醉学分会ERAS学组委员，中国药学会麻醉药物专业委员会副主任委员，白求恩公益基金会麻醉与镇痛专业委员会秘书长，北京西城区医学会麻醉和疼痛专业委员会主任委员，中国心胸血管麻醉学会围术期感染控制分会常务委员，中国心胸血管麻醉学会非心脏手术麻醉分会常务委员，中华中医药学会脊柱微创专家委员会常务委员，中国非公立医疗机构协会麻醉专业委员会常务委员，北京医学会麻醉学分会委员，北京中西医结合学会麻醉与镇痛专业委员会委员等；《手术》电子杂志编委。

多年来致力于手术患者围术期处理及骶尾盆底会阴区慢性疼痛治疗。先后主持科研课题4项，在专业核心期刊及SCI期刊发表论文30余篇，主编专著2部，参编专著4部。

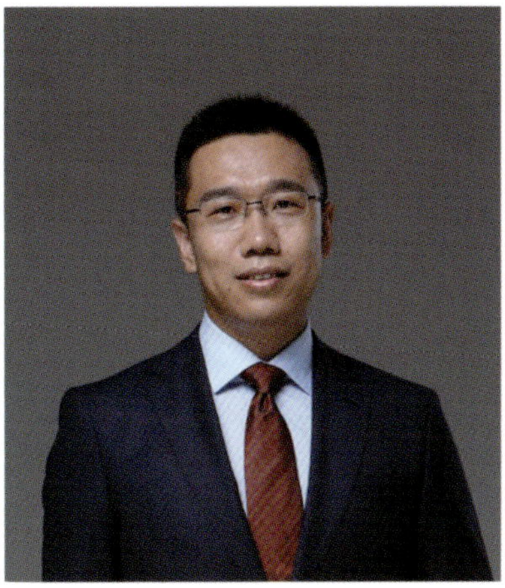

杨立强 主任医师，教授，硕士研究生导师，首都医科大学宣武医院疼痛科主任。

担任中国医师协会疼痛科医师分会委员，北京医学会疼痛学分会副主任委员，北京医师协会疼痛专科医师分会副会长，中国民族医药学会疼痛分会副会长，中国中医药信息研究会疼痛分会副会长，中国超声医学工程学会麻醉与疼痛超声专业委员会常务委员，中国非公立医疗机构协会疼痛专业委员会常务委员，中国生命关怀协会疼痛诊疗专业委员会常务委员，中国睡眠研究会麻醉与疼痛专业委员会常务委员，中国人体健康科技促进会神经调控与功能修复专业委员会常务委员；*Anesthesia & Analgesia* 编委，《中国医药导报》编委。

荣获中国产学研合作创新成果奖一等奖（国家级），北京市科学技术奖三等奖（省部级）；以第一作者及通讯作者发表论文数十篇，其中 SCI 论文 12 篇，Q1 区 4 篇；个人专利 12 项。

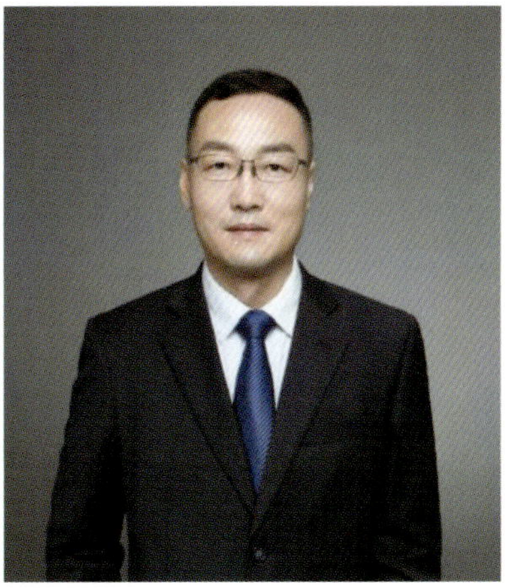

李水清 主任医师，北京大学第三医院疼痛科主任。

担任中华医学会疼痛学分会常务委员兼秘书长，中国医师协会疼痛科医师分会常务委员兼总干事，中国医药教育协会疼痛医学专业委员会主任委员，中华中医药学会脊柱微创专家委员会副主任委员，中国中医药研究促进会软组织疼痛分会副主任委员等。

长期钻研疼痛医学理论和技术，在脊柱微创介入诊疗领域进行了一系列开拓性工作，在脊柱源性疼痛、关节源性疼痛方面有很深的造诣和丰富的实践经验。发表疼痛医学相关中英文学术论文 40 余篇，申请多项专利。主译《少见疼痛综合征》《神经阻滞和疼痛介入治疗》《慢性疼痛管理临床实践》等。

译者名单

主　审　樊碧发　中日友好医院

主　译　袁建虎　北京市肛肠医院(北京市二龙路医院)
杨立强　首都医科大学宣武医院
李水清　北京大学第三医院

副主译　樊肖冲　郑州大学第一附属医院
何亮亮　首都医科大学宣武医院
黄　鑫　北京大学第三医院
王　永　中国医科大学航空总医院

译　者　(以姓氏汉语拼音为序)
暴玉娜　北京市肛肠医院(北京市二龙路医院)
卜慧莲　郑州大学第一附属医院
董　慧　北京市肛肠医院(北京市二龙路医院)
窦　智　首都医科大学宣武医院
段宏涛　灵宝市第一人民医院
樊肖冲　郑州大学第一附属医院
郭凯凯　解放军总医院第一医学中心
郭向飞　首都医科大学附属北京安贞医院
郝　巍　河北省中医院
何亮亮　首都医科大学宣武医院
黄　鑫　北京大学第三医院
李　娜　呼和浩特市第一医院
李瑞婷　北京大学第一医院太原医院太原市中心医院
李水清　北京大学第三医院
李新新　郑州大学第一附属医院

梁　辰　北京大学第三医院
林增茂　北京大学第一医院
刘　岗　苏州工业园区星海医院
刘青颖　郑州大学第一附属医院
卢　洁　首都医科大学宣武医院
罗启鹏　北京大学第三医院
马淑敏　赤峰学院附属医院
马云龙　北京大学第三医院
单汉民　浙江大学医学院附属浙江医院
宋春雨　北京大学第三医院
孙　琰　北京市肛肠医院(北京市二龙路医院)
汪海峰　北京大学第一医院
王　超　河北省雄安宣武医院
王　莉　河北医科大学第一医院
王　希　北京市肛肠医院(北京市二龙路医院)
王　永　中国医科大学航空总医院
王浩翔　河北医科大学第四医院
王宏岩　首都医科大学宣武医院
王丽薇　北京大学第三医院
王小平　首都医科大学宣武医院
王一雄　福建医科大学附属泉州第一医院
王艺璇　北京大学第三医院
王哲银　深圳市人民医院
先　锋　石家庄市第三人民医院
徐晓雪　川北医学院附属医院
许伯雯　北京市肛肠医院(北京市二龙路医院)
杨立强　首都医科大学宣武医院
杨茜芳　北京市肛肠医院(北京市二龙路医院)
杨志军　北京市肛肠医院(北京市二龙路医院)
仰嘉轩　苏州大学附属第二医院
袁建虎　北京市肛肠医院(北京市二龙路医院)
岳　红　北京大学首钢医院

岳剑宁　首都医科大学宣武医院
张　力　武汉市第四医院
张晓艳　北京市肛肠医院(北京市二龙路医院)
张旭光　北京市肛肠医院(北京市二龙路医院)
张子甲　河南省平顶山市新华区人民医院
赵　丹　北京大学第三医院
赵文星　首都医科大学宣武医院

编者名单

Arjun Ramesh
Department of Pain Management, Cleveland Clinic, Cleveland, OH, USA

Jianguo Cheng
Departments of Pain Management and Neurosciences, Cleveland Clinic Anesthesiology Institute and Lerner Research Institute, Cleveland, OH, USA

Ankit Maheshwari
Texas Pain Intervention Clinic, McKinney, TX, USA

Bradford Jones
Department of Anesthesiology and Perioperative Medicine, University Hospitals Cleveland Medical Center, Cleveland, OH, USA

Alicia Grubich
Center for Pain Medicine, Western Reserve Hospital, Cuyahoga Falls, OH, USA

Dmitri Souza
Center for Pain Medicine, Western Reserve Hospital, Cuyahoga Falls, OH, USA

Michael Pribula
Department of Family Medicine, Western Reserve Hospital, Cuyahoga Falls, OH, USA

Wenyu Pan
Department of Anesthesia and Critical Care, University of Chicago, Chicago, IL, USA

Shiragi Patel
Department of Anesthesia and Critical Care, University of Chicago Medical Center, University of Chicago, Chicago, IL, USA

Magdalena Anitescu
Division of Pain Management, Department of Anesthesia and Critical Care, University of Chicago Medical Center, University of Chicago, Chicago, IL, USA

Howard Meng
Department of Anesthesia, Sunnybrook Health Sciences Centre, Toronto, ON, Canada

Priodarshi Roychoudhury
Department of Anesthesiology, Pharmacology and Therapeutics, University of British Columbia, Vancouver, BC, Canada

James S. Khan
Department of Anesthesia and Pain Medicine, Mount Sinai Hospital, Toronto, ON, Canada
Department of Anesthesiology, University of Toronto, Toronto, ON, Canada

Andrew T. Burzynski
Department of Anesthesiology, Yale University School of Medicine, New Haven, CT, USA
Department of Anesthesiology, Lutheran Medical Center, Physician Anesthesia Services, P.C., Golden, CO, USA

Jinlei Li
Regional Anesthesia and Acute Pain Medicine, Yale New Haven Health, New Haven, CT, USA

Emily Hillaker
Department of Physical Medicine and Rehabilitation, University of Virginia, Charlottesville, VA, USA

Jacob Boomgaardt
Department of Physical Medicine and Rehabilitation, University of Virginia, Charlottesville, VA, USA

Joseph Amalfitano
Department of Physical Medicine and Rehabilitation, University of Virginia, Charlottesville, VA, USA

Michael Lockwood
Department of Osteopathic Manipulative Medicine, Liberty University College of
Osteopathic Medicine, Lynchburg, VA, USA

Joseph Walker III
Department of Orthopedic Surgery, University of Connecticut School of Medicine, Farmington, CT, USA
UCONN Comprehensive Spine Center, UCONN

Health, Farmington, CT, USA
UCONN Musculoskeletal Institute & John Dempsey Hospital, UCONN Health, Farmington, CT, USA

Daniel Adams
Western Reserve Hospital –Center for Pain Medicine, Cuyahoga Falls, OH, USA

Shayan Azizi
Northeast Ohio Medical University, Rootstown, OH, USA

Matthew Steiner
Northeast Ohio Medical University, Rootstown, OH, USA
Department of Family Medicine, St. Vincent Hospital, Erie, OH, USA

Nicholas Alvey
Department of Anesthesiology, University of Colorado Medical Center, Aurora, CO, USA

Narayana Varhabhatla
Department of Anesthesiology, University of Colorado Medical Center, Aurora, CO, USA

Robert P. Owens
Southeast Louisiana VA Healthcare System, New Orleans, LA, USA
Department of Medicine, Section of Physical Medicine and Rehabilitation, LSU Health Sciences Center, New Orleans, LA, USA

Maged Guirguis
Ochsner Clinic, New Orleans, LA, USA

Gassan Chaiban
Allied Health, Lake Charles, LA, USA
Ochsner Clinic, New Orleans, LA, USA

Yashar Eshraghi
Ochsner Clinic, New Orleans, LA, USA
Department of Anesthesiology and Critical Care Medicine, Ochsner Health System
University of Queensland Ochsner Medical School, Louisiana State University School of Medicine, New Orleans, LA, USA

Isaac A. Zoch
Department of Anesthesiology, UT Health San Antonio, San Antonio, TX, USA

Mostafa Maita
Department of Anesthesiology, UT Health San Antonio, San Antonio, TX, USA
Department of Pain Management, Mayo Clinic Hospital, Phoenix, AZ, USA

William D. Kang
Department of Anesthesiology, UT Health San Antonio, San Antonio, TX, USA
Department of Anesthesiology, University of Texas Health Science Center Houston,Houston, TX, USA

Emily A. Vail
Department of Anesthesiology, UT Health San Antonio, San Antonio, TX, USA
Department of Anesthesiology & Critical Care, University of Pennsylvania Perelman School of Medicine, Philadelphia, PA, USA

Ameet Nagpal
Department of Anesthesiology, UT Health San Antonio, San Antonio, TX, USA
Department of Orthopaedics & Physical Medicine, Medical University of South Carolina, Charleston, SC, USA

Tuan Tang
University of Texas HSC at Houston, Houston, TX, USA

Alaa Abd–Elsayed
Department of Anesthesiology, Medical Examining Board, Wisconsin, Chronic Pain Physician, University of Wisconsin–Madison, Madison, WI, USA

Russell R. Lambert
Department of Orthopedic Surgery, Western Reserve Hospital, Cuyahoga Falls, OH, USA

Steven B. Jackson
Department of Orthopedic Surgery, Western Reserve Hospital, Cuyahoga Falls, OH, USA

Danielle L. Sarno
Department of Physical Medicine and Rehabilitation, Department of Neurosurgery, Spaulding Rehabilitation Hospital, Brigham and Women's Hospital, Harvard Medical School, Boston, MA, USA

Erika T. Yih
Department of Physical Medicine and Rehabilitation, Department of Anesthesiology, Spaulding Rehabilitation Hospital, Brigham and Women's Hospital, Harvard Medical School, Boston, MA, USA

Nicholas Capaldo
Internal Medicine Program, Western Reserve Hospital, Cuyahoga Falls, OH, USA

Glenn Rech
Western Reserve Hospital, Cuyahoga Falls, OH, USA

Matthew B. Noble
Western Reserve Hospital, Cuyahoga Falls, OH, USA

Stephen R. Shively
Western Reserve Hospital, Cuyahoga Falls, OH, USA

Stephanie K. Noble
Akron Children's Hospital, Akron, OH, USA

Jung Hoon Kim
Dartmouth-Hitchcock Medical Center, Lebanon, NH, USA

Christopher Alexander
Dartmouth-Hitchcock Medical Center, Lebanon, NH, USA

Katherine Dawn Travnicek
Pain Institute of Nevada, Las Vegas, NV, USA

Abhishek Vaidya
Department of General Surgery, Western Reserve Hospital, Cuyahoga Falls, OH, USA

Lahari Vudayagiri
Department of General Surgery, Western Reserve Hospital, Cuyahoga Falls, OH, USA

Samer N. Narouze
Center for Pain Medicine, Western Reserve Hospital, Cuyahoga Falls, OH, USA

N. Sarkisian
Department of Family Medicine, Western Reserve Hospital, Cuyahoga Falls, OH, USA

Jessica E. Tullington
Department of General Surgery, Western Reserve Hospital, Cuyahoga Falls, OH, USA

Grant Hubbard
Department of General Surgery, Western Reserve Hospital, Cuyahoga Falls, OH, USA

Rick Gemma
Department of General Surgery, Western Reserve Hospital, Cuyahoga Falls, OH, USA

Brandon Roth
Cleveland Clinic Foundation, Cleveland, OH, USA

Deepak Agarwal
Cleveland Clinic Foundation, Cleveland, OH, USA

Gaurav Chauhan
Cleveland Clinic Foundation, Cleveland, OH, USA

Pavan Tankha
Cleveland Clinic Foundation, Cleveland, OH, USA
Comprehensive Pain Management, Cleveland Clinic, Cleveland, USA

Patrick J. Connell
Department of Otolaryngology, Western Reserve Hospital, Cuyahoga Falls, OH, USA

Peter D. Weitzel
Mercy St.Vincent Hospital, Toledo, OH, USA

Stephen McNulty
Internal Medicine, Western Reserve Hospital, Cuyahoga Falls, OH, USA

Haroon Haque
Internal Medicine, Western Reserve Hospital, Cuyahoga Falls, OH, USA

Nkiru Mills
Internal Medicine, Western Reserve Hospital, Cuyahoga Falls, OH, USA

Kris Ferguson
Langlade Hospital Pain Clinic, Antigo, WI, USA

Tyler Weeks
ENT, Western Reserve Hospital, Cuyahoga Falls, OH, USA

Antoun Nader
Department of Anesthesiology, Northwestern Memorial Hospital, Northwestern University, Feinberg School of Medicine, Chicago, IL, USA

Alexander Feoktistov
Synergy Integrative Headache Center, Northfeld, IL, USA

Awnik K. Sarkar
University of Virginia, Charlottesville, VA, USA

Colleen McKenna O'Connor
Department of Anesthesiology and Perioperative Medicine, Tufts Medical Center, Boston, MA, USA

Robert B. Goldstein
Anesthesiology, University of Virginia, Charlottesville, VA, USA

Jacob R. Caylor
Northwest Pain Care, Spokane, WA, USA

Sopyda Yin
Department of Anesthesiology, University of California San Diego, La Jolla, CA, USA

Imanuel R. Lerman
Department of Anesthesiology, University of California San Diego, La Jolla, CA, USA

Anna C. Irwin
Pain Medicine and Anesthesiology, University of Virginia, Charlottesville, VA, USA

Christian Renwick
University of Virginia, Charlottesville, VA, USA

Matthew Riley
Department of Anesthesiology, University of Virginia Health System, Charlottesville, VA, USA

Janki Patel
Department of Anesthesiology, University of Virginia Health System, Charlottesville, VA, USA

Lynn Kohan
Department of Anesthesiology, University of Virginia Health System, Charlottesville, VA, USA

Paul K. Cheng
University of California Davis Medical Center, Walnut Creek, CA, USA

Tariq M. Malik
University of California Davis Medical Center, Walnut Creek, CA, USA

Brian L. Hom
University Hospitals/Case Western Reserve University, Cleveland, OH, USA

Scott Masson
University Hospitals/Case Western Reserve University, Cleveland, OH, USA

Serkan Tulgar
Department of Anesthesiology and Reanimation, Faculty of Medicine, Samsun Training and Research Hospital, Samsun University, Samsun, Turkey

Hesham Elsharkawy
Department of Anesthesiology, Pain and Healing Center, MetroHealth, Case Western Reserve University, Cleveland, OH, USA

Josianna Henson
Department of Anesthesiology, University of Colorado School of Medicine, Aurora, CO, USA

Justin Merkow
Department of Anesthesiology, University of Colorado School of Medicine, Aurora, CO, USA

Jay Karri
Baylor College of Medicine, Houston, TX, USA

Mohamed Attia
Manchester University NHS Foundation Trust, Manchester, UK

Mowafak Abdelghani
Manchester University NHS Foundation Trust, Manchester, UK

Nirav M. Patel
University of Cincinnati, Cincinnati, OH, USA

Harsh Sachdeva
University of Cincinnati, Cincinnati, OH, USA

Hemkumar Pushparaj
Department of Anesthesia, Faculty of Medicine, University of Toronto, Toronto, ON, Canada
Department of Anesthesia and Pain Medicine, Toronto Western Hospital, Toronto, ON, Canada

Anuj Bhatia
Department of Anesthesia, Faculty of Medicine, University of Toronto, Toronto, ON, Canada
Department of Anesthesia and Pain Medicine, Toronto Western Hospital, Toronto, ON, Canada
Institute of Health Policy Management and Evaluation, University of Toronto, Toronto, ON, Canada

Sarah C. Corral
Department of Anesthesia and Critical Care, University of Chicago, Chicago, IL, USA

Dalia H. Elmofty
Department of Anesthesia and Critical Care, University of Chicago, Chicago, IL, USA

Daniel Gotlib
Department of Anesthesiology & Perioperative Medicine, University Hospitals Case Western Reserve, Cleveland, OH, USA

Jeffrey S. Grzybowski
Department of Anesthesiology, University of Wisconsin School of Medicine and Public Health, Madison, WI, USA

Kristopher M. Schroeder
Department of Anesthesiology, University of Wisconsin School of Medicine and Public Health, Madison, WI, USA

Jonathan M. Hagedorn
Department of Anesthesiology and Perioperative Medicine, Division of Pain Medicine, Mayo Clinic, Rochester, MN, USA

Ryan S. D'Souza
Department of Anesthesiology and Perioperative

Medicine, Division of Pain Medicine, Mayo Clinic, Rochester, MN, USA

Dominika Lipowska
University of North Carolina at Chapel Hill, Chapel Hill, NC, USA

Maryam Jowza
University of North Carolina at Chapel Hill, Chapel Hill, NC, USA

Melanie G. Wood
Department of Anesthesiology, Yale University School of Medicine, New Haven, CT, USA

Kanishka Rajput
Department of Anesthesiology, Yale University School of Medicine, New Haven, CT, USA

Robert M. Chow
Department of Anesthesiology, Yale University School of Medicine, New Haven, CT, USA

Adi Cosic
University Hospitals, Cleveland, OH, USA

Sahna Reddy
Department of Anesthesiology and Pain Medicine, University of Texas Health San Antonio, San Antonio, TX, USA

Alexander Hynes
Department of Anesthesiology and Pain Medicine, University of Texas Health San Antonio, San Antonio, TX, USA

Maxim Eckmann
Department of Anesthesiology and Pain Medicine, University of Texas Health San Antonio, San Antonio, TX, USA

Nirmal G. Aras
Department of Anesthesia and Critical Care, University of Chicago, Chicago, IL, USA

Michelle Puszynski
Department of Anesthesia and Critical Care, University of Chicago, Chicago, IL, USA

Oscar Coppes
Department of Anesthesia and Critical Care, University of Chicago, Chicago, IL, USA

James Sweet
Department of Anesthesiology and Perioperative Medicine, University of Louisville, Louisville, KY, USA

Alexander F. Bautista
Department of Anesthesiology and Perioperative Medicine, University of Louisville, Louisville, KY, USA

George C. Chang Chien
GCC Institute, Newport Beach, CA, USA

Rahul Rastogi
Department of Anesthesia, Division of Pain Medicine, University of Iowa Carver College of Medicine, Iowa City, IA, USA
Department of Anesthesia, University of Iowa Carver College of Medicine, Iowa City, IA, USA

Justin Wikle
Department of Anesthesia, Division of Pain Medicine, University of Iowa Carver College of Medicine, Iowa City, IA, USA
Department of Anesthesia, University of Iowa Carver College of Medicine, Iowa City, IA, USA

Joseph M. Hanna
Henry Ford Health, One Ford Place, Detroit, MI, USA

Ramsey N. Saad
Henry Ford Health, One Ford Place, Detroit, MI, USA

Elizabeth A. Scholzen
Department of Anesthesiology, University of Wisconsin School of Medicine and Public Health, University of Wisconsin, Madison, WI, USA

Reza Salajegheh
Department of Anesthesiology and Pain Medicine, University of Virginia Medical Center, Charlottesville, VA, USA OrthoVirginia, Lynchburg, VA, USA

Logan D. Kinch
Department of Anesthesiology and Pain Medicine, University of Virginia Medical Center, Charlottesville, VA, USA

Cody C. Rowan
Department of Pain Medicine, Northeast Georgia Physicians Group, Dawsonville, GA, USA

Bryant W. Tran
Department of Anesthesiology, Virginia Commonwealth University Medical Center, Richmond, VA, USA

Michael R. Buxhoeveden
Department of Anesthesiology, Virginia Commonwealth University Medical Center, Richmond, VA, USA

Timothy T. Wills
Department of Anesthesiology, Virginia Commonwealth University Medical Center, Richmond, VA, USA

Tina M. Dailey
Elite Spine & Pain Center, Frederick, MD, USA
University of Virginia, Charlottesville, VA, USA

Mayur Vallabhaneni
University of Virginia, Charlottesville, VA, USA

Ankur A. Patel
Department of Physical Medicine and Rehabilitation, New York –Presbyterian Hospital, Columbia University Medical Center/Weill Cornell Medical Center, New York, NY, USA

Neal Rakesh
Department of Physical Medicine and Rehabilitation, New York –Presbyterian Hospital, Columbia University Medical Center/Weill Cornell Medical Center, New York, NY, USA

Navdeep S. Jassal
Department of Neurology/Pain, University of South Florida College of Medicine, Tampa, FL, USA
Spine and Pain Institute of Florida, Lakeland, FL, USA
Lakeland, FL, USA

Eric M. Stockwell
Louisiana State University Health Sciences Center, New Orleans, LA, USA

Harlan B. Stern
Ochsner Clinic, LA, USA

Jason Christopher Gremillion
Louisiana State University Health Sciences Center, New Orleans, LA, USA

Geoffrey R. Smith
Department of Physical Medicine and Rehabilitation, University of Virginia, Charlottesville, VA, USA

Chelsea D. Frost
Department of Physical Medicine and Rehabilitation, University of Virginia, Charlottesville, VA, USA

Andrea T. Aguirre
Department of Physical Medicine and Rehabilitation, University of Virginia, Charlottesville, VA, USA

Anita M. Lowe Taylor
Department of Physical Medicine and Rehabilitation, Stanford Healthcare, Redwood City, CA, USA

Eugene Yousik Roh
Department of Orthopedic Surgery Sports Medicine, Stanford University, Redwood City, CA, USA

Priyanka Singla
Department of Anesthesiology, University of Virginia, Charlottesville, VA, USA

Paul C. DeMarco
Department of Anesthesiology, University of Virginia, Charlottesville, VA, USA

Drew Jensen
Columbia Anesthesia Group, Vancouver, WA, USA

Ashley Shilling
Department of Anesthesiology, University of Virginia Health System, Charlottesville, VA, USA

Matthew R. Thames
Department of Anesthesiology, University of Virginia, Charlottesville, VA, USA

Brett J. Elmore
Department of Anesthesiology, University of Virginia, Charlottesville, VA, USA

Prentiss A. Lawson Jr
Pain Medicine Division, Department of Anesthesiology and Perioperative Medicine, University of Alabama School of Medicine, University of Alabama at Birmingham, Birmingham, AL, USA

William A. Potter
Multispecialty Anesthesia Division, Department of Anesthesiology and Perioperative Medicine, University of Alabama School of Medicine, University of Alabama at Birmingham, Birmingham, AL, USA

Grant A. Neely
Department of Anesthesiology, University of West Virginia, Morgantown, WV, USA

Chinyere Archie
Department of Anesthesiology, Temple University Hospital, Philadelphia, PA, USA

Anish Sethi
Department of Anesthesiology, Temple University Hospital, Philadelphia, PA, USA

Rany T. Abdallah
Division of Interventional Pain Medicine, Department of Anesthesiology, University of Vermont

Medical Center, Burlington, VT, USA

Karl J. Hinrichs
Department of Anesthesiology, University of Vermont, Burlington, VT, USA

James E. Wolf
Division of Interventional Pain Medicine, Department of Anesthesiology, University of Vermont, Burlington, VT, USA

Priyanka Ghosh
Department of Anesthesia, Weill Cornell Medicine, New York, NY, USA

Peter Merjavy
Anaesthetic Department, Craigavon Area University Teaching Hospital, Southern Health and Social Care Trust, Portadown, Co.Armagh, Northern Ireland, UK

Minton Truitt Cooper
Department of Orthopaedic Surgery, University of Virginia, Charlottesville, VA, USA

中文版序言

疼痛,这一普遍存在于我们每个人生活中的体验,历来是医学和科学研究中的焦点。尤其当疼痛从短暂的不适发展到严重影响患者的日常生活时,我们所面临的诊治挑战也随之加剧。疼痛管理的核心目标是确保患者舒适,提高生活质量,并尽可能减少对药物的依赖。因此,如何在床旁为患者提供及时、安全且有效的疼痛干预,对医疗工作者来说是一项关键的任务。

《床旁疼痛管理和治疗》是一本关于疼痛管理的专业书籍。本书深入浅出地介绍了疼痛的评估、操作适应证、药物和非药物治疗方法,具体的床旁干预技术和预操作准备,以及为特定患者群体提供的专门治疗方案。这本书结合了多学科的知识,包括骨科、神经学、麻醉学等,确保了内容的全面性和专业性。本书强调了床旁疼痛管理的重要性,并解释了疼痛不仅是生理问题,还与患者的心理和社交状况紧密相关。因此,对疼痛的综合管理需要一个全方位、个体化的治疗策略。

本书分为7个部分,全面涵盖床旁疼痛管理的诸多方面。第1部分探讨了疼痛管理所面临的挑战和床旁干预的多种方式。该部分对疼痛的临床评估、药物治疗的优劣及床旁的非药物治疗策略进行了深入的解析。随着技术的进步,疼痛管理的工具和策略也在不断发展。第2部分着重介绍这些先进技术和工具,包括超声在床旁的应用、电刺激、物理治疗等。第3部分专注于特定患者群体的床旁干预,如老年人、慢性疼痛患者和重度肥胖患者等。这部分为医生提供了特定场景下的策略和技巧,有助于为不同患者群体制订个性化的疼痛管理方案。接下来的两部分深入探讨了针对头部、颈部和背部疼痛,以及胸部、腹部和骨盆疼痛的床旁疼痛管理,为医疗工作者提供了床旁疼痛管理的实战技巧。第6部分和第7部分分别讨论上肢和下肢疼痛的床旁疼痛管理,为这些常见的疼痛疾病提供了详尽的干预策略。

我们真诚地希望本书能为广大医疗工作者提供具有实践指导意义的参考,帮助他们更有效地管理和治疗疼痛。随着科技的发展,床旁疼痛管理方法也在不断进步,我们期望此书能为读者带来新的启示和思考,推动疼痛管理水平向更高的标准迈进。

感谢参与本书翻译、编辑、出版的所有工作人员，相信本书的出版将为我国疼痛医疗实践和学术界提供一份重要的参考资料，从而推动我国疼痛学科的进一步发展。科学技术发展日新月异，书中所述恐有不完善之处，恳请广大同道不吝指正。

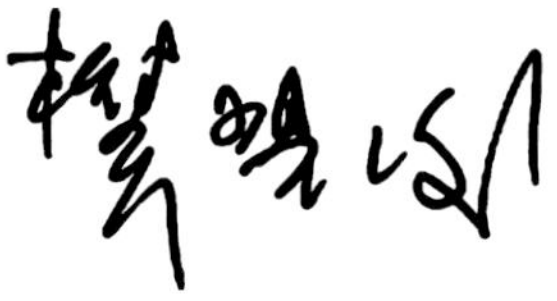

2024 年 12 月

中文版前言

在医学的浩瀚星空中,疼痛管理犹如一颗璀璨的星辰,它不仅关乎患者的生理福祉,更是衡量医疗质量与人文关怀的重要标尺。随着医学技术的飞速发展,我们见证了从单一药物镇痛到多元化、个性化疼痛治疗方案的华丽蜕变。本书正是这一变革浪潮中的一朵浪花,它汇聚了当前疼痛管理领域的最新成果与前沿探索,特别是聚焦于提供多种有效的镇痛方式,旨在显著改善患者满意度、缩短住院时间,并减少患者对阿片类药物的依赖,从而开启疼痛治疗的新篇章。

疼痛管理的革新之路

传统上,疼痛管理往往依赖于阿片类药物,这类药物虽能有效缓解疼痛,但其副作用(如成瘾性、呼吸抑制等)却不容忽视。随着医学理念的进步,我们逐渐认识到,综合性的疼痛管理策略应成为主流。本书所介绍的枕神经阻滞、筋膜平面阻滞、肋间神经阻滞等床旁操作技术,正是这一理念的具体实践。这些技术以其操作简便、效果显著、副作用小的特点,为疼痛患者带来了福音。它们不仅能够在床旁迅速实施,减少了患者的转运风险与等待时间,还极大地提升了治疗的便捷性与灵活性。

床旁干预:理论与实践的桥梁

尽管床旁干预在疼痛管理中展现出巨大潜力,但当前相关文献仍主要局限于临床试验、观察性研究和病例报告,缺乏全面、系统的实际操作指导。本书正是填补这一空白, 它不仅深入剖析了床旁干预的理论基础与科学依据,更通过多位作者的共同努力,制订了关于床旁常用干预措施的简明指南。这些指南不仅涵盖了患者治疗选择、所需设备的详细清单,还提供了详尽的操作步骤与技巧,为临床医生提供了宝贵的实战参考。

临床决策的智慧之光

在临床实践中,每一个决策都关乎患者的生命健康。本书在阐述疼痛管感谢我最好的朋友、我的妻子 Natasha,她一直在我身边支持、鼓励我。感谢我的孩子 Dariya、Nicole 和 Tim,他们如此优秀,我感到无比自豪。感谢我的导师,特别是 Samer Narouze 医生,我会不断向他学习。最后,感谢致力于帮助有需求人群的所有人。

Dmitri Souza

谨以此书献给我的家人。感谢我的丈夫 Nick 及我的女儿 Alexandra 和 Lauren 对我的支持。

Lynn Kohan

谨以此书献给我的妻子 Natasha, 以及我的 3 个女儿 Ava、Eliana 和 Aleah。感谢她们对我的支持,使我可以顺利地完成本书的编撰工作!

Imanuel R. Lerman

中文版前言

在医学的浩瀚星空中，疼痛管理犹如一颗璀璨的星辰，它不仅关乎患者的生理福祉，更是衡量医疗质量与人文关怀的重要标尺。随着医学技术的飞速发展，我们见证了从单一药物镇痛到多元化、个性化疼痛治疗方案的华丽蜕变。本书正是这一变革浪潮中的一朵浪花，它汇聚了当前疼痛管理领域的最新成果与前沿探索，特别是聚焦于提供多种有效的镇痛方式，旨在显著改善患者满意度、缩短住院时间，并减少患者对阿片类药物的依赖，从而开启疼痛治疗的新篇章。

疼痛管理的革新之路

传统上，疼痛管理往往依赖于阿片类药物，这类药物虽能有效缓解疼痛，但其副作用（如成瘾性、呼吸抑制等）却不容忽视。随着医学理念的进步，我们逐渐认识到，综合性的疼痛管理策略应成为主流。本书所介绍的枕神经阻滞、筋膜平面阻滞、肋间神经阻滞等床旁操作技术，正是这一理念的具体实践。这些技术以其操作简便、效果显著、副作用小的特点，为疼痛患者带来了福音。它们不仅能够在床旁迅速实施，减少了患者的转运风险与等待时间，还极大地提升了治疗的便捷性与灵活性。

床旁干预：理论与实践的桥梁

尽管床旁干预在疼痛管理中展现出巨大潜力，但当前相关文献仍主要局限于临床试验、观察性研究和病例报告，缺乏全面、系统的实际操作指导。本书正是填补这一空白，它不仅深入剖析了床旁干预的理论基础与科学依据，更通过多位作者的共同努力，制订了关于床旁常用干预措施的简明指南。这些指南不仅涵盖了患者治疗选择、所需设备的详细清单，还提供了详尽的操作步骤与技巧，为临床医生提供了宝贵的实战参考。

临床决策的智慧之光

在临床实践中，每一个决策都关乎患者的生命健康。本书在阐述疼痛管理策略的同时，也强调了临床诊断、临床决策的重要性。通过丰富的病例分析与讨论，帮助读者理解不同疼痛类型、病因及患者个体差异对选择治疗方案的影响，从而做出更加精准、合理的临床决策。此外，本书还详细阐述了各种床旁干预可能引发的不良反应及注意事项，为临床医生提供了全面的风险防控策略。

患者的希望与未来

本书旨在为患者带来更好的治疗体验与更优的治疗效果。通过推广和应用这些先进的疼痛管理技术，我们有望显著降低患者的疼痛程度，提高患者的生活质量，减少因疼痛导致的并发症和缩短住院时间。更重要的是，减少阿片类药物的使用，将大大降低患者的药物依赖风险，为他们开启一个更加健康、自由的生活新篇章。

总之，本书是一本集科学性、实用性、创新性于一体的疼痛管理宝典。它不仅是临床医生不可或缺的参考书，更是推动疼痛管理领域进步的重要力量。我们坚信，随着本书的广泛传播，将有更多的患者受益于这些先进的疼痛管理技术，从而迎接一个更加无痛、更加美好的未来。

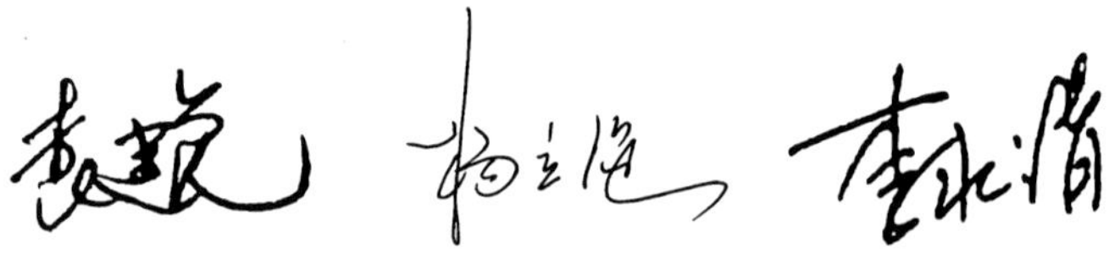

2024 年 12 月

前　言

目前，如何缓解和治疗住院患者的疼痛症状是医生们面临的一项挑战。疼痛干预治疗以住院疼痛护理为核心,通过提供有效的多模式镇痛方法显著改善患者的满意度、缩短患者的住院时间、减少患者对阿片类药物的需求,以及改善患者的预后。这些疼痛治疗方法包括枕神经阻滞、筋膜平面阻滞、肋间神经阻滞等。这些操作可在床旁进行,十分方便。目前,关于床旁干预的文献仅限于临床试验、观察性研究和病例报告。本书旨在提供更多床旁干预相关知识,为临床医生提供真实的信息,包括患者治疗选择、所需设备和操作指南,从而优化床旁干预措施。多位作者共同制订了关于床旁常用干预措施的简明指南。希望编者的专业知识和热情可使读者及相关患者获益。

Dmitri Souza

Lynn Kohan

Imanuel R. Lerman

感谢我最好的朋友、我的妻子 Natasha，她一直在我身边支持、鼓励我。感谢我的孩子 Dariya、Nicole 和 Tim，他们如此优秀，我感到无比自豪。感谢我的导师，特别是 Samer Narouze 医生，我会不断向他学习。最后，感谢致力于帮助有需求人群的所有人。

Dmitri Souza

谨以此书献给我的家人。感谢我的丈夫 Nick 及我的女儿 Alexandra 和 Lauren 对我的支持。

Lynn Kohan

谨以此书献给我的妻子 Natasha，以及我的 3 个女儿 Ava、Eliana 和 Aleah。感谢她们对我的支持，使我可以顺利地完成本书的编撰工作！

Imanuel R. Lerman

目 录

第 1 部分

癌痛治疗面临的挑战及床旁干预的类型

通常需要经验丰富的从业人员(即针灸师或按摩治疗师)进行操作。但并非所有机构都能提供这些服务,而且对门诊患者而言,很难长期持续接受这些服务。

非手术干预技术在控制急性和慢性疼痛方面获得了不少关注(表1.1)。在过去,区域神经阻滞基于体表解剖标志定位技术进行,并利用神经刺激来确保将麻醉剂注射到目标神经附近。当前,超声引导提高了区域神经阻滞的成功率,并降低了与神经阻滞相关的并发症的发生率[19]。常用的神经阻滞方法包括隐神经阻滞、股神经阻滞、腘窝坐骨神经阻滞和臂丛神经阻滞,以对疼痛肢体进行局部麻醉。此外,椎旁阻滞可用于肋骨骨折和胸腹手术。超声引导技术的应用有助于筋膜平面阻滞的实施,此类阻滞包括腹横肌平面阻滞、竖脊肌平面阻滞、胸肌平面阻滞、缝匠肌平面阻滞等,在没有实时图像引导的情况下很难实现。目前,随着药物递送方式的不断创新,例如脂质体制剂,以及对局部麻醉药辅助用药认识的不断加深和其使用的不断增加,实现了通过单次注射达到长效镇痛的目标[20]。随着对基于超声引导技术的新型区域阻滞方法的不断研究及对体表解剖标志定位技术和神经刺激技术的依赖减少,疼痛治疗手段正在不断改善。

虽然周围神经阻滞和筋膜平面阻滞的使用越来越普遍,但轴索阻滞仍然是常用的一种方式。轴索阻滞的镇痛效果非常好,并且通常能够准确地预测阻断区域和持续时间。临床上,可通过导管输注药物来提供连续的神经阻滞或轴索阻滞。

住院患者疼痛治疗面临的挑战

床旁干预的挑战来自多个方面(见表1.1)。

表1.1　不同床旁干预技术的获益和挑战

干预类型	获益	挑战
轴索阻滞	镇痛效果非常好,可预测镇痛区域,可通过导管置入延长阻滞时间	交感神经切除术导致低血压 无力 可能在对侧也产生了不必要的镇痛 可能具有技术挑战性 使用抗凝治疗的情况下禁用
周围神经阻滞	局部麻醉效果非常好 保留了阻滞水平近端的感觉 仅对损伤区域进行镇痛 通过导管置入延长阻滞持续时间	通常需要在超声或神经刺激引导下进行 当基于体表解剖标志定位时,阻滞失败率较高 可能导致运动无力,干扰恢复 使用抗凝治疗的情况下禁用
筋膜平面阻滞	镇痛效果非常好 仅需数次注射即可覆盖更大的区域 通过导管置入延长阻滞持续时间 在同时进行抗凝治疗的情况下,其风险可能是可接受的	通常需要在超声引导下进行
保守性干预	副作用非常小	患者接受度差 需要由接受过专门培训的工作人员进行相关操作

首先，很难在早期识别患者的疼痛。如前所述，疼痛常被认为是治疗不够充分的一种表现[5]。虽然密切关注患者有无病痛、记录患者的疼痛评分有助于发现疼痛，但疼痛治疗团队的早期参与也非常重要，因为急性疼痛的早期治疗可最大限度地降低发展成慢性疼痛的风险[21]。

虽然目前已有许多新的床旁干预措施，但这些技术并不总是能带来持久的疼痛缓解。神经阻滞受局部麻醉药作用持续时间的限制，常用的“长效”局部麻醉药的最长持续时间约为 18 小时，当前市售制剂的持续时间可能更长[20]。也可以放置导管，通过连续输注药物来延长镇痛持续时间。但根据置管位置的不同，可能会发生导管移位，进而导致治疗中断，并需要更换新的导管。此外，理想的神经阻滞应具有镇痛作用，且不会使患者产生无力感。但在许多情况下，无法实现这一点，周围神经阻滞引起的肌肉无力可能导致患者住院时间延长或跌倒风险增加。

轴索阻滞也可能导致患者出现明显的无力。因此，应尽量调整麻醉药的浓度，在提供充分镇痛效果的同时，尽量减少无力感的产生。轴索阻滞还可造成交感神经阻断，导致血管张力降低。此类技术的耐受性较差，不适用于某些患者。由于上述副作用，一些医生可能会在术后尽量避免使用轴索阻滞技术。然而，通过谨慎给药，这些副作用可以得到缓解，轴索阻滞可为患者带来极好的镇痛效果。

值得注意的是，正在接受抗凝治疗的患者应禁用轴索阻滞和周围神经阻滞，慎用筋膜平面阻滞。虽然可以暂停抗凝治疗然后再进行这些干预，但对住院患者而言并不一定可行。美国区域麻醉与疼痛医学学会针对常用抗凝剂和干预措施发布了一套关于何时暂停和恢复抗凝治疗的指南，目前已发布第四版[22]。

结论

疼痛是机体对损伤的一种自然反应，可进展为病理状态。目前已有多种治疗疼痛的方法，但治疗急性疼痛的多模式方法和治疗慢性疼痛的多学科方法仍是最有效的。药物是最常用的治疗方式，但随着对阿片类药物使用和误用风险的认识增加，人们对替代治疗方法产生了浓厚的兴趣。替代治疗方法包括针灸、物理疗法、认知行为疗法、按摩疗法和正念疗法，均被证明对急性和慢性疼痛的治疗有益。床旁神经阻滞可在短期内有效控制疼痛，超声引导技术的应用使其变得更加实用。置管则可延长镇痛时间。随着我们对急性和慢性疼痛病理生理学认识的增加，可以开始使用越来越多的靶向治疗，并且可以改进当前的干预措施，以减少副作用并提高疼痛控制的有效性。床旁干预正在成为疼痛治疗实践中不可或缺的一部分。

（张旭光　袁建虎　译）

参考文献

1. Merskey H, Bogduk N, editors. Part III: pain terms: a current list with definitions and notes on usage. In: Classification of chronic pain. 2nd ed. Seattle, WA: IASP Press; 1994. p. 209–14.
2. Chapman CR, Tuckett RP, Song CW. Pain and stress in a systems perspective: reciprocal neural, endocrine, and immune interactions. J Pain. 2008;9(2):122–45.
3. Loeser JD, Melzack R. Pain: an overview. Lancet. 1999;353(9164):1607–9.
4. Grichnik KP, Ferrante FM. The difference between acute and chronic pain. Mt Sinai J Med. 1991;58(3):217–20.
5. Harstall C, Ospina M. How prevalent is chronic pain? Pain Clin Updat. 1991;58(3):217–20.
6. Max MB. Improving outcomes of analgesic treatment: is education enough? Ann Intern Med.

1990;113(11):885–9.
7. Porter J, Jick H. Addiction rare in patients treated with narcotics. N Engl J Med. 1980;302(2):123.
8. Levy N, Sturgess J, Mills P. "Pain as the fifth vital sign" and dependence on the "numerical pain scale" is being abandoned in the US: why? Br J Anaesth. 2018;120(3):435–8.
9. National Academies of Sciences E, Division H and M, Policy B on HS, Abuse C on PM and RS to APO, Phillips JK, Ford MA, et al. Trends in opioid use, harms, and treatment. National Academies Press (US); 2017 [cited 2019 Oct 5]. https://www.ncbi.nlm.nih.gov/books/NBK458661/.
10. Gaskin DJ, Richard P. The economic costs of pain in the United States. J Pain. 2012;13(8):715–24.
11. Tick H, Nielsen A, Pelletier KR, Bonakdar R, Simmons S, Glick R, et al. Evidence-based non-pharmacologic strategies for comprehensive pain care: the consortium pain task force white paper. Explore (NY). 2018;14(3):177–211.
12. Tadros A, Layman SM, Davis SM, Davidov DM, Cimino S. Emergency visits for prescription opioid poisonings. J Emerg Med. 2015;49(6):871–7.
13. Apfelbaum JL, Chen C, Mehta SS, Gan TJ. Postoperative pain experience: results from a national survey suggest postoperative pain continues to be undermanaged. Anesth Analg. 2003;97(2):534–40, table of contents.
14. Buvanendran A, Kroin JS. Multimodal analgesia for controlling acute postoperative pain. Curr Opin Anaesthesiol. 2009;22(5):588–93.
15. Chou R, Deyo R, Friedly J, Skelly A, Weimer M, Fu R, et al. Systemic pharmacologic therapies for low Back pain: a systematic review for an American College of Physicians clinical practice guideline. Ann Intern Med. 2017;166(7):480–92.
16. Chou R, Peterson K, Helfand M. Comparative efficacy and safety of skeletal muscle relaxants for spasticity and musculoskeletal conditions: a systematic review. J Pain Symptom Manag. 2004;28(2):140–75.
17. Vadivelu N, Mitra S, Schermer E, Kodumudi V, Kaye AD, Urman RD. Preventive analgesia for postoperative pain control: a broader concept. Local Reg Anesth. 2014;7:17–22.
18. Grissa MH, Baccouche H, Boubaker H, Beltaief K, Bzeouich N, Fredj N, et al. Acupuncture vs intravenous morphine in the management of acute pain in the ED. Am J Emerg Med. 2016;34(11):2112–6.
19. Gelfand HJ, Ouanes J-PP, Lesley MR, Ko PS, Murphy JD, Sumida SM, et al. Analgesic efficacy of ultrasound-guided regional anesthesia: a meta-analysis. J Clin Anesth. 2011;23(2):90–6.
20. Beiranvand S, Moradkhani MR. Bupivacaine versus liposomal bupivacaine for pain control. Drug Res. 2018;68(7):365–9.
21. Tawfic Q, Kumar K, Pirani Z, Armstrong K. Prevention of chronic post-surgical pain: the importance of early identification of risk factors. J Anesth. 2017;31(3):424–31.
22. Horlocker TT, Vandermeulen E, Kopp SL, Gogarten W, Leffert LR, Benzon HT. Regional anesthesia in the patient receiving antithrombotic or thrombolytic therapy: American Society of Regional Anesthesia and Pain Medicine evidence-based guidelines (fourth edition). Reg Anesth Pain Med. 2018;43(3):263–309.

第 2 章 疼痛的临床评估和床旁操作的结局评估

Ankit Maheshwari, Bradford Jones

基本概念

- 疼痛的诊断涉及多个方面，需要了解潜在病因，并通过各种检查和评估工具准确鉴别不同类型的疼痛。
- 系统评估患者疼痛的方法可有助于疼痛的初始评估、诊断和治疗；并有助于评估疼痛操作的疗效。
- 疼痛测量工具可以提供主观信息并进一步支持诊断。
- 疼痛治疗的结果对于监测临床有效性和确定进一步治疗的方向至关重要。

概述

对于执业人员而言，合理有序的临床检查技能是全面评估和准确诊断患者的疼痛所必不可少的。随着可用于协助诊断和治疗的资源越来越多，医生了解重要信息的途径仍然是病史和体格检查。临床医生可以将本章介绍的评估工具作为框架，在此基础上继续增加有关疼痛状况和特殊检测的数据，以利于疼痛诊断。本章将概述一种基于病史和体格检查结果进行疼痛诊断、干预评估，以及指导进一步临床过程的方法。

初诊

正如接诊任何患者时都应考虑的那样，首先应建立医患关系，以创造一个舒适的环境。在这种环境中，医患双方可以相互交流，为患者带来最佳结果。医生应在与患者会面前获得并审查既往检查和影像学检查结果。有效的倾听和理解是双方有效谈话的关键。同时，简要了解主诉以指导其余检查也很重要。

详细病史

发作

这个问题通常被放在首位，因为其可以指导诊断和进一步的面诊问题。始于某种可回忆的刺激事件或活动的突然疼痛可能与急性损伤有关或需要更紧急的治疗。相反，隐匿性疼痛发作可能与久远急性损伤的恶化、老化退变或更广泛的疼痛病理生理有关。

部位

了解疼痛的解剖部位十分重要，因为其可引导医生检查某个部位和确定潜在的治疗区域。对于术后疼痛或损伤而言，解剖部位十分明确。在这种情况下，医生应特别注意，不要被神经根痛或牵涉痛所误导。如上所述，明确疼痛部位后，医生可进一步确定是否需要紧急治疗。

持续时间

持续数天或数周的疼痛的处理方式与持续数月甚至数年的疼痛的处理方式不同。根据持续时间，医生也可进一步确定治疗的紧迫性。持续数年的持续性疼痛的处理方法与持续时间较短的进行性恶化的疼痛的处理方式不同，特别是在出现警报症状（如神经系统后遗症或活动性感染迹象）的情况下。

周期/频率

患者疼痛的发生频率可能是静态，也可能是动态的。疼痛可能在时间上具有一定的规律性，如早晨开始疼痛或晚上疼痛更严重。疼痛也可以是动态的，疼痛强度在一天中不断变化或疼痛时断时续。疼痛随时间加重可能是患者和医生更加关注的问题。

描述

疼痛的描述因患者而异。但钝痛、剧痛、刺痛、疼痛、烧灼感或阵痛等术语十分常见。疼痛的主观描述可以帮助描述哪些类型的疼痛纤维或神经系统成分可能受到损伤，或者疼痛综合征可能影响哪些疼痛纤维或神经系统成分。患者对疼痛的描述可为医生判断可能的疼痛类型提供相关提示。

加重/缓解因素

了解使疼痛好转或加重的因素可为疼痛的诊断、治疗及活动调整提供相关指导。适当的运动及舒适的姿势也有助于缓解疼痛。另一个例子是区分神经源性跛行的双侧腿部疼痛（即膝关节以上，站立时疼痛，坐位缓解）与主要发生在小腿的血管性跛行（站立后缓解）[1]。其他因素可能包括心理压力和饮食。患者也可能发现其他有助于缓解疼痛的方法，例如热敷或冰敷、拉伸、物理疗法和药物治疗。

相关症状

与疼痛相关的症状有助于进一步诊断。由于疼痛状况多种多样，一些患者会出现一系列相关症状，如视力变化、平衡变化、无力、关节松动、肠道或膀胱变化、体重变化、发热、寒战、盗汗、皮肤变化和感觉改变。本书提供了此类症状的示例，但以下信息并未涵盖全部症状。总的来说，每个单一或一组相关症状都与特定诊断相关。如果没有相关症状，则表明需要进行进一步的评估。

严重程度

严重程度是疼痛的另一个主观评估指标。对于相同的疼痛情况，不同患者自我评估的严重程度可能不同。严重程度代表疼痛对患者生活的影响程度。疼痛评估工具的示例将在下文介绍，它们对解决此问题有所帮助。

评估工具

目前，可供医生使用的疼痛评估工具越来越多，以帮助全面评估患者的疼痛。这些工具可作为疼痛临床评估的补充，并作为比较同一患者在治疗过程中疼痛强度变化的手段。在选择评估工具时，应考虑具体的临床问题。其中一些工具应能够评估疼痛的严重程度,而另一些则应提供更详细的信息。医生可使用具有等级数据的简单工具，结合量表对疼痛的严重程度进行分类。该量表可提示当前疼痛的程度,并可以在术后再次使用该量表评估疼痛程度,经比较可知晓疼痛的变化。图 2.1 描述了不同类型的疼痛量表。

这些量表不仅可在需要回答疼痛严重程度问题时使用,也可在沟通减少的情况下使用。目前还开发了一些结合定性和定量数据的其他量表来解决沟通障碍或在需要时提供更多细节。例如,当患者是年龄较小的儿童时,他们可能没有足够的语言能力或理解能力来详细描述其疼痛,此时上述量表就尤为适用。研究表明,Wong-Baker 面部表情疼痛量表和视觉模拟量表是评估儿童疼痛的有效工具[2]。对于那些年龄太小而无法进行言语交流的儿童来说,另一个有用的工具是 CRIES 评分量表(由哭闹、氧饱和度、生命体征变化、面部表情和睡眠等指标组成)[3]。

在有认知障碍的成年人中进行疼痛评估具有一定的挑战性。非言语性疼痛指标量表(CNPI)基于以下 6 个关键要素对认知受损成人的疼痛进行评估,包括:非语言的声音、面部表情、保护性身体支撑、坐立不安、按摩痛处和语言诉说[4,5]。PAINAD 量表是可用于认知受损和认知完整的老年患者疼痛评估的另一个工具(图 2.2)[6]。

对于成人患者群,可提供多种定性和定量数据的评估工具还包括 McGill 疼痛问卷、-SF-12 和 WHOQOL-100,其中包括 / 不包括疼痛不适模块(PDM)[7-9]。这些工具提供了额外的评估项,如疼痛、身体功能、社会影响、心理影响的评估,如果需要,可以使用更多的评估项来更好地了解患者的疼痛,建立基线数据,以及跟踪治疗进展。床旁干预措施的评估需要更有效的评估工具,此类工具应根据可用于评估的时间和具体患者人群进行选择。对于疼痛患者,有必要进行基线评价,并在手术后采用相同的评估工具再次进行疼痛评估。评估应在干预后预期疼痛开始缓解后及镇静作用消失时(如果使用了镇静剂)进行。

体格检查

在与患者进行全面谈话后,下一步是进行体格检查。下文将简要讨论每个检查部

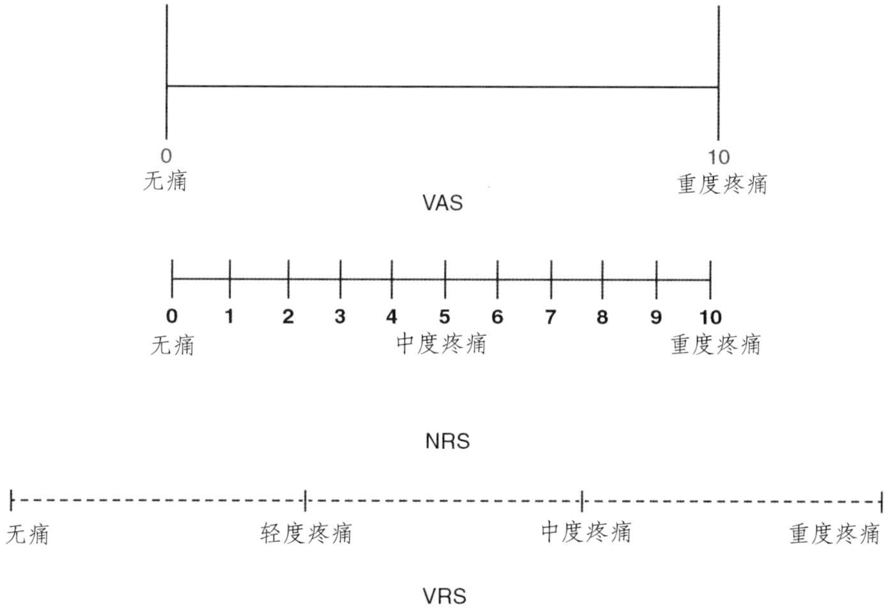

图 2.1　常用的疼痛量表:视觉模拟量表(VAS)、数字评定量表(NRS)和视觉评定量表(VRS)。

疼痛评估工具使用指南:PAINAD

项目	评分=0	评分=1	评分=2	总分
呼吸	呼吸正常	偶尔呼吸困难 短时间过度换气	呼吸困难且发出吵闹声响。长时间过度换气 潮式呼吸	
负面的声音表达	无	偶尔呻吟 低沉的声音,带有负面的语气	反复暴躁地喊叫 大声呻吟 哭泣	
面部表情	微笑或无表情	难过、恐惧、皱眉	愁眉苦脸	
身体语言	放松	绷紧、紧张步伐、坐立不安	僵硬、紧握拳头、膝关节提起、拉扯或摊开、推开	
可安抚程度	无须安抚	通过分散注意力或抚摸,可安抚患者	通过分散注意力和安慰,也无法安抚患者	
			总计:	

图 2.2 晚期痴呆疼痛评估量表(PAINAD)。(With Permission from Elsevier)

分,并根据进行检查的解剖部位进行修改。

视诊

在患者进入房间或走下走廊时,医生即应开始观察患者。应仔细观察患者如何走到门口、房间、检查台或椅子及可观察到的任何其他障碍物,注意其姿势、步态。医生对患者进行大体目视检查,并仔细检查疼痛的具体部位和相关部位。

触诊

触诊应包括软组织、骨骼、关节和邻近区域。医生在触诊时应注意疼痛的位置,以免加重患者的疼痛。触诊的目的是精确定位疼痛部位,并确定放射痛来源(如适用)。

关节活动范围

如适用,应评估相关关节和邻近关节的主动和被动活动范围。应注意活动范围是否受限,以及是否有疼痛。

叩诊和听诊

叩诊和听诊也适用于疼痛诊断。腹部或胸部等特定区域适合进行叩诊和听诊。叩诊音和相关的听诊阳性或阴性结果有助于诊断。

运动

应全面评估患者的粗大动作和精细动作。粗大动作评估应包括力量测试和步态。还应进行精细动作和患者操控手中物体能力的评估。

感觉

应对患者的感觉能力进行测试,以评估是否存在与疼痛相关的神经功能障碍。这部分检查有助于医生确定沿皮节、周围神经或弥漫性解剖区域是否存在缺损。还应测试本体感觉,以确定患者感知和驾驭身体的能力是否存在缺陷。运动和感觉测试均可使用美国脊髓损伤协会的脊髓损伤神经功能分类国际标准工具进行评分(图 2.3)[10]。

激发试验

为了进一步明确疼痛的原因,可以对解剖部位进行特殊检查。每个解剖区域可进行多项特殊检查。相关检查的数量过多,无法在本章中一一列出。本章末尾列出了关于该主题的推荐阅读资料。

术后评估

本章开头描述的许多病史和检查可在手术后重复进行,以确定患者是否有临床显著改善。术后也应使用疼痛评估工具进行评估,以便对术前和术后的疼痛状态进行主观比较,从中收集有关治疗效果的信息。除了

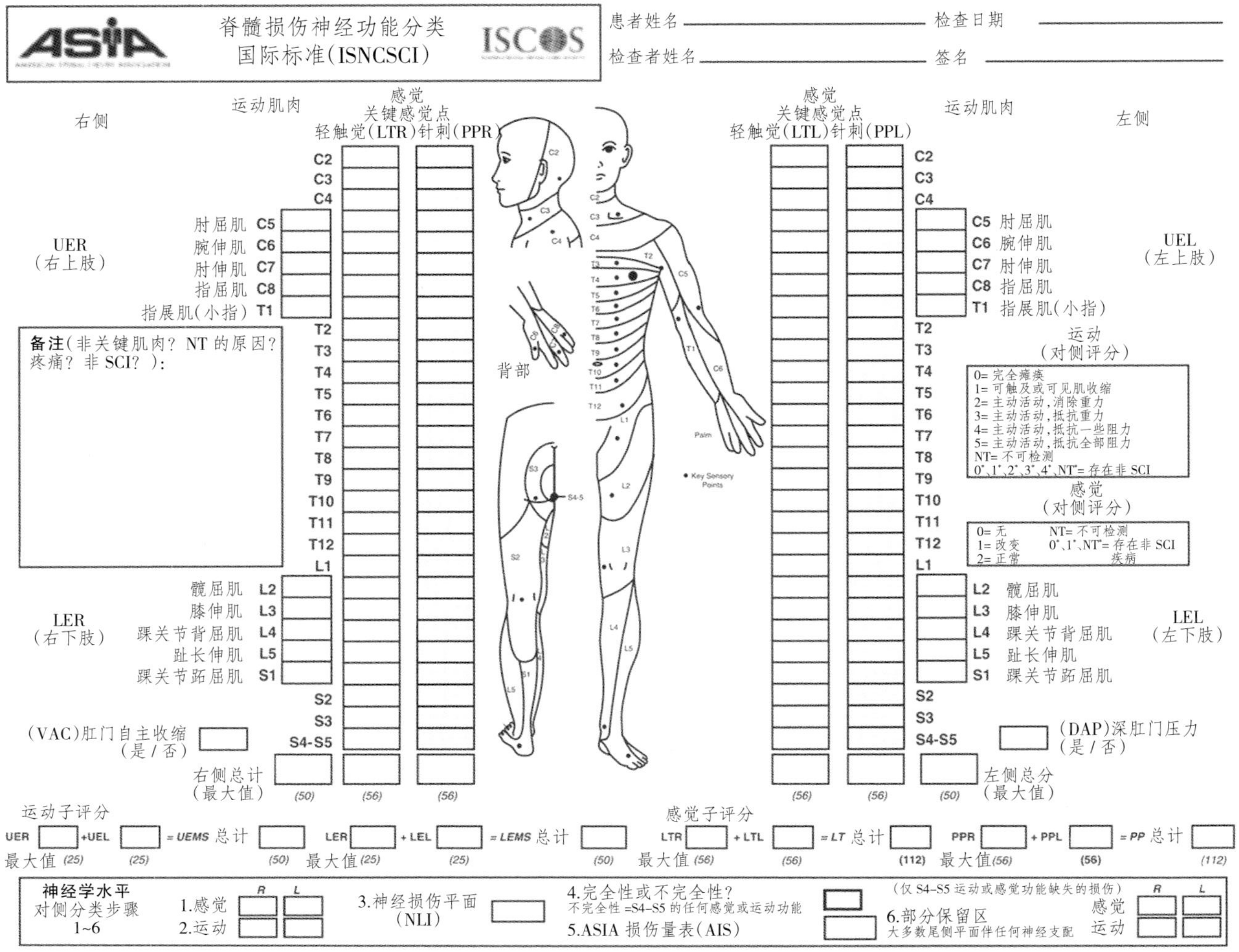

图 2.3 美国脊髓损伤协会(ASIA)：脊髓损伤神经功能分类国际标准。(With Permission from American Spinal Injury Association)(待续)

肌肉功能分级

0=完全瘫痪
1=可触及或可见肌收缩
2=主动活动，去重力状态下全关节活动度(ROM)
3=主动活动，对抗重力的全 ROM
4=主动活动，对抗重力和肌肉特定体位的中等阻力情况下的全 ROM
5=(正常)主动活动，对抗重力和功能性肌肉体位的最大阻力情况下的全 ROM，即认为正常
NT=无法检查(即由于制动、导致无法分级的剧烈疼痛、截肢或关节活动度受限>50%的关节挛缩等因素导致)
0*、1*、2*、3*、4*、NT*=存在非 SCI[a]

感觉分级

0=感觉缺失 1=感觉改变(感觉减退/受损或超敏反应改变)
2=正常 NT=无法检查
0*，1*，NT*=存在非 SCI[a]

[a] 注：运动和感觉评分异常应标记为"*"，以表明是非 SCI 引起的损害。非 SCI 情况应在备注框中解释，并说明如何以分类为目的对评分进行评级(至少分类为正常/不正常)。

何时检查非关键肌肉

对于分类为 AIS B 的患者，非关键肌肉功能应在每侧低于运动平面 3 个以上节段进行检查，以最准确地对损伤进行分类(区分 AIS B 和 C)。

运动	神经根水平
肩关节：屈曲、伸展、外展、内收、内旋和外旋	C5
肘关节：旋后	
肘关节：旋前	C6
腕关节：屈曲	
手指：近端关节屈曲、伸展	C7
拇指：拇指平面屈曲、伸展和外展	
手指：MCP 关节屈曲	C8
拇指：垂直于手掌的对位、内收和外展	
手指：示指外展	T1
髋关节：内收	L2
髋关节：外旋	L3
髋关节：伸展、外展、内旋	L4
膝关节：屈曲	
踝关节：内翻和外翻	
脚趾：MP 和 IP 扩展	
踇趾和其他脚趾：DIP 和 PIP 屈曲和外展	L5
踇趾：内收	S1

ASIA 损伤量表(AIS)

A=完全损伤。骶段(S4–S5)无任何感觉或运动功能保留。

B=感觉不完全损伤。神经平面以下包括骶段 S4–S5(S4–S5 轻触觉或针刺觉或肛门深部压觉)无运动但有感觉功能保留，且身体任何一侧运动平面以下无 3 个阶段以上的运动功能保留。

C=不完全运动损伤。骶尾段大部分保留了运动功能，肛门自主收缩(VAC)或患者符合不完全的标准(LT、PP、DAP 在骶尾段 S4–S5 的最尾段保留感觉功能)，且身体两侧的运动平面以下的运动功能保留超过同侧运动平面 3 个节段。
(这包括确定不完全运动损伤状态的关键或非关键肌肉功能。)对于 AIS C，NLI 以下不到一半的关键肌肉功能的肌力分级≥3 级。

D=不完全运动损伤。如上所述的运动损伤不完全状态，单 NLI 以下至少一半(一半或更多)的关键肌肉功能的肌力分级≥3 级。

E=正常。如果 ISNCSCI 检查所有节段的感觉和运动功能均正常，且患者既往有神经功能障碍，则 AIS 分级为 E。没有初始 SCI 的患者不用进行 AIS 分级。

使用 ND：记录无法根据检查结果确定的感觉、运动和 NLI 水平、ASIA 损伤量表分级和(或)部分保留带(ZPP)。

AMERICAN SPINAL INJURY ASSOCIATION
脊髓损伤神经功能分类
国际标准
ISCOS

分类步骤

建议按以下顺序确定 SCI 的分类。

1.确定左右两侧的感觉平面
感觉平面是针刺觉和轻触觉的最低正常皮节。

2.确定左右两侧的运动损伤平面
根据关键肌肉肌力等级至少为 3 级(仰卧位测试)的最低水平决定，并且该关键肌水平以上的关键肌肉功能完好无损(等级为 5)。
注：在无肌节可评估的区域，如果高于该平面的可检测运动功能也正常，则推测运动平面与感觉平面相同。

3.确定神经损伤平面(NLI)
NLI 是指具有正常感觉功能的皮节平面和肌肉力量能对抗重力的肌节平面(3 个或更多)中的最低者，前提是近端身体双侧具有正常的感觉和运动功能。
NLI 是根据步骤 1 和步骤 2 确定的最高的感觉和运动平面。

4.判断是否为完全性损伤
(即是否存在骶段保留？)
如果肛门自主收缩(VAC)=否，且所有 S4–S5 感觉评分=0
且肛门深压觉=否，则为完全性损伤。
否则为不完全性损伤。

5.确定 ASIA 损伤量表(AIS)分级
是否为完全性损伤？如果是，AIS=A
否 ↓
运动功能是否完全性损伤？如果是，AIS=B
否 ↓ (否=不完全感觉损伤的患者有肛门自主收缩或单侧运动损伤平面以下有超过 3 个节段的运动功能保留)
神经损伤平面以下至少有一半(一半或更多)的关键肌肉肌力达 3 级或以上？
否 ↓ AIS=C　　是 ↓ AIS=D

如果所有节段的感觉和运动功能均正常，则 AIS=E
注：当存在 SCI 的个体功能恢复正常时，AIS E 用于随访试验。如果在初始测试时未发现神经功能障碍，则该患者的神经功能是完整的，因此不适用 ASIA 损伤量表。

6.确定部分保留带(ZPP)
ZPP 仅用于骶部 S4–S5 的运动功能无保留(无 VAC)或感觉功能无保留(无 DAP、无 LT 和 PP 感觉)的损伤，ZPP 是指感觉和运动平面以下的皮节和肌节仍然有部分神经支配。如果骶部保留感觉功能时，则感觉 ZPP 不适用，工作表的方框中标记为"NA"。如果存在 VAC 时，则运动 ZPP 不适用，工作表的方框中标记为"NA"。

图 2.3(续)

用于儿童术后评估的工具外，还可与护理人员进行交流，以深入了解儿童的行为和活动变化。对于有认知障碍的成年人或老年人，术后评估和与护理人员交流也适用。其他监测应包括血压和心率等生命体征，以确定疼痛症状引起的交感神经放电是否得到控制[11]。

医生可基于疼痛的治疗效果和患者的总体满意度来制订持续的治疗计划。如果治疗效果不佳，应重新审视总体情况，正确的诊断是确保治疗适当的前提。如果重新评估后诊断不变，且患者认为治疗效果不佳，则应考虑替代干预措施和（或）药物治疗。如果认为手术成功，则应针对症状恶化或复发的情况制订相应计划。术后目标应是充分减轻患者的疼痛，并提供持续治疗，以进一步改善患者的疼痛及提高患者的整体生活质量。临床医生应询问患者多个问题，然后制订相应的治疗策略，以充分解决患者术后疼痛问题。

临床技术要点

- 初始评估应尽可能全面，同时以有效的方式进行，这可以在临床实践过程中不断完善。
- 疼痛评估工具应具有针对性，以解决相关临床问题。
- 应预先就患者对手术结果的预期进行讨论，医生应就这些期望提供适当的反馈。
- 应建立术前患者基线，然后在术后立即重新评估，并持续监测症状；由于手术后治疗不会结束，因此适当的随访和持续护理对患者的总体改善至关重要。

（董慧 袁建虎 译）

参考文献

1. Nadeau M, Rosas-Arellano MP, Gurr KR, Bailey SI, Taylor DC, Grewal R, et al. The reliability of differentiating neurogenic claudication from vascular claudication based on symptomatic presentation. Can J Surg. 2013;56(6):372–7. https://doi.org/10.1503/cjs.016512.
2. Garra G, Singer AJ, Taira BR, Chohan J, Cardoz H, Chisena E, Thode HC. Validation of the Wong-Baker FACES Pain Rating Scale in pediatric emergency department patients. Acad Emerg Med. 2010;17(1):50–4. https://doi.org/10.1111/j.1553-2712.2009.00620.x.
3. Krechel SW, Bildner J. CRIES: a new neonatal postoperative pain measurement score. Initial testing of validity and reliability. Pediatr Anesth. 1995;5(1):53–61. https://doi.org/10.1111/j.1460-9592.1995.tb00242.x.
4. Feldt KS. The checklist of nonverbal pain indicators (CNPI). Pain Manag Nurs. 2000;1(1):13–21. https://doi.org/10.1053/jpmn.2000.5831.
5. Nygaard HA, Jarland M. The Checklist of Nonverbal Pain Indicators (CNPI): testing of reliability and validity in Norwegian nursing homes. Age Ageing. 2006;35(1):79–81. https://doi.org/10.1093/ageing/afj008.
6. Warden V, Hurley AC, Volicer L. Development and psychometric evaluation of the Pain Assessment in Advanced Dementia (PAINAD) scale. J Am Med Dir Assoc. 2003;4(1):9–15. https://doi.org/10.1097/00130535-200301000-00002.
7. Melzack R. The McGill Pain Questionnaire. In: Melzack R, editor. Pain measurement and assessment. New York: Raven Press; 1983. p. 41–7.
8. Luo X, George ML, Kakouras I, Edwards CL, Pietrobon R, Richardson W, Hey L. Reliability, validity, and responsiveness of the short form 12-item survey (SF-12) in patients with back pain. Spine. 2003;28(15):1739–45. https://doi.org/10.1097/01.brs.0000083169.58671.96.
9. Mason VL, Skevington SM, Osborn M. A measure for quality of life assessment in chronic pain: preliminary properties of the WHOQOL-pain. J Behav Med. 2008;32(2):162–73. https://doi.org/10.1007/s10865-008-9187-y.
10. Burns S, Biering-Sørensen F, Donovan W, Graves D, Jha A, Johansen M, et al. International standards for neurological classification of spinal cord injury, revised 2011. Top Spinal Cord Inj Rehabil. 2012;18(1):85–99. https://doi.org/10.1310/sci1801-85.

脏和心血管系统也有负面影响，可引起肾脏传入小动脉血管收缩，导致水钠重吸收增加，血流量减少。这可能进一步导致急性肾损伤、水肿和高血压[2]。

对乙酰氨基酚

对乙酰氨基酚也是治疗疼痛的常用药物之一。尽管对乙酰氨基酚通常被认为是一种安全的药物，但其也有局限性。其中一个局限性是潜在的肝毒性和大剂量用药过量的风险[3]。对乙酰氨基酚是美国肝移植最常见的原因(图3.1)。研究表明，对乙酰氨基酚的使用每年导致50 000例急诊就诊、10 000例住院治疗和500例患者死亡[4,5]。除镇痛作用外，对乙酰氨基酚还具有解热作用。解热作用是COX抑制的结果。COX是前列腺素合成的限速酶，可调节产热和发热。由于发热是感染的主要体征，因此，对乙酰氨基酚的这种解热作用可能为感染未确诊的患者带来不良的影响。使用对乙酰氨基酚后可能掩盖发热，进而导致诊断和治疗的延误[5](图3.1)。

抗抑郁药和抗癫痫药

某些抗抑郁药和抗癫痫药可用于治疗疼痛。这些药物通过作用于各种神经递质和离子通道而发挥作用。用于控制疼痛的一类常见抗抑郁药是三环类抗抑郁药(TCA)，如阿米替林和去甲替林。与TCA相关的常见副作用包括抗胆碱能作用，如口干、尿潴留、视物模糊和心动过速。用于控制疼痛的其他抗抑郁药包括安非他酮、文拉法辛和度洛西汀。与安非他酮相关的副作用包括心动过速、失眠、烦躁不安和惊厥发作风险增加。文拉法辛和度洛西汀由于其作用机制和细胞色素P450代谢，存在多种药物相互作用。这两种药物均可增加5-羟色胺，应避免与其他5-羟色胺作用剂一起使用，以避免5-羟色胺综合征。常用于控制疼痛的抗癫痫药包括加巴喷丁和普瑞巴林。与这些药物相关的副作用包括镇静、头晕、体重增加和依赖性[6]。

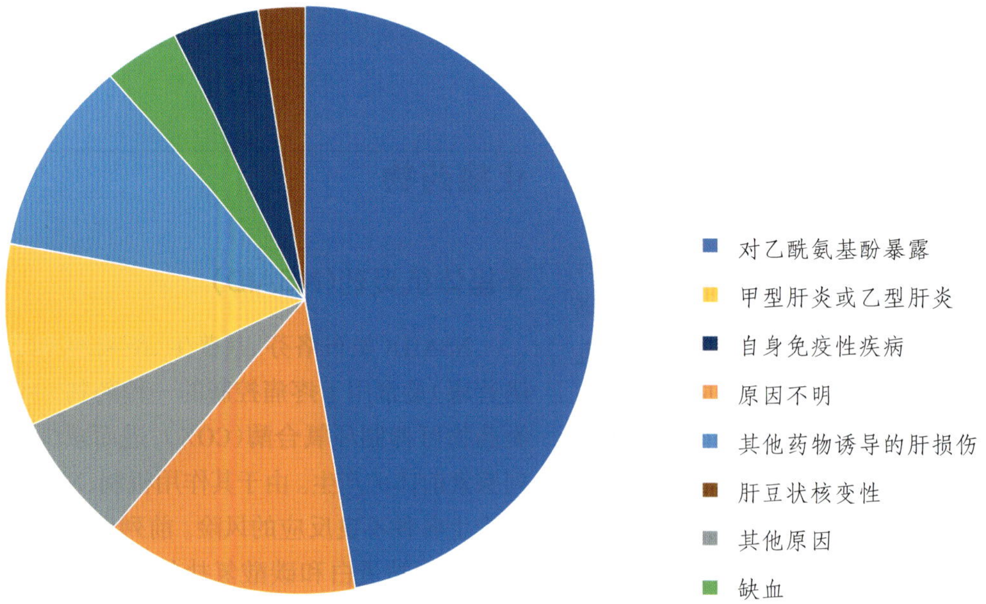

图3.1 急性肝衰竭的原因[14]。

脏和心血管系统也有负面影响，可引起肾脏传入小动脉血管收缩，导致水钠重吸收增加，血流量减少。这可能进一步导致急性肾损伤、水肿和高血压[2]。

对乙酰氨基酚

对乙酰氨基酚也是治疗疼痛的常用药物之一。尽管对乙酰氨基酚通常被认为是一种安全的药物，但其也有局限性。其中一个局限性是潜在的肝毒性和大剂量用药过量的风险[3]。对乙酰氨基酚是美国肝移植最常见的原因（图 3.1）。研究表明，对乙酰氨基酚的使用每年导致 50 000 例急诊就诊、10 000 例住院治疗和 500 例患者死亡[4,5]。除镇痛作用外，对乙酰氨基酚还具有解热作用。解热作用是 COX 抑制的结果。COX 是前列腺素合成的限速酶，可调节产热和发热。由于发热是感染的主要体征，因此，对乙酰氨基酚的这种解热作用可能为感染未确诊的患者带来不良的影响。使用对乙酰氨基酚后可能掩盖发热，进而导致诊断和治疗的延误[5]（图 3.1）。

抗抑郁药和抗癫痫药

某些抗抑郁药和抗癫痫药可用于治疗疼痛。这些药物通过作用于各种神经递质和离子通道而发挥作用。用于控制疼痛的一类常见抗抑郁药是三环类抗抑郁药（TCA），如阿米替林和去甲替林。与 TCA 相关的常见副作用包括抗胆碱能作用，如口干、尿潴留、视物模糊和心动过速。用于控制疼痛的其他抗抑郁药包括安非他酮、文拉法辛和度洛西汀。与安非他酮相关的副作用包括心动过速、失眠、烦躁不安和惊厥发作风险增加。文拉法辛和度洛西汀由于其作用机制和细胞色素 P450 代谢，存在多种药物相互作用。这两种药物均可增加 5- 羟色胺，应避免与其他 5- 羟色胺作用剂一起使用，以避免 5- 羟色胺综合征。常用于控制疼痛的抗癫痫药包括加巴喷丁和普瑞巴林。与这些药物相关的副作用包括镇静、头晕、体重增加和依赖性[6]。

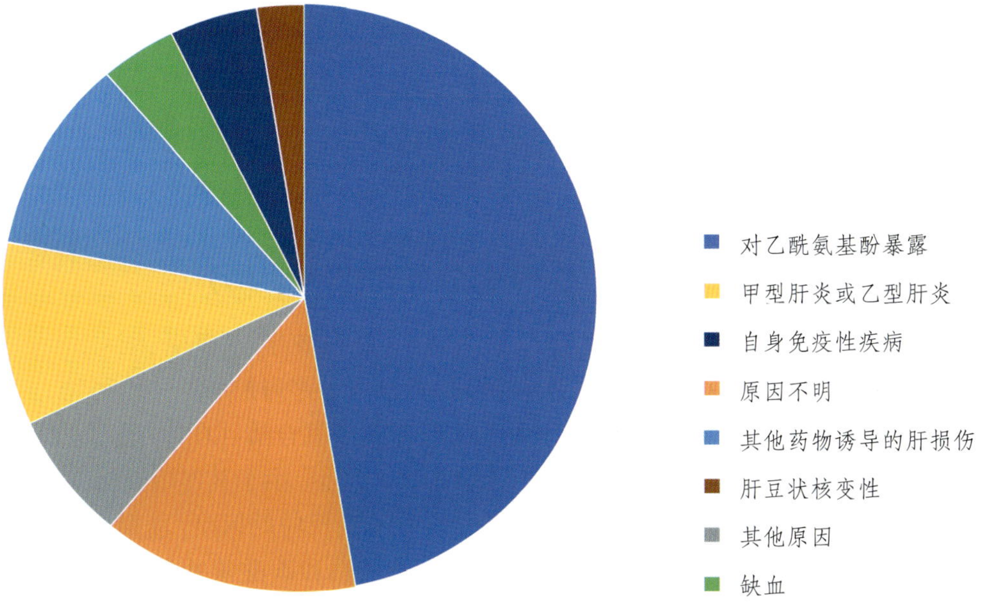

图 3.1 急性肝衰竭的原因[14]。

第 3 章

院内疼痛的药物治疗：局限性回顾

Alicia Grubich，Michael Pribula，Dmitri Souza

基本概念

- 在某些患者人群中，药物治疗疼痛存在明显的局限性。
- 熟悉疼痛治疗的药理学方案及其局限性和风险至关重要。
- NSAID 可导致溃疡形成和出血风险增加，对乙酰氨基酚过量使用可导致肝衰竭，且经常使用可能会掩盖发热症状。
- 抗抑郁药和抗癫痫药可能会产生各种各样的副作用，从心动过速到 5-羟色胺综合征再到疲劳和药物依赖，具体症状取决于所使用的药物。
- 骨骼肌松弛药具有多种中枢神经系统和呼吸抑制效应。
- 阿片类药物虽然对急性疼痛有效，但考虑到与其使用相关的危险因素及缺乏长期疗效，对于某些患者而言并不是最佳选择。
- 床旁干预可能是一种合理的替代策略，可帮助有多重药物治疗风险的患者或在疼痛药物治疗后产生副作用的患者。

背景

疼痛在医院环境中普遍存在，研究表明，37.7%~84%的患者人群出现疼痛。有些疼痛难以控制，如果治疗不充分，可能会产生不良临床结局，且进展为慢性疼痛的风险增加[1]。目前，已有各种类型的药物可用于疼痛缓解和治疗。与任何药物一样，止痛药物也有发生不良反应的风险。因此，熟悉药物治疗的局限性对于疼痛治疗方案的选择十分重要。了解这些局限性后，医生可以综合考量床旁干预操作的合适时机，以改善患者预后。

止痛药物

非甾体抗炎药（NSAID）

NSAID（如布洛芬、萘普生、酮咯酸和美洛昔康）是常用于疼痛控制的一种药物。这类药物可抑制环氧合酶（COX），进而减少前列腺素前体的产生。由于其作用机制，NSAID 有产生各种不良反应的风险。前列腺素生成减少导致黏蛋白和碳酸氢盐的生成减少及黏膜增殖的减少，使患者发生胃溃疡的风险增加。前列腺素生成减少还会抑制血小板聚集，导致患者的出血风险增加。NSAID 对肾

11. Tennant F. Evaluating pain intervention effectiveness and compliance. Pract Pain Manag. 2012;8(6). https://www.practicalpainmanagement.com.

推荐阅读

Bickley LS. Bate's guide to physical examination and history taking. 11th ed.
Donohoe CD. History and physical examination of the pain patient (Chapter 5). In: Waldman SD, editor. Pain management. 2nd ed. p. 36–49.
Hoppenfeld S. Physical examination of the spine & extremities. 1st ed.

手术中可能不需要镇静，但在疼痛和不适程度较高的患者中，为了缓解焦虑，医生使用镇静剂的频率越来越高。此外，“无痛”手术还可将一位医生的治疗方式与另一位医生区分开来，这可能是转诊的原因[5]。

门诊手术麻醉

镇静和麻醉水平的选择取决于干预性疼痛治疗的复杂程度和难易程度，以及患者存在的共病。干预措施从简单的诊室操作到手术室操作；因此，所需的镇静水平也各不相同（表4.2）[6]。

患者可耐受大多数简单的诊室操作，无须镇静，例如疼痛触发点注射和大、小关节或滑囊注射，以及经常使用的最小程度的局部皮肤浸润[6]。利多卡因或氯胺酮输注由于潜在的镇静副作用和血流动力学参数变化，需要进行标准ASA检测[6]。特别是，因各种类型的神经病理性疼痛接受氯胺酮输注的

表4.1 镇静水平

	轻度镇静/抗焦虑	中度镇静/镇痛（“清醒镇静”）	深度镇静/镇痛	全身麻醉
反应	对言语刺激有正常反应	对言语或触觉刺激有明确反应	反复或疼痛刺激后有明确反应	即使疼痛刺激也无法唤醒
气道	未受影响	无须干预	可能需要干预	通常需要干预
自主呼吸	未受影响	充分	可能不充分	经常不充分
心血管功能	未受影响	通常能维持	通常能维持	可能受损

Adapted from[4]. ASA Continuum of Depth of Sedation, ASA Continuum of Depth of Sedation:Definition of General Anesthesia and Levels of Sedation/Analgesia. Committee of Origin: Quality Management and Departmental Administration, 2009(Approved by the ASA House of Delegates)

表4.2 常见的干预性疼痛操作及相应麻醉方法

地点	操作	荧光透镜	超声	镇静/麻醉类型
诊室	触发点	–	±	无
	大、小关节注射、滑囊注射	–	±	无/局部皮肤浸润
	输液（利多卡因/氯胺酮）	–	±	无/轻度/中度镇静
疼痛门诊手术室/门诊手术中心	常规操作：硬膜外类固醇注射、经椎间孔硬膜外类固醇注射、内侧支神经阻滞等	+	±	局部皮肤浸润，±轻度镇静
	复杂操作：交感神经链阻滞、椎间盘造影、半月神经节阻滞和射频、微	+	–	局部皮肤浸润，±轻度镇静
	创腰椎减压术、泵试验、脊髓刺激器试验、骨髓活检	±	±	局部皮肤浸润，±轻度镇静，±局部麻醉
手术中心手术室	脊柱后凸成形术、脊髓刺激器、药物递送系统植入	+	–	局部浸润，深度镇静，全身麻醉，局部麻醉

Adapted from[6]. Anitescu M. Chronic pain: anesthesia for procedures. Anesthesiol Clin. 2014;32(2):395–409, with modifications.

手术中可能不需要镇静，但在疼痛和不适程度较高的患者中，为了缓解焦虑，医生使用镇静剂的频率越来越高。此外，“无痛”手术还可将一位医生的治疗方式与另一位医生区分开来，这可能是转诊的原因[5]。

门诊手术麻醉

镇静和麻醉水平的选择取决于干预性疼痛治疗的复杂程度和难易程度，以及患者存在的共病。干预措施从简单的诊室操作到手术室操作；因此，所需的镇静水平也各不相同（表4.2）[6]。

患者可耐受大多数简单的诊室操作，无须镇静，例如疼痛触发点注射和大、小关节或滑囊注射，以及经常使用的最小程度的局部皮肤浸润[6]。利多卡因或氯胺酮输注由于潜在的镇静副作用和血流动力学参数变化，需要进行标准ASA检测[6]。特别是，因各种类型的神经病理性疼痛接受氯胺酮输注的

表4.1 镇静水平

	轻度镇静/抗焦虑	中度镇静/镇痛（“清醒镇静”）	深度镇静/镇痛	全身麻醉
反应	对言语刺激有正常反应	对言语或触觉刺激有明确反应	反复或疼痛刺激后有明确反应	即使疼痛刺激也无法唤醒
气道	未受影响	无须干预	可能需要干预	通常需要干预
自主呼吸	未受影响	充分	可能不充分	经常不充分
心血管功能	未受影响	通常能维持	通常能维持	可能受损

Adapted from[4]. ASA Continuum of Depth of Sedation, ASA Continuum of Depth of Sedation:Definition of General Anesthesia and Levels of Sedation/Analgesia. Committee of Origin: Quality Management and Departmental Administration, 2009（Approved by the ASA House of Delegates）

表4.2 常见的干预性疼痛操作及相应麻醉方法

地点	操作	荧光透镜	超声	镇静/麻醉类型
诊室	触发点	–	±	无
	大、小关节注射、滑囊注射	–	±	无/局部皮肤浸润
	输液（利多卡因/氯胺酮）	–	±	无/轻度/中度镇静
疼痛门诊手术室/门诊手术中心	常规操作：硬膜外类固醇注射、经椎间孔硬膜外类固醇注射、内侧支神经阻滞等	+	±	局部皮肤浸润，±轻度镇静
	复杂操作：交感神经链阻滞、椎间盘造影、半月神经节阻滞和射频、微	+	–	局部皮肤浸润，±轻度镇静
	创腰椎减压术、泵试验、脊髓刺激器试验、骨髓活检	±	±	局部皮肤浸润，±轻度镇静，±局部麻醉
手术中心手术室	脊柱后凸成形术、脊髓刺激器、药物递送系统植入	+	–	局部浸润，深度镇静，全身麻醉，局部麻醉

Adapted from[6]. Anitescu M. Chronic pain: anesthesia for procedures. Anesthesiol Clin. 2014;32(2):395–409, with modifications.

第 4 章 用于床旁疼痛干预治疗的镇静和患者监测

Wenyu Pan, Shiragi Patel, Magdalena Anitescu

基本概念

- 在干预性疼痛治疗期间平衡患者安全和舒适度。
- 根据干预性疼痛治疗的类型和患者的并发症，适当选择镇静(或无镇静)。
- 镇静可能混淆诊断性疼痛操作的结果，并使患者暴露于不必要和更具侵入性的操作。
- 考虑哪些住院患者不适合采用侵入性疼痛治疗技术(例如，有药物滥用、凝血障碍或镰状细胞病等全身性疼痛疾病的患者)，并使用其他疼痛治疗技术，包括氯胺酮、利多卡因和右美托咪定输注。
- 识别镇静的潜在并发症，包括气道受损、血流动力学障碍、神经损伤倾向和抑制解除/激越。

概述

各种干预性疼痛治疗变得越来越复杂，可在不同的环境中进行，包括疼痛诊所、手术室、手术中心、住院楼层和重症监护室。在手术过程中，关键是平衡患者的舒适度和镇静风险。对于接受急性或慢性疼痛干预的患者，镇静药物可能会导致不同程度的失忆症，同时具有抗焦虑和镇痛效果。这些药物也可能改变患者的意识，并可能混淆诊断性操作的确定性或导致并发症，如气道受损。因此，在干预性疼痛操作过程中，必须平衡患者的安全性和舒适度，并选择适当的镇静药物类型和剂量。

镇静历史与镇静水平

干预性疼痛治疗始于 1884 年，Koller 发现可卡因可使舌头麻木。因此，在 20 世纪初，研究人员使用局部麻醉药物开发了多种干预方法，包括尾侧硬膜外注射、三叉神经节阻滞、轴索麻醉、硬膜外诊断性阻滞等[1-3]。随着时间的推移，手术变得越来越复杂且手术时间延长，需要进行更深层次的镇静或全身麻醉。

美国麻醉医师协会(ASA)和联合委员会认为除全身麻醉外，镇静是一个连续的过程，镇静范围从最小镇静到中度(清醒)镇静再到深度镇静(表 4.1)[4]。尽管在简单的疼痛患者(急性神经根痛、肋骨和其他骨折等)或适合关节、肌肉或肌腱鞘注射的患者。

结论

在医院环境中治疗急性或慢性疼痛可能具有挑战性。药物治疗存在公认的局限性。医生在选择止痛药时,必须考虑这些局限性。床旁疼痛干预治疗可能是对药物治疗存在实际或潜在顾虑的疼痛患者的合理选择,应酌情考虑使用。

(暴玉娜 袁建虎 译)

参考文献

1. Gregory J, McGowan L. An examination of the prevalence of acute pain for hospitalized adult patients: a systematic review. J Clin Nurs. 2016;25(5–6):583–98.
2. Gunaydin C, Bilge SS. Effects of nonsteroidal anti-inflammatory drugs at the molecular level. Eurasian J Med. 2018;50(2):116–21.
3. Kennon-McGill S, McGill MR. Extrahepatic toxicity of acetaminophen: critical evaluation of the evidence and proposed mechanisms. J Clin Transl Res. 2017;3(3):297–310.
4. Gerriets V, Anderson J, Nappe TM. Acetaminophen. StatPearls website. https://www.ncbi.nlm.nih.gov/books/NBK482369/. Updated 11 Aug 2020. Accessed 15 Aug 2020.
5. Lee WM. Acetaminophen (APAP) hepatotoxicity—isn't it time for APAP to go away? J Hepatol. 2017;67(6):1324–31. https://doi.org/10.1016/j.jhep.2017.07.005.
6. Maizels M, McCarberg B. Antidepressants and antiepileptic drugs for chronic non-cancer pain. Am Fam Physician. 2005;71(3):483–90.
7. Witenko C, Moorman-Li R, Motycka C, et al. Considerations for the appropriate use of skeletal muscle relaxants for the management of acute low back pain. P T. 2014;39(6):427–35.
8. Furlan AD, Sandoval JA, Mailis-Gagnon A, et al. Opioids for chronic noncancer pain: a meta-analysis of effectiveness and side effects. Can Med Assoc J. 2006;174(11):1589–94.
9. Chou R, Turner JA, Devine EB, et al. The effectiveness and risks of long-term opioid therapy for chronic pain: a systematic review for a national institutes of health pathways to prevention workshop. Ann Intern Med. 2015;162(4):276.
10. Opioid Overdose. Centers for Disease Control and Prevention website. https://www.cdc.gov/drugoverdose/opioids/prescribed.html. Updated 19 Mar 2020. Accessed 15 Aug 2020.
11. Macintyre PE, Loadsman JA, Scott DA. Opioids, ventilation and acute pain management. Anaesth Intensive Care. 2011;39(4):545–58.
12. Sizar O, Genova R, Gupta M. Opioid induced constipation. StatPearls website. https://www.ncbi.nlm.nih.gov/books/NBK493184/. Updated 10 Aug 2020. Accessed 15 Aug 2020.
13. Pregnancy. Centers for Disease Control and Prevention website. https://www.cdc.gov/pregnancy/opioids/basics.html. Updated 13 Aug 2020. Accessed 15 Aug 2020.
14. Olson KR, Davarpanah A, Schaefer E, Elias N, Misdraji J. Case 2-2017—an 18-year-old woman with acute liver failure. N Engl J Med. 2017;376:268–78. https://doi.org/10.1056/NEJMcpc1613467.

推荐阅读

Rosenquist RW, Souzdalnitski D, Urman R. Chronic pain management for hospitalized patient. 1st edition. New York: Oxford University Press; 2016. p. 420.

骨骼肌松弛药

骨骼肌松弛药常用于治疗累及骨骼、肌肉、肌腱和韧带的疼痛。这些药物可分为解痉挛药和抗痉挛药两类，每一类都有一定的副作用。常见副作用是中枢神经系统抑制。这类药物也有多种药物特异性副作用。例如，巴氯芬引起的戒断性惊厥发作、环苯扎林引起的抗胆碱能作用和 QT 间期延长、卡利普多的滥用和误用，以及地西泮导致的认知障碍、跌倒和谵妄风险增加。尽管这类药物的处方通常为长期用药，但由于存在身体依赖风险，仅建议短期使用。同类药物比较的数据有限，通常根据副作用和患者特异性因素选择治疗[7]。

阿片类药物

阿片类药物治疗急性疼痛的疗效众所周知，也是治疗疼痛的一类常用药物[8]。但阿片类药物治疗非癌症疼痛的长期有效性证据尚不充分[9]。2017 年，美国开具的阿片类药物处方超过 1.91 亿张。阿片类药物有严重的副作用，包括呼吸系统和中枢神经系统（CNS）抑制、便秘、依赖和成瘾[10]。

阿片类药物引起的通气功能障碍（OIVI）是一种常见的副作用，由呼吸抑制、镇静和气道阻塞共同作用产生。这种共同作用会导致通气减少和二氧化碳含量升高。研究表明，OIVI 与机械通气和死亡风险增加相关。以下患者人群出现呼吸抑制和过度镇静的风险增加：老年人、阿片类药物初治患者、当前或既往吸烟者、病态肥胖者、增加阿片类药物剂量的患者和合并使用镇静药物（苯二氮䓬类、抗组胺药、中枢神经系统抑制剂等）的患者。其他危险因素包括肺部疾病、心脏病、主要器官衰竭、睡眠呼吸暂停、睡眠障碍、打鼾及胸腔或上腹部手术后[11]。阿片类药物引起的便秘（OIC）是另一种常见的副作用，发生在 40%~95%的非癌症患者中。该副作用是由胃肠道 μ 受体激活导致胃排空和蠕动受到抑制所致。研究表明，如果不予治疗，OIC 可导致痔疮、粪便嵌塞、肠梗阻、肠破裂，甚至死亡[12]。

阿片类药物的一个主要问题是药物依赖和成瘾风险。2016 年，美国超过 1150 万患者报告了误用处方。2018 年，近 47 000 例患者因用药过量死亡，其中 32%与处方阿片类药物有关[10]。由于目前阿片类药物的使用较为广泛，限制这些药物的使用及仅用于有强烈适应证的患者非常重要。

除上述副作用外，特殊患者人群使用阿片类药物时还需要进行密切监测或尽量避免使用。由于呼吸抑制和跌倒的风险增加，建议老年人群避免使用这些药物。阿片类药物在儿童人群中的使用证据有限，在该人群中，呼吸抑制和误用的风险可能增加。由于存在早产、出生缺陷和新生儿戒断综合征的风险，建议孕妇避免使用阿片类药物[13]。这些药物的代谢降低会导致血药浓度升高和不良反应风险增加，因此，在肾损害或肝损害患者中使用时，应进行密切监测。

疼痛咨询 / 床旁操作

可能受益于床旁疼痛干预评估的患者包括：术后疼痛、入院前给予阿片类药物或阿片类药物耐药、频繁入院以控制疼痛、阿片类药物高需求（急性损伤、镰状细胞病、腹痛等）、对疼痛药物耐受性有限、伴有焦虑或抑郁的疼痛、特殊人群（老年人、孕妇、有药物滥用史者等）、可能与止痛药有关的精神状态变化，以及植入器械（脊髓刺激器、鞘内疼痛泵等）的患者。可能适合替代治疗（如注射）的患者包括急性或慢性疼痛且对药物耐受性有限的患者、可能从神经阻滞中获益的患者常规使用咪达唑仑作为前驱用药，以减弱氯胺酮的精神作用。加上氯胺酮的催眠作用，这些患者在疼痛门诊就诊时通常会出现中度镇静。

应用的镇静技术因疼痛治疗场所而异，可以在拥有自己的疼痛手术室的独立疼痛诊所，也可在手术室进行操作的门诊手术中心。

在疼痛门诊手术室和门诊手术中心进行的镇静实践差异很大。在一项对 61 例疼痛患者给予静脉镇静（包括 79%的麻醉实践）的调查中，46%的患者接受了腰椎硬膜外镇静，53%接受了颈部硬膜外镇静[7]，80%接受了射频消融，65%接受了关节内注射，>90%进行了椎间盘造影和刺激器试验[7]。其他患者满意度相关调查发现患者未能从硬膜外、脊柱和关节注射镇静中获益[8,9]。对于首次接受疼痛手术的患者，没有足够的证据表明镇静是否有助于减少干预性脊柱手术中的血管迷走神经反应。血管迷走神经反应罕见，与男性、年龄较小（<65 岁）、术前疼痛较轻（<5/10）和针距较大有关[10]。但研究表明，对于有血管迷走神经反应病史的患者，轻度至中度镇静可能有益[11]。

镇静，特别是涉及阿片类药物的镇静，可能混淆诊断性操作的结果，如选择性神经根阻滞、内侧支神经阻滞或椎间盘造影，并可能导致不必要的侵入性操作，如内侧支神经射频消融或脊柱手术[6]。对于在家接受阿片类药物治疗的患者，如接受腹腔神经丛阻滞的癌症患者，镇静作用较小的药物（如咪达唑仑，特别是芬太尼）在阻滞完成后可产生深度镇静，因为局部麻醉可立即缓解疼痛。虽然在手术过程中的定位对这些非常虚弱的患者来说尤其具有挑战性，但仍建议使用最低剂量的镇静药物以使患者感到舒适。当计划进行腹腔神经丛阻滞时，建议在手术前至少几小时稍减少居家使用阿片类药物的用量，以确保神经阻滞能产生良好的效果，但这导致此类患者的操作进一步复杂化。因此，手术定位可能具有挑战性。在这种情况下，可以使用最少量的镇静剂来提高患者对手术的舒适度，并需要在手术过程中持续评估患者，尤其是对其意识水平进行更频繁的评估。

耗时最长和最复杂的镇痛干预措施包括脊髓刺激器和发生器放置、鞘内泵插入及推广强化术椎体后凸成形术及椎体成形术。这些操作在门诊手术中心的手术室进行，患者在手术室接受深度镇静、全身麻醉或局部麻醉。由于这些患者通常很虚弱，因此在椎体强化术中应特别注意患者的体位；手术后应进行神经系统检查[12]。椎体后凸成形术通常在全身麻醉下进行，这是因为术中需要进行主动球囊扩张，而这可能会引起疼痛。如果椎体强化术中接受治疗的椎体数量大于 3 个，则由于患者保持体位的时间较长，也可以首选全身麻醉[6]。如果手术涉及的椎体数量少于 3 个，则患者可以在中度或深度镇静加局部麻醉药浸润情况下进行手术。同时，应考虑患者存在的其他疾病[12]。例如，重度慢性阻塞性肺疾病的患者可能从具有轻度镇静作用的轴索阻滞技术中获益，同时可以使患者具有较高的舒适度。一些诊所可在自己的诊室进行椎体强化术和脊髓刺激器试验。在这些情况下，可给予镇静。根据患者同时存在的其他疾病，镇静程度可从轻度到深度镇静[丙泊酚和（或）右美托咪定]。常见的镇静药物和剂量见表 4.3。

由于放置导线后需要患者反馈，因此放置脊髓刺激器特别具有挑战性。可在极小镇静下在诊室进行短时间的平稳测试。更具挑战性的病例可能需要使用右美托咪定或丙泊酚进行更深水平的镇静，这些镇静可以很容易地关闭以进行间歇性覆盖范围测试。不建议将氯胺酮用作镇静剂，因为它可能会改变患者对常见问题的反应。

鞘内给药系统的放置可以在全身麻醉

表 4.3 常用镇静药物及剂量

药物	成人常用静脉镇静剂量
咪达唑仑	0.5~2mg，可根据需要每 2~3 分钟重复给药 1 次。总剂量 2.5~5mg
芬太尼	25~50μg，可根据需要每 5~10 分钟重复给药 1 次。总剂量 100μg
丙泊酚	负荷剂量 0.5mg/kg 输注，随后以 25~75μg/(kg·min)剂量维持输注
氯胺酮和丙泊酚(1:10) "Ketofol"	根据丙泊酚进行调整，25~75μg/(kg·min)
盐酸右美托咪定	1μg/kg 负荷剂量输注 10 分钟，随后以 0.2~0.6μg/(kg·h)剂量维持输注。通常剂量范围 0.2~1μg/(kg·h)

或深度镇静下进行；在某些情况下，通过针头或导管输送麻醉剂实现的局部麻醉可以减少全身性止痛药物的使用，并在患者出手术室后继续提供镇痛作用。通过导管进行局部麻醉主要是为了确保管路和储液器放置期间的镇痛。

近年来出现了多种新兴手术，包括微创腰椎减压术（轻度）和椎间垫片。这两种方法都是间接脊柱减压技术，可以去除钙化的黄韧带或在棘突之间放置一个小的带翼植入物，以减轻椎管狭窄引起的疼痛。使用这两种方法时，出于患者舒适度考虑，可给予轻度至中度镇静。

在门诊和（或）门诊手术中心进行镇静时，均需使用 ASA 监测仪。在手术室操作时，需要由麻醉团队进行中度或深度镇静，而在诊室，可由护理人员在医生的指导下给予轻微或轻度镇静。

住院和 ICU 手术麻醉

对于某些疼痛干预（如超声引导的周围神经阻滞），在住院患者中是否使用轻至中度镇静仍存在争议。某些疼痛手术期间使用深度镇静的患者报告了长期神经损伤[5]。然而，患者舒适度、操作环境和疼痛干预类型也很重要。例如，在进行局部周围神经阻滞时，患者出现并发症的风险较低[13]。Perlas 等的一项研究发现，只有 1/3 的患者在超声引导的神经定位过程中感到了针头与神经的接触[14]。基于这些事实，为接受超声引导周围神经阻滞（非诊断性轴索阻滞手术）的患者提供轻度镇静是合理的，这可以增加患者满意度，且无任何额外风险。需要注意的是，在给予镇静剂时，应使用标准 ASA 监测仪对患者进行监测。

医疗专业人员应对医院环境中的患者进行密切监测，以便在患者出现过度镇静时及时进行干预。因此，在超声引导的周围神经阻滞期间，患者接受小剂量芬太尼和（或）咪达唑仑轻度镇静以缓解焦虑和手术相关疼痛的手段并不少见。

对于不适合接受侵入性疼痛治疗技术的住院患者[例如，有药物滥用、凝血障碍或全身性疼痛疾病（如镰状细胞病）的患者]，可使用其他疼痛治疗技术，包括氯胺酮、利多卡因和右美托咪定输注。这些药物在发挥镇痛作用的同时不会引起药物依赖或呼吸抑制，因此是阿片类药物的良好替代品。表 4.4 比较了用于疼痛治疗的各种药物的药理学作用。利多卡因静脉输注对三叉神经痛、纤维肌痛、难治性癌痛、阿片类药物治疗和糖尿病神经病变患者有效[16]。但利多卡因具有心脏毒性和神经系统影响，必须对输注利多卡因的患者进行密切监测，并在输注开始后 12 小时内抽血检查。表 4.5 描述了芝加哥大学医学中心使用的利多卡因输注方案。在手术室进行利多卡因输注时，可采用推注方式。在病房给予利多卡因时，可采用简单的连续输注给药。如果在手术过程中开始给药，则在到达PACU时测定血药浓度(治疗浓度为1.5~6ng/mL)，之后每天检查1次。在病房给药时，需测定给药12小时后的血药浓度。氯胺酮输注是术后疼痛治疗的另一种选择。氯胺酮是一种NMDA拮抗剂，可减少阿片类药物的使用。其输注方案详见表4.6。然而，即使在亚麻醉剂量下，氯胺酮也可能引起幻觉、血流动力学不稳定、过度激越和镇静等副作用。

潜在并发症和不良反应

在干预性疼痛治疗过程中，如果为了追求患者舒适度而给予持续镇静，则可能危及

表4.4 干预性疼痛治疗药物的药理学谱

药物	抗焦虑	镇静	镇痛	遗忘	依赖
咪达唑仑	+	+	0	+	+
丙泊酚	0	+	0	+	+
氯胺酮	0	0	+	+	+
芬太尼	0	+	+	0	+
瑞芬太尼	0	+	+	0	+
盐酸右美托咪定	0	+	+	+	0/A[a]

Data from[15]. Smith HS, Colson J, Sehgal N. An update of evaluation of intravenous sedation on diagnostic spinal injection procedures. Pain Physician 2013;16(Suppl 2):SE217–28.

[a] 可减轻巴比妥类、苯二氮䓬类和阿片类药物的戒断症状。

表4.5 芝加哥大学医学中心使用的利多卡因输注方案

方案	定义	限制	给药	监测
低剂量	持续输注以获得最佳镇痛效果(最长24小时)	通过急性疼痛服务订购；连续监测	在10分钟内推注1~1.5mg/kg，此后以0.3~0.5mg/(kg·h)的剂量连续给药[a]	血药浓度监测：患者到达PACU时开始监测，随后每天使用AM实验室进行监测 治疗性血药浓度：1.5~6mg/mL，每4小时监测一次副作用，持续监测是否存在心律失常
中剂量	持续输注>24小时	通过急性疼痛服务订购，可在PACU、ICU、ED获得	在10分钟内推注1~1.5mg/kg，此后以0.3~0.5mg/(kg·h)的剂量连续给药[a]	连续监测 监测临床缓解情况 每天监测血药浓度 每4小时监测1次毒性

注：PACU，麻醉后恢复室；ICU，重症监护室；ED，急诊科。

Source：The University of Chicago Protocols. Table adapted from Anitescu M. The patient with substance use disorder. Curr Opin Anaesthesiol. 2019;32(3):427–37.

[a] 基于理想体重计算。

患者安全，并可能导致并发症。既往病例报告表明，硬膜外类固醇注射或鞘内置管期间过度镇静的患者预后较差[5]。镇静的其他缺点包括可能的气道受损、血流动力学障碍、神经损伤倾向和抑制解除/激越。此外，在轻度镇静意外进展至中度甚至深度镇静的情况下，可能发生气道损害。当高剂量催眠药（如丙泊酚）与镇静剂同时给药时，也可能出现这种情况[17]。

在深度镇静期间也可能发生导致运动失控的抑制解除和激越[18]。在过去几十年中，慢性疼痛相关索赔的增加加剧了关于在诊断性轴索手术中使用镇静剂的争论，因为其可能增加针头错位的风险，从而导致神经损伤[19]。

在描述疼痛干预治疗期间镇静的风险和并发症时，必须注意，这些风险与深度镇静相关的诊断性神经轴疼痛治疗技术相关，而与门诊手术中超声引导的周围神经阻滞所使用的轻度镇静无关。

镇静的所有方面（包括风险、获益、挑战和可能的副作用）需要在操作相关讨论中与患者一起审查。虽然患者希望在手术过程中感到舒适，但他们应了解过度镇静会产生额外的风险。

结论与展望

许多因素会影响疼痛干预治疗中镇静剂的选择。手术类型、进行干预的场景及患者舒适度和满意度都是需要考虑的因素。对于门诊手术，包括硬膜外类固醇注射、关节注射或其他诊断性轴索手术，镇静剂的使用有所限制，通常使用利多卡因局部浸润。在手术室中进行的更复杂的操作，如脊髓刺激器和鞘内给药系统、中度或深度镇静或全身/局部麻醉，通常由单独的团队进行。对于住院手术，包括非诊断性疼痛干预，如周围神经阻滞，只要使用适当的 ASA 监测仪，患者就可以接受镇静治疗。对于不能耐受干

表 4.6 芝加哥大学医学中心使用的氯胺酮输注方案

限制	剂量、分发和给药	监测
开始治疗需要 APS 会诊。APS 的低剂量氯胺酮输注	0.06~0.3mg/(kg·h)[a] 起始剂量： 成人：（假设肝肾功能正常）从 0.12mg/(kg·h)开始[a] 对于 BMI<18 的成人，考虑从 0.06mg/(kg·h)开始 儿童：0.06mg/(kg·h)[a] 禁忌证：肝衰竭 通过 APS 控制输注速率 在氯胺酮剂量滴定期间，如果可能，考虑减少当前阿片类药物剂量	连续测定脉搏血氧饱和度 监测常规生命体征 监测疼痛和镇静评分，每 2 小时 2 次，此后每 4 小时 1 次 密切监测：血压变化、精神状态变化、RR<10 次/分，唤起困难。如果出现上述任何体征，则停止输注氯胺酮，并通知 APS

注：APS，急性疼痛服务；RR，呼吸速率。

Source: The University of Chicago Protocols. Table adapted from Anitescu M. The patient with substance use disorder. Curr Opin Anaesthesiol. 2019;32(3):427–37.

[a] 基于理想体重。

预手术的患者的疼痛治疗，利多卡因和氯胺酮输注是比较好的替代疼痛治疗方案。在所有情况下，与患者讨论预期镇静的风险和获益至关重要。

（杨志军 袁建虎 译）

参考文献

1. Brown DL, Fink BR. The history of neural blockade and pain management. In: Cousins MJ, Bridenbaugh PO, editors. Neural blockade in clinical anesthesia and management of pain. 3rd ed. Philadelphia: Lippincott Raven; 1998. p. 3–34.
2. Cushing H. On the evidence of shock in major amputations by cocainization of large nerve-trunks preliminary to their division. Ann Surg. 1902;36:36–321.
3. Schloesser H. Heilung periphar Reizzustande sensibler und motorischer Nerven. Klin Monbl Augenheilkd. 1903;41:255.
4. ASA Continuum of depth of sedation: definition of general anesthesia and levels of sedation/analgesia. Committee of Origin: Quality Management and Departmental Administration; 2009 (Approved by the ASA House of Delegates).
5. Prager JP, Aprill C. Complications related to sedation and anesthesia for interventional pain therapies. Pain Physician. 2008;9(S1):S121–7.
6. Anitescu M. Chronic pain: anesthesia for procedures. Anesthesiol Clin. 2014;32(2):395–409.
7. Ahmed SU, Tonidandel W, Trella J, Martin NM, Chang Y. Peri-procedural protocols for interventional pain management techniques: a survey of US pain centers. Pain Physician. 2005;8(2):181–5.
8. Cucuzzella TR, Delport EG, Kim N, Marley J, Pruitt C, Delport AG. A survey: conscious sedation with epidural and zygapophyseal injections: is it necessary? Spine J. 2006;6(4):364–9.
9. Kim N, Delport E, Cucuzzella T, Marley J, Pruitt C. Is sedation indicated before spinal injections? Spine (Phila Pa 1976). 2007;32(25):E748–52.
10. Kennedy DJ, Schneider B, Casey E, Rittenberg J, Conrad B, Smuck M, et al. Vasovagal rates in fluoroscopically guided interventional procedures: a study of over 8,000 injections. Pain Med. 2013;14(12):1854–9.
11. Kennedy DJ, Schneider B, Smuck M, Plastaras CT. The use of moderate sedation for the secondary prevention of adverse vasovagal reactions. Pain Med. 2015;16(4):673–9.
12. Burton AW, Hamid B. Kyphoplasty and vertebroplasty. Curr Pain Headache Rep. 2008;12(1):22–7.
13. Auroy Y, Benhamou D, Bargues L, et al. Major complications of regional anesthesia in France: the SOS regional anesthesia hotline service. Anesthesiology. 2002;97:1274–80.
14. Perlas A, Niazi A, McCartney C, et al. The sensitivity of motor response to nerve stimulation and paresthesia for nerve localization as evaluated by ultrasound. Reg Anesth Pain Med. 2006;31:445–50.
15. Smith HS, Colson J, Sehgal N. An update of evaluation of intravenous sedation on diagnostic spinal injection procedures. Pain Physician. 2013;16(Suppl 2):SE217–28.
16. Marmura M, Rosen N, Abbas M, et al. Intravenous lidocaine in the treatment of refractory headache: a retrospective case series. Headache. 2009;49:286–91.
17. Abram SE, Francis MC. Hazards of sedation for interventional pain procedures. Anesthesia Patient Safety Foundation Newsletter; 2012.
18. Braidy HF, Singh P, Ziccardi VB. Safety of deep sedation in an urban oral and maxillofacial surgery training program. J Oral Maxillofac Surg. 2011;69:2112–9.
19. Metzner J, Posner KL, Lam MS, et al. Closed claims' analysis. Pract Res Clin Anaesthesiol. 2011;25:263–76.

推荐阅读

Anitescu M. Chronic pain: anesthesia for procedures. Anesthesiol Clin. 2014;32(2):395–409.
Anitescu M. The patient with substance use disorder. Curr Opin Anaesthesiol. 2019;32(3):427–37.

第 5 章 床旁关节、肌肉和肌腱注射：概述

Howard Meng，Priodarshi Roychoudhury，James S. Khan

基本概念

- 关节、肌腱和肌肉是患者常见的疼痛来源。
- 超声技术显著提高了床旁关节、肌腱或肌内注射的准确性和简便性。
- 这些部位可进行多种药物的注射，包括新兴的治疗方法，如富血小板血浆、透明质酸和间充质干细胞。

概述

慢性疼痛是一个重大的公共卫生问题。一项针对 14 个国家 15 个医学中心的初级保健诊所就诊的 25 916 例患者的调查表明，22% 的患者患有慢性疼痛[1]。美国（n=27 035）和加拿大（n=2012）的类似调查研究报告称，慢性疼痛的患病率分别为 31%和 29%，这表明慢性疼痛可能在北美更普遍[2,3]。

慢性疼痛与显著的心理社会困扰相关，与情绪和心理障碍（如焦虑和抑郁）高度相关[4,5]。此外，慢性疼痛给患者、医疗系统和社会带来了沉重的经济负担，疼痛是导致旷工和生产力下降的主要原因之一，约 1/5 的慢性疼痛患者会因疼痛而失业[6,7]。英国的一项研究发现，慢性疼痛导致 460 万人在初级保健医生处就诊，这使医疗系统每年花费约 6900 万英镑（约 8774 万美元）[8]。慢性疼痛的直接和间接成本总额惊人，估计每年高达数十亿美元[9,10]。

相当一部分慢性疼痛患者患有肌肉骨骼（MSK）疼痛。MSK 疼痛包括肌肉（肌筋膜疼痛）、关节或肌腱疼痛。据估计，MSK 疼痛影响高达 47%的普通人群[11]。高龄、社会经济地位低下、抑郁、焦虑、睡眠障碍和体力劳动是 MSK 疼痛的潜在危险因素。MSK 疼痛的治疗包括多种策略，如物理治疗、心理咨询、口服镇痛药和干预治疗[12,13]。

此外，还有许多针对疼痛关节、肌腱和肌肉的干预治疗。在床旁进行这些注射有助于缩短手术室的等待时间，节省下来的时间可进行需要镇静、加强监测或荧光透视的操作。床旁操作，无论是住院还是在疼痛门诊进行，都有助于疼痛的早期改善、加快康复和减少口服药物的使用。

历史回顾

一般来说，床旁 MSK 手术采用体表解剖标志定位方法进行。这种操作在很大程度上依赖于正常解剖结构和注射针的触觉反

馈。这种方法存在的挑战包括关节深层给药或用于体形较大的患者。体表解剖标志定位方法的成功率为 16.7%~100%[14]。但这种方法无法观察针尖，因此无法保证针头会进入预期的解剖位置进行充分的注射，并且可能会造成不必要的风险，如可能会刺穿附近的组织（如血管、内脏、肺）。

超声技术显著提高了 MSK 手术的准确性。大量研究证明，超声引导的注射可提高准确性，减轻注射引起的疼痛[14]。使用超声进行上肢和下肢注射的准确性高于 90%。超声引导操作的益处包括针头可视化，可确认针头在关节或靶组织中的位置，实时观察注射剂的扩散情况，并能避开神经血管结构和减少针头创伤，从而提高了注射的安全性[15]。

适当超声图像的采集高度依赖于使用者。超声引导注射的安全性和准确性有一条学习曲线[16]。我们在想象三维结构时，可能很难想象二维结构。超声技术的其他挑战包括声学伪影、光学错觉和随机噪声的存在。肥胖、水肿、体内胀气、肌肉萎缩等患者特征，以及需要进入更深的解剖位点，给操作者带来了更多的困难[17]。

注射类型

目前有多种操作可用于关节、肌腱和肌肉相关疼痛。肌肉疼痛，也称为肌筋膜疼痛，其特征是起源于过度刺激点[被称为肌筋膜触发点（MTrP）]的局部疼痛[18]。多项研究表明，到初级保健诊所就诊进行疼痛评估的患者中，肌筋膜触发点占主要疼痛来源的 85%[19]。目前已有多种 MTrP 注射方法，通过直接放置和注射药物，可机械地破坏运动终板的功能障碍活动[20]。干针是一种常见的技术，将针多次穿过触发点，从而导致受累肌纤维快速去极化引起局部抽搐反应 [21]。除干针刺法外，还可注射药物（湿针），包括使用局部麻醉药、A 型肉毒毒素（BoNT-A）和类固醇来缓解肌筋膜疼痛[18]。但很少有证据表明干针或湿针哪种更有效，以及哪种药物最有帮助。

此外，可以在超声引导下在床旁进行多种关节和肌腱注射。许多肌腱功能障碍，如扳机指、肩袖肌腱病、上髁炎、肱二头肌腱病和跟腱病，可考虑进行注射治疗[22]。此外，许多小关节和大关节（即关节突关节、肩锁关节、盂肱关节、髋关节和膝关节）的床旁注射也可以在超声引导下安全地进行[23]。

注射药物的种类

床旁操作常用几种不同类型的药物。这些药物的选择是基于疼痛的病因和注射目的。一些注射剂可联合用药（即局部麻醉药和类固醇的混合物），以期提供叠加或协同效应，尽管这方面的证据不足。在此，我们讨论了常用的注射剂及其潜在风险和获益。

类固醇是关节、肌腱和肌内注射最常用的药物之一。最常用的类固醇包括甲泼尼龙、曲安奈德、倍他米松和地塞米松[24]。类固醇具有抗炎作用，可通过抑制磷脂酶 A2 活性直接或间接抑制促炎细胞因子的活性[25]。不同类型的类固醇之间存在的许多临床差异是基于水溶性和聚集特性，可分为颗粒（难溶性）或非颗粒（可溶性）类固醇。颗粒类固醇是酯类制剂，需要通过细胞酯酶水解产生活性成分，在临床上作用持续时间较长[26]。非颗粒类固醇可能更安全，但其抗炎作用持续时间较短。类固醇使用的全身效应呈剂量依赖性，通常表现为一过性高血压、高血糖、注射后不良反应、面部潮红和情绪改变[22]。较高风险的并发症包括脓毒性关节炎、缺血性坏死和肌腱断裂，重复注射类固醇可导致局部组织萎缩和皮肤色素脱失[27]。

局部麻醉药通过阻断神经膜上的钠通道，干扰动作电位沿轴突的传递而发挥作用。它们通常用于诊断和治疗目的，并且通常与类固醇和血管收缩剂（即肾上腺素）联合使用，但这会增加作用持续时间和局部麻醉毒性风险[26]。局部麻醉药以盐酸盐的形式合成，可溶于水。关节内注射局部麻醉药可改善术后疼痛评分，并减少麻醉药品的消耗[28]。虽然局部麻醉药用于肌腱、关节和肌内注射似乎是安全的，但仍存在潜在副作用。局部麻醉药的血管内注射可引起局部麻醉毒性，导致中枢神经系统功能障碍和心肺功能衰竭，已有病例报告表明单次注射后可能出现局部麻醉毒性[29]。此外，局部麻醉可能对肌肉和软骨细胞均有毒性[30,31]。

最新发展

透明质酸是一种糖胺聚糖，存在于关节滑液和软骨基质中[32]。正常浓度的透明质酸作为滑液的一部分，在关节运动过程中提供黏性润滑，并具有减震作用。合成透明质酸已被开发为一种潜在的关节注射治疗方法。研究认为其通过多种机制提供镇痛作用，包括抗炎、合成代谢、镇痛和软骨保护机制[33]。具体来说，透明质酸可增加软骨细胞增殖，减少软骨细胞凋亡，并延缓导致关节间隙变窄的整个骨关节炎过程。目前，可用的产品在分子量、透明质酸浓度、弹性和黏度方面都有所不同。研究认为，关节内透明质酸注射是安全的，可能会出现注射部位反应和注射部位疼痛等一过性局部反应，但全身反应罕见[34]。

富血小板血浆（PRP）是另一种针对 MSK 病变的新型注射剂，需要分离患者血液以收集通常为血小板基线浓度 4~6 倍的溶液[35]。注射血小板后，血小板被激活，并导致这些生长因子的释放，从而产生抗炎作用并促进愈合[36]。既往研究表明，关节内注射的最佳血小板浓度为 5%，以刺激软骨细胞增殖[37]。PRP 制剂差异很大，可能富含白细胞或不含白细胞[38]；富含白细胞的制剂更适合肌腱注射，而不含白细胞的制剂优选用于关节内注射。最近的一篇系统综述评估了 PRP 在肌腱和韧带病变中的应用，总体报告了阳性结果，特别是外侧上髁炎和肩袖肌腱病[39]。其他几篇综述表明，PRP 可能有利于关节内注射，特别是膝关节[40,41]。

间充质干细胞（MSC）是一种用于治疗关节和肌腱相关疼痛的新兴疗法。由于 MSC 具有多能性，其可以分化为不同的细胞谱系，包括Ⅱ型软骨细胞，可在骨关节炎的缺陷关节中产生软骨[42]。MSC 也可来源于骨髓、脂肪组织、脐带和滑膜本身，来源于脂肪组织的数量最多[43]。MSC 已在许多动物模型和小样本人体研究中进行了研究，并得出了一些有利的结果[44]。除干细胞分化和软骨释放外，MSC 还被认为通过拮抗常驻巨噬细胞分泌促炎细胞因子而表现出强大的抗炎特性[45]。但大多数研究规模较小，质量较低，因此迫切需要更多的证据来证明该疗法的有效性。

结论与展望

关节、肌腱和肌内注射是缓解疼痛的常用方法。床旁操作可立即获得这些治疗，手术室或操作室的等待时间最短。超声设备的广泛使用使临床医生可以更有效地进行床旁操作；但是，要获得超声引导操作所需的足够技能，需完成一个学习曲线。

有越来越多的药物和设备可用于不同类型的关节、肌腱和肌内注射，根据注射类型和推测的疼痛原因，医生可使用不同的注射剂。当前需要更多关于透明质酸、富血小板血浆和间充质干细胞等新兴疗法的证据，以明确这些疗法的有效性和安全性。

（王希 袁建虎 译）

参考文献

1. Gureje O, Von Korff M, Simon GE, Gater R. Persistent pain and well-being. JAMA. 2013;280(2):147–52.
2. Johannes CB, Le TK, Zhou X, Johnston JA, Dworkin RH. The prevalence of chronic pain in United States adults: results of an internet-based survey. J Pain. 2010;11(11):1230–9.
3. Moulin D, Clark A, Speechley M, Morley-Forster P. Chronic pain in Canada, prevalence, treatment, impact and the role of opioid analgesia. Pain Res Manag. 2002;7:179–84.
4. Birket-Smith M. Somatization and chronic pain. Acta Anaesthesiol Scand. 2001;11:1114–20.
5. McWilliams LA, Cox BJ, Enns MW. Mood and anxiety disorders associated with chronic pain: an examination in a nationally representative sample. Pain. 2003;106(1):127–33.
6. Allen H, Hubbard D, Sullivan S. The burden of pain on employee health and productivity at a major provider of business services. J Occup Environ Med. 2005;47(7):658–70.
7. Breivik H, Collett B, Ventafridda V, Cohen R, Gallacher D. Survey of chronic pain in Europe: prevalence, impact on daily life, and treatment. Eur J Pain. 2006;10(4):287–333.
8. Belsey J. Primary care workload in the management of chronic pain. A retrospective cohort study using a GP database to identify resource implications for UK primary care. J Med Econ. 2002;5:39–50.
9. Gaskin DJ, Richard P. The economic costs of pain in the United States. J Pain. 2012;13(8):715–24.
10. Coyte PC, Asche CV, Croxford R, Chan B. The economic cost of musculoskeletal disorders in Canada. Arthritis Care Res. 1994;11(5):315–25.
11. Cimmino MA, Ferrone C, Cutolo M. Epidemiology of chronic musculoskeletal pain. Best Pract Res Clin Rheumatol. 2011;25(2):173–83.
12. Bergman S. Management of musculoskeletal pain. Best Pract Res Clin Rheumatol. 2007;21(1):153–66.
13. Babatunde OO, Jordan JL, Van Der Windt DA, Hill JC, Foster NE, Protheroe J. Effective treatment options for musculoskeletal pain in primary care: a systematic overview of current evidence. PLoS One. 2017;12(6):1–30.
14. Daniels EW, Cole D, Jacobs B, Phillips SF. Existing evidence on ultrasound-guided injections in sports medicine. Orthop J Sports Med. 2018;6(2):1–7.
15. Chen CPC, Lew HL, Tsai WC, Hung YT, Hsu CC. Ultrasound-guided injection techniques for the low back and hip joint. Am J Phys Med Rehabil. 2011;90(10):860–7.
16. Deimel GW, Jelsing EJ, Hall MM. Musculoskeletal ultrasound in physical medicine and rehabilitation. Curr Phys Med Rehabil Rep. 2013;1(1):38–47.
17. Henderson M, Dolan J. Challenges, solutions, and advances in ultrasound-guided regional anaesthesia. BJA Educ. 2016;16(11):374–80.
18. Desai MJ, Saini V, Saini S. Myofascial pain syndrome: a treatment review. Pain Ther. 2013;2(1):21–36.
19. Skootsky SA, Jaeger B, Oye RK. Prevalence of myofascial pain in general internal medicine practice. West J Med. 1989;151(2):157–60.
20. Borg-Stein J. Treatment of fibromyalgia, myofascial pain, and related disorders. Phys Med Rehabil Clin. 2006;17(2):491–510.
21. Kalichman L, Vulfsons S. Dry needling in the management of musculoskeletal pain. J Am Board Fam Med. 2010;23(5):640–6.
22. Speed C. Corticosteroid injections in tendon lesions. BMJ. 2002;323:382–6.
23. Narouze S. Atlas of ultrasound-guided procedures in interventional pain management. Springer; 2018.
24. Hwang H, Park J, Lee WK, Lee WH, Leigh JH, Lee JJ, et al. Crystallization of local anesthetics when mixed with corticosteroid solutions. Ann Rehabil Med. 2016;40(1):21–7.
25. McEwen BS, Kalia M. The role of corticosteroids and stress in chronic pain conditions. Metab Clin Exp. 2010;59(Suppl. 1):S9–15.
26. MacMahon PJ, Eustace SJ, Kavanagh EC. Injectable corticosteroid and review for radiologists. Radiology. 2009;252(3):647–61.
27. Sardana V, Burzynski J, Hasan K, Zalzal P. Are non-steroidal anti-inflammatory drug injections an alternative to steroid injections for musculoskeletal pain?: a systematic review. J Orthop. 2018;15(3):812–6.
28. Busch CA, Shore BJ, Bhandari R, Ganapathy S, MacDonald SJ, Bourne RB, et al. Efficacy of periarticular multimodal drug injection in total knee arthroplasty: a randomized trial. J Bone Joint Surg A. 2006;88(5):959–63.

29. Dhir S, Ganapathy S, Lindsay P, Athwal GS. Case report: ropivacaine neurotoxicity at clinical doses in interscalene brachial plexus block. Can J Anesth. 2007;54(11):912–6.
30. Reurink G, Goudswaard GJ, Moen MH, Weir A, Verhaar JAN, Tol JL. Myotoxicity of injections for acute muscle injuries: a systematic review. Sports Med. 2014;44(7):943–56.
31. Dragoo JL, Korotkova T, Kanwar R, Wood B. The effect of local anesthetics administered via pain pump on chondrocyte viability. Am J Sports Med. 2008;36(8):1484–8.
32. Elmorsy S, Funakoshi T, Sasazawa F, Todoh M, Tadano S, Iwasaki N. Chondroprotective effects of high-molecular-weight cross-linked hyaluronic acid in a rabbit knee osteoarthritis model. Osteoarthr Cartil. 2014;22(1):121–7.
33. Altman RD, Manjoo A, Fierlinger A, Niazi F, Nicholls M. The mechanism of action for hyaluronic acid treatment in the osteoarthritic knee: a systematic review. BMC Musculoskelet Disord. 2015;16(1):1–10.
34. Aggarwal A, Sempowski IP. Hyaluronic acid injections for knee osteoarthritis. Systematic review of the literature. Can Fam Physician. 2004;50:249–56.
35. Filardo G, Kon E, Roffi A, Di Matteo B, Merli ML, Marcacci M. Platelet-rich plasma: why intra-articular? A systematic review of preclinical studies and clinical evidence on PRP for joint degeneration. Knee Surg Sports Traumatol Arthrosc. 2015;23(9):2459–74.
36. Anitua E, Andia I, Ardanza B, Nurden P, Nurden AT. Autologous platelets as a source of proteins for healing and tissue regeneration. Thromb Haemost. 2004;91(1):4–15.
37. Spreafico A, Chellini F, Frediani B, Bernardini G, Niccolini S, Serchi T, et al. Biochemical investigation of the effects of human platelet releasates on human articular chondrocytes. J Cell Biochem. 2009;108(5):1153–65.
38. Braun HJ, Kim HJ, Chu CR, Dragoo JL. The effect of platelet-rich plasma formulations and blood products on human synoviocytes: implications for intra-articular injury and therapy. Am J Sports Med. 2014;42(5):1204–10.
39. Kia C, Baldino J, Bell R, Ramji A, Uyeki C, Mazzocca A. Platelet-rich plasma: review of current literature on its use for tendon and ligament pathology. Curr Rev Musculoskelet Med. 2018;11(4):566–72.
40. Laudy ABM, Bakker EWP, Rekers M, Moen MH. Efficacy of platelet-rich plasma injections in osteoarthritis of the knee: a systematic review and meta-analysis. Br J Sports Med. 2015;49(10):657–72.
41. Meheux CJ, McCulloch PC, Lintner DM, Varner KE, Harris JD. Efficacy of intra-articular platelet-rich plasma injections in knee osteoarthritis: a systematic review. Arthroscopy. 2016;32(3):495–505.
42. Marini JC, Forlino A. Replenishing cartilage from endogenous stem cells. N Engl J Med. 2013;366(26):2522–4.
43. Freitag J, Bates D, Boyd R, Shah K, Barnard A, Huguenin L, et al. Mesenchymal stem cell therapy in the treatment of osteoarthritis: reparative pathways, safety and efficacy—a review. BMC Musculoskelet Disord. 2016;17(1):1–13.
44. Jevotovsky DS, Alfonso AR, Einhorn TA, Chiu ES. Osteoarthritis and stem cell therapy in humans: a systematic review. Osteoarthr Cartil. 2018;26(6):711–29.
45. Harrell CR, Markovic BS, Fellabaum C, Arsenijevic A, Volarevic V. Mesenchymal stem cell-based therapy of osteoarthritis: current knowledge and future perspectives. Biomed Pharmacother. 2019;109:2318–26.

推荐阅读

Haskins SC, Boretsky K, Boublik J, Bronshteyn Y, Byrne M, Chan V, El-Boghdadly K, Hernandez N, Hogg R, Kalagara H, Kruisselbrink R, Manson W, Nader A, Nejim J, Perlas A, Ramsingh D, Shankar H, Silva M, Souza D, Wilkinson JN, Zimmerman J, Narouze S. American Society of Regional Anesthesia and Pain Medicine expert panel recommendations on point-of-care ultrasound education and training for regional anesthesiologists and pain physicians, part 1. Reg Anesth Pain Med. 2021;46(12):1031–47. https://doi.org/10.1136/rapm-2021-102560. PMID: 33632778

Rosenquist RW, Souzdalnitski D, Urman R, editors. Chronic pain management for hospitalized patient. 1st ed. New York: Oxford University Press; 2016. 420 p. https://global.oup.com/academic/product/chronic-pain-management-for-the-hospitalized-patient-9780199349302?cc=eu&lang=en&. Assessed 31 Jan 2021.

第 6 章 床旁周围神经阻滞：概述

Andrew T. Burzynski, Jinlei Li

基本概念

- 周围神经阻滞和置管是住院患者和门诊患者的有效镇痛手段。
- 周围神经阻滞和置管可减少阿片类药物的使用和相关副作用，包括恶心、呕吐、肠功能延迟恢复，同时还可缩短患者的住院时间和减少慢性疼痛的发生[1,2]。
- 超声引导下的局部麻醉具有解剖学特异性可为手术和非手术患者提供安全有效的镇痛。

概述

区域麻醉学是一个不断发展的麻醉学领域，它能够为诊断和治疗操作提供镇静，以及为外科手术提供麻醉。与全身性阿片类药物相比，区域麻醉产生的镇痛具有更强的局部性和特异性，并且其从 100 多年前就开始用于各种骨科手术，这些手术均可从区域麻醉中获益[3]。随着该领域的发展及其临床获益的证据越来越多，区域麻醉技术的应用范围不断扩大，包括用于许多其他类型的手术及急性疼痛干预治疗。随着周围神经置管技术的出现，区域麻醉在镇痛方面的应用进一步增加，因为相比单次注射，连续输注的镇痛时间更长[3]。随着我们对其获益的了解加深，超声引导技术进一步提高了周围神经阻滞的安全性，使得可进行更具技术挑战性的周围神经阻滞。当前，该领域不断发展，这可能对许多不同临床情况下的患者有益。本节简要概述了所需材料、患者选择、特定周围神经阻滞的不同示例，以及这些阻滞在住院患者中应用的基本知识。

床旁周围神经阻滞：概述

背景

材料、位置和用品

可以进行床旁神经阻滞的场所包括诊所、急诊室、围术期地点、病床和重症监护室，这些场所都可以进行优化，以满足进行周围神经阻滞的需要，同时不会损害患者的安全和预后（图 6.1）。关键是要保持一定的质量标准，应始终确保患者的安全[4]。每个位置均应能够使用标准的 ASA 监测设备（包括血压、心电图和脉搏血氧仪）监测患者[4]。此外，应随时提供复苏用品，包括但不限于急救药物、英脱利匹特、气道干预装置和氧

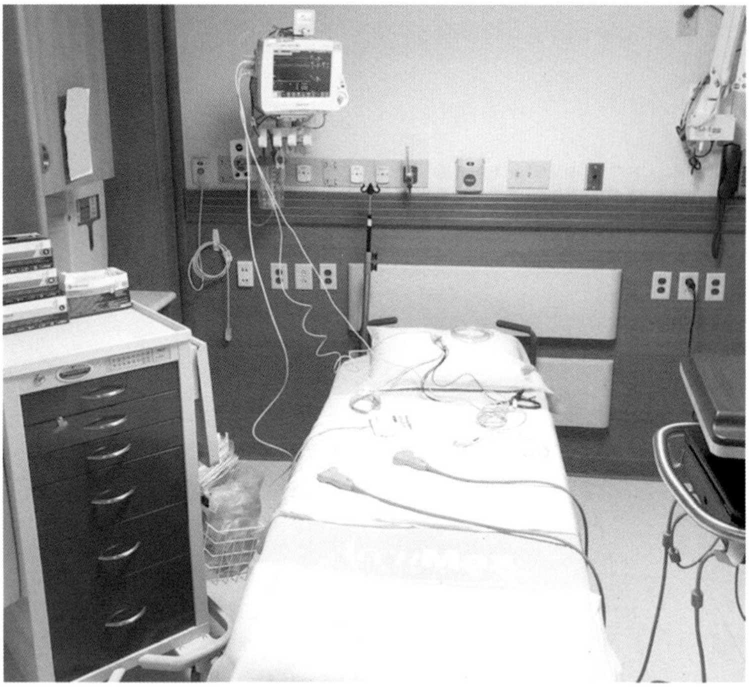

图 6.1 术前医院舱内的封闭舱。标准 ASA 监测仪，包括EKG、脉搏血氧和无创血压监测、鼻插管、配有线性(6~15MHz)和曲线(2~5MHz)超声探头的超声设备、装有必要药物和用品的神经阻滞推车。

气，尤其是在给患者静脉注射抗焦虑药或阿片类药物时(表 6.1)。为患者和治疗团队提供隐私的安静位置将有助于减轻患者的紧张，并让治疗团队能够迅速开展工作。与任何床旁操作一样，必须获得患者知情同意书，并向患者解释该操作的风险、获益和替代方法。进行这些事项之前应验证患者识别码、操作程序和偏侧性。

超声

大多数神经阻滞可使用 8~16MHz 线性阵列探针进行。线性阵列超声探头优化了针头可视化和浅表结构(小于 4cm)相关细节。较低频率的 2~5MHz 曲线探头适用于更深的阻滞，或者用于患者体形需要更深的组织穿透(>5cm)时。

针头和导管

用于周围神经阻滞的理想针头应该是小规格的，以避免组织创伤；最好为短斜面/非切割针，在罕见情况下与神经束接触时可避免损伤该神经束，与神经刺激器装置组合时针头应绝缘；可考虑使用回声针，以优化超声下的可视化。大多数上肢神经阻滞可使用 22G × 2 英寸(1 英寸≈2.54cm)的针头完成，因为与其他神经相比，臂丛神经是浅表的。在大多数情况下，下肢和躯干神经阻滞可以用 20G 或 21G × 4 英寸的针头完成，根据患者体形偶尔需要 6 英寸的针头。如果要放置导管，可使用带有深度刻度的 18G × 4 英寸短斜面针给药，在正确的解剖位置时推注药物，并将 20G 聚酰胺导管(理想情况下是多孔)穿过(图6.2)。然后，导管可与输液泵一起使用，以进行连续输注，可根据患者对延长镇痛效果的需要进行可选的自我给药推注。

局部麻醉药

局部麻醉药通过靶向电压门控钠通道破坏沿神经纤维传导的动作电位[5]。神经阻滞的程度与局部麻醉药的浓度、效力和体积有关，且临床表现不同，首先是温差、本体感觉，然后是剧烈疼痛、轻触觉和运动阻滞[5]。

表 6.1 周围神经阻滞药物

药物名称	浓度	目的	作用机制
罗哌卡因	0.2%/0.5%	局部麻醉	可逆性 Na^+通道结合
布比卡因	0.25%/0.5%	局部麻醉	可逆性 Na^+通道结合
利多卡因	1%/2%	局部麻醉	可逆性 Na^+通道结合
肾上腺素	0.1mg/mL	复苏	α 和 β 受体激动剂
英脱利匹特	20%	局部麻醉药全身性毒性治疗	“脂质沉降”局部麻醉吸收剂
去氧肾上腺素	100μg/mL	复苏	α1-肾上腺素能激动剂
麻黄碱	5mg/mL	复苏	突触后 α 和 β 受体的去甲肾上腺素活性增加
格隆溴铵	0.2mg/mL	复苏	毒蕈碱类抗胆碱能药
丙泊酚	10mg/mL	诱导剂	GABA 受体解离减少
琥珀酰胆碱	20mg/mL	麻痹性	去极化神经肌肉阻滞

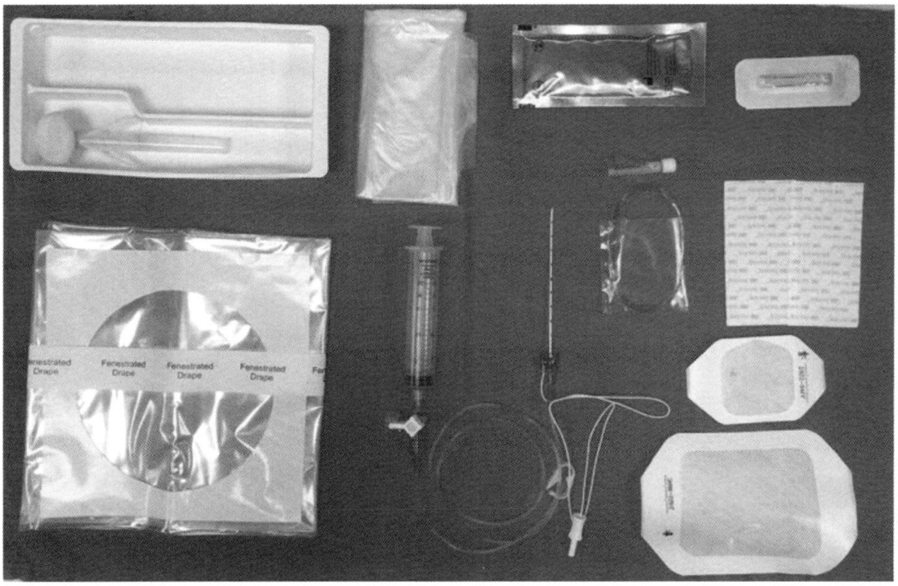

图 6.2 神经周围置管示例。从左上角顺时针方向依次为：①氯己定棒；②超声套管；③超声凝胶；④液体黏合剂；⑤创可贴；⑥神经导管和卡扣连接器；⑦小型透明医用敷料；⑧大型透明医用敷料；⑨18G Tuohy 针头，带延长管、旋塞阀和注射器；⑩带孔防护垫。

多种局部麻醉药，如 1%~2%利多卡因、0.2%~0.75%罗哌卡因、0.25%~0.5%布比卡因，可用于诊断、治疗或手术麻醉目的。布比卡因和罗哌卡因是两种常用的局部麻醉药，其作用持续时间长且疗效一致。常用的佐剂，如糖皮质激素，可增强阻滞作用并延长镇痛持续时间。

局部麻醉药的全身毒性反应

局部麻醉药的全身毒性反应（LAST）是最令人担忧的并发症，任何进行局部麻醉的临床医生都应了解其临床表现和治疗方式。LAST 可能导致神经系统和心血管损害，甚至可能致命[6]。危险因素包括极端年龄、疾病负担、低白蛋白血症和心、肾或肝功能受损[6]。与患者无关的危险因素包括局部麻醉药的类型、效力、体积、剂量和注射部位，以及该部位的全身吸收[6]。惊厥发作是LAST病例中最常见的症状，前驱症状如头晕目眩、听觉或视觉障碍、耳鸣和口周麻木[6]。治疗包括气道处理，包括使用100% FiO_2进行过度通气。苯二氮䓬类药物（如地西泮或咪达唑仑）可用于治疗惊厥。治疗的主要药物为20%英脱利匹特乳剂，给药剂量为1.5mL/kg，持续2~3分钟（>70kg的患者为100mL），然后以0.25mL/（kg·min）的速度持续输注（>70kg的患者在20分钟内输注200~250mL）[6]。在开始CPR或ACLS的情况下，应考虑对ACLS难治性患者进行体外循环[6]。

上肢神经阻滞

上肢神经阻滞可根据手术部位进行最佳操作，每个神经阻滞的命名基于待进行的神经阻滞的解剖学位置。基于神经阻滞的位置，臂丛神经（C4/5–T1/2）可在其根部、主干、分支、索或末梢分支处被阻断，以覆盖每个特定手术的特定目标解剖区域[7]。

肌间沟神经阻滞

肌间沟周围神经阻滞在臂丛根/主干进行，以进行C5至C7阻滞，偶尔涉及C3或C4[8]。因此，肌间沟阻滞可很好地覆盖近端上肢，尤其是肩部[8]。如果需要覆盖远端肢体，则不适合用肌间沟阻滞，因为它没有阻滞尺神经[7]。此外，由于暂时性膈神经受累可能导致同侧膈肌麻痹并使肺功能降低多达25%，因此，应谨慎治疗因暂时性膈神经受累而导致肺部严重受损的患者[8,9]。有效手术或镇痛阻滞的合适剂量为15~30mL的局部麻醉药[8]。

锁骨上神经阻滞

当我们沿着臂丛神经向远端进行研究时，下一个常用的上肢周围神经阻滞是锁骨上神经阻滞。这是在臂丛神经干/分支的水平上进行的，可以可靠地覆盖上臂中段远端的上肢[8]。事实上，有证据表明，与肩关节手术的经典肌间沟阻滞相比，高锁骨上神经阻滞/上躯干臂丛神经阻滞[10]引起呼吸困难、霍纳综合征或声音嘶哑的发生率较低，并且不需要急救镇痛[10,11]。可选择不同浓度的局部麻醉药20~30mL，以实现麻醉或镇痛作用[8]。

锁骨下神经阻滞

锁骨下周围神经阻滞是沿腋动脉走行找到外侧束、内侧束和后束[7]，与锁骨上神经阻滞类似，锁骨下神经阻滞会对上肢远端起到镇痛作用[7]。与肌间沟或锁骨上神经阻滞相比，锁骨下神经阻滞导致膈神经受累的可能性小得多，因此，其可能是肺功能受损患者的合适替代方法[7,8]。20~40mL的局部麻醉药可提供适当的手术麻醉或镇痛作用[8]。如果需要进行术后镇痛，也可在肌间沟、锁骨上或锁骨下置管，以延长镇痛时间[12]。

腋神经阻滞

在臂丛神经终末分支位置继续沿上肢下行，可进行腋周围神经阻滞，用于手、手腕和前臂的镇痛[7,8]。必须注意，需要阻断肌皮神经，肌皮神经可能位于一个单独的筋膜平面与腋动脉周围顺时针方向分布的正中神经、尺神经和桡神经分开，以确保覆盖前臂外侧[8]。由于其远端位置，在腋神经阻滞期间不太可能发生膈神经受累或气胸，然而，在进行该周围神经阻滞时，必须考虑有动脉穿刺、血肿和无意中的局部麻醉药全身毒性反应的风险[7]。

下肢神经阻滞

下肢神经阻滞，与上肢神经阻滞类似，可根据局部麻醉的目标区域和特定部位神经阻滞的预期结果，沿肢体从近端至远端进行。同样，下肢阻滞也可以简单地按照神经起源分为腰丛神经阻滞和骶丛神经阻滞，其中腰丛神经分出股神经支，骶丛神经发出坐骨神经支。一些更常见的下肢神经阻滞将在下文进行详细描述。

股神经阻滞

股神经是腰丛神经的最大分支，由L2、L3和L4神经根组成[13]。股神经支配股前内侧和小腿内侧，股神经的隐神经分支提供感觉。股神经阻滞会对大腿前侧（包括股内侧肌、股外侧肌、股中间肌、缝匠肌和股直肌）产生运动阻滞，进而导致股四头肌无力[8]。股神经阻滞可用于股骨颈或股骨干骨折患者的急性镇痛，还可用于膝关节、大腿远端或小腿内侧和足部手术[8,13]。可在股神经阻滞处放置导管，以延长镇痛的持续时间。根据临床情况，股神经阻滞可与坐骨神经阻滞、闭孔神经阻滞或股外侧皮神经阻滞联合进行，以在可能出现的临床情况下进行完全镇痛[13]。在进行股神经阻滞时，必须注意避免因神经靠近股动脉而穿刺股动脉，操作位置在阔筋膜和髂筋膜下方的腹股沟褶皱处，在股动脉外侧1~2cm处。同样，在考虑股神经阻滞时，必须考虑可能的股四头肌运动无力及其影响[8]。

内收肌管阻滞

沿大腿前方向远端延伸，内收肌管是一个解剖隔室，其边界由股内侧肌外侧、后方的大收肌和内侧缝匠肌组成[8]。内收肌管阻滞是通过股神经的最大感觉支隐神经提供类似感觉神经阻滞的有效手段，同时可保持更大的运动功能和股四头肌力量[14]。虽然内收肌管阻滞确实对股内侧肌有运动影响，但与股神经阻滞相比，其对术后活动度的总体影响更小[14]。事实上，移至大腿远端中段将进一步隔离隐神经，并进一步减少运动影响，同时沿大腿内侧、膝关节和腿部远端阻滞，可保持相似的感觉效果[8]。与股神经阻滞一样，可在内收肌管中置入导管，以延长镇痛时间。

腘窝坐骨神经阻滞

坐骨神经是骶丛神经最大的分支，由L4–S3神经根组成。虽然股神经的隐支为踝关节和足内侧提供皮肤神经支配，但坐骨神经及其分支为膝关节远端足部和腿部的其余部分提供感觉和运动功能[5]。当坐骨神经接近膝后腘窝时，坐骨神经向内侧分离为胫神经，向外侧分离为腓总神经[5]。虽然坐骨神经可通过臀部、臀下或腘窝入路阻滞，但由于其位置较浅，超声下很容易识别出腘动脉，因此坐骨神经阻滞的腘入路可用于膝关节远端的任何手术操作，通过增加相应的隐神经阻滞进行增强，以实现完全镇痛[8]。可经腘窝入路在坐骨神经阻滞中置入导管进行下肢远端镇痛，并联合使用内收肌管或股神经前路阻滞。

躯干神经阻滞

躯干神经阻滞可用于各种围术期、急性创伤适应证和非手术疼痛治疗。目前可用的神经阻滞技术种类繁多，临床应用仍在继续研究和改进，以下简要描述几种较为流行的临床技术。

椎旁神经阻滞

胸椎旁神经阻滞沿着一致的皮节分布发挥镇痛作用[8]。除了可作为肋骨骨折、胸腔引流管置入等引起的疼痛情况的床旁干预外，胸椎旁神经阻滞还可用于胸部和腹部相关的各种外科手术[15]。尤其是肋骨骨折疼痛，其恢复取决于内部损伤的程度，以及疼痛控制的效果，因为疼痛治疗不当会导致呼吸系统受损，包括夹板固定、呼吸不畅和浅呼吸导致的肺炎，从而导致通气需求增加，甚至死亡[16]。椎旁神经阻滞是对用于急性肋骨骨折疼痛的阿片类药物的呼吸抑制作用的补充。椎旁神经阻滞和置管已被证明可降低呼吸损害风险最大的患者(即有3处以上肋骨骨折的老年患者)对阿片类药物的需求,并改善患者通气状态和活动能力[16]。

椎旁间隙是紧邻脊柱的三角形,其边界包括后方的上肋横韧带、前外侧的壁胸膜及内侧的椎体、椎间盘和椎间孔[8,16]。围术期椎旁神经阻滞可通过单次推注给药进行,但临床上更常用的是置管以延长镇痛时间。根据美国区域麻醉学会凝血指南,椎旁导管的处理应与相应抗凝药物使用情况下的轴索阻滞指南类似,并且在临床使用时必须加以考虑。

竖脊肌神经阻滞

竖脊肌阻滞是一种筋膜间平面阻滞,将局部麻醉药沉积在竖脊肌筋膜下方[8]。竖脊肌阻滞的首次描述见于2016年,此后临床上已将其应用于辅助腹疝修补术、胸部手术、乳房手术、肋骨骨折、慢性肩部疼痛、背部手术和开胸术后疼痛综合征[17]。尽管具有广泛的临床疗效,但在比较几项尸体研究的结果时,关于局部麻醉药沿椎旁间隙的背侧和腹侧支扩散,或鉴于局部麻醉药扩散的明显侧向分布,局部麻醉药扩散的另一种机制是否涉及肋间神经的背侧支和外侧皮支仍存在争议[17,18]。与注射液有3/5扩散至尾侧、2/5扩散至头侧的椎旁阻滞相比,床旁竖脊肌阻滞的好处是,局部麻醉药显著在颅侧扩散,因此,导管可以放置在远离手术区域或敷料的地方,并且仍可覆盖远端头侧受累区域[8,19]。

腹横肌平面阻滞

腹横肌平面阻滞沿外侧腹壁成功覆盖脊神经T6–L1腹侧支,实现前外侧腹壁镇痛[15]。在直接可视化下,局部麻醉药可成功沉积在腹壁外斜肌和内斜肌下方及腹横肌平面上方的筋膜平面[15]。在腹壁切口部位疼痛患者及剖宫产后的腹壁切口疼痛患者中,腹横肌平面阻滞可延长镇痛时间。每侧15~20mL局部麻醉药剂量将适当扩大肌层之间的潜在区域,并适当覆盖预期间隙[8]。必须小心操作,避免腹膜损伤,这可能是腹横肌平面阻滞的潜在并发症[8]。

直肌鞘阻滞

T6–L1神经根向内侧推进时,神经根位于腹直肌与腹直肌后鞘之间,继续进入靠近中线的腹直肌[15]。对于中线切口,可通过将局部麻醉药沉积在该潜在区域以进行直肌鞘阻滞,以每侧10~20mL的剂量进行有效镇痛。

结论

周围神经阻滞和置管是为患者提供局部麻醉和(或)镇痛以进行手术操作和疼痛治疗的安全有效手段。区域麻醉具有解剖学特异性和减少阿片类药物使用的优点。研究表明,区域麻醉可减少患者因使用阿片类药物引起的副作用,包括恶心、呕吐、肠功能延迟恢复,同时也可改善急性疼痛、缩短住院时间及降低慢性疼痛的发生率[1,2]。超声的应用提高了阻滞的成功率,并提高了阻滞效果和安全性。超声引导下的周围神经阻滞是床旁疼痛干预治疗的安全有效方法,有助于住院患者和门诊患者的疼痛控制。床旁神经阻滞应使用适当的监测仪,配备随时可用的复苏用品,并有适当的记录,包括图像存储。

(董慧 袁建虎 译)

参考文献

1. Fredrickson MJ, Krishnan S, Chen CY. Postoperative analgesia for shoulder surgery: a critical appraisal and review of current techniques. Anaesthesia. 2010;65(6):608–24.
2. Lenart MJ, Wong K, Gupta RK, Mercaldo ND, Schildcrout JS, Michaels D, et al. The impact of peripheral nerve techniques on hospital stay following major orthopedic surgery. Pain Med. 2012;13(6):828–34.
3. Hadzic A. Hadzic's textbook of regional anesthesia and acute pain management. 2nd ed. New York: McGraw-Hill Education LLC; 2017. https://accessanesthesiology.mhmedical.com/book.aspx?bookid=2070.
4. Equipment for regional anesthesia. https://www.nysora.com/foundations-of-regional-anesthesia/equipment/equipment-regional-anesthesia/.
5. Barash PG. Clinical anesthesia. 6th ed. Philadelphia: Wolters Kluwer/Lippincott Williams & Wilkins; 2009. xviii, 1640 p.
6. Gitman M, Fettiplace MR, Weinberg G, Neal JM, Barrington MJ. Local anesthetic systemic toxicity: a narrative literature review and clinical update on prevention, diagnosis and management. Plast Reconstr Surg. 2019;144(3):783–95.
7. Mian A, Chaudhry I, Huang R, Rizk E, Tubbs RS, Loukas M. Brachial plexus anesthesia: a review of the relevant anatomy, complications, and anatomical variations. Clin Anat. 2014;27(2):210–21.
8. Ardon AE, Prasad A, McClain RL, Melton MS, Nielsen KC, Greengrass R. Regional anesthesia for ambulatory anesthesiologists. Anesthesiol Clin. 2019;37(2):265–87.
9. Urmey WF, McDonald M. Hemidiaphragmatic paresis during interscalene brachial plexus block: effects on pulmonary function and chest wall mechanics. Anesth Analg. 1992;74(3):352–7.
10. Kang R, Jeong JS, Chin KJ, Yoo JC, Lee JH, Choi SJ, et al. Superior trunk block provides non-inferior analgesia compared with interscalene brachial plexus block in arthroscopic shoulder surgery. Anesthesiology. 2019;131(6):1316–26.
11. Guo CW, Ma JX, Ma XL, Lu B, Wang Y, Tian AX, et al. Supraclavicular block versus interscalene brachial plexus block for shoulder surgery: a meta-analysis of clinical control trials. Int J Surg. 2017;45:85–91.
12. Ahsan ZS, Carvalho B, Yao J. Incidence of failure of continuous peripheral nerve catheters for postoperative analgesia in upper extremity surgery. J Hand Surg Am. 2014;39(2):324–9.
13. Kasibhatla RD, Russon K. Femoral nerve blocks. J Perioper Pract. 2009;19(2):65–9.
14. Gao F, Ma J, Sun W, Guo W, Li Z, Wang W. Adductor canal block versus femoral nerve block for analgesia after total knee arthroplasty: a systematic review and meta-analysis. Clin J Pain. 2017;33(4):356–68.
15. Abrahams MS, Horn JL, Noles LM, Aziz MF. Evidence-based medicine: ultrasound guidance for truncal blocks. Reg Anesth Pain Med. 2010;35(2 Suppl):S36–42.
16. Ho AM, Ho AK, Mizubuti GB, Klar G, Karmakar MK. Regional analgesia for patients with traumatic rib fractures—a narrative review. J Trauma Acute Care Surg. 2020;88(1):e22–30.
17. Ivanusic J, Konishi Y, Barrington MJ. A cadaveric study investigating the mechanism of action of erector spinae blockade. Reg Anesth Pain Med. 2018;43(6):567–71.
18. Adhikary SD, Bernard S, Lopez H, Chin KJ. Erector spinae plane block versus retrolaminar block: a magnetic resonance imaging and anatomical study. Reg Anesth Pain Med. 2018;43(7):756–62.
19. Melvin JP, Schrot RJ, Chu GM, Chin KJ. Low thoracic erector spinae plane block for perioperative analgesia in lumbosacral spine surgery: a case series. Can J Anaesth. 2018;65(9):1057–65.

推荐阅读

Capek A, Dolan J. Ultrasound-guided peripheral nerve blocks of the upper limb. BJA Educ. 2015;15(3):160–5.

Salinas FV. Evidence basis for ultrasound guidance for lower-extremity peripheral nerve block: update 2016. Reg Anesth Pain Med. 2016;41:261–74.

第7章 床旁疼痛治疗的人工医学干预

Emily Hillaker, Jacob Boomgaardt, Joseph Amalfitano, Michael Lockwood

基本概念

- 对于功能失调的区域或身体部位，有两种主要的整骨疗法。涉及生物力学限制性障碍的技术被称为直接方法，将功能障碍组织从组织张力增加的点移动到所有平面和方向上的平衡张力点的技术被归类为间接方法。在疾病或损伤的急性期，通常首选间接方法，以减少炎症过程、水肿，并有助于改变疼痛来源的伤害感受。直接方法包括关节技术、肌能疗法和直接推力技术，当需要恢复活动范围和关节功能时可使用直接方法。肌筋膜松解、肌能疗法、拮抗松弛术、抑制压力和关节技术是常见的相对简单且可快速进行的床旁操作方法，可作为患者疼痛的治疗或辅助治疗手段。
- 肌筋膜松解(MFR)是一种利用持续触诊反馈来实现肌筋膜组织松解的技术。该技术直接或间接地向结缔组织基质施加温和、持续的压力，以缓解张力、减轻疼痛、恢复运动和功能，同时改善血液和淋巴循环(图7.4)。
- 拮抗松弛术是一种间接、被动的技术，通过将目标组织置于最松弛的位置来抑制异常的神经肌肉屈曲反射。换句话说，即通过接近起始点和插入点将痉挛中疼痛的肌肉置于最短位置，以抑制神经肌肉反射的边缘。该方法的具体描述见图7.2。
- 椎旁抑制可减少交感链神经节的交感输出，导致内脏躯体反射通路诱导的肌张力过高。该技术对椎旁肌肉施加温和一致的压力(图7.3)。
- 关节技术使用低速度、高振幅的力使受限关节通过其完整的关节活动度(ROM)，以恢复正常的关节功能(图7.5)。

概述

神经肌肉骨骼功能障碍的诊断方法较为复杂，但对于简单的技术，可以通过检查患者躯体功能障碍的四项标准中的任何一项来确诊功能障碍[1]：组织结构异常、位置不对称、运动受限和压痛(TART)。通过了解该结构的正常生理活动并使用TART标准识别功能障碍，医生可使用几种方式尝试慢慢恢复正常ROM或减少疼痛的异常神经肌肉反射。通过被动ROM观察疼痛结构或其筋膜可帮助确定3个运动平面的病理障碍。本章选择的技术可安全有效地用于患者护理。

但对于更复杂或难治性的病例，患者可能需要转诊给具有适当技术或经骨科神经肌肉医学认证的骨科医生进行治疗。为了获得适当的记录，可将整骨治疗视为操作，并讨论用于病历保存的CPT代码。

整骨手法治疗的历史回顾与介绍

数千年来，手法治疗一直是一种治疗方式，最早可追溯至古埃及[2]。有文献表明，Hippocrates也使用过手法来治疗脊柱[3]。此后，手法治疗从业人员越来越多。在19世纪，Andrew Taylor Still博士和Daniel David Palmer博士对美国手法治疗医学的发展做出了重大贡献。Palmer创立了脊柱按摩疗法，Still博士创立了整骨疗法。

Andrew Taylor Still在1892年成立了第一所整骨疗法学院，此后，该专业的学习人数呈指数增长[4]。Andrew Taylor Still对医学科学的哲学方法建立在四个基本原则之上。第一，人体是一个功能单位。第二，人体具有自我调节机制和天生的自愈能力。第三，结构与功能是相互关联的。第四，整骨手法治疗（OMT）是基于先人的经验[5-7]。因此，OMT是医学的一个部分，强调每个身体系统的功能和结构相互关联，并利用这些知识促进康复。

OMT使用手法治疗技术来缓解不同部位的疼痛，包括骨骼及其关节、肌肉筋膜、韧带、硬脑膜、体液、内脏和神经回路，可用于诊断、治疗和消除疾病或损伤愈合障碍，重点是淋巴和神经肌肉骨骼系统。研究表明，OMT可改善肺炎、中耳炎、术后肠梗阻、头痛、颈/胸/腰痛、盆腔疼痛、腕管综合征、痛经和纤维肌痛等疾病，并降低发病率[8]。在本章中，我们将讨论侧重于神经肌肉骨骼系统的技术，以及如何利用它们来减轻疼痛和增强身体功能。

躯体功能障碍的定义为神经肌肉骨骼系统功能受损，是机械原因、组织损伤或疾病导致的病理性或活动范围受限。OMT可单独使用或与其他方式联合使用，以缓解疼痛或消除躯体功能障碍，在某些情况下，OMT可减少患者对药物或手术的需求。

临床研究表明，在术后疼痛、颈部和下背部疼痛、头痛和肌肉骨骼损伤等多种临床情况下，OMT是药物或其他疗法的有效补充或替代疗法[9-11]。患者报告称接受OMT治疗后疼痛减轻、需要止痛药减少、焦虑、总体舒适度提高和住院时间缩短[12,13]。这些治疗不仅对患者有益，而且其中许多技术操作时间很短，并且治疗后立即或不久后见效，从而提高了患者对医生的满意度。

目前，急性和慢性疼痛的治疗越来越复杂。患者的治疗选择包括OMT、药物治疗、荧光透视下的干预性操作和手术等。不可否认，没有一种治疗方案适合所有患者。因此，急性或慢性疼痛治疗通常需要联用多种方法。本章介绍了使用OMT进行的疼痛治疗，OMT有时是首选的疼痛治疗方法。我们尽量对复杂疼痛治疗中的几种简单技术进行介绍，这些技术可以帮助缓解患者疼痛，提高患者总体躯体功能。传统上，这些技术已在全美获得许可的整骨疗法医学院校进行教授。近几十年来，越来越多的对抗疗法医生、手法理疗师和其他医务人员也在其医学实践中不断改良这些技术。当前已有几门经认证的医学继续教育课程可获得认证，但该认证不适用于执照或委员会认证。但我们鼓励读者进一步寻求教育机会，以提高体格评估和手法治疗技术。

头颈部、下背部、髋部和骶骨的整骨手法治疗

头痛是全科诊所疼痛主诉的最常见原

因之一。在美国,因头痛导致的治疗和工作时间损失的社会经济成本估计为每年140亿美元[14]。这说明了具有成本效益的预防和治疗的重要性。颈椎和支撑肌肉组织的躯体功能障碍可导致各种颈源性头痛、偏头痛和紧张型头痛[15]。研究表明,OMT是一种治疗头痛的有效方法,可用于顿挫疗法和预防性治疗[16,17]。

在头痛的急性发作期,头部的主动或被动活动可能会加重症状,这也是通常首选抑制性压力或间接技术的原因[18]。例如,枕下肌群松解术是一种用于降低枕下肌群张力的软组织技术。该技术还可能影响迷走神经,从而调节自主神经系统的活动(图7.1)。

颈痛与头痛相似,均属于常见疾病,常导致患者残疾和功能受限。OMT可作为急性或慢性颈痛的一种有效治疗方法[19,20]。尽管较剧烈的颈部操作可能会对一小部分患者造成伤害(详见下文并发症章节),但此处描述的技术是安全的,较容易用于临床表现为颈痛或头痛的患者。

如前所述,医务人员可对头颈部的深部和浅表肌群施加反向拉力。图7.2展示了胸锁乳突肌的反向拉伸技术。该技术也可用于常见的颈部疼痛处,如头夹肌、斜角肌、上斜方肌、肩胛提肌和更深层的肌肉。图7.3展示了通过施加椎旁抑制性压力来缓解过度活跃的交感神经易化。该技术可用于颈椎、胸椎和腰椎椎旁肌肉。

肌筋膜松解术是另一种温和的技术,如图7.4所示,已在本章前面部分进行了描述。该技术可用于限制椎旁肌肉或脊柱外侧组织,其与抑制性压力技术不同,抑制性压力如果过度侧向施加,可能会造成肋骨疼痛。图7.5展示了关节技术在骶髂关节中的应用。

潜在并发症和不良反应

OMT被认为是一种安全、无创的治疗方式,且严重副作用极少。基于其安全性,

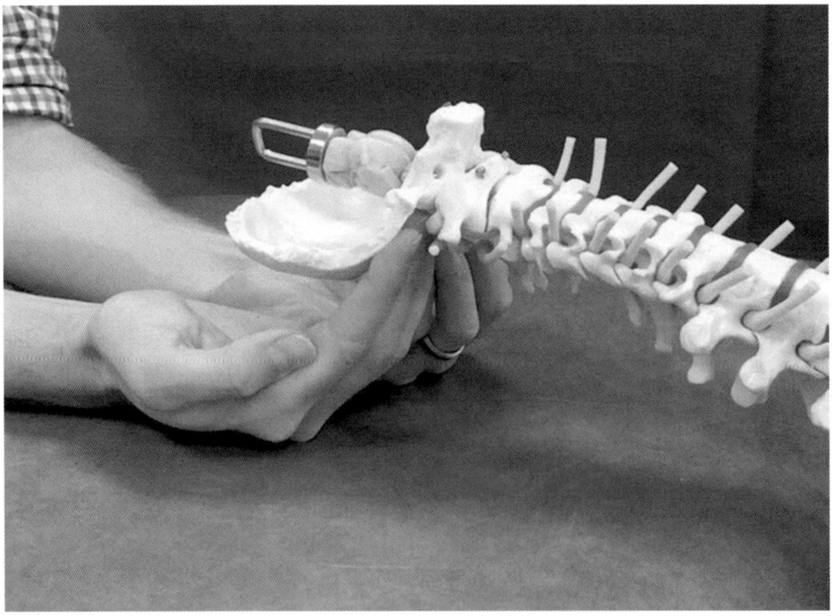

图7.1 枕下肌群松解术。①患者取仰卧位,施术者将指尖置于患者枕骨尾侧。②施术者仅通过指尖轻轻按压患者头部,并抬高患者头颈部。③施压,直至组织开始松解和软化,持续至少30秒至1分钟。当组织放松时,患者头部会向后放松,并仰靠在医生的手掌上。

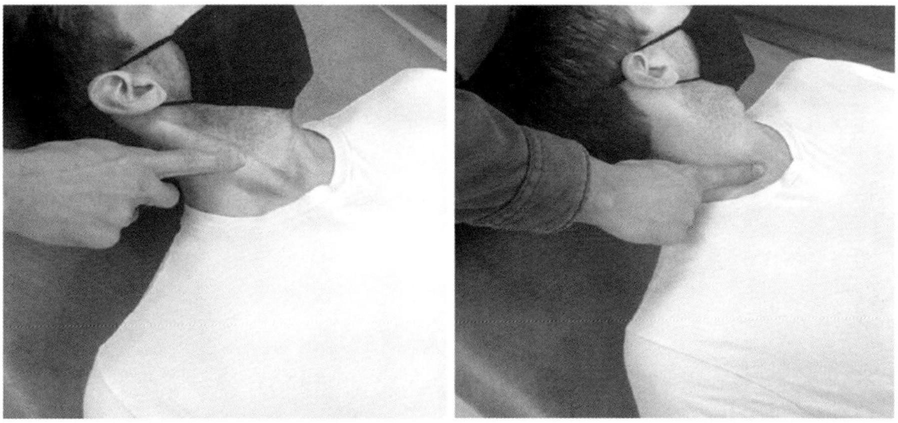

图 7.2　胸锁乳突肌的反向拉伸。①触诊患者肌肉，找出最疼痛的部位，并确定疼痛程度(1~10 分)。②将手指保持在患者压痛点上，尽量接近肌肉的起点和插入点并使其缩短。对于胸锁乳突肌，涉及头部屈曲、同侧侧弯和对侧旋转。③确定肌肉缩短时的疼痛程度，并进行调整，直至疼痛明显减轻。④保持此姿势至少 90 秒后恢复至中立位，然后重新评估疼痛程度。

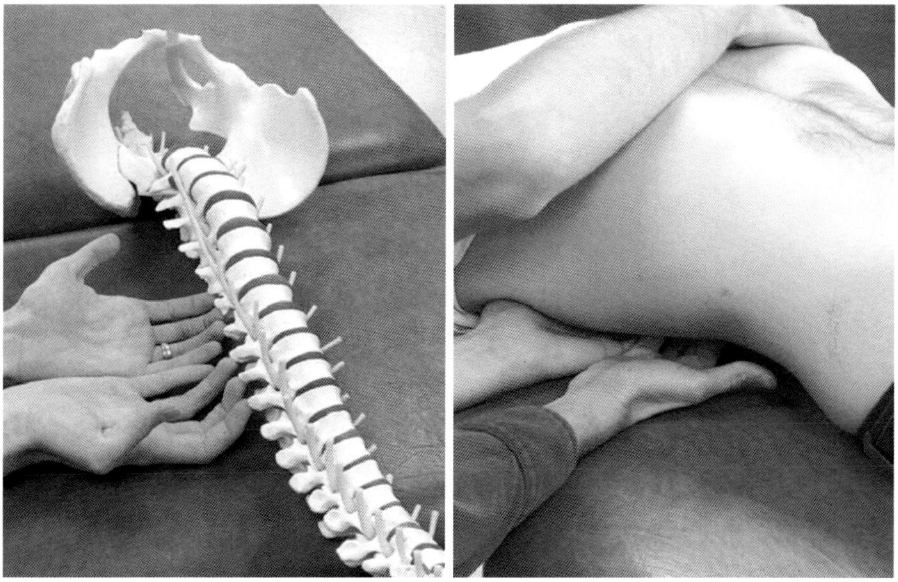

图 7.3　椎旁抑制性压力。①患者取仰卧位，施术者将指尖置于患者椎旁肌群内侧。②施加前外侧牵引。可为一系列牵引或单次长牵引。③施行该技术 3~5 分钟，或直至感觉到肌肉放松。出于施术者舒适感考虑，建议施术者以前臂为支撑点，然后施加持续的压力和牵引力。可沿整个脊柱施行该技术。

OMT 特别适用于较易出现药物副作用的患者，如老年患者或接受多药治疗的患者[21]。在最近一项对 884 例接受 OMT 治疗的患者进行的研究中，不良反应发生率为 2.5%，其中大多数患者表现为治疗部位疼痛或不适加剧，但未记录到严重不良事件；且在大多数情况下，这些症状均在治疗后 7 天内痊愈。此外，暂时性不良反应较少，更常见于直接技术，如高速－低振幅(HVLA)技术，该技术通过推力使关节接合。而对于肌筋膜

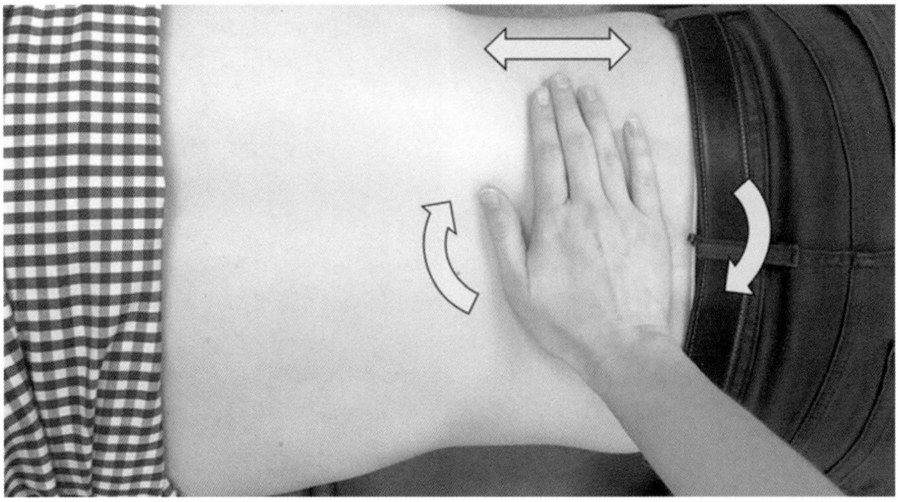

图 7.4 直接肌筋膜松解术。①施术者以非常温和的压力将双手放在患者疼痛区域。②确定屈伸(上下)、侧屈(从一侧至另一侧)和旋转(扭转)时对组织的限制。③如果在 3 个运动平面中发现限制,则需要同时直接按压障碍部位组织。④保持这个姿势,直到感觉到组织放松,然后慢慢回到中立位。

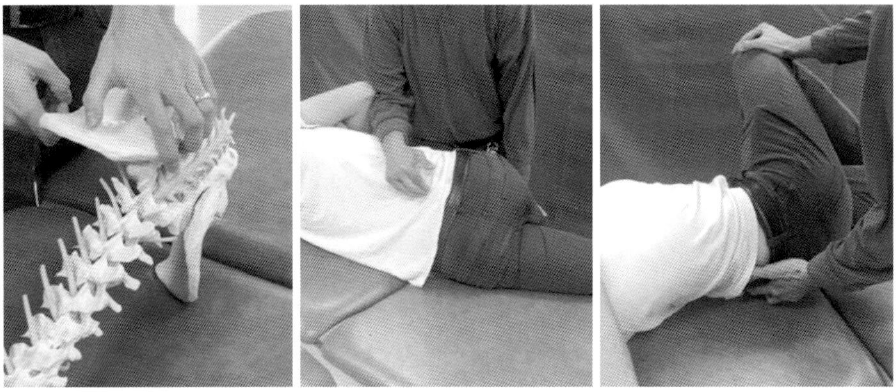

图 7.5 骶骨关节。①患者取侧卧位,疼痛骶髂关节面朝上。②施术者将一只手放在患者骶骨上,另一只手紧握患者膝下方,在触诊 SI 关节运动时屈曲膝关节和髋关节。③将患者大腿外展直至受限。④让患者深吸气并屏住呼吸。然后,施术者在保持患者髋关节外展的同时,通过伸展抬起髋关节。这可能会导致可听及或可触及关节连接。

松解术等温和技术,较少发生不良事件[22,23]。对于 OMT 最令人担忧的并发症是椎动脉夹层可能会导致脑卒中。特别是,颈椎的高速推力(尤其是旋转运动时)可能与严重不良事件相关。虽然严重不良反应罕见,但仍应由经验丰富的医生对合适的患者进行颈椎 HVLA。

OMT 的绝对禁忌证很少,包括脊髓压迫、不稳定性骨折、关节或韧带不稳定或开放性伤口。且淋巴技术禁用于坏死性筋膜炎和某些类型的感染或癌症,因为通过调动淋巴液有传播感染或传递肿瘤细胞的风险。此外,还应考虑特定情况的危险因素,如类风湿关节炎或唐氏综合征中的寰枢椎不稳,或椎动脉功能不全或夹层,均应避免进行用力的颈椎操作。

整骨治疗记录

OMT 记录应简单明了，需要记录躯体功能障碍的客观证据，并使用 TART 首字母缩略词作为指南进行记录。在病历的客观部分记录位置不对称、运动限制或运动偏好、组织纹理改变和相关压痛或疼痛。评估章节中需要记录典型的 E&M 诊断。然后记录表现出躯体功能障碍的身体区域，编码分别为 M99.00- 头部区域、M99.01- 颈椎、M99.02- 胸椎、M99.03- 腰椎、M99.04- 骶骨、M99.05- 骨盆、M99.06- 下肢、M99.07- 上肢、M99.08- 肋骨笼和 M99.09- 腹部及其他区域。在该计划中列出患者同意整骨治疗的情况，讨论常见的可能副作用和可能结局，并包含治疗后说明，如增加补液、24 小时内避免剧烈活动和随诊等。由于由同一位医生在同一天提供单独服务，因此添加了 -25 修饰符。如果住院医生执行了全部或部分监督程序，还需添加 -PC 修饰符。然后根据所治疗的数量（不考虑技术或患者问题的复杂性）进行计费，治疗 1~2 个区域使用代码 98925、治疗 3~4 个区域使用代码 98926、治疗 5~6 个区域使用代码 98927、治疗 8 个区域使用代码 98928，以及治疗 9~10 个区域使用代码 98929。记录客观结果，如活动度增加、组织高渗减少、疼痛主观减轻、情绪和情感改善。良好的患者反应很常见，且通常是自发的，这反映了患者满意度的提高，并提高了医生的工作满意度。

结论与展望

对于急性和慢性疼痛患者，整骨手法治疗仍是一种安全、有效和成本 / 效益高的治疗方法，其临床实用性涉及多个专业和多种临床环境[24,25]。本章简单介绍了 OMT，并介绍了部分经过适当的培训后疼痛治疗医生可以轻松使用的技术。

（张晓艳 袁建虎 译）

参考文献

1. Somatic and segmental dysfunction is the necessary and sufficient diagnosis [ICD 10 code M99.xx] which allows for the provision of Osteopathic Manipulative Treatment [CPT codes 98921-29]. Somatic dysfunction is defined as the impaired or altered function of related components of the somatic (bodywork) system, including: the skeletal, arthrodial, and myofascial structures, and their related vascular, lymphatic, and neural elements.
2. DeStefano LA. Principles of manual medicine. 5th ed. Philadelphia: Lippincott Williams & Wilkins; 2017. p. 2–11.
3. Fraix MP, Wieting M, Lipton JA. Osteopathic considerations in physical medicine and rehabilitation. In: Seffinger MA, editor. Foundations of osteopathic medicine. 4th ed. Philadelphia: Lippincott Williams & Wilkins; 2018.
4. Jones JM III, Peterson BP. History of osteopathic profession. In: Seffinger MA, editor. Foundations of osteopathic medicine. 4th ed. Philadelphia: Lippincott Williams & Wilkins; 2018. p. 19–43.
5. Seffinger MA, Hollins HK, Ward RC, Jones JM III, Rogers FJ, Patterson MM. Osteopathic philosophy. In: Ward RC, editor. Foundations of osteopathic medicine. 2nd ed. Philadelphia: Lippincott Williams & Wilkins; 2003. p. 3–18.
6. Seffinger MA, Hruby RJ, Hollins HK, Willard FH, LIcciardone J, Jones JM III, King HH. Philosophy of osteopathic medicine. In: Seffinger MA, editor. Foundations of osteopathic medicine. 4th ed. Philadelphia: Lippincott Williams & Wilkins; 2018. p. 2–18.
7. Jones BE. The difference a D.O makes. Millenium. 2nd ed. Oklahoma City: Oklahoma educational foundation; 2001. p. 1–16.
8. Papa L, Mandara A, Bottali M, Gulisano V, Orfei S. A randomized control trial on the effectiveness of osteopathic manipulative treatment in reducing pain and improving the quality of life in elderly patients affected by osteoporosis. Clin Cases Miner Bone Metab. 2012;9(3):179–83.

9. Tick H, Nielsen A, Pelletier KR, et al. Evidence-based nonpharmacologic strategies for comprehensive pain care: the Consortium Pain Task Force white paper. Explore (NY). 2018;14(3):177–211. https://doi.org/10.1016/j.explore.2018.02.001.
10. Assendelft WJ, Bouter LM, Knipschild PG. Complications of spinal manipulation: a comprehensive review of the literature. J Fam Pract. 1996;42(5):475–80.
11. Gross A, Langevin P, Burnie SJ, et al. Manipulation and mobilisation for neck pain contrasted against an inactive control or another active treatment. Cochrane Database Syst Rev. 2015;(9):CD004249. https://doi.org/10.1002/14651858.CD004249.pub4.
12. Pomykala M, McElhinney B, Beck BL, Carreiro JE. Patient perception of osteopathic manipulative treatment in a hospitalized setting: a survey-based study. J Am Osteopath Assoc. 2008;108(11):665–8.
13. Nicholas AS, Oleski SL. Osteopathic manipulative treatment for postoperative pain. J Am Osteopath Assoc. 2002;102(9 Suppl 3):S5–8.
14. Rizzoli P, Mullally WJ. Headache. Am J Med. 2018;131(1):17–24. https://doi.org/10.1016/j.amjmed.2017.09.005.
15. Kidd RF, Nelson R. Musculoskeletal dysfunction of the neck in migraine and tension headache. Headache. 1993;33(10):566–9. https://doi.org/10.1111/j.1526-4610.1993.hed3310566.x.
16. Smith MS, Olivas J, Smith K. Manipulative therapies: what works. Am Fam Physician. 2019;99(4):248–52.
17. Cerritelli F, Lacorte E, Ruffini N, Vanacore N. Osteopathy for primary headache patients: a systematic review. J Pain Res. 2017;10:601–11. https://doi.org/10.2147/JPR.S130501.
18. Gallagher RM. Headache pain. J Am Osteopath Assoc. 2005;105(9 Suppl 4):S7–11.
19. Giles PD, Hensel KL, Pacchia CF, Smith ML. Suboccipital decompression enhances heart rate variability indices of cardiac control in healthy subjects. J Altern Complement Med. 2013;19(2):92–6. https://doi.org/10.1089/acm.2011.0031.
20. Franke H, Franke J-D, Fryer G. Osteopathic manipulative treatment for nonspecific low back pain: a systematic review and meta-analysis. BMC Musculoskelet Disord. 2014;15:286. https://doi.org/10.1186/1471-2474-15-286.
21. Degenhardt BF, Johnson JC, Brooks WJ, Norman L. Characterizing adverse events reported immediately after osteopathic manipulative treatment. J Am Osteopath Assoc. 2018;118(3):141–9. https://doi.org/10.7556/jaoa.2018.033.
22. Ernst E. Manipulation of the cervical spine: a systematic review of case reports of serious adverse events, 1995–2001. Med J Aust. 2002;176(8):376–80.
23. Assendelft WJJ, Morton SC, Yu EI, Suttorp MJ, Shekelle PG. Spinal manipulative therapy for low back pain. Cochrane Database Syst Rev. 2004;(1):CD000447. https://doi.org/10.1002/14651858.CD000447.pub2.
24. McReynolds TM, Sheridan BJ. Intramuscular ketorolac versus osteopathic manipulative treatment in the management of acute neck pain in the emergency department: a randomized clinical trial. J Am Osteopath Assoc. 2005;105(2):57–68.
25. Verhaeghe N, Schepers J, van Dun P, Annemans L. Osteopathic care for low back pain and neck pain: a cost-utility analysis. Complement Ther Med. 2018;40:207–13. https://doi.org/10.1016/j.ctim.2018.06.001.

推荐阅读

Nicholas, Oleski. Osteopathic manipulative treatment for postoperative pain.
Smith et al. Manipulative therapies: what works.

第 8 章 床旁电针

Joseph Walker III

基本概念

- 电针可以调节局部性、区域性、节段性和非节段性疼痛。
- 低频、高强度电刺激可调节脊髓、中脑和垂体下丘脑水平的疼痛，而高频、低强度电刺激可调节脊髓和中脑水平的疼痛。
- 为达到临床有效的针灸镇痛，需要刺激 2 型传入肌纤维以产生麻木感。
- 使用电针时需要考虑的临床变量包括：强度、频率、波形、治疗时长和针头扎入位置。

概述

20 世纪中叶，中国、俄罗斯、日本和韩国均对电针技术进行了开发，该技术通过对针灸施加电流来加强或改变针刺激的性质[1]。临床上使用电针的原因很多，包括：①对某个区域施行比手动针灸更强且更连续的刺激；②调节传送到大脑的疼痛信息；③启动和调节中枢神经系统内源性阿片类物质的释放；④影响局部神经代谢和生物力学过程[2,3]。具体而言，电针适用于急性疼痛、神经痛、肢体和关节痛、软组织损伤和术后疼痛[4,5]。

背景和作用机制

当代许多关于电针的研究都是在动物试验环境中进行的，且重点关注于基础科学和作用机制。尽管仍需要在人体临床环境中基于更大样本量进行研究，但基础科学和机制研究已经阐明了许多关于电针背后基础科学的临床有用信息，包括被刺激的神经类型、由此分泌的神经递质，以及神经刺激或分泌的神经递质的效应结构 / 器官。

从解剖学上讲，约有 309 个穴位位于神经上或非常靠近神经[6]（表 8.1）。可受到刺激的神经类型包括：小有髓纤维（A– δ – 感觉）、小无髓纤维（C– 纤维 – 疼痛和温度）、大有髓纤维（A– β – 运动）[7]。肌纤维也受到针刺和电刺激的影响[8]。为了达到临床有效的针灸镇痛，需要刺激 2 型传入肌纤维以产生麻木感；刺激 3 型肌纤维会产生膨胀、沉重和疼痛感；刺激 4 型传入肌纤维会产生酸痛感。针灸镇痛可通过肌内注射普鲁卡因（而非皮下注射）来阻断[9]。

1965 年，Ronald Melzack 博士和 Patrick D.Wall 博士开发了其第一套迭代疼痛门控理论[10]。这一理论有助于解释神经刺激对中枢神经系统内疼痛感觉传播的影响。电针可

表8.1 中医(TCM)针灸穴位与周围神经/脑神经位置的相关性[6,41-43]

上肢		下肢	
中医针灸穴位	神经	中医针灸穴位	神经
鱼腰	眶上神经	腰眼	楔神经
胃2	眶下神经	膀胱40	胫神经
三焦17	耳大神经	胃36	复发性膝神经
小肠19	三叉神经-面神经	胆囊34	腓总动脉神经
督脉26	人中	脾脏9	隐神经
膀胱10	枕大神经	膀胱57	腓肠神经
胆囊20	枕小神经	脾脏6	胫神经
胆囊21	脊髓副神经	膀胱60	胫神经
大肠11	前臂外侧神经		
大肠10	桡深神经	肾脏3	腓肠神经
肺7	桡浅神经	胆囊41	腓肠神经
三焦5	桡神经	肝脏3	腓深神经
心包6	正中神经		
心脏7	尺神经	胃9	迷走神经
小肠3	尺神经	耳甲	迷走神经
大肠4	桡神经/正中神经/尺神经		

调节疼痛控制，因为对大髓鞘神经纤维的电刺激能抑制小有髓/无髓鞘神经纤维在脊髓水平(特别是胶状质)的疼痛信息传递(图8.1)。

在接下来的30年里，Melzack和Wall对疼痛门控理论进行了细化和进一步解释[11-13]。在随后的迭代中，发现了相同的疼痛调节过程：刺激大髓鞘神经纤维来抑制小有髓/无髓鞘神经纤维的疼痛信息传递。然而，在该迭代中，抑制作用并不直接发生在胶状质，而是通过抑制性传递细胞和在皮质水平(丘脑、大脑)通过下行抑制控制发生(图8.2)。如Bruce Pomeranz博士所述，电针刺激在不同中枢神经系统水平发挥作用，包括脊髓水平、中脑水平和垂体下丘脑水平[14](图8.3)。在脊髓水平，低频高强度的电刺激

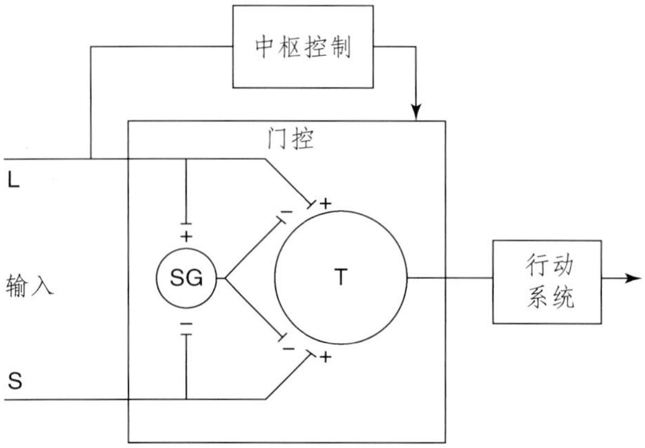

图8.1 SG为胶状质，T为中心透射细胞，L为大直径，S为小直径。(Melzack and Wall，1963)

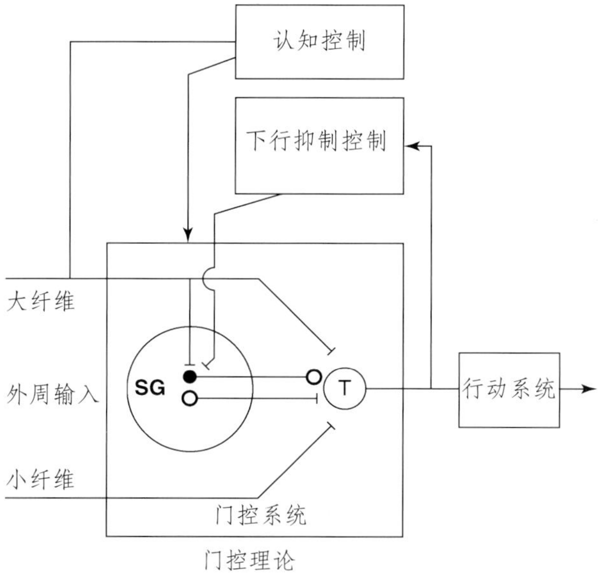

图 8.2　SG 为胶状质，T 为中心传递细胞，●为兴奋性连接，○为抑制性连接。（Melzack and Wall，1993）

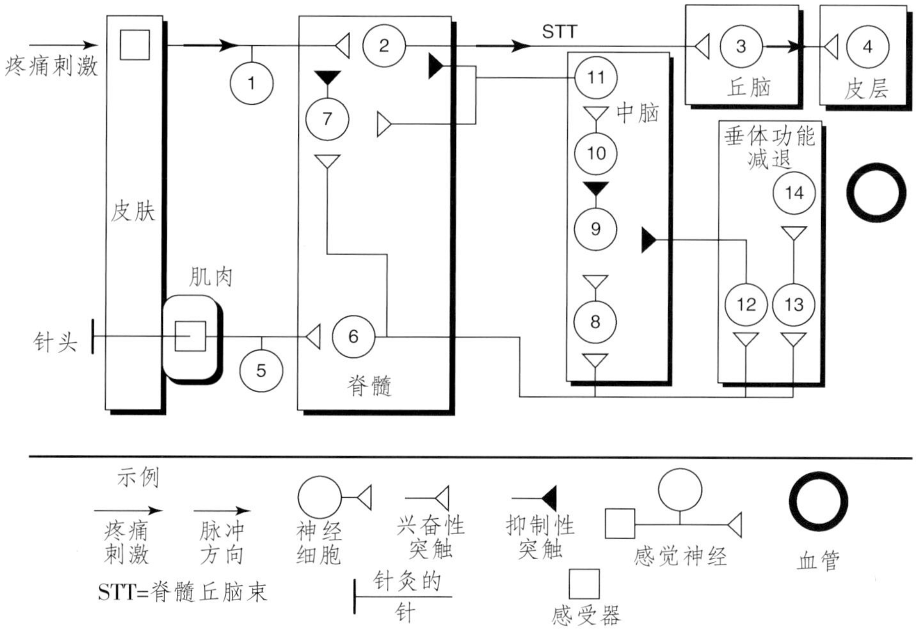

图 8.3　总体疼痛通路示意图。

可诱导脑啡肽和强啡肽分泌[15]。这种刺激产生了一个抑制环，即释放的脑啡肽减少了流量中的钙，进而抑制 P 物质的释放。在脊髓水平，高频电刺激可促进 GABA 的释放，从而抑制疼痛信息传递（图 8.4）。

在中脑水平，低频高强度的电刺激可激活背外侧束（中缝下行系统），并刺激单胺（如 5- 羟色胺）和去甲肾上腺素，从而在脊髓水平产生抑制作用。该类型的刺激也可促进脑啡肽的释放。在中脑水平，高频低强度的电刺激与单胺（如 5- 羟色胺）协同工作，并通过中缝下行系统（背外侧束）产生脊髓抑制。此外，它还具有去甲肾上腺素作用。色氨酸可增强这种作用。该类型的刺激会绕过

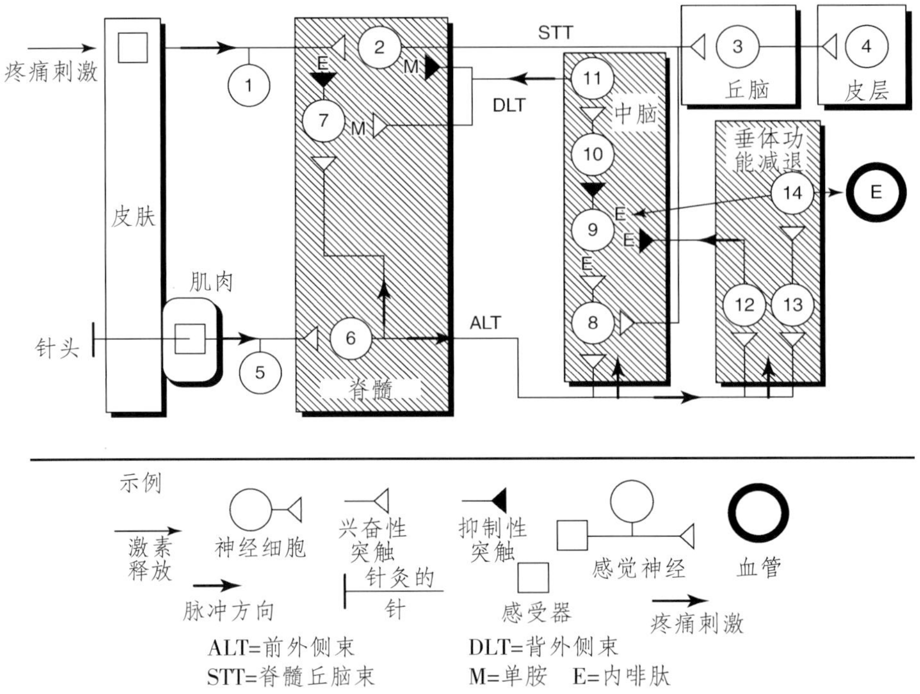

图 8.4 低频电针刺激疼痛通路示意图。

脑啡肽系统(图 8.5)。

在垂体-下丘脑轴水平,低频高强度的电刺激可促进 β-内啡肽和 ACTH 的释放[16]。这些激素在中脑水平产生抑制作用,且在分泌到体内时产生全身生理效应。当通过中脑导水管周围灰质分泌到脑脊液中时,这些激素/神经递质穿过中脑和中缝下行系统,并在相应水平上起到抑制作用。当这些激素/神经递质分泌到循环中时,能实现远端镇痛。高频低强度的电刺激对垂体-下丘脑轴无影响。局部针灸具有以下机械作用:解除痉挛、破坏纤维化、刺激血流和弥漫性有害抑制控制。

临床应用与技术介绍

使用电针时需要考虑的临床变量包括:强度、频率、波形、治疗时长和针头扎入位置。目前,尚无关于电针的标准临床指南,但在临床变量的设置方面存在一定的一致性。如下所示。

刺激强度

刺激强度水平应根据患者的耐受性和正在接受治疗的状况来确定。刺激水平不应使患者感到疼痛或不适。当刺激运动点时,刺激强度应刚好足以引起非伤害性肌肉收缩;当刺激感觉神经时,刺激强度应刚好足以沿着神经的皮肤分布产生非伤害性感觉异常。评估电刺激强度是否适合患者的方法之一是测量患者的言语和非言语反应,然后调整至该患者耐受的强度。另一种方法是在治疗前和治疗期间监测患者的脉搏/心率。如果电刺激后患者的脉搏/心率变快,则表明需降低强度。

频率

频率是指每秒递送的脉冲数。以赫兹(Hz)为单位进行测量:①高频为每秒80~100个脉冲,高频刺激主要影响与疼痛、温度、压

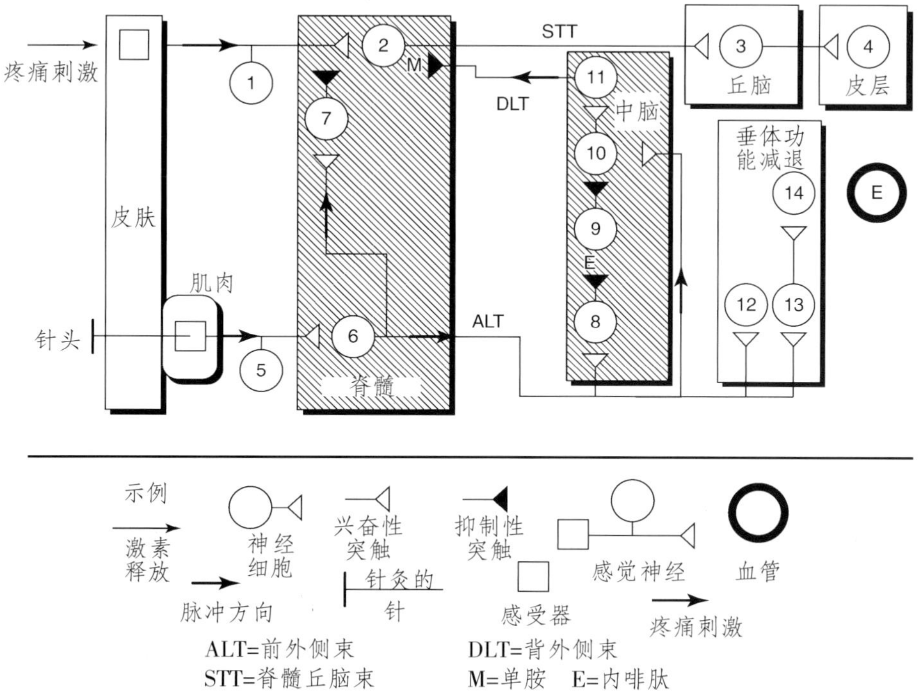

图 8.5　高频电针刺激疼痛通路示意图。

力和触摸相关的感觉神经纤维[17]。高频电刺激可有效治疗急性疼痛、感觉异常、感觉迟钝和感觉障碍的神经病变，如腕管综合征引起的正中神经卡压；②低频为每秒 1~10 个脉冲。低频刺激主要影响运动神经纤维[17]。低频对运动性抑制（无力）、关节本体感觉功能障碍和肌筋膜触发点有效。低频刺激对慢性伤害性疼痛也有效（表 8.2）。一般认为高频用于镇静，低频用于补益。总体而言，针灸是一种镇静技术。临床上建议将电针的频率与医生在手动针灸过程中使用的频率相匹配。

波形

波形基本上采取电流模式。波形主要有三类：连续波、断续波和疏密波。

连续波

连续波模式为固定且间隔相等的脉冲序列，该脉冲序列可以通过调节波频率来增加或减小。身体可迅速适应连续波，建议每 5 分钟调整一次强度，以达到最佳治疗效果。这种波形可能会引起部分患者的不适（图 8.6）。

断续波

断续波刺激模式为一系列间隔相等的脉冲，且无脉冲时间间隔也相等。这种波形模拟了手动针灸的频率，刺激与无刺激时间交替出现。与连续波一样，身体可迅速适应断续波刺激，因此，施术者需要大约每 5 分钟改变一次刺激强度（图 8.7）。

疏密波

这种模式是指高频和低频脉冲以等比例周期交替出现。高频（80~100Hz）低强度的密波与低频（1~10Hz）高强度的疏波交替进行。由于交流电，身体不会像之前的两个波形那样因单一电流模式而产生限制。有人认为，3 种波形中，疏密波对肌肉骨骼损伤和感觉缺陷有最为持久的疼痛缓解作用（图 8.8）。

表8.2 高频刺激(TENS)与低频刺激(电针)的差异

TENS样刺激(高频、低强度)	电针样刺激(低频、高强度)
门理论	得气经验主义
大肌神经(Ⅰ)和皮肤神经(Aβ)活化	小肌神经(Ⅲ/Aδ)释放内分泌激素
节段效应	节段和节外效应
皮肤灼热,肌肉无得气	激活小肌神经(Ⅲ),得气
高频痉挛	低频无痉挛
镇痛快速但持续时间短	镇痛起效慢(30分钟),持续时间更长
连续使用可耐受	短期使用30分钟不产生耐受
血管收缩(交感神经)	血管舒张(副交感神经)
治疗神经性和神经病理性疼痛	治疗肌筋膜疼痛
产生强啡肽	产生内啡肽和脑啡肽

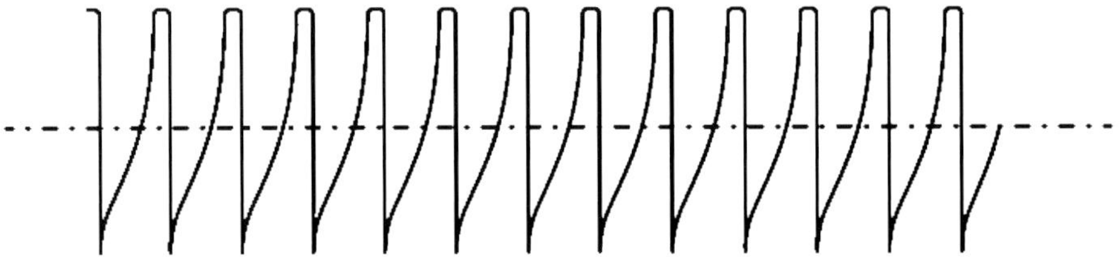

图8.6 连续波。

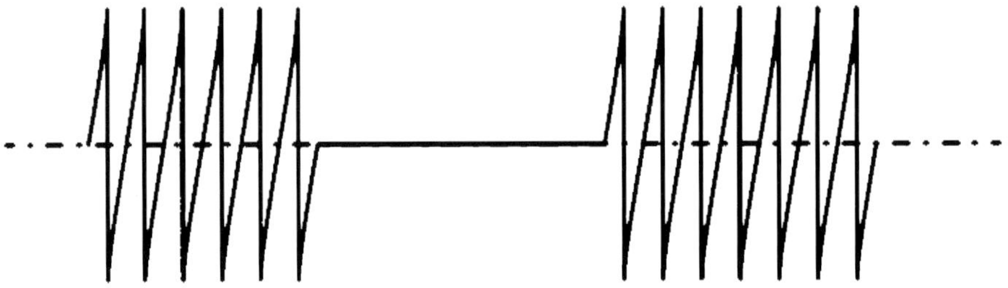

图8.7 断续波。

治疗持续时间

刺激时间小于20分钟通常会增加交感神经张力。治疗完成后,刺激时间超过20分钟可能会增加副交感神经张力。这种变化可能会在首次治疗后持续8~12小时。一般来说,增加副交感神经张力是减轻疼痛治疗的临床目标;Cheing等测试了电针治疗骨关节炎疼痛的效果,发现电针在40分钟时达到了最强且最持久的治疗效果[18]。持续针灸刺激1~2小时及以上可能会导致镇痛效果减弱,即出现"针刺耐受"现象[1,19]。因此,不建议针灸刺激时间过长。

进针位置

电针有多种不同的置针方式。针头可于

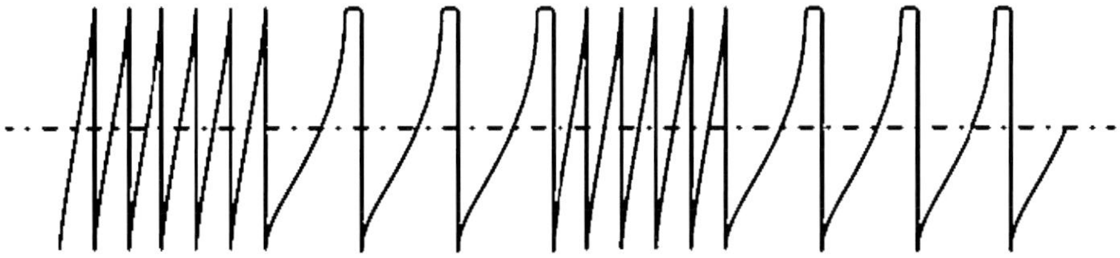

图 8.8　疏密波。

皮下、肌节或骨节刺入。本章介绍了一些用于疼痛处理的相关进针方案。

Craig 经皮神经电刺激(PENS)

该技术由 William Craig 博士开发,通过皮节、肌节、骨节、周围神经和自主神经系统影响中枢神经系统[20]。使用该技术,将针头战略性地从沿轴向脊柱的选定位置处进针[21]。有颈椎、胸椎和腰椎阵列模式(图 8.9、图 8.10 和图 8.11)。

将针头刺入棘突外侧 0.5~1cm。进针方向取决于治疗的脊柱区域:垂直于棘突或与棘突垂直方向成 45°。将针头刺入皮下以影响皮节水平。将针头刺入多裂肌以影响肌节水平。将针头刺入相应椎体水平的椎板以影响骨节水平。通过不同选定频率的电刺激对疼痛造成临床效果。基于患者的临床反应,对这些电刺激依次进行选择。首先,选择 2Hz 和 4Hz 频率的电刺激进行治疗。如果患者疼痛缓解良好,则在其他剩余疗程中继续使用该频率。如果患者在后续治疗过程中未获得良好缓解,则依次将电刺激增加至以下频率:4Hz 和 15Hz [22]、4Hz 和40Hz、4Hz 和 80Hz,以及 4Hz 和 150Hz。治疗通常为 20~40 分钟,每周一次,共 4~8 次。Craig PENS 治疗方案有多种。这些不同方案对频率和进针位置进行了调整,以增加治疗特异性。例如,可将斜方肌和肩胛提肌的运动点

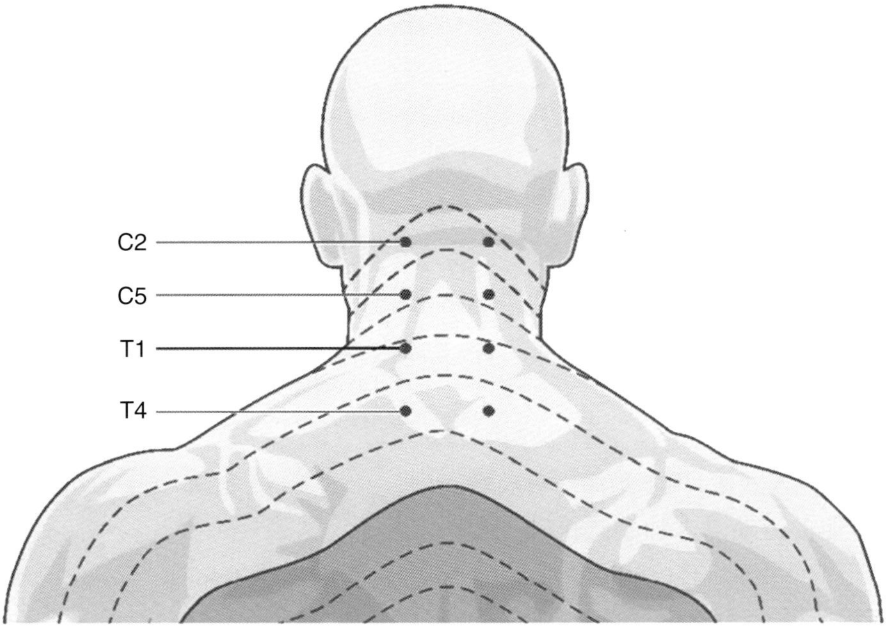

图 8.9　Craig PENS——颈椎阵列模式。

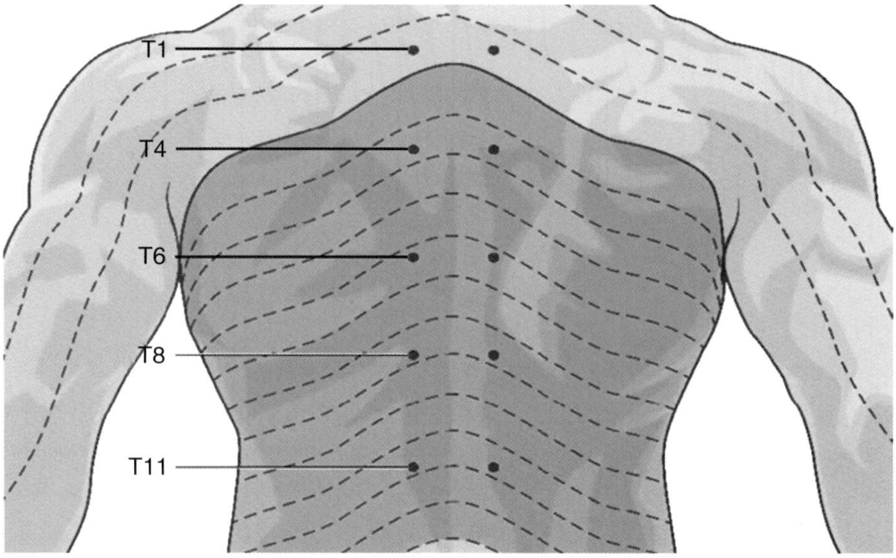

图 8.10 Craig PENS——胸椎阵列模式。

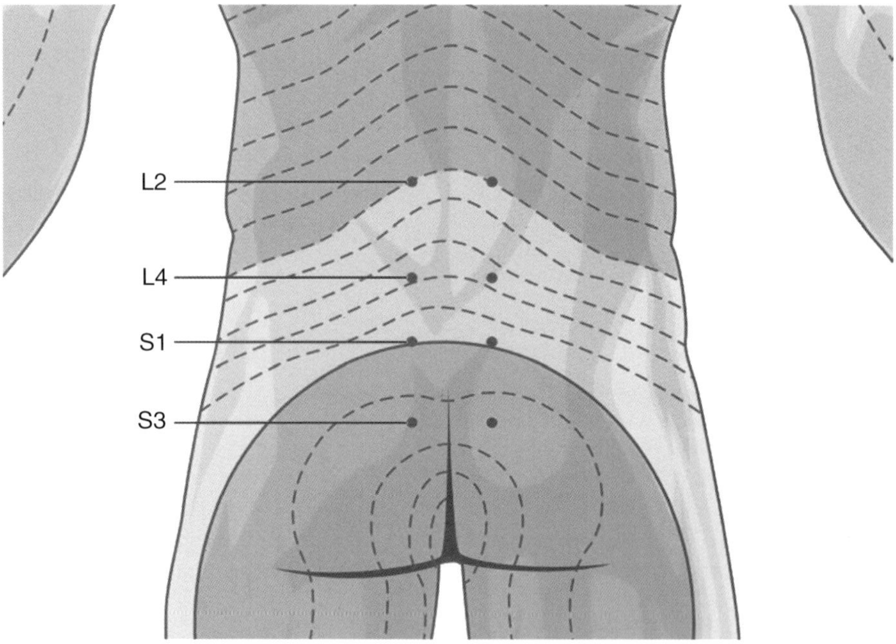

图 8.11 Craig PENS——腰椎阵列模式。

添加到颈椎阵列模式中,用于颈痛。可将臀中肌和臀大肌的运动点添加到腰椎阵列模式中,用于下背部疼痛。对这些运动点,均采取低频、连续波模式(1Hz 或 10Hz)。

骨膜刺激疗法

该技术由 Ronald Lawrence 博士和 Felix Mann 博士开发,通过骨节和自主神经系统治疗疼痛[23,24]。骨膜富含交感神经纤维。该治疗技术的目标是增加局部组织血流量，从而在骨节水平调节自主神经系统，并在脊髓水平缓解疼痛[25,26]。C 纤维是连接丘脑核的细连接神经纤维。这种技术采取将针头刺入骨膜的方式，所选进针位置可以是解剖学点也可以是针灸穴位（图 8.12）。针头以 >100Hz 的高频进行刺激；通常，会采用 500Hz 或更高频率。治疗时长通常为 20~40 分钟，每周一次，共 4~8 次。为了避免身体对高频刺激产生耐受性，可以通过对电刺激单元进行疏密设置来改变频率。该治疗方法可作为局部治疗单独使用或与其他针灸技术（如 Craig PENS、Gokavi 技术或全身调节穴位）联合使用。可酌情在骨膜刺激疗法治疗期间使用如红外加热之类的补充方式。

Gokavi 横向技术（GTT）

该技术由 Cynthia Gokavi 博士开发，通过高频刺激和干针来治疗肌节水平的疼痛[27]。该技术在临床上被应用于治疗和控制慢性肌筋膜疼痛。在患者主诉疼痛的区域内，将针头横向刺入肌节水平，以包绕该区域。这一部分的治疗属于局部和节段性治疗（图 8.13）。然后以两种不同的高频（疏密）刺激针头（通常使用 100~500Hz）进行刺激。刺激强度使患者出现感觉异常和刺痛，但未出现运动收缩或肌束震颤。高频刺激的临床目的是镇痛和放松目标肌肉。所产生的镇痛作用是由脑啡肽介导的。治疗时长为 20~40 分钟。高频电针刺激后，采用局部干（触发点）针刺激同一部位（图 8.14）。对肌肉进行横向干刺，以放松痉挛和触发点。在干针刺激过程中，初始高频镇痛有助于患者耐受。干针的临床目的是改善功能缺陷，如触发点导致的活动度降低、疼痛和运动性抑制（无力）。典型的治疗区域包括颈椎、肩带（斜方肌 / 肩胛提肌）和胸椎。

全身调节穴位

非节段穴位或节段外穴位也可用于治疗疼痛。这些穴位的进针位置位于下肢和踝

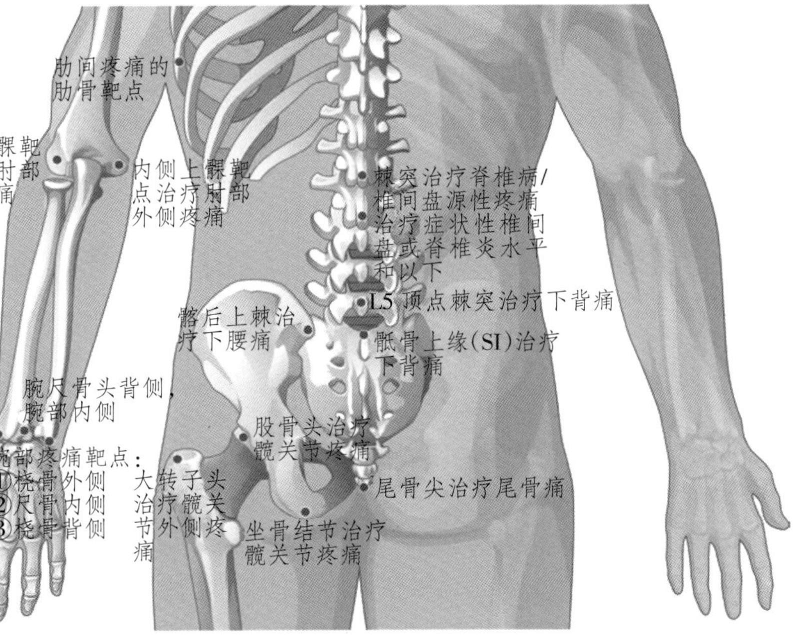

图 8.12 常见骨膜刺激疗法穴位位置。

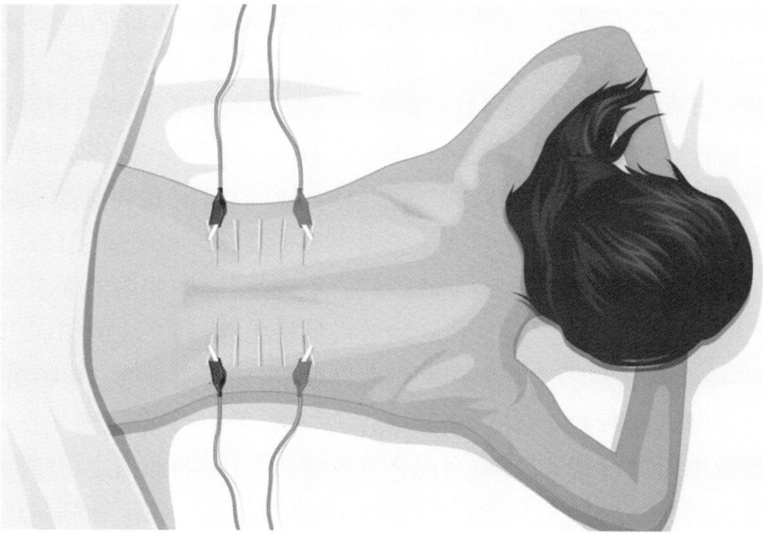

图 8.13 Gokavi 技术——脊柱高频技术。

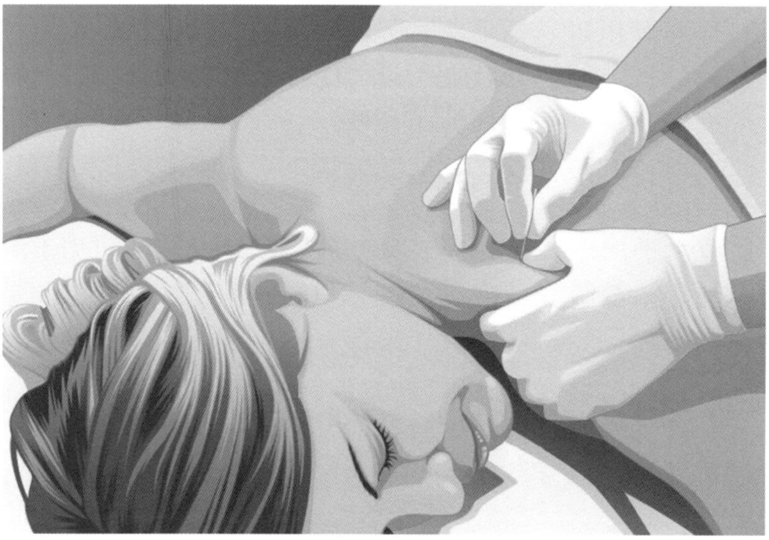

图 8.14 Gokavi 技术——斜方肌干针技术。

关节的远端，通常靠近关节，且节段外镇痛具有全身性效果，因此穴位选择并不重要。通常选择 LI 4、LI 11、ST 36 和 LV 3[28-30]（表 8.3）。通过强有力的进针来产生得气感对于快速缓解疼痛来说至关重要。这些远端节段外治疗方案中的大多数信号会影响自主神经系统[31]。这些方案均通过增强自主神经系统（主要是交感神经侧）来帮助治疗疼痛[32]。这些方案通常采用低频刺激（1~2Hz），持续 20~40 分钟。下文重点介绍了其中的部分方案：

（1）四关穴。四关穴是一种中医穴位组合，为大肠 4 和肝脏 3 的组合。各种研究表明，这些穴位的进针有助于调节自主神经系统。该穴位组合的适应证是急性和慢性头痛及一般疼痛状况。这些穴位采用双侧取穴。

穴位处方：双侧大肠 4、肝 3。

（2）内外关穴。内外关穴是一种中医穴位组合，在上述四关穴的治疗基础上进行了扩展。除双侧肝脏 3 和大肠 4 外，治疗方案增加了双侧大肠 11 和胃 36。同样，这些穴位是如前一节所述机制发挥作用的全身调节穴位。内外关穴治疗的适应证与四关穴治疗的适应证相同。

穴位处方：双侧大肠 4、大肠 11、胃 36、肝 3。

（3）Koffman Cocktail。该穴位组合由美国海军上尉 Robert Koffman（MD）开发，利用全身调节穴位的组合来帮助治疗慢性疼痛[33]。该治疗方式也是基于四关穴治疗进行的扩展。除肝脏 3 和双侧大肠 4 外，还增加了无电刺激的督脉（GV）20 和督脉（GV）24.5。该穴位组合的适应证包括头痛、失眠、焦虑和其他 PTSD 患者常见症状[34,35]。

穴位处方：双侧大肠 4、肝脏 3、督脉（GV）20、督脉（GV）24.5。

（4）Miriam Lee 十穴位方案。Miriam Lee 十穴位方案也称“Miriam Lee 十针”，为一组

表 8.3　全身调节穴位及适应证[44]

穴位	部位	适应证	示意图
大肠 4	手背，第一掌骨和第二掌骨之间，桡侧第二掌骨中部	头面部疾病，例如：头痛、牙痛、面部肿胀、头晕、充血、感冒、流感、发热性疾病、痛经[18]	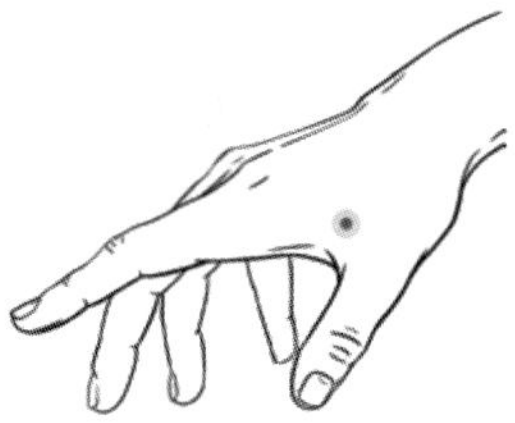
大肠 11	肘关节屈曲，肘横皱褶侧端	发热性疾病，眼、牙、肩或腹部疼痛，痛经	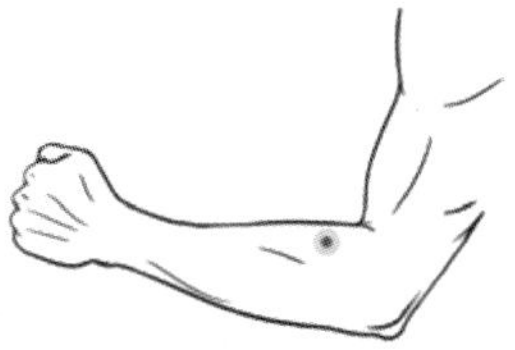
小肠 3	手的尺骨侧，靠近第五掌指关节，皮肤明暗交界处	头颈部疼痛和强直，腰椎和骶椎疼痛，手臂痉挛	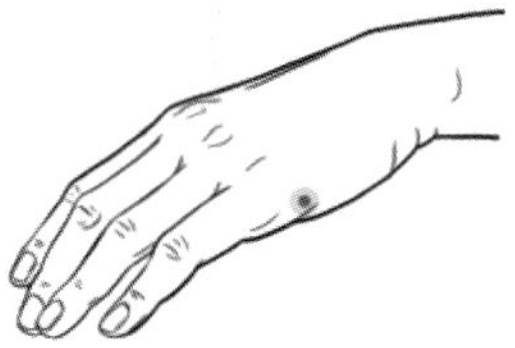
肝脏 3	远端至第一跖骨和第二跖骨底部连接处	下背部疼痛、高血压、生殖器疼痛、月经痉挛、肢体疼痛、焦虑	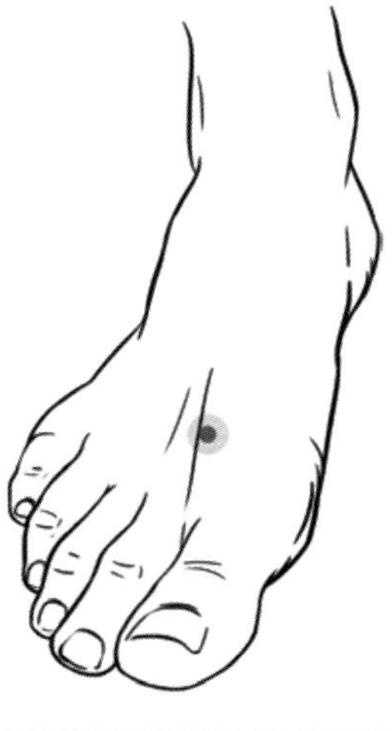

（待续）

表8.3(续)

穴位	部位	适应证	示意图
胃36	胫骨前嵴外侧一指宽处	咳嗽、哮喘、膝关节疼痛、胃痛、呕吐、吞咽困难、腹泻	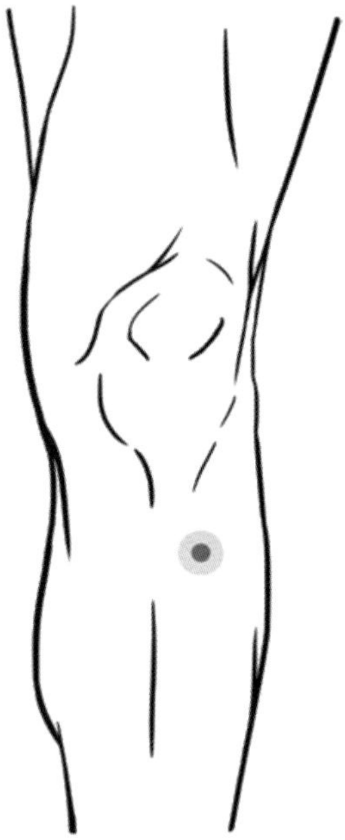
三焦5	骨间隙腕背侧皱褶近端两指宽处	偏头痛、面部疼痛/瘫痪、耳鸣、头痛、手抖、腹痛	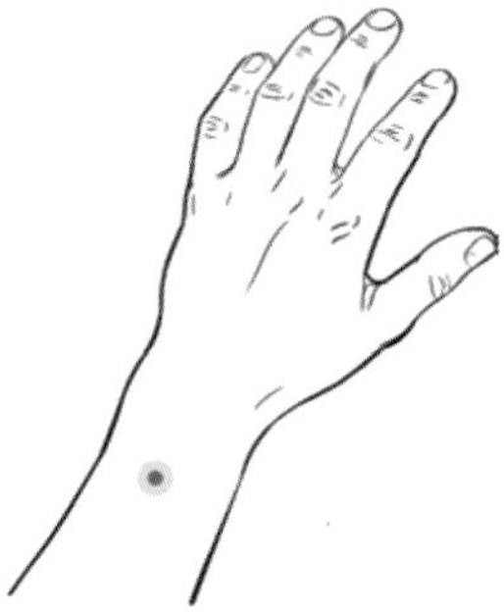
胆囊41	足背外侧，第四跖趾关节近端	眼、足和脚趾疼痛，乳腺炎和月经不调	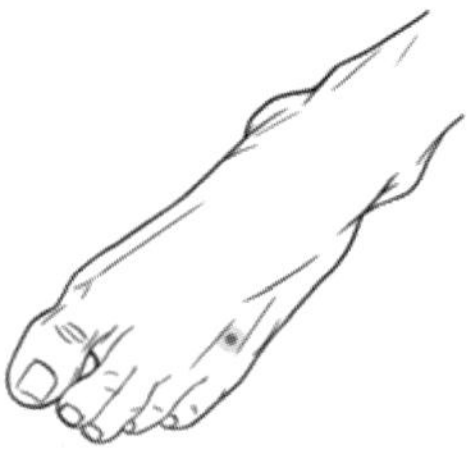
膀胱60	足部，外踝后部	急性腰痛、足跟痛、颈部僵硬、头痛、难产	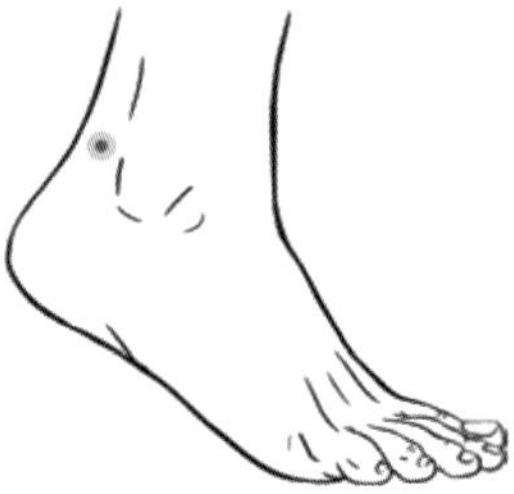

(待续)

表 8.3(续)

穴位	部位	适应证	示意图
膀胱 62	外踝正下方凹陷处	失眠、癫痫、头痛、颈项强直、腰腿痛	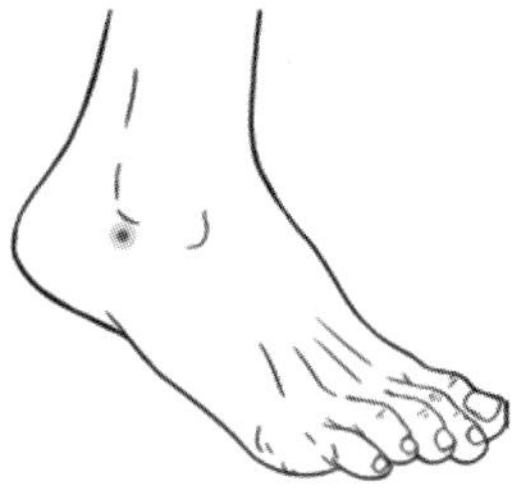
肺 7	桡骨柄近端,肱桡肌腱和拇长展肌腱之间的凹陷处	头痛、颈部僵硬、咳嗽、哮喘、咽喉痛、手腕无力	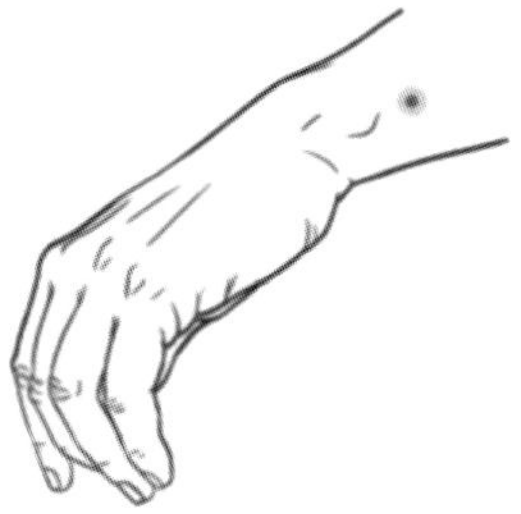
脾脏 4	足内侧,第一跖骨底部下方	胃痛、腹痛、食欲不振	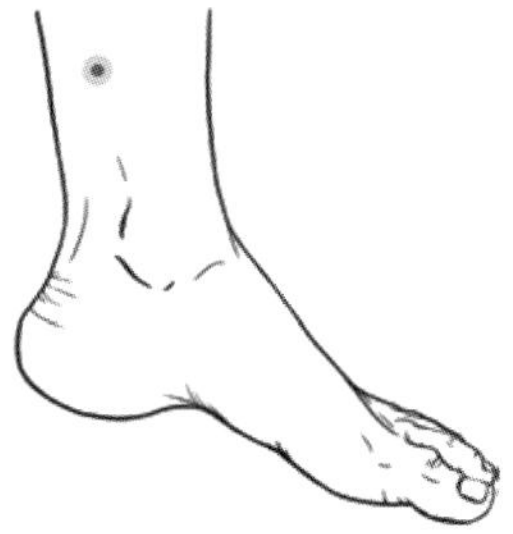

用于治疗全身性主诉疼痛、急性疼痛和慢性疼痛的全身调节穴位组合[36,37]。该方案为双侧上下肢 5 个穴位的组合:肝脏 4、肺 7、大肠 11、胃 36 和脾脏 6。根据患者的具体就诊主诉,可以额外添加或减少进针位置(此类影响穴位)。

穴位处方:双侧肝脏 4、肺 7、大肠 11、胃 36、脾脏 6。

(5)影响穴位。影响穴位是指与特定组织生理功能密切相关的 8 个重要穴位。在治疗疼痛时,特别有效的影响穴位是那些与肌肉、血液、肌腱、骨髓和骨骼有关的穴位。根据患者的基础诊断或病理损伤,将这些穴位添加到上述穴位处方中。例如,对于表现为下背部疼痛且诊断为小关节介导疼痛的患者,可以使用骨的影响穴位 UB11(表 8.4)。

表 8.4　影响穴位[45]

气	督脉(任脉)17
血	膀胱 17
肌腱	胆囊 34
骨	膀胱 11
骨髓	胆囊 39
血管/脉搏	肺 9

注意事项和禁忌证

医生在胸腔、胸膜和腹腔处用针进行电刺激时应谨慎。肌肉收缩可能会导致针头穿透深度超过最初扎针的深度。在胸腔部位扎针意味着可能会刺入肺或心脏。而腹腔部位扎针意味着可能会刺入重要器官/内脏,如肠道或肝脏。电针能产生强烈的感觉。手脚等远端施针位置比其他身体部位更敏感，应根据患者舒适度调整电刺激强度。此外，电针还可能引起血管收缩和肌肉紧张，在某些情况下可能会加重肌肉痉挛。电针禁忌证包括：血液恶病质、心律失常、心脏起搏器、自主神经调节障碍、孕妇、恶性肿瘤和经颅癫痫患者。

结论与展望

随着阿片类药物治疗慢性疼痛的观念转变，对电针临床实用性的研究仍有发展空间。这种治疗方式的未来方向将包括：研究用于确定进针位置的体格检查技术，如通过功能评估；研究治疗结局评估，例如使用心率变异性测量自主神经系统状态[38,39]；以及研究如何最好地将这种方法纳入疼痛状况的既定治疗途径[40]。

（孙琰 袁建虎 梁辰 译）

参考文献

1. Mayor D. Electroacupuncture: a practical manual and resource. Churchill Livingstone; 2006.
2. Lin JG, Chen WL. Acupuncture analgesia: a review of its mechanisms of actions. Am J Chin Med. 2008;36(4):635–45.
3. Yang JW, Li QQ, Li F, Fu QN, Zeng XH, Liu CZ. The holistic effects of acupuncture treatment. Evid Based Complement Alternat Med. 2014;739708.
4. Patil S, Sen S, Bral M, et al. The role of acupuncture in pain management. Curr Pain Headache Rep. 2016;20(4):22.
5. Zhang R, Lao L, Ren K, Berman B. Mechanisms of acupuncture–electroacupuncture on persistent pain. Anesthesiology. 2014;120(2):482–503.
6. Robinson NG. Interactive medical acupuncture anatomy. Teton NewMedia; 2016.
7. Chan S. What is being stimulated in acupuncture? Evaluation of the existence of a specific substrate. Neurosci Biobehav Rev. 1984;8:25–33.
8. Liu YK, Varela M, Oswald R. The correspondence between some motor points and acupuncture loci. Am J Chin Med. 1975;3:347–58.
9. Wang SM, et al. Acupuncture analgesia: I. The scientific basis. Anesth Analg. 2008;106:602–10.
10. Melzack R, Wall PD. Pain mechanisms: a new theory. Science. 1965;150(3699):971–9.
11. Nathan PW. The gate control theory of pain: a critical review. Brain. 1976;99(1):123–58.
12. Melzack R. Pain: past, present and future. Can J Exp Psychol. 1993;47(4):615–29.
13. Wall PD. The gate control theory of pain mechanisms. A re-examination and re-statement. Brain. 1978;101(1):1–18.
14. Stux G, Pomeranz B. Basics of acupuncture. Berlin: Springer; 1995. p. 281.
15. Wang Y, Zhang Y, Wang W, Cao Y, Han JS. New evidence for synergistic analgesia produced by endomorphin and dynorphin. Chin J Pain Med. 2002;8:118–9.
16. Cheng RS, Pomeranz B. Electroacupuncture analgesia could be mediated by at least two pain-relieving mechanisms; endorphin and non-endorphin systems. Life Sci. 1979;25(23):1957–62.
17. Silvério-lopes, Sandra. "Electroacupuncture and stimulatory frequencies in analgesia." (2011).
18. Cheing GLY, Tsui AYY, Lo SK, Hui-Chan CWY. Optimal stimulation duration of tens in the management of osteoarthritic knee pain. J Rehabil Med. 2003;35:62–8.
19. Han JS, Ding XZ, Fan SG. Cholecystokinin octapeptide (CCK-8)—antagonism to electroacupuncture analgesia and a possible role in electroacupuncture tolerance. Pain. 1986;27:101–15.
20. Niemtzow R. Interview with Dr William Craig, inventor of Craig-PENS. Med Acupunct. 2007;19(4):165–8.
21. Ghoname EA, Craig WF, White PF, et al. Percutaneous electrical nerve stimulation for low back pain. JAMA. 1999;281:818–23.
22. Chen XH, Han JS. All three types of opioid receptors in the spinal cord are important for 2/15 Hz electroacupuncture analgesia. Eur J Pharmacol. 1992;211(2):203–10.
23. Mann F. Reinventing acupuncture: a new concept of ancient medicine. 2nd ed. Oxford: Butterworth Heinemann; 2000.
24. Hansson Y, Carlsson C, Olsson E. Intramuscular and periosteal acupuncture in patients suffer-

ing from chronic musculoskeletal pain—a controlled trial. Acupunct Med. 2008;26:214–23.
25. Weiner DK, Rudy TE, Morone N, Glick R, Kwoh CK. Efficacy of periosteal stimulation therapy for the treatment of osteoarthritis-associated chronic knee pain: an initial controlled clinical trial. J Am Geriatr Soc. 2007;55(10):1541–7.
26. Dunning, et al. Periosteal electrical dry needling as an adjunct to exercise and manual therapy for knee osteoarthritis. A multicenter randomized clinical trial. Clin J Pain. 2018;34(12).
27. Gokavi C. The treatment and management of chronic myofascial pain release: Gokavi transverse technique. Gokavi Publications; 2000.
28. Ernst M, Lee M. Sympathetic effects of manual and electrical acupuncture of the Tsusanli knee point: comparison with the Hoku hand point sympathetic effects. Exp Neurol. 1986;94:1310.
29. Filshie J, White A, Cummings M. Medical acupuncture: a western scientific approach. Elsevier; 2016.
30. Wong YM. An understanding of anatomy under the LI4 acupuncture point. Acupunct Med. 2013;31(3):333.
31. Hui, et al. Acupuncture, the limbic system, and the anticorrelated networks of the brain. Auton Neurosci. 2010;157:81–90.
32. da Silva MA, Dorsher PT. Neuroanatomic and clinical correspondences: acupuncture and vagus nerve stimulation. J Altern Complement Med. 2014;20(4):233–40.
33. Koffman RL. Downrange acupuncture. Med Acupunct. 2011;23:4.
34. Abanes J, et al. Feasibility and acceptability of a brief acupuncture intervention for service members with perceived stress. Mil Med. 2020;185(1–2):e17–22.
35. Ritchie EC. Posttraumatic stress disorder and related diseases in combat veterans. 1st ed. Cham: Springer; 2015.
36. Lee M. Insights of a senior acupuncturist. Blue Poppy Printing; 1992.
37. Fan AY, Fan Z. Dr. Miriam Lee: a heroine for the start of acupuncture as a profession in the State of California. J Integr Med. 2014;12(3):182–6.
38. Alraek T, Ozan Tan C. Acupuncture and heart rate variability. Acupunct Med. 2011;29:7–8.
39. Lee S, et al. Acupuncture and heart rate variability: a systematic review. Auton Neurosci. 2010;155:5–13.
40. Wang SM, et al. Acupuncture analgesia: II. Clinical considerations. Anesth Analg. 2008;106:611–21.
41. Dorsher PT, Chiang P. Neuroembryology of the acupuncture principal meridians: part 3. The head and neck. Med Acupunct. 2018;30(2):80–8.
42. Lee M, Longenecker R, Lo S, Chiang P. Distinct neuroanatomical structures of acupoints kidney 1 to kidney 8: a cadaveric study. Med Acupunct. 2019;31(1):19–28.
43. Ortiz D, Chiang P. Neuroanatomical significance of acupuncture points TE1–TE10 based on the systematic classic. Med Acupunct. 2017;29(2):66–76.
44. Jin S, Jin W, Jin P. A practical handbook of acupuncture points. People's Medical Publishing House; 2008.
45. Helms JM. Acupuncture energetics: a clinical approach for physicians. Medical Acupuncture Publishers; 1995.

推荐阅读

Filshie J, White A, Cummings M, editors. Medical acupuncture: a western scientific approach. 2nd ed. Elsevier; 2016.

Mayor D. Electroacupuncture: a practical manual and resource. Churchill Livingstone; unknown edition; 2006.

Robinson NG. Interactive medical acupuncture anatomy. 1st ed. Teton NewMedia; 2016.

Wancura-Kampik I. Segmental anatomy: the key to mastering acupuncture, neural therapy and manual therapy. 1st ed. Urban & Fischer; 2019.

Wong J. A manual of neuro-anatomical acupuncture, vol. III: east meets west. Redwing Book Co; 2003.

第 9 章 床旁疼痛心理、精神和补充医学干预

Daniel Adams, Shayan Azizi, Matthew Steiner, Dmitri Souza

基本概念

- 许多行为、精神和补充干预已被证明在多模式疼痛治疗中有效,且在床旁易于操作。
- 这些疗法不能替代专门从事疼痛治疗的行为健康医生进行的心理咨询。
- 教育、认知疗法、松弛疗法、引导式想象、呼吸练习、美术、音乐、按摩、芳香疗法、灵气疗法、正念和精神干预已被证明可以安全且低成本地改善临床结局。
- 干预措施的选择应基于对患者动机和偏好的评价及实际考虑。
- 患者教育在改变预期、提高治疗计划依从性和增加对身心和谐的理解方面尤为重要。

概述

鉴于疼痛刺激和组织损伤的客观和主观反应差异较大,目前普遍认为疼痛既是一种心理现象,也是一种生理现象[1]。这是因为情绪、期望和信念均可在下行疼痛通路及神经递质多巴胺、5-羟色胺和其他内源性配体中发挥作用[2]。因此,与手术、药理学和康复方法一样,疼痛的心理治疗在疼痛的生物心理社会模型中具有坚实的基础[3,4]。本章旨在讨论可以在与本书其他章节所述干预程序相同的情况下实施的干预措施。对于这些方法,术语"行为"比"心理"或"心理治疗"更合适,因为后者专指由心理专家发起的治疗[5]。

行为干预的获益、风险和局限性

下文所述行为干预措施几乎没有副作用或禁忌证,并且不存在侵入性操作(如辐射暴露、失血或感染)的风险。这些措施不需要高度专业的培训或设备,并且几乎可以在任何情况下实施,如急诊科、养老院或医院床位内的一个小窗帘空间。操作者可以是医生、心理学家、社会工作者、执业护士、医生助理、护士、医疗助理、家庭成员,甚至患者本人。这类干预措施通常适用于任何类型的疼痛(即神经病理性、躯体疼痛),并且具有以下优势:可减少阿片类药物的使用、节约成本、易与其他方式联合应用。然而,任何治

疗都存在风险，建议操作者了解关于此类治疗的法律方面内容和标准。个体治疗的风险讨论如下。

下文所述干预措施存在明显局限性。首先，这类措施不能替代或视为近似心理咨询。非专业人员无法评估诸多因素中是哪一种决定了治疗方法，也无法采用标准化评估工具或提供干预措施，如传统认知行为疗法（CBT）、生物反馈或催眠。此外，这些措施通常也没有足够的时间在床旁建立良好的治疗关系和信任。另一个局限性是目前仍缺乏床旁干预措施相关证据。尽管心理治疗方法的益处已得到充分证明，但在短期急性疼痛中进行的研究往往很少，并且在方案设计、干预方法和报告结局方面均不一致[6,7]。

患者评价

如果确认患者无须接受心理咨询，并且操作者认为需要进行此类干预治疗，则其实施相对简单。不仅评估时间短得多，而且当要求患者与心理专家交谈时，触发患者防御或怀疑的风险也较低[5]。传统的心理访谈中使用的一些常识工具也可应用于此。

与任何拟定的干预措施一样，首先，有必要告知患者此次就诊的目的，并询问他们是否有兴趣了解自己的选择。操作者 / 教育者在开始时应尽量表现出同理心和认可患者的疼痛（尤其是对慢性疼痛患者），与患者建立融洽的交流，并取得其信任[8]。可以通过提出简单的问题、积极倾听和让患者描述对他们重要的东西来表现操作者的关怀。即使是消极的互动或抱怨，也可能成为引入行为疗法和解决眼前问题的机会。在与患者谈话过程中，通常可以确定以下成功预测因素：他们对疼痛控制有现实的期望吗？他们是否愿意尝试新的方法？他们是否只是因为太痛苦而无法参与某种治疗？他们在沟通、认知或情绪稳定方面存在困难吗？是否需要考虑文化、种族或信仰因素？

干预

本章节对非侵入性干预措施进行了总结，这些措施易于在床旁进行，并且可在 1~2 个疗程内改善结局。此外，一些干预措施几乎不会造成损伤和干扰同步治疗，也不需要进行专门的培训（即按摩、针灸、瑜伽）。而药理学、手法或运动 / 活动等也可能是对疼痛有益的方法。

下文所述的许多疗法均具有潜在的积极结局：降低疼痛程度和持续时间、缩短住院时间、减少所需阿片类药物的使用、改善功能和提高患者满意度。此外，这些疗法的作用方法也有重叠，包括增加副交感神经刺激、降低交感神经张力、释放减轻疼痛的神经递质、分散注意力 / 重新集中注意力、提高身心意识和得到更好的社会支持。

但关于何时可考虑采取这些干预措施尚无明确共识。一些作者采纳目前的疼痛控制模式，建议在患者要求或通过更传统的方法无法实现充分的疼痛控制时使用[9]。另一种观点是，考虑到这些疗法的相对获益与风险比，可提前引入这些疗法。这种更具前瞻性的观点反映了当前需要更多地选择非药理学（即非阿片类药物）干预[10]。

患者教育

基于一些指导原则和荟萃分析，患者教育被认为是治疗急性和慢性疼痛最推荐的一种行为干预措施[11]。这种措施可采取口头指导、书面材料、视频、音频或网络传播等形式进行。提供的信息可能包括如何对疼痛进行评分、按需使用阿片类药物、对疼痛控制的期望、术前阿片类药物使用的影响、对身心和谐的理解，以及疼痛药物可能的副作用和相互作用。许多高质量的资料可免费在线获取(见"推荐阅读")。基于个体患者特征(年龄、健康素养、妊娠状态、成瘾史、文化背景和语言要求)对患者进行教育是最有效的。

即使仅进行单次教育也是有效的。在一项随机对照研究中，鞭打伤患者在急诊科(ED)住院期间曾观看过一次12分钟的教育视频;1个月后患者疼痛减轻70%，麻醉剂使用减少85%，后续ED就诊减少85%。这些结果表明,患者教育不仅可以改善临床结局、降低治疗成本,还能提高患者生活质量[12]。

音乐和美术

音乐可以调节催产素和内源性阿片类物质通路,从而改善疼痛和更主观/更感性的质量,如幸福感和满意度。音乐可以与其他疗法结合使用,并且几乎可以在任何护理环境中提供,仅需要对环境进行一些调整以优化效果(如调暗灯光、减少干扰等)。在音乐疗法中,我们鼓励患者自行选择音乐[13]。音乐的床旁应用已得到很好的研究,已有强有力的证据表明音乐能减少阿片类药物的使用、改善焦虑和疼痛评分、血压和呼吸频率[7,14]。已有研究在音乐持续时间、节奏及如何将音乐纳入多模式疼痛控制等方面提出了具体的方案和建议[15]。

在治疗中引入视觉艺术创作时,患者无须接受任何指导,也无须任何相关经验。如果儿童和成人无法自己创作图画,也可以向其提供各种主题的彩色图书。一项对癌症护理中视觉艺术创作的综述发现,个体艺术创作通常通过以下几种机制发挥作用:"自我管理疼痛、控制感和增强社会关系"[16]。

引导式想象

引导式想象的目的是让患者通过想象放松的环境来重新集中注意力。通常可通过音频引导来完成，也可能需要读取相关脚本。虽然通常以视觉化作为主要目标,但也可以充分调用其他感觉。与音乐疗法一样，对环境进行适当调整可以帮助患者减少分心并集中注意力。引导式想象可以通过调用自然环境(如海滩)或其他令人愉悦的场所(如游乐园)来进行。另一种方法是患者视觉化自己的身体摆脱了疼痛或疾病。尽管引导式想象通常具有良好的耐受性,但对于难以区分真实环境和想象环境的精神疾病或痴呆症患者,应谨慎使用[17]。目前已有强有力的证据表明床旁引导式想象的有效性[18]。

呼吸练习

放松呼吸对许多患者来说是一种熟悉的方法,该方法已经在分娩过程中使用了几十年。患者可以通过腹部深呼吸、均匀呼吸和缓慢呼吸来进行呼吸治疗。此外,也可纳入慢速计数的方式,以确保呼气时长超过吸气时长,从而增强副交感神经张力[19]。这种类型的呼吸方式可以增加患者的情绪健康感、调节生命体征并立即减轻疼痛。对于卧床的患者来说,这种呼吸方式还可以通过对膈肌的机械刺激来增加氧气灌注和改善胃运动。该方法通常是安全的,但胸痛或惊厥发作性疾病患者应禁用。

娱乐和日志

通过各种媒体分散注意力也可作为重新集中注意力的有力工具,患者可以从平时常读的书籍、笔记本电脑或其他资料中受益。此外,患者也可能从学校或专业工作中获益(前提是这些工作没有压力)。或者,患者在住院期间记录事件日志,如与医疗团队的交谈、用药方案及感受,也可以减轻焦虑并分散注意力。患者将自己的想法和担忧写成文字可以起到宣泄情绪的作用,但前提是日志不会使他们沉迷于消极想法。

焦点解决

帮助患者获得对周围环境和治疗的能动感至关重要："在影响疼痛患者的所有心理因素中，最大和最痛苦的可能是失去控制的感觉"[8]。对于患者认为失去独立性或尊严的情况，提供者应寻找机会进行解决。患者出现这种情况的一些原因可能是显而易见的，如令人痛苦的室友、迟到或令人讨厌的食物、害怕即将进行的操作或对检查结果感到焦虑。其他原因可能与就诊的生活有关：经济压力、医疗费用、宠物护理、家庭压力、工作缺勤、出院时间的不确定性等。简单地倾听和体谅患者的担忧便可以向其传达帮助的意愿。此外，患者也可能感觉孤独，所以即使只是通过电话来与他们保持正常联系也可能是有益的。而社会性支持可以增加患者的内源性内啡肽分泌，如多巴胺和"社交激素"催产素。

精神干预

医生可以作为患者的精神寄托，帮助患者应对疾病和环境。与大多数干预措施不同，精神护理一直被广泛用于临床护理。

正念

正念是指患者通过一定程度的个人控制来试图集中他们的思想和感知的能力。更广泛地说，正念可以通过结合有目的的思考、冥想和许多其他技术来对患者的疾病及表现进行重新描述。尽管正念可能无法作为一种治疗方法，但有广泛的文献表明，正念可以提供强大的力量来帮助患者集中思想注意力以应对疾病。

只要患者愿意且医务人员知情，就可以床旁进行正念治疗。正念可作为抑郁症、焦虑症、创伤后应激障碍等许多其他疾病的初始治疗或联合治疗[20]。患者也可以通过正念减轻压力和提高应对能力。当正念与认知行为疗法和(或)药物联合使用时，可显著减少患者的疼痛感[21,22]。

服务动物

服务动物作为一种辅助治疗手段已经获得了广泛的普及，尤其是在失明、耳聋和许多其他残疾患者中。最近，宠物疗法，即通过动物陪伴来帮助患者缓解抑郁、焦虑和孤立感，已被广泛接受和实践。事实上，甚至在学术领域，也可用动物来帮助学生减轻焦虑和倦怠[23]。

最近的研究表明，在临床中，服务犬对患者的心理健康有积极影响[24]。通常(但并非所有情况下)需要对服务犬进行认证，以确保其行为良好，并能与患者和医院工作人员适当互动。服务犬对患者来说具有诸多益处，其中最显著的是对患者心理健康的影响。此外，在从终末期到无害的广泛患者和疾病状态中均观察到获益[25](图 9.1)。

按摩

有许多治疗方法需要通过身体触摸来进行。如前所述，脊柱按摩疗法就是一种基

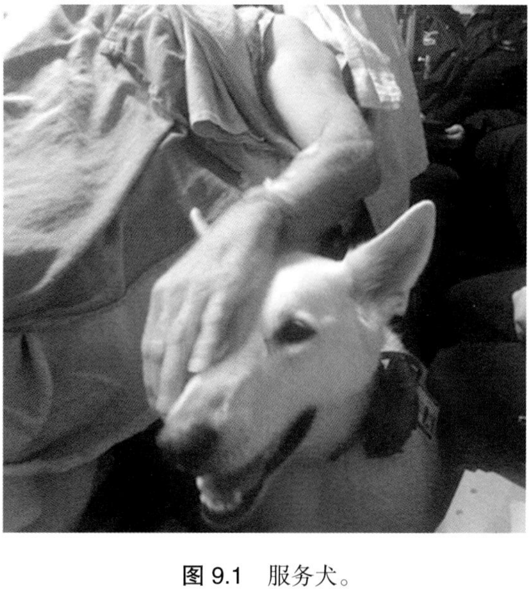

图 9.1　服务犬。

于触摸的护理技术。需要说明的是，按摩疗法同样可用来缓解疼痛、重新分配体内的血液和液体，并提供舒适感[27,28]。尽管临床中确实存在关于按摩效果的方案，但其通常不在患者床旁使用[29]。基于按摩疗法治疗疼痛试验中的极轻度不良事件，且考虑到其研究有效性仅出现在短期随访中，因此患者选择采用该疗法是合理的[30]。

芳香疗法

芳香疗法是一种利用芳香物质来改善心理和(或)身体健康的古老方法。该疗法通常使用植物精油。患者可以自己完成，只需要闻精油的气味或将其擦在皮肤表面即可。基于有限的样本量、使用背景、按摩的联合使用、精油类型和所研究的疼痛类型，芳香疗法在减少研究环境中感知疼痛的有效性方面好坏参半。已有研究表明，其可以暂时降低疼痛评分，但仍需要对其长期获益进行更多研究[31]。基于12项研究的荟萃分析表明，芳香疗法已被证明可以减少疼痛。也就是说，芳香疗法在减少术后和妇产科疼痛方面显示出最大的潜力[32]。

考虑到所用的精油可能会引发不良反应(包括光毒性和皮炎)，应谨慎使用芳香疗法作为辅助治疗[33]。由于精油中的化合物可能引起生理变化，以及其与药物相比缺乏严格的监管，患者应了解精油的来源，包括植物来源和生产商。考虑到所讨论的风险，芳香疗法是一种成本/效益较高的手段，其在实际应用中几乎不需要进行监督。

结论

慢性和急性疼痛的行为干预和补充干预已被公认为独立疗法或辅助疗法。其中许多方法已被证明在床旁有效、安全且性价比高，并可在多模式疼痛控制中发挥重要作用。虽然另一些方法在这种情况下使用的证据较少，但它们在其他领域的成功表明它们是有效的。随着寻求更多的非阿片类药物控制疼痛的解决方案，行为疗法和补充疗法将不断被开发和普及，这将在提高认识、组织培训、开展研究和进行报销等多个方面进行。随着虚拟现实放松计划和互联网提供的疼痛应对技能培训(PCST)的发展，这些技术将发挥重要作用[11]。

(许伯雯　袁建虎　译)

参考文献

1. Songer D. Psychotherapeutic approaches in the treatment of pain. Psychiatry. 2005;2(5):19–24. PubMed PMID: 21152145; PubMed Central PMCID: PMC3000182.
2. Argoff C. Mechanisms of pain transmission and pharmacologic management. Curr Med Res Opin. 2011;27(10):2019–31. https://doi.org/10.1185/03007995.2011.614934. Epub 2011 Sep 14. Review. PubMed PMID: 21916528.
3. Turk D, Meichenbaum D, Genest M. Pain and behavioral medicine: a cognitive-behavioral perspective. New York: Guilford Press; 1983.
4. Tajerian M, Clark JD. Nonpharmacological interventions in targeting pain-related brain plasticity. Neural Plast. 2017;2017:2038573. https://doi.org/10.1155/2017/2038573. Epub 2017 Feb 16. PubMed PMID: 28299206; PubMed Central PMCID: PMC5337367.
5. Myerscough R. Chapter 17. Role of clinical psychologist.
6. Chou R, Gordon DB, de Leon-Casasola OA, Rosenberg JM, Bickler S, Brennan T, Carter T, Cassidy CL, Chittenden EH, Degenhardt E, Griffith S, Manworren R, McCarberg B, Montgomery R, Murphy J, Perkal MF, Suresh S, Sluka K, Strassels S, Thirlby R, Viscusi E, Walco GA, Warner L, Weisman SJ, Wu CL. Management of postoperative pain: a clinical practice guideline from the American Pain Society, the American Society of Regional Anesthesia and Pain Medicine, and the American Society of Anesthesiologists' Committee on Regional

Anesthesia, Executive Committee, and Administrative Council. J Pain. 2016;17(2):131–57. https://doi.org/10.1016/j.jpain.2015.12.008. PubMed PMID: 26827847.
7. Sakamoto JT, Ward HB, Vissoci JRN, Eucker SA. Are nonpharmacologic pain interventions effective at reducing pain in adult patients visiting the emergency department? A systematic review and meta-analysis. Acad Emerg Med. 2018; https://doi.org/10.1111/acem.13411. PubMed PMID: 29543359.
8. Mushkat J. Chapter 3. Psychological and social markers of chronic pain.
9. Hamlin AS, Robertson TM. Pain and complementary therapies. Crit Care Nurs Clin North Am. 2017;29(4):449–60. https://doi.org/10.1016/j.cnc.2017.08.005. Epub 2017 Sep 20. Review. PubMed PMID: 29107307.
10. Schoomaker E, Buckenmaier C III. Call to action: "if not now, when? If not you, who?". Pain Med. 2014;15(Suppl 1):S4–6. https://doi.org/10.1111/pme.12385. PubMed PMID: 24734858.
11. Tick H, Nielsen A, Pelletier KR, Bonakdar R, Simmons S, Glick R, Ratner E, Lemmon RL, Wayne P, Zador V. Evidence-based nonpharmacologic strategies for comprehensive pain care: the Consortium Pain Task Force white paper. Explore (NY). 2018;14(3):177–211. https://doi.org/10.1016/j.explore.2018.02.001. Epub 2018 Mar 1. PubMed PMID: 29735382.
12. Oliveira A, Gevirtz R, Hubbard D. A psycho-educational video used in the emergency department provides effective treatment for whiplash injuries. Spine (Phila Pa 1976). 2006;31(15):1652–7. https://doi.org/10.1097/01.brs.0000224172.45828.e3. PubMed PMID: 16816758.
13. Cole LC, LoBiondo-Wood G. Music as an adjuvant therapy in control of pain and symptoms in hospitalized adults: a systematic review. Pain Manag Nurs. 2014;15(1):406–25.
14. Bernatzky G, Presch M, Anderson M, Panksepp J. Emotional foundations of music as a non-pharmacological pain management tool in modern medicine. Neurosci Biobehav Rev. 2011;35(9):1989–99. https://doi.org/10.1016/j.neubiorev.2011.06.005. Epub 2011 Jun 16. Review. PubMed PMID: 21704068.
15. Poulsen MJ, Coto J. Nursing music protocol and postoperative pain. Pain Manag Nurs. 2018;19(2):172–6. https://doi.org/10.1016/j.pmn.2017.09.003. Epub 2017 Nov 16. Review. PubMed PMID: 29153918.
16. Ennis G, Kirshbaum M, Waheed N. The beneficial attributes of visual art-making in cancer care: an integrative review. Eur J Cancer Care (Engl). 2018;27(1) https://doi.org/10.1111/ecc.12663. Epub 2017 Feb 21. Review. PubMed PMID: 28220543.
17. Felix MMDS, Ferreira MBG, da Cruz LF, Barbosa MH. Relaxation therapy with guided imagery for postoperative pain management: an integrative review. Pain Manag Nurs. 2019;20(1):3–9. https://doi.org/10.1016/j.pmn.2017.10.014. Epub 2017 Dec 15. Review. PubMed PMID: 29249618.
18. Carpenter JJ, Hines SH, Lan VM. Guided imagery for pain management in postoperative orthopedic patients: an integrative literature review. J Holist Nurs. 2017;35(4):342–51. https://doi.org/10.1177/0898010116675462. Epub 2016 Oct 23. Review. PubMed PMID: 30208778.
19. Busch V, Magerl W, Kern U, et al. The effect of deep and slow breathing on pain perception, autonomic activity, and mood processing—an experimental study. Pain Med. 2012;13(2):215–28.
20. Goyal M, Singh S, Sibinga EM, Gould NF, Rowland-Seymour A, Sharma R, Berger Z, Sleicher D, Maron DD, Shihab HM, Ranasinghe PD, Linn S, Saha S, Bass EB, Haythornthwaite JA. Meditation programs for psychological stress and well-being: a systematic review and meta-analysis. JAMA Intern Med. 2014;174(3):357–68. https://doi.org/10.1001/jamainternmed.2013.13018. Pubmed PMID: 24395196.
21. Cherkin DC, Sherman KJ, Balderson BH, Cook AJ, Anderson ML, Hawkes RJ, Hansen KE, Turner JA. Effect of mindfulness-based stress reduction vs cognitive behavioral therapy or usual care on back pain and functional limitations in adults with chronic low back pain: a randomized clinical trial. JAMA. 2016;315(12):1240–9. https://doi.org/10.1001/jama.2016.2323. PMID: 27002445.
22. Morone NE, Greco CM, Moore CG, Rollman BL, Lane B, Morrow LA, Glynn NW, Weiner DK. A mind-body program for older adults with chronic low back pain: a randomized clinical trial. JAMA Intern Med. 2016;176(3):329–37. https://doi.org/10.1001/jamainternmed.2015.8033. PubMed PMID: 26903081.
23. Pendry P, Carr AM, Vandagriff JL, Gee NR. Incorporating human–animal interaction into academic stress management programs: effects on typical and at-risk college students' executive function. AERA Open. 2021; https://doi.org/10.1177/23328584211011612.
24. Olsen C, Pedersen I, Bergland A, Enders-Slegers MJ, Patil G, Ihlebaek C. Effect of animal-assisted interventions on depression, agitation and quality of life in nursing home residents suffering from cognitive impairment or dementia: a cluster randomized controlled trial. Int J Geriatr Psychiatry. 2016;31(12):1312–21. https://doi.org/10.1002/gps.4436. Epub 2016 Jan

25. PubMed PMID: 26807956.
25. Lundqvist M, Carlsson P, Sjödahl R, Theodorsson E, Levin LÅ. Patient benefit of dog-assisted interventions in health care: a systematic review. BMC Complement Altern Med. 2017;17(1):358. https://doi.org/10.1186/s12906-017-1844-7. PubMed PMID: 28693538.
26. Billot M, Daycard M, Wood C, Tchalla A. Reiki therapy for pain, anxiety and quality of life. BMJ Support Palliat Care. 2019;9(4):434–8. https://doi.org/10.1136/bmjspcare-2019-001775. Epub 2019 Apr 4. PubMed PMID: 30948444.
27. Frey Law LA, Evans S, Knudtson J, Nus S, Scholl K, Sluka KA. Massage reduces pain perception and hyperalgesia in experimental muscle pain: a randomized, controlled trial. J Pain. 2008;9(8):714–21. https://doi.org/10.1016/j.jpain.2008.03.009. Epub 2008 May 2. PubMed PMID: 18455480.
28. Chatchawan U, Jarasrungsichol K, Yamauchi J. Immediate effects of self-Thai foot massage on skin blood flow, skin temperature, and range of motion of the foot and ankle in type 2 diabetic patients. J Altern Complement Med. 2020;26(6):491–500. https://doi.org/10.1089/acm.2019.0328. Epub 2020 Apr 28. PubMed PMID: 32349513.
29. Dreyer NE, Cutshall SM, Huebner M, Foss DM, Lovely JK, Bauer BA, Cima RR. Effect of massage therapy on pain, anxiety, relaxation, and tension after colorectal surgery: a randomized study. Complement Ther Clin Pract. 2015;21(3):154–9. https://doi.org/10.1016/j.ctcp.2015.06.004. Epub 2015 Jun 12. PubMed PMID: 26256133.
30. Furlan AD, Giraldo M, Baskwill A, Irvin E, Imamura M. Massage for low-back pain. Cochrane Database Syst Rev. 2015;2015(9):CD001929. https://doi.org/10.1002/14651858.CD001929.pub3. PubMed PMID: 26329399.
31. Cassileth BR, Vickers AJ. Massage therapy for symptom control: outcome study at a major cancer center. J Pain Symptom Manage. 2004;28(3):244–9. https://doi.org/10.1016/j.jpainsymman.2003.12.016. PubMed PMID: 15336336.
32. Lakhan SE, Sheafer H, Tepper D. The effectiveness of aromatherapy in reducing pain: a systematic review and meta-analysis. Pain Res Treat. 2016;2016:8158693. https://doi.org/10.1155/2016/8158693. Epub 2016 Dec 14. PubMed PMID: 28070420.
33. Farrar AJ, Farrar FC. Clinical aromatherapy. Nurs Clin North Am. 2020;55(4):489–504. https://doi.org/10.1016/j.cnur.2020.06.015. Epub 2020 Sep 28. PubMed PMID: 33131627.

推荐阅读

International Association for the Study of Pain. https://www.iasp-pain.org/PatientResources?navItemNumber=678. Assessed 14 Jan 2022.
The American Holistic Nurses Association. Pain relief tools for patients & self-care. https://www.ahna.org/Home/Resources/Holistic-Pain-Tools. Assessed 14 Jan 2022.
The American Psychological Association. https://www.apa.org/helpcenter/pain-management. Assessed 14 Jan 2022.

第 10 章 床旁干预的患者安全考虑

Nicholas Alvey, Narayana Varhabhatla

基本概念

- 床旁操作的主要关注点是避免在减轻患者疼痛的同时对其造成任何伤害。
- 了解正在进行的操作的解剖结构至关重要。如果出现并发症，了解相邻结构有助于诊断并发症。
- 了解每种操作特有的潜在并发症可以帮助注射医生在出现并发症时迅速做出反应。
- 在繁忙的疼痛实践中，很容易跳过简单的步骤，如通用方案、手术暂停和精细的消毒，但这些对于保证医生和患者的安全至关重要。

概述

在进行床旁干预时，确保患者安全和避免并发症是关键目标[1]。了解患者情况，以及相关解剖结构、操作适应证，并使用最新技术进行操作对患者安全至关重要。本章回顾了与床旁干预最相关的患者安全方面的内容。

操作准备

准备工作是保证安全的关键，各门诊的流程应尽可能标准化，以尽量减少关键步骤缺失的可能性。

知情同意

患者应清楚地了解他们正在进行的操作、需要什么，以及潜在的风险、获益和替代方法[2]。语言问题、健康素养和医学术语的使用等问题均可能影响患者同意[3,4]。获得患者同意，可能需要安排一名医学翻译，不使用专业性医学术语，为患者提问留出足够的时间，并确保患者在签名前已充分理解相关信息[5]。

通用方案

疼痛门诊往往可快速进行操作，因此遵循 JHACO 采用的通用方案至关重要，从而避免部位错误、操作错误和患者错误[6]。开始前应确认患者的姓名、正在进行的操作、操作部位及知情同意书的相应信息。该流程最初用于避免手术错误，但同样适用于床旁操作。尚不清楚这类错误在床旁操作期间的发生率，但每次均遵循通用方案可将风险降至最低[7]。

手部卫生

手部卫生包括用消毒液洗手、乙醇擦拭

手部或外科式洗手[8,9]。为了使乙醇擦拭达到效果，溶液必须接触手的所有表面。用肥皂和水洗手时，应在温水下使用肥皂并用力擦拭双手15秒，然后使手部完全干燥[8]。床旁操作前，应在戴手套前使用乙醇擦拭手部。操作结束摘下手套后，应再次使用乙醇擦拭手部，与下一例患者接触前重复进行该步骤[9]。

操作部位消毒

操作部位和皮肤消毒对预防手术和操作部位感染至关重要。最常见的用于皮肤消毒的试剂是醇基或水基溶剂中的葡萄糖酸氯己定和碘附溶液[10]。醇基化合物优于水性化合物[11]。唯一的例外情况是，如果在黏膜表面进行操作，唯一安全的溶液是水基碘附[11]。

床旁操作期间的不良事件

所有操作均存在不良事件风险，因此所有执行操作的临床医生必须对每种操作的特定不良事件有深刻的了解和认识。

施术者针头刺伤

根据美国国家职业安全卫生研究所(NIOSH)估计，每年有60万~80万例针头刺伤事件发生[12]。感染患者在针头刺伤后的估计血清转化率约为30%(HBV患者)、1.8%(HCV患者)和0.3%(HIV患者)[13]。针头刺伤最常见的处理方式是重新拧紧使用过的针头、在容器之间转移体液、不将使用过的针头丢弃在对应的储存容器中。

应在征得源患者和员工同意的情况下进行HBC、HCV和HIV检测。暴露于HBV和HIV后可能需要进行预防治疗[13]。

感染

目前尚无关于床旁疼痛操作感染风险的具体研究。2010年，手术结果信息交换组织对ASC疼痛治疗诊所进行的一项调查显示，全国范围内没有发生感染病例，这可能是由于大多数床旁操作是微创性质的。但仍应遵循普遍的预防措施，并进行适当的消毒。

周围神经损伤

神经阻滞后的周围神经损伤可分为操作(如神经内注射)引起的机械性或创伤性损伤、注射药物(如高浓度溶液)引起的毒性损伤，以及神经血管供应中断引起的缺血性损伤[14,15]。神经损伤风险的最重要因素是预先存在的神经损伤、注射时针尖的位置及打开注射的压力[16]。

可通过多个步骤来帮助预防周围神经损伤。超声检查可显示神经内注射，但尚无法显示其可降低周围神经损伤的发生率[15]。斜面较长、直径较宽的针头更容易引起神经损伤[15]。最后，原有的周围神经病变或椎管狭窄和操作定位也会增加周围神经损伤的风险[17]。如果患者注射时感觉异常或感到剧烈疼痛，则需要停止注射；即使超声图像看起来没有问题，也应对针头进行调整。患者是神经内注射的首要也是最佳指标。

气胸

在胸部区域进行的操作有发生气胸的风险，包括肋间神经阻滞、触发点注射、PECS阻滞、前锯肌平面阻滞和通过锁骨上入路的臂丛神经阻滞。在使用超声技术之前，这些阻滞的气胸发生率估计高达6%，而超声检查可将发生率降至0.06%[18]。熟练的超声引导是关键，在整个手术过程中应清晰、准确地看到针头，以避免引起气胸。

应对胸部手术后出现呼吸困难且无缺氧迹象的患者进行评估，可给予100%的氧气并进行胸部放射学检查。大多数情况可以采取保守治疗，但更严重的病例可能需要置入胸腔引流管、住院治疗和潜在的ICU住院治疗。

血管注射和 LAST

局部麻醉药全身毒性(LAST)由局部麻醉药注入血管引起。美国区域麻醉协会提供了更新后的疑似 LAST 实践建议和检查表[19]。任何注射局部麻醉药后出现急性神经系统变化和(或)血流动力学不稳定的患者都应怀疑为 LAST。目前尚无可预防 LAST 的措施。超声检查可降低风险,但不能消除风险。为了将风险降至最低,应使用最低局部注射有效剂量并逐渐递增剂量。抽吸的假阴性率约为 2%,因此超声直接显像可能是最有效的方法。

需要维持患者气道 100%的氧气量,必要时可进行辅助通气。癫痫发作应使用苯二氮䓬类药物进行治疗。低血压和心动过缓也应进行治疗,可能需要采用高级心脏生命支持(ACLS)。最后,应尽快开始 20%脂质乳剂治疗,先按体重进行推注,然后进行输注。在采用 ACLS 的情况下,肾上腺素的剂量应 $<1\mu g/kg$。丙泊酚在 LAST 中无效,因为它比脂质乳剂更稀且效果不佳,可能会导致进一步的心血管不稳定。

结论

干预性操作具有无法消除的固有风险,但可通过清洁手部和注射部位、采用最新和最安全的操作方法及识别每种操作特有的并发症来最大限度地降低风险。

(许伯雯 袁建虎 梁辰 译)

参考文献

1. Committee on Quality Health Care in America IoM. Crossing the quality chasm: a new health system for the 21st century. Washington, DC: National Press Academy; 2001.
2. Kinnersley P, Phillips, K, Savage, K, Kelly, MJ, Farrell, E, Morgan, B, Whistance, R, Lewis, V, Mann, MK, Stephens, BL, Blazeby, J, Elwyn, G, Edwards, AGK. Interventions to promote informed consent for patients undergoing surgical and other invasive healthcare procedures (Review). The Cochrane Library. 2013(7).
3. Schyve P. Language differences as a barrier to quality and safety in health care: the Joint Commission perspective. J Gen Intern Med. 2007;22(2):1.
4. Schenker Y, Fernandez A, Sudore R, Schillinger D. Interventions to improve patient comprehension in informed consent for medical and surgical procedures: a systematic review. Med Decis Making. 2011;31(1):23.
5. Schenker Y, Meisel A. Informed consent in clinical care: practical considerations in the effort to achieve ethical goals. JAMA. 2011;305(11):1.
6. The Joint Commission. Universal protocol. https://www.jointcommission.org/standards_information/up.aspx. Published 2019. Accessed 29 Nov 2019.
7. Kwaan M, Studdert DM, Zinner MJ, Gawande AA. Incidence, patterns, and prevention of wrong-site surgery. Arch Surg. 2006;141(4):5.
8. Healthcare Infection Control Practices Advisory Committee. Guideline for hand hygiene in health-care settings. MMWR. 2002;51(RR-16):48.
9. World Health Organization. Global guidelines on the prevention of surgical site infection. https://www.who.int/gpsc/ssi-prevention-guidelines/en/. Published 2016. Accessed 29 Nov 2019.
10. Berrios-Torres S, Umscheid CA, Bratzler DW, Leas B, Stone EC, Kelz RR, et al. Centers for Disease Control and Prevention guideline for the prevention of surgical site infection, 2017. JAMA Surg. 2017;152(8):8.
11. Hemani M, Lepor H. Skin preparation for the prevention of surgical site infection: which agent is best? Rev Urol. 2009;11(4):6.
12. US Public Health Service. Updated U.S. Public Health Service guidelines for the management of occupational exposures to HBV, HCV, and HIV and recommendations for postexposure prophylaxis. MMWR. 2001;50(RR11):42.
13. Center for Disease Control. Updated guidelines for antiretroviral postexposure prophylaxis

after sexual, injection drug use, or other nonoccupational exposure to HIV—United States, 2016. https://www.cdc.gov/hiv/pdf/programresources/cdc-hiv-npep-guidelines.pdf. Published 2016. Accessed 29 Nov 2019.
14. Hogan Q. Pathophysiology of peripheral nerve injury during regional anesthesia. Reg Anesth Pain Med. 2008;33(5):7.
15. Brull R, Hadzic A, Reina MA, Barrington MJ. Pathophysiology and etiology of nerve injury following peripheral nerve blockade. Reg Anesth Pain Med. 2015;40(5):12.
16. Steinfeldt T, Nimphius W, Werner T, Vassiliou T, Kill C, Karakas E, Wulf H, Graf J. Nerve injury by needle nerve perforation in regional anaesthesia: does size matter? Br J Anaesth. 2010;104(2):9.
17. Hebl J, Kopp SL, Schroeder DR, Horlocker TT. Neurologic complications after neuraxial anesthesia or analgesia in patients with preexisting peripheral sensorimotor neuropathy or diabetic polyneuropathy. Anesth Analg. 2006;103(5):6.
18. Gauss A, Tugtekin I, Georgieff M, Dinse-Lambracht A, Keipke D, Gorsewski G. Incidence of clinically symptomatic pneumothorax in ultrasound-guided infraclavicular and supraclavicular brachial plexus block. Anaesthesia. 2014;69(4):10.
19. Neal J, Barrington MJ, Fettiplace MR, Gitman M, Memtsoudis SG, Mörwald EE, Rubin DS, Weinberg G. The Third American Society of Regional Anesthesia and Pain Medicine practice advisory on local anesthetic systemic toxicity: executive summary 2017. Reg Anesth Pain Med. 2018;43(2):11.

推荐阅读

Morello RT, Lowthian JA, Barker AL, McGinnes R, Dunt D, Brand C. Strategies for improving patient safety culture in hospitals: a systematic review. BMJ Qual Saf. 2013;22(1):11–8. https://doi.org/10.1136/bmjqs-2011-000582. Epub 2012 Jul 31. PMID: 22849965.

第 2 部分

床旁干预的技术和工具

第 11 章 影像引导与体表解剖标志定位技术的床旁应用：引导方法的选择

Robert P. Owens, Maged Guirguis, Gassan Chaiban, Yashar Eshraghi

基本概念

- 大多数床旁疼痛介入治疗可以在有或没有影像引导的情况下进行。
- 疼痛诊疗中的影像技术包括超声、透视或 CT，然而只有超声引导的介入治疗可以在床旁进行。因此，它是床旁操作的首选影像引导方式。
- 研究引导技术和引导方式的选择主要取决于所实施的特定操作。
- 从业人员的经验、成本、时间和疗效是计划实施床旁疼痛介入治疗时应考虑的因素。

概述

在过去的一个世纪里，治疗慢性疼痛的床旁介入治疗技术有了很大的发展，影像引导技术的进步是介入性疼痛医学发展的主要原因。X 线透视技术的出现开创了一个更加精准和安全的介入治疗时代。后来，计算机断层扫描（CT）和超声被疼痛医生所使用。现在，超声用于床旁疼痛介入治疗愈加常见。在现代社会，疼痛医学工作者必须权衡影像学技术引导床旁介入治疗的优势与劣势，以替代使用历史悠久的解剖标志定位。关于疗效和临床结果的现有研究对引导方法的选取策略尤为重要。

现有的影像学技术

X 线透视技术是目前疼痛介入治疗中使用最广泛的技术[1]。X 线透视技术可以实时清晰地显示骨性解剖结构的图像，以便精确地放置穿刺针或其他器械。其主要的劣势是医患双方均会暴露于电离辐射中。此外，透视检查不能很好地观察到软组织。CT 也被一些疼痛医学从业者所使用。CT 可以对骨骼和软组织进行断层成像，但产生图像的同时也意味着更大剂量的电离辐射，而且术野局限。超声是一种新颖的影像引导方式，被越来越多地用于疼痛介入治疗。近年来，在许多介入性疼痛治疗过程中，疼痛医生对使用超声代替透视表现出极大的兴趣[2]。超声影像引导的便携性使其床旁应用更具吸引力。超声波可以对软组织进行成像，包括肌肉、肌腱、韧带、神经和血管。它可以显示针尖和药液的实时图像，而且患者没有电离辐射暴露或其他方面的风险。在对骨骼和骨骼深层结构进行成像时，超声具有局限性，因为声波不能穿透致密结构。当试图对深层结构或组织进行成像时，超声同样具有局限性，因为声波衰减会造成图像劣化。

在这些影像引导技术发展之前，所有的疼痛介入治疗完全是通过基于解剖标志的定位进行的。这些技术利用可触及的解剖学标志来引导穿刺过程与药物注射。目前，X 线透视技术仍然是所有轴索介入操作的金标准，因为它具有界定深层解剖结构的卓越能力和规避血管内注射的可靠性[3]。与轴介入操作相比，使用解剖标志定位仍然是大多数外周介入治疗的首选，如关节注射、肌腱鞘注射及某些神经阻滞。在许多床旁治疗中，影像学技术已成为一种可选择的辅助手段，目前研究讨论了不同介入治疗中使用影像学技术的优缺点。成本增加、时间增加、用户依赖的学习曲线，以及不必要的复杂性，这些都是床旁治疗中使用影像学技术代替解剖标志引导的不足。

床旁操作技术

非脊柱疼痛的介入治疗有时需要采取透视技术，但这些介入治疗大多可以在床旁使用超声引导或解剖标志定位技术进行。支持使用影像引导与解剖标志定位的证据在每个具体的介入治疗中都是不同的。目前对不同类型的介入治疗的研究众说纷纭，如评估成本增加、时间增加及使用影像引导对疗效的影响等。本章其余部分将重点讨论最常见的床旁疼痛介入治疗，并对每种介入治疗的影像引导方式进行具体讨论。

环肩部注射

在评估慢性颈部疼痛患者时，肩部的病理改变常同时出现，因此，肩痛介入治疗在临床实践中具有一定的价值。对现有文献的回顾表明，普遍赞成使用超声引导进行注射治疗。2015 年的一篇综述显示，在超声下进行肩锁关节、肱二头肌腱鞘和盂肱关节注射比基于解剖标志定位的技术更为准确[4]。超声引导肩峰下滑囊注射并未发现注射更准确，但与解剖定位技术相比，可明显缓解疼痛和改善功能[4]。另一项研究发现，粘连性关节囊炎患者超声引导下注射类固醇是最经济的选择[5]（图 11.1 和图 11.2）。

髋关节注射

与颈部疼痛中的肩部病变类似，髋部病变是慢性腰部疼痛诊断和治疗的一个混杂因素。髋关节注射最初通过解剖标志定位进行，但目前几乎全部使用超声或 X 线透视技术引导进行。在一项系统回顾中，超声引导下的髋关节注射被证明比解剖标志定位技术更准确[6]。Byrd 等的研究发现，与 X 线透视技术注射相比，超声引导下的髋关节注射有更高的患者满意度评分和更低的疼痛评分[7]。

骶髂关节（SIJ）注射

骶髂关节疼痛被认为是造成 10%~25% 的腰部疼痛的原因[8]。骶髂关节注射用于诊断和治疗目的。X 线透视技术引导一直是标准技术，因为基于解剖学标志的注射研究显示，将针尖置入骶髂关节的准确率约为 20%[9]。超声引导下的骶髂关节注射的准确率为 40%~90%，一些研究认为其并不优于 X 线透视技术引导下的注射[9]。然而，值得注意的是，Hartung 等的研究表明，无论针尖是在关节周围还是在关节内，其疗效均没有差异[10]。如果确实如此，这似乎否定了放置针尖的绝对准确性的需要。另一项研究比较了

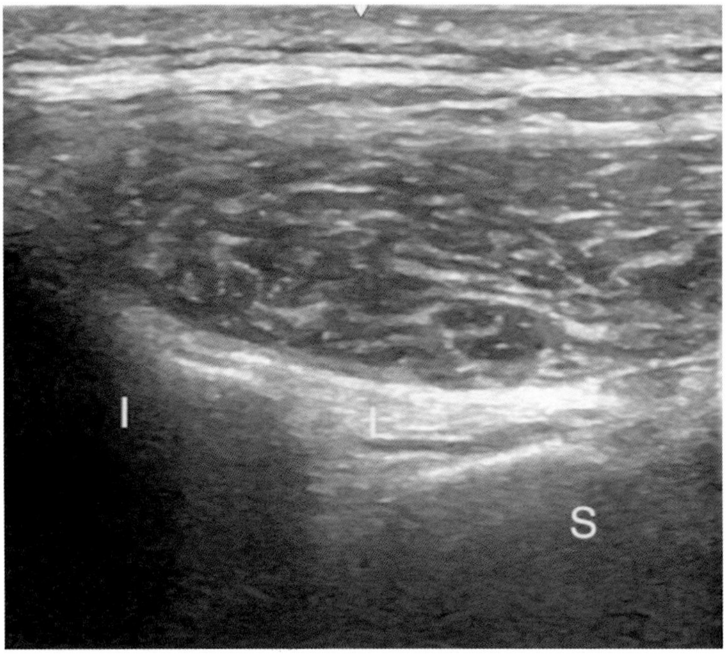

图 11.1　盂肱关节注射的超声图像。针尖进入关节囊至关节唇表面。注：G，关节盂；HH，肱骨头；L，关节唇。

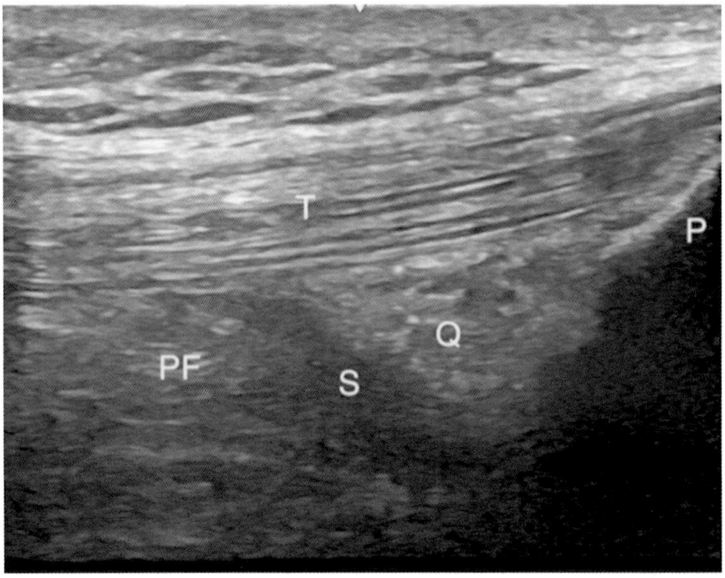

图 11.2　难以触及的肩锁关节可在超声上显示。注：A，肩峰；C，锁骨。

超声引导下的骶髂关节注射和透视引导下的骶髂关节注射的结果，没有发现在疼痛缓解和总体满意度方面有任何明显的差异[11]。此外，Cohen 等的一项随机对照试验表明，与透视引导下的注射相比，基于解剖标志定位的注射可以更直接地缓解疼痛，尽管治疗 1 个月时两种方法的结果没有差异，但 3 个月时透视引导下的骶髂关节注射的一些结果指标略有改善[12]。该研究还讨论了透视治疗的较高成本，以及相对成本 / 效益比[12]（图 11.3）。

膝关节注射

外周关节骨关节炎在门诊中较为常见。膝关节注射传统上使用基于解剖标志定位的技术进行，具有良好的疗效。一些医疗机构开始使用透视引导下的膝关节注射，最近超声也开始流行起来。2010 年的一项综述发现[13]，与基于解剖标志定位的技术相比，超声引导下的膝关节注射准确率从 77.8% 提高到 95.8%。在同一研究中，患者在超声引导下进行注射时，介入治疗相关的疼痛发生减少，疼痛评分降低，功能得到改善[13]。2018 年进行的一项随机对照试验显示，与解剖标志定位的注射相比，接受超声引导的黏弹剂（透明质酸）注射的患者在 6 周和 12 周时 WOMAC 评分量表的疼痛和功能评分明显改善[14]。作者推测，使用超声引导可能会改善膝关节黏弹剂的临床效果（图 11.4）。

大转子疼痛 / 滑囊注射

大转子疼痛综合征常伴有腰骶部根管病和慢性轴性腰痛。在许多情况下，大转子处的注射是在解剖标志定位下进行的，但有些医疗机构使用 X 线透视技术引导来确认穿刺针的位置。一项重要的研究发现，与解剖标志定位引导下的大转子疼痛综合征注射相比，X 线透视技术引导下的注射并没有提供任何更优的结果，但明显增加了成本[15]。这项研究建议，只有当患者在解剖标志定位引导下的注射和保守治疗失败后，才能进行透视下的大转子注射[15]。很少有证据评估超声与解剖标志定位引导下的大转子注射的优势和不足。

梨状肌注射

梨状肌综合征是一种不太常见的臀部和腿部疼痛的原因，应进行鉴别诊断，梨状肌注射可以改善病情，常在 X 线透视技术引导下进行。但 Finnoff 等进行的一项尸体研究显示，在超声引导下（95%）与 X 线透视技术引导下（30%），针尖放置的准确性明显更高[16]。由于肌肉的层次较深且接近坐骨神经，一般不建议使用解剖标志定位梨状肌注射。

股外侧皮神经阻滞

该操作用于治疗股外侧皮神经麻痹，传统上通过解剖标志（如髂前上棘）来定位神经。一项研究比较了在尸体和志愿者中进行超声引导与解剖标志定位引导下的股外侧皮神经阻滞的效果，发现超声引导下针尖放置的准确率（19 个尸体中有 16 个，20 名志愿者中有 16 名）比解剖标志定位引导（19 个尸体中有 1 个，20 名志愿者中均未发现）更高[17]。

枕大神经阻滞

疼痛科医生通常对枕大神经和（或）枕小神经进行阻滞以诊断和治疗头痛。这些治疗可以在解剖标志引导下进行，也可以通过透视和超声进行。2013 年，Finlayson 等的一项随机对照试验显示，透视和超声引导的成功率相似，但超声引导可减少操作时间和穿刺的次数[18]。目前比较影像引导和解剖引导注射的研究较少，但一些研究表明，与没有引导相比，超声引导的成功率更高[19]。

髂腹股沟 / 髂腹下神经阻滞

腹股沟和腹股沟神经阻滞对慢性腹股沟和盆腔疼痛的评估和治疗有帮助。长期以来，人们一直采用基于解剖标志定位的方法。在有关区域麻醉的文献中，体表解剖标志定位阻滞失败率高达 30%。Willschke 及其同事报道，超声可以降低用药量、提高疗效和控制疼痛[20]。

阴部神经阻滞

阴部神经阻滞已被用于诊断和治疗盆腔和会阴部疼痛。传统上使用基于解剖标志定位的技术，目前通常使用 X 线透视技术和超声引导的方法。2012 年的一项随机对照试验显示，超声和透视引导的神经阻滞程度没有差异，但超声需要的治疗时间明显更长[21]（表 11.1）。

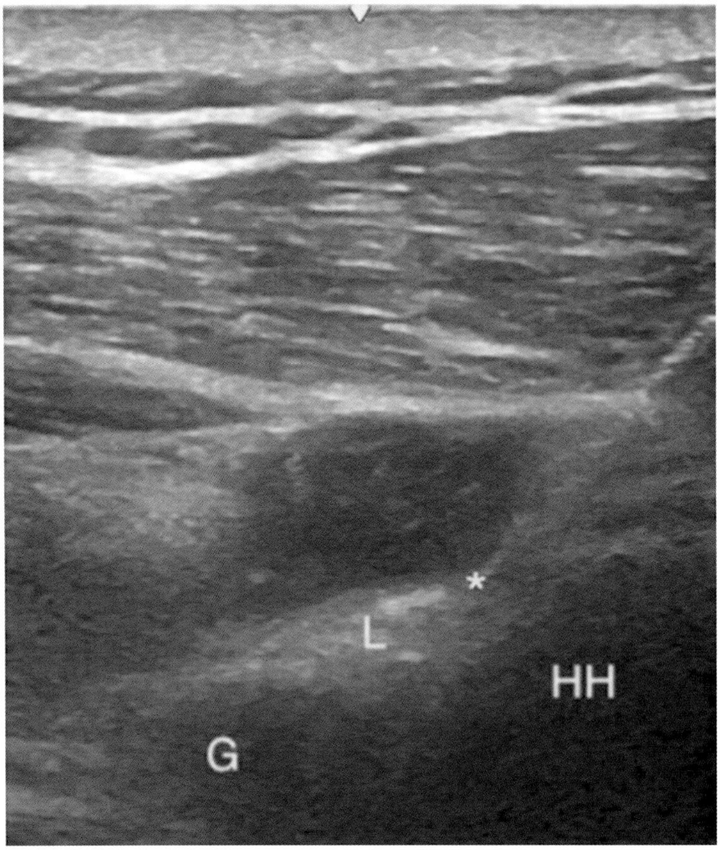

图 11.3 骶髂关节的超声图像在髂后上棘的远端。骶髂韧带复合体清晰可见。注:I,髂骨;S,骶骨;L,骶髂韧带复合体。

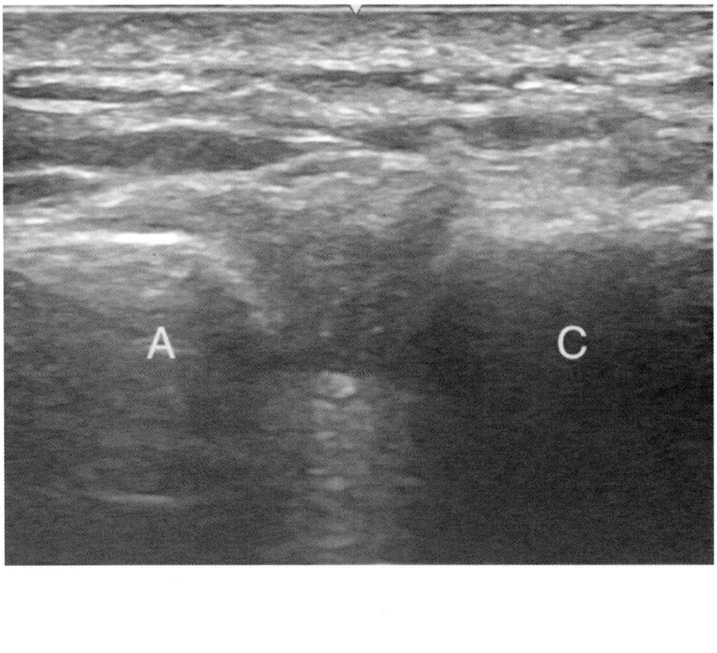

图 11.4 髌上隐窝的超声图像,由于髌上隐窝是膝关节的延伸,它是膝关节注射的最佳目标。该图像与髌骨韧带成一平面,右侧为髌骨,髌上隐窝位于股前肌和股四头肌脂肪垫之间。注:PF,股前肌脂肪垫;Q,股四头肌脂肪垫;P,髌骨;T,股四头肌腱;S,髌上隐窝。

表 11.1　与体表解剖标志定位技术相比，使用影像引导的优缺点

	优点	缺点
体表解剖标志定位	• 经济 • 快速 • 无须额外设备 • 无须额外培训	• 不够准确 • 研究显示功能改善不明显
超声引导	• 更准确 • 研究显示功能明显改善	• 成本增加 • 时间增加 • 用户依赖的学习曲线 • 更复杂

结论

对于非脊柱疼痛的治疗，包括大多数床旁治疗，有不同的证据支持使用超声引导而不是体表解剖标志定位引导。虽然透视在某些情况下具有优势，但本章所讨论的大多数治疗都可以在床旁安全进行。疼痛科医生在选择是否使用超声引导时，必须对许多因素进行评估，包括图像引导的效果、成本、所需的时间，以及用户依赖的学习曲线和舒适程度。另一个需要考虑的重要因素是患者的体形，因为影像引导对肥胖患者似乎具有明显的优势。在评估床边疼痛干预的图像引导时，应关注结果、未来的研究而不仅仅是准确性。

临床技术要点

- 超声引导可以提高一些床旁治疗的效果，如肩腰部、髋部、膝部和梨状肌注射。此外，超声引导也可以提高股外侧皮神经、髂腹股沟神经和髂腹下神经阻滞的疗效。
- 对于其他治疗，如枕神经阻滞、骶髂关节注射和大转子注射，解剖定位似乎同样有效。
- 超声引导的选择应取决于医生的经验，因为其学习曲线陡峭。
- 超声引导对特殊体形的患者可能特别有帮助。

（岳剑宁　杨立强　译）

参考文献

1. Wang D. Image guidance technologies for interventional pain procedures. Curr Pain Headache Rep. 2018;22(1):6. https://doi.org/10.1007/s11916-018-0660-1.
2. Perrinea D, Votta-Velisa G, Borgeat A. Ultrasound indications for chronic pain: an update on the most recent evidence. Pain Med. 2016;29(5).
3. Perrinea D, Votta-Velisa G, Borgeat A. Ultrasound indications for chronic pain management: an update on the most recent evidence. Curr Opin Anesthesiol. 2016;29:600–5.
4. Aly A, Rajasekaran S, Ashworth N. Ultrasound-guided shoulder girdle injections are more accurate and more effective than landmark-guided injections: a systematic review and meta-analysis. Br J Sports Med. 2015;49:1042–9.
5. Gyftopoulos S, Abballe V, Virk M, Koo J, Gold H, Subhas N. Comparison between image-guided and landmark-based glenohumeral joint injections for the treatment of adhesive capsulitis: a cost-effectiveness study. Am J Radiol. 2018;210:1279–87.
6. Hoeber S, Aly A, Ashworth N, Rajasekaran S. Ultrasound-guided hip joint injections are mor accurate than lanmark-guided injections: a systematic review and meta-analysis. Br J Sports

Med. 2016;50:392–6.
7. Byrd J, Potts E, Allison R, Jones K. Ultrasound-guided hip injections: a comparative study with fluoroscopy-guided injections. Arthroscopy. 2014;30(1):42–6.
8. Schwarzer A, Aprill C, Bogduk N. The sacroiliac joint in chronic low back pain. Spine. 1995;10(1):31–7.
9. Korbe S, Udoji E, Ness T, Udoji M. Ultrasound-guided interventional procedures for chronic pain management. Pain Manag. 2015;56:465–82.
10. Hartung W, Ross C, Straub R, Feuerbach S, Schölmerich J, Fleck M, Herold T. Ultrasound-guided sacroiliac joint injection in patients with established sacroiliitis: precise IA injection verified by MRI scanning does not predict clinical outcome. Rheumatology. 2010;49(8):1479–82.
11. Jee H, Lee J, Park K, Ahn J, Park Y. Ultrasound-guided versus fluoroscopy-guided sacroiliac joint intra-articular injections in the noninflammatory sacroiliac joint dysfunction: a prospective, randomized, single-blinded study. Arch Phys Med Rehabil. 2014;95(2):330–7.
12. Cohen S, Bicket M, Kurihara C, Griffith S, Fowler I, Jacobs M, Liu R, White M, Verdun A, Hari S, Fisher R, Pasquina P, Vorobeychik Y. Fluoroscopically guided vs landmark-guided sacroiliac joint injections: a randomized controlled study. Mayo Clin Proc. 2019;94(4):628–42.
13. Berkoff D, Miller L, Block J. Clinical utility of ultrasound guidance for intra-articular knee injections: a review. Clin Interv Aging. 2012;7:89–95.
14. Kianmehr N, Hasanzadeh A, Naderi F, Khajoie S, Haghighi A. A randomized blinded comparative study of clinical response to surface anatomy guided injection versus sonography guided injection of hyaloronic acid in patients with primary knee osteoarthritis. Int J Rheum Dis. 2018;21:134–9.
15. Cohen S, Strassels S, Foster L, Marvel J, Williams K, Crooks M, Gross A, Kurihara C, Nguyen C, Williams N. Comparison of fluoroscopically guided and blind corticosteroid injections for greater trochanteric pain syndrome: multicentre randomised controlled trial. Br Med J. 2009;338:b1088.
16. Finnoff JT, Hurdle MF, Smith J. Accuracy of ultrasound-guided versus fluoroscopically guided contrast-controlled piriformis injections: a cadaveric study. J Ultrasound Med. 2008;27:1157–63.
17. Tagliafico A, Serafini G, Lacelli F, Perrone N, Valsania V, Martinoli C. Ultrasound-guided treatment of meralgia paresthetica (lateral femoral cutaneous neuropathy): technical description and results of treatment in 20 consecutive patients. J Ultrasound Med. 2011;30:1341–6.
18. Finlayson R, Etheridge J, Vieira L, Gupta G, Tran D. A randomized comparison between ultrasound- and fluoroscopy-guided third occipital nerve block. Reg Anesth Pain Med. 2013;38(3):212–7.
19. Palamar D, Uluduz D, Saip S, Erden G, Unalan H, Akarirmak U. Ultrasound guided greater occipital nerve block: an efficient technique in chronic refractory migraine without aura? Pain Physician. 2015;18:153–62.
20. Willschke H, Marhofer P, Bosenber A, et al. Ultrasonograpy for ilioinguinal/iliohypogastric nerve blocks in children. Br J Anaesthesiol. 2005;95(2):226–30.
21. Bellingham F, Bhatia A, Chan C, Peng P. Randomized controlled trial comparing pudendal nerve block under utrasound and fluroscopic guidance. Reg Anesth Pain Med. 2012;37(3):262–6.

推荐阅读

Jacobson J. Fundamentals of musculoskeletal ultrasound. Philadelphia: Elsevier; 2013.
Malanga G, Mautner K. Atlas of ultrasound guided musculoskeletal injections. New York: Springer; 2014.

第 12 章 超声即时诊断

Isaac A. Zoch, Mostafa Maita, William D. Kang, Emily A. Vail, Ameet Nagpal

基本概念

- 超声对床旁诊断、监测、抢救、筛查和介入治疗指导至关重要。
- 与其他影像引导方式相比，超声检查无电离辐射，相对来说成本较低，并能快速观察到解剖结构。
- 三维机械扫描具有成像和重建时间更短、三维图像更精确的优势。然而，它的体积和重量导致其使用起来很不方便。
- 在介入治疗中，针尖可以在两个平面推进：①平面内（纵向）方法，即针体平行于换能器的长轴插入；②平面外方法，即针体垂直于超声束。
- 超声技术的缺点包括组织窗口不足、伪影和设备成本高等。

概述

超声是临床医学中广泛使用的一种影像引导方式，可以实现实时的解剖结构可视化。由于其便携性、可负担性和灵活性，超声的应用非常广泛且价值非凡。随着超声技术的进步，已经生产出高端的超声机，可以很容易地运送到患者床旁。此外，与其他常用的影像引导方式（如 CT、MRI 引导和核素影像引导）不同，超声不使用电离辐射，相对经济实惠，并能快速观察到解剖结构。尽管超声技术有其固有的局限性，但获得的图像可以为临床诊断和许多介入治疗提供实时指导。

本章将重点介绍超声在床旁诊断和干预方面的便携性和针尖的可视化特点。

历史回顾和传统方法

超声技术的历史渊源是基于多普勒效应的基本原理。这些概念在第二次世界大战时期被用于建造第一个水下雷达，当时法国的物理学家 Paul Langevin 改进了回声定位现象，用于潜艇的水下探测和导航[1,2]。在 20 世纪 50 年代，格拉斯哥大学的 Donald 及其同事将超声作为一种诊断工具引入医学领域[3]。20 世纪 90 年代开发了更紧凑、更实惠的超声机的早期设计，但因其图像质量差而在应用时受到限制。

超声技术的进一步发展推动了其在床旁诊断和介入性疼痛诊疗中的常规应用[4]。床旁 POCUS 被越来越多地用于促进精确的诊断、协助治疗，并在紧急情况下对患者进行分诊。此外,它还提供了一种便携、经济、无辐射的诊断方法[5],并为微创介入治疗提供实时可视化引导[4]。

最新发展

便携式超声设备不仅用于诊断,还有助于监测、急救、筛查和介入治疗引导。近年来,随着这些设备更加便携,医生们越来越多地将其用于床旁治疗。研究表明,在介入治疗中使用超声有许多好处,包括减少局部麻醉药的全身毒性[6]、识别异常的解剖结构、减少阻滞相关的并发症(如气胸或阻滞失败[7])及缩短治疗时间[8]。

随着超声设备的迅速发展,其更小、更实惠、更人性化,从而为广大从业者和受训者扩充了使用和学习机会。近年来,又出现了一类新的小型手持设备,更加便携和经济[5]。这些超便携设备重量轻,以电池为动力,而且价格越来越便宜。最近,超声技术的改进包括二维相控阵换能器、三维实时超声、谐波组织影像和空间复合影像,都有助于提高诊断和治疗水平[4]。

三维超声图像是使用多个一维或二维图像重建的。扫描技术必须是快速或门控的,以避免运动伪影。此外,如果不能准确获得一维或二维图像的位置和方向,三维图像会出现几何失真。三维机械扫描具有影像引导和重建时间更短、图像更准确的优势。然而,三维超声控制台的体积和重量降低了其便携性和便利性[5]。

组织谐波成像和空间复合成像是最近的两项创新,它们提高了图像的分辨率,在过去的十年中,大多数超声装置都可以使用。当超声脉冲穿过组织时,原来的波形会变得失真。谐波频率是由许多高阶谐波的不同频率的反射回波产生的。谐波成像既能捕捉到基频,又能捕捉到其二次谐波成分,从而减少了表面组织的伪影和杂波。谐波成像技术特别有利于深部和复杂解剖结构的可视化,对于这些结构,谐波成像可以提高图像分辨率[4]。

空间复合或多波束成像利用不同方向的平行波束对组织进行多次成像。这些回波的平均值被复合,以产生一个单一的复合图像,其“杂音”和“噪音”水平降低,但对比度和边缘清晰度提高,这可以帮助针尖可视化,也有助于提高横向分辨率和减少图像的“颗粒感”[4]。

传统上,介入性疼痛专家使用解剖标志或CT、MRI或透视的影像引导来进行治疗。由于超声具有易用性、无辐射及对解剖结构、针尖推进和药液扩散的实时可视化特点,因此在介入性疼痛治疗中的应用已越来越普及。介入性疼痛专家已经报道了在多种治疗中使用超声引导的情况(表12.1)。

研究表明,与透视相比,超声引导能提高医生避免血管内注射的能力,使操作更加安全[4,9]。目前,尚缺乏数据比较超声与透视引导下的疼痛介入治疗的有效性[4,9]。

超声引导下的介入治疗可采用以下两种方法进行穿刺:引导式和自由式[10]。在引导针穿刺时,连接在探头上的机械引导器限制了穿刺的路径,而超声屏幕则显示其预测的路径。虽然引导针技术可以提供更精确的穿刺,但在高回声和伪影的组织中,针的可视化可能受到限制。相反,自由针穿刺更具挑战性,但穿刺和操作可以更加灵活。

超声引导下的进针可在两个正交平面进行:①与超声探头平行[平面内(纵向)方法];②与探头垂直(平面外方法)。在平面内方法中,针尖横向插入并平行于换能器的长轴,允许临床医生在不重新定位超声探头的情况下观察针尖的运动(图12.1)。在平面外方法中,针尖垂直于超声探头的中线,当针尖通过超声束时,可显示一个高回声的点

表 12.1 超声引导下的介入性疼痛注射

轴索
• 关节内切面阻滞/内侧支神经阻滞
• 硬膜外注射
关节
• 肘
• 髋
• 膝
• 骶髂
• 肩
• 腕
外周与其他部位
• 星状神经节
• 枕大神经
• 臂丛神经分支
• 腰骶神经丛分支
• 肋间神经
• 股外侧皮神经
• 肩胛上神经
• 髂腹股沟神经
• 髂腹下神经
• 股神经

(图 12.2)。在某些情况下,治疗时可以适当使用两种方法;临床医生可能会因为个人经验、超声图像中针尖目标的位置或解剖结构(如血管)在针尖路径上的位置而偏爱其中一种方法。无论采用哪种方法,都应随时观察到针尖,以尽量减少对邻近组织的损伤[11]。

注意事项与局限性

尽管超声在实际应用中比其他影像引导方式具有更多的优势,但临床医生应该意识到其局限性,包括但不限于二维图像的生成、医生技能水平的变化和伪影的存在。使用多个二维图像获得的测量结果可能会发生变化,有时甚至会不准确[12]。超声波的物理特性阻碍了一些身体组织的准确成像,并能产生明显的视觉伪影,包括镜面反射、声影和图像折射。因此,物体在图像中的位置可能被误解和误判,特别是对没有经验的超声医生来说。高频超声探头发出的波产生的图像具有卓越的轴向分辨率, 但穿透力低,限

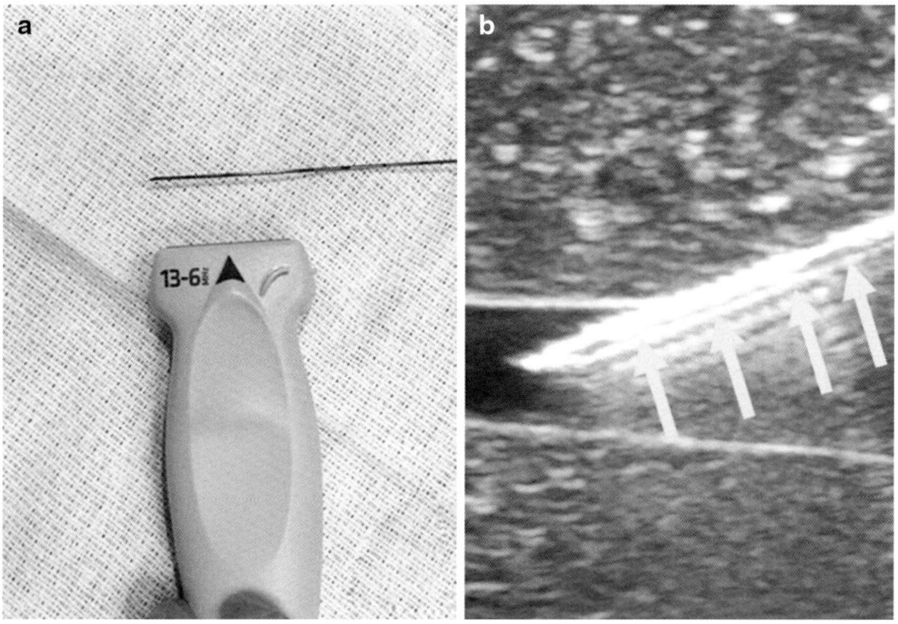

图 12.1 超声引导下的介入治疗:平面内(纵向)方法,针与探头平行。(a)针尖横向插入并平行于换能器的长轴,允许临床医生在不重新定位超声探头的情况下观察针尖的运动。(b)平面内方法的超声图像。箭头所示为针轴。

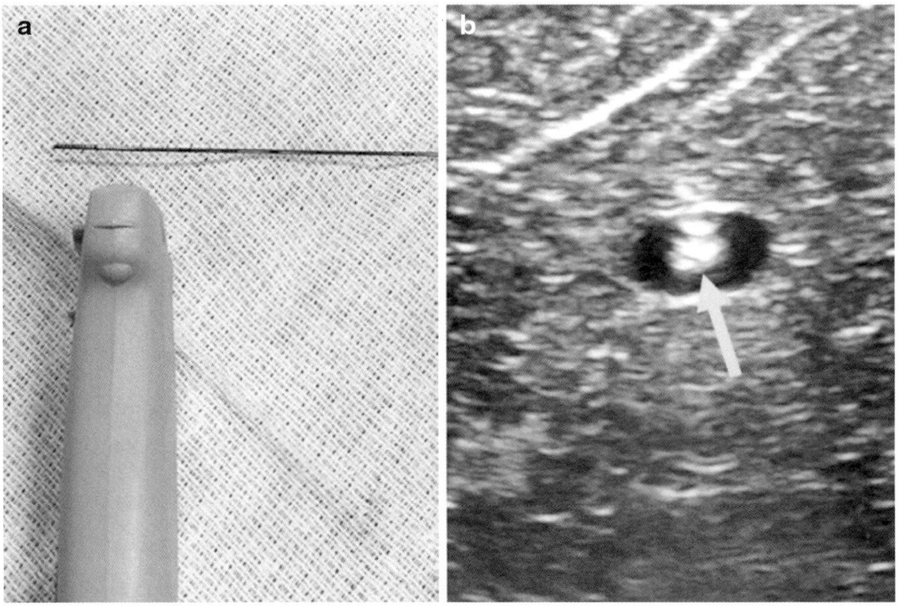

图 12.2 超声引导下的介入治疗：平面外方法。针尖垂直于超声探头的中线，当针尖通过超声束时，可显示一个高回声的点。注意，针尖周围的液体增强了视觉效果。(a)在平面外方法中，针尖横向插入并平行于换能器的长轴，允许临床医生在不重新定位超声探头的情况下观察针尖的运动。(b)平面外方法的超声图像。箭头所示为针轴。注意，针尖周围的液体增强了视觉效果。

制了其对深层结构的成像能力。而低频探头的情况则相反。此外，当超声脉冲穿过组织时，其强度可因散射、摩擦损失和原始机械能转化为热能而被吸收，因此导致强度减弱[4]。

结论与展望

现代超声设备的设计是基于50多年前使用的原始设备中的许多基本原理[4]。与其他影像引导方式相比，超声相对经济、便携、安全，并可用于实时介入治疗引导。图像质量和分辨率的不断提高，使超声的应用扩展到传统诊断影像引导以外的许多医学领域，特别是区域麻醉和疼痛医学。超声技术已经成为一种安全的成像方式，同时具有诊断和介入治疗的效用。在比较超声与传统成像技术时，仍需要进行更多的随机对照试验。尽管如此，介入治疗医生已经认识到了超声的安全性和实用性，并将其用于许多介入治疗中[4]。

（岳剑宁 杨立强 译）

参考文献

1. Campbell S. A short history of sonography in obstetrics and gynaecology. Facts Views Vis Obgyn. 2013;5(3):213–29.
2. Schellpfeffer MA. Ultrasound imaging in research and clinical medicine. Birth Defects Res C Embryo Today Rev. 2013;99(2):83–92.
3. Johnson G, Kirkpatrick AW, Gillman LM. Ultrasound in the surgical ICU: uses, abuses, and pitfalls. Curr Opin Crit Care. 2019;25(6):675–87.
4. Narouze SN. In: Narouze SN, editor. Atlas of ultrasound-guided procedures in interventional

pain management. Springer; 2018. 325 p.
5. Moore C, Copel J. Point-of-care ultrasonography. N Engl J Med 364(8):749–57 (Feb 24). N Engl J Med. 2011;364:749–57.
6. Marhofer P, Schrogendorfer K, Wallner T, Koinig H, Mayer N, Kapral S. Ultrasonographic guidance reduces the amount of local anesthetic for 3-in-1 blocks. Reg Anesth Pain Med. 1998;23(6):584–8.
7. Marhofer P, Greher M, Kapral S. Ultrasound guidance in regional anaesthesia. Br J Anaesth. 2005;94(1):7–17.
8. Gray AT. Ultrasound-guided regional anesthesia: current state of the art. Anesthesiology. 2006;104(2):368–73, discussion 5A.
9. Narouze S, Peng PW. Ultrasound-guided interventional procedures in pain medicine: a review of anatomy, sonoanatomy, and procedures. Part II: axial structures. Reg Anesth Pain Med. 2010;35(4):386–96.
10. Arif M, Moelker A, van Walsum T. Needle tip visibility in 3D ultrasound images. Cardiovasc Intervent Radiol. 2018;41(1):145–52.
11. Jones CD, McGahan JP, Clark KJ. Color Doppler ultrasonographic detection of a vibrating needle system. J Ultrasound Med. 1997;16(4):269–74.
12. Suri JS. Advances in diagnostic and therapeutic ultrasound imaging. Artech House; 2008.

推荐阅读

Campbell S. A short history of sonography in obstetrics and gynaecology. Facts Views Vis Obgyn. 2013;5(3):213–29.

Narouze SN. In: Narouze SN, editor. Atlas of ultrasound-guided procedures in interventional pain management. Springer; 2018. 325 p.

Moore C, Copel J. Point-of-care ultrasonography. N Engl J Med 364(8):749–57 (Feb 24). N Engl J Med. 2011;364:749–57.

第 13 章
床旁神经调控

Tuan Tang, Alaa Abd-Elsayed

基本概念

- 无创、便携式、廉价且总体上安全的神经调控可以成为合理的床旁疼痛管理选择。
- 大多数技术，包括经皮神经电刺激(TENS)，都可以广泛使用，而且应用的障碍也较少。
- 大多数神经调控技术在床旁应用的排除标准包括(但不限于)妊娠、近期头部创伤、癫痫发作史或经皮神经调控的不良副作用史。

床旁经皮神经电刺激

概述

经皮神经电刺激(TENS)是一种非侵入性的神经调控技术，它利用经皮电流通过电极传递到皮层部位或根据耳部穴位，以达到潜在的局部或全身镇痛作用[1]。TENS 的主要模式包括传统 TENS，它使用高频、低强度的电流来抑制节段性通路，以及类针灸 TENS(ALTENS)，它使用低频、高强度的电流来激活抑制性节段外通路[2]。就临床效果而言，一些随机对照试验显示，TENS 对术后疼痛的缓解作用比安慰剂大，特别是高频、高强度刺激；但早期的系统性回顾并没有证实其益处[2-4]。其他考虑到的适应证研究产生了分娩疼痛的微弱证据，但痛经的证据不足且慢性疼痛的证据不确定，因此需要进一步研究以验证 TENS 的获益[4-6](表 13.1)。

适应证与禁忌证

与其他形式的神经调控类似，TENS 疗法的适应证是中枢性疼痛症状，而它更适合于解决局部中枢性疼痛[7-9](图 13.1)。由于 TENS 采用经皮方法，因此不应用于开放性伤口及包括恶性肿瘤在内的皮肤病变，也不应用于受触觉过敏和过度兴奋影响的非感觉性皮区。电极放置位置的重要危险区域包括颈动脉窦刺激、喉痉挛、眼压增加(HEENT)及前胸和后胸(心脏传导异常、通过肋间肌过度刺激损害肺部)[1,3,10]。电疗(如 TENS)的禁忌证包括心脏起搏器和植入式心律转复除颤器、妊娠和癫痫，但在某些情况下可以考虑在专业人员的监督下使用 TENS[9]。

设备和用品

虽然许多 TENS 套件有不同的变化和容量，但一般来说，它们包含：TENS 装置(双

表 13.1　传统和类针灸 TENS 的特点和作用原理

	特点[a]	作用原理
传统 TENS	• 高频(50~100Hz) • 低强度 • 短波宽(50~200μs)	刺激皮区大直径、低阈值的非伤害性传入纤维(A-β),抑制节段性通路(通过痛觉感受器的失活和中枢神经系统的敏化)
类针灸 TENS	• 低频(2~4Hz) • 高强度 • 长波宽(100~400μs)	刺激小直径、高阈值的外周传入纤维(A-δ),从而激活抑制性节外生枝通路(通过激活中脑导水管周围灰质和延髓头段腹内侧区)

注:[a] 由国际疼痛学会(IASP)定义。

通道)、两根电线(有 4 个接头)、4 个电极贴片、电源/电池和一个皮带夹。用户可以调整脉冲幅度(mA)、频率(Hz)、脉冲宽度(μs)和电流模式。TENS 设备的放置位点取决于疼痛的位置。

技术

电极应放在目标皮区且没有神经病变的健康皮肤上,但也可置于较大的近端神经处。

在确保接触部位清洁和干燥后,将两组电极放在特定的疼痛部位(如颈部疼痛、背部疼痛),并将导线连接到连接器和 TENS 装置上[9]。通过可靠的电源(如电池或插座连接)启动 TENS 装置并输入所需的设置。由于每个设备都有不同的设置选项,因此在正确管理输入方面要寻求手册或专业人员的帮助。患者可以根据医生的意见修改设置(图 13.1)。

潜在并发症和不良反应

可能会出现潜在的使用依赖性镇痛耐受。这可能被 N- 甲基 -D- 天门冬氨酸阻滞剂所抵消,它可以防止脊髓阿片受体的耐受[1,4,10]。使用混合频率(在同一疗程中调节高频率和低频率的放电)或交替频率(在不同疗程中)已被证明是一种可能的耐受性预防因素,因为 μ－阿片类和 σ－阿片类受体被同时激活[6]。严重的不良反应罕见,最常见的副作用是电极放置侧的皮肤刺激和皮炎。

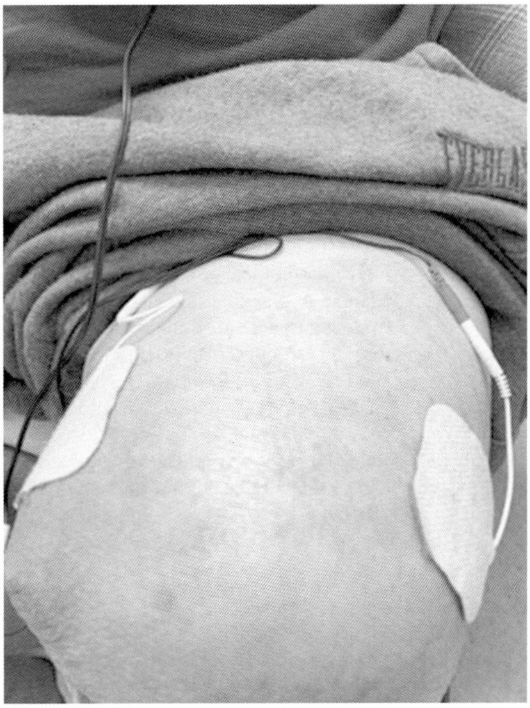

图 13.1　顽固性残肢疼痛的患者进行床旁经皮神经调控。该患者截肢后出现了顽固性下肢疼痛。经皮神经电刺激后疼痛缓解 50%以上。

临床技术要点

- TENS是一种非侵入性的廉价技术，它使用一种便携式的、以电池为动力的脉冲发生器，可以在市面上买到，并且可以自我使用和自我调整，其副作用和药物相互作用非常小。
- 通常可快速起效，但作用时间较短，需要多次和频繁的治疗才能控制慢性疼痛。
- 即使预判TENS治疗无法治愈疾病，但TENS的有效试验可用于预测脊柱刺激装置是否成功，如脊髓电刺激(SCS)。

（徐晓雪 杨立强 译）

参考文献

1. Verma N, Mudge JD, Kasole M, Chen RC, Blanz SL, Trevathan JK, et al. Auricular vagus neuromodulation—a systematic review on quality of evidence and clinical effects. Front Neurosci. 2021;15:664740. [cited 2022 Feb 5]. http://www.ncbi.nlm.nih.gov/pubmed/33994937.
2. Thuvarakan K, Zimmermann H, Mikkelsen MK, Gazerani P. Transcutaneous electrical nerve stimulation as a pain-relieving approach in labor pain: a systematic review and meta-analysis of randomized controlled trials. Neuromodulation. 2020;23(6):732–46.
3. Tirlapur SA, Vlismas A, Ball E, Khan KS. Nerve stimulation for chronic pelvic pain and bladder pain syndrome: a systematic review. Acta Obstet Gynecol Scand. 2013;92(8):881–7.
4. Hofmeister M, Memedovich A, Brown S, Saini M, Dowsett LE, Lorenzetti DL, et al. Effectiveness of neurostimulation technologies for the management of chronic pain: a systematic review. Neuromodulation. 2020;23(2):150–7.
5. Patel ABU, Weber V, Gourine AV, Ackland GL. The potential for autonomic neuromodulation to reduce perioperative complications and pain: a systematic review and meta-analysis. Br J Anaesth. 2022;128(1):135–49.
6. Zeng H, Pacheco-Barrios K, Cao Y, Li Y, Zhang J, Yang C, et al. Non-invasive neuromodulation effects on painful diabetic peripheral neuropathy: a systematic review and meta-analysis. Sci Rep. 2020;10(1):19184.
7. Cardinali A, Celini D, Chaplik M, Grasso E, Nemec EC. Efficacy of transcutaneous electrical nerve stimulation for postoperative pain, pulmonary function, and opioid consumption following cardiothoracic procedures: a systematic review. Neuromodulation. 2021;24(8):1439–50.
8. Mahran A, Baaklini G, Hassani D, Abolella HA, Safwat AS, Neudecker M, et al. Sacral neuromodulation treating chronic pelvic pain: a meta-analysis and systematic review of the literature. Int Urogynecol J. 2019;30(7):1023–35.
9. Wu LC, Weng PW, Chen CH, Huang YY, Tsuang YH, Chiang CJ. Literature review and meta-analysis of transcutaneous electrical nerve stimulation in treating chronic Back pain. Reg Anesth Pain Med. 2018;43(4):425–33.
10. Reuter U, McClure C, Liebler E, Pozo-Rosich P. Non-invasive neuromodulation for migraine and cluster headache: a systematic review of clinical trials. J Neurol Neurosurg Psychiatry. 2019;90(7):796–804.

推荐阅读

DeSantana J, et al. Effectiveness of transcutaneous electrical nerve stimulation for treatment of hyperalgesia and pain. Curr Rheumatol Rep. 2008;10(6):492–9.

Johnson M. Transcutaneous electrical nerve stimulation: mechanisms, clinical application and evidence. Br J Pain. 2007;1(1):7–11.

Mendonca ME, et al. Transcranial DC stimulation in fibromyalgia: optimized cortical target supported by high-resolution computational models. J Pain. 2011;12(5):610–7.

第 14 章 黏液补充剂治疗骨关节炎疼痛

Russell R. Lambert, Steven B. Jackson

基本概念

- 黏液补充剂可用于治疗膝关节骨关节炎继发的疼痛。
- 有报道表明黏液补充剂也可用于其他大关节，包括髋关节、肩关节、踝关节及颞下颌关节。
- 推荐使用分子量较高的透明质酸(HA)交联制剂。
- 黏液补充剂是治疗骨关节炎继发疼痛的一种经济有效的方法。
- 黏液补充剂缓解症状的临床意义仍存在争议，必须根据具体情况进行评估。

概述

黏液补充剂(VS)是指使用透明质酸(HA)制剂作为注射溶液，用于缓解关节内疼痛的药物。HA是一种天然存在的多糖，存在于滑液中，其具有多种功能，包括润滑、“减震”、抗炎，甚至镇痛。在过去的20年里，VS作为一种非开放性手术治疗膝关节炎已经获得了极大的认可。VS在其他部位如髋关节和盂肱关节，甚至在治疗颞下颌关节功能障碍方面也可获益[1-3]。

从临床医生的角度来看，可以利用基本的技术技能或不使用额外的影像引导方法，相对容易地提供和安全地注射VS。X线透视技术、超声和传统的注射技术都可用来注射VS。虽然临床获益仍在研究中，但目前的共识表明，VS是一种安全的非开放性手术治疗方法，适用于关节疼痛的患者。

历史回顾

VS的商业开发主要是针对膝关节骨关节炎的治疗。1997年，HA在美国被批准作为一种关节内生物医疗器械[4]。从那时起，已经开发了许多配方，每种配方都有不同的分子量和HA的浓度，每个系列的注射次数通常为1~5次，具体取决于制造商的建议[4-6]。门诊时，可采用不同的技术(包括髌骨中侧部位)向膝关节注射VS[7]。根据医生的经验，可以进行肩关节内注射[2,8]。其他关节，包括但不限于踝关节、髋关节和拇指掌骨关节，应通过透视进行定位[9]。尽管这种治疗方式被广泛认为是安全的，但其临床改善的程度却受到了质疑，并在几个不同的医学学科中被仔细审查。

最新发展

随着人口的不断老龄化，医疗机构正在治疗越来越多的患者，他们主诉包括骨关节炎在内的许多疾病造成的大关节疼痛。例如，膝关节骨关节炎患者经常抱怨膝关节疼痛，这种疼痛会因日常生活活动而加剧，而且通过改变活动方式、使用非甾体抗炎药(NSAID)、物理治疗，甚至注射皮质类固醇均无法缓解。因此，许多患者担心外科手术干预仍然是唯一可用的方式。然而，对于那些希望避免治疗或尚未成为理想的治疗人选的患者，VS可以作为另一种治疗选择。

VS的临床效益归因于HA的多种作用机制。VS通过增加局部滑膜液的黏度来提供机械支持、刺激软骨细胞的增殖并减少其凋亡。HA还能促进自体蛋白多糖的合成，以进一步滋养关节软骨，同时减少固有的软骨毒性的炎症过程[10](表14.1)。此外，已广泛证明VS是一个安全的、具有成本/效益的治疗选择，适用于特定的大关节疼痛患者。

当选择VS作为关节周围疼痛的治疗方案时，采用的技术和方法取决于患者和医生。VS补充注射技术与其他关节内注射剂（如皮质类固醇)的注射技术相同。传统的膝关节、肩关节和踝关节的关节内注射是利用特定解剖标志的空间想象来标记。随着便携式影像引导方式(包括超声波)越来越容易获得，医生发现他们能够提供准确的注射剂，包括VS。然而，缺乏透视和(或)超声时也不应阻止医生应用VS。尽管每个潜在注射部位的详细说明超出了本章的范围，但下文简要介绍了肩关节、膝关节和踝关节的基本注射技术，每个部位都没有使用超声波。

图14.1展示了在膝关节注射VS的髌骨中外侧入路。患者通常取仰卧位，膝关节伸展。触诊髌骨的上、下和外侧。

确定髌骨的中点。髌骨可以略微外翻并向侧方移动，以便更好地进入髌股关节。然后将针头垂直于肢体长轴插入髌股关节间隙[11]。图14.2展示了进入盂肱关节的后入路。该部位利用了肱骨头和关节盂之间的一个天然“软点”，该软点位于肩峰后外侧角下方2~3cm和内侧1~2cm[12]。

患者背对医生，穿刺针穿过皮肤和软组织，对准喙突，医生有时可以用另一只手同时触摸喙突，以帮助进行三角定位。图14.3展示了一个在踝关节注射VS的部位。该技术利用了另一个天然的软点，该软点位于胫前肌腱和胫骨关节线水平的内侧踝之间[13]。患者可取坐位，四肢悬在检查台上，或舒适地仰卧。然后，医生按照上述方法触诊该软点，并将针尖对准踝部，与胫距关节线平行。

此外，所使用的产品往往是由患者的医疗保险提供商决定的。多年来，已经开发和改进了许多制剂，每一种制剂厂商都声

表14.1 透明质酸的作用机制

效果	作用机制
软骨保护	刺激软骨细胞增殖
蛋白多糖合成	促进蛋白聚糖(关节软骨中的一种主要的多糖)的合成
抗炎	抑制IL-1β、IL-8、IL-6、PGE_2、TNF-α，并下调MMP
机械支撑	增加滑膜液的黏度，缓冲振动等物理应力
软骨下骨	保持骨小梁结构以保持软骨下骨的骨密度
镇痛	结合机械敏感离子通道，抑制关节伤害感受器

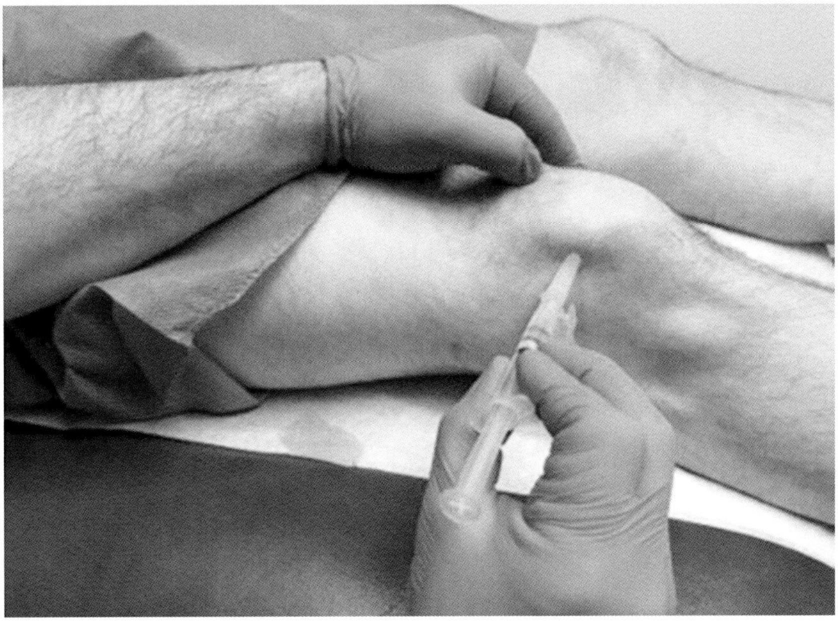

图 14.1　膝关节内注射的髌骨中外侧入路。

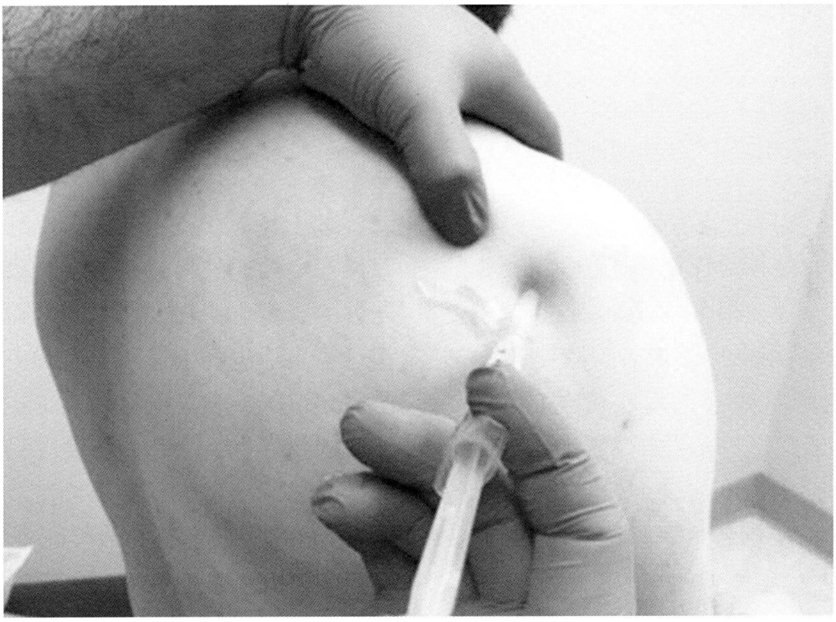

图 14.2　通过触摸肱骨头和关节盂之间的天然“软点”，即位于肩胛盂后外侧下方 2~3cm 和内侧 1~2cm 来进入盂肱关节的后方。然后，针头穿过皮肤和软组织并进入喙突，用另一只手同时触摸喙突。

称比竞争对手有优势。然而，Henrotin 等总结了一些共识，包括循证剂量建议、单次注射方案必须使用专门开发的产品，高度交联的产品可以增加关节内停留的时间[9]。VS 的临床适应证仍在不断发展，并且是持续争论的话题。

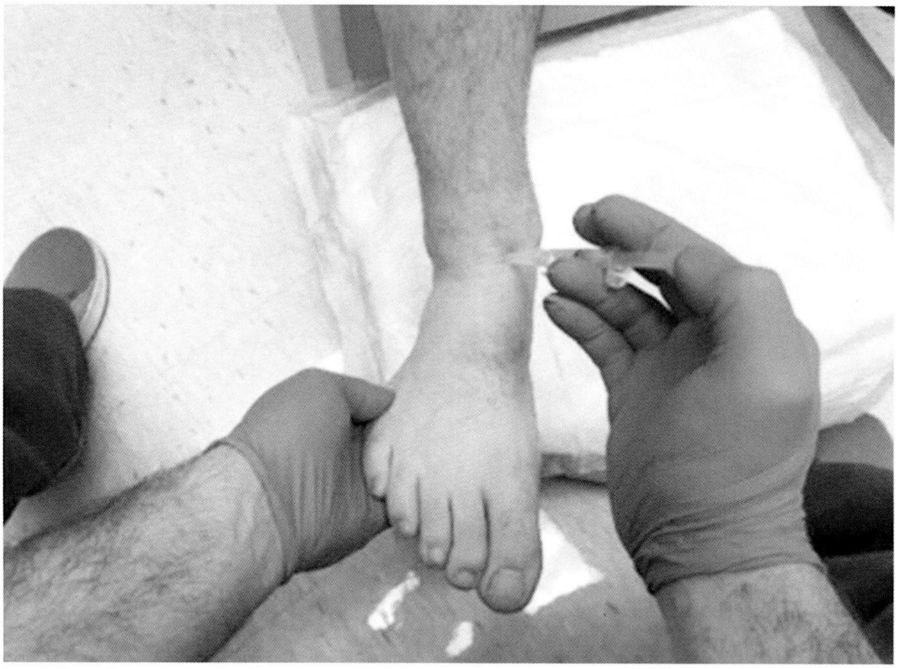

图 14.3 将针头置入一个天然"软点"来进入踝关节,该软点位于内踝外侧和胫骨前肌腱内侧。然后,针垂直于胫距关节线刺入皮肤和软组织。

隐患

虽然VS被广泛认为是治疗关节疼痛的一种安全的非外科治疗选择,但对于VS的临床获益程度存在很多争议。最小临床重要差异(MCID)是用来检测患者报告结果中被认为具有临床重要性的最小变化的指标。Herman等[4]回顾了许多关于VS的MCID报告,尽管疼痛缓解,但缺乏明显的临床疗效的证据。此外,美国骨科医师协会(AAOS)在2013年推翻了其关于使用VS治疗膝关节骨关节炎的建议,现在表示该协会不能推荐对有症状的膝关节骨关节炎患者使用HA,理由是普遍缺乏证明其有明显临床获益的证据[14]。因此,在考虑使用VS时,患者需要接受教育并了解可能的结果。

结论

如上所述,VS仍然是治疗关节疼痛的一种安全的非外科治疗选择。无论是否采用先进的影像学手段,它都可以在门诊环境中相对容易地进行治疗。然而,在公布有关VS使用建议的专业学会和协会中,存在着相互矛盾的指导方针。目前围绕VS的使用及其潜在的临床获益的研究不断变化,医生需要了解VS并根据现有的最佳证据为患者提供适当的咨询。因此,在考虑将VS作为关节疼痛的一种治疗选择时,患者的选择至关重要,也可能是最关键的因素。

(王超 杨立强 译)

参考文献

1. Leite VF, Daud Amadera JE, Buehler AM. Viscosupplementation for hip osteoarthritis: a systematic review and meta-analysis of the efficacy on pain and disability, and the occurrence of adverse events. Arch Phys Med Rehabil. 2018;99(3):574–83.
2. Kwon YW, Eisenberg G, Zuckerman JD. Sodium hyaluronate for the treatment of chronic shoulder pain associated with glenohumeral osteoarthritis: a multicenter, randomized, double-blind, placebo-controlled trial. J Shoulder Elb Surg. 2013;22(5):584–94.
3. Ferreira N, Masterson D, Lopes de Lima R, de Souza Moura B, Oliveira AT, Kelly da Silva Fidalgo T, et al. Efficacy of viscosupplementation with hyaluronic acid in temporomandibular disorders: a systematic review. J Craniomaxillofac Surg. 2018;46(11):1943–52.
4. Johal H, Devji T, Schemitsch EH, Bhandari M. Viscosupplementation in knee osteoarthritis: evidence revisited. JBJS Rev. 2016;4(4):1–11.
5. Jevsevar D, Donnelly P, Brown GA, Cummins DS. Viscosupplementation for osteoarthritis of the knee. J Bone Jt Surg Am. 2015;97:2047–60.
6. Bedard NA, DeMik DE, Glass NA, Burnett RA, Bozic KJ, Callaghan JJ. Impact of clinical practice guidelines on use of intra-articular hyaluronic acid and corticosteroid injections for knee osteoarthritis. J Bone Jt Surg Am. 2018;100(10):827–34.
7. Douglas RJ. Aspiration and injection of the knee joint: approach portal. Knee Surg Relat Res. 2014;26(1):1–6.
8. Blaine T, Moskowitz R, Udell J, Skyhar M, Levin R, Friedlander J, et al. Treatment of persistent shoulder pain with sodium hyaluronate: a randomized, controlled trial. J Bone Jt Surg Am. 2008;90(5):970–9.
9. Henrotin Y, Raman R, Richette P, Bard H, Jerosch J, Conrozier T, et al. Consensus statement on viscosupplementation with hyaluronic acid for the management of osteoarthritis. Semin Arthritis Rheum. 2015;45(2):140–9.
10. Altman R, Manjoo A, Fierlinger A, Niazi F, Nicholls M. The mechanism of action for hyaluronic acid treatment in the osteoarthritic knee: a systematic review. BMC Musculoskelet Disord. 2015;16(1):321.
11. Jackson DW, Evans NA, Thomas BM. Accuracy of needle placement into the intra-articular space of the knee. J Bone Jt Surg Am. 2002;84(9):1522–7.
12. Paxton ES, Backus J, Keener J, Brophy RH. Shoulder arthroscopy: basic principles of positioning, anesthesia, and portal anatomy. J Am Acad Orthop Surg. 2013;21(6):332–42.
13. Chiodo CP, Logan C, Blauwet CA. Aspiration and injection techniques of the lower extremity. J Am Acad Orthop Surg. 2018;26(15):e313–20.
14. Brown GA. AAOS clinical practice guideline: treatment of osteoarthritis of the knee: evidence-based guideline, 2nd edition. J Am Acad Orthop Surg. 2013;21(9):577–9.

推荐阅读

Hunt C, Provenzano DA, Eshraghi Y, Mittal N, Souza D, Buchheit T. Should intra-articular hyaluronic acid be used routinely for knee osteoarthritis pain? PM R. 2021; https://doi.org/10.1002/pmrj.12740. PMID: 34837674.

第 15 章 床旁物理治疗：超声波治疗和其他物理疗法

Danielle L. Sarno, Erika T. Yih

基本概念

- 超声波治疗是治疗各种肌肉骨骼疾病引起的急、慢性疼痛的一种低风险干预措施。
- 重复经颅磁刺激(rTMS)使用高频脉冲在目标脑实质中产生感应电流。在初级运动皮层上进行高频 rTMS 似乎在缓解疼痛方面疗效最佳。
- 在治疗各种肌肉骨骼疾病时，低水平激光疗法可调节炎症介质以产生镇痛效果。
- 毫米波疗法(MWT)被认为可以改变周围神经受体的功能并诱导内源性阿片类物质系统的变化。
- 需要对超声波治疗、rTMS、低强度激光疗法(LLLT)和 MWT 的疗效和特异性进行更有力的研究。

超声波治疗

自 20 世纪 50 年代以来，超声波一直用于医疗目的，当时它首次被用作妇产科的诊断工具[1]。多年来，其应用范围已扩大到软组织病理学的诊断、注射和插管放置期间的成像引导及胎儿监护，还被广泛用于无数治疗目的。超声最经典的用途是治疗肌肉骨骼疾病，如骨关节炎、软组织肩部损伤和肌筋膜疼痛[2,3]，此后其应用也已扩展到治疗心房颤动、肾结石、骨折及软组织良、恶性肿瘤[4,5]。

低强度超声波治疗 / 超声透热疗法

超声波治疗涉及使用超声波机器，该机器通过手持式换能器探头的晶体传导电信号。在压电效应中，超声波探头中的晶体振动产生超出人类听觉范围频率的机械波。压力、振幅、频率和传播长度均可调整。将偶联介质(通常是低过敏性凝胶)放置在皮肤上，以帮助波传导到目标组织[5]。产生的能量波引起探针下组织的振动和加热，这可以使血管舒张以增加血流量和供氧，从而加速愈合[4]。当超声波用于诊断目的时，温度的升高会保持在相对较低或可以忽略不计的水平[6]。相比之下，超声波用于治疗时，会使用更高强度的聚焦或非聚焦能量波加热更长的时间。

物理治疗师利用低功率超声波治疗产生的热能来治疗拉伸疼痛和肩部疾病[7]。传感器以圆周运动作用于受伤或疼痛区域，以加热肌腱、肌肉和其他组织，并提高这些区域的血流和愈合速度。有Ⅲ级证据支持使用低强度超声波治疗肌肉骨骼系统退行性疾病的疼痛[4]。有关超声波治疗的临床获益水平的研究结果相互矛盾[3,8–11]，需要有更多适应证和技术的高质量研究。然而，如果技术应用得当，烧伤等伤害的风险较低，总的来说，低强度的超声波治疗在低风险水平上提供了适度的疗效。

高强度聚焦超声(HIFU)

HIFU 用于子宫肌瘤消融术[12,13]、心脏消融术[14]、内脏软组织消融术[15]、前列腺癌的管理[16–18]、青光眼的治疗[19]和美容治疗抬升眉毛[20]。HIFU 使用一个弯曲的换能器探头，在距离换能器平面几毫米到几厘米的位置生成超声波的焦点，使用大于 $1kW/cm^2$ 的 0.5~7MHz 的局部高强度波治疗组织中产生的大小为几毫米的病变[5]。在将超声波束的焦点移动到其他位置以完成计划的治疗量之前，必须监测治疗区域的组织变化，以确保达到足够的治疗效果。超声和 MRI 等成像方式用于图像引导和治疗监测，当与超声联合使用时，可以提高治疗的安全性、准确性和有效性[21]。超声成像具有实时可视化的优势，与置入式设备相比，超声成像具有更广泛的普适性和更低的成本，但 MRI 仍然是首选的成像方式，因为它具有更高的图像分辨率和更宽的视野[21]。

其他物理疗法

经颅磁刺激(TMS)

TMS 是一种非侵入性技术，自 20 世纪 90 年代以来一直用于治疗疼痛[22]。最初出现时，TMS 作为一种非侵入性、较便宜的治疗方法来替代通过硬膜外运动皮层刺激和深部脑刺激的侵入性脑刺激，这两种方式在治疗多种病因引起的慢性疼痛方面都显示出疗效[23–29]。在 TMS 中，将线圈放置在患者的头皮上，脉冲发生器中的电容器被快速充电和放电，并通过线圈内的布线系统发送短暂的电流来产生电磁场。这种电磁场在几厘米外的脑实质中产生感应电流，从而允许根据线圈的位置来刺激特定的皮质区域(一次受影响的皮层约 $5mm^3$)[22]。电流使神经元去极化，产生诱发反应，并改变受影响区域的神经元可塑性。

重复经颅磁刺激（rTMS）的研究表明，TMS 的重复脉冲产生的局部变化持续时间超过刺激期[30,31]。早期研究表明，刺激初级运动皮层和前额叶皮层会激活远处大脑区域，这部分区域与疼痛刺激的整合和调节有关[32]；而在健康受试者中，初级运动皮层的高频单侧 rTMS 诱导双侧疼痛阈值增加[33]。在对 33 项关于 rTMS 镇痛作用的随机试验的系统回顾中，大多数研究表明 rTMS 后疼痛明显缓解(与对照组相比 >30%)[22]。特别是 rTMS 在初级运动皮层上予以前 / 后方向传递的高频率(10Hz)感应电流似乎效果最佳[22]。然而，很少有研究探讨 rTMS 疗效的持续性[22]。

低强度激光疗法(LLLT)

LLLT 也称为冷激光疗法，是一种低成本、非侵入性的方式，通常使用 600~1000nm 波长的低频连续激光来治疗疼痛和炎症[34]。这种形式的光疗作用于线粒体光感受器，以增加氧化速度并加速细胞代谢。其作用机制被认为可调节炎症介质[35,36]、降低缓激肽水平[37,38]和增加内啡肽合成[39–42]。实验和临床试验均表明，光生物调控具有镇痛和抗炎作用，禁忌证少，副作用少[43–45]。临床研究表明，LLLT 在治疗跟腱炎[46]、颈部疼痛[43,47]、骨关节炎[48]和其他慢性肌肉骨骼疼痛疾病方面取得了良好的效果[49]。然而，现有的研究在LLLT应用参数(激光类型、波长、功率、能量密度等）方面存在较大差异，需要进一步研究以确定治疗应用的理想剂量[34,50]。

毫米波疗法（MWT）

MWT是在20世纪80年代中期由苏联发明的一种非侵入性方式。据报道，其可有效治疗多种疾病，特别是与疼痛和炎症有关的疾病[51-54]。MWT通过让身体治疗区域反复暴露在相应频率（30~300GHz）、相应波长（1~10mm）的电磁辐射下[55]。低强度MWT穿透软组织深度不到1mm，被认为可以改变周围神经受体的功能，并诱导内源性阿片类物质系统发生变化[56-58]。MWT的副作用包括暂时性感觉异常、头痛、血压变化、皮疹，以及治疗期间的疲劳和嗜睡[51-53,59-61]。对现有文献的系统性回顾发现，MWT最常用的频率为30~70GHz，功率密度高达10mW/cm^2[62]。小型随机对照试验和试点研究显示出有希望的结果，但缺乏更高质量、更大规模的研究[62]。

（徐晓雪　王超　马云龙　译）

参考文献

1. Newman PG, Rozycki GS. The history of ultrasound. Surg Clin North Am. 1998;78(2):179–95.
2. Analan PD, Leblebici B, Adam M. Effects of therapeutic ultrasound and exercise on pain, function, and isokinetic shoulder rotator strength of patients with rotator cuff disease. J Phys Ther Sci. 2015;27(10):3113–7.
3. Robertson VJ, Baker KG. A review of therapeutic ultrasound: effectiveness studies. Phys Ther. 2001;81(7):1339–50.
4. Matthews MJ, Stretanski MF. Ultrasound therapy. Treasure Island, FL: StatPearls; 2019.
5. Miller DL, Smith NB, Bailey MR, et al. Overview of therapeutic ultrasound applications and safety considerations. J Ultrasound Med. 2012;31(4):623–34.
6. Fowlkes JB, Bioeffects Committee of the American Institute of Ultrasound in M. American Institute of Ultrasound in Medicine consensus report on potential bioeffects of diagnostic ultrasound: executive summary. J Ultrasound Med. 2008;27(4):503–15.
7. Morishita K, Karasuno H, Yokoi Y, et al. Effects of therapeutic ultrasound on range of motion and stretch pain. J Phys Ther Sci. 2014;26(5):711–5.
8. Alexander LD, Gilman DR, Brown DR, Brown JL, Houghton PE. Exposure to low amounts of ultrasound energy does not improve soft tissue shoulder pathology: a systematic review. Phys Ther. 2010;90(1):14–25.
9. Muftic M, Miladinovic K. Therapeutic ultrasound and pain in degenerative diseases of musculoskeletal system. Acta Inform Med. 2013;21(3):170–2.
10. Shanks P, Curran M, Fletcher P, Thompson R. The effectiveness of therapeutic ultrasound for musculoskeletal conditions of the lower limb: a literature review. Foot. 2010;20(4):133–9.
11. van der Windt DA, van der Heijden GJ, van den Berg SG, ter Riet G, de Winter AF, Bouter LM. Ultrasound therapy for musculoskeletal disorders: a systematic review. Pain. 1999;81(3):257–71.
12. Fennessy FM, Tempany CM. MRI-guided focused ultrasound surgery of uterine leiomyomas. Acad Radiol. 2005;12(9):1158–66.
13. Taran FA, Tempany CM, Regan L, et al. Magnetic resonance-guided focused ultrasound (MRgFUS) compared with abdominal hysterectomy for treatment of uterine leiomyomas. Ultrasound Obstet Gynecol. 2009;34(5):572–8.
14. Ninet J, Roques X, Seitelberger R, et al. Surgical ablation of atrial fibrillation with off-pump, epicardial, high-intensity focused ultrasound: results of a multicenter trial. J Thorac Cardiovasc Surg. 2005;130(3):803–9.
15. Klingler HC, Susani M, Seip R, Mauermann J, Sanghvi N, Marberger MJ. A novel approach to energy ablative therapy of small renal tumours: laparoscopic high-intensity focused ultrasound. Eur Urol. 2008;53(4):810–6; discussion 817–18.
16. Gelet A, Chapelon JY, Bouvier R, et al. Transrectal high-intensity focused ultrasound: minimally invasive therapy of localized prostate cancer. J Endourol. 2000;14(6):519–28.
17. Thuroff S, Chaussy C, Vallancien G, et al. High-intensity focused ultrasound and localized prostate cancer: efficacy results from the European multicentric study. J Endourol. 2003;17(8):673–7.

18. Zini C, Hipp E, Thomas S, Napoli A, Catalano C, Oto A. Ultrasound- and MR-guided focused ultrasound surgery for prostate cancer. World J Radiol. 2012;4(6):247–52.
19. Burgess SE, Silverman RH, Coleman DJ, et al. Treatment of glaucoma with high-intensity focused ultrasound. Ophthalmology. 1986;93(6):831–8.
20. Alam M, White LE, Martin N, Witherspoon J, Yoo S, West DP. Ultrasound tightening of facial and neck skin: a rater-blinded prospective cohort study. J Am Acad Dermatol. 2010;62(2):262–9.
21. Li S, Wu PH. Magnetic resonance image-guided versus ultrasound-guided high-intensity focused ultrasound in the treatment of breast cancer. Chin J Cancer. 2013;32(8):441–52.
22. Galhardoni R, Correia GS, Araujo H, et al. Repetitive transcranial magnetic stimulation in chronic pain: a review of the literature. Arch Phys Med Rehabil. 2015;96(4 Suppl):S156–72.
23. Bittar RG, Kar-Purkayastha I, Owen SL, et al. Deep brain stimulation for pain relief: a meta-analysis. J Clin Neurosci. 2005;12(5):515–9.
24. Cruccu G, Aziz TZ, Garcia-Larrea L, et al. EFNS guidelines on neurostimulation therapy for neuropathic pain. Eur J Neurol. 2007;14(9):952–70.
25. Fontaine D, Hamani C, Lozano A. Efficacy and safety of motor cortex stimulation for chronic neuropathic pain: critical review of the literature. J Neurosurg. 2009;110(2):251–6.
26. Hamani C, Schwalb JM, Rezai AR, Dostrovsky JO, Davis KD, Lozano AM. Deep brain stimulation for chronic neuropathic pain: long-term outcome and the incidence of insertional effect. Pain. 2006;125(1–2):188–96.
27. Nguyen JP, Nizard J, Keravel Y, Lefaucheur JP. Invasive brain stimulation for the treatment of neuropathic pain. Nat Rev Neurol. 2011;7(12):699–709.
28. Owen SL, Green AL, Nandi D, Bittar RG, Wang S, Aziz TZ. Deep brain stimulation for neuropathic pain. Neuromodulation. 2006;9(2):100–6.
29. Rasche D, Rinaldi PC, Young RF, Tronnier VM. Deep brain stimulation for the treatment of various chronic pain syndromes. Neurosurg Focus. 2006;21(6):E8.
30. Pascual-Leone A, Tormos JM, Keenan J, Tarazona F, Canete C, Catala MD. Study and modulation of human cortical excitability with transcranial magnetic stimulation. J Clin Neurophysiol. 1998;15(4):333–43.
31. Pascual-Leone A, Valls-Sole J, Wassermann EM, Hallett M. Responses to rapid-rate transcranial magnetic stimulation of the human motor cortex. Brain. 1994;117(Pt 4):847–58.
32. Hasan M, Whiteley J, Bresnahan R, et al. Somatosensory change and pain relief induced by repetitive transcranial magnetic stimulation in patients with central poststroke pain. Neuromodulation. 2014;17(8):731–6; discussion 736.
33. Maarrawi J, Peyron R, Mertens P, et al. Motor cortex stimulation for pain control induces changes in the endogenous opioid system. Neurology. 2007;69(9):827–34.
34. Dima R, Tieppo Francio V, Towery C, Davani S. Review of literature on low-level laser therapy benefits for nonpharmacological pain control in chronic pain and osteoarthritis. Altern Ther Health Med. 2018;24(5):8–10.
35. Aimbire F, Albertini R, Pacheco MT, et al. Low-level laser therapy induces dose-dependent reduction of TNFalpha levels in acute inflammation. Photomed Laser Surg. 2006;24(1):33–7.
36. Alcantara CC, Gigo-Benato D, Salvini TF, Oliveira AL, Anders JJ, Russo TL. Effect of low-level laser therapy (LLLT) on acute neural recovery and inflammation-related gene expression after crush injury in rat sciatic nerve. Lasers Surg Med. 2013;45(4):246–52.
37. Chow R, Armati P, Laakso EL, Bjordal JM, Baxter GD. Inhibitory effects of laser irradiation on peripheral mammalian nerves and relevance to analgesic effects: a systematic review. Photomed Laser Surg. 2011;29(6):365–81.
38. Jimbo K, Noda K, Suzuki K, Yoda K. Suppressive effects of low-power laser irradiation on bradykinin evoked action potentials in cultured murine dorsal root ganglion cells. Neurosci Lett. 1998;240(2):93–6.
39. Hagiwara S, Iwasaka H, Hasegawa A, Noguchi T. Pre-irradiation of blood by gallium aluminum arsenide (830 nm) low-level laser enhances peripheral endogenous opioid analgesia in rats. Anesth Analg. 2008;107(3):1058–63.
40. Hagiwara S, Iwasaka H, Okuda K, Noguchi T. GaAlAs (830 nm) low-level laser enhances peripheral endogenous opioid analgesia in rats. Lasers Surg Med. 2007;39(10):797–802.
41. Hawkins D, Houreld N, Abrahamse H. Low level laser therapy (LLLT) as an effective therapeutic modality for delayed wound healing. Ann N Y Acad Sci. 2005;1056:486–93.
42. Laakso EL, Cabot PJ. Nociceptive scores and endorphin-containing cells reduced by low-level laser therapy (LLLT) in inflamed paws of Wistar rat. Photomed Laser Surg. 2005;23(1):32–5.
43. Chow RT, Johnson MI, Lopes-Martins RA, Bjordal JM. Efficacy of low-level laser therapy in the management of neck pain: a systematic review and meta-analysis of randomised placebo or active-treatment controlled trials. Lancet. 2009;374(9705):1897–908.
44. de Morais NC, Barbosa AM, Vale ML, et al. Anti-inflammatory effect of low-level laser and

light-emitting diode in zymosan-induced arthritis. Photomed Laser Surg. 2010;28(2):227–32.
45. Ferreira DM, Zangaro RA, Villaverde AB, et al. Analgesic effect of He-Ne (632.8 nm) low-level laser therapy on acute inflammatory pain. Photomed Laser Surg. 2005;23(2):177–81.
46. Bjordal JM, Lopes-Martins RA, Iversen VV. A randomised, placebo controlled trial of low level laser therapy for activated Achilles tendinitis with microdialysis measurement of peritendinous prostaglandin E2 concentrations. Br J Sports Med. 2006;40(1):76–80; discussion 76–80.
47. Gur A, Sarac AJ, Cevik R, Altindag O, Sarac S. Efficacy of 904 nm gallium arsenide low level laser therapy in the management of chronic myofascial pain in the neck: a double-blind and randomize-controlled trial. Lasers Surg Med. 2004;35(3):229–35.
48. Baltzer AW, Ostapczuk MS, Stosch D. Positive effects of low level laser therapy (LLLT) on Bouchard's and Heberden's osteoarthritis. Lasers Surg Med. 2016;48(5):498–504.
49. Bjordal JM, Couppe C, Chow RT, Tuner J, Ljunggren EA. A systematic review of low level laser therapy with location-specific doses for pain from chronic joint disorders. Aust J Physiother. 2003;49(2):107–16.
50. de Andrade AL, Bossini PS, Parizotto NA. Use of low level laser therapy to control neuropathic pain: a systematic review. J Photochem Photobiol B. 2016;164:36–42.
51. Pakhomov AG, Akyel Y, Pakhomova ON, Stuck BE, Murphy MR. Current state and implications of research on biological effects of millimeter waves: a review of the literature. Bioelectromagnetics. 1998;19(7):393–413.
52. Rojavin MA, Ziskin MC. Medical application of millimetre waves. QJM. 1998;91(1):57–66.
53. Ryan KL, D'Andrea JA, Jauchem JR, Mason PA. Radio frequency radiation of millimeter wave length: potential occupational safety issues relating to surface heating. Health Phys. 2000;78(2):170–81.
54. Skurikhina LA. [The therapeutic use of electromagnetic millimeter waves of nonthermal intensity—millimeter-wave therapy]. Vopr Kurortol Fizioter Lech Fiz Kult. 1988;(5):65–72.
55. Gandhi OP. Some basic properties of biological tissues for potential biomedical applications of millimeter waves. J Microw Power. 1983;18(3):295–304.
56. Enin LD, Akoev GN, Potekhina IL, Oleiner VD. [Effect of extremely high-frequency electromagnetic radiation on the function of skin sensory endings]. Patol Fiziol Eksp Ter. 1992;(5–6):23–5.
57. Radzievsky AA, Rojavin MA, Cowan A, Alekseev SI, Radzievsky AA Jr, Ziskin MC. Peripheral neural system involvement in hypoalgesic effect of electromagnetic millimeter waves. Life Sci. 2001;68(10):1143–51.
58. Rojavin MA, Radzievsky AA, Cowan A, Ziskin MC. Pain relief caused by millimeter waves in mice: results of cold water tail flick tests. Int J Radiat Biol. 2000;76(4):575–9.
59. Radzievsky AA, Rojavin MA, Cowan A, Ziskin MC. Suppression of pain sensation caused by millimeter waves: a double-blinded, cross-over, prospective human volunteer study. Anesth Analg. 1999;88(4):836–40.
60. Usichenko TI, Herget HF. Treatment of chronic pain with millimetre wave therapy (MWT) in patients with diffuse connective tissue diseases: a pilot case series study. Eur J Pain. 2003;7(3):289–94.
61. Usichenko TI, Ivashkivsky OI, Gizhko VV. Treatment of rheumatoid arthritis with electromagnetic millimeter waves applied to acupuncture points—a randomized double blind clinical study. Acupunct Electrother Res. 2003;28(1–2):11–8.
62. Usichenko TI, Edinger H, Gizhko VV, Lehmann C, Wendt M, Feyerherd F. Low-intensity electromagnetic millimeter waves for pain therapy. Evid Based Complement Alternat Med. 2006;3(2):201–7.

第 16 章 床旁经皮给药

Nicholas Capaldo, Glenn Rech, Dmitri Souza

基本概念

- 经皮给药对于床旁镇痛具有许多独特的功能，包括将镇痛药物直接应用于疼痛最明显的部位。
- 经皮给药可最大限度地减少口服和全身给药的不良反应。
- 分娩期间经皮治疗可能特别有帮助，尤其是对高龄产妇或既往对药物相关不良反应敏感的患者。
- 经皮给药选择包括乳膏、贴剂、超声透入疗法、离子电渗疗法、经皮患者自控镇痛等。

概述

用于镇痛的经皮给药具有许多独特的功能，这使临床医生认为它是床旁疼痛治疗的首选。患者可将镇痛药物直接用于疼痛最明显的部位。经皮给药最大限度地减少了口服和全身给药的不良影响。它可以通过消除与几种口服药物相关的首过效应，使更多的药物到达目标部位。在某些情况下，经皮给药可能有效，特别是既往对药物相关不良反应敏感的老年患者，而且对药物耐受性低的患者可能有帮助。区别局部治疗（患者在局部最疼痛的区域应用药物以缓解疼痛）和透皮治疗（患者使用经皮给药吸收和全身治疗疼痛症状）非常重要。

由于皮肤具有强大的屏障，局部止痛膏通常含有增强剂或化学物质，如外用产品中含有的二甲基亚砜（DMSO）。DMSO 可以帮助药物从表面通过皮肤（表皮和真皮）到达深层的肌肉群或关节区域以治疗疼痛。药物吸收进入和渗透皮肤进入疼痛区域取决于药物的物理和化学特性。最重要的因素是给药面积的大小。一些新技术允许最大限度地经皮吸收，如加热和（或）用屏障（如纱布）覆盖。

外用乳膏

处方药和非处方外用药膏一直是镇痛药选择。可用的外用乳膏类药物包括 NSAID、利多卡因、辣椒素、可乐定和阿片类药物。双氯芬酸是美国唯一可市售的外用 NSAID。虽然 FDA 要求局部 NSAID 外包装上应印有会对心血管和胃肠道产生不良影响的警告，但由于系统性作用有限，这种做法存在争议[1]。由于效率低下，美国于 2016 年停止了用于糖尿病性神经病变的局部可乐定凝胶的Ⅲ期研究[2]。在病例报告中，局部阿片类药物在疼痛性皮肤溃疡的姑息治疗中有效。但由于该类药物是复合制剂，许多第三方付款人不承保[1]。

在最近的综述中有中、高质量的证据支持，某些基于疗效的外用乳膏与安慰剂相比，具有针对特定类型疼痛的适应证。双氯芬酸和酮洛芬的特定制剂在治疗急性肌肉骨骼疼痛（如扭伤或拉伤）和慢性肌肉骨骼疼痛（如手和膝关节骨关节炎）中均获得好评。在带状疱疹后神经痛中，有中等质量的证据支持辣椒素具有有限的疗效。相同局部镇痛药的不同配方在相似的浓度下产生的镇痛效果相差较大。外用双氯芬酸的治疗用量（NNT）为1.8~8，具体用量取决于所使用的配方。一般来说，凝胶在治疗急性疼痛方面优于乳膏。此外，镇痛药的效果受到搓揉皮肤等因素的影响。尽管感知的疗效确实倾向于支持搓揉皮肤是有益的，但支持这一点的客观证据不足。在双盲实验中，将使用不含活性成分的摩擦安慰剂，以消除搓揉动作对客观评估药物有效性的影响。然而，这可能无法完全消除镇痛体验中的搓揉动作，并且可能解释了相对较高的安慰剂反应率（20%~57%）[3]。

贴剂

贴剂含渗透增强剂，以促进药物扩散。浓度依赖性储库和多层贴片包含一层用于控制单个储库或贴剂内多层药物释放的膜[4]。典型的单层药物贴片如图16.1所示。

NSAID贴剂在使用3小时后开始缓解疼痛，去除贴剂后4.5小时仍可检测到血药水平。这创造了一个具有储蓄效应的皮肤储库，与口服NSAID相比，其延长了去除贴剂后的半衰期。有限的全身吸收导致胃肠道出血和溃疡等不良反应罕见。常见的不良反应包括贴剂部位发红、瘙痒、皮疹和罕见的过敏性皮炎[4]。

5%的利多卡因贴剂获FDA批准用于治

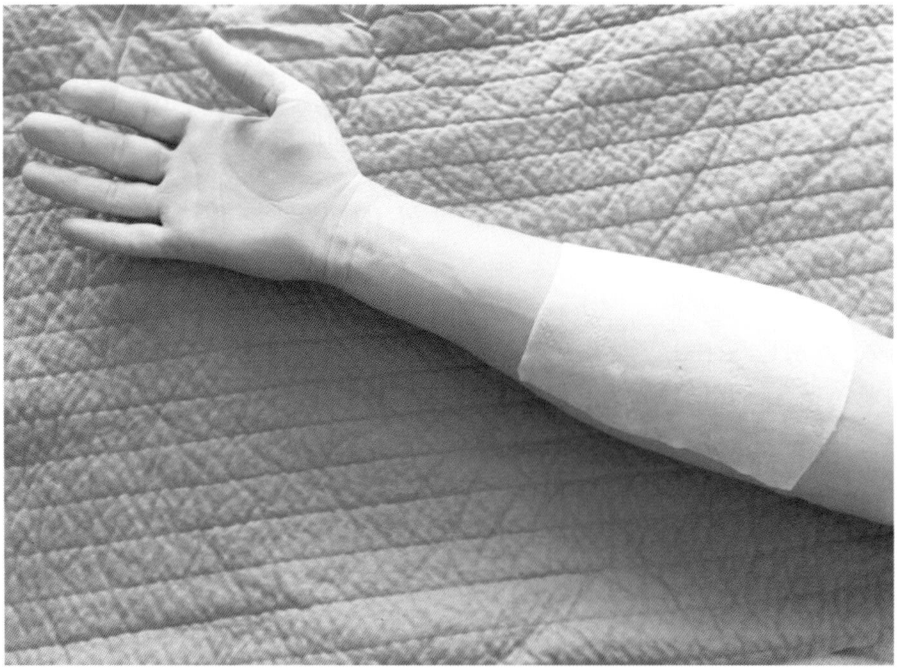

图16.1 外用利多卡因贴片贴敷示例。

疗带状疱疹后神经痛。正确使用时，全身吸收是施用剂量的 3% ± 2%，而至少 95%的药物留在贴剂中。平均最大血浆浓度约为治疗心律失常所需浓度的 10%[4]。应限制贴片的用量(≤3 个)以避免上述副作用。

芬太尼皮肤贴剂适用于恶性和非癌性疼痛的姑息治疗。贴剂设计了安全的吸收速率，12~24 小时可达到最大血浆浓度并维持 72 小时。热量和体温升高可以提高扩散速率。由于在进入体循环之前产生皮肤储蓄效应，血浆浓度初始时增长缓慢，镇痛的起效时间延迟到施用后 24 小时，并且需要补充初始释放量。然而，该储库会对去除贴片后的消除半衰期产生储蓄效应。芬太尼仅用于阿片类药物耐受的患者，因为阿片类药物初治患者有呼吸抑制的风险。多例病例报告表明意外暴露、剂量错误和热源均可导致使用过量，由此可看出芬太尼具有狭窄的治疗和毒性窗口[4]。

超声透入疗法

超声透入疗法利用超声的低频脉冲来增加皮肤屏障的通透性，以促进药物更快吸收。图 16.2 显示了典型的超声透入机器及其使用说明。

外用药物及其携带制剂均应具有传导超声的性质，以最大限度地提高临床疗效。一般来说，悬浮在水凝胶中的药物是更适合传输超声能量的通道，而在该技术中，基于乳膏的制剂（包括许多常用的局部镇痛药膏）是效果较差的载体，特别是在 1MHz 频率时。在超声透入治疗过程中，降低超声传导的药物可能治疗效果较差[5,6]。提高疗效的措施包括皮肤预处理、采取最大限度血流量的体位以提高全身摄取、治疗后用外用敷料封闭该区域并防止水分流失，以及使用具有热和非热特性的 1.5W/cm² 强度进行治疗。此外，低强度超声(0.5W/cm²)可以用于开放性伤口和急性损伤[5]。

当使用闭塞性敷料时，超声透入疗法显著加快了药物扩散的速度。Saliba 等[7]发现，与仅产生微量血浆浓度的假超声相比，使用闭塞性敷料的地塞米松透皮吸收率和总血浆浓度显著升高。研究人员注意到，当渗透的药物达到皮肤饱和时，会产生发声效应。

该治疗方法通常耐受性良好。超声波烧伤的风险较小，并且可以通过正确设置和使用设备来预防。除了药物过敏反应外，没有已知的禁忌证。

离子电渗疗法

离子电渗疗法利用电脉冲在皮肤中产

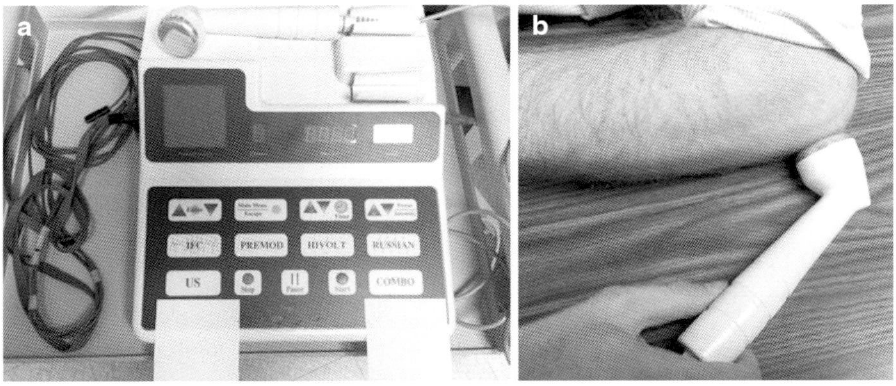

图 16.2 (a)经典的超声透入机和超声换能器。(b)使用中的超声透入疗法技术。

生水孔并增加药物分子能量，从而加快吸收速度。离子电渗疗法贴剂在贴片的正阳极端口放置阳离子药物，并在贴片的负极端放置阴离子药物，两者与生理盐水一起制备。这种水性环境有利于药物离子从皮肤的一端移动到另一端。主动药物转运可加速起效，加速皮肤储库的形成，并有助于加快到达血管以进行更早的全身吸收[8]。

离子电渗疗法可显著提高利多卡因和肾上腺素的局部镇痛效果。此外，NSAID 可用于治疗类风湿关节炎导致的颞下颌关节疾病、关节损伤和脱臼、咀嚼功能障碍、磨牙症、炎症性疾病、神经痛、牙关紧闭症、牙齿痛觉过敏和术后疼痛。有胃肠道疾病和功能障碍的患者对外用 NASID 也有良好的耐受性[9]。

主要的不良反应是治疗期间皮肤刺痛和短暂的局部红斑。设备使用不当及电极或制剂组合选择不当也存在灼伤的风险。裸金属和碳基电极通过电解水，分别在带正电的阳极和带负电的阴极产生 H^+ 和 OH^-，任何超出皮肤正常缓冲能力的 pH 值变化都可能导致灼伤。OH^- 比 H^+ 更容易引起严重的烧伤，因为碱性相会侵蚀皮肤并降低皮肤抵抗力，使烧伤和皮肤侵蚀加重。正确的准备工作和设备的设置可以规避电极端的压力、防止皮肤与金属接触或皮肤上的电荷浓度不均匀、避开皮肤抵抗力有所降低的皮肤缺损处、使用小于 $0.5mA/cm^2$ 的电流强度，从而避免烧伤的风险。此外，Ag-AgCl 是一种电化学兼容性更强的电极缓冲液，因为它以较低的电位工作，并且不发生水解作用，从而具有较低的皮肤刺激性[8]。

离子电渗疗法的特有禁忌证除药物过敏反应外，还包括浅表和深部感觉障碍、妊娠和哺乳期[9]。

患者自控经皮芬太尼给药

芬太尼离子电泳透皮系统（ITS）是唯一用于治疗急性疼痛的透皮阿片类药物，它在美国和欧洲被批准用于住院治疗急性和中、重度术后疼痛。该系统由放置在上外臂或胸部的小贴片构成。根据需要在 3 秒内按两次按钮即可激活贴剂，以提供预设定的 10 分钟内给予 40μg 透皮芬太尼剂量。该系统每小时最多可以提供 6 剂，且可查询已给予的剂量数据。该系统可持续工作 24 小时或给予 80 次剂量，以先到者为准，然后弃用[4]。患者可接受长达 72 小时的芬太尼 ITS 治疗[10]。商品名为 Ionsys，可通过 Ionsys REMS 受限程序获得。医疗机构若要获取分配 Ionsys 的资格，必须通过该程序的认证并符合 REMS 的要求。

与芬太尼贴剂相比，主动芬太尼扩散明显减少了达到血浆浓度峰值的平均时间（参见上文关于芬太尼贴剂的讨论），在一项关于系统的研究中平均时间低至 39 分钟。停用芬太尼 PCA 后，血浆消除半衰期与静脉给药后相似，这表明此种给药途径未能建立皮肤储库[4]。

在随机对照试验中，芬太尼 ITS 在治疗中至重度术后疼痛时优于安慰剂[4,10,11]。在活性对照试验中，它提供的镇痛效果与标准静脉注射 PCA 吗啡相当[4,10,11]。当它应用于多模式镇痛时，有助于促进术后恢复并降级为标准肠内疼痛方案，该模式包括在 ITS 开始前滴定至舒适水平，并密切监测药物所需的突破性补充。在病例研究中，该系统可为大多数患者提供足够的镇痛，而无须突破性补充，并且对于训练有素的医务人员来说该方法既简单又安全[10]。最常见的不良反应包括阿片类药物相关的恶心、呕吐和瘙痒。迄今为止，尚无有关呼吸抑制发生率的报道。13%的患者可发生皮肤局部反应[4]。

结论

与全身性治疗相比，局部镇痛是一种更有吸引力的选择。它可提供有针对性的有效镇痛，减少不良反应和药物间的相互作用并降低整体药物需求。潜在的缺点可能是需求白天多次使用，吸收变化取决于皮肤的完整性，以及在某些情况下无法获得商业制剂[1]。研究将继续侧重于扩大新兴技术在局部和经皮治疗中的主动经皮给药。

（卢洁 徐晓雪 梁辰 译）

参考文献

1. Wang K, LaBeff L, Thomas AM, Raouf M. Topical analgesics for chronic pain conditions. Pract Pain Manag. 2018;18(5):2019. https://www.practicalpainmanagement.com/treatments/pharmacological/opioids/topical-analgesics-chronic-pain-conditions. Accessed 8 Oct 2019.
2. Clonidine topical gel—BioDelivery Sciences International. 2017. https://adisinsight.springer.com/drugs/800027667. Accessed 11 Oct 2019.
3. Derry S, Wiffen PJ, Kalso EA, Bell RF, Aldington D, Phillips T, Gaskell H, Moore RA. Topical analgesics for acute and chronic pain in adults—an overview of Cochrane reviews. Cochrane Database Syst Rev. 2017;5(5):CD008609.
4. Bajaj S, Whiteman A, Brandner B. Transdermal drug delivery in pain management. Contin Educ Anaesth Crit Care Pain. 2011;11(2):39–43. https://doi.org/10.1093/bjaceaccp/mkq054.
5. Byl NN. The use of ultrasound as an enhancer for transcutaneous drug delivery: phonophoresis. Phys Ther. 1995;75(6):539–53. https://doi.org/10.1093/ptj/75.6.539.
6. Cage SA, Rupp KA, Castel JC, Saliba EN, Hertel J, Saliba SA. Relative acoustic transmission of topical preparations used with therapeutic ultrasound. Arch Phys Med Rehabil. 2013;94:2126–30. https://doi.org/10.1016/j.apmr.2013.03.020.
7. Saliba S, Mistry D, Perrin D, Gieck J, Weltman A. Phonophoresis and the absorption of dexamethasone in the presence of an occlusive dressing. J Athl Train. 2006;42:349–54. https://www.researchgate.net/publication/5788203_Phonophoresis_and_the_Absorption_of_Dexamethasone_in_the_Presence_of_an_Occlusive_Dressing. Accessed 8 Oct 2019.
8. Roustit M, Blaise S, Cracowski JL. Trials and tribulations of skin iontophoresis in therapeutics. Br J Clin Pharmacol. 2014;77(1):63–71. https://doi.org/10.1111/bcp.12128.
9. Karpinski TM. Selected medicines used in iontophoresis. Pharmaceutics. 2018;10(4):E204. https://doi.org/10.3390/pharmaceutics10040204.
10. Poplawski S, Johnson M, Philips P, Eberhart LH, Koch T, Itri LM. Use of fentanyl iontophoretic transdermal system (ITS) (IONSYS®) in the management of patients with acute postoperative pain: a case series. Pain Ther. 2016;5(2):237–48. https://doi.org/10.1007/s40122-016-0061-2.
11. Viscusi ER, Siccardi M, Damaraju CV, Hewitt DJ, Kershaw P. The safety and efficacy of fentanyl iontophoretic transdermal system compared with morphine intravenous patient-controlled analgesia for postoperative pain management: an analysis of pooled data from three randomized, active-controlled clinical studies. Anesth Analg. 2007;105(5):1428–36. https://doi.org/10.1213/01.ane.0000281913.28623.fd.

第 17 章 Kinesio 胶带用于床旁疼痛管理

Matthew B. Noble, Stephanie K. Noble, Stephen R. Shively, Steven B. Jackson

基本概念

- 每年用于药物止痛和伤残赔偿的费用高达数十亿美元。Kinesio 胶带是一种安全、有效、经济实用的替代方法。
- Kinesio 胶带可影响 5 大生理系统：皮肤、筋膜、循环/淋巴系统、肌肉和关节。
- Kinesio 胶带适用于愈合的任何阶段，可以防止再次受伤，并恢复身体的自我平衡。
- 有证据表明，Kinesio 胶带的效果最多可持续 3 天。
- Kinesio 胶带不是一种独立的治疗方法，而应与物理治疗等其他方法结合使用。作为一种辅助疗法，它已被证明可以改善功能评分、残疾评分和疼痛。

概述

制药业每年在止痛药上的收入约为 164 亿美元，而据报道疼痛引起的残疾赔偿金约为 189 亿美元[1]。这充分说明了寻找非手术和非阿片类药物止痛治疗方案的重要性。随着阿片类药物危机的日益加剧，现在比以往任何时候都更需要找到有效控制疼痛的方法。20 世纪 70 年代末，Kenzo Kase 医生首次提出了 Kinesio 胶带的理论[2,3]。1988 年奥运会期间，Kinesio 胶带首次引起国际关注。近年来，在职业体育赛事中，Kinesio 胶带的应用日益普及。Kinesio 胶带通过提示皮肤上的皮肤机械感受器来为深层的肌肉或关节提供本体感觉反馈，使其知道应该如何回归正确位置。Kinesio 胶带可提供位置固定，抑制病理运动。作者认为，当达到关节的生理屏障时，胶带会提供生物力学反馈，以抑制关节或肌肉的过度拉伸或过度使用。作者主张将 Kinesio 胶带与其他疼痛治疗技术结合使用，这一观点得到了大量研究的支持。本章旨在介绍 Kinesio 胶带这种有效、经济、安全的止痛方法[4,5]。

历史回顾

20 世纪 70 年代末，一直致力于找寻延长随访治疗效果的脊骨神经科医生 Kenzo Kase 创立了 Kinesio 胶带法。随后，他开发出了 Kinesio Tex 胶带，它是棉和丙烯酸的结合体，厚度和重量与皮肤类似，并且不含乳胶，是一种可加热激活的 100%医用级黏合剂。Kinesio Tex 胶带及 Kase 医生的技术与传统运动胶带不同，其不仅是为了解决稳定关节的问题。传统的运动胶带质硬，需要预先缠绕以免刺激皮肤，适用于急性损伤或作为预防措施，因此仅建议短期使用。如本章所述，Kinesio 胶带法利用 Kinesio Tex 胶带的特性，可影响 5 大生理系统，并且效果可持续至 5 天[2,5,6]。

理论

• Kinesio 胶带可提示皮肤上的皮肤机械感受器，从而为关节提供本体感觉反馈，使其知道应该如何正确对齐[3]。Kinesio 胶带提供位置固定，抑制病理运动[5]。

• 将 Kinesio 胶带从肌肉嵌入处（锚点）贴至肌肉起源处会产生同心拉力，从而激活肌肉。将 Kinesio 胶带从肌肉起始处（锚点）贴至肌肉嵌入处，则会产生偏心拉力，从而引起肌肉放松[3]。

– Kinesio 胶带会向锚点方向弹回[5]。

• 在 Kinesio 胶带下形成的皮肤褶皱可提升皮肤，增加组织间液流动，减轻炎症和肿胀，降低组织间压力，形成淋巴流动的通道，并使血液流向患处[3]。

胶带的应用

本节将概述 3 种 Kinesio 胶带技术。相关定义包括：①锚点是指胶带的起点。②尾部是指胶带的终点。③ I 带是指边缘呈圆形的单条胶带。④离纸张力是指 10%的拉伸（图 17.1 至图 17.3）。

研究

多项研究表明，Kinesio 胶带与结构物理疗法相结合，可改善残疾评分和满意度评分，并缓解身体多部位的疼痛[7,8]。例如，慢性腰背痛可影响大多数人群，但却没有显著有效、可靠的治疗方案[9]。在 2016 年的一篇系统性综述中，Nelson 评估了 Kinesio 胶带治疗慢性腰背痛患者的疗效[10]。作为一种单独的治疗方式，胶带对患者的症状没有明显效果。当其作为传统物理治疗和锻炼的辅助疗法时，作者报道疼痛和残疾评分有所改善。作为传统方法的辅助手段，Kinesio 胶带用于治疗慢性腰背痛时可能具有改善效果和减轻症状的作用。2018 年，Li 等回顾了一系列评估 Kinesio 胶带用于慢性腰背痛的研究。他们发现，单独使用或结合物理疗法使用 Kinesio 胶带在疼痛或残疾方面没有统计学意义上的显著差异，尽管两者都有改善的趋势。单独使用 Kinesio 胶带和单独使用假胶带在统计学上有显著差异。这一研究结果表明，Kinesio 胶带在治疗腰背痛方面肯定有一定的疗效。鉴于其成本低、应用简便、风险小，应考虑将其作为慢性腰背痛患者的辅助治疗措施[7]。

与慢性腰背痛相比，很少有研究评估 Kinesio 胶带在急性腰背痛中的应用。2015 年，Kelle 等对 109 例急性、非特异性腰背痛患者进行了 Kinesio 胶带或教育的评估[4]。两组患者均按需使用对乙酰氨基酚。12 天后对患者进行评估，4 周后再次对疼痛、残疾和扑热息痛的使用情况进行评估。与对照组相比（12 天），Kinesio 胶带组患者平均在第 6 天就能充分控制疼痛，而且用药量更少。4 周后，Kinesio 胶带组患者的疼痛评分显著改善。12 周时，残疾评分没有差异。这项研究表明，Kinesio 胶带可能对急性、非特异性腰背痛患者有益[4]。

Kinesio 胶带法也可有效治疗肩痛。2008 年，Thelen 等评估了 Kinesio 胶带治疗肩部撞击或肩袖肌腱炎患者的效果[11]。他们记录了使用 Kinesio 胶带时及取下后每天的疼痛评分，结果发现取下 Kinesio 胶带后，疼痛评分有所下降，直至第 3 天疼痛评分才恢复到基线。该评估支持将 Kinesio 胶带作为一种

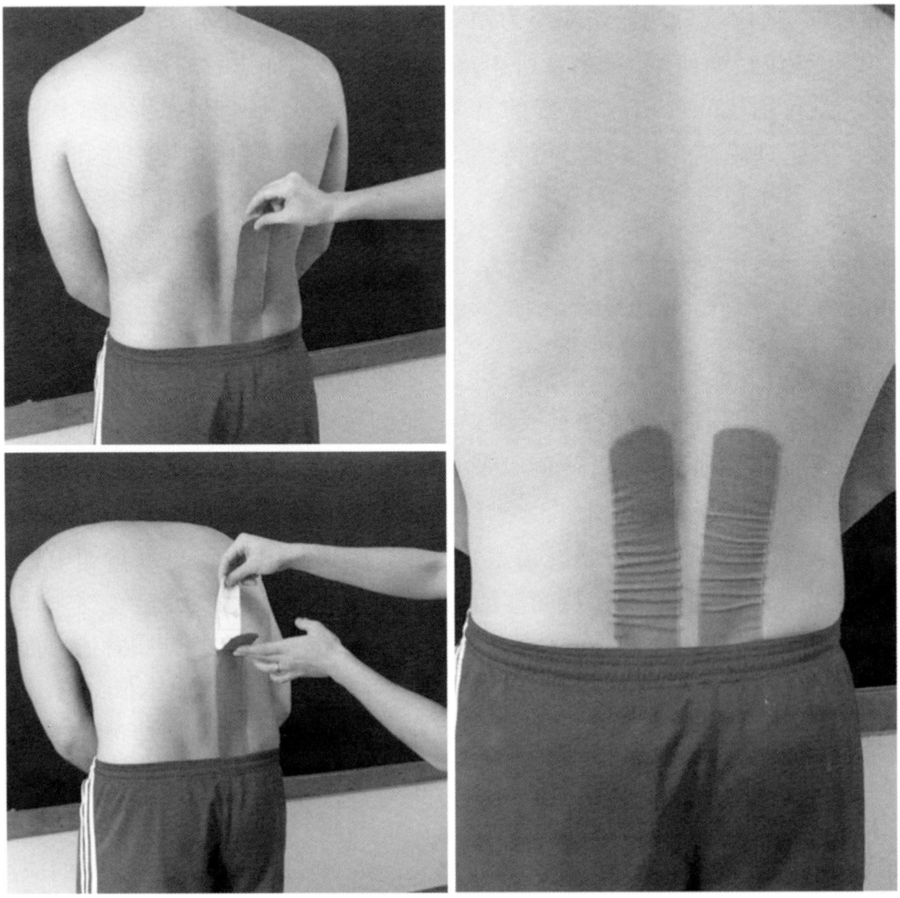

图 17.1 将 Kinesio 胶带置于腰椎旁以抬高此处皮肤、促进间质液的自由运动，并减轻间质炎症和（或）压力，从而使淋巴流动并将血液引向该区域。根据患者疼痛或受限的部位，可使用 1~2 个 I 型带。使用时，将 I 型带固定在骶髂关节区域。患者向前屈曲，离纸张力会沿着 I 型带产生。锚点或 I 型带尾部不应施加张力。

短期辅助疗法，肩关节撞击导致的慢性疼痛患者可在去除胶带后的 3 天内缓解疼痛[10]。Kinesio 胶带治疗肩峰下撞击综合征方面的效果与传统物理疗法类似。2019 年，Kul 等比较了传统物理疗法与单独使用 Kinesio 胶带治疗肩峰下撞击综合征的效果。随访 1 个月时，除夜间疼痛外，Kinesio 胶带法和物理疗法均有统计学意义的显著改善。在控制夜间症状方面，Kinesio 胶带不如物理疗法。不过，这项研究并未对两种治疗方式的组合进行评估。该研究并不特别支持单独使用 Kinesio 胶带治疗肩峰下撞击综合征，但数据支持将其作为传统物理治疗技术的辅助措施[6]。

Kinesio 胶带已被评估为髌股关节疼痛综合征的一种治疗方式。2017 年，Logan 等回顾了 5 项使用 Kinesio 胶带治疗髌股关节疼痛的随机对照试验。该综述评估的所有研究均发现，与假性胶带和仅使用胶带而不进行正规的物理治疗相比，疼痛评分出现了有统计学意义的显著改善。该综述再次支持将 Kinesio 胶带用于床旁疼痛治疗，将其作为正规治疗技术的辅助措施，用于治疗髌股疼痛综合征[8]。根据作者的经验，正如术中所见，髌骨侧移可能是皮下组织和深层筋膜平面之间的粘连造成的。可通过手术松解这些

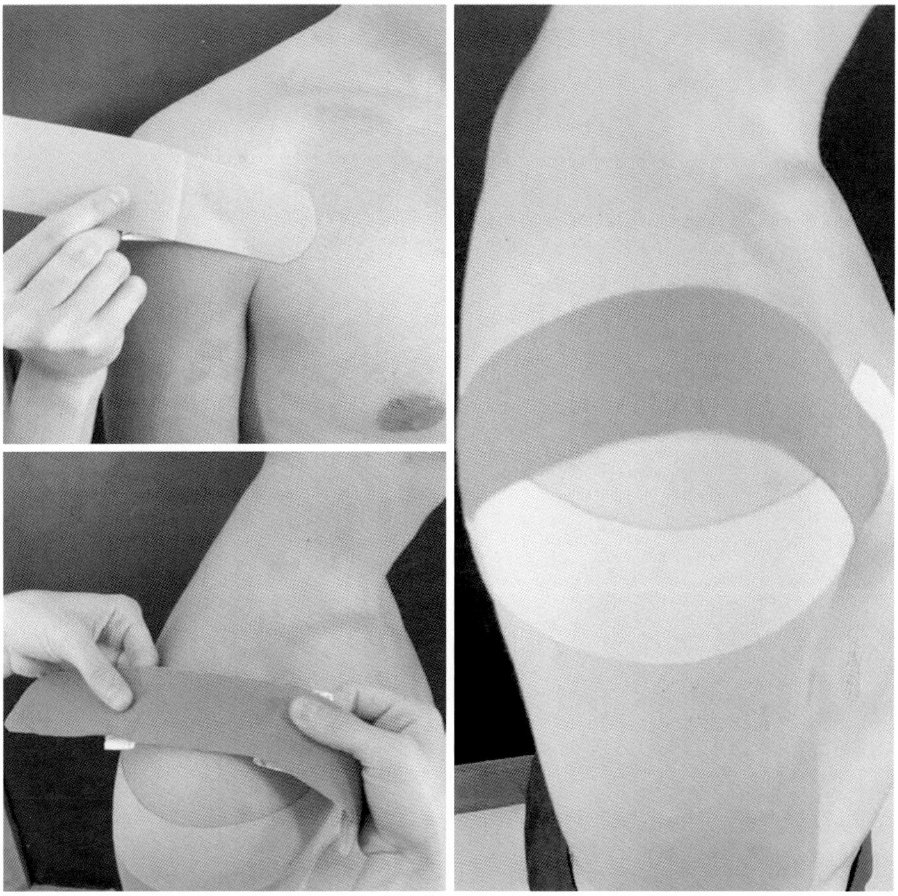

图 17.2　采用机械矫正技术处理肩关节不稳定。需要使用两条 I 型带。如图所示将深色胶带固定在右胸肌外侧。当胶带拉伸 50%~75%时，操作者会向内、向下施加压力。将浅色胶带固定在肩峰或肱骨头的中间位置，拉伸度为 50%~75%，并向内、向下施加压力。锚点或 I 型带尾部不应施加任何张力。

粘连来矫正髌骨的牵拉线。作者认为，针对髌骨侧向牵引采用的 Kinesio 胶带矫正技术可对粘连处进行拉伸以改变粘连组织的特性，从而调整对髌骨的牵引。

注意事项与局限性

• 禁忌证：皮肤脆弱、胶带过敏、晒伤、感染、皮肤过敏、开放性伤口、循环不畅、动脉功能不全、静脉功能不全。

• 注意事项：恶性肿瘤、充血性心力衰竭、淋巴水肿。

• 副作用：皮疹、瘙痒、瘀斑。

结论

Kinesio 胶带与结构物理疗法相结合是一种有效的非手术止痛方法。作者认为，当达到关节的生理屏障时，胶带可提供生物力学反馈，从而抑制关节或肌肉的过度拉伸或过度使用。在关节囊松弛导致关节不稳定的情况下，使用胶带可以关闭解剖无效腔，从而增强稳定性。在膝关节前部疼痛等情况下，Kinesio 胶带可以改变机械拉力和肌腱附着力矢量。作者认为 Kinesio 胶带应该与其他疼痛治疗技术结合使用，这一观点得到了

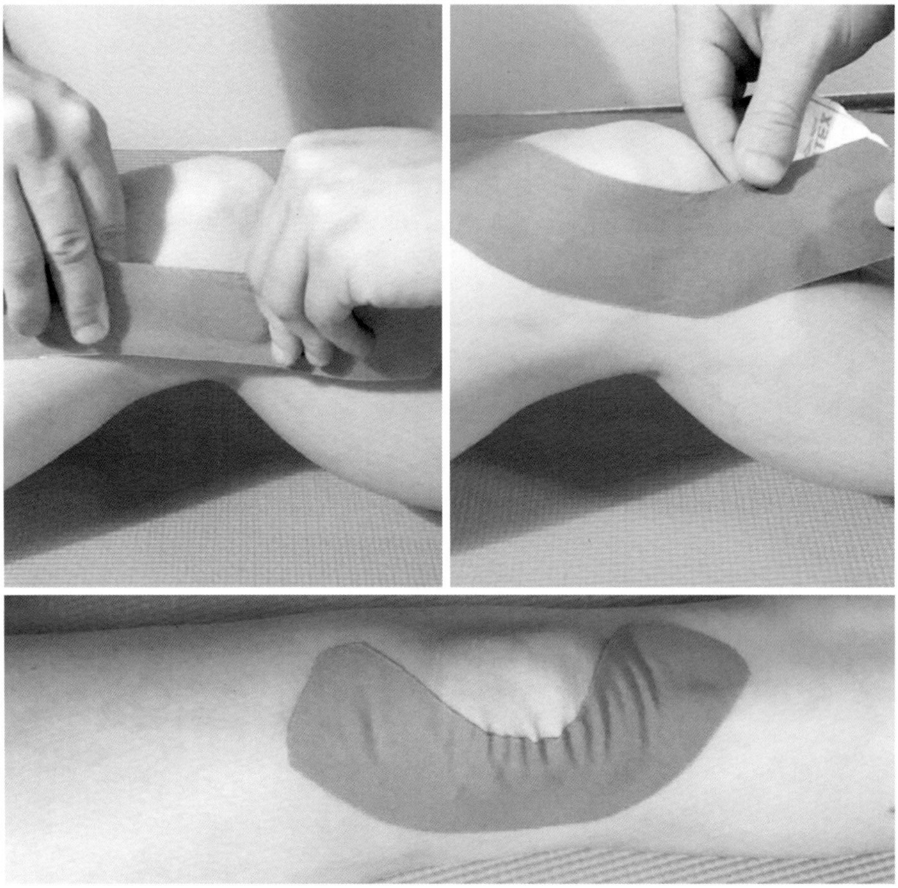

图 17.3 采用膝关节机械矫正技术处理髌股疼痛。在髌骨外侧的中间位置固定一个 I 型带，拉伸 50%~75%。当患者主动屈膝时，向内、向下施加压力。锚点或 I 型带尾部不应施加任何张力。

大量研究的支持。在医疗成本和社会负担不断增加的今天，Kinesio 胶带对患者来说是一种有效、经济、安全的止痛方法。

（卢洁 杨立强 马云龙 译）

参考文献

1. Turk DC, Theodore BR. Epidemiology and economics of chronic and recurrent pain. In: Clinical pain management: a practical guide. New York: Wiley; 2010. p. 6–13. https://doi.org/10.1002/9781444329711.ch2.
2. Bandyopadhyay A, Mahapatra D. Taping in sports: a brief update. J Hum Sport Exerc. 2012;7(2):544–52. https://doi.org/10.4100/jhse.2012.72.17.
3. Bassett KT, Lingman SA, Ellis RF. The use and treatment efficacy of kinaesthetic taping for musculoskeletal conditions: a systematic review. NZ J Physiother. 2010;38(2):56–63.
4. Kelle B, Güzel R, Sakallı H. The effect of Kinesio taping application for acute non-specific low back pain: a randomized controlled clinical trial. Clin Rehabil. 2016;30(10):997–1003. https://doi.org/10.1177/0269215515603218.
5. Kinesio Taping Association International. KT1: fundamental concepts of the Kinesio Taping® Method and KT2: advanced concepts and corrective techniques of the Kinesio Taping® Method. Albuquerque: Kinesio Taping Association International; 2013.

6. Kul A, Ugur M. Comparison of the efficacy of conventional physical therapy modalities and kinesio taping treatments in shoulder impingement syndrome. Eurasian J Med. 2019;51(2):138–43. https://doi.org/10.5152/eurasianjmed.2018.17421.
7. Li Y, Yin Y, Jia G, Chen H, Yu L, Wu D. Effects of kinesiotape on pain and disability in individuals with chronic low back pain: a systematic review and meta-analysis of randomized controlled trials. Clin Rehabil. 2018;33(4):596–606. https://doi.org/10.1177/0269215518817804.
8. Logan CA, Bhashyam AR, Tisosky AJ, Haber DB, Provencher MT. Systematic review of the effect of taping techniques on patellofemoral pain syndrome. Sports Health. 2017;9(5):456–61. https://doi.org/10.1177/1941738117710938.
9. Morris D, Jones D, Ryan H, Ryan CG. The clinical effects of Kinesio® Tex taping: a systematic review. Physiother Theory Pract. 2012;29(4):259–70. https://doi.org/10.3109/09593985.2012.731675.
10. Nelson NL. Kinesio taping for chronic low back pain: a systematic review. J Bodyw Mov Ther. 2016;20(3):672–81. https://doi.org/10.1016/j.jbmt.2016.04.018.
11. Thelen M, Dauber J, Stoneman P. Clinical efficacy of kinesio tape for shoulder pain: a randomized, double-blinded, clinical trial. J Orthop Sports Phys Ther. 2008;38:389–95.

推荐阅读

Araya-Quintanilla F, Gutiérrez-Espinoza H, Sepúlveda-Loyola W, Probst V, Ramírez-Vélez R, Álvarez-Bueno C. Effectiveness of kinesiotaping in patients with subacromial impingement syndrome: a systematic review with meta-analysis. Scand J Med Sci Sports. 2022;32(2):273–89. https://doi.org/10.1111/sms.14084.

第 3 部分

特殊患者群体的床旁干预

第 18 章 老年人床旁疼痛管理干预的特殊考虑

Jung Hoon Kim, Christopher Alexander, Katherine Dawn Travnicek

基本概念

- 推荐采用多模式和跨学科疼痛管理。
- 对于沟通能力差、认知能力下降或患有痴呆的患者，常规的疼痛评估方法往往不够充分。
- 镇静和副作用在老年患者中更常见。

概述

随着社会和医学的进步，美国 65 岁及以上的人口持续增加。然而，尽管现在的患者寿命比以往更长，但老年人慢性疼痛的患病率高达 80%[1]。慢性疼痛不仅影响老年人的正常功能，还可能导致抑郁、社交孤立、行动不便和睡眠障碍[2]。研究表明，老年患者低估疼痛程度往往会进一步加剧这一问题，因为他们误解疼痛是衰老的正常现象或担心会产生药物的成瘾性风险[3]。我们理解这种担忧，因为老年人由于生理变化和对药物的敏感性可能会面临严重的副作用风险[4]。这些因素给老年人有效疼痛管理带来了挑战，进一步损害了他们的生活质量。

历史回顾和最新发展

老年人的疼痛管理需要采用全面、多模式和多学科的方法。治疗方案必须准确识别疼痛来源和影响程度，充分了解老年人的生理变化，并尽量减少药物的副作用。此外，由于老年人与年龄相关的疼痛感知和药物代谢变化，应结合药物和非药物方法来优化他们的疼痛管理。

随着正常衰老，我们的器官系统会发生各种变化，改变了药物的药代动力学和药效学[5]。这些变化包括肝肾代谢及清除功能的降低，可导致患者对几类药物的敏感性增加。尤为重要的是，老年人对缺氧和高碳酸血症的呼吸反应减弱，使他们在接受阿片类药物时面临呼吸衰竭的风险。

准确评估老年人疼痛需要正确识别疼痛的来源、患者的疼痛类型，并考虑到疼痛造成的功能限制。为此，必须通过详细的询问来阐明每例患者独特的症状及其影响。示例问题包括：描述正在经历的疼痛类型及其对生活的影响。是否有基本疼痛？哪种方法对缓解疼痛最有帮助？是否对服用药物有任何顾虑？对这种疼痛有什么担忧？为什么会有这些担忧？进一步的功能评估应包括日常生活活动评估。

对于沟通能力差（如听力困难、言语障碍等）或认知能力下降或患有痴呆的患者，常规的疼痛评估方法往往不够充分。患者无法有效地表达疼痛，这会导致无法进行充分治疗[4]。此外，认知能力下降还可能改变疼痛感知和药代动力学，导致疼痛加重并减弱药物的疗效[6]。为了处理这些问题，医务人员必须通过3种方法来系统评估疼痛的存在：直接询问、行为观察和照顾者报告[1]。美国老年学会已经发布了关于观察与疼痛相关的常见行为的指南，包括面部表情、言语表达、身体动作、人际互动的变化、活动模式或例行事务的变化，以及精神状态的变化[7]。行为观察应在活动时进行，因为疼痛可能在休息时消失。

在准确评估、确诊和分类疼痛（如神经病理性疼痛、伤害性疼痛和混合性疼痛综合征）的基础上，制订综合且多模式的疼痛管理方案。与患者进行沟通，强调恢复功能的重要性，而不仅仅是降低疼痛评分。

非药物干预

由于老年人的生理储备减少、使用多种药物和药物代谢改变，药物治疗在老年人的疼痛管理中面临较大的挑战。因此，采用多模式方法，包括非药物治疗方式，对治疗计划的制订至关重要。尤其在医院环境中，这一点尤为重要，因为老年患者更容易出现谵妄，从而增加了受伤和跌倒的风险。

疼痛管理的重点在于功能恢复和提高生活质量，而不仅仅是完全消除疼痛。患者久病卧床可能会引起其力量、活动能力和进行日常活动的能力丧失。相比年轻人，行动不便的老年患者肌肉质量和功能的下降速度更快[8]。为了应对这个问题，除非在医学上有禁忌，患者应参与物理及专业的治疗来保持功能。治疗包括步态训练、针对功能缺陷的补偿性治疗及调整诱发疼痛的动作。

尽管物理治疗和锻炼有助于促进功能恢复，但同时使用治疗性物理方法也可以减轻疼痛。这些方法包括冷疗、热疗、光疗、电磁疗法、声能疗法、电刺激和去敏感化技术。此外，对于一些患者，床旁干预手术也可能是适当的选择。常见的床旁手术包括体表解剖标志定位技术或超声引导的干针、触发点注射、周围神经阻滞，以及各种关节注射和轴向操作。

根据不同干预手术的类型，需要仔细考虑相关的重要风险。许多老年患者存在多种并发症，可能需要使用抗凝药或其他镇静药物。因此，在推荐手术之前，评估停用这些药物的风险及适当的知情同意问题非常重要。此外，由于上述生理变化，患者可能会对手术所需的镇静药物产生过度反应。在这些情况下，需要精确调整药物剂量。

疼痛是一种主观体验，而疼痛感知在不同文化和信仰系统中可能存在显著差异。此外，研究表明心理困扰与身体疼痛的表现之间存在显著关联[9]。因此，治疗计划中可能需要提供心理、精神等方面的支持服务。与患者讨论这一点是理解其他服务的重要内容。

药物干预

药物治疗分为阿片类药物和非阿片类药物。正如前文所述，老年人的生理变化使他们对阿片类药物和其他镇静药物更易产生不良反应，包括呼吸抑制、上瘾/依赖、恶心、便秘、镇静、尿潴留及头晕。特别是对于初次接触阿片类药物的老年患者，其呼吸抑制的风险较高，因此对患者进行仔细筛选并密切监测药物副作用至关重要[10]。在开始使用阿片类药物之前，应尝试非阿片类药物和替代疗法。以下是老年人中使用阿片类药物需要特别注意的事项。初次接触阿片类药物的患者不应使用贴剂芬太尼，因为贴剂中的高药物浓度可能导致严重的呼吸抑制[11]。肾功能受损的患者应避免使用吗啡、可待因和美沙酮，因为有毒代谢产物可能积累。在肾功能受损的患者中，使用美沙酮、芬太尼和舒芬太尼似乎是安全的[12]。然而，由于美沙酮的半衰期难以预测，应由具有丰富经验和对其药代动力学了解的医生开具处方。在肝功能和肾功能受损的患者中应谨慎使用奥施普酮、羟吗啡酮和氢可酮[12]。

一般来说，在老年患者中，由于副作用，非阿片类药物治疗非癌症疼痛优于阿片类药物。常用于治疗疼痛的非阿片类药物包括 NSAID 和对乙酰氨基酚。对乙酰氨基酚可作为治疗持续疼痛的一线选择，尤其适用于伤害性疼痛，其具有合理的安全性和高效性。每 24 小时内的最大剂量不应超过 4g，但多数情况下患者应谨慎使用[13]。对乙酰氨基酚在肝衰竭患者中是绝对禁忌。最后，考虑到对乙酰氨基酚通常来源于多种药物的组合成分，因此需要注意所有含有对乙酰氨基酚的药物。

NSAID 是治疗伤害性疼痛的有效药物。然而，在老年慢性疼痛患者中不推荐长期使用 NSAID 治疗伤害性疼痛，因为这会使该人群不良反应的风险增加。NSAID 已被证实会对胃肠道、肾脏和心脏系统产生不良影响。NSAID 的绝对禁忌证包括心力衰竭、慢性肾脏疾病和活动性消化性溃疡病[14]。对于老年患者，建议使用最低有效剂量，并规定短期疗程以减轻 NSAID 潜在的副作用[15]。

对于神经病理性疼痛，常用的药物包括抗癫痫药和抗抑郁药。抗癫痫药（如加巴喷丁、普瑞巴林）的常见副作用包括头晕、体重增加和嗜睡。肝功能障碍患者，无须调整加巴喷丁和普瑞巴林剂量，而肾功能障碍患者则应调整剂量[16]。三环类抗抑郁药（TCA）具有强抗胆碱能作用，会导致嗜睡、认知功能障碍、直立性低血压和尿潴留等副作用。在三环类抗抑郁药中，阿米替林的抗胆碱能作用最强，而诺替林和去甲米氧嗪的抗胆碱能作用较轻。度洛西汀是一种 5- 羟色胺和去甲肾上腺素再摄取抑制剂，也显示出对神经病理性疼痛有效。

其他注意事项

对于老年患者群体，有 3 个主要的关注点：基于证据的疼痛治疗建议、对慢性疼痛和疼痛管理的认知和偏见，以及疼痛管理教育和医疗保险覆盖范围。目前，缺乏强有力的科学依据来指导针对老年患者的疼痛管理。由于随机对照试验严格的选取标准，复杂老年患者常常被排除或不能充分被代表。此外，在老年人中，疼痛往往被低估和未予以充分治疗，因为他们通常不愿意报告疼痛，而医护人员也担心老年患者会出现不良治疗反应。为了有效管理老年人的疼痛，医生和协同的看护人员应具备疼痛评估的技能，了解不同类型的疼痛，并认识到以整体性和跨学科团队的方式进行疼痛管理的重要性。最后，医保会对药物和干预治疗产生一些限制。

结论与展望

针对老年人的疼痛治疗一直存在许多挑战，包括并发症、多种药物治疗及身体和心理功能下降。当前的疼痛治疗或疼痛管理疗法主要集中在疼痛的调节上，并且市场上涌现了许多新技术（如冷敷振动、周围神经刺激等）。

（黄鑫　李水清　马云龙　译）

参考文献

1. Andrade DC, Faria JW, Caramelli P, et al. The assessment and management of pain in the demented and non-demented elderly patient. Arq Neuropsiquiatr. 2011;69:387.
2. Denny DL, Guido GW. Under treatment of pain in older adults: an application of beneficence. Nurs Ethics. 2012;19(6):800–9.
3. Culberson JW, Ziska M. Prescription drug misuse/abuse in the elderly. Geriatrics. 2008;63:22.
4. Griffioen C, Willems EG, Husebo BS, Achterberg WP. Prevalence of the use of opioids for treatment of pain in persons with a cognitive impairment compared with cognitively intact persons: a systematic review. Curr Alzheimer Res. 2017;14:512.
5. Braddom RL. Physical medicine and rehabilitation. 3rd ed. Philadelphia: Saunders Elsevier; 2007. p. 1415–28.
6. Benedetti F, Arduino C, Costa S, et al. Loss of expectation-related mechanisms in Alzheimer's disease makes analgesic therapies less effective. Pain. 2006;121:133.
7. AGS Panel on Persistent Pain in Older Persons. The management of persistent pain in older persons. J Am Geriatr Soc. 2002;50:S205.
8. English KL, Paddon-Jones D. Protecting muscle mass and function in older adults during bed rest. Curr Opin Clin Nutr Metab Care. 2010;13(1):34–9. https://doi.org/10.1097/MCO.0b013e328333aa66.
9. Riva P, Wirth JH, Williams KD. The consequences of pain: the social and physical pain overlap on psychological responses. Eur J Soc Psychol. 2011;41:681–7. https://doi.org/10.1002/ejsp.837.
10. Fine PG, Mahajan G, McPherson ML. Long-acting opioids and short-acting opioids: appropriate use in chronic pain management. Pain Med. 2009;10(Suppl 2):S79–88.
11. Ortho-McNeil-Janssen Pharmaceuticals, Inc. Duragesic (transdermal fentanyl). Titusville: Ortho-McNeil-Janssen Pharmaceuticals; 2008.
12. Dean M. Opioids in renal failure and dialysis patients. J Pain Symptom Manag. 2004;28(5):497–504.
13. Kuehn BM. FDA focuses on drugs and liver damage: labeling and other changes for acetaminophen. JAMA. 2009;302:369.
14. American Geriatrics Society Panel on the Pharmacological Management of Persistent Pain in Older Persons. Pharmacological management of persistent pain in older persons. J Am Geriatr Soc. 2009;57(8):1331–46.
15. Scheiman JM, Hindley CE. Strategies to optimize treatment with NSAIDs in patients at risk for gastrointestinal and cardiovascular adverse events. Clin Ther. 2010;32:667.
16. Israni RK, Kasbekar N, Haynes K, Berns JS. Use of antiepileptic drugs in patients with kidney disease. Semin Dial. 2006;19(5):408–16.

推荐阅读

Dagnino APA, Campos MM. Chronic pain in the elderly: mechanisms and perspectives. Front Hum Neurosci. 2022;3(16):736688. https://doi.org/10.3389/fnhum.2022.736688.

第 19 章 慢性疼痛患者床旁疼痛管理干预的特殊考虑

Abhishek Vaidya, Lahari Vudayagiri, Dmitri Souza, Samer N. Narouze

基本概念

- 床旁疼痛管理干预对已有慢性疼痛的住院患者有益。
- 这些干预措施通常较为简单且易于实施。
- 床旁疼痛管理程序应纳入到住院患者的多模式疼痛管理计划中。

背景

慢性疼痛在美国越来越普遍，已经影响到 35%的人口[1]。对于慢性疼痛的临床评估，首要任务是详细的病史记录和体格检查，同时审查影像学研究结果并确定慢性疼痛的根本原因。这一步骤在围术期尤为重要[2,3]。围术期指的是手术干预前、术中及术后的一段时间(最长为 30 天)[4]。

接受手术干预的患者如果有慢性疼痛病史，通常需要采取更多的麻醉和术中及术后镇痛措施。目前，我们普遍认识到慢性疼痛急性发作的原因是中枢敏化、阿片类药物耐受及常见的未诊断的阿片类药物引起的痛觉过敏[5,6]。因此，担心呼吸抑制、过度镇静及镇痛药物和抗焦虑药物滥用导致的过量，疼痛控制越来越具有挑战性[7,8]。已经证明，床旁处理慢性疼痛的操作对于解决这个问题是有效的，并且在围术期可以提供额外的疼痛缓解，同时也带来了社会和经济效益(图 19.1)。这些床旁干预操作包括局部神经阻滞、区域神经阻滞及硬膜外或脊髓麻醉。

常见床旁操作

床旁疼痛管理干预采用多种策略。其中最常见的策略是使用局部麻醉药、类固醇或其他药物进行诊断或治疗性阻滞。此外，床旁镇痛还可以在术前或术后通过间接注射局部麻醉药到受影响部位来实现[8-10]，这种方法也常用于手术切口处。另一种常见的方法是脊髓或硬膜外麻醉，可以直接将麻醉药注入蛛网膜下或硬膜外间隙。床旁干预还包括肌筋膜松解、手法治疗、疼痛心理干预、经皮神经调控及本书中描述的其他技术[11,12]。床旁干预在慢性疼痛患者中取得了成功，原因包括减少麻醉需求、节省阿片类药物、改善活动能力、避免多种药物治疗，尤其是在老年人中(图 19.1)。然而，在计划进行床旁干预

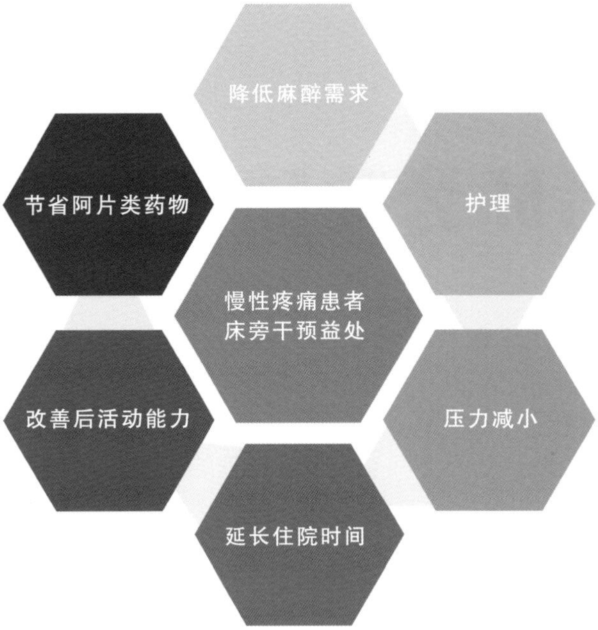

图 19.1 床旁疼痛管理干预对已有慢性疼痛患者的益处。

之前，需要考虑慢性疼痛患者群体一些特殊的注意事项[1,13–16]。

慢性疼痛患者床旁操作的特殊注意事项

进行任何手术干预时，必须权衡手术本身的风险与获益，选择对患者最有益且风险最低的方式。常见床旁操作的风险包括出血、感染、神经损伤、局部麻醉药物毒性和过敏反应。因此，为了降低风险，需要仔细选择干预部位的解剖结构，执行无菌操作，并精确计算麻醉剂的剂量[1]。对于慢性疼痛患者，还需要进一步考虑患者慢性疼痛病史的详细情况，这可能会导致推迟某些类型的床旁操作。在进行任何床旁干预手术之前，需要记录已存在的神经病变或神经损伤，以及任何结构或功能损伤[1,17,18]。

与一般住院患者类似，对慢性疼痛患者来说，禁忌证也是在进行床旁干预时的重要因素。在住院患者中，存在活动性感染或难以愈合的创面的部位不适合选择进行神经阻滞、区域麻醉或脊髓麻醉。此外，如果在胸椎 / 颈椎区域进行脊髓或硬膜外麻醉，会增加呼吸抑制的风险，因为膈神经起源于 C3–C5 水平。由于慢性疼痛患者常常要求增加阿片类药物的剂量，这些类型的操作在剂量和患者同意方面需要仔细计划。在慢性疼痛患者群体中，有时会出现患者拒绝接受床旁操作的情况，这也是禁忌证之一。对于使用疼痛控制装置（如刺激器或硬膜外泵）的患者，需要进行特殊评估，特别是对于区域和轴向操作。然而，在这些患者中进行床旁干预并不是禁忌证[1,19,20]。

效果最大化

在疼痛控制中采用多模式方法，包括床旁干预，通常有助于临床效果最大化[1]。在围术期间，管理患者的期望至关重要。应告知慢性疼痛患者对阿片类药物的耐受性，以及阿片类药物诱发的痛觉过敏。围术期管理慢性疼痛患者的焦虑情绪很重要。慢性肾脏疾病、糖尿病、高血压等合并症也应进行优化，这些疾病可能因为电解质异常或高血糖导致伤口愈合而复杂化，从而影响患者的康复过程[21,22]。除非有禁忌，慢性疼痛患者应继续使用抗精神病和催眠药物。对于吸烟的患者，围术期通常推荐使用尼古丁贴片来减少烟瘾。需要合理转换口服阿片类药物为静脉制剂，以确保有足够的疼痛控制。床旁疼痛管理干预能够影响慢性疼痛患者对护理服务的满意度[23–25]。

结论与展望

床旁疼痛管理干预对慢性疼痛患者非常有益[1]。通过床旁干预，可以在不显著增加阿片类药物剂量的情况下缓解疼痛[26–28]。多模式疼痛管理，包括床旁干预，有助于改善慢性疼痛患者的活动能力、伤口愈合情况，并提高患者的满意度。同时，预期的重症监护室停留时间或住院时间可能会缩短。此外，床旁疼痛管理干预可能会减少麻醉引起的慢性疼痛患者的术中和术后即刻不良反应，如心律失常、意识改变、恶心和呕吐[29,30]。深度镇静和麻醉需求也可能会减少。在进行任何床旁疼痛管理干预操作时，始终需要保持谨慎，通过采用适当的无菌技术、仔细评估手术方式和部位、在适当情况下使用超声引导及监测来降低并发症的风险[1]。由于围术期患者明显改善，床旁疼痛管理干预在慢性疼痛患者中越来越受欢迎，可在适当情况下加以考虑。

（黄鑫　李水清　译）

参考文献

1. Souzdalnitski D, Halaszynski TM, Faclier G. Regional anesthesia and co-existing chronic pain. Curr Opin Anaesthesiol. 2010;23(5):662–70.
2. Souzdalnitski D, Bolinske T, Vadivelu N. Pain quality assessment scale: practical implications of factor analysis. Clin J Pain. 2009;25(5):453.
3. Cheng OT, Souzdalnitski D, Vrooman B, Cheng J. Evidence-based knee injections for the management of arthritis. Pain Med (United States). 2012;13(6):740–53.
4. Tubog TD. Overview of multimodal analgesia initiated in the perioperative setting. J Perioper Pract. 2021;31(5):191–8.
5. George S, Johns M. Review of nonopioid multimodal analgesia for surgical and trauma patients. Am J Health Syst Pharm. 2020;77(24):2052–63.
6. Pitchon DN, Dayan AC, Schwenk ES, Baratta JL, Viscusi ER. Updates on multimodal analgesia for orthopedic surgery. Anesthesiol Clin. 2018;36(3):361–73.
7. Wick EC, Grant MC, Wu CL. Postoperative multimodal analgesia pain management with nonopioid analgesics and techniques: a review. JAMA Surg. 2017;152(7):691–7.
8. Chen YYK, Boden KA, Schreiber KL. The role of regional anaesthesia and multimodal analgesia in the prevention of chronic postoperative pain: a narrative review. Anaesthesia. 2021;76(S1):8–17.
9. Ban VS, Bhoja R, McDonagh DL. Multimodal analgesia for craniotomy. Curr Opin Anaesthesiol. 2019;32(5):592–9.
10. Bruhn J, Scheffer GJ, van Geffen GJ. Clinical application of perioperative multimodal analgesia. Curr Opin Support Palliat Care. 2017;11(2):106–11.
11. Choi E, Nahm FS, Han WK, Lee PB, Jo J. Topical agents: a thoughtful choice for multimodal analgesia. Korean J Anesthesiol. 2020;73(5):384–93.
12. Carvalho B, Butwick AJ. Postcesarean delivery analgesia. Best Pract Res Clin Anaesthesiol. 2017;31(1):69–79.
13. Haskins SC, Bronshteyn Y, Perlas A, El-Boghdadly K, Zimmerman J, Silva M, et al. American Society of Regional Anesthesia and Pain Medicine expert panel recommendations on point-of-care ultrasound education and training for regional anesthesiologists and pain physicians—part I: clinical indications. Reg Anesth Pain Med. 2021;46(12):1031–47.
14. Haskins SC, Bronshteyn Y, Perlas A, El-Boghdadly K, Zimmerman J, Silva M, et al. American Society of Regional Anesthesia and Pain Medicine expert panel recommendations on point-of-care ultrasound education and training for regional anesthesiologists and pain physicians—

part II: recommendations. Reg Anesth Pain Med. 2021;46(12):1048–60.
15. Narouze S, Souzdalnitski D. Ultrasound-guided percutaneous cervical and upper thoracic sympathetic chain neuromodulation for upper extremity complex regional pain syndrome. Ochsner J. 2017;17(2):199–203.
16. Souzdalnitski D, Vadivelu N, Chung KS. Low-dose ketamine as an adjunct to routine pain practice: are we ready yet? Pain Pract. 2009;9(5):405–6.
17. Smith N, Liew Z, Johnson S, Ellard DR, Underwood M, Kearney R. A systematic review of the methods and drugs used for performing suprascapular nerve block injections for the non-surgical management of chronic shoulder pain. Br J Pain. 2021;15(4):460–73.
18. Cogan CJ, Kandemir U. Role of peripheral nerve block in pain control for the management of acute traumatic orthopaedic injuries in the emergency department: diagnosis-based treatment guidelines. Injury. 2020;51(7):1422–5.
19. Charipova K, Gress K, Berger AA, Kassem H, Schwartz R, Herman J, et al. A comprehensive review and update of post-surgical cutaneous nerve entrapment. Curr Pain Headache Rep. 2021;25(2):1–8.
20. Taylor SS, Noor N, Urits I, Paladini A, Sadhu MS, Gibb C, et al. Complex regional pain syndrome: a comprehensive review. Pain Ther. 2021;10(2):875–92.
21. Beverly A, Kaye AD, Ljungqvist O, Urman RD. Essential elements of multimodal analgesia in enhanced recovery after surgery (ERAS) guidelines. Anesthesiol Clin. 2017;35(2):e115–43.
22. Joshi GP. Multimodal analgesia techniques and postoperative rehabilitation. Anesthesiol Clin N Am. 2005;23(1):185–202.
23. Agarwal D, Chahar P, Chmiela M, Sagir A, Kim A, Malik F, et al. Multimodal analgesia for perioperative management of patients presenting for spinal surgery. Curr Pharm Des. 2019;25(19):2123–32.
24. Helander EM, Menard BL, Harmon CM, Homra BK, Allain AV, Bordelon GJ, et al. Multimodal analgesia, current concepts, and acute pain considerations. Curr Pain Headache Rep. 2017;21(1):3.
25. Dancel R, Liles EA, Fiore D. Acute pain management in hospitalized children. Reviews on recent. Clin Trials. 2017;12(4):277–83.
26. Offodile AC, Sheckter CC, Tucker A, Watzker A, Ottino K, Zammert M, et al. Preoperative paravertebral blocks for the management of acute pain following mastectomy: a cost-effectiveness analysis. Breast Cancer Res Treat. 2017;165(3):477–84.
27. Scurrah A, Shiner CT, Stevens JA, Faux SG. Regional nerve blockade for early analgesic management of elderly patients with hip fracture—a narrative review. Anaesthesia. 2018;73(6):769–83.
28. Rathier MO, Baker WL. A review of recent clinical trials and guidelines on the prevention and management of delirium in hospitalized older patients. Hosp Pract (1995). 2011;39(4):96–106.
29. Qin L, You D, Zhao G, Li L, Zhao S. A comparison of analgesic techniques for total knee arthroplasty: a network meta-analysis. J Clin Anesth. 2021;1:71.
30. Berkowitz RA, McDonald TB. Post-operative pain management. Indian J Pediatr. 1997;64(3):351–67.

推荐阅读

Rosenquist RW, Souzdalnitski D, Urman R. Chronic pain management for hospitalized patient. 1st ed. New York: Oxford University Press; 2016. p. 420.

第 20 章 病态肥胖患者床旁疼痛管理干预的特殊考虑

Nicole Sarkisian, Dmitri Souza, Samer N. Narouze

基本概念

- 慢性疼痛和肥胖的关系并非巧合，两者间联系密切。
- 肥胖是多因素的，包括代谢、生物力学、遗传、环境、文化、社会和行为机制。
- 随着体重指数的增加，关节将承受更大的压力，导致不稳定性增加。此外，脂肪组织本身也会促使炎症状态加重，从而导致持续性疼痛。
- 对于肥胖患者，专门床旁疼痛管理干预的规划、实施和随访至关重要，包括选择治疗技术、注意无菌操作、选择影像引导还是体表解剖标志定位技术，以及在治疗时和治疗后监护患者。

概述

根据世界卫生组织（WHO）的定义，肥胖是指体重指数（BMI）>30kg/m^2。在美国，每年有超过500万的成年肥胖患者，并且数量还在不断增加[1,2]。肥胖患者通常合并2型糖尿病、高血压、血脂异常，当这些疾病结合在一起时，被称为"代谢综合征"。这些疾病和代谢综合征是住院时和围术期致残率和致死率的独立预测因素[3]。已有许多研究表明，慢性疼痛与肥胖的关系并非巧合，两者密切相关[2]。随着体重的增加，关节将承受更大的压力，导致不稳定性增加。此外，有证据表明，随着脂肪组织的增加，患者的炎症状态也会进展。肥胖和疼痛间的关系并不简单，而是多种因素共同作用导致了疼痛，包括遗传、环境、代谢、生物力学、文化、社会和行为机制[2]。针对这些因素及其相关的病理生理学机制，可采用多种疼痛控制措施。本章将详述肥胖患者的床旁干预措施[4]。

病态肥胖患者的具体床旁干预措施

对于住院的病态肥胖患者，某些药物和干预性疼痛管理策略已证明是有益的[2,5]。某些研究专门评估缓解严重肥胖和极度肥胖个体疼痛的干预措施[2,4]。肥胖人群的许多干预方法也适用于普通人群。传统方法包括周围神经阻滞、关节注射、肌腱鞘注射、韧带注射、针灸及有创性神经调控（包括 TENS

等）。在本节中，我们将详细介绍可用的干预方法及其在肥胖人群中可能引起的并发症[2,6]。

硬膜外注射虽然近来受到批评，但它仍是治疗严重肥胖患者常见的急性神经根痛的最安全且最有效的技术之一。过去，这些操作常在床旁进行，例如，分娩镇痛在分娩室和产房进行。然而，随着影像引导的广泛应用，除了分娩室和产房的硬膜外注射仍常规在床旁进行，其余硬膜外注射则不应常规在床旁进行，特别是病态肥胖患者。与正常体重的个体相比，肥胖患者的硬膜外间隙的深度有所不同[2]。为了确保在操作过程中充分成像，应谨慎选择床旁治疗操作的其他成像技术，因为肥胖会影响观察目标结构，尤其是在对于超声引导的操作中。例如，超声引导进针时，与正常体重患者相比，肥胖患者超声引导腰椎小关节注射的成功率明显较低[2,4]。某些疼痛阻滞（如臀部坐骨神经阻断）通过改良能更好地到达肥胖患者的靶结构，从而更快进行[2]。对于关节、肌腱鞘和韧带，皮质类固醇注射可能会影响伴有糖尿病前期或糖尿病的患者，以及早期皮质类固醇注射导致显著体重增加的病态肥胖患者的安全，因此应谨慎使用。

其他治疗技术正在开发中。富血小板血浆（PRP）是一种自体血液衍生的血小板浓缩物。已知其含有高浓度的自体生长因子，如血小板源性生长因子、成纤维细胞生长因子、血管内皮生长因子等。PRP可以通过控制结缔组织再生和血管生成来促进组织愈合。有报道称，再生医学技术，特别是PRP疗法，在治疗肥胖患者骨关节炎相关的膝关节疼痛方面有益[2]。

在病态肥胖患者中，关节、肌腱鞘、关节周围和韧带注射可在床旁进行以减轻肌肉骨骼疼痛。肌腱鞘注射还可通过损伤和再生刺激组织变化，从而减轻该区域的肌肉骨骼疼痛。与硬膜外注射类似，这些注射的关注点在于成像的清晰度和注射深度。病态肥胖患者的其他问题包括床旁操作期间患者的体位及术后疼痛可能会增加。其他问题见图20.1。

值得注意的是，病态肥胖个体的住院治疗需要医护专业人员的密切合作，包括护士、支持人员（译者注：是指在医院或诊所中为医生和护士提供支持的工作人员，其职责可能包括接待患者、安排预约、处理医疗记

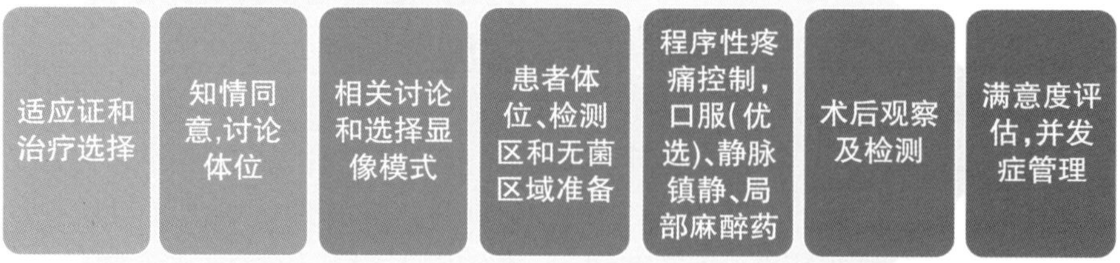

图20.1 严重肥胖患者床旁疼痛管理干预的特殊考虑。

录、保险索赔、协助检查和治疗等)、医生、营养师、物理和职业治疗师,有时还需要心理学家。这些医护专业人员应该共同努力造福患者(译者注:一般指确保患者得到正确的诊断和治疗,为患者提供舒适的护理环境,尊重患者的隐私和尊严,以及倾听和关注患者的需求)。此外,为帮助治疗复杂的严重肥胖患者,工作人员可能需要额外培训。

结论

肥胖与慢性疼痛密切相关。床旁疼痛管理应根据肥胖患者群体的特点进行调整。在经过良好培训的住院支持人员、医生和多方面治疗的帮助下,我们可以加强和完善肥胖患者的疼痛综合治疗,包括床旁治疗。

(黄鑫 李水清 译)

参考文献

1. WHO Expert Consultation. Appropriate body-mass index for Asian populations and its implications for policy and intervention strategies. Lancet. 2004;363:157–63.
2. Narouze S, Souzdalnitski D. Obesity and chronic pain: systematic review of prevalence and implications for pain practice. Reg Anesth Pain Med. 2015;40:91–111.
3. Pouwels S, Buise MP, Twardowski P, Stepaniak PS, Proczko M. Obesity surgery and anesthesiology risks: a review of key concepts and related physiology. Obes Surg. 2019;29(8):2670–7.
4. Narouze S, Souzdalnitski D. Obesity and chronic pain: opportunities for better patient care. Pain Manag. 2015;5(4):217–9.
5. Belcaid I, Eipe N. Perioperative pain management in morbid obesity. Drugs. 2019;79(11):1163–75.
6. Souzdalnitski D, Halaszynski TM, Faclier G. Regional anesthesia and co-existing chronic pain. Curr Opin Anesthesiol. 2010;23(5):662–70.

推荐阅读

Aronne LJ, Kumar RB. Obesity management: a clinical casebook. 1st ed. Cham: Springer Nature; 2019. p. 153.

Rosenquist RW, Souzdalnitski D, Urman R. Chronic pain management for hospitalized patient. 1st ed. New York: Oxford University Press; 2016. p. 420.

第 21 章 急诊科床旁疼痛管理干预的特殊考虑

Jessica E. Tullington, Grant Hubbard, Rick Gemma

基本概念

- 疼痛是急诊室最常见的主诉，而疼痛管理正成为全球急诊部门的一项质量措施。
- 阿片类药物虽然仍在广泛使用，但易产生耐药性。这些药物也有令人不快和显著的副作用，包括呼吸抑制、阿片类药物诱导的痛觉过敏和成瘾。
- 床旁神经阻滞、关节注射和其他用于疼痛管理干预的方法在急诊科越来越受欢迎。它们可以与其他疼痛管理模式结合使用。
- 心理干预、针灸和其他辅助医学模式尽管效果各异，但可以在紧急情况下用于缓解疼痛。

概述

疼痛是急诊室最常见的主诉，70%~80%的患者在就诊时报告疼痛。急诊室疼痛管理仍存在不足，这是一个全球性问题[1]。对医生来说，缓解患者疼痛通常是首要任务。目前在疼痛治疗方面取得了一些进展：及时实施疼痛控制已成为急诊科的一项质量衡量标准。然而，药物的过度使用和疼痛治疗的不足仍然是一个严重的问题。疼痛完全缓解可能受多个变量的影响，这些变量与患者和医生的特定因素有关。医生的偏见可以决定是否开具止痛药，以及药物的选择和用药时机。潜在偏见的来源包括患者年龄大、认知功能下降、语言障碍及患者本身不想缓解疼痛[2]。本章讨论了急诊科疼痛控制的其他介入方法。这些干预措施可作为标准疼痛控制方案的有效辅助手段，以满足在急诊室环境中医生的需求。其中包括床旁神经阻滞、关节注射、心理干预、针灸和其他补充医学模式。

历史回顾

由于长期以来疼痛治疗的不足，阿片类处方药物的使用不断增加。过度处方使用导致药物依赖、非法处方药销售及与过量相关的死亡人数增加。自 2011 年以来，阿片类药物处方数量一直在稳步减少。然而，阿片类药物危机远未结束，由于新型冠状病毒感染使得这一危机暂时恶化。在这场阿片类药物危机中，辅助疼痛管理策略越来越受欢迎。随着临床医生对床旁超声的使用越来越熟悉，以及专业知识的不断增加，拓宽了急诊室患者的选择范围。

床旁干预性疼痛治疗

周围神经阻滞

周围神经阻滞通过抑制中央皮层对疼痛的感知来发挥作用。麻醉剂的类型、浓度和用量会影响其作用的持续时间、起效和潜在的副作用[3]。神经阻滞还与阿片类药物具有协同作用，以提高其有效性。利多卡因仍是最常用的酰胺，阻滞持续时间为 80~90 分钟。其他药物包括甲哌卡因(45~65 分钟)、丙胺卡因(45~65 分钟)和阿替卡因(90~120 分钟)。布比卡因是作用时间最长的麻醉剂，阻滞持续时间为 4~12 小时[3]。最常见的神经阻滞如表 21.1 所示。其他神经阻滞、关节和关节周围注射将在本书的其他部分进行讨论。

针灸

针灸可以作为阿片类药物的补充或替代治疗用于疼痛管理[30]。针灸由内源性阿片释放部分介导[31,32]。通过功能性 MRI 可以观察到针灸对疼痛通路的抑制[31]。目前已经确定了 400 多个穴位，大多数位于主经络沿线，而中医学中主经络输送生命能量[32]。

最常见的针灸方法是用细而结实的针穿透皮肤，然后用手或电进行刺激。电针包括连接一个由电池供电的电子设备，通过针头传递能量。电针通过激活生物化学物质来阻断疼痛。频率为 2~15Hz 的电针治疗已被证明可以抑制炎症和神经性疼痛[33]。

耳针疗法是通过刺激耳朵上的不同穴位实现。Jan 等对耳针治疗急诊室疼痛进行了荟萃分析。这些研究包括偏头痛、髋部骨折、腰痛、喉咙痛、胆绞痛和混合疼痛。大多数研究都使用了战地针灸(BFA)，将小型半永久性针头插入耳朵的各个部位。BFA 的优点是针头可以在体内停留几天。单独使用耳针治疗疼痛临床上没有显著差异，但其作为止痛药的辅助使用是有益的。当麻醉品为禁忌证、滥用可能性高或有副作用时，其也可能是有益的[34]。

Grissa 等发现，与静脉注射吗啡相比，针灸治疗急性疼痛更有效且副作用更小[35]。Reinstein 等发现，在急诊室使用针灸治疗时，患者的焦虑和疼痛均会减少[36]。两项研究通过评估患者治疗前后的疼痛和焦虑评分来评估针灸效果。研究人员发现，针灸被从业者和急诊室的患者广泛接受[37]。Arnold 等进行了一项研究，该研究在急性非穿透性四肢损伤患者中得到了类似的结果。针灸并没有增加急诊室的住院时间[38]。

催眠疗法和急诊科的其他心理干预

催眠疗法，或称为催眠术，是一种恍惚状态，涉及高度集中的注意力、周围意识下降和暗示性增强。催眠已被证明可以减轻手术疼痛和焦虑，尤其是局部麻醉时。研究表明，正念可通过前额叶认知控制机制减少丘脑疼痛信号的放大[39]。

Garland 等研究了在医院环境中，单次催眠暗示是否会降低急性疼痛的强度。催眠建议包括一个自我催眠课程、一个 15 分钟的脚本以指导患者如何放松他们的身体，以及如何将疼痛视为不同的感觉，如凉爽或温暖。催眠组有 73 例患者，术后疼痛明显减轻，而且焦虑、不愉快的身体感觉和对阿片类药物的渴望也有所减少[40]。

其他心理和身心干预措施也可以作为急诊室疼痛管理的辅助手段，这些将在本书的其他章节进行描述。

表 21.1 常用的周围神经阻滞[4-30]

神经阻滞	适应证	细节	备注
股神经阻滞	股神经阻滞对股骨骨折非常有益，可显著减少对阿片类药物的需求[4-6]	患者取仰卧位，在腹股沟韧带的远端、股骨折痕处横向放置一个 10~12MHz 的线性探头。使用超声探头定位股骨血管；股神经位于血管的外侧。然后将神经集中在超声屏幕上。神经通常表现为高回声楔形或卵圆形。在神经上可以看到两层筋膜，即表面的阔筋膜和深面的髂筋膜。然后用氯己定对该部位进行消毒。然后将一根 20G 针头从探头侧面约 1cm 处插入，采用平面内技术推进到神经。穿过筋膜时，通常可以感觉到“砰”的落空感。然后在大约 4 点钟位置注射 20mL 麻醉剂	超声下可以完全显示神经[4]。神经刺激器也可用于帮助识别股神经[5]
肌间沟臂丛神经阻滞	由于 C5–C7 神经根是靶向神经，因此肌间沟臂丛神经阻滞可用于肩部损伤、脱位及肱骨损伤[7,8]	患者仰卧，头转向床的一侧。采用 10~12MHz 的探头以横向方式放置在大约 C6 的水平。扫查颈动脉和颈内静脉，将探头横向移动到前斜角肌和中斜角肌[7]。利用多普勒成像来避免血管结构和神经根被混淆。一旦看到神经根，就用氯己定对该区域进行消毒准备。将一根 22G 针头从探头侧方大约 1cm 插入皮肤中。可以看到针头穿过中斜角肌，位于 C5–C6 或 C6–C7 神经根之间	当针头穿过肌肉时，可能会感觉到“啪”的落空感。应在神经根周围注射约 20mL 麻醉剂，并通过超声进行观察[8-10]
血肿阻滞	血肿阻滞是一种将局部麻醉药物直接注射到骨折部位的操作。该阻滞通常仅用于桡骨远端骨折，这是最常见的上肢骨折[11]	使用 7.5MHz 的线性探头来定位骨折部位。将超声探头保持在纵向方向时，骨折部位最容易定位。通过骨皮质的不规则来识别骨折。一旦找到骨折部位，就用氯己定对该部位进行消毒。在超声下将连接到注射器上的 20G 针头推进到骨折部位。从近端到远端的针头方向通常最容易到达骨折部位。一旦到达骨折部位，就可以回抽。然后将 5~15mL 1%的利多卡因注射到骨折部位[12]。大约 15 分钟后，镇痛药生效，可以对骨骼进行操作	Tseng 等表明，在成人和儿童人群中，血肿阻滞与常规镇静一样可以有效减轻桡骨骨折疼痛[13]。有一些研究表明其在胫骨远端或腓骨骨折中的应用

（待续）

表21.1(续)

神经阻滞	适应证	细节	备注
肋间阻滞	肋间阻滞可用于治疗胸神经根疼痛，如疱疹神经痛及胸壁疼痛。疼痛是肋骨骨折的常见症状，也是这些患者发病率和死亡率的原因之一。疼痛会导致呼吸功能减弱，引起肺不张和可能的肺炎[14]	该手术可以在患者侧卧、俯卧或坐姿的情况下进行。建议使用透视引导，但不是必需的。在腋后线的内侧用氯己定消毒目标肋间神经。然后将一根22G针头推进到肋骨下缘的皮肤中。一旦针头碰到骨头，针头就会缓慢而小心地向下移动，直到识别出肋骨的下缘。然后将针推至肋间沟中约2mm。抽吸确认没有血液或空气，注射大约5mL的麻醉剂。由于存在侧支神经支配，因此建议至少在3个相邻节段重复进行，以确保足够的麻醉效果[10]	最常见的并发症是医源性肺气肿；应复查术后胸部X线片[15]
枕骨	头痛是急诊室常见的主诉。其目的是排除头痛危及生命的原因，并治疗原发性疼痛。枕大神经阻滞减少三叉神经尾状核的感觉输入[16]	患者采取俯卧姿势，头部稍微弯曲。横向放置高频超声探头用于定位枕大神经。该神经位于枕骨突起下方约3cm、外侧约1.5cm处。使用氯己定消毒皮肤。彩色多普勒是用来避免损伤枕大动脉。枕大神经位于动脉内侧。一旦识别出神经，在探头下方且神经对齐后，将连接到局部麻醉药注射器上的25G针头推进到皮肤中。将2~3mL的麻醉剂注射到枕大神经周围。超声下可以看到被麻醉剂包围的神经。已有多项研究显示枕大神经阻滞治疗偏头痛的疗效[16-18]	大多数关于枕神经阻滞的研究都包括偏头痛，但也有一些研究将其用于其他头痛综合征，并取得了一些成功[19]
下牙槽阻滞	下牙槽神经为同侧下颌骨、下唇和下巴提供感觉。它是牙科手术中最常见的阻滞，但对于因牙痛而出现在急诊室的患者来说可能很有用[20,21]	患者取仰卧和斜倚(半仰卧)姿势，张大嘴巴。可以看到目标区域即下颌支内侧的黏膜。扫查到下颌标志的水平线和垂直线的交叉点。注射前拉伸黏膜可减少局部创伤。将25G针头从口腔的相对侧插入交叉点，平行于下颌牙齿，垂直于下颌支。针头慢慢向前推进，直到接触到骨头。此时，将针头回撤约1mm，并在抽吸确认针头未进入动脉或静脉后注射1~2mL的麻醉剂[22]。牙槽阻滞的并发症包括血肿形成或针状骨折。在腮腺注射麻醉剂会影响面神经，从而发生暂时性面瘫。这种情况在针头朝向更靠后时更为常见[23]。据报道，其他罕见并发症包括上睑下垂、眼外肌麻痹、失声、下巴皮肤坏死和复视[22,24-26]	这种阻滞的成功通常与麻醉剂非常靠近下颌神经注射有关[20]。已经完成了许多关于下颌孔定位的研究[21]

（待续）

表 21.1(续)

神经阻滞	适应证	细节	备注
Bier 阻滞	Bier 阻滞是一种静脉局部麻醉技术，对上肢和下肢损伤都很有效，因为它们位于肘关节和膝关节远端[27,28]	这项技术本质上是在四肢静脉注射局部麻醉药，四肢通过重力或 Esmarch 绷带压迫驱血后与中心循环隔离。通常使用 40mL 不含肾上腺素的 0.5%的利多卡因进行阻滞。在开始手术之前，应测试双止血带，以确保其可正常使用。患者取仰卧位，应使用两个静脉(IV)导管，一个放在受伤的肢体，另一个放在未受伤的上肢。为了保护皮肤，应在放置止血带的局部近端放置 Kerlix 绷带。然后将双止血带或两条单止血带敷在纱布上。然后使用 Esmarch 绷带从近端到远端对四肢进行驱血，最后在远端止血带处结束。对远端止血带充气，然后对近端止血带进行充气；每个袖带被充气到高于患者的收缩血压 100mmHg。脉搏缺失可以通过脉搏血氧仪或多普勒来确定。然后对远端带进行放气。放气后取下驱血带。局部注射麻醉剂。该阻滞可能需要 10~15 分钟才能有效。然后处理肢体损伤[29]。袖带放气之前，止血带必须至少充气 20~25 分钟[27]。早期放气会导致利多卡因中毒和心血管衰竭。止血带应每隔 10 秒放气一次，以降低利多卡因的峰值水平。从手术开始到止血带放气后至少 10 分钟，患者应接受持续监测	雷诺病、镰状细胞病、挤压伤、5 岁以下儿童和不可靠的止血带禁止使用 Bier 阻滞 肾上腺素不应添加到麻醉剂中，因为有心脏并发症的风险。有可能导致心血管和中枢神经系统崩溃，尤其是如果止血带在 20 分钟前松开。房间里应该有一辆急救车，以防止发生这种情况。在未受伤的上肢开放第二只静脉，以输送药物 Bier 阻滞的其他并发症包括癫痫发作、潜在的神经损伤、隔室综合征、血栓性静脉炎和皮肤变色[28,29]

结论

疼痛仍然是急诊室最常见的主诉。尽管医疗专业人员尽了最大努力，但患者对疼痛控制的满意度仍然很低。应以安全的方式开具止痛药，旨在减少疼痛和焦虑，同时尽可能减少副作用和阿片类药物暴露。在急诊科可以使用床旁干预治疗来帮助控制疼痛。针灸、心理干预和其他非阿片类药物治疗方式可以单独使用，也可以作为阿片类药的辅助。这些方法和其他床旁干预措施可以减少患者的疼痛和焦虑，同时改善其在急诊科的体验。

（王丽薇　李水清　王艺璇　译）

参考文献

1. Mills A, Shofer F, Chen E, Hollander J, Pines J. The association between emergency department crowding and analgesia administration in acute abdominal pain patients. Acad Emerg Med. 2009;16(7):603–8.
2. Heins A. Disparities in emergency department pain management. Acad Emerg Med. 2005;12(Supplement 1):158.
3. Becker D, Reed K. Local anesthetics: review of pharmacological considerations. Anesth Prog. 2012;59(2):90–102.
4. Nagel E, Gantioque R, Taira T. Utilizing ultrasound-guided femoral nerve blocks and fascia iliaca compartment blocks for proximal femur fractures in the emergency department. Adv Emerg Nurs J. 2019;41(2):135–44.
5. Mariano E, Loland V, Sandhu N, Bellars R, Bishop M, Afra R, et al. Ultrasound guidance versus electrical stimulation for femoral perineural catheter insertion. J Ultrasound Med. 2009;28(11):1453–60.
6. Newton-Brown E, Fitzgerald L, Mitra B. Audit improves emergency department triage, assessment, multi-modal analgesia and nerve block use in the management of pain in older people with neck of femur fracture. Aust Emerg Nurs J. 2014;17(4):176–83.
7. Blaivas M, Adhikari S, Lander L. A prospective comparison of procedural sedation and ultrasound-guided interscalene nerve block for shoulder reduction in the emergency department. Acad Emerg Med. 2011;18(9):922–7.
8. Lim M, Burt G, Rutter S. Use of three-dimensional animation for regional anaesthesia teaching: application to interscalene brachial plexus blockade. Br J Anaesth. 2005;94(3):372–7.
9. Stefanovich P. Pain procedures in clinical practice. 3rd ed. Amsterdam: Elsevier; 2000.
10. Zhang L, Singla A. Pain procedures in clinical practice. 3rd ed. Amsterdam: Elsevier; 2000.
11. Nellans K, Kowalski E, Chung K. The epidemiology of distal radius fractures. Hand Clin. 2012;28(2):113–25.
12. Gottlieb M, Cosby K. Ultrasound-guided hematoma block for distal radial and ulnar fractures. J Emerg Med. 2015;48(3):310–2.
13. Tseng P, Leu T, Chen Y, Chen Y. Hematoma block or procedural sedation and analgesia, which is the most effective method of anesthesia in reduction of displaced distal radius fracture? J Orthop Surg Res. 2018;13(1):62.
14. Truitt M, Murry J, Amos J, Lorenzo M, Mangram A, Dunn E, et al. Continuous intercostal nerve blockade for rib fractures: ready for primetime? J Trauma Injury Infect Crit Care. 2011;71(6):1548–52.
15. Finucane B. Complications of regional anesthesia. New York: Springer; 2007.
16. Ashkenazi A, Levin M. Greater occipital nerve block for migraine and other headaches: is it useful? Curr Pain Headache Rep. 2007;11(3):231–5.
17. Caputi C, Firetto V. Therapeutic blockade of greater occipital and supraorbital nerves in migraine patients. Headache J Head Face Pain. 1997;37(3):174–9.
18. Allen S, Mookadam F, Cha S, Freeman J, Starling A, Mookadam M. Greater occipital nerve block for acute treatment of migraine headache: a large retrospective cohort study. J Am Board Fam Med. 2018;31(2):211–8.
19. Ashkenazi A, Blumenfeld A, Napchan U, Narouze S, Grosberg B, Nett R, et al. Peripheral nerve blocks and trigger point injections in headache management—a systematic review and suggestions for future research. Headache J Head Face Pain. 2010;50(6):943–52.
20. Aggarwal V, Singla M, Miglani S, Kohli S. Comparative evaluation of mental incisal nerve

block, inferior alveolar nerve block, and their combination on the anesthetic success rate in symptomatic mandibular premolars: a randomized double-blind clinical trial. J Endod. 2016;42(6):843–5.
21. Thangavelu K, Kannan R, Kumar N, Rethish E, Sabitha S, Sayeeganesh N. Significance of localization of mandibular foramen in an inferior alveolar nerve block. J Nat Sci Biol Med. 2012;3(2):156.
22. Khalil H. A basic review on the inferior alveolar nerve block techniques. Anesth Essays Res. 2014;8(1):3.
23. Chevalier V, Arbab-Chirani R, Tea S, Roux M. Facial palsy after inferior alveolar nerve block: case report and review of the literature. Int J Oral Maxillofac Surg. 2010;39(11):1139–42.
24. You T. Diplopia after inferior alveolar nerve block: case report and related physiology. J Dent Anesth Pain Med. 2015;15(2):93.
25. Aravena P, Valeria C, Nuñez N, Perez-Rojas F, Coronado C. Skin and mucosal ischemia as a complication after inferior alveolar nerve block. Dent Res J. 2016;13(6):560.
26. Surej Kumar L, Manuel S, Sudhesh A, Thaha K. Abducent nerve palsy following an inferior alveolar nerve block. J Maxillofac Oral Surg. 2010;9(1):106.
27. Gurich R, Langan J, Teasdall R, Tanner S, Sanders J. Tourniquet deflation prior to 20 minutes in upper extremity intravenous regional anesthesia. Hand. 2017;13(2):223–7.
28. Guay J. Adverse events associated with intravenous regional anesthesia (Bier block): a systematic review of complications. J Clin Anesth. 2009;21(8):585–94.
29. Löser B, Petzoldt M, Löser A, Bacon D, Goerig M. Intravenous regional anesthesia: a historical overview and clinical review. J Anesth Hist. 2019;5(3):99–108.
30. Pomeranz B, Chiu D. Naloxone blockade of acupuncture analgesia: endorphin implicated. Life Sci. 1976;19(11):1757–62.
31. Zhang R, Lao L, Ren K, Berman B. Mechanisms of acupuncture–electroacupuncture on persistent pain. Anesthesiology. 2014;120(2):482–503.
32. Wu M, Hsieh J, Xiong J, Yang C, Pan H, Chen Y, et al. Central nervous pathway for acupuncture stimulation: localization of processing with functional MR imaging of the brain—preliminary experience. Radiology. 1999;212(1):133–41.
33. Yang E, Li P, Nilius B, Li G. Ancient Chinese medicine and mechanistic evidence of acupuncture physiology. Pflügers Arch Eur J Physiol. 2011;462(5):645–53.
34. Deadman P, Al-Khafaji M, Baker K. A manual of acupuncture. East Sussex: Journal of Chinese Medical Publications; 2016.
35. Grissa M, Baccouche H, Boubaker H, Beltaief K, Bzeouich N, Fredj N, et al. Acupuncture vs intravenous morphine in the management of acute pain in the ED. Am J Emerg Med. 2016;34(11):2112–6.
36. Reinstein A, Erickson L, Griffin K, Rivard R, Kapsner C, Finch M, et al. Acceptability, adaptation, and clinical outcomes of acupuncture provided in the emergency department: a retrospective pilot study. Pain Med. 2016;18(1):169–78.
37. Arnold A, Ross B, Silka P. Efficacy and feasibility of acupuncture for patients in the ED with acute, nonpenetrating musculoskeletal injury of the extremities. Am J Emerg Med. 2009;27(3):280–4.
38. Jan A, Aldridge E, Rogers I, Visser E, Bulsara M, Niemtzow R. Does ear acupuncture have a role for pain relief in the emergency setting? A systematic review and meta-analysis. Med Acupunct. 2017;29(5):276–89.
39. Zeidan F, Vago D. Mindfulness meditation-based pain relief: a mechanistic account. Ann N Y Acad Sci. 2016;1373(1):114–27.
40. Garland E, Baker A, Larsen P, Riquino M, Priddy S, Thomas E, et al. Randomized controlled trial of brief mindfulness training and hypnotic suggestion for acute pain relief in the hospital setting. J Gen Intern Med. 2017;32(10):1106–13.

推荐阅读

Duggan NM, Nagdev A, Hayes BD, Shokoohi H, Selame LA, Liteplo AS, Goldsmith AJ. Perineural dexamethasone as a peripheral nerve block adjuvant in the emergency department: a case series. J Emerg Med. 2021;61(5):574–80. https://doi.org/10.1016/j.jemermed.2021.03.032.

第 22 章 重症监护室床旁疼痛管理干预的特殊考虑

Brandon Roth, Deepak Agarwal, Gaurav Chauhan, Pavan Tankha

基本概念

- 在重症监护室(ICU)接受治疗的患者中,疼痛普遍存在。
- 在重症监护室中实施有效的疼痛控制与改善患者结局和满意度相关。
- 干预措施可以减少阿片类药物的使用,从而降低阿片类药物相关的副作用。

概述

需要重症监护治疗的患者通常正在因一个或多个器官系统衰竭而接受治疗或正在康复。患者可能无法轻易地用言语表达自己的痛苦感受。在重症监护室中,识别和治疗疼痛与改善患者预后、缩短机械通气时间和住院时间及死亡率相关[1-4]。床旁干预措施还有一个额外的优势,就是它们可以减少阿片类药物的使用,从而减少阿片类相关的不良影响。

重症监护室创伤患者的床旁疼痛管理干预

大关节手术和创伤性损伤通过C传入纤维(被阿片类药物阻断)及A-α和A-δ传入纤维(未被阿片类药物阻断)进行大量的伤害性感受传入,导致躯体疼痛和关节周围肌肉痉挛[5]。区域麻醉是缓解这些患者疼痛的一种很好的方式。研究发现,区域神经阻滞可以缩短重症监护室患者的住院时间,改善患者在运输过程中的舒适度,改善临床工作流程,促进患者神经系统评估,并显著减少患者对全身止痛药的需求[6,7]。这些阻滞可以通过单次注射或连续周围神经阻滞导管(CPNBC)给药。单次注射可镇痛12~18小时,而CPNBC可使用数天或数周。根据药物浓度,CPNBC可以为受影响的肢体提供镇痛或麻醉[8]。随着创伤性损伤的进展和持续,患者需要反复进行皮肤清创术、瘢痕修复、皮肤移植和(或)骨折固定,使用CPNBC可以获益。

在上肢创伤中,根据损伤情况可以采用不同的臂丛神经阻滞技术。然而,所有的臂丛神经阻滞都保留了手臂的内侧感觉,因此需要对肋间臂神经进行补充阻滞。对于肩部病因的麻醉或镇痛,肌间沟入路是首选[9]。这种方法与同侧膈神经阻滞、脊髓或硬膜外注射、椎动脉注射导致癫痫发作、肺气肿、喉返神经阻滞引起的声音嘶哑、Torner综合征和臂丛神经损伤等并发症有关[10]。保留膈神经的肌间阻滞，即上干阻滞，可以为心肺储备减少的患者提供类似的镇痛[11]。锁骨上入路是上臂、肘部、前臂和手腕至指尖创伤的首选方法。该技术的并发症包括同侧膈神经阻滞、Torner综合征和肺气肿。锁骨下入路臂丛神经阻滞的镇痛效果与锁骨上阻滞类似。如果近端臂丛无法接近，则可以采用腋窝入路。这种方法可以为肘部、前臂和手部提供足够的镇痛，但患者需要将手臂外展，理想情况下应达90°，但一些创伤患者使用时可能会受到限制。膈神经不受锁骨下入路或腋窝入路的影响，因此可以进行双侧阻滞而不影响呼吸[9,10]。

髋部骨折的发病率和死亡率显著，尤其是在老年人群中。最近一项关于周围神经阻滞的系统综述报告发现，股神经阻滞对髋部骨折引起的急性疼痛有效[12]。股神经阻滞还有助于患者早期行走、保持深呼吸和减少谵妄的发生率，应作为髋关节或股骨骨折患者主要治疗的一部分[12]。髂筋膜阻滞治疗髋关节和股骨干骨折在技术上比股神经阻滞更容易实施，但可能无法提供相同程度的疼痛缓解[12]。腘窝水平的坐骨神经阻滞与股神经阻滞相结合，可以为膝下截肢、膝关节置换、足部和踝关节手术提供可靠的镇痛。对于烧伤、大腿严重创伤或无法进行上述近端神经阻滞的患者，腰大肌入路腰丛阻滞可以为股神经和闭孔神经的分布范围提供有效的镇痛[13]。这种情况下，另一种镇痛选择是腰段硬膜外导管。

在吸气或呼气过程中，肋骨骨折往往会导致夹板作用，从而引起患者呼吸力学损失和肺炎风险增加[14]。仅使用阿片类药物治疗这些患者有镇静和呼吸系统损害的风险。区域麻醉阻滞的绝对禁忌证是操作区域的损伤（表22.1）。

如果双侧多条肋骨骨折，可以采用胸段硬膜外导管来覆盖相应的皮肤区域。该操作面临的挑战包括患者合作、定位，以及在具有挑战性的解剖结构下进行胸段硬膜外麻醉所需的技术技能。此外，心脏交感神经可加速纤维从T1–T4椎间隙传出，因为阻滞此范围有造成血流动力学下降的风险，尤其是危重患者，因此限制了其覆盖这些皮节的能力。

在单侧肋骨骨折患者中，与轴索阻滞技术相比，胸椎旁阻滞（TPV）可提供多层次的疼痛缓解，并降低脊髓损伤、低血压、恶心和瘙痒的概率[14]。TPV可以在侧卧位进行，针头进入棘突外侧，靠近骨折水平，头尾方向覆盖6~8个皮节[14]。TPV也可以在超声引导下或通过解剖标志定位完成。然而，由于发生肺气肿的风险增加，建议进行超声引导。TPV可以单次注射给药，也可以置入导管给药；局部麻醉药剂量和类固醇可以延长作用时间。如果进行双侧阻滞，由于局部麻醉药中毒风险增加，应监测局部麻醉药的剂量。

竖脊肌平面阻滞（ESPB）可以通过使用或不使用超声在TPV的侧面、竖脊肌的腹侧但在横突的背侧进行。由于针头不必穿过

表22.1 重症监护室床旁疼痛管理干预的绝对和相对禁忌证

绝对禁忌证	相对禁忌证
穿刺部位感染	脓毒症
患者拒绝	预先存在神经缺陷（即靶向神经中预先存在的神经元损伤或潜在的脱髓鞘疾病）
	凝血障碍或其他血液障碍（可能是绝对禁忌证，尤其是在某些轴索阻滞中）
	目标区域的结构畸形

横突，因此发生肺气肿的风险较小，但与TPV类似，仍可向硬膜外、椎旁和肋间外侧皮肤神经分支扩散[14,15]。这些阻滞存在多种入路，包括锥板后阻滞和横突中点法胸膜阻滞。这些阻滞和 ESPB 的出血风险较低，但在凝血障碍患者中可能发生[15]。

肋间神经阻滞（INT）可以对单纯的肋骨骨折进行阻滞，可覆盖被阻滞的水平上下一个肋间隙。这项技术的优点是可以在腋后线和棘旁肌之间的任何位置进行，因此患者可以取仰卧位[15]。INT 局部麻醉药的血管内摄取较高，这会导致阻滞持续时间缩短，可能需要重复进行，因此应仔细监测局部麻醉药的剂量。

前锯肌平面阻滞（SAPB）在前锯肌深处和肋间肌上方进行，已被证明可以有效减轻咳嗽引起的疼痛，并减少口服吗啡的使用[16]。与胸段硬膜外阻滞相比，它可以在阻滞前阻断 T2–T9 肋间神经，并减少低血压的发生[14]。SAPB 有发生肺气肿的风险，因此应使用超声引导[15]。

心胸外科手术后患者的床旁疼痛管理干预

心胸外科手术中胸骨切除术和开胸术对 ICU 患者的局部镇痛提出了特殊的挑战。胸骨切开术后或经皮冠状动脉干预治疗的患者由于经常接受双重抗血小板治疗或静脉注射抗凝剂，其出血的风险增加，因此许多麻醉师和重症监护医生在处理这些情况时保持谨慎态度。他们经常依赖于静脉的患者自控镇痛的阿片类药物，以及多模式药物治疗方案，以减少患者的不适，同时还要权衡缺氧和交感神经抑制的风险。区域麻醉可减少患者疼痛并降低呼吸系统损害的风险，但会增加血肿形成的风险。最近，胸平面阻滞替代技术的使用有所增加，特别是因为它们可以降低硬膜外血肿的风险。胸骨切除术需要进行轴索阻滞或双侧平面阻滞，而同侧平面阻滞可用于开胸手术（表 22.2）。

连续胸段硬膜外阻滞可有效控制心脏或胸部手术后的疼痛，被认为是“金标准”。通常，在 T6–T7 水平插入导管，并在术后开始输注局部麻醉药（如罗哌卡因）和阿片类药物（如芬太尼）的混合物[17]。在我们将讨论的胸骨切开术后和开胸术后疼痛的阻滞中，这是唯一一种只需要一根导管就能持续缓解双侧疼痛的技术。与胸平面阻滞的“间接”技术相比，这种“直接”神经轴技术可以提供更一致的躯体和交感阻滞，而胸平面阻滞在硬膜外腔的扩散不一致[18]。然而，可能会出现与术后使用肝素和凝血障碍相关的严重并发症（如硬膜外血肿），应仔细监测[17,18]。

在 T6–T7 椎旁水平进行 TPV 可以提供足够的术后单侧镇痛。与胸段硬膜外镇痛相比，用于心脏手术的双侧连续 TPV 导管可缩短患者 ICU 住院时间，并减少其尿潴留和呕吐[17]。有关该操作及其风险 / 益处的描述，可参见上文肋骨骨折部分。

已经描述了用于胸壁手术的多种平面阻滞技术。从背侧开始，向腹侧移动，这些阻滞是锥板后阻滞（覆盖 2~4 个硬膜外间隙）和竖脊肌阻滞（覆盖 3~5 个硬膜外间隙），这

表 22.2 心胸外科手术后患者的床旁疼痛管理干预

区域	操作类型
胸骨切开术	胸部硬膜外阻滞、椎旁阻滞、竖脊肌阻滞、肋间阻滞、胸肌阻滞
胸廓切开术	硬膜外、椎旁、竖脊肌、肋间、前锯肌阻滞

些在上文中有关肋骨骨折中有所描述。

前锯肌平面阻滞（SAPB）在前锯肌的深处和肋间肌的上方进行。与使用患者自控的静脉阿片类镇痛相比，开胸手术后24小时在第4或第5肋骨处连续的双侧SAPB可产生类似的视觉模拟量表评分[19]。与胸段硬膜外阻滞相比，SAPB可以阻滞T2–T9的肋间神经，并可降低血压[18]。SAPB具有发生肺气肿的风险，因此操作时建议使用超声波引导。

超声引导下的双侧胸神经阻滞已被证明能有效减轻胸骨切开术后的疼痛，而且并发症较少。由于穿刺部位血管稀少且位于胸腔上方，出血和肺气肿的风险均降低。“PECS”阻滞已被证明可以显著减少胸骨中段切除术患者的机械通气持续时间、休息时的疼痛和咳嗽性疼痛[20]。该阻滞有两种选择：①PECS Ⅰ仅针对胸大肌和胸小肌之间的筋膜平面；②PECS Ⅱ包括SAPB[18]。

值得注意的是，该方法存在对侧神经支配，这可能会导致任何单侧阻滞都不能完全止痛，可能需要双侧阻滞才能更彻底地控制疼痛[18]（表22.3）。

腹部手术后患者的床旁治疗

腹部手术，无论是开放式还是腹腔镜手术，只靠阿片类药物很难完成[21]。腹痛有两个主要类型。一种是躯体疼痛，是由皮肤、黏膜和肌肉受损引起的啃咬、疼痛或尖锐的感觉。在该患者群体中发现的第二种也是主要类型的疼痛即内脏疼痛，其特征是模糊和非局限性。

一些技术已经显示出在术后控制疼痛和减少阿片类药物使用中的有效性。可在术前或术后进行，但术前阻滞患者可能获益最大[21]。实施这些阻滞技术的挑战包括患者凝血障碍或抗凝血剂的使用、导管插入期间患者的定位、活动性和潜在性感染、血流动力学不稳定和低血容量等[22]（表22.4）。

腹壁阻滞技术包括腹横肌平面（TAP）阻滞、腹直肌鞘（RS）阻滞和腰方肌（QL）阻滞，均可在超声引导下安全进行。

当外科手术较小并使用小的腹腔内切口时，RS阻滞是有效的。该阻滞可为内斜肌和腹横肌之间的第9~11肋间神经提供镇痛作用[21]。对于较大的腹部切口，TAP阻滞可能是首选，因为其覆盖区域更大[23]。以外，它们还可作为ICU中神经轴镇痛失败后的“抢救程序”[24]。QL阻滞是一种相对于TAP阻滞更横向的阻滞，它具有更多的益处，可覆盖继发于注射物渗入椎旁间隙的内脏疼痛区域。虽然QL阻滞在重症监护室文献中很少报道，但在麻醉文献的其他领域却越来越普遍[25,26]。

神经轴麻醉，更具体地说是硬膜外麻醉

表22.3 重症监护室创伤患者的床旁疼痛管理干预

区域	操作类型
上肢	
肩	肌间沟、上干阻滞
手臂/肘/手	锁骨上、锁骨下、腋窝阻滞
髋部	腰丛、股神经、髂筋膜、腰段硬膜外阻滞
下肢	闭孔神经、股神经、坐骨神经、腰段硬膜外阻滞
肋骨	胸段硬膜外阻滞、椎旁阻滞、肋间阻滞、前锯肌阻滞

表22.4 腹部手术后患者的床旁疼痛管理干预

区域	操作类型
腹壁	经腹平面、腹直肌鞘、腰方肌、硬膜外阻滞
内脏	腰方肌，硬膜外

(EA)是另一种对接受腹部手术的危重患者进行镇痛管理的方法。它可以覆盖躯体疼痛和内脏疼痛，在减少运动过程中(即呼吸过程中)疼痛方面尤其有用。Popping 等在至少一项主要研究中发现，硬膜外术后镇痛可降低患者死亡率[27,28]。EA 还能够降低其他发病因素，包括麻痹性肠梗阻、谵妄、ICU 住院时间和机械通气持续时间[29,30]。

重症监护室收治的原有慢性疼痛患者的床旁治疗

据估计，30%的美国人患有慢性疼痛，而且这一数据随着年龄的增长而增加[31]。在重症监护室，作为门诊患者治疗慢性疼痛的干预措施不一定可行。造成这种情况的原因包括患者生理紊乱(血流动力学不稳定、肾功能不全、肝功能衰竭)或患者体位(无法正确摆放患者体位以安全到达疼痛发生部位)。然而，如果患者能够交流疼痛类型和以前的治疗方法，则在禁忌证消除后考虑以下治疗。

触发点注射或干针可用于痉挛的特定肌肉。如果目标组织位于胸部或颈下区域，则建议使用超声波，以避免医源性肺气肿。无论是否使用超声引导，肩部、髋部或膝关节疼痛的关节注射也可以在床旁进行。最后，如果疼痛触发部位可以接近，也可以进行超声引导的小关节或骶髂关节注射。

从重症监护过渡到姑息治疗的患者的床旁治疗

对于腹部或骨盆癌症等累及内脏疾病的患者，许多干预措施可能会显著减轻疼痛。腹腔神经丛阻滞对上腹部恶性肿瘤(如胰腺癌)患者尤其有用，这些患者尽管经过药物治疗，但仍有中度至重度疼痛。腹腔神经丛阻滞能够减少阿片类药物的需求，同时显著降低疼痛评分[32]。尽管疼痛缓解的可持续性是变化的，但在大多数情况下，该操作是安全的，且并发症最小[33-35]。下腹部或骨盆恶性肿瘤引起的疼痛可采用上下腹丛或神经节穿刺阻滞[36]。这些阻滞可在超声引导下在床旁进行。

结论

危重患者的管理具有挑战性，在识别和处理病情变化方面需要丰富的经验，而这些经验将影响整体结果。虽然疼痛管理可能因其他更紧迫的系统性并发症而被忽视，但它不仅会影响患者转归，还会影响一系列其他变量，包括总体死亡率。了解并实施床旁干预措施可以补充现有的药物治疗，从而显著缓解疼痛并减少不良反应的发生。

(王丽薇　李水清　王艺璇　译)

参考文献

1. Skrobik Y, Ahern S, Leblanc M, et al. Protocolized intensive care unit management of analgesia, sedation, and delirium improves analgesia and subsyndromal delirium rates. Anesth Analg. 2010;111:451–63.
2. Georgiou E, Hadjibalassi M, Lambrinou E, et al. The impact of pain assessment on critically ill patients' outcomes: a systematic review. Biomed Res Int. 2015;2015:503–830.
3. Payen JF, Bosson JL, Chanques G, et al. DOLOREA Investigators: Pain assessment is associated with decreased duration of mechanical ventilation in the intensive care unit: a post hoc analysis of the DOLOREA study. Anesthesiology. 2009;111:1308–16.
4. Robinson BR, Mueller EW, Henson K, et al. An analgesia-delirium-sedation protocol for critically ill trauma patients reduces ventilator days and hospital length of stay. J Trauma.

2008;65:517–26.
5. Mantyh PW. The neurobiology of skeletal pain. Eur J Neurosci. 2014;39(3):508–19.
6. Gadsden J, Warlick A. Regional anesthesia for the trauma patient: improving patient outcomes. Local Reg Anesth. 2015;12(8):45–55.
7. Capdevila M, Ramin S, Capdevila X. Regional anesthesia and analgesia after surgery in ICU. Curr Opin Crit Care. 2017;23(5):430–9.
8. Ilfeld BM. Continuous peripheral nerve blocks: an update of the published evidence and comparison with novel, alternative analgesic modalities. Anesth Analg. 2017;124:308–35.
9. De Tran QH, Clemente A, Doan J, Finlayson RJ. Brachial plexus blocks: a review of approaches and techniques. Can J Anesth. 2007;54(8):662–74.
10. Mian A, Chaudhry I, Huang R, Rizk E, Tubbs RS, Loukas M. Brachial plexus anesthesia: a review of the relevant anatomy, complications, and anatomical variations. Clin Anat. 2014;27(2):210–21.
11. Kang R, Jeong JS, Chin KJ, Yoo JC, Lee JH, Choi SJ, et al. Superior trunk block provides noninferior analgesia compared with interscalene brachial plexus block in arthroscopic shoulder surgery. Anesthesiology. 2019;131(6):1316–26.
12. Guay J, Parker MJ, Griffiths R, Kopp S. Peripheral nerve blocks for hip fractures: a Cochrane review. Anesth Analg. 2018;126(5):1695–704.
13. Murray JM, Derbyshire S, Shields MO. Lower limb blocks. Anaesthesia. 2010;65:57–66.
14. Ho AM, Ho AK, Mizubuti GB, Klar G, Karmakar MK. Regional analgesia for patients with traumatic rib fractures—a narrative review. J Trauma Acute Care Surg. 2019;88(1):e22–30.
15. Thiruvenkatarajan V, Eng HC, Adhikary SD. An update on regional analgesia for rib fractures. Curr Opin Anesthesiol. 2018;31(5):601.
16. Martinez T, et al. Serratus plane block is effective for pain control in patients with blunt chest trauma: a case series. Pain Pract. 2019;20:197–203.
17. El Shora HA, El Beleehy AA, Abdelwahab AA, Ali GA, Omran TE, Hassan EA, Arafat AA. Bilateral paravertebral block versus thoracic epidural analgesia for pain control post-cardiac surgery: a randomized controlled trial. Thorac Cardiovasc Surg. 68(05):410–6.
18. Chin K. Thoracic wall blocks: from paravertebral to retrolaminar to serratus to erector spinae and back again—a review of evidence. Best Pract Res Clin Anaesthesiol. 2019;33:67–77.
19. Reyad RM, et al. The impact of ultrasound-guided continuous serratus anterior plane block versus intravenous patient-controlled analgesia on the incidence and severity of post-thoracotomy pain syndrome: a randomized, controlled study. Eur J Pain. 2019;26:159.
20. Kumar KN, Kalyane RN, Singh NG, Nagaraja PS, Krishna M, Babu B, et al. Efficacy of bilateral pectoralis nerve block for ultrafast tracking and postoperative pain management in cardiac surgery. Ann Card Anaesth. 2018;21:338–43.
21. Hemmerling TM. Pain management in abdominal surgery. Langenbecks Arch Surg. 2018;403:791.
22. Park J-M, Kim JH. Assessment and treatment of pain in adult intensive care unit patients. Korean J Crit Care Med. 2014;29(3):147–59.
23. Ris F, Findley JM, Hompes R, Rashid A, Warwick J, Cunningham C, Jones O, Crabtree N, Lindsey I. Addition of transversus abdominis plane block to controlled analgesia for laparoscopic high anterior resection analgesia, reduces opioid requirement and expedites recovery of bowel function. Ann R Coll Surg Engl. 2014;96(8):579–85.
24. Niraj G, Kelkar A, Fox AJ. Application of the transversus abdominis plane block in the intensive care unit. Anaesth Intensive Care. 2009;37(4):650–2.
25. Jadon A, Mayur M, Asit KP, Neelam S. Postoperative analgesia by transmuscular quadratus lumborum block catheters. J Anesth Intensive Care Med. 2016;1(3):55562.
26. Mieszkowski MM, Zawazka EM, Tuyakov B, Mieszkoswka M, Zukowski M, Wasniewski T, Onichinowski D. Evaluation of effectiveness of the quadratus lumborum block type I using ropivacaine in postoperative analgesia after a cesarean section—a controlled clinical study. Ginekol Pol. 2018;89(2):89–96.
27. Hammerschlag JG, von Rhaden RP. Regional anaesthesia in the intensive care unit. In: Vizcaychipi M, Corredor C, editors. Key topics in management of the critically ill. Cham: Springer; 2016.
28. Pöpping DM, Elia N, Marret E, Remy C, Tramèr MR. Protective effects of epidural analgesia on pulmonary complications after abdominal and thoracic surgery: a meta-analysis. Arch Surg. 2008;143(10):990–9.
29. Venkataraju A, Narayanan M. Analgesia in intensive care: part 2. BJA Educ. 2016;16(12):397–404.
30. Ballantyne JC, Carr DB, de Ferranti S, et al. The comparative effects of postoperative analgesic therapies on pulmonary outcome. Anesth Analg. 1998;86:598–612.
31. Johannes CB, Le TK, Zhou X, Johnston JA, Dworkin RH. The prevalence of chronic pain in United States adults: results of an internet-based survey. J Pain. 2010;11:1230–9.

32. Jain PN, Shrikhande SV, Myatra SN, Sareen R. Neurolytic celiac plexus block: a better alternative to opioid treatment in upper abdominal malignancies: an Indian experience. J Pain Palliat Care Pharmacother. 2015;19(3):15–20.
33. Edelstein MR, Gabriel RT, Elbich JD, et al. Pain outcomes undergoing CT-guided celiac plexus neurolysis for intractable abdominal visceral pain. Am J Hosp Palliat Med. 2017;34(2):111–4.
34. Mercadante S, Catala E, Arcuri E, Casuccio A. Celiac plexus block for pancreatic cancer pain: factors influencing pain, symptoms and quality of life. J Pain Symptoms Manag. 2003;26(6):1140–7.
35. Zhong W, Yu Z, Zeng JX, Lun Y, Min XH, Yuan YH, Chen QK. Celiac plexus block for treatment of pain associated with pancreatic cancer: a meta-analysis. Pain Pract. 2014;14(1):43–51.
36. Chambers WA. Nerve blocks in palliative care. Br J Anesth. 2008;101(1):95–100.

推荐阅读

Devlin JW, Skrobik Y, Gélinas C, Needham DM, Slooter AJC, Pandharipande PP, Watson PL, Weinhouse GL, Nunnally ME, Rochwerg B, Balas MC, van den Boogaard M, Bosma KJ, Brummel NE, Chanques G, Denehy L, Drouot X, Fraser GL, Harris JE, Joffe AM, Kho ME, Kress JP, Lanphere JA, McKinley S, Neufeld KJ, Pisani MA, Payen JF, Pun BT, Puntillo KA, Riker RR, Robinson BRH, Shehabi Y, Szumita PM, Winkelman C, Centofanti JE, Price C, Nikayin S, Misak CJ, Flood PD, Kiedrowski K, Alhazzani W. Clinical practice guidelines for the prevention and management of pain, agitation/sedation, delirium, immobility, and sleep disruption in adult patients in the ICU. Crit Care Med. 2018;46(9):e825–73. https://doi.org/10.1097/CCM.0000000000003299.

第 4 部分

头部、颈部和背部疼痛的床旁操作

第 23 章
头、面部疼痛的周围神经阻滞治疗

Ryan J.Krogmann, Patrick J. Connell, Peter D. Weitzel, Dmitri Souza

基本概念

- 床旁周围神经阻滞是诊断和治疗头、面部疼痛综合征的重要方法。
- 此外，它们还可以作为顽固性头痛发作时的一种顿挫疗法。
- 这些神经阻滞的靶点包括眶上神经、滑车上神经、眶下神经、下牙槽神经、颏神经、耳颞神经、耳大神经、上颌神经、下颌神经和舌咽神经。
- 目前尚缺乏高质量的研究。需要精心设计的研究来确定神经阻滞在难治性头痛疾病中的价值。
- 由于面部和头皮血供丰富，所有神经阻滞都容易使患者受到局部麻醉药毒性的影响，因此，应谨慎计算局部麻醉药的剂量，特别是计划进行双侧神经阻滞时。注射过程中必须严密监测。溶液的注射速度要缓慢，以递增的方式进行。出于同样的原因，术后瘀斑和血肿的风险增加。如果发生这种情况，则对阻断区域进行手动加压处理。使用冰袋15~20 分钟可以减少术后疼痛和出血。

概述

床旁周围神经阻滞治疗头颈部疼痛，可以显著缓解患者面部的疼痛和继发于外伤、带状疱疹后神经痛和其他疼痛综合征的头痛。此外，这些阻滞可以作为诊断性测试，以确定疼痛的来源。在本章中，我们将讨论常用的阻滞，包括眶上、眶下和颏神经阻滞（表23.1）。

眶上神经阻滞

适应证和禁忌证

眶上神经阻滞（SON）可用于诊断和治疗继发于眶上神经痛的眶上神经、V1 分布区的带状疱疹、面部骨折、面部恶性肿瘤及继发于损伤的卡压或其他原因的面部疼痛。同样，滑车上神经阻滞是诊断和治疗滑车上

表 23.1 头、面部疼痛的周围神经阻滞治疗[a]

阻滞类型	适应证	技术
眶上神经、滑车上神经	眶上性面部疼痛的诊断和治疗 眶上或蜗上卡压性神经病变 带状疱疹 面部骨折 恶性肿瘤	体表解剖标志技术 超声引导技术
眶下神经	眶下面部疼痛的诊断和治疗 眶下卡压性神经病变 带状疱疹 创伤后卡压性神经病变 恶性肿瘤	体表解剖标志技术 超声引导技术
颏神经	面部疼痛的诊断和治疗 颏神经卡压性神经病变 带状疱疹 面部骨折 恶性肿瘤	体表解剖标志技术(口外入路或口内入路) 超声引导技术

[a]Adapted with permission from From: Narouze SN (Ed.) Interventional Management of Head and Face Pain. Nerve Blocks and Beyond, 1st Ed. Springer Science+Business Media New York, 2014: 17-27.

神经支配区域面部疼痛的一个有用工具，无论其原因是卡压性神经病变、面部骨裂还是带状疱疹[1-3]。

常见的禁忌证包括注射部位感染、对注射成分不耐受或过敏，以及患者拒绝接受该操作。

临床解剖

眶上神经起源于额神经，额神经是三叉神经眼神经分支(V1)的最大分支(图 23.1)。额神经经眶上窝出颅骨，在眼眶顶部走行。额神经分出一个较大的侧支(即眶上神经)和较小的内侧分支(即滑车上神经眶上神经向颅顶延伸)，为前额外侧、上眼睑和前部头皮提供感觉神经。滑车上神经为前额内侧部分、鼻梁和上眼睑内侧 1/3 提供感觉神经支配(图 23.2)[3]。

设备和用品

治疗头痛和面部疼痛的周围神经阻滞可以在床旁进行。通常情况下，使用带有 25G、27G或 30G、0.5~1.5 英寸针头的小注射器来注射 0.5~3mL 的麻醉液。麻醉剂通常包括局部麻醉药利多卡因或布比卡因，或两者的组合，联合或不联合皮质类固醇。我们建议使用非特定的类固醇。该操作通常不需要使用特殊的影像引导，但实时超声检查非常有助于指导麻醉剂的准确使用[7]。

操作技术

眶上神经阻滞：体表解剖标志定位技术

患者取仰卧位或坐位，并嘱患者反馈在操作过程中神经分布区域的任何感觉异常。

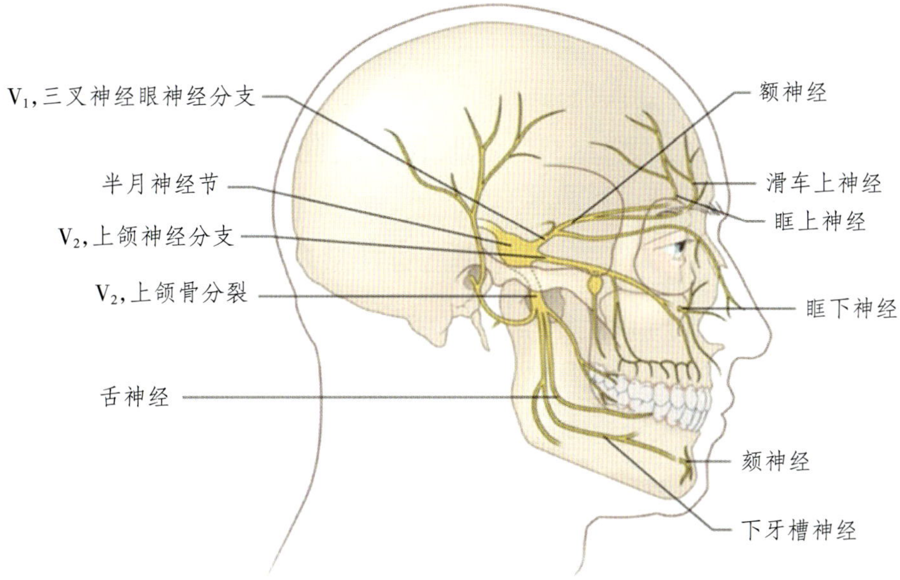

图 23.1　三叉神经解剖学。[From：Narouze SN（Ed.）Interventional Management of Head and Face Pain. Nerve Blocks and Beyond，1st Ed. Springer Science+Business Media New York，2014：17–27.]

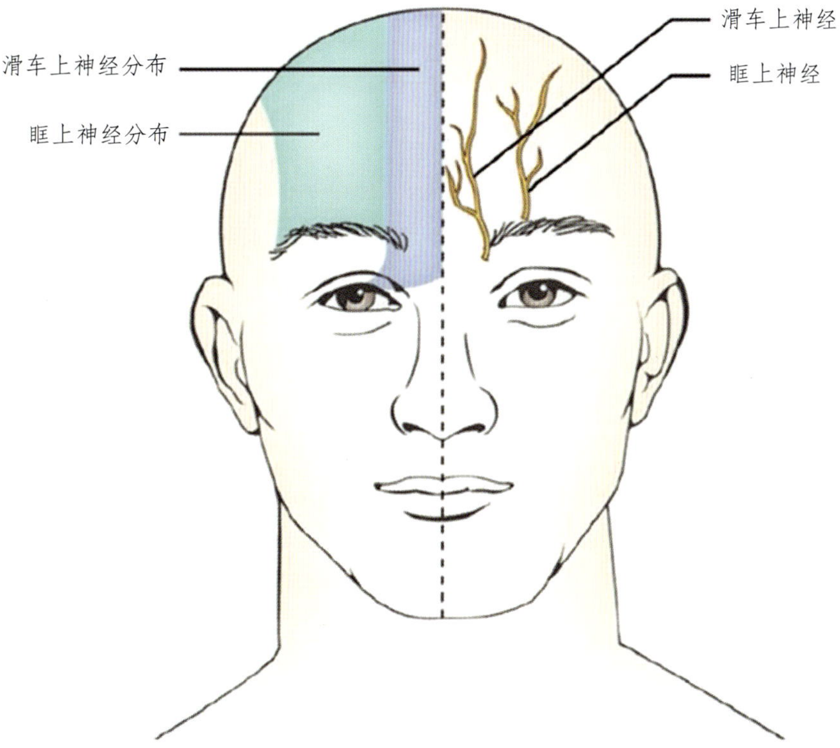

图 23.2　眶上神经解剖学。[From：Narouze SN（Ed.）Interventional Management of Head and Face Pain. Nerve Blocks and Beyond，1st Ed. Springer Science+Business Media New York，2014：17–27.]

触诊以确定眶上切迹的位置。用消毒液对切口上方的皮肤进行预处理。在切迹水平引入一根25号、1.5英寸的针，并以内侧15°推进，以避免进入神经裂孔并诱发麻痹（图23.3）。针头向前推进，直到接近骨膜。如果针头意外滑入裂孔内，应将其退出并向内侧改道。确认回抽无血后，以扇形分布方式注入0.5~3mL的溶液。同时，在注射溶液前到完成注射的过程中，均应使用纱布海绵轻压上眼睑和眶上组织，以避免溶液向下扩散进入上眼睑松弛的眼轮组织中[4,5]。

眶上神经阻滞：超声引导技术

患者取仰卧位或坐位。用消毒液对皮肤进行预处理后，将高分辨率线性探头沿着眶上脊横向放置。眶上切迹可视为沿眶上脊的一个缺损（图23.4和图23.5）。然后将针放在探头的上方，以平面外技术向眶上孔进针。然后注入0.5~3mL的溶液，但不进入裂孔内[6,7]。

眶下神经阻滞

适应证和禁忌证

眶下神经阻滞是一种有用的诊断和治疗工具，可用于治疗眶下神经支配区域的疼痛，包括眶下神经痛、V2分布区的持续性疼痛、面部骨折、潜在的恶性肿瘤等[1,2]。

常见的禁忌证包括注射部位感染、对注射液成分不耐受或过敏，以及患者拒绝接受该操作。

临床解剖

眶下神经起源于上颌神经，经眶下裂进

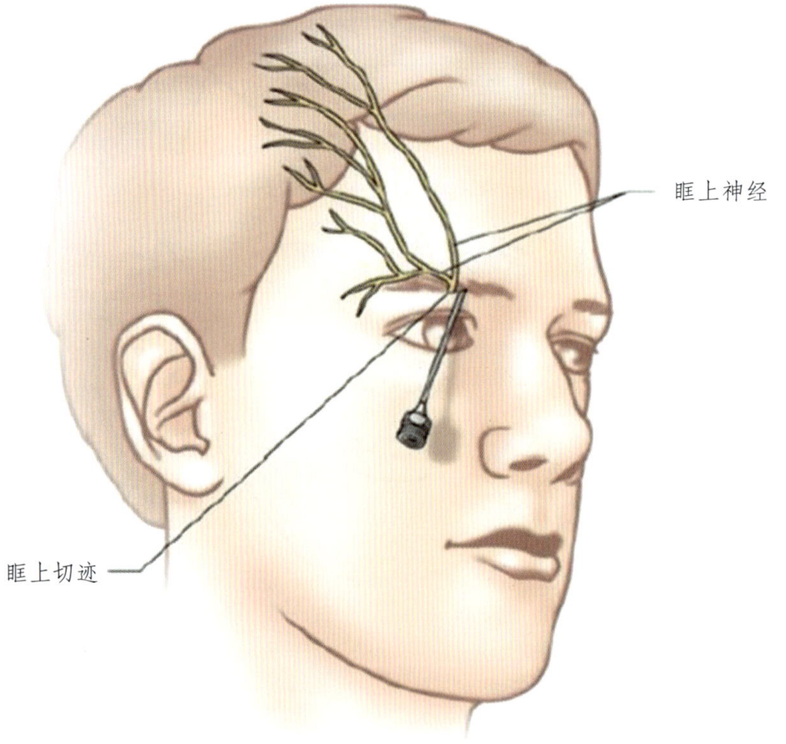

图23.3 眶上神经标志物注射。[From：Narouze SN（Ed.）Interventional Management of Head and Face Pain. Nerve Blocks and Beyond，1st Ed. Springer Science+Business Media New York，2014：17–27.]

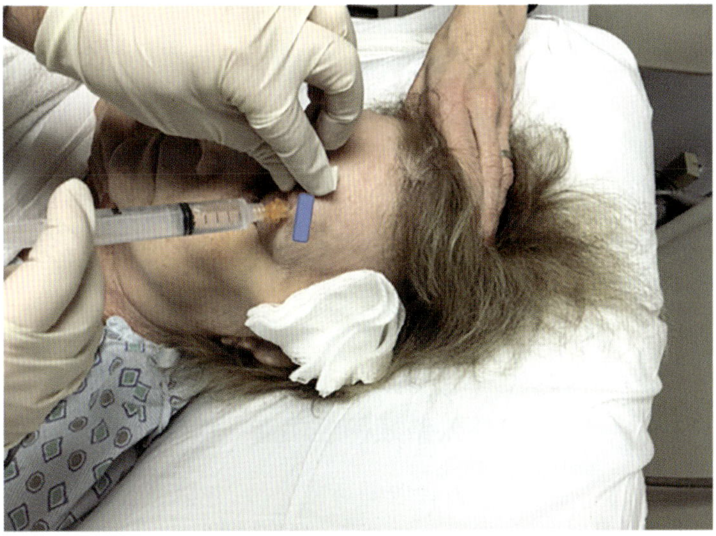

图 23.4　眶上神经阻滞的超声图像方向。

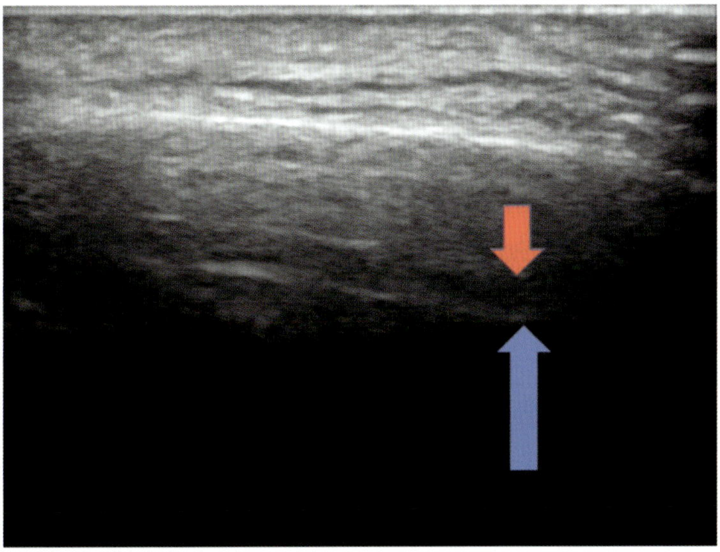

图 23.5　眶上神经超声引导注射技术。蓝色箭头所示眶上裂，红色箭头所示注射部位。

入眶后称为眶下神经，然后沿着眶底的眶下沟走行。当该神经通过眶下孔出眼眶时，可向下眼睑、外侧鼻和上唇发出感觉分支。上牙槽神经是眶下神经的一个分支，支配着上门牙、犬齿和相关的牙龈（见图 23.1）。

操作技术

眶下神经阻滞：体表解剖标志定位技术

患者取仰卧位或坐位，并嘱患者反馈操作过程中神经分布区域的任何感觉异常。触诊以确定眶下孔的位置，用消毒液对孔上方的皮肤进行预处理。在切迹水平引入一根 25G、1.5 英寸的针，并以内侧 15° 推进，以避免进入神经裂孔。针头向前推进，直到接近骨膜。如果针头意外滑入裂孔内，应将其退出并向内侧改道。确认回抽无血后，以扇形分布方式注入 0.5~3mL 的溶液。同时，在注射溶液前到完成注射的过程中，均应使用纱布海绵轻压下眼睑和眶下组织，以避免溶液扩散进入眼睑松弛的眼轮组织中[4,5]。

眶下神经阻滞：超声引导技术

患者取仰卧位或坐位。在用消毒液对皮肤进行预处理后，将高分辨率线性探头沿着颧骨横向或斜向放置。观察上颌骨内的眶下孔（图23.6和图23.7）。然后将针放在探头的下方，以平面外技术向眶下孔推进。然后注入0.5~3mL的溶液，使其包绕神经而不进入裂孔内。

颏神经阻滞

适应证和禁忌证

颏神经阻滞是一种有用的诊断和治疗工具，用于治疗颏神经支配区域的疼痛症状，包括颏神经痛、V3分布区带状疱疹引起的疼痛、面部骨裂、面部恶性肿瘤等[1,2]。

常见的禁忌证包括注射部位感染、对注射液成分不耐受或过敏，以及患者拒绝接受该操作。

临床解剖

颏神经起源于下颌神经。该神经从下颌骨通过第2前磨牙水平的颏孔出现，随后急剧转向，并向下颌内侧发出感觉分支（见图23.1）。

操作技术

口外入路颏神经阻滞

患者取仰卧或坐位，并嘱患者反馈操作过程中神经分布区域的任何感觉异常。触诊以确定颏孔的位置。用消毒液对切口上方的皮肤进行预处理。在颏孔水平引入一根25G、1.5英寸的针，并以内侧15° 推进，以避免进入颏孔（图23.8）。针头向前推进，直到接近骨膜。如果针头意外滑入孔内，应将其退出并向内侧改道。确认回抽无血后，以扇形分布方式注入0.5~3mL的溶液[4,5]。

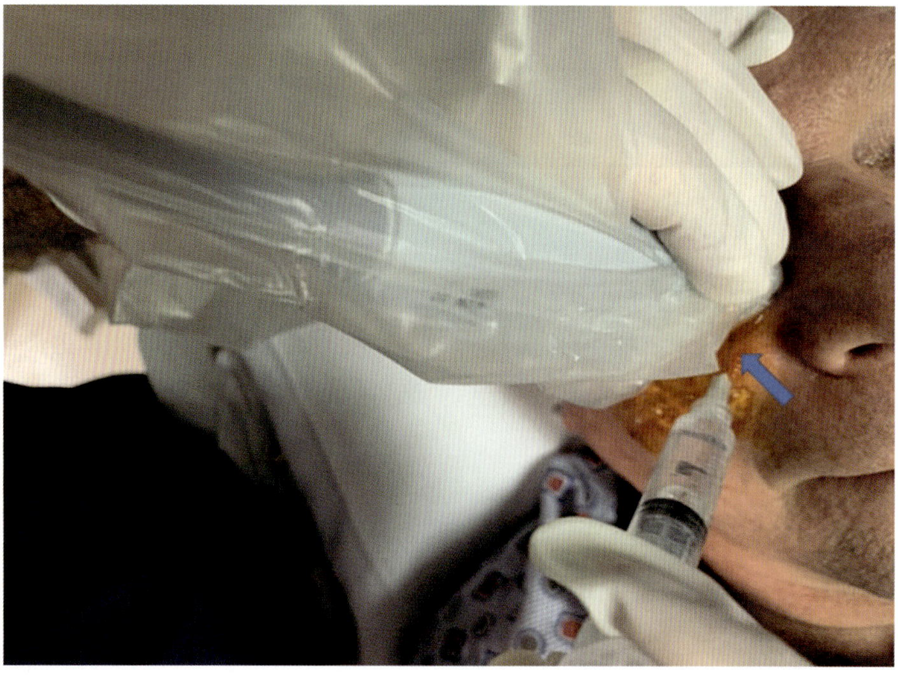

图23.6 超声引导眶下神经阻滞注射技术。蓝色箭头显示眶下孔注射的部位。

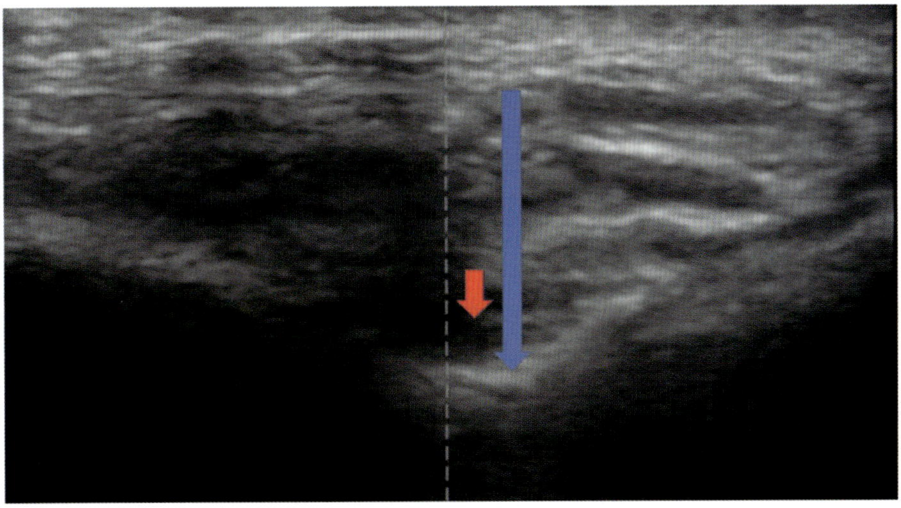

图 23.7　超声引导的眶下神经阻滞注射技术。蓝色箭头指向眶内窝的眶下神经。虚线所示进针轨迹。右侧箭头所示注射部位。

口内入路颏神经阻滞

患者取仰卧位或坐位。触诊以确定颏孔的位置。下唇往下缩回，将浸泡在 10%可卡因溶液中的棉球或黏稠的 2%利多卡因放在靠近颏孔的牙槽中，以便对黏膜进行充分的局部麻醉。将 25G、1.5 英寸的针头向颏孔推进，进针过程可能引起感觉异常，但注射过程不应该有感觉异常。确认回抽无血后，以扇形分布方式注射 0.5~3mL 的溶液（图 23.9）。

超声引导颏神经阻滞

患者取仰卧位或坐位。用消毒液对皮肤进行预处理后，将高分辨率线性探头沿下颌骨的下缘横向放置。观察下颌骨内的颏孔（图 23.10 和图 23.11）。然后将针放在探头的上方，以平面外方法向颏孔推进。然后在不进入颏孔的情况下注射 0.5~3mL 溶液[6,7]。

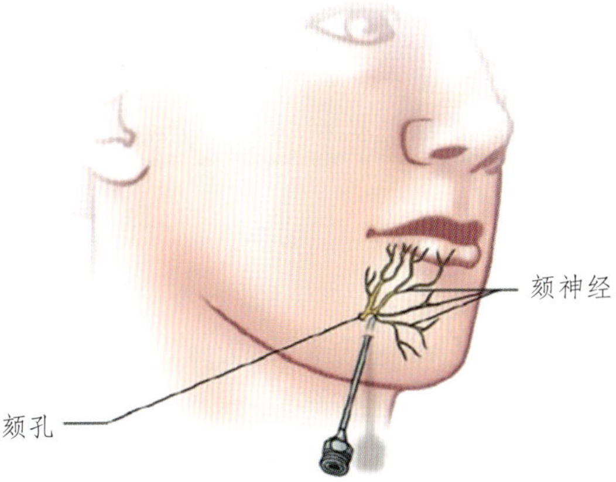

图 23.8　颏神经阻滞的口外入路。[From：Narouze SN（Ed.）Interventional Management of Head andFace Pain. Nerve Blocksand Beyond，1st Ed.Springer Science+Business Media New York，2014：17–27]

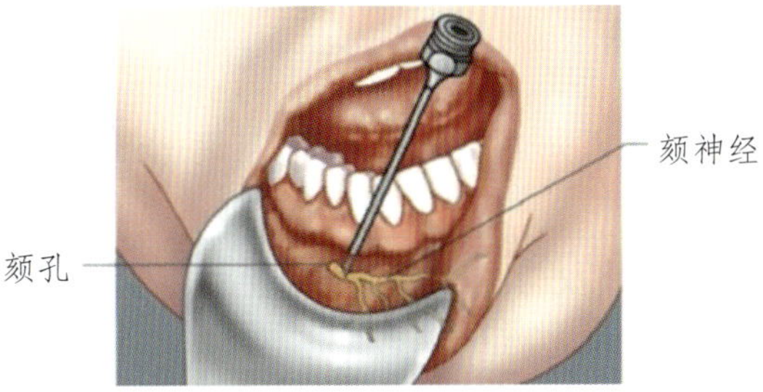

图 23.9　颏神经阻滞的口内入路。（From：Narouze SN（Ed.）Interventional Management of Head and Face Pain. Nerve Blocksand Beyond，1st Ed. Springer Science+BusinessMedia New York，2014：17–27.）

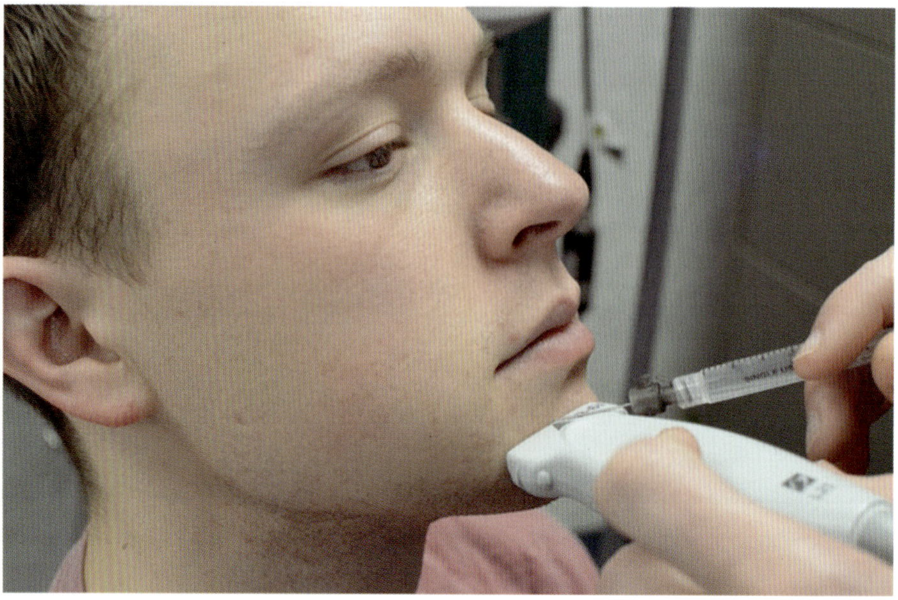

图 23.10 颏神经阻滞超声引导注射技术。图中展示了超声探头的正确方向和脑神经阻滞的进针轨迹。

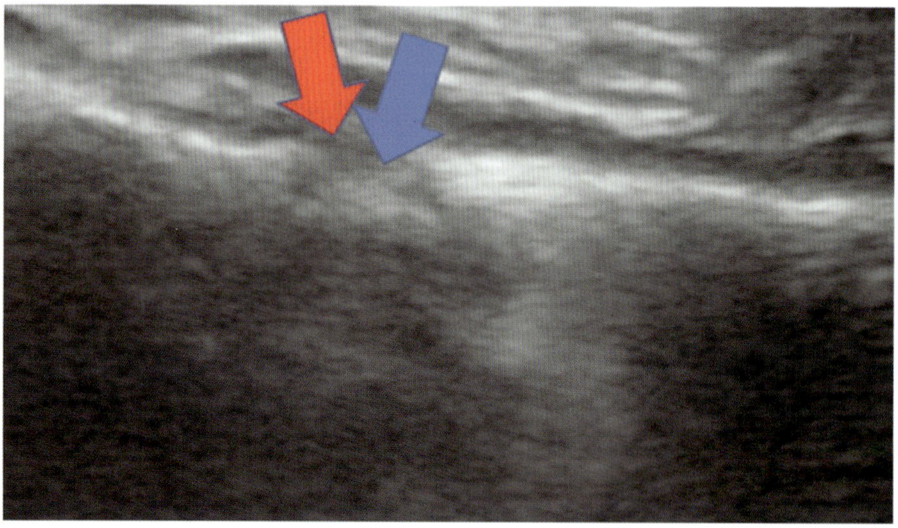

图 23.11 颏神经阻滞,超声引导技术。蓝色箭头显示下颌骨的颏神经孔。红色箭头所示注射液扩散。

潜在并发症和不良反应

虽然患者一般都能耐受,但偶尔也会出现不良反应和并发症,临床医生在进行脸部和头部疼痛的床旁干预治疗时应注意。

除了疼痛或肌肉痉挛的不适感外,不良事件非常罕见,包括头晕、头重脚轻、视力模糊和言语不清,这些都是局部麻醉药全身吸收/中毒的表现。患者也可能报告有金属味、口周麻木和耳鸣。进行双侧阻滞的患者发生不良反应的风险更大[4]。其他重要的并发症和相关注意事项见表 23.2。

表23.2 其他潜在并发症和不良反应[a]

• 应施加压力以防止出血性疾病患者或抗凝患者发生血肿
• 必须让患者认识到,由于治疗中使用了皮质类固醇,可能会出现局部脱发、色素沉着或皮肤萎缩等令人不快的美容毁容现象。已有布比卡因局部肌毒性的报道
• 使用利多卡因或布比卡因麻醉剂可能会发生过敏性休克,如果以前对麻醉剂有过敏反应,则不应进行阻滞
• 经常接受注射或可能使用皮质类固醇的患者,无论是口服还是其他注射操作,都有可能出现库欣综合征或肾上腺功能不全。临床医生必须反复询问患者最近可能使用的类固醇,因为患者往往不会主动报告这种用药史
• 妊娠期间进行面神经阻滞时,应权衡风险和潜在的益处
• 对有骨质缺损(如开颅术、乳突切除术等)的患者,在进行更大的耳神经和枕骨神经阻滞时,应给予细致的关注,以避免针头从骨质缺损处深入,从而导致严重的中枢神经系统(CNS)症状和昏迷

[a]Adapted with permission from Narouze SN(Ed.) Interventional Management of Head and Face Pain. Nerve Blocks and Beyond, 1st Ed. Springer Science+Business Media New York, 2014: 17–27.

临床技术要点

- 眶上神经和滑车上神经阻滞通常同时进行。这种组合有助于减轻由三叉神经(V1)及其眼部分支带状疱疹引起的疼痛。
- 避免将针头放入颏孔、眶下孔和眶上孔,因为将药液注入骨管内会导致卡压性神经病变,进而造成神经损伤。
- 由于颏神经从颏孔出来时为锐角,因此容易导致钝性创伤。

(李娜 杨立强 译)

参考文献

1. Headache Classification Committee. The international classification of headache disorders, 2nd edition. Cephalalgia. 2004;24:1–160.
2. Blumenfeld A, Ashkenazi A, Napchan U, Bender SD, Klein BC, Berliner R, Ailani J, Schim J, Friedman DI, Charleston L 4th, Young WB, Robertson CE, Dodick DW, Silberstein SD, Robbins MS. Expert consensus recommendations for the performance of peripheral nerve blocks for headaches-a narrative review. Headache. 2013;53(3):437–46.
3. Evans RW, Pareja JA. Expert opinion: supraorbital neuralgia. Headache. 2009;49:278–81.
4. Tsui BCH, Dullane D, Funicane BT. Neural blockade for the surgery to the head and neck. Chronic pain. In: Cousins MJ, Carr DB, Horlocker TT, Bridenbaugh PO, editors. Cousins and Bridenbaugh's neural blockade in clinical anesthesia and pain medicine. 4th ed. Philadelphia: LWW; 2009. p. 486–91.
5. Levin M. Nerve blocks in the treatment of headache. Neurotherapeutics. 2010;7:197–203.
6. Spinner D, Kirschner JS. Accuracy of ultrasound-guided superficial trigeminal nerve blocks using methylene blue in cadavers. Pain Med. 2012;13(11):1469–73.
7. Tsui BC. Ultrasound imaging to localize foramina for superficial trigeminal nerve block. Can J Anaesth. 2009;56(9):704–6.

推荐阅读

Narouze SN, editor. Interventional management of head and face pain. Nerve blocks and beyond. 1st ed. New York: Springer; 2014. p. 17–27.

第 24 章 颞下颌疼痛的床旁注射治疗

Dmitri Souza, Stephen McNulty, Samer N. Narouze

基本概念

- 颞下颌关节(TMJ)紊乱是面部疼痛的一个常见原因。该病普遍存在,但经常未诊断出来。颞下颌关节疼痛的鉴别诊断很广泛。颞下颌关节紊乱可以是肌筋膜性质的,可能与骨关节炎包括椎间盘移位等结构性变化有关,应根据病史、体格检查和影像学研究(如有)来排除其他诊断。还应排除牙源性下颌疼痛。
- 最初的处理应以患者教育和自我护理为目的。对于慢性颞下颌关节紊乱患者,应考虑给予短期药物治疗、口腔夹板、冷敷或热敷、按摩、骨科手法治疗、下颌练习和(或)疼痛心理学治疗。
- 如果其他方式无效,可以考虑床旁干预,包括关节内局部麻醉药、类固醇和(或)肉毒毒素咬肌注射。

概述和适应证

颞下颌关节紊乱或更普遍的颞下颌关节疾病,是面部疼痛的一个常见原因,占普通成年人面部疼痛的4%~12%[1,2]。颞下颌关节紊乱是一个总称,它反映了与颞下颌关节或咬肌相关的结构、功能或综合紊乱。虽然颞下颌关节紊乱相当普遍,但它们经常未被诊断。颞下颌关节疼痛的鉴别诊断很广泛。其可以是肌筋膜性质的,可能与骨关节炎包括椎间盘移位等结构性变化有关;应根据病史、体格检查和影像学研究(如有)来排除其他诊断。还应排除牙源性下颌疼痛[2,3]。

病因通常是多因素的,如遗传倾向和异常的口腔习惯(如过度咀嚼口香糖或磨牙症)。各种慢性疼痛疾病,包括纤维肌痛、弥漫性肌筋膜疼痛功能障碍综合征,甚至是精神疾病的合并症都可能是诱因。女性患者居多,占比为2:1[4,5]。

如果其他方式包括自我护理或药物治疗失败,可以考虑床旁干预,如关节内局部麻醉、类固醇和(或)肉毒毒素咬肌注射。对于慢性颞下颌关节紊乱患者,应考虑使用口腔夹板、冷敷或热敷、按摩、下颌练习、骨科手法治疗和(或)疼痛心理学治疗。有磨牙病史的患者应及时转诊到牙科进行咬合夹板安装[3-5]。

常见的禁忌证包括注射部位感染、对注射液成分不耐受或过敏,以及患者拒绝接受该操作。

临床解剖

颞下颌关节是一个滑膜关节，衔接着颞骨的盂窝和下颌骨的髁状突（图 24.1）。颞下颌关节的一个独特特征是关节囊内有一个关节内盘[5]。这个内盘将颞下颌关节分为上下关节间隙。颞下颌关节由纤维软骨而不是其他关节中典型的透明软骨组成。颞下关节间隙更容易发生骨关节炎改变。颞下颌关节的影像学变化和颞下颌关节紊乱的严重程度之间没有显著的临床相关性。

说话或吃饭的常见功能均通过颈椎、头部和面部的肌肉进行（图 24.1）。关节内盘是张口的重要部分，它可使颞下颌关节进行两次连续的运动。张口主要由翼侧肌的运动进行；闭口则由颞肌、咬肌和翼内肌控制。异常的习惯和模式（如磨牙症）易使患者出现肌筋膜症状[4–7]。

设备和用品

颞下颌关节注射可在床旁进行。通常情况下，使用一个带有 25G、1.5 英寸针头的小注射器来注射 0.5~3mL 的麻醉剂溶液。该溶液通常是含有或不含有皮质类固醇的局部麻醉药利多卡因。该操作可以根据解剖学标志或在超声引导下进行。强烈建议使用实时超声适当地引导针头，以避免潜在的并发症[4]。也可以使用肉毒毒素，予每块咬肌或其他肌肉 5~10 个单位。将局部麻醉药（含有或不含有皮质类固醇）注射到颞肌、咬肌或其他肌肉以帮助缓解肌筋膜疼痛。有报道成功将黏液补充剂注射到颞下颌关节[4–6]。如有需要，也可使用富血小板血浆（PRP）[4,7,8]。PRP 的制备不在本章讨论范围之内。耳颞神经阻滞可用于颞下颌关节或其他颞下颌关节疾病。同样，可以在神经周围注射含有或不含有皮质类固醇的局部麻醉药[9]。

操作技术

患者取坐位或仰卧位，并嘱患者报告在操作过程中的任何异常感觉。不建议使用镇静剂。触诊以确定颞下颌关节位置。嘱患者张开和闭合嘴巴，以便更好地了解关节的解剖结构。颞下颌关节上方的皮肤要用消毒溶液进行预处理。在针的实时可视化下，将 25G、1.5 英寸的针头引入“平面外”（图 24.2）。针头向前推进，直到接近滑膜。如果需要，可以利用针尖的水定位识别针尖位置。确认回抽无血后，将 0.5~3mL 的溶液注射到目标关节、关节周围肌肉或耳颞神经

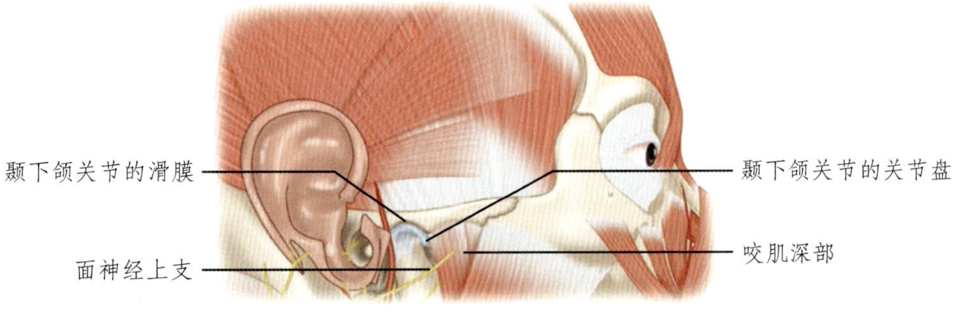

图 24.1 颞下颌关节的解剖结构。（A）颞下颌关节的滑膜（绿色所示）。（B）颞下颌关节内盘。（C）咬肌深部。（D）面神经上支。

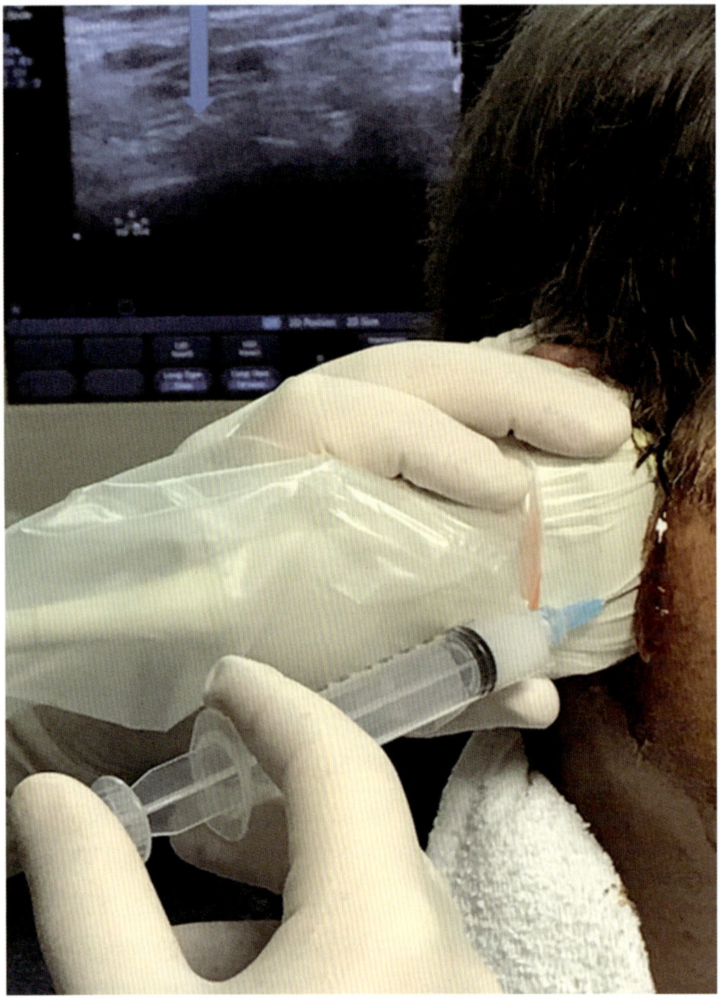

图 24.2 颞下颌关节注射，针头轨迹。蓝色箭头所示为颞下颌关节。

周围[4,5]。

潜在并发症和不良反应

偶尔会出现不良反应和并发症，临床医生在进行颞下颌关节疼痛和其他颞下颌关节疾病的床旁介入治疗时应注意这些问题。注射时的疼痛或肌肉痉挛可能会引起不适。但总的来说，头晕、头重脚轻、视力模糊和言语不清等不良事件罕见，这些都是全身吸收/毒性的表现[4]。患者还可能报告有金属味、口周麻木和耳鸣。所有的症状都可能在局部麻醉药注射到位于颞下颌关节附近的颞浅动脉时出现[4]（图 24.3）。该动脉的超声图如图 24.4 所示。

特殊配方的类固醇可能会导致该动脉的小分支闭塞。当存在动脉分支动脉显影不佳或其他技术问题时，应改用非特定的类固醇配方。进行双侧阻滞的患者发生不良事件的风险更大。重要的是不要强迫针头超过第一道滑膜，因为针头的推进可能对颞下颌关节盘产生不良影响。

不建议对颞下颌骨关节炎患者进行常规或频繁重复的皮质类固醇注射，因为这有可能损害关节囊和纤维组织。由于有纤维化的风险，不应将全血自体血液注射到颞下颌关节。布比卡因溶液可能对颞下颌关节囊有毒性作用[4]。

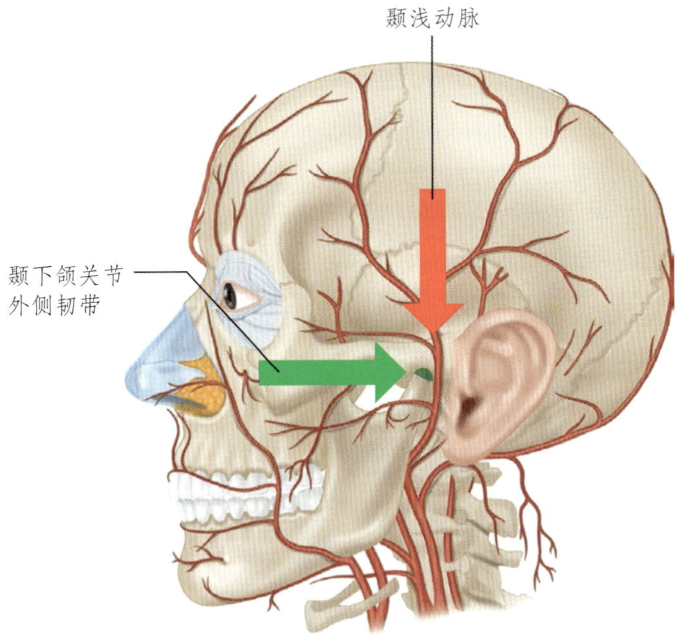

图 24.3　颞下颌关节和颞浅动脉。绿色箭头所示为颞下颌关节外侧韧带。红色箭头所示为颞浅动脉。

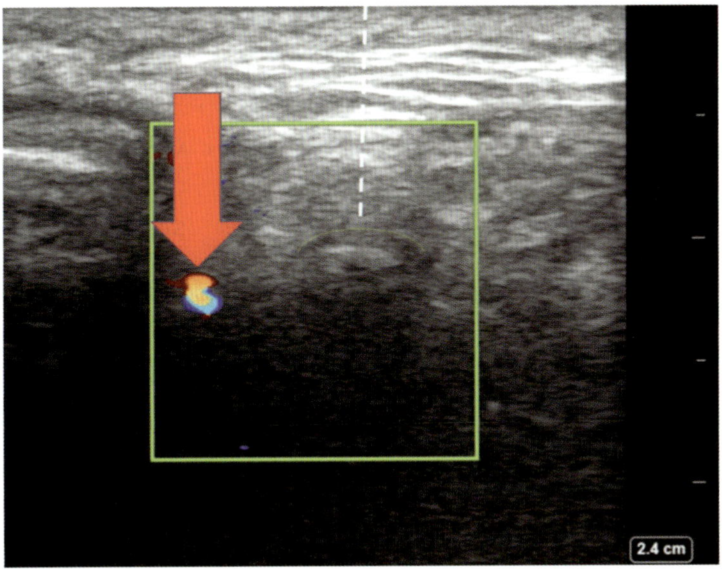

图 24.4　颞下颌关节超声图像。黄色线所示为颞下颌关节滑膜。红色箭头所示为颞浅动脉。

临床技术要点

• 如果颞下颌关节紊乱的关节组成伴有肌筋膜成分，则可以同时进行颞下颌关节和咬肌注射。

• 避免将针头超过第一道滑膜，因为这可能导致颞下颌关节盘损伤。

• 要注意位于颞下颌关节附近的颞浅动脉。即使是少量的局部麻醉药，如果直接注射到该动脉，也可能产生毒性反应。此外，如果使用特定的皮质类固醇，可能会导致小分支的闭塞。

• 耳颞神经阻滞可用于治疗继发于颞下颌关节疾病的非典型面部疼痛。

（王莉　杨立强　译）

参考文献

1. Ferneini EM. Temporomandibular joint disorders (TMD). J Oral Maxillofac Surg. 2021;79(10):2171–2.
2. Shrivastava M, Battaglino R, Ye L. A comprehensive review on biomarkers associated with painful temporomandibular disorders. Int J Oral Sci. 2021;13(1):23.
3. Lee E, Crowder HR, Tummala N, Goodman JF, Abbott J, Zapanta PE. Temporomandibular disorder treatment algorithm for otolaryngologists. Am J Otolaryngol. 2021;42(6):103155.
4. Grandhe R, Valeriano M, Souza D. Mechanical chronic jaw pain. In: Anitescu M, editor. Pain management review: a problem-based learning approach. 1st ed. Oxford University Press; 2018. p. 14–21.
5. Ahmad M, Schiffman EL. Temporomandibular joint disorders and orofacial pain. Dent Clin N Am. 2016;60(1):105–24.
6. Chen Y-W, Chiu Y-W, Chen C-Y, Chuang S-K. Botulinum toxin therapy for temporomandibular joint disorders: a systematic review of randomized controlled trials. Int J Oral Maxillofac Surg. 2015;44(8):1018–26. https://doi.org/10.1016/j.ijom.2015.04.003.
7. Kilic SC, Gungormus M, Sumbullu MA. Is Arthrocentesis plus platelet-rich plasma superior to arthrocentesis alone in the treatment of temporomandibular joint osteoarthritis? A randomized clinical trial. J Oral Maxillofac Surg. 2015;73(8):1473–83.
8. Giacomello M, Giacomello A, Mortellaro C, et al. Temporomandibular joint disorders treated with articular injection: the effectiveness of plasma rich in growth factors-Endoret. J Craniofac Surg. 2015;26(3):709–13.
9. Demirsoy MS, Erdil A, Tümer MK. Evaluation of the efficacy of auriculotemporal nerve block in temporomandibular disorders. J Oral Facial Pain Headache. 2021;35(4):326–31.

推荐阅读

Gauer RL, Semidey MJ. Diagnosis and treatment of temporomandibular disorders. Am Fam Physician. 2015;91(6):378–86.

第 25 章 枕大神经阻滞

Dmitri Souza, Haroon Haque, Nkiru Mills

基本概念

- 枕大神经阻滞(GONB)可阻断上颈段、枕部、额顶部、头部和颞部的伤害感受性传入纤维。
- 枕大神经阻滞不但应用于治疗其他方法治疗无效的顽固性头痛和打断顽固性头痛发作周期,也可用于治疗急性枕神经痛、丛集性头痛和其他常见类型的头痛。
- 枕大神经阻滞通常能迅速缓解头痛,可持续缓解几天到几周,甚至几个月。
- 枕大神经阻滞可以在枕骨下缘处通过盲探进针,也可以在颈部通过超声引导进针。枕大神经阻滞操作技术相对简单,患者容易接受。
- 如果操作部位正确,枕大神经阻滞术是非常安全的。

概述

临床经验表明,枕大神经阻滞可作为一种诊断和治疗手段,用于治疗发作期的严重/难治性偏头痛[1]。值得注意的是,枕大神经阻滞有助于诊断和治疗枕神经痛或枕大神经卡压引起的疼痛。许多随机对照试验及最近的荟萃分析认为,枕大神经阻滞对严重和顽固性偏头痛有效[2,3]。有证据支持枕大神经阻滞在丛集性头痛、颈源性头痛和其他一些原发性和继发性头痛发作期时应用有效。有报道表明枕大神经阻滞对创伤后头痛、偏头痛发作期、新发的持续性头痛、硬脊膜穿刺后头痛和三叉神经痛有效[4-7]。

文献中经常提到,如果操作规范,该治疗非常安全。治疗严重或顽固性头痛时可以床旁口服用药和肠外用药相结合,也可与其他治疗方式相结合,如生物反馈和疼痛心理学干预[8]等。

对于药物治疗无效的患者,应考虑床旁枕大神经阻滞。此外,枕神经阻滞对过度用药引发的头痛患者有益,能帮助患者缓慢减药至停药。它对长期服用多种药物的患者和老年头痛患者有效,而药物选择受限的妊娠女性应在权衡风险和获益的前提下谨慎使用[9]。

适应证和禁忌证

枕大神经阻滞的适应证包括单侧或双侧枕神经痛,枕神经痛最好在超声引导下进行治疗。体表解剖标志盲打技术在已明确诊断为枕神经痛或枕大神经卡压性头痛的患者中治疗价值有限。但对于住院患者的偏头痛持续状态或严重 / 难治性偏头痛,以及丛集性头痛、颈源性头痛、创伤后头痛、偏头痛发作期、新发的持续性头痛、硬脊膜穿刺后头痛、三叉神经痛和药物过度使用性头痛[1,4,7,9]，在采用药物治疗和其他无创技术有禁忌证或无效时，也可采用体表解剖标志盲打或超声引导下枕大神经阻滞。

常见的禁忌证包括注射部位感染、对注射液成分不耐受或过敏，以及患者拒绝接受该操作。对于开颅或乳突切除术后颅骨缺损的患者禁忌行枕大神经盲打注射，可在超声引导下治疗。

临床解剖

枕大神经（GON）是三条枕神经中最大的一条。枕小神经（LON）在枕大神经的外侧走行，第三枕神经（TON）在枕大神经的内侧走行（图25.1）[10]。

枕大神经起源于第二颈神经后支的第一个分支，它位于头下斜肌和头半棘肌之间。当枕大神经向上走行时，先穿过头半棘肌，然后是斜方肌，这也是枕大神经卡压的常见部位。然后枕大神经向枕上行走，至颈上项线旁约2cm处，这也是枕大神经查体压痛点部位，然后向外侧走行至头颅顶部，内侧有枕动脉（OA）伴行（图25.1）[11]。

枕小神经主要由C2和C3前支参与的颈浅丛的分支组成，枕小神经在胸锁乳突肌后缘向上外侧走行，它在枕大神经分布的侧面提供耳后到头侧方皮肤的感觉。

第三枕神经是第三颈神经的分支，通常从下方和内侧连接到枕大神经，支配头后部和下枕部皮肤的感觉。

设备和用品

枕大神经阻滞可以在床旁进行。通常情况下，采用25G~30G、1.5英寸针头的小注射器来注射3~5mL的麻醉溶液。采用1%的利多卡因或0.5%的布比卡因，含或不含有类

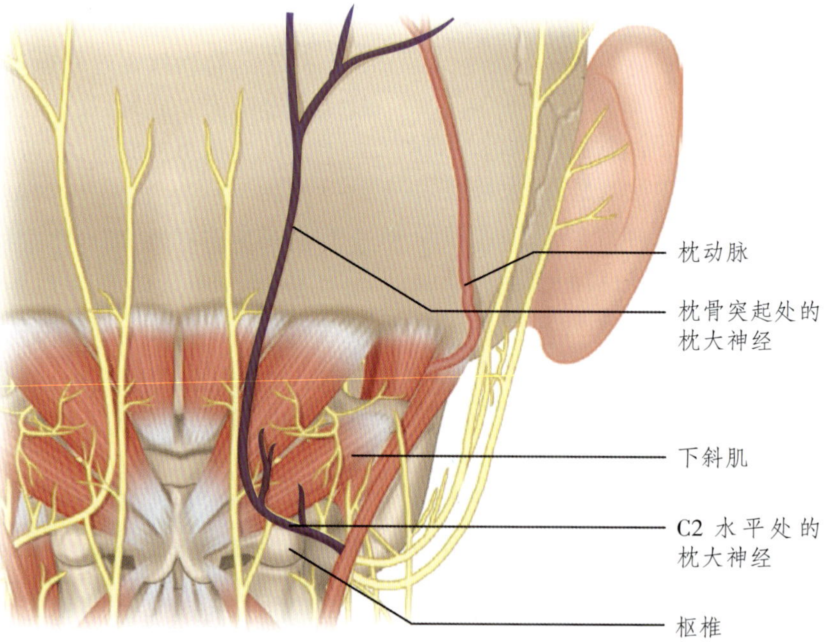

图25.1 枕大神经（GON）解剖图。

固醇激素皮质。建议使用非特异性皮质类固醇以避免小血管栓塞。甲泼尼龙（20~125mg，半衰期 18~36 小时）或地塞米松（1~5mg，半衰期 36~54 小时）可与局部麻醉药混合在一起进行注射。在局部麻醉药中加入皮质类固醇的目的是延长局部麻醉药神经阻滞的效果。然而，使用类固醇皮质激素进行枕大神经阻滞仍有争议[12]。阻滞过程可以在体表解剖标志定位下盲打或在超声引导下进行。强烈建议在超声实时引导下进行穿刺，以避免损伤神经和血管，并减少并发症的发生[11]。

操作技术

患者取坐位或俯卧位，并嘱患者反馈操作过程中的任何感觉异常。不建议使用镇静剂。

体表解剖标志定位技术

在超声广泛应用前，枕大神经阻滞均是在体表解剖标志定位下完成的[13]。使用解剖标志时，患者取坐位或俯卧位，在枕外隆突上项线稍下方、中线外侧 3~4cm 处可触及枕动脉搏动。枕大神经就位于枕动脉的内侧，中线外侧约 2cm 处（图 25.2）。

按压局部常会出现枕部疼痛，甚至放射至头部，这有助于帮助定位。根据患者的头痛情况，可以在双侧同时阻滞。注意一定不要注射到枕动脉，建议在局部注射麻醉药前先触诊枕动脉，同时应在枕动脉搏动的内侧进行阻滞（图 25.1 和图 25.2）[10,11]。

当依据体表解剖标志进行注射时，由于枕大神经走行存在个体差异，为达到准确的临床效果，可将局部麻醉药容量增加至 10mL。

当依据体表标志进行注射时，应缓慢进针，直至出现异感或触及骨膜。为了避免骨膜内注射，需稍退针（图 25.3）。确认回抽无血后，在定位的压痛点注射局部麻醉药物，为获取更完善阻滞效果，以扇形分布方式进行周边注射，从而提高阻滞成功率。由于第三枕神经或枕小神经分支位于枕大神经附近，因此扇形方式注射可能会阻滞这些神经分支。

超声引导技术

超声引导不仅有助于准确定位枕大神经、周围筋膜、肌肉，尤其是血管，还有助于确认神经在组织中被卡压的位置[14]，枕大神经横断面积的增加可能与其在肌肉或筋膜内卡压导致的神经炎等相关。超声引导可使穿刺针尖从进针到靶点穿刺过程、方向全程可视化显影。研究表明，超声引导下枕大神经阻滞在保证获得更好的治疗效果的前提下更为安全。除可在与传统解剖标志定位技术相同的穿刺点处进行穿刺外，超声引导下枕大神经阻滞还可以在 C2 水平进行操作，枕大神经位于头下斜肌的正上方（图 25.1 和图 25.4）。

枕大神经阻滞通常可在 15~30 分钟内快速缓解疼痛，甚至可持续数天至数月。可使用平面内或平面外方法进行穿刺，以确保进针过程一直能看到针尖。回抽无血后，可将 0.5~3mL 的药液注射到枕大神经周围或其他目标靶点，包括枕大神经周围肌肉（图 25.4 和图 25.5）。

潜在并发症和不良反应

临床医生在进行床旁枕大神经阻滞时应注意可能会发生的不良反应和并发症。

局部麻醉药误入动脉内和颗粒性类固醇激素会导致并发症（包括但不限于头皮坏死、脱发和头发变色），然而即使药物并未误入动脉，这种情况也可能发生。在治疗前应与患者充分沟通这种神经阻滞可能会导致脂质代谢障碍，无论是口服还是其他介入治疗[13,15]，频繁使用类固醇皮质激素的患者都

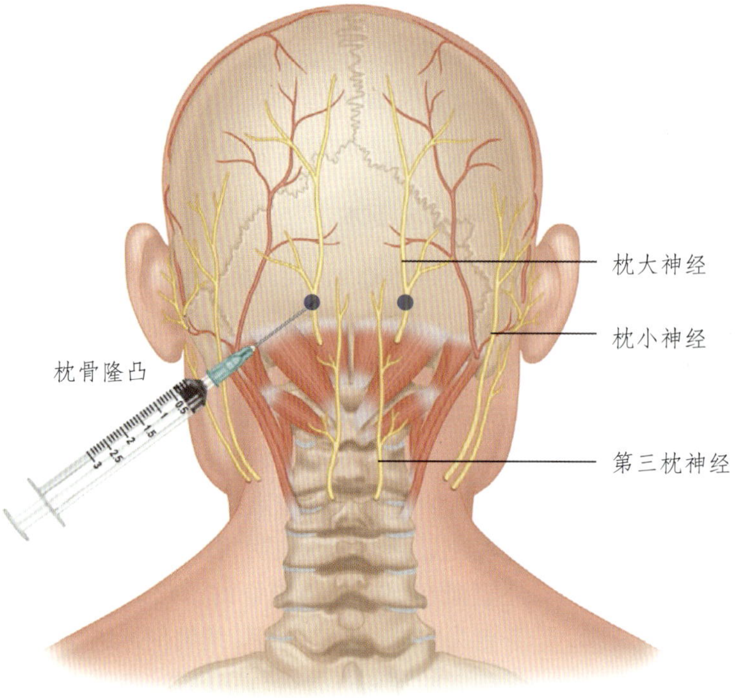

图 25.2 注射点标志示意图，需画出标志点。蓝色圆圈所示目标区域。

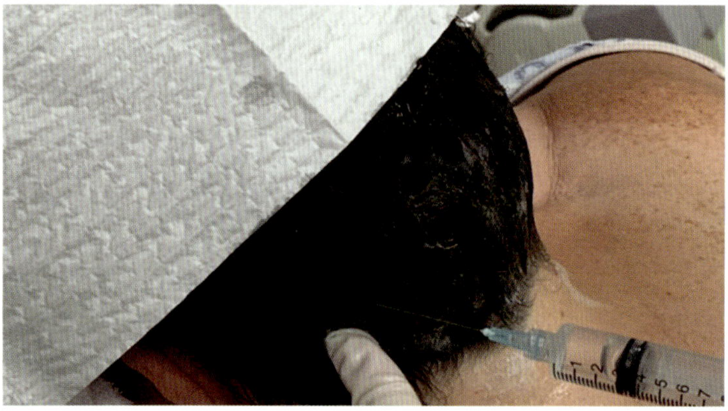

图 25.3 依据体表解剖标志进行枕大神经阻滞时，患者取坐位，枕部中线枕外隆突外侧 3~4cm 稍下方触及枕动脉。枕大神经常位于动脉内侧，枕骨隆突中线外侧 2cm 处。

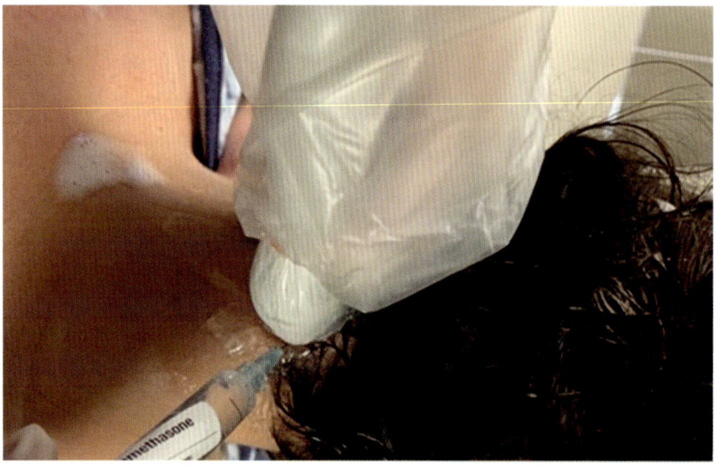

图 25.4 超声引导下枕大神经阻滞探头的方向。注意超声探头的方向和倾斜角度。

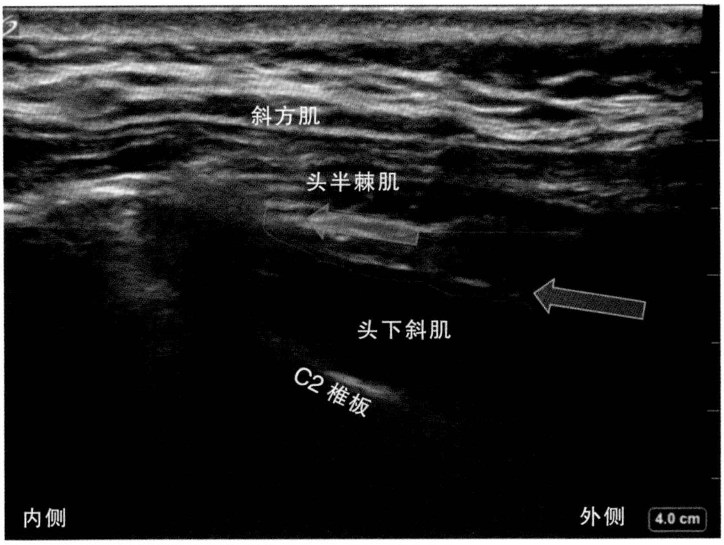

图 25.5 枕大神经阻滞超声图像，在头下斜肌和头半棘肌之间的筋膜平面中，可以在第三枕神经（蓝色箭头所示）和枕大神经（黄色箭头所示）周围看到药液扩散(蓝色线所示)。

有可能发生库欣综合征和肾上腺皮质功能不全的风险。临床医生必须详细询问患者最近使用类固醇激素的情况，这些问题常被患者忽略。

对于曾经有开颅、乳突切除或其他导致颅骨缺损手术史的患者，应注意避免在骨缺损处进针过深，这可能会导致严重的中枢神经系统症状和昏迷。对于这类患者，应优先选择超声引导下枕大神经阻滞治疗，并对患者进行更长时间的生命体征监测。

对妊娠期患者进行枕大神经阻滞时，应权衡利弊后谨慎决定。利多卡因或布比卡因可能会出现过敏反应，对麻醉药物过敏史患者是枕大神经阻滞的禁忌。

诊断和操作注意事项

- 穿刺时看不到针尖不能进针，注射少量药液或旋转针尖斜面有助于帮助针尖显影。
- 为避免给患者带来额外的痛苦，不建议通过摆动针头来达到更好的针尖显影的目的。
- 由于治疗过程中类固醇类激素的应用可能会导致局部脱发、色素沉着、皮肤萎缩等风险，导致形象受损，治疗前患者应该充分知晓。据报道，布比卡因具有局部肌肉毒性。
- 对应用抗血小板或抗凝治疗的患者，进行枕大神经阻滞前需要权衡利弊。对于出血性疾病或抗凝治疗已经进行枕大神经阻滞的患者，应局部加压以防止血肿形成。

（岳红 马淑敏 译）

参考文献

1. Inan LE, Inan N, Unal-Artik HA, Atac C, Babaoglu G. Greater occipital nerve block in migraine prophylaxis: narrative review. Cephalalgia. 2019;39(7):908–20. https://doi.org/10.1177/0333102418821669.
2. Tang Y, Kang J, Zhang Y, Zhang X. Influence of greater occipital nerve block on pain severity in migraine patients: a systematic review and meta-analysis. Am J Emerg Med. 2017;35(11):1750–4. https://doi.org/10.1016/j.ajem.2017.08.027.
3. Zhang H, Yang X, Lin Y, Chen L, Ye H. The efficacy of greater occipital nerve block for the treatment of migraine: a systematic review and meta-analysis. Clin Neurol Neurosurg. 2018;165:129–33. https://doi.org/10.1016/j.clineuro.2017.12.026.
4. Lambru G, Abu Bakar N, Stahlhut L, McCulloch S, Miller S, Shanahan P, et al. Greater occipital nerve blocks in chronic cluster headache: a prospective open-label study. Eur J Neurol. 2014;21(2):338–43. https://doi.org/10.1111/ene.12321.
5. Kinfe TM, Schuss P, Vatter H. Occipital nerve block prior to occipital nerve stimulation for refractory chronic migraine and chronic cluster headache: myth or prediction? Cephalalgia. 2015;35(4):359–62. https://doi.org/10.1177/0333102414541685.
6. Gaul C, Roguski J, Dresler T, Abbas H, Totzeck A, Gorlinger K, et al. Efficacy and safety of a single occipital nerve blockade in episodic and chronic cluster headache: a prospective observational study. Cephalalgia. 2017;37(9):873–80. https://doi.org/10.1177/0333102416654886.
7. Busch V, Jakob W, Juergens T, Schulte-Mattler W, Kaube H, May A. Occipital nerve blockade in chronic cluster headache patients and functional connectivity between trigeminal and occipital nerves. Cephalalgia. 2007;27(11):1206–14. https://doi.org/10.1111/j.1468-2982.2007.01424.x.
8. Voigt CL, Murphy MO. Occipital nerve blocks in the treatment of headaches: safety and efficacy. J Emerg Med. 2015;48(1):115–29. https://doi.org/10.1016/j.jemermed.2014.09.007.
9. Young WB. Blocking the greater occipital nerve: utility in headache management. Curr Pain Headache Rep. 2010;14(5):404–8. https://doi.org/10.1007/s11916-010-0130-x.
10. Mosser SW, Guyuron B, Janis JE, Rohrich RJ. The anatomy of the greater occipital nerve: implications for the etiology of migraine headaches. Plast Reconstr Surg. 2004;113(2):693–700. https://doi.org/10.1097/01.PRS.0000101502.22727.5D.
11. el Sekily NM, Zedan IH. Surgical anatomy of greater occipital nerve and its relation to occipital artery. Alexandria J Med. 2015;51:199–206.
12. Ashkenazi A, Blumenfeld A, Napchan U, Narouze S, Grosberg B, Nett R, et al. Peripheral nerve blocks and trigger point injections in headache management - a systematic review and suggestions for future research. Headache. 2010;50(6):943–52.
13. Greengrass RA, Narouze S, Bendtsen TF, Hadzic A. Cervical plexus and greater occipital nerve blocks: controversies and technique update. Reg Anesth Pain Med. 2019;44(6):623–6.
14. Narouze S. Occipital neuralgia diagnosis and treatment: the role of ultrasound. Headache. 2016;56(4):801–7.
15. Narouze S, Peng PWH. Ultrasound-guided interventional procedures in pain medicine: a review of anatomy, sonoanatomy, and procedures: part ii: axial structures. Reg Anesth Pain Med. 2010;35(4):386–96.

推荐阅读

Narouze S, editor. Interventional head and face pain management: nerve blocks and beyond. 1st ed. New York: Springer; 2014. p. 29–34.

Narouze S, Souzdalnitski D. Occipital nerve entrapment within the semispinalis capitis muscle diagnosed with ultrasound. Cephalalgia. 2013;33(16):1358–9.

Tepper SJ, Stillman MJ. Cluster headache: potential options for medically refractory patients (when all else fails). Headache. 2013;53(7):1183–90.

第 26 章 鼻内阻滞

Kris Ferguson, Tyler Weeks, Antoun Nader, Dmitri Souza

基本概念

- 床旁鼻内阻滞对缓解各种常见和少见的头痛是安全有效的。
- 鼻内阻滞的作用机制可能与三叉神经-血管反射减弱有关。
- 疼痛常可快速缓解,缓解时间长短不等。
- 反复阻滞具有累积效应,可以延长疼痛缓解的持续时间。
- 值得注意的是,过去通常认为鼻内阻滞是另外一种方式的蝶腭神经节(SPG)阻滞,目前认为它不是真正的蝶腭神经节(SPG)阻滞。

概述

相对而言,鼻内阻滞简单有效,在一个多世纪前被发现后其就得到进一步推广应用[1,2]。

传统认为,鼻内阻滞实际上是 SPG 阻滞[2-4],SPG 在头部、颈部和面部的各种疼痛综合征中起着重要作用。SPG 有感觉纤维、交感纤维和副交感纤维,阻断 SPG 能减弱三叉神经 - 血管反射,从而缓解疼痛[6-8]。传统认为,床旁鼻内阻滞能有效缓解严重或顽固性偏头痛、三叉自主神经性头痛、紧张性头痛、硬脑膜穿刺后头痛,以及一些其他类型的头痛[9]。

值得注意的是,目前认为鼻内阻滞并不是真正意义的 SPG 阻滞[1,2]。事实上,鼻内阻滞就是 SPG 阻滞的说法可能是“毫无根据的”,因为我们没有临床生物学标志物来验证阻滞了 SPG。也有许多假说支持鼻内阻滞是 SPG 阻滞。包括:①假设大部分鼻内应用的局部麻醉药没有被吞咽下去;②剩余局部麻醉药液通过鼻黏膜和蝶腭孔扩散;③SPG 位于鼻黏膜的正下方。鼻内阻滞的作用机制包括安慰剂效应、三叉自主反射调节、三叉神经的表面麻醉、下行抑制通路的激活、可能的局部麻醉作用,以及实际 SPG 节阻滞[10]。虽然命名可能发生了变化,但是鼻内阻滞仍然是一种安全有效的技术,通常可以快速缓解致残性的头痛[6,8,9],并且耐受性良好。我们认为这种方法可以患者自己应用[11]。

适应证和禁忌证

鼻内阻滞常见的适应证包括急性偏头痛、急慢性丛集性头痛、累及眼神经的带状疱疹、其他三叉神经自主神经痛、三叉神经痛、持续性特发性面痛、其他面神经痛和硬膜穿刺后头痛[7,9,12,13]。也有病例报告，其在头部创伤、纤维肌痛、创伤后头痛、顽固性偏头痛、泪液分泌、尼古丁成瘾、创伤后假性脑脊液鼻漏、头颈癌性疼痛、多汗症、疱疹性角膜炎引起的眼痛治疗方面也有效[2]。

鼻内阻滞常见禁忌证包括局部感染或严重全身性感染、对注射剂或其成分不耐受或过敏、出血性疾病或医源性凝血功能障碍、颅骨骨折(颅骨骨折时插入针或棉签非常危险)。

临床解剖

蝶腭神经节(SPG)也被称为翼腭神经节或Meckel神经节，位于中鼻甲和上颌窦后腭大孔附近的一个小三角形结构中[7,14](图26.1)。其位于上颌骨、蝶骨和腭骨之间的翼腭窝内。蝶腭神经节是最大的外周副交感神经节。SPG包含大脑外最大的神经元集合体。虽然其主要是副交感神经节，但其也包含感觉和交感纤维。与其他副交感神经纤维不同，副交感神经纤维穿过神经节而不形成突触，与三叉神经、面神经、交感神经、副交感神经及本体感觉神经形成交联。刺激SPG可能导致硬脑膜血管释放乙酰胆碱、血管活性肠肽和一氧化氮，导致血浆蛋白渗出增加产生神经源性炎症，激活三叉神经伤害感受器从而引发头痛(图26.1)。

设备及用品

可以在床旁进行鼻内阻滞，操作很方便。

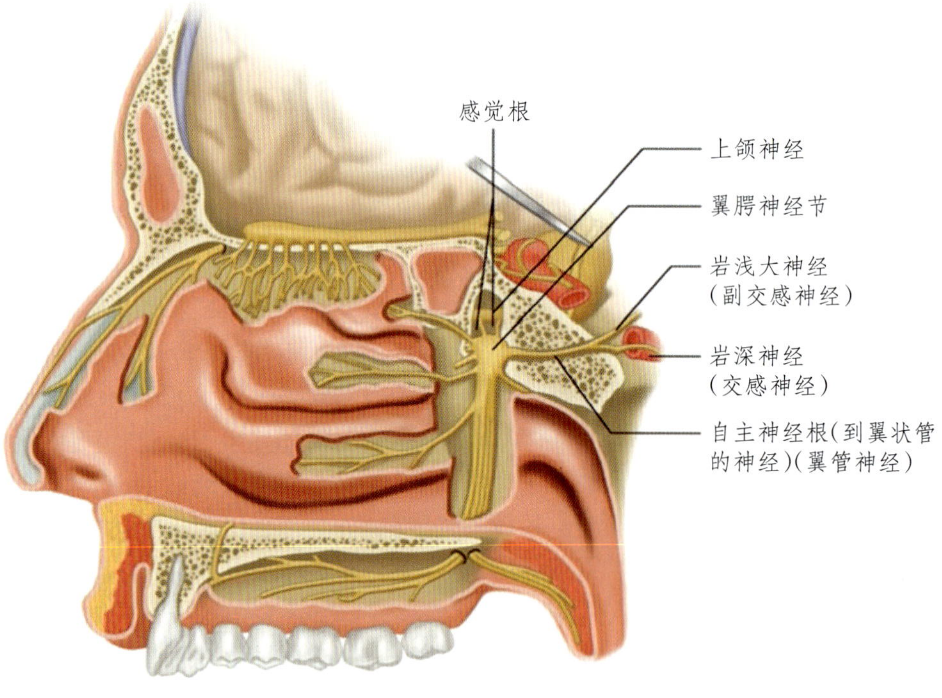

图26.1 蝶腭神经节神经解剖。翼腭窝位于上颌骨、蝶骨和腭骨之间。蝶腭神经节位于翼腭窝内，是最大的外周副交感神经节，虽然其主要是副交感神经节，但其也包括感觉和交感纤维。与其他副交感神经纤维不同，副交感神经纤维穿过神经节而不形成突触。[Adapted with permission from Narouze S.(Ed.) Interventional head and face pain management: Nerve blocks and beyond. 1st Ed. Springer Science+Business Media New York; 2014:47-52.]

可用棉签和(或)导管完成,可用 0.5%布比卡因或 1%~4%利多卡因(少数也用 8%利多卡因)(表 26.1)。

操作技术

鼻内阻滞(滴注法)

这是最安全、最简单的方法之一。SPG 位于中鼻甲的后面。患者取仰卧头伸展位。用注射器抽取 1~2mL 局部麻醉药。将局部麻醉药从患侧的鼻孔滴入并流至中鼻甲。若阻滞成功,疼痛会迅速缓解(图 26.2)。

鼻内阻滞(棉签法)

SPG 位于中鼻甲后部,棉签插入的深度相当于鼻孔到下颌切迹的距离。患者取仰卧位,将棉签头浸润局部麻醉药,从患侧鼻孔轻轻推进到中鼻甲后并滞留几分钟让局部麻醉药充分扩散。若阻滞成功,疼痛在几分钟内就会缓解,然后轻轻地取出棉签(图 26.3)。

潜在并发症和不良反应

操作时患者会感觉到轻微的不适和胀感,通常情况下患者对蝶腭神经节阻滞耐受良好。潜在的并发症包括鼻出血、面部血肿、感染、神经损伤、疼痛未缓解、疼痛加重、球后血肿至眼球突出、鼻腔穿孔、心动过缓、心动过速、局部麻醉药过敏反应、皮质类固醇副作用不耐受、上牙、硬腭或咽部麻木等[15]。

表 26.1 鼻内局部麻醉所需用品

注射器	3mL
涂药器	棉签
	Sphenocath
	Allevio
	Tx360
	其他
局部麻醉药	0.5%布比卡因或 1%~8%利多卡因

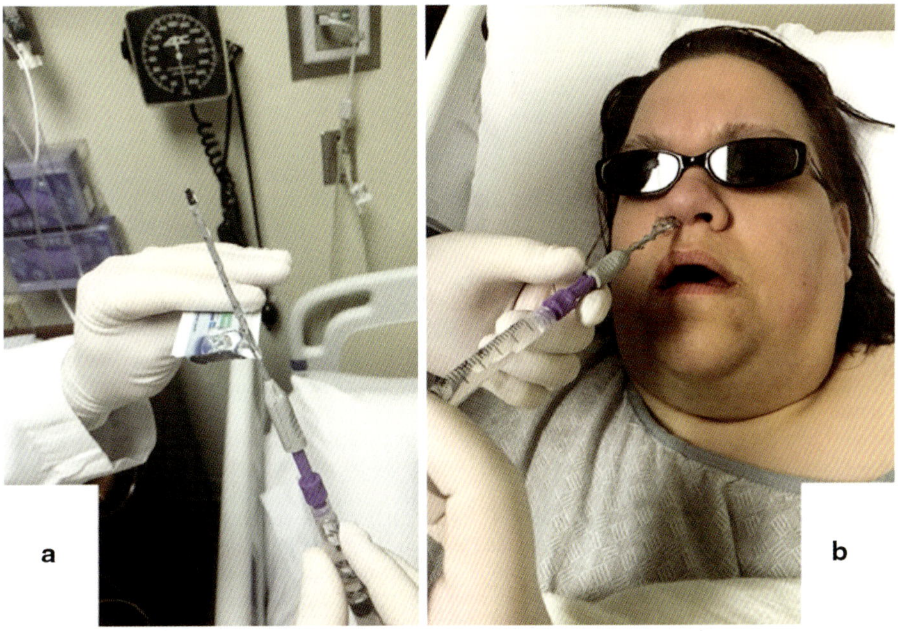

图 26.2 床旁鼻内阻滞(滴注法):将局部麻醉药滴入患者鼻孔,药液流向中鼻甲方向。

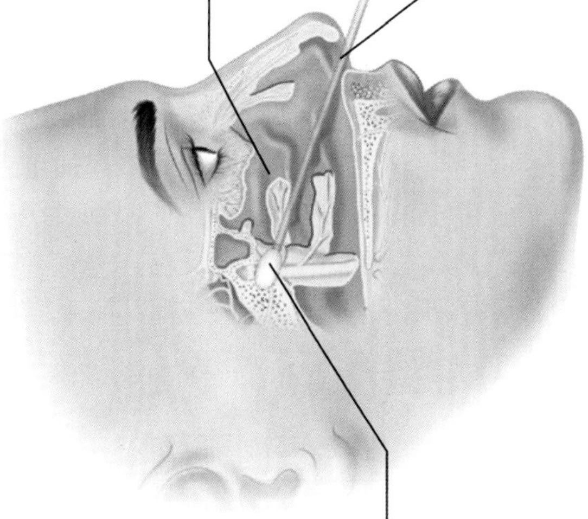

图 26.3 床旁鼻内阻滞(棉签法):棉签浸润局部麻醉药后直达中鼻甲后部。鼻黏膜将鼻内间隙与翼腭窝分开(蝶腭孔例外)。

临床技术要点

根据患者疼痛的部位可选择单侧或双侧鼻内阻滞。阻滞后通常能迅速缓解各种症状的神经性头痛。有多种阻滞方法:滴注法、棉签法,或采用市售设备,应该根据患者的具体情况选择操作方法。重复阻滞可以产生累积效应,延长疼痛缓解时间。

(岳红 马淑敏 王艺璇 译)

参考文献

1. Waldman SD. Sphenopalatine ganglion block—80 years later. Reg Anesth. 1993;18(5):274–6.
2. Narouze S. Topical intranasal lidocaine is not a sphenopalatine ganglion block. Reg Anesth Pain Med. 2021;46(3):276–9.
3. Giaccari LG, Aurilio C, Coppolino F, Pace MC, Passavanti MB, Pota V, et al. Peripheral nerve blocks for postdural puncture headache: a new solution for an old problem? In Vivo. 2021;35(6):3019–29.
4. Jespersen MS, Jaeger P, Ægidius KL, Fabritius ML, Duch P, Rye I, et al. Sphenopalatine ganglion block for the treatment of postdural puncture headache: a randomised, blinded, clinical trial. Br J Anaesth. 2020;124(6):739–47.
5. de Leon-Casasola O, Matson BL, Juarez F. Intranasal lidocaine sphenopalatine block: a case of unanswered questions versus unquestioned answers. Reg Anesth Pain Med. 2022;47(1):74.2–75.
6. de Leon-Casasola O, Matson BL, Juarez F. Intranasal lidocaine sphenopalatine block: a case of unanswered questions versus unquestioned answers. Reg Anesth Pain Med. 2022;47(1):74–5.
7. Piagkou MN, Demesticha T, Troupis T, Vlasis K, Skandalakis P, Makri A, et al. The pterygopalatine ganglion and its role in various pain syndromes: from anatomy to clinical practice. Pain Pract. 2012;12(5):399–412.
8. Cady R, Saper J, Dexter K, Manley HR. A double-blind, placebo-controlled study of repetitive

transnasal sphenopalatine ganglion blockade with tx360((R)) as acute treatment for chronic migraine. Headache. 2015;55(1):101–16. https://doi.org/10.1111/head.12458.
9. Robbins MS, Robertson CE, Kaplan E, Ailani J, Charleston L, Kuruvilla D, et al. The sphenopalatine ganglion: anatomy, pathophysiology, and therapeutic targeting in headache. Headache. 2016;56:240–58.
10. Narouze S. Intranasal local anesthetic application: possible mechanisms of action. Reg Anesth Pain Med. 2022;47(1):75–6. https://doi.org/10.1136/rapm-2021-102964.
11. Rocha-Romero A, Roychoudhury P, Cordero RB, Mendoza ML. Self-applied sphenopalatine ganglion block for postdural puncture headache: four case reports. Braz J Anesthesiol. 2020;70(5):561–4.
12. Mojica J, Mo B, Ng A. Correction to: sphenopalatine ganglion block in the management of chronic headaches. Curr Pain Headache Rep. 2017;21(12):53.
13. Araújo R, Pinho S, Xavier J, Cabido H, Cavaleiro C, MacHado H. Sphenopalatine ganglion block followed by an epidural blood patch for postdural puncture headache management in postpartum patients: is it a confounder? Reg Anesth Pain Med. 2019;44.
14. Anugerah A, Nguyen K, Nader A. Technical considerations for approaches to the ultrasound-guided maxillary nerve block via the pterygopalatine fossa: a literature review. Reg Anesth Pain Med. 2020;45(4):301–5.
15. Kaufman AG, Dunbar SA, Cain CF, Cherukuri S, Ferrante FM. Sphenopalatine ganglion block for the treatment of myofascial pain of the head and neck. Reg Anesth. 1995;20(2).

推荐阅读

Narouze S, editor. Interventional head and face pain management: nerve blocks and beyond. 1st ed. New York: Springer; 2014. p. 47–52.

第 27 章 注射肉毒毒素治疗慢性偏头痛和颈部肌张力障碍

Alexander Feoktistov

基本概念

- 注射 A 型肉毒毒素治疗慢性偏头痛和颈部肌张力障碍是安全有效的，可以在床旁或治疗室进行。
- 在慢性偏头痛的范式中采用了体表解剖标志定位法，而在颈部肌张力障碍治疗期需要超声或 EMG 引导。
- 熟悉肌肉解剖学和生理学是达到最佳治疗结果和安全性结果的关键。

概述

根据偏头痛患病率等研究，偏头痛累及近美国人口的 12%。偏头痛影响不同年龄段的患者，尤其影响青年。据估计，30 岁 ~39 岁男性中有 7.4%患有偏头痛，在同一年龄组的女性中有 24.4%患有偏头痛。除了偏头痛的高患病率外，超过 50%的偏头痛患者报告，在偏头痛发作期间需要卧床休息。根据 2016 年《全球疾病负担报告》，偏头痛是 15 岁~49 岁患者中导致残疾寿命的主要原因[2]。

颈部肌张力障碍是一种不太常见的神经系统疾病，每百万人口中患病人数在28~183 例。颈部肌张力障碍表现出多种临床特征，在某些病例中诊断非常困难。考虑到临床的变异性，人们普遍认为颈部肌张力障碍是一种明显的诊断不足的疾病[3]。据估计，从颈部肌张力障碍发病到实际诊断大约需要 5 年时间[4]。A 型肉毒毒素注射（尽管其方法不同）为慢性偏头痛和颈部肌张力障碍提供了安全有效的治疗方案。

临床表现和适应证

偏头痛的表现因患者而异，通常表现为中度或严重头痛，持续时间为 4~72 小时，通常影响头部的一侧，并被描述为搏动性疼痛。头痛伴随着光和声音过敏、恶心和偶尔呕吐。高达 30%的偏头痛患者可能会出现先兆症状（表 27.1）[5]。

对于那些每月至少有 15 天头痛（持续至少 3 个月），每次头痛持续时间至少为 4 小时 / 天，且 15 次头痛中至少有 8 次被认为是偏头痛（即符合上述偏头痛诊断标准）。慢性偏头痛可能伴随或不伴随急性药物过度使用而发生(表 27.2)[5]。A 型肉毒毒素适用于任何既往至少 1 种或 2 种预防性药物无效的慢性偏头痛患者[6]。

不同患者的颈部肌张力障碍表现差异很大。该病最常见的症状是颈部姿势改变、颈部疼痛和震颤。根据特定的颈部姿势,颈部肌张力障碍包括 4 种主要类型:斜颈病(最常见的类型,影响 82%的患者,并与颈椎旋转有关)、侧颈病(影响 42%的患者,并与颈部向一侧弯曲有关)、前屈颈病(影响 25%的患者,并与颈部向前屈曲有关)和后仰颈病(影响 29%的患者,并与颈部后伸有关)。此外,大多数患者可能会出现不同体位的组合,这进一步使诊断复杂化[7]。A 型肉毒毒素注射适用于任何诊断为颈部肌张力障碍的患者。

临床解剖

当注射 A 型肉毒毒素治疗慢性偏头痛时,遵循慢性偏头痛的治疗范式[8,9],应着重对称注射 7 个不同的肌肉群。额部注射是将药物注入前额肌(其近端附着于颅顶腱膜,远端附着于额头和眉毛的皮肤,并能够提起眉毛形成水平额头皱纹),双侧的皱眉肌(其内侧附着于鼻额骼,外侧附着于眉毛的皮肤,并且在功能上它们被认为是眉毛的降压器,将眉毛拉向彼此并向下,在眉毛之间产生垂直的皱纹),以及降眉间肌(远端起源于覆盖鼻骨下部的筋膜,近端附着于额头下部的皮肤,在眉毛之间,在功能上把眉毛往下拉,在鼻梁上形成水平的皱纹)。头部的外侧注射包括位于颞窝的颞肌注射,远端与下颌骨冠突相连。颞肌是一块咀嚼肌肉,其使牙齿咬合。头部和颈部的后置注射包括双侧的枕肌注射(远端起源于颈线,近端止于颅外腱膜)、颈棘旁肌群(由头夹肌和头半棘肌组成,其稳定颈椎,使头部和颈部运动)和斜方肌(尤其是斜方肌的内侧部分,其稳定颈部,并提供头部和颈部后侧的伸展)[10]。

表 27.1　偏头痛诊断标准

1.至少 5 次发作满足标准 B–D
2.头痛发作持续 4~72 小时
3.头痛至少具有以下两个特征:单侧发作、头痛呈搏动性、中度或重度疼痛、由身体活动引起的加重(例如步行或上下楼梯)
4.并且至少符合以下 1 项:恶心和(或)呕吐、畏光和畏声
5.任何 ICHD–3 诊断都不能更好地解释

表 27.2　慢性偏头痛诊断标准

1.每个月超过 15 天、持续 3 个月以上的头痛
2.患者既往至少有 5 次偏头痛发作史,伴或不伴有先兆症状
3. 8 天/月,超过 3 个月,头痛符合以下一项或多项标准
　(a)至少符合以下两项
　　• 单侧
　　• 搏动性
　　• 中度或重度疼痛
　　• 活动时加重
　并且至少符合以下 1 项
　　• 恶心和(或)呕吐
　　• 畏光和畏声
　(b)至少有以下一种可逆性先兆症状:视觉、感觉、语言/语言障碍、运动、脑干、视网膜;并且至少有 2 个先兆特征
　(c)用曲坦类药物或麦角衍生物缓解
4.任何 ICHD–3 诊断都不能更好地解释
5.无论是否存在药物滥用

在进行颈部肌张力障碍治疗时,我们仅关注颈部肌肉。尽管多个颈部肌肉可能参与颈部肌张力障碍的表现,但以下肌肉已获准注射 A 型肉毒毒素进行治疗。

胸锁乳突肌:上部附着于乳突突起,下

部附着于胸骨柄和锁骨中部1/3。在单侧激活时，其使头部同侧固定，并将头部旋转到另一侧；在双侧激活时，头部伸展并向后拉颈部。其位于颈部一侧，可以通过头部对侧旋转轻松定位。

头夹肌：上部附着于乳突突起，下部附着于C7–T3的棘突。在单侧激活时，其旋转并屈曲头部到同一侧；在双侧激活时，其向后延伸头部。其可以位于斜方肌的前方和颈部近端的胸锁乳突肌的后方。

颈夹肌：上部附着于C1–C3的横突，下部附着于T3–T6的棘突。在单侧激活时，其将上颈部旋转并向同侧屈曲；在双侧激活时，其可以使颈部后伸。其可以在斜方肌前方和深部，平行于斜棘肌下方，以及提肩肌内侧定位。

头半棘肌：上部附着于颈线内侧，下部附着于颈椎骨和胸椎骨的横突，并提供头部的后伸。其位于枕隆下约3cm，距中线外侧约3cm，深度为3~4cm。

前/中/后斜肌：上部附着于C2–C7横突，下部附着于第一和第二肋骨。在单侧激活时，其可使同侧颈部屈曲；在双侧激活时，其产生颈部前屈。其可以定位在斜方肌上缘前2指宽处，以及锁骨上2指宽处。

斜方肌：上部附着于颈上线内侧1/3和枕突下附着于锁骨外侧1/3，肩峰、肩胛骨下部附着于胸椎和下颈椎的棘突。在单侧激活时，其有助于头部向另一侧旋转和颈部向同一侧屈曲；在双侧激活时，其可使颈部后伸。可定位于颈线以下约3cm处。

头最长肌和颈部肌肉：上部附着于乳突和C2–C6横突，下部附着于下颈椎和上胸椎横突。在单侧激活时，其可使头部和颈部向同侧的旋转和屈曲；在双侧激活时，其向后延伸头部和颈部。其位于颈部近端中线外侧约3指宽处(乳突以下约3cm或颅骨下缘)。

肩胛提肌：上部附着于C1–C4横突，下部附着于肩胛内侧缘。在单侧激活时，其旋转并屈曲颈部到同一侧；在双侧激活时，其可向后伸展颈部。其可以定位于颈角处斜方肌上缘的前部[10]。

慢性偏头痛注射的设备和用品

通常，需要几个1mL的注射器和30G半英寸的针头来执行此操作。200单位的A型肉毒毒素应在4mL不含防腐剂的生理盐水中稀释，以使每0.1mL溶液中含有5单位A型肉毒毒素，使注射方案简单准确。该操作不需要任何影像或肌电图指导，只需要使用一个特定的标志点进行安全注射[8,9]。

A型肉毒毒素注射液治疗慢性偏头痛：体表解剖标志定位技术

慢性偏头痛注射方案包括31个注射点，分布在7组肌肉上。每个注射点含有5单位的A型肉毒毒素，因此单次治疗注射的总剂量为155单位。患者应舒适地以仰卧位或坐位姿势进行操作。我们建议从额部注射开始，逐渐转移到双侧其他部位，最后以斜方肌注射结束。确保注射前用酒精或其他经批准的溶液清洁注射部位，并在每次注射前进行抽血。虽然所有的注射都被认为是肌内注射，但建议将药物注射到肌肉的最浅层，以避免接触骨膜或造成过度的肌肉无力。从注射皱眉肌开始。要求患者皱眉，使术者可用左手拇指和食指之间触诊并捏住皱眉肌，右手拿着注射器，将针以90°角扎入皱眉肌肌腹部(眶上缘内侧下缘上方约1.5cm处)，不接触骨膜。回抽，如果没有血液回流，轻轻注射0.1mL(5单位A型肉毒毒素)到皱眉肌肌腹部。在对侧重复同样的步骤。以类似的方式注射降眉间肌，大约位于2个皱眉肌注射点的中间位置。其余的注射将以45°角使针头向上进行(同样，不接触骨膜)(图27.1)。

接下来进行额肌注射。然后在前额肌的上 1/3 处从眉间肌注射点画一条垂直线，注射前额肌的内侧部位。额外侧肌注射部位也位于前额的上 1/3，在通过角膜外侧缘的想象垂直线的水平上。

当注射颞肌时，首先要定位耳郭上的三角部位，然后再垂直向上移动 3cm，以此作为第一个注射点。将手指沿着同一垂直线继续向上移动 1.5~3cm，注射第二个颞肌注射点。第三个注射点位于第一和第二个注射点之间，前向 1.5cm（但仍在发际线内）。第四个颞肌注射点位于第二个注射点的后方约 1.5cm 处（水平线位置相同），大概正好在耳郭轮廓上方（图 27.2）。

对于第一次枕骨肌注射，首先定位枕骨外隆突，并从枕骨隆突到同侧乳突画一条虚线。第一个注射点位于该线的中间，大约在上颈嵴的水平处。第二个注射点位于第一个注射点的斜上方、外侧 1 指宽处。第三个注射点位于第一个注射点的斜上方、内侧 1 指宽处。在另一侧重复同样的步骤。

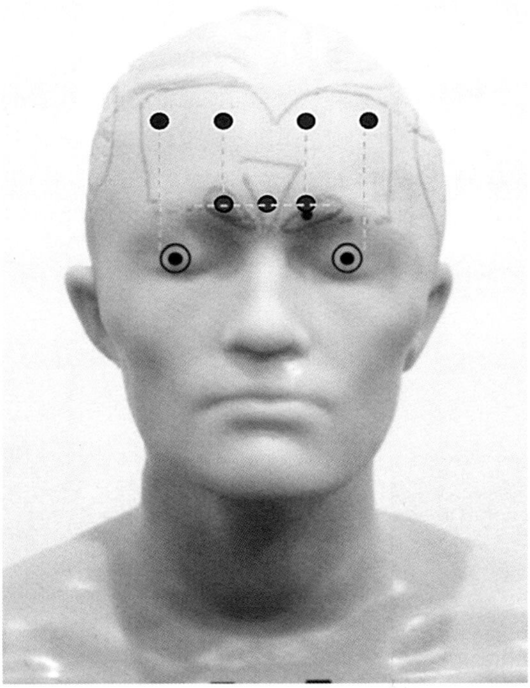

图 27.1　前额注射。降眉间肌、皱眉肌和前额肌注射的例子用圆点标记。虚线表示注射部位对应的解剖标志。

上颈椎旁肌内注射位于发际线内。第一个注射点位于枕骨隆起下缘 3cm、距离中线 1cm 处。第二个注射点位于第一个注射点的斜上方、外侧 1.5cm 处（图 27.3）。

对于斜方肌注射，首先将斜方肌上半部分从枕骨下项线至肩锁关节处一分为二。在这个水平面上，在斜方肌最浅层（肌肉的上缘）注射 0.1mL 的溶液（第一个注射点）。第二个注射点位于斜方肌肌肉的上缘，距离第一个注射点和肩锁关节中间相等。第三个注射点再次位于斜方肌肌肉的上缘，距离第一个注射点和枕骨下项线或颈角中间相等（图 27.4）。

潜在并发症和不良反应

一般来说，患者能很好地耐受这种治疗。在 PREEMPT 临床试验和临床实践中观察到的最常见的不良事件包括颈痛、头痛、肌无力、眼睑下垂和注射部位疼痛（表 27.3）[6]。

> **临床技术要点**
>
> 应告知患者可能会出现暂时性额肌无力，从而防止皱眉和额头皱纹。切记注射应该注入最浅的肌肉层。此手术不需要停用抗凝治疗。

颈部肌张力障碍注射所需的设备和用品

进行颈椎肌张力障碍注射通常需要数支 1mL 的注射器，搭配 25G、1.5 英寸长的针头。由于在颈部肌张力障碍治疗中注射的剂量 / 单位要比慢性偏头痛治疗方案中注射的剂量 / 单位高得多，因此，可能需要更多的注射器和针头。视计划注射的剂量而定，

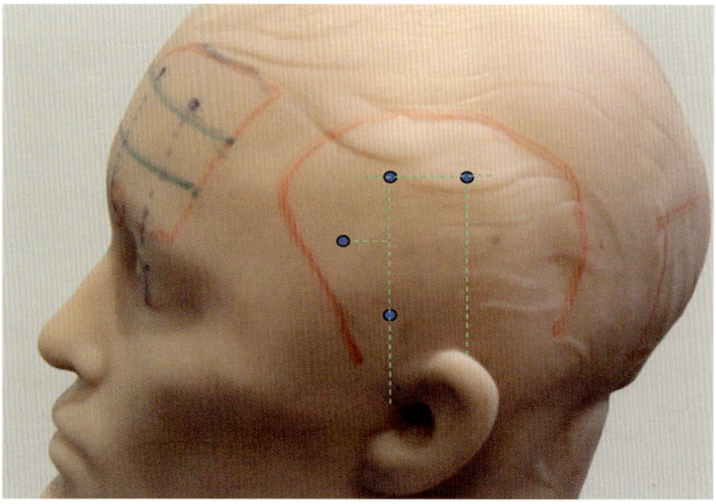

图 27.2 颞肌注射。颞肌注射的例子用蓝点标记。绿线表示注射部位对应的解剖标志。

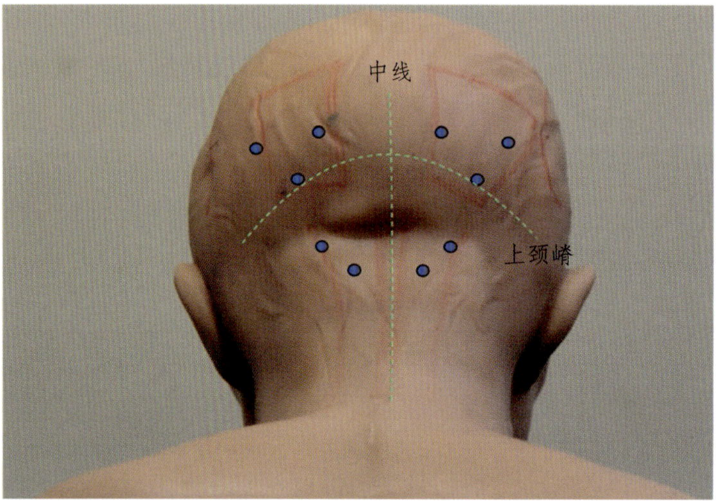

图 27.3 枕部和上颈椎旁肌内注射。枕部和近端椎旁肌内注射的例子用蓝点标记。绿线表示注射部位对应的解剖标志。

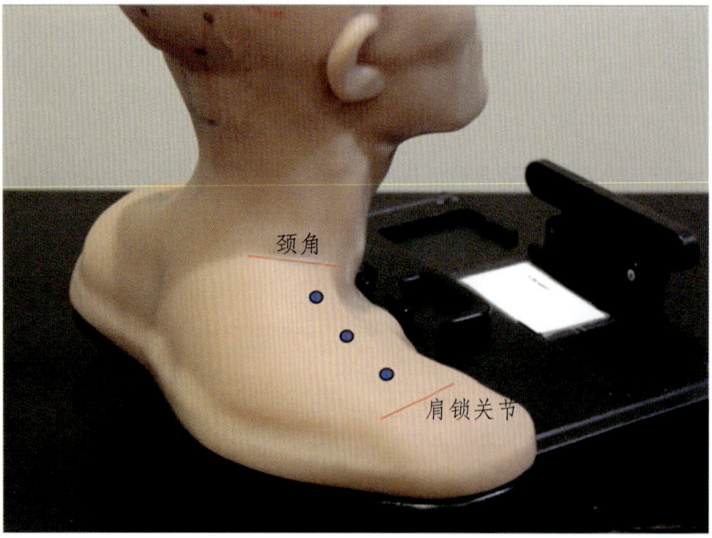

图 27.4 肩部注射。斜方肌注射的例子用蓝点标记。绿线表示注射部位对应的解剖标志。

表 27.3　PREEMPT 临床试验中观察到的不良事件

不良反应	A 型肉毒毒素(%)	安慰剂(%)
头痛	5	3
面神经麻痹	2	0
眼睑下垂	4	<1
支气管炎	3	2
颈痛	9	3
肌无力	4	<1
肌痛	3	1
注射部位疼痛	3	2

术者可以将 200 单位的 A 型肉毒毒素稀释在 4mL 无防腐剂生理盐水中，以达到每 0.1mL 溶液中 5 单位 A 型肉毒毒素，或将其稀释在 2mL 无防腐剂生理盐水中，以达到每 0.1mL 溶液中 10 单位 A 型肉毒毒素，甚至可以将其稀释在 1mL 无防腐剂生理盐水中，以达到每 0.1mL 溶液中 20 单位 A 型肉毒毒素。这个过程需要超声和肌电图引导，以帮助确定具体的注射肌肉。

A 型肉毒毒素治疗颈部肌张力障碍超声/肌电图引导技术

没有针对颈部肌张力障碍的标准或通用注射方案，每个患者应根据其特定的临床表现和治疗反应进行不同的注射。重要的是，要认识到注射方案可能需要不时调整。首先，确定患者出现的肌张力障碍类型。然后，确定哪些肌肉导致患者的姿势或症状。最后，决定注射剂量。每块肌肉可能在一个或多个部位注射。一般情况下，避免在每个部位注射超过 50 单位的 A 型肉毒毒素。在 3 个月内 A 型肉毒毒素的总剂量不应超过 400 单位。术者可能需要使用超声或肌电图引导来更好地定位这些肌肉（图 27.5 和图 27.6）。

在治疗斜颈时，应重点注射以下肌肉：在斜颈（旋转）的同侧，我们应该针对头夹肌（15~100 单位）、颈夹肌（20~60 单位）、肩胛

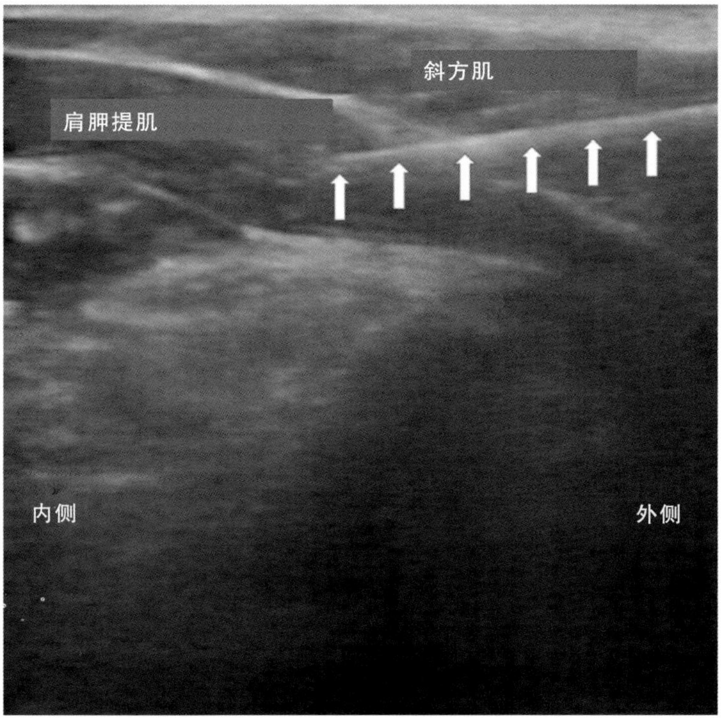

图 27.5　肩胛提肌注射超声图。超声引导下的肩胛提肌注射治疗颈部肌张力障碍示例。白色箭头指向针道。

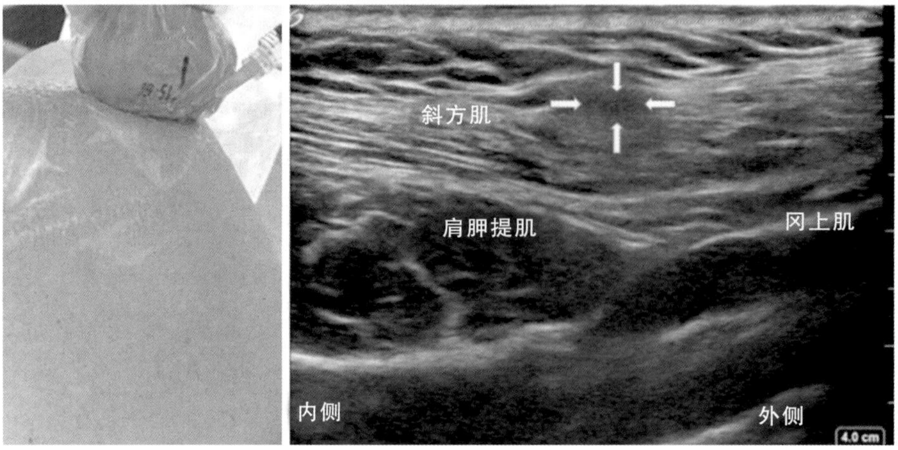

图 27.6 斜方肌注射。斜方肌注射肉毒毒素治疗颈部肌张力障碍的例子。请注意白色箭头标出的注射物在肌肉中的扩散。超声引导有助于精确地注射，也有助于避免潜在的并发症，包括血管内注射和气胸。（Image-courtesy of Dmitri Souza, MD, PhD）

提肌（20~100 单位）和最长肌（30~100 单位）。在斜颈的对侧，我们应该针对胸锁乳突肌（15~100 单位）、斜方肌（20~100 单位）和前斜角肌（20~30 单位）。

治疗侧屈时应注射入下列肌肉：肩胛提肌（20~100 单位）、上斜方肌（20~100 单位）、前 / 中 / 后斜角肌（15~50 单位）、头夹肌（15~100 单位）、最长肌和颈部肌肉（30~100 单位）。前屈时涉及胸锁乳突肌（15~100 单位）和前 / 中斜角肌（15~50 单位）。最后，后仰涉及肩胛提肌（20~100 单位）、上斜方肌（20~100 单位）、最长肌和颈部肌肉（30~100 单位）、头夹肌（15~100 单位）、颈夹肌（20~60 单位）和头半棘肌（30~100 单位）[11]。

潜在并发症和不良反应

患者一般能很好地耐受这种治疗方法。可能出现的不良事件包括吞咽困难（尤其是在颈部胸锁乳突肌注射后）、颈部疼痛、头痛、肌无力和注射部位疼痛。在使用 A 型肉毒毒素时可能会出现过敏反应，如过敏性休克、软组织水肿、血清病和呼吸困难等。如发生上述任何一种反应，应停止 A 型肉毒毒素注射，并采取对症的措施。

在治疗已存在神经肌肉疾病（如重症肌无力、肌萎缩侧索硬化症或 Lambert-Eaton 综合征）的患者时应特别注意，因为他们可能存在全身性肌无力、复视、眼球突出、严重吞咽困难和呼吸受限的风险。

临床技术要点

每次治疗后需安排随访 2~6 周，以重新评估患者的治疗反应和不良事件；根据需要调整治疗方案，包括剂量和注射肌肉；应该从低（但具有治疗作用的）剂量开始，并逐渐增加剂量/在注射方案中添加新的肌肉，以减少不良事件的风险并提高疗效；在 3 个月内，不应超过 400 单位的 A 型肉毒毒素（即使患者正在接受多种适应证的治疗）。

（岳红 何亮亮 译）

参考文献

1. Lipton RB, Bigal ME, Diamond M, Freitag F, Reed ML, Stewart WF. Migraine prevalence, disease burden, and the need for preventive therapy. Neurology. 2007;68(5):343–9.
2. Vos T, Abajobir AA, Abbafati C, Abbas KM, Abate KH, Abd-Allah F, et al. Global, regional, and national incidence, prevalence, and years lived with disability for 328 diseases and injuries for 195 countries, 1990-2016: a systematic analysis for the global burden of disease study 2016. Lancet. 2017;390(10100):1211–59.
3. Defazio G, Jankovic J, Giel JL, Papapetropoulos S. Descriptive epidemiology of cervical dystonia. Tremor Other Hyperkinet Mov (N Y). 2013;3.
4. Charles PD, Adler CH, Stacy M, Comella C, Jankovic J, Manack Adams A, et al. Cervical dystonia and pain: characteristics and treatment patterns from CD PROBE (cervical dystonia patient registry for observation of onabotulinumtoxinA efficacy). J Neurol. 2014;261(7):1309–19.
5. Olesen J, Bes A, Kunkel R, Lance JW, Nappi G, Pfaffenrath V, et al. The international classification of headache disorders, 3rd edition (beta version). Cephalalgia. 2013;33(9):629–808.
6. Aurora SK, Dodick DW, Turkel CC, Degryse RE, Silberstein SD, Lipton RB, et al. OnabotulinumtoxinA for treatment of chronic migraine: results from the double-blind, randomized, placebo-controlled phase of the PREEMPT 1 trial. Cephalalgia. 2010;30(7):793–803.
7. Jankovic J, Leder S, Warner D, Schwartz K. Cervical dystonia. Neurology. 1991;41(7):1088–91.
8. Mathew NT, Frishberg BM, Gawel M, Dimitrova R, Gibson J, Turkel C, et al. Botulinum toxin type A (BOTOX®) for the prophylactic treatment of chronic daily headache: a randomized, double-blind, placebo-controlled trial. Headache. 2005;45(4):293–307.
9. Silberstein SD, Stark SR, Lucas SM, Christie SN, Degryse RE, Turkel CC. Botulinum toxin type a for the prophylactic treatment of chronic daily headache: a randomized, double-blind, placebo-controlled trial. Mayo Clin Proc. 2005;80(9):1126–37.
10. Standring S, Borley NR, Gray H. In: Standring S, editor. Gray's anatomy. 40th ed. Churchill Livingstone/Elsevier; 2008. 1551 p.
11. Stacy M. In: Stacy M, editor. Handbook of dystonia. CRC Press; 2012. 440 p.

推荐阅读

Blumenfeld AM, Stark RJ, Freeman MC, Orejudos A, Manack AA. Long-term study of the efficacy and safety of OnabotulinumtoxinA for the prevention of chronic migraine: COMPEL study. J Headache Pain. 2018;19(1):13.

Rodrigues FB, Duarte GS, Marques RE, et al. Botulinum toxin type A therapy for cervical dystonia. Cochrane Database Syst Rev. 2020;11(11):CD003633.

第 28 章 无创性迷走神经刺激和电疗用于头痛的治疗

Alexander Feoktistov

基本概念

- 经皮眶上神经刺激、无创性迷走神经刺激和遥控式电子神经调节装置为偏头痛和丛集性头痛患者提供了无创性非药物治疗选择。
- 这些无创性神经调节设备可以由患者在办公室、床旁或家中安全使用。
- 这些已被临床证实、无需药物的疼痛治疗方法应该作为偏头痛和丛集性头痛患者的其他治疗选择。

概述

预防和急性治疗偏头痛和丛集性头痛的药物有多类，可供患者选择。然而，多达2/3的偏头痛患者有预后治疗的资格，却没有使用它们[1]。据估计，在6个月治疗后，超过70%的患者停止了预防性用药。其中，最常见的原因是缺乏疗效，以及副作用[2]。在临床上，我们也遇到了药物相互作用可能引起主要关注的情况。还有一些患者喜欢非药物治疗方式。随着技术的进步，现在我们有了无创和非药物治疗方式，可以在这些情况下提供帮助。

适应证和禁忌证

所有偏头痛或丛集性头痛（慢性和急性）患者都需要有效可靠的急性/中止治疗选择。无创性神经调节设备通常可以安全地与更传统的药物干预结合使用。总的来说，我们推荐对曲坦类药物和含麦角胺药物有禁忌证的患者、在当前急性或预防治疗方案中出现副作用的患者或对治疗结果不满意的患者使用神经调节设备。另一组可能从非药物急性或预防性治疗选择中受益的患者是药物过度使用头痛患者或处于药物过度使用急性状态且有发展为药物过度使用性头痛风险的患者。此外，考虑到这些神经调节设备的安全性极高，很难找到一个不能受益于至少一次此类治疗干预的患者。尽管如此，需要注意的是，这些设备还未在儿童、青少年或孕妇/哺乳期患者中进行研究，因此，尚未确定其安全性和有效性。

临床解剖

迷走神经（第十对脑神经）是最大的脑

神经，包含传入和传出纤维。它通过脑干的三叉神经尾核进入中枢神经系统，并进一步进入导水管周围灰核和中缝核[3]。在颈部区域，迷走神经在颈动脉鞘内走行，平均深度为 1.3~1.5cm，在前颈三角（我们通常触摸颈动脉脉搏的区域）可以找到它[4]。迷走神经的刺激已被证明通过减少三叉神经尾核的谷氨酸、抑制三叉神经颈复合体自发神经元突起，以及抑制皮质扩散抑制易感性来降低中枢兴奋性[5,6]。

三叉神经是头部和面部的主要感觉神经，其解剖学已经得到了很好的描述。似乎外部三叉神经刺激可以减少与中枢疼痛控制有关的区域代谢不足（眶额区和吻侧前扣带区）[7]。

已经证明，非疼痛性远程电刺激应用于头痛区域（上臂）可以通过条件性疼痛调制效应激活下降的镇痛通路[8]。

设备和用品

这里介绍的所有神经调节技术都是无创性的，不需要麻醉或引导。无创性迷走神经刺激需要手持刺激器，该刺激器市场上以 GammaCore 的名字销售（图 28.1）。GammaCore 设备可以根据刺激模式用作急性治疗偏头痛的选择和（或）丛集性头痛的急性或预防性治疗选择。

外部三叉神经刺激器以 Cefaly 品牌名称销售，也可用作急性或预防性偏头痛治疗。目前，只有一个 Cefaly 设备可提供急性和预防性刺激。

最后，通过智能手机应用程序控制的远程电刺激设备以 Nerivio 品牌名称销售，已获批用于治疗急性偏头痛（图 28.2）。

刺激技术和方案

使用无创性迷走神经刺激技术时，应指示患者在出现疼痛的最早迹象时，在颈部前外侧区域按压颈动脉脉搏（表示正确的治疗 / 刺激位置）。然后，患者应该在刺激面上涂抹少量的所提供的凝胶，打开设备并将其垂直放置在迷走神经 / 颈动脉的路径上。患者应逐渐调整刺激的强度，直到感觉口角处出现轻微拉扯或抽搐。这种肌肉活动信号表明刺激的强度足以捕捉迷走神经纤维。

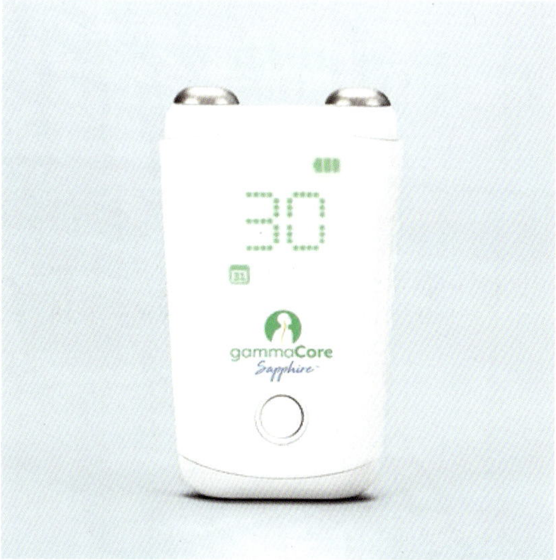

图 28.1　无创迷走神经刺激器。无创性迷走神经刺激治疗偏头痛是一种安全、有效、简便的治疗方法。这种特殊的治疗方式提供急性双重治疗预防刺激。(Image reprinted with permission from ElectroCure.)

如果这种刺激用于治疗偏头痛，患者应在出现偏头痛疼痛的最早迹象时进行 2 次为期 2 分钟的刺激。如果患者在第一次治疗后 20 分钟仍然感到疼痛，则可以进行 2 次额外的刺激。如果治疗开始后 2 小时内疼痛仍然存在，患者可以进行第三次额外治疗（包括 2 次为期 2 分钟的刺激）[9]。

如果使用无创性迷走神经刺激来急性治疗周期性丛集性头痛，患者应在发作丛集性头痛时进行 3 次为期 2 分钟的治疗。如果疼痛仍然存在，患者可以在第一次治疗结束的 3 分钟后进行第二次治疗（包括 3 次为期 2 分钟的刺激）。患者每天最多可以治疗 4

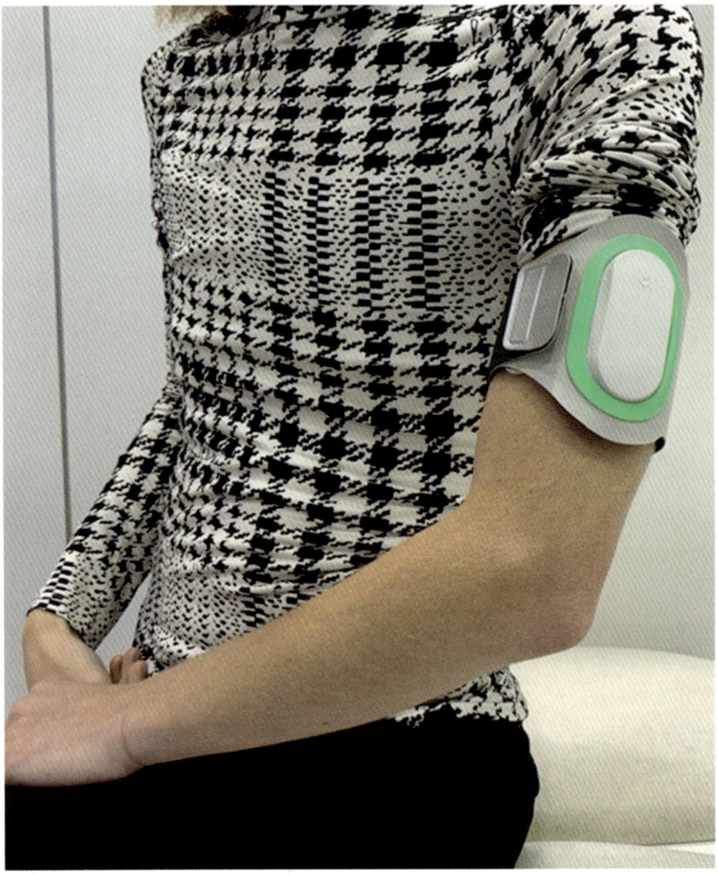

图 28.2 远程电刺激设备。远程电刺激设备为偏头痛患者提供了一种新的无创性急性治疗方法。刺激是根据需要应用的，应在偏头痛发作时开始。患者应该感受到强烈的刺激(但不痛苦)，并持续 45 分钟。(Image-courtesy of Dmitri Souza MD, PhD.)

次发作，总共进行 24 次刺激治疗[10-12]。

对于防治丛集性头痛，患者应在醒来后 1 小时内进行第一次治疗（包括 3 次为期 2 分钟的刺激）。第二次治疗应在第一次治疗后至少 7~10 小时进行。

当使用外部三叉神经刺激(Cefaly)作为急性治疗偏头痛的方法时，患者应在偏头痛发作时将黏性电极贴在前额下部区域(两眉之间)。接着，患者应选择刺激器并将其连接到电极上，并通过按下按钮启动刺激器进行 1 小时的高频刺激。如果患者用于预防，则应以类似的方式应用黏性电极和刺激器，并进行 20 分钟低频的预防性刺激。

当使用远程电刺激设备(Nerivio)时，建议患者在偏头痛发作后 60 分钟内开始刺激。患者应将该设备放置在上臂上，并用提供的支撑臂带固定。患者应使用智能手机应用程序逐渐增加治疗强度，应感觉强烈但不疼痛。治疗应持续 45 分钟[8]。

潜在并发症和不良反应

总的来说，所有的无创性神经调控治疗方法都被证实是安全且耐受良好的。无创性迷走神经刺激治疗最常见的器械相关不良事件是应用部位红斑和不适，以及治疗期间口周肌束震颤。

使用外部三叉神经刺激治疗时，最常见的不良反应是无法耐受在前额产生的感觉异常、在治疗期间及之后疲劳 / 嗜睡的感觉和头痛。与遥控电神经调控设备相关的最常见不良反应包括肌肉痉挛、手臂疼痛、应用部位温热感和(或)麻木及发红。

临床技术要点

当使用无创性迷走神经刺激时，患者应在每次刺激前涂上传导凝胶；无创性迷走神经刺激可以在颈部的同侧进行，或者如果需要，患者可以换侧进行刺激；在进行外部三叉神经刺激时，需要告知患者可能会有眶上神经和滑车上神经分布区域不适感觉的风险；建议患者，应每天进行外部三叉神经刺激至少 2 个月，以持续减少偏头痛频率。建议患者在偏头痛发作后 60 分钟内开始进行远程电子神经调节治疗。

（王一雄 何亮亮 译）

参考文献

1. Lipton RB, Bigal ME, Diamond M, Freitag F, Reed ML, Stewart WF. Migraine prevalence, disease burden, and the need for preventive therapy. Neurology. 2007;68(5):343–9.
2. Hepp Z, Dodick DW, Varon SF, Gillard P, Hansen RN, Devine EB. Adherence to oral migraine-preventive medications among patients with chronic migraine. Cephalalgia. 2015;35(6):478–88.
3. Yuan H, Silberstein SD. Vagus nerve and vagus nerve stimulation, a comprehensive review: part i. Headache. 2016;56(1):71–8.
4. Frangos E, Komisaruk BR. Access to vagal projections via cutaneous electrical stimulation of the neck: fMRI evidence in healthy humans. Brain Stimul. 2017;10(1):19–27. https://doi.org/10.1016/j.brs.2016.10.008.
5. Akerman S, Simon B, Romero-Reyes M. Vagus nerve stimulation suppresses acute noxious activation of trigeminocervical neurons in animal models of primary headache. Neurobiol Dis. 2017;102:96–104. https://doi.org/10.1016/j.nbd.2017.03.004.
6. Nonis R, D'Ostilio K, Schoenen J, Magis D. Evidence of activation of vagal afferents by non-invasive vagus nerve stimulation: an electrophysiological study in healthy volunteers. Cephalalgia. 2017;37(13):1285–93.
7. Magis D, D'Ostilio K, Thibaut A, De Pasqua V, Gerard P, Hustinx R, et al. Cerebral metabolism before and after external trigeminal nerve stimulation in episodic migraine. Cephalalgia. 2017;37(9):881–91.
8. Yarnitsky D, Dodick DW, Grosberg BM, Burstein R, Ironi A, Harris D, et al. Remote electrical neuromodulation (REN) relieves acute migraine: a randomized, double-blind, placebo-controlled, multicenter trial. Headache. 2019;59(8):1240–52. https://doi.org/10.1111/head.13551.
9. Yarnitsky D, Volokh L, Ironi A, Weller B, Shor M, Shifrin A, et al. Nonpainful remote electrical stimulation alleviates episodic migraine pain. Neurology. 2017;88(13):1250–5. https://doi.org/10.1212/WNL.0000000000003760.
10. Silberstein SD, Mechtler LL, Kudrow DB, Calhoun AH, McClure C, Saper JR, et al. Non–invasive vagus nerve stimulation for the ACute treatment of cluster headache: findings from the randomized, double-blind, sham-controlled ACT1 Study. Headache. 2016;56(8):1317–32.
11. De Coo IF, Marin J, Silberstein SD, Friedman DI, Gaul C, Tyagi A, et al. Non-invasive vagus nerve stimulation for acute treatment of episodic and chronic cluster headache: pooled analysis of data from two randomized, double-blind, sham-controlled clinical trials. Cephalalgia. Conference: 18th congress of the international headache society, IHC 2017. Canada, 2017;37(1 Supplement 1):175–176. https://www.cochranelibrary.com/central/doi/10.1002/central/CN-01470041/full
12. Goadsby PJ, de Coo IF, Silver N, Tyagi A, Ahmed F, Gaul C, et al. Non-invasive vagus nerve stimulation for the acute treatment of episodic and chronic cluster headache: a randomized, double-blind, sham-controlled ACT2 study. Cephalalgia. 2018;38(5):959–69.

推荐阅读

Diener HC, Goadsby PJ, Ashina M, et al. Non-invasive vagus nerve stimulation (nVNS) for the preventive treatment of episodic migraine: the multicentre, double-blind, randomised, sham-controlled PREMIUM trial. Cephalalgia. 2019;39(12):1475–87.

Evers S. Non-invasive neurostimulation methods for acute and preventive migraine treatment-A narrative review. J Clin Med. 2021;10(15):3302.

第 29 章 颈浅丛神经阻滞

Awnik K. Sarkar, Colleen McKenna O'Connor, Robert B. Goldstein

基本概念

- 颈浅丛神经阻滞是一种简单且相对安全的技术，可治疗慢性颈部疼痛、非典型颈源性头痛、带状疱疹后神经痛和术后持续性颈部疼痛。
- 颈深丛神经阻滞在围术期镇痛和麻醉技术中具有关键作用，但由于硬膜外、鞘内和椎动脉注射的意外风险及局部麻醉药全身毒性反应（LAST），它已不受欢迎。颈浅丛神经阻滞（SCPB）通常足以处理颈外侧的镇痛或麻醉。
- 颈丛神经阻滞的不良反应包括膈神经麻痹、霍纳综合征、声音嘶哑和麻醉药全身毒性反应。
- 疼痛缓解可以持续几个小时到几个月，这取决于所使用的药物、正确的针尖放置和特定的患者状况。

概述

颈丛神经分为感觉和运动神经，最值得注意的是，其分出膈神经，并为颈外侧、耳部和上胸部提供感觉神经支配[1]。颈丛神经阻滞是一种相对容易且安全的技术，可以在必要设备辅助下进行床旁操作。颈丛神经阻滞可分为浅丛和深丛神经阻滞。颈深丛神经阻滞通常不用于慢性疼痛管理，因为严重副作用的风险超过了获益。颈浅丛神经阻滞更常见于治疗慢性疼痛。阻滞可以是诊断性或治疗性的，并且可以持续 10~77 天[2]。

适应证和禁忌证

由于颈丛神经可提供大面积的感觉神经支配，因此有几种颈丛神经阻滞的适应证：颈源性头痛、颈胸肌筋膜疼痛综合征、带状疱疹后神经痛[3]、术后或放疗后颈部疼痛[4]、颈椎躯体疼痛、非典型面部疼痛、耳部周围疼痛。

颈丛神经阻滞的禁忌证包括对注射过敏或不耐受，如局部麻醉药或类固醇过敏或不耐受、患者拒绝、全身或局部感染。相对禁忌证包括不良的肺部状态、解剖变异。凝血障碍（包括医源性）和血小板功能障碍（包括医源性）不是超声引导下颈浅丛神经阻滞的禁忌证。然而，应该对风险和获益进行评估，并与患者进行充分沟通（表 29.1）。

临床解剖

C1–C4 的前支结合在一起，构成颈丛神经。这些神经位于斜角肌和肩胛提肌的浅面，而深至胸锁乳突肌(SCM)。神经支配可以从深丛到浅丛神经进行比较。深丛神经支配着 SCM、斜方肌、肩胛骨、斜角肌，也与副神经(CN Ⅺ)相连。浅丛神经支配颅骨和颈部外侧的皮肤结构，包括颈前神经、枕小神经、锁骨上神经和耳大神经(图 29.1)[5]。

设备和用品

深丛和浅丛神经阻滞都很容易在床旁进行。所需的物品取决于阻滞的目的。用于阻滞最常见的局部麻醉药是罗哌卡因和布比卡因。浅丛和深丛神经阻滞需要不同的物品(表 29.2)。

体表解剖标志定位技术

入路可以是前、侧或后入路；最常见的是前外侧入路。患者取仰卧位或 30°~45°坐位。

• 深丛神经阻滞：在 C2–C4 横突水平分别注射 3 次，可使用骨性标志或超声引导。由于获益 / 风险比较低，因此，一般不用于床旁慢性疼痛管理。因此，不会深入讨论其具体的流程。

• 浅丛阻滞：SCM 后缘在乳突和胸骨切迹之间的中点进行。针尖位于 SCM 中点后缘，与皮肤成 45°角，指向中线(气管)。进针 0.5~1.0cm 给药。将针缩回至真皮，针尖向尾部成 30°角并插入 0.5~1.0cm，并且在此处再次注射药物。最后，将针尖退回真皮并向颅骨成 30°角进针 0.5~1.0cm，注射药物(图 29.2)。

超声引导技术

高频探头横向放置在 SCM 后缘中点上方。患者取仰卧位，后背向上 30°~45°坐起，头部转向操作的对侧。颈浅丛神经表现为 SCM 后缘较深或外侧的高回声结构，尽管这并不总是可见的。目标是将针尖穿刺至 SCM 颈丛神经附近，并在此处注射药物。如果在超声成像中看不到浅丛神经，则将药物注射在 SCM 的外侧边界稍深的地方，在颈深筋膜的浅层，该颈深筋膜位于椎前筋膜的浅处

表 29.1 颈丛神经阻滞

操作	适应证	设备	禁忌证
颈浅丛神经阻滞	颈源性头痛 颈胸肌筋膜疼痛综合征 带状疱疹后神经痛 术后或放疗后颈部疼痛 颈椎躯体疼痛 非典型面部疼痛 耳部周围疼痛	体表解剖标志定位 超声引导	绝对禁忌证 • 患者拒绝 • 全身或局部感染 • 对局部麻醉药过敏 相对禁忌证 • 肺部不良状态 • 解剖变异
颈深丛神经组织	颈部手术(CEA、颈淋巴结清扫术、甲状腺手术等)的围术期镇痛或麻醉	体表解剖标志定位 超声引导	绝对禁忌证 • 患者拒绝 • 全身或局部感染 • 凝血异常 • 局部麻醉药过敏 相对禁忌证： • 肺部不良状态 • 解剖变异 • 胸骨骨质

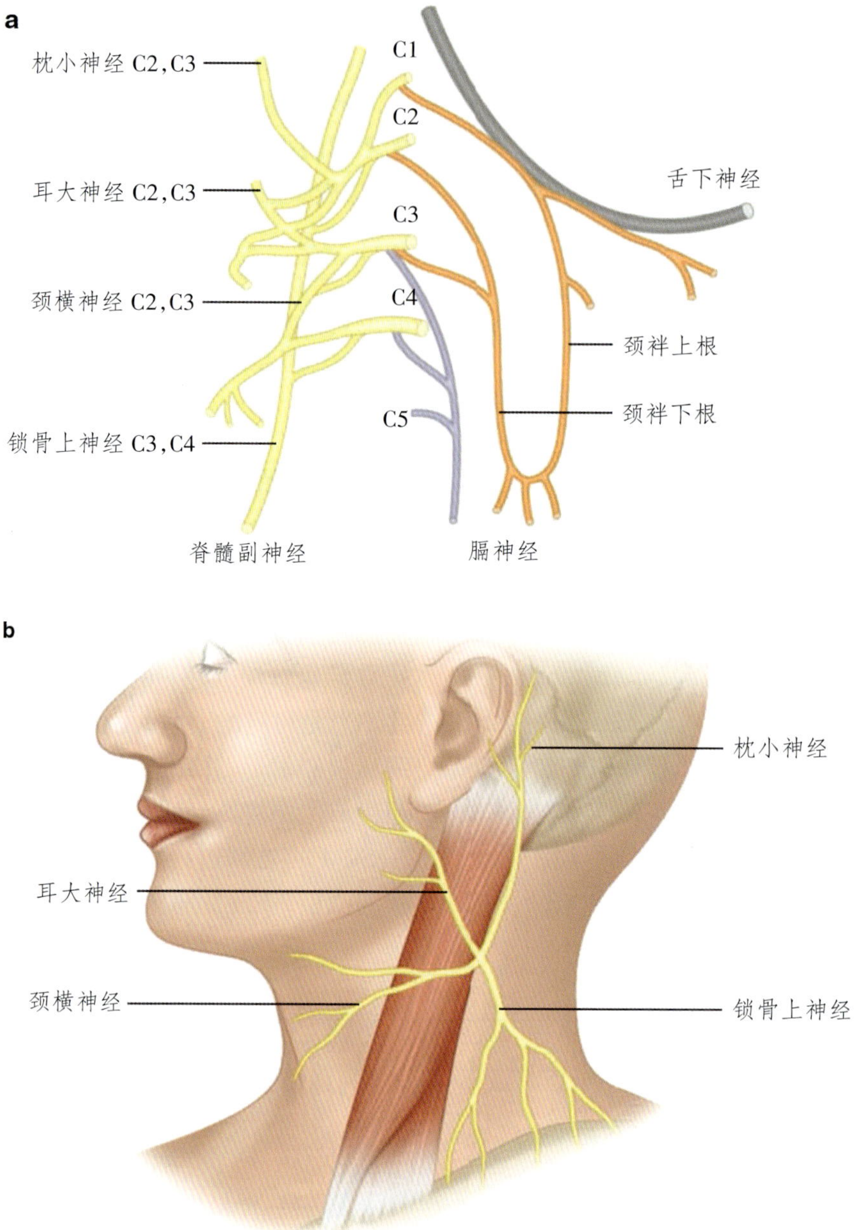

图 29.1 颈丛神经解剖。(a)黄色表示形成颈浅神经丛的颈神经根。橙色线表示颈神经根形成深颈丛神经。(b)表示组成颈浅丛神经的周围神经(标记为黄色)。

表 29.2 颈丛神经阻滞物品准备

注射器	5mL 或 10mL
针	25、27、30G;1/2~1 英寸长
麻醉药	0.125%罗哌卡因,0.25%布比卡因,1%~2%利多卡因
皮质类固醇	曲安奈德 10~20mg(t1/2:18~36h),甲泼尼龙 40~80mg(t1/2:18~36h),地塞米松 2~4mg(t1/2:36~54h)

(图 29.3 和图 29.4)。

潜在并发症和不良反应

尽管通常耐受性良好,但颈丛神经阻滞仍有一些潜在的并发症。常见的并发症是膈神经麻痹,其发生率为 61%[5],这对于有潜在肺部疾病的患者尤其重要。其他潜在的并发症包括霍纳综合征、副神经麻痹、血肿形成、感染和药物不良反应。如果使用皮质类固醇,可能出现脱发和色素沉着,以及外源性皮质类固醇给药的相关代谢紊乱。先前有手术切口的患者应谨慎使用,因为解剖结构可能会变化。罕见但严重的不良事件通常与颈深丛神经阻滞相关。其他严重事件包括硬膜外 / 鞘内注射、臂丛神经阻滞、椎动脉注射、局部麻醉药全身毒性反应、神经根损伤和瘫痪。由于有膈神经麻痹的风险,不建议行双侧颈浅丛或颈深丛神经阻滞。

临床技术要点

超声下的清晰可视化不是必要的,因为 SCP 在 SCM 下并不总是清晰可见[6]。在 SCM 和颈深筋膜之间注射 10mL 的局部麻醉药,可在颈浅丛神经的分布范围实现可靠的麻醉[6]。即使是新手操作者也可通过体表解剖标志定位或超声引导技术轻松完成该过程,这使其成为床旁疼痛管理的有效方法;颈深丛神经阻滞已不再用于围术期镇痛和麻醉,并且由于神经内注射、椎动脉注射及局部麻醉药全身毒性反应的风险,其几乎不用于床旁干预慢性疼痛。

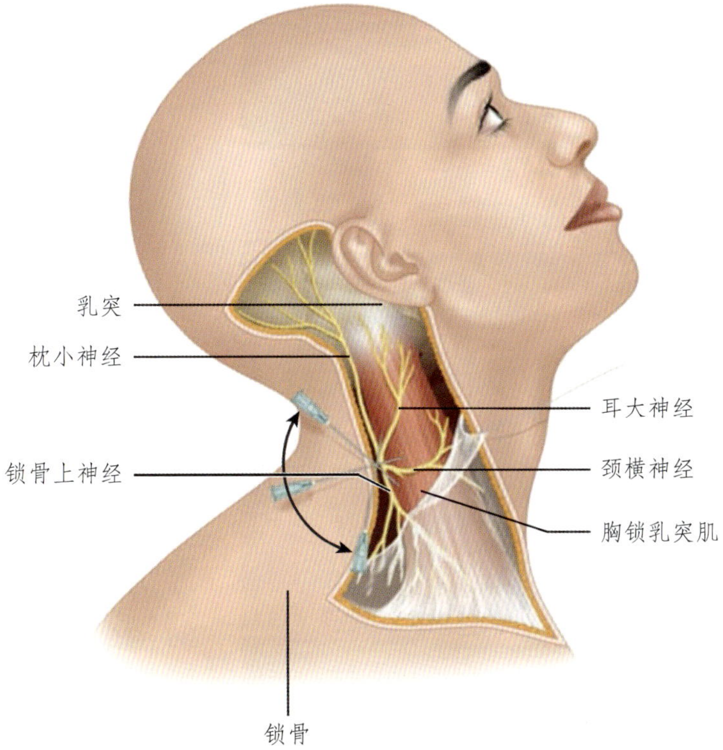

图 29.2 在胸锁乳突肌后缘穿刺针轨迹,用于颈浅丛阻滞。

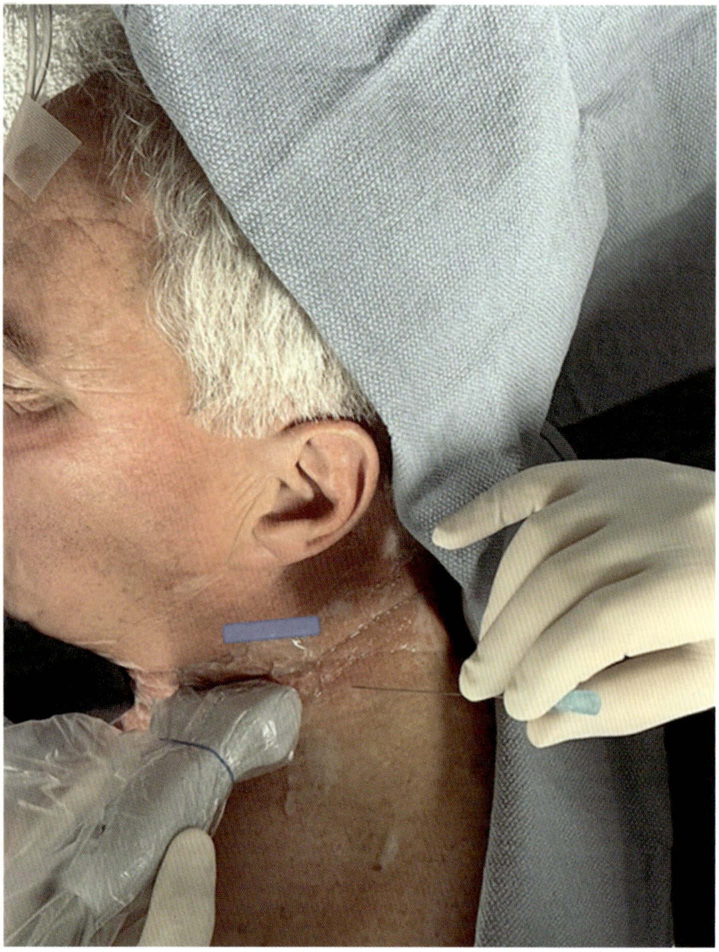

图 29.3 颈浅丛神经阻滞，超声探头定位。应在胸锁乳突肌的中点放置超声探头。

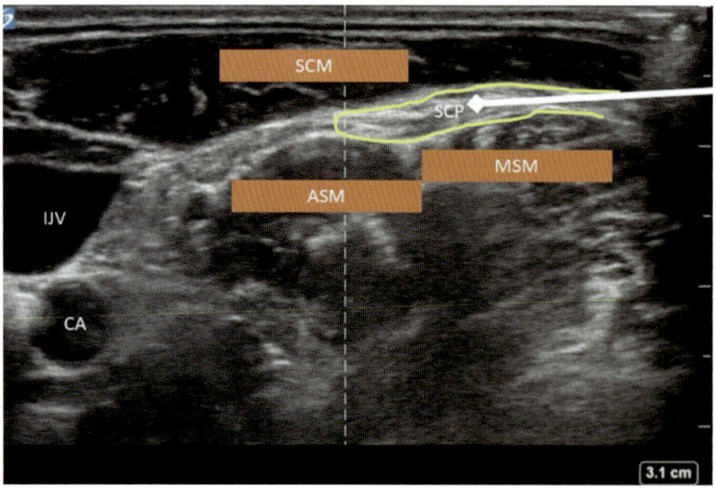

图 29.4 从外侧到内侧的针轨迹(白色线所示)。黄色区域划定了颈浅丛神经和药物注射区域。注：SCP,颈浅丛神经;SCM,胸锁乳突肌;ASM,前斜角肌;MSM,中斜角肌;CA,颈总动脉;IJV,颈内静脉。

(李瑞婷 杨立强 译)

参考文献

1. Thawale R, Alva S, Niraj G. Ultrasound-guided intermediate cervical plexus block with depot steroids in the management of refractory neck pain secondary to cervicothoracic myofascial pain syndrome. A A Pract. 2019;13(12):446–9.
2. Goldberg M, Schwartzman R, Domsky R, Sabia M, Torjman M. Deep cervical plexus block for the treatment of Cervicogenic headache. Pain Physician. 2008;11:849–54.
3. Shin HY, Kim DS, Kim SS. Superficial cervical plexus block for management of herpes zoster neuralgia in the C3 dermatome: a case report. J Med Case Rep. 2014;8:59.
4. Valls JMO, Soto E, Martínez MF, Nebreda C, Tornero CT. Cervical plexus as anatomical target for the treatment of postoperative cervical neuropathic pain. J Pain Res. 2019;12:1217–21.
5. Kim J-S, Ko JS, Bang S, Kim H, Lee SY. Cervical plexus block. Korean J Anesthesiol. 2018;71:274–88.
6. Cervical plexus block. www.NYSORA.com Assessed 12 Mar 2022.

推荐阅读

Opperer M, Kaufmann R, Meissnitzer M, Enzmann FK, Dinges C, Hitzl W, Nawratil J, Koköfer A. Depth of cervical plexus block and phrenic nerve blockade: a randomized trial. Reg Anesth Pain Med. 2022;47(4):205–11. https://doi.org/10.1136/rapm-2021-102851.

第 30 章 颈椎后内侧支阻滞

Jacob R. Caylor, Sopyda Yin, Imanuel R. Lerman

基本概念

- 小关节疼痛是颈部慢性轴性疼痛的主要原因。
- 颈椎后内侧支阻滞(MBB)是慢性小关节介导的颈部疼痛的有效诊断和治疗手段。
- 通过阻断支配小关节的颈椎后内侧支痛觉信号,达到缓解疼痛的目的。
- 神经毁损的治疗效果可持续数周至数月。

概述(超声引导颈椎后内侧支阻滞)

尤其在女性中,颈源性头痛和慢性轴性疼痛是一种可能具有共同伤害性病因的疾病,颈椎小关节可能是其疼痛根源[1]。对保守治疗无效的慢性颈部疼痛患者,诊断性内侧支阻滞(MBB)或关节内注射局部麻醉药可能会暂时缓解,表明小关节是疼痛起源。许多患者可能会采用内侧支射频毁损来更好地控制疼痛。值得注意的是,在颈部轴性疼痛患者中,小关节起源者为36%~67%,在颈源性头痛中为70%,在创伤相关的慢性颈部疼痛中为30%~60%[2-4]。此外,由于单次内侧支阻滞的假阳性率高达38%,因此,通常在治疗干预之前要进行第二次阻滞[5]。虽然历史上这种治疗是在透视下完成的,但超声引导后内侧支阻滞的优势更明显,具有实时可视化、减少手术时间和提高安全性等优点[6]。

适应证和禁忌证

慢性颈部疼痛可分为根性或轴性,除棘旁肌肉组织外,还有多种病因,起源于脊柱前部或后部结构。作为双关节滑膜关节,小关节或关节突关节容易发生退行性变,包括骨赘形成、骨硬化和滑膜成分变性[7]。关节囊和滑膜关节都是独立的疼痛来源[8]。在分担轴向负荷和维持颈椎稳定性方面与椎间盘相互依存,小关节骨关节炎在很大程度上与椎间盘前变性有关,并可能反映疾病严重程度[9]。尽管诸如创伤或挥鞭伤可能在小关节介导的疼痛的发病机制中起作用,但小关节骨关节炎的独立危险因素仍有待阐明[7]。小关节介导的疼痛非常普遍,但需要排除其他疾病,包括椎间盘疾病、椎管狭窄和隐匿性骨折。对于颈椎影像学正常、轴向疼痛和局限性压痛的患者,建议使用诊断性内侧支阻滞来排除小关节引起疼痛的可能性。此外,在符合颈源性头痛诊断标准的患者中进行后内侧支阻滞和第三枕神经阻滞也是合适的(表 30.1)[10]。对诊断性阻滞有效或既往后内侧支射频有效的患者可考虑进行后内侧支射频毁损。颈椎小关节来源的疼痛患者的射频毁损治疗可显著延长疗效。这些疼痛综合征不太可能通过保守疗法恢复[11]。虽然可以在床旁的超声引导下进行内侧支阻滞或小关节注射,但射频消融术通常是在透视下进行的。内侧支阻滞和小关节注射的常见禁忌证包括计划注射部位的感染、病理性或医源性凝血病、患者正在接受抗血小板治疗、严重的全身性疾病和患者拒绝。

临床解剖

颈椎小关节和椎体是维持颈椎稳定性和活动度的重要结构,其容易受到疾病的影响,包括退行性骨关节炎和创伤性损伤[7]。颈椎小关节由上关节突和下关节突构成,并包绕关节囊,囊内有滑液,其是疼痛的常见起源(图 30.1)。从 C2 开始,这些关节的关节角度开始相对水平,然后变得更加垂直并向后外侧倾斜[12,13]。

颈神经后支的末梢关节分支提供对小关节的神经支配。颈神经后支在横突根部向后延伸时,发出内侧和外侧分支。通常,内侧分支缠绕在关节柱的腰部,并发出关节分支,为脊柱水平上方和下方的小关节提供神经支配(图 30.1)[14,15]。同样,每个小关节都接受双重神经支配:关节上方和下方的关节分支都有支配,因此,在治疗时需要考虑到这点。C3、C6、C7 的后内侧支变异较多,而 C4、C5、C6 的分支又较多[16]。C7 的内侧支在 C7 关节柱的顶点背侧,C3-C6 内侧支走行类似,而 C2-C3 小关节具有独特的解剖结构和神经支配。例如,C3-C4 关节接受其头部的从 C3 的后内侧支的分支支配,C2-C3 小关节由第三枕神经(TON)的关节支支配(图 30.1)。第三枕神经作为 C3 后内侧支的分支,其在经过关节时发出关节支。了解后内侧支的解剖变异性是提供可靠的诊断和治疗干预措施的关键。

表 30.1　ICHD-3 颈源性头痛诊断标准

A.符合诊断标准 C 的头痛
B.临床或影像学证据提示颈椎或颈部软组织病变,可导致头痛
C.至少符合以下两项
1.头痛和颈部病变的发生有关
2.当颈部病变缓解后,头痛也显著减轻
3.颈椎活动度受限,并且头痛与颈部活动有关
4.在颈部行诊断性神经阻滞后头痛缓解
D.不符合其他 ICHD-3 疾病诊断标准

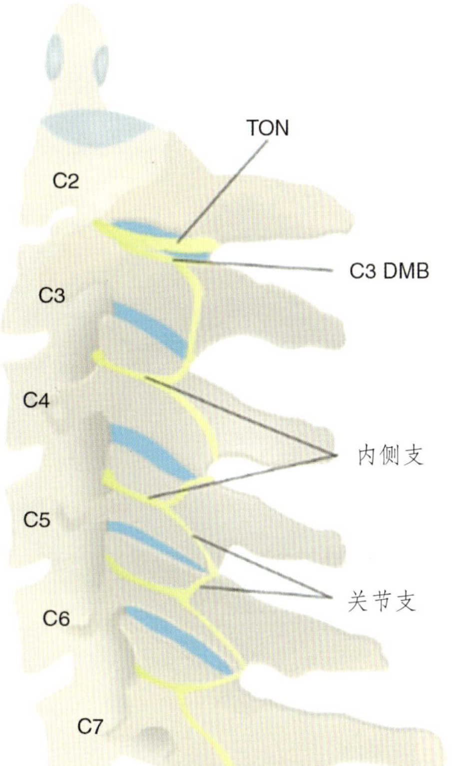

图 30.1　颈椎侧面观。第三枕神经(TON)和 C3 内侧支深支(C3 DMB)走行于 C2-C3 小关节后方,第三枕神经、C4 和 C5 后内侧支相对固定,C3 内侧支深支、C6 和 C7 后内侧支则变异较多。

设备和用品

用于颈椎内侧支阻滞的必要材料包括皮肤消毒剂、带针头的注射器、局部麻醉药和高频超声探头。除了高频超声探头之外，还需要一台具有彩色多普勒功能的超声检查机，以便充分观察相关的血管、神经和骨性标志（表30.2）。

颈神经内侧支阻滞，长轴扫描

长轴扫描技术主要用于阻滞C2–C6的内侧支。患者取侧卧位，头摆正，颈部消毒（图30.2）。超声探头在颈部的冠状方向上放置，可识别头部的颅骨乳突和尾部的C1横突。探头需要轻微旋转或成角，使图像清晰（图30.3）。然后将探头向尾侧移动，直到C2的横突进入视野。现在可以看到低回声的椎动脉结构，可以与彩色多普勒相结合（图30.4）。使C2的横突居中，然后使探头向尾侧稍微平移，直到定位C2–C3小关节（图30.5）。在这一点上，可以看到TON穿过C2–C3小关节，表现为带有薄的低回声边缘

表30.2 颈椎内侧支阻滞所需用品

注射器	3mL或5mL
针头	25、27、30G，1/2~1英寸
局部麻醉药	0.25%~0.5%布比卡因，1%~2%利多卡因，利多卡因/布比卡因混合液1:1~1:3
超声	12~4mHz高频线性探头、无菌超声凝胶和超声套
其他	无菌手套，消毒剂

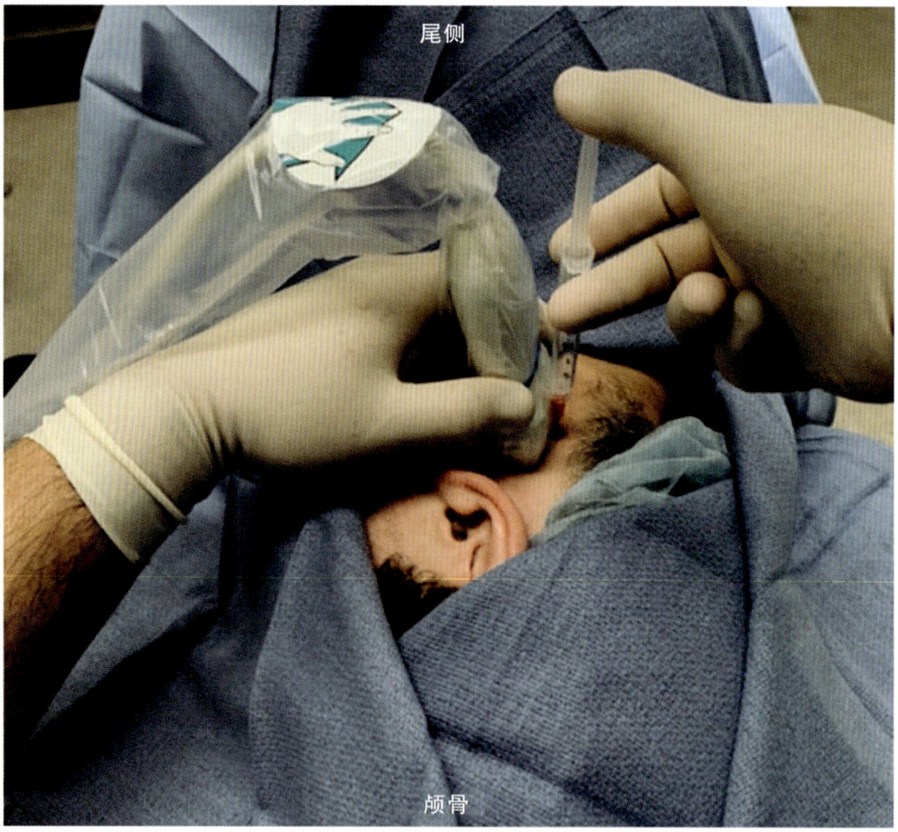

图30.2 超声引导的内侧支阻滞的患者体位，探头位于长轴平面内。将患者置于左侧卧位，头部摆正。消毒，铺巾。

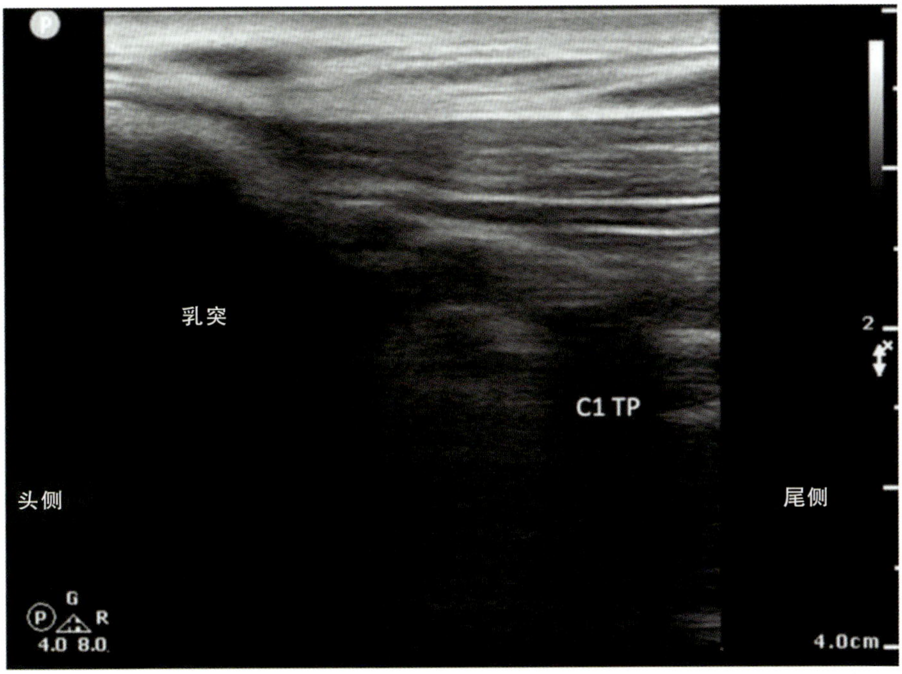

图 30.3　超声下的乳突和 C1 横突。注：C1 TP，C1 横突。

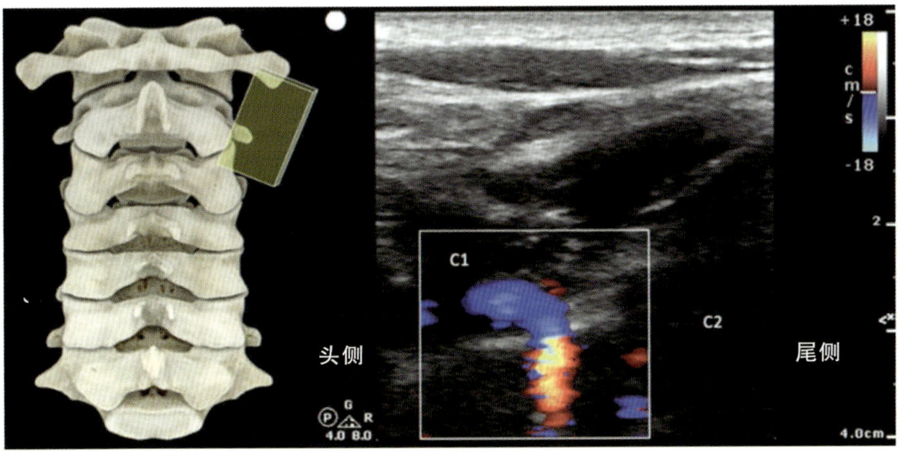

图 30.4　彩色多普勒超声冠状图显示 C2 横突孔走行的椎动脉并进入 C1 横突孔。

的珠状高回声结构，可以用平面内技术阻滞 TON。可以继续向尾侧移动探头，显示 C3 内侧支深支，当对结构把握不大时使用多普勒超声帮助鉴别血管（图 30.6）。将探头继续向尾侧和背侧移动，显示关节柱和对应的后内侧支（图 30.7）。当探头不断向尾侧移动时，要不断调整探头，始终显示关节柱的凹凸结构，才能更好地判断小关节。C4 内侧支位于 C3–C4 关节柱的腰部（图 30.7）。有炎症的神经在超声下会更加粗大，超声引导的 C7 内侧支阻滞在纵向技术中很困难；因此，在以下部分中介绍横向技术。

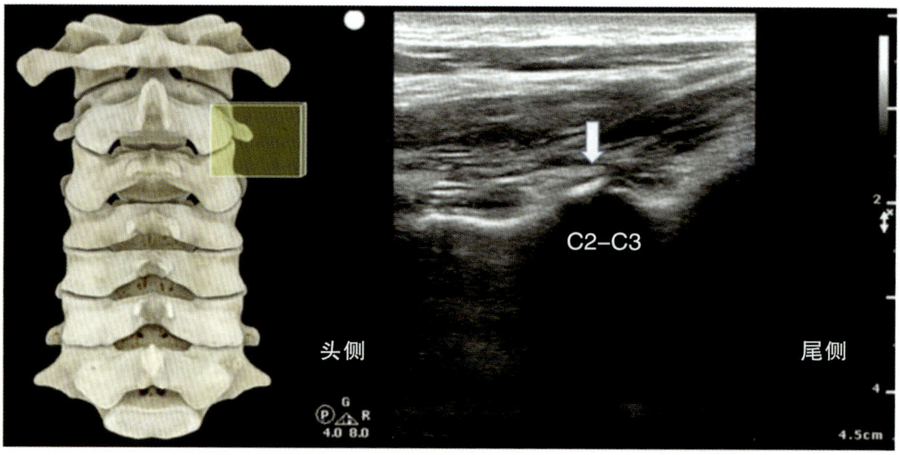

图 30.5 箭头所示 C2–C3 小关节与第三枕神经的超声冠状视图。

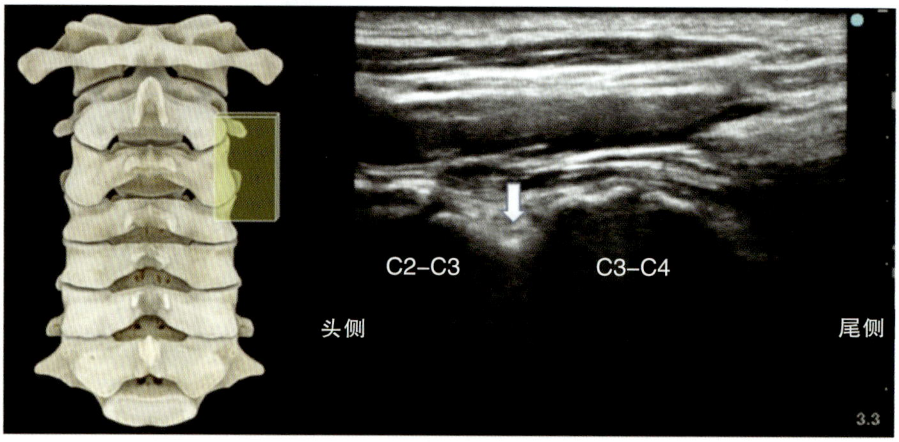

图 30.6 C2–C3 和 C3–C4 小关节的超声冠状视图，箭头所示为 C3 内侧支深支。

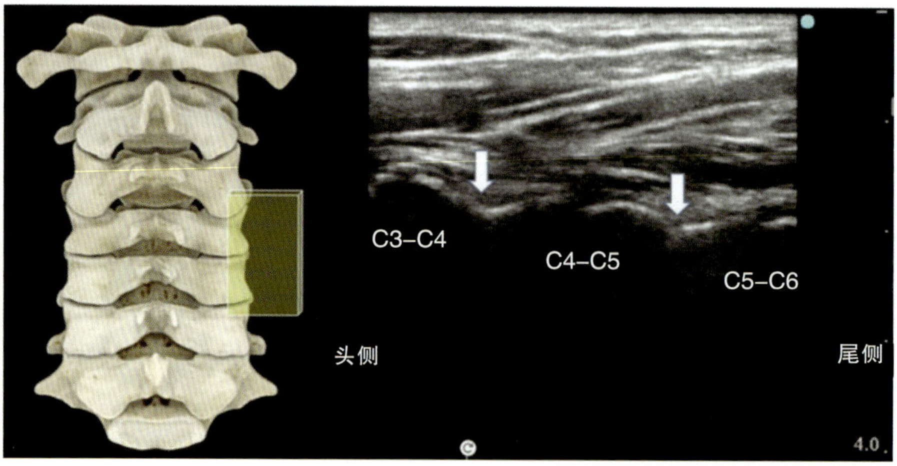

图 30.7 C3–C4、C4–C5 和 C5–C6 小关节的超声冠状视图。箭头所示为相关的内侧分支。

颈神经内侧支阻滞，短轴扫描

对于因进针部位或探头放置而不适合长轴入路的患者，内侧支阻滞的短轴技术提供了另一种选择。其在 C7 的内侧支阻滞中使用最多，在 C5 和 C6 内侧支阻滞中也经常使用。患者准备同长轴扫描，探头横向放置在侧颈部（图 30.8）。可以通过扫描冠状平面，然后将探头旋转 90°到横向位置来定位节段。探头向头侧和尾侧平移，直到 C6 高耸的前结节和关节突的经典“蜗牛壳”形状出现（图 30.9）。将探头稍微向尾侧平移会导致“蜗牛壳”的增肥，这里是 C6 内侧支阻滞的位点（图 30.10）。C7 可以通过向尾侧移动探

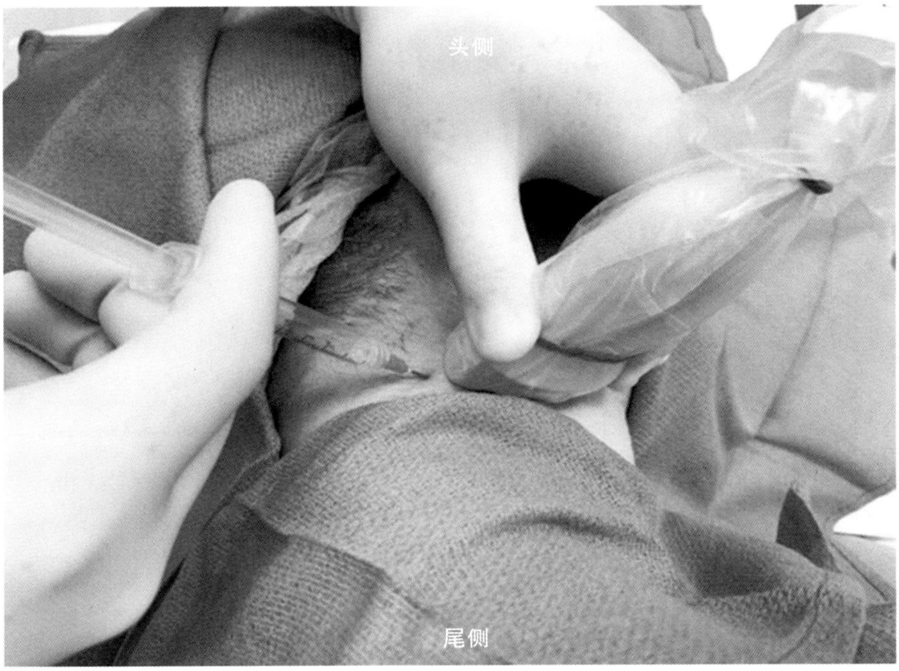

图 30.8　超声引导的内侧支阻滞的患者体位，探头位于横向平面。患者取左侧卧位，头部摆正。消毒，铺巾。

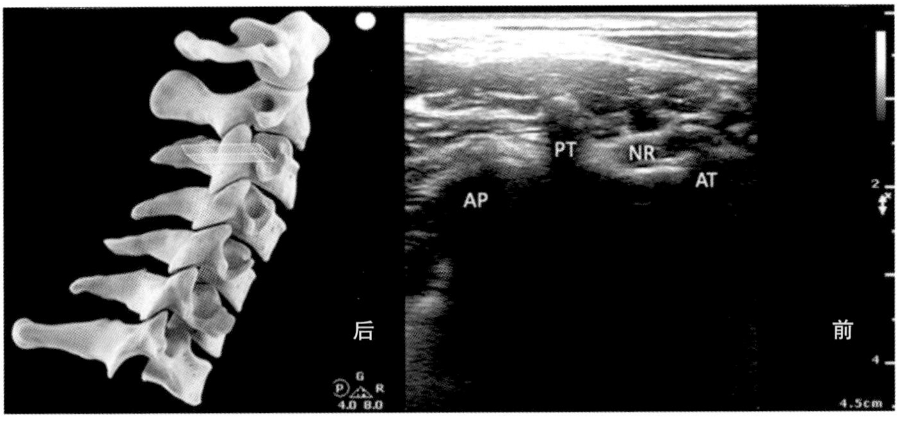

图 30.9　C6 的超声横断面，包括突出的前结节（AT）、神经根（NR）和后结节（PT）。这里的关节突（AP）具有特征性的“蜗牛壳”外观。

头来识别。或者,可先短轴扫描出宽大的T1横突(图30.11),再向头侧移动探头扫描到更靠前较细的C7横突(图30.12)。然后稍向尾侧移动探头,可见到C7关节突关节(图30.13)。将针头插入探头后方之后,使用平面内超声引导将针头引导至C7关节柱注射

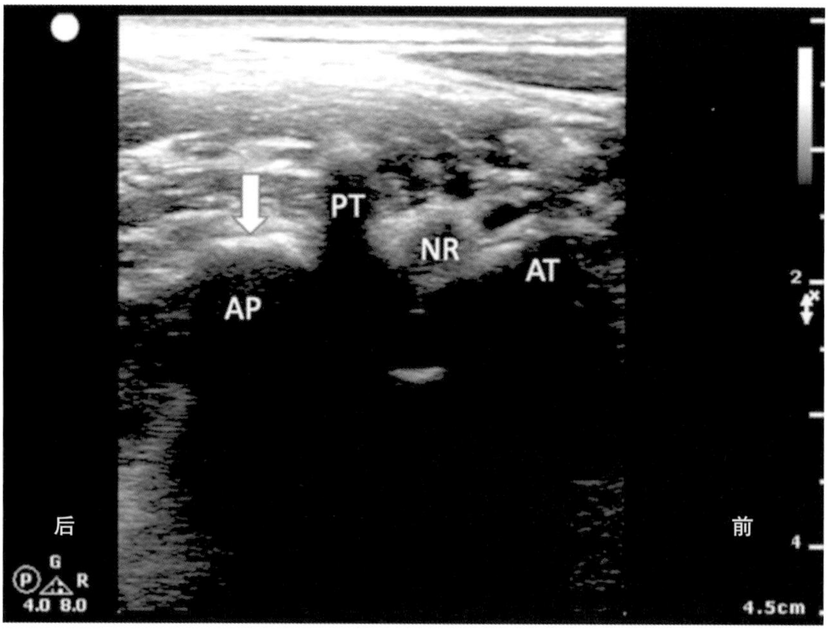

图30.10 C6的超声横断面,包括突出的前结节(AT)、神经根(NR)和后结节(PT)。从先前的视图来看,"蜗牛壳"已经胖了,变成了关节柱(AP)。箭头所示关节柱是C6内侧支阻滞的靶点。

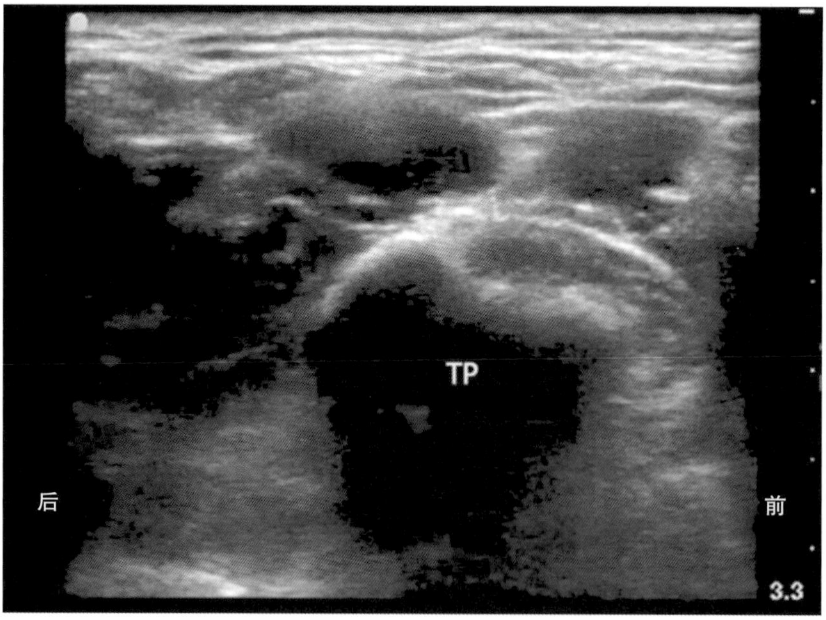

图30.11 T1的超声图像,T1的横突(TP)比颈椎部分的横突更粗大,定位以后向头侧移动探头寻找C7的横突。

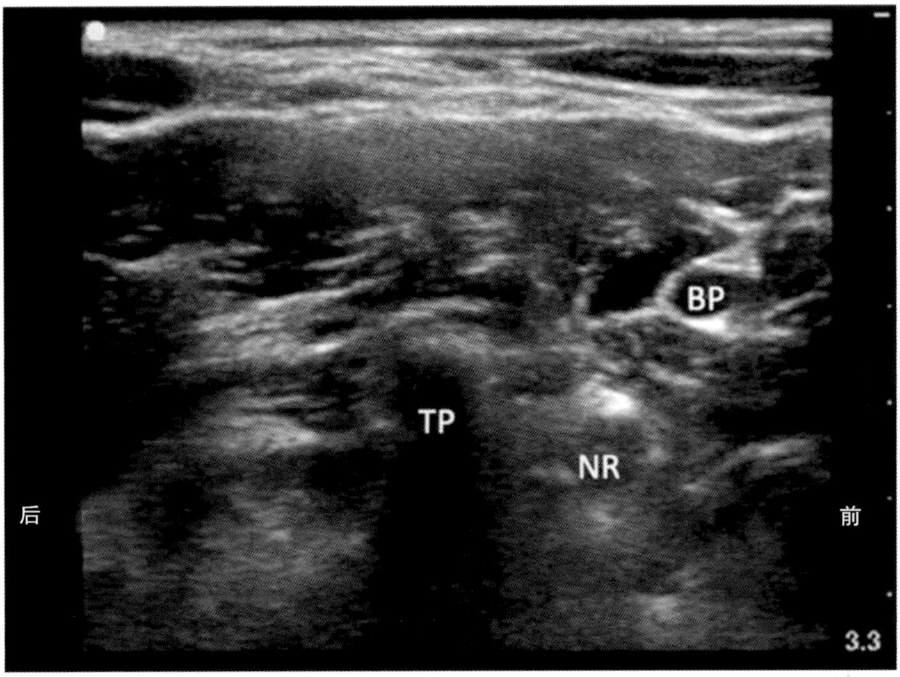

图 30.12　C7 横突（TP）、神经根（NR）、臂丛（BP）的短轴扫描。向尾侧稍移动探头即可显示 C7 内侧支阻滞。

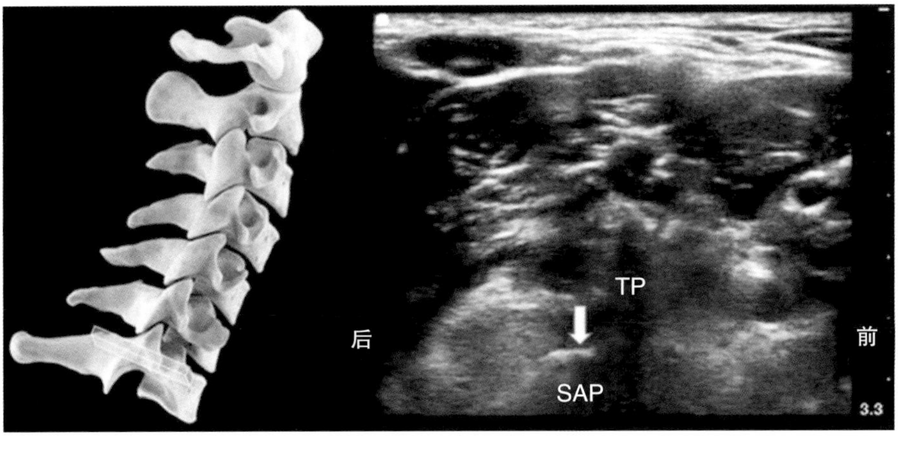

图 30.13　短轴扫描 C7 横突（TP）和上关节突（SAP），箭头所示为 C7 内侧支阻滞的靶点。

药物。

潜在并发症和不良反应

其潜在的并发症很少见，包括手术无效、患者不适、血管内注射、鞘内注射和神经损伤。神经支配区的麻木感是可能出现的，但在一项研究中这些感觉变化并没有对参与者造成困扰[11]。

临床技术要点

颈椎内侧支阻滞通常在多个节段同时进行，作为慢性颈部疼痛诊断和治疗方法存在；目前，超声引导下的颈椎内侧支阻滞仅限于诊断性治疗，而射频毁损神经则在透视下进行；包括骨性标志、神经和血管在内的解剖结构的超声识别提高了其安全性和效率；在治疗之前和过程中，应仔细观察解剖结构和针头轨迹；一般采用平面内穿刺技术，因为完整的针尖可视化可保证其安全性和阻滞效果。

（王小平 杨立强 译）

参考文献

1. Hogg-Johnson S, van der Velde G, Carroll LJ, et al. The burden and determinants of neck pain in the general population: results of the bone and joint decade 2000–2010 task force on neck pain and its associated disorders. Spine (Phila Pa 1976). 2008;33(4 Suppl):S39–51.
2. Boswell MV, Manchikanti L, Kaye AD, et al. A best-evidence systematic appraisal of the diagnostic accuracy and utility of facet (zygapophysial) joint injections in chronic spinal pain. Pain Physician. 2015;18(4):E497–533.
3. Gellhorn AC. Cervical facet-mediated pain. Phys Med Rehabil Clin N Am. 2011;22(3):447–58.
4. Mehnert MJ, Freedman MK. Update on the role of z-joint injection and radiofrequency neurotomy for cervicogenic headache. PM R. 2013;5(3):221–7.
5. Barnsley L, Lord S, Wallis B, Bogduk N. False-positive rates of cervical zygapophysial joint blocks. Clin J Pain. 1993;9(2):124–30.
6. Finlayson RJ, Etheridge J-PB, Tiyaprasertkul W, Nelems B, Tran DQH. A randomized comparison between ultrasound-and fluoroscopy-guided c7 medial branch block. Reg Anesth Pain Med. 2015;40(1):52–7.
7. Gellhorn AC, Katz JN, Suri P. Osteoarthritis of the spine: the facet joints. Nat Rev Rheumatol. 2013;9(4):216.
8. Kallakuri S, Singh A, Chen C, Cavanaugh JM. Demonstration of substance P, calcitonin gene-related peptide, and protein gene product 9.5 containing nerve fibers in human cervical facet joint capsules. Spine. 2004;29(11):1182–6.
9. Suri P, Miyakoshi A, Hunter DJ, et al. Does lumbar spinal degeneration begin with the anterior structures? A study of the observed epidemiology in a community-based population. BMC Musculoskelet Disord. 2011;12(1):202.
10. Headache Classification Committee of the International Headache S. HIS. The international classification of headache disorders. Cephalalgia. 2018;38(1):110.
11. Lord SM, Barnsley L, Wallis BJ, McDonald GJ, Bogduk N. Percutaneous radio-frequency neurotomy for chronic cervical zygapophyseal-joint pain. N Engl J Med. 1996;335(23):1721–6.
12. Jaumard NV, Welch WC, Winkelstein BA. Spinal facet joint biomechanics and mechanotransduction in normal, injury and degenerative conditions. J Biomech Eng. 2011;133(7):071010.
13. Yoganandan N, Knowles SA, Maiman DJ, Pintar FA. Anatomic study of the morphology of human cervical facet joint. Spine (Phila Pa 1976). 2003;28(20):2317–23.
14. Bogduk N. The clinical anatomy of the cervical dorsal rami. Spine. 1982;7(4):319–30.
15. Lord SM, McDonald GJ, Bogduk N. Percutaneous radiofrequency neurotomy of the cervical medial branches: a validated treatment for cervical zygapophysial joint pain. Neurosurg Q. 1998;8(4):288–308.
16. Kweon TD, Kim JY, Lee HY, Kim MH, Lee Y-W. Anatomical analysis of medial branches of dorsal rami of cervical nerves for radiofrequency thermocoagulation. Reg Anesth Pain Med. 2014;39(6):465–71.

推荐阅读

Li J, Szabova A. Ultrasound-guided nerve blocks in the head and neck for chronic pain management: the anatomy, sonoanatomy, and procedure. Pain Physician. 2021;24(8):533–48.

第 31 章 星状神经节阻滞

Anna C. Irwin, Christian Renwick

基本概念

- 星状神经节阻滞(SGB)是一种颈交感神经链阻滞,可以通过将局部麻醉药注入交感神经节区域来完成。
- 主要用于治疗 CRPS,也可用于心绞痛、幻肢疼痛、血运不足、多汗症、雷诺综合征、焦虑、创伤后应激障碍、非典型面部疼痛,以及各种其他疼痛和非疼痛相关疾病。
- 随着手术安全性的不断提高,SGB 技术从基于体表解剖标志定位技术发展到透视下操作,在过去的 10 年中,超声引导技术的出现使其能够做到床旁安全操作。

概述

星状神经节阻滞(SGB)用于治疗各种疾病已近一个世纪。最初 Leriche 采用 SGB 治疗心绞痛,然后由 Findley 和 Patzer 拓宽了其适应证范围。作为颈胸段阻滞,主要用于治疗复杂的区域疼痛综合征(CRPS),后来也用于治疗幻肢疼痛、血运不足、多汗症、雷诺综合征、焦虑、非典型面部疼痛,以及各种其他疼痛和非疼痛相关的疾病。例如,SGB 有助于改善乳腺癌患者和更年期女性的失眠和潮热症状[1]。SGB 也可用于治疗抑郁症、创伤后应激障碍[2,3]及难治性室性心动过速[4]。SGB 的技术包括体表解剖标志定位法、透视引导,以及在过去 10 年中出现的超声引导技术,该方法可以在床旁操作。

适应证和禁忌证

常见的适应证包括 CRPS Ⅰ型和Ⅱ型、多汗症、心绞痛、心律失常、雷诺综合征、血运不足、冻伤、创伤后应激障碍、带状疱疹后神经痛、非典型面部疼痛、血管性头痛、幻肢痛、焦虑、抑郁症和其他疾病。

常见的禁忌证包括注射部位感染、严重的全身感染、凝血障碍(包括医源性)、血小板功能障碍(包括医源性)、心脏传导阻滞、青光眼和患者拒绝(表 31.1)。

临床解剖

颈交感神经干包含三个相互连接的神经节:上、中、下神经节。在 80%的人群中,星

表 31.1 星状神经节阻滞的常见适应证和禁忌证

适应证	禁忌证
CRPS Ⅰ型和Ⅱ型	患者拒绝
幻肢痛	局部或全身感染
心律失常	凝血功能障碍,血小板功能异常
心绞痛	青光眼
冻伤	心脏传导阻滞
血管内误注药物	
创伤后应激障碍	
带状疱疹后神经痛	
非典型面部疼痛	
血管性头痛	
多汗症	
雷诺综合征	

状神经节是由颈下神经节和胸神经节融合形成的。如果不融合,则颈下神经节称为星状神经节[5,6](图 31.1)。

星状神经节的长度约为 2.5cm,宽度约为 1cm,厚度约为 0.5cm。其位于颈长肌的外侧,斜角肌的内侧,横突和椎前筋膜的浅面。在 90%人群中,从锁骨下动脉分出的椎动脉位于 C7 神经节的前面,然后进入 C6 前结节(Chassaignac 结节)后面的椎动脉孔。在 10%的人群中,在 C5 甚至更上的节段进入椎动脉孔[7]。颈神经节从脊髓的外侧灰质接受节前神经纤维,从脊髓的前外侧角接受有髓的节前神经纤维。上胸段脊神经根发出的神经纤维加入脊神经的腹侧支。这些神经纤维通过白交通支离开脊神经,然后进入相

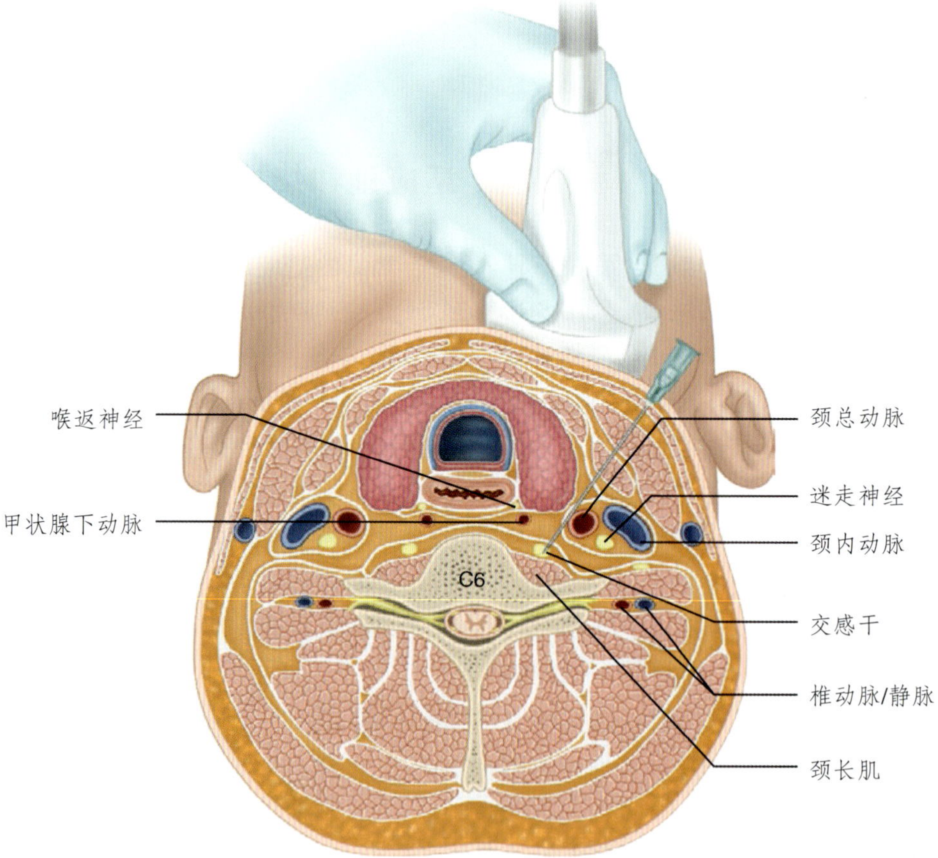

图 31.1 星状神经节阻滞的横切面解剖。

应的胸神经节并向头颈部走行。头颈部神经支配主要起自 T1–T3，上肢的神经支配起自 T2–T6。神经纤维在神经干内走行至星状神经节完成换元。完成换元后，节后神经纤维发出分支支配头面部或经臂丛支配上肢。这些节后神经纤维控制头面部的血管收缩。当神经被阻滞时，会发生上睑下垂、瞳孔缩小、眼球内陷及面部和颈部汗液减少等现象[8]。

设备和用品

- 知情同意书。
- 带有 27G 针头的注射器。
- 5~10mL 注射器用于注射。
- 22G 或 25G、3.5 英寸针头。
- 皮肤温度监测器。
- 超声线性高频探头。
- 用于医疗复苏的适当设备和药物。

为了安全起见，手术前应插入静脉输液管。所有患者应在阻滞期间和阻滞后 30 分钟内进行心电图、无创血压测量和脉搏血氧饱和度监测。随着不断努力，SGB 的安全性得以不断提高。影像引导似乎可以提高成功率，但实用性仍存在争议。例如，CT 引导具有较高的成功率，但其使用通常是不切实际的，患者和医生易暴露于高剂量的辐射中，并且不能在床旁使用。无论采用何种技术，SGB 的成功率均不同。

体表解剖标志定位技术

患者取仰卧位，颈部稍微伸展，嘴微张开，以放松颈部肌肉。在盲穿技术中，医生要触及横突前结节，其位于胸锁乳突肌内侧缘胸锁关节头侧大约 3cm 处[7]。医生的非优势手横向拨开颈动脉和胸锁乳突肌。插入针头，直至接触横突前结节或前结节与 C6 椎体之间交界处的骨骼。然后退针 2~ 4mm，将针定位在颈长肌表面。在注射局部麻醉药之前进行回抽，并且缓慢注射 0.5~1mL 药物以判断血管内有无注射的迹象。如果回抽阴性，可缓慢注射 5~8mL 的布比卡因或利多卡因。该技术可产生不良反应，并且可与多种并发症有关，如血管内注射、血肿、食管损伤和喉返神经损伤[9]。Narouze 等进一步强调了盲穿方法的风险，他指出左侧 C6 水平的盲穿可能会导致无意中穿刺食管或穿过甲状腺[10]。因此，通常不再建议进行盲穿。

超声技术

超声可以直接观察血管和软组织，并且在理论上能最大程度地减少对这些结构的损害。肌肉、筋膜、血管、内脏和骨性标志的清晰成像可提高操作的安全性和有效性。尽管如此，针头放置不当也可能发生。如果将针置于颈长肌中，结果将是无效阻滞[11]。因此，成功率可能会有所不同。

C6 水平前入路

患者取仰卧位，颈部稍微伸展并向对侧旋转，以增加颈动脉和气管之间的距离。超声探头放置在环状软骨水平。C6 横突可通过突出的前结节识别，也可向尾侧扫描确认没有前结节的 C7 来判断。超声探头可以施加压力，减少皮肤和结节之间的距离，并降低肺穹顶，以降低气胸的风险。尾侧快速扫描有助于确认甲状腺下动脉不在针的路径上。神经节可辨认，如果无法辨认，使用平面内技术将药物注射在椎体骨质前方的筋膜层。通常注射 1~2mL 以验证筋膜平面，然后注射 3~5mL 的药物[12,13]（图 31.2）。

C7 水平前入路

也可以通过从 C6 向下扫描来寻找没有前结节的 C7 横突。在 C7 时，椎动脉损伤和气胸的风险通常较高。此外，食管穿刺的风

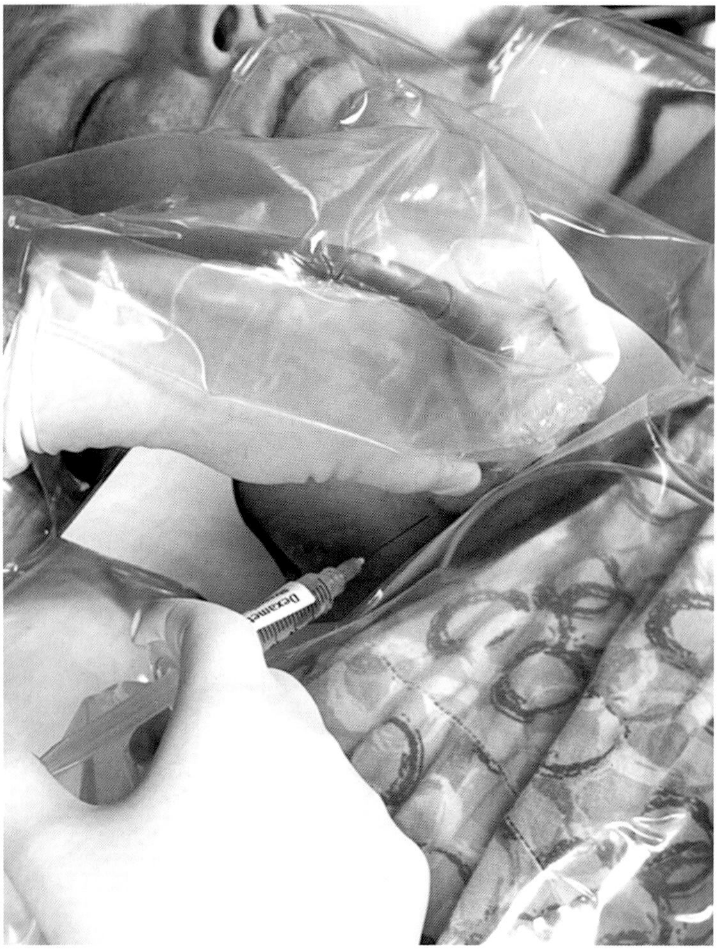

图31.2　右侧星状神经节阻滞：针和超声探头放置位置。此过程可以使用平面内或平面外技术引导穿刺针。图像以平面内技术进行演示。

险似乎也更高。在一项研究中，在左侧进行SGB时，在C7的60例病例中有39例食管位于针头路径上，而在C6的60例病例中有22例食管位于针头路径上[14]。C7入路的优点包括更靠近神经节，因此需要的药物剂量较小。如果在C6处出现阻滞失败(图31.3)。通常注射约3mL的局部麻醉药。

阻滞后反应

SGB可导致一些预期的变化，包括霍纳综合征（上睑下垂、瞳孔缩小、无汗症）及注射侧眼球有血丝、鼻塞（Guttman征）、温度升高，也可出现声音嘶哑。这些变化可能会持续4~6小时。霍纳综合征可提示头颈部交感神经阻滞，但不能证实上肢神经阻滞。同侧肢体温度升高是最容易判断交感神经阻滞的临床标志。在成功的交感神经阻滞中，温度的不同变化被认为是重要的。温度升高的幅度取决于起始温度，因为皮肤温度几乎接近核心体温。与血管舒张患者（早期CRPS）相比，基线皮肤温度较低的患者（晚期CRPS）会有较大的温度变化[15]（图31.4）。

潜在并发症和不良反应

虽然不常见，但该治疗的风险包括癫痫发作（如果药物被偶然注入血管）、气胸、臂丛神经阻滞、高位脊髓或硬膜外阻滞，可能导致

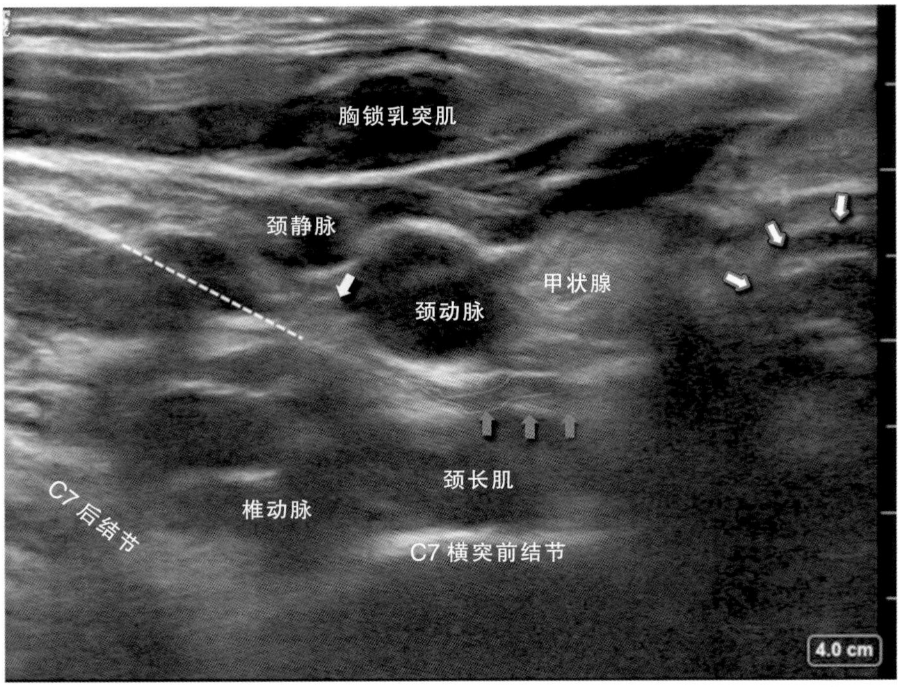

图 31.3　C7 水平 SGB 的超声图像。空心箭头所示气管。灰色箭头所示椎前筋膜和药物扩散。白色箭头所示迷走神经。虚线突出所示针轨迹。

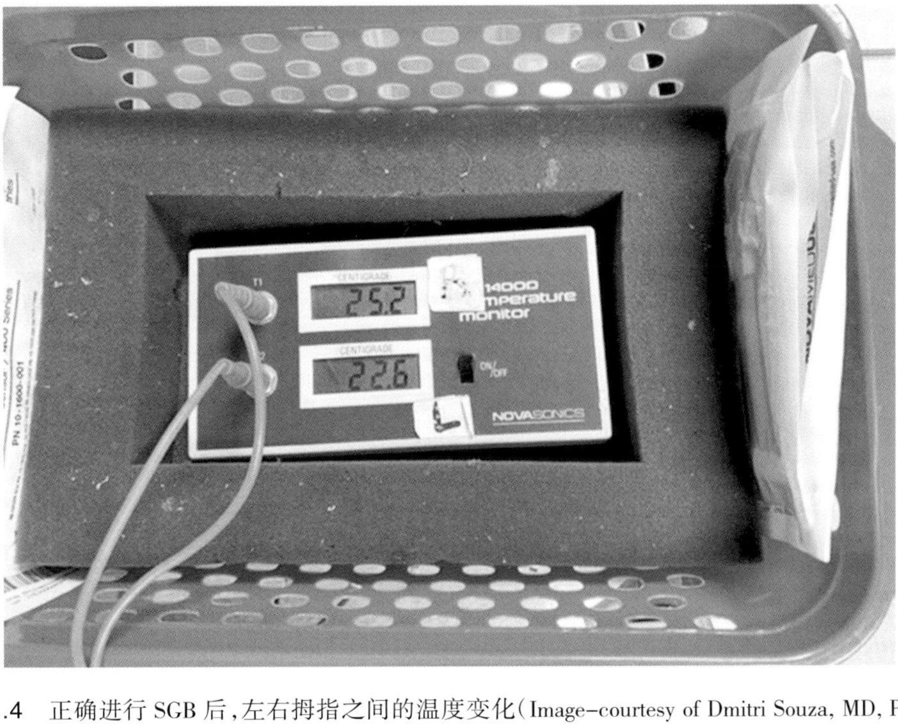

图 31.4　正确进行 SGB 后，左右拇指之间的温度变化(Image-courtesy of Dmitri Souza, MD, PhD)。

心肺停止、对注射物过敏或不耐受(包括局部麻醉药或皮质类固醇)及神经损伤。注射部位可能会出现瘀伤或酸痛。继发于膈神经阻滞或血肿压迫气管导致的呼吸困难极为罕见[16]。大多数专家认为超声引导可显著降低并发症的发生,这主要是因为在治疗过程中可直接观察针尖和目标结构(表31.2)。

表31.2 星状神经节阻滞的潜在并发症

出血/血肿
气胸/血胸
椎动脉损伤
食管创伤
喉返神经损伤
气管创伤
膈神经损伤
臂丛神经损伤

临床技术要点

- SGB的成功率因人而异,因为很难评估阻滞的效果,并且尽管进行了测试,但也可能发生针头放置不当。
- 基于体表解剖标志定位技术或影像引导注射的成功或失败取决于颈长肌的厚度和颈交感神经干的解剖位置。超声引导技术中注射的靶点是椎前筋膜,而不是像透视和盲穿技术那样与骨骼接触。
- 文献中已经描述了SGB的应用,右侧SGB似乎可以改善局部麻醉药全身反应(PTSD)的症状。因此,右侧SGB似乎比左侧SGB具有更大的益处。

(段宏涛 杨立强 译)

参考文献

1. Hansen HC, Trescot AM, Manchikanti L. Stellate ganglion block. In: Manchikanti L, Singh V, editors. Interventional techniques in chronic non-spinal pain. Paducah: ASIPP Publishing; 2009. p. 115–40.
2. Rae Olmsted KL, Bartoszek M, Mulvaney S, McLean B, Turabi A, Young R, Kim E, Vandermaas-Peeler R, Morgan JK, Constantinescu O, Kane S, Nguyen C, Hirsch S, Munoz B, Wallace D, Croxford J, Lynch JH, White R, Walters BB. Effect of stellate ganglion block treatment on posttraumatic stress disorder symptoms: a randomized clinical trial. JAMA Psychiatry. 2020;77(2):130–8. https://doi.org/10.1001/jamapsychiatry.2019.3474; Erratum in: JAMA Psychiatry. 2020 Jan 2;: Erratum in: JAMA Psychiat 2020 Sep 1;77(9):982.
3. Li Y, Loshak H. Stellate ganglion block for the treatment of post-traumatic stress disorder, depression, and anxiety. Ottawa, ON: Canadian Agency for Drugs and Technologies in Health; 2021.
4. Narasimhan B, Tandri H. Stellate block in refractory ventricular tachycardia: the calm after the storm. Circ Arrhythm Electrophysiol. 2019;12(9):e007707. https://doi.org/10.1161/CIRCEP.119.007707; Epub 2019 Sep 13
5. Elias M. Cervical sympathetic and stellate ganglion blocks. Pain Physician. 2000;3(3):294–304. https://www.painphysicianjournal.com/linkout?issn=1533-3159&vol=3&page=294
6. Marples IL, Atkin RE. Stellate ganglion block. Pain Rev. 2001;8:3–11.
7. Mehrotra M, Singh P. Neuroanatomy, stellate ganglion [monograph online]. StatPearls Publishing LLC; 2019 [cited 2019 November 24]. NCBI.
8. Deer TR, Leong MS, Buvanendran A, Gordin V, Kim PS, Panchal SJ, et al. Comprehensive treatment of chronic pain by medical, interventional, and integrative approaches. New York: Springer; 2013.
9. Benzon H, Raja SN, Fishman SM, Liu SS, Cohen SP. Essentials of pain medicine. Elsevier; 2017.
10. Narouze S, Vydyanathan A, Patel N. Ultrasound-guided stellate ganglion block successfully prevented esophageal puncture. Pain Physician. 2007;10:747–52. https://www.painphysicianjournal.com/linkout?issn=1533-3159&vol=10&page=747
11. Ates Y, Asik I, Ozgencil E, et al. Evaluation of the longus colli muscle in relation to the stellate ganglion block. Reg Anesth Pain Med. 2009;34(3):219–23.

12. Narouze SN. Ultrasound-guided stellate ganglion block: safety and efficacy. Curr Pain Headache Rep. 2014;18(6):424. https://doi.org/10.1007/s11916-014-0424-5.
13. Raj PP. Stellate ganglion block. In: Waldman W, editor. Interventional pain management. Philadelphia: Saunders; 1996.
14. Siegenthaler A, Mlekusch S, Schliessbach J, Curatolo M, Eichenberger U. Ultrasound imaging to estimate risk of esophageal and vascular puncture after conventional stellate ganglion block. Reg Anesth Pain Med. 2012;37(2):224–7.
15. Stevens RA, Stotz A, Kao TC, Powar M, Burgess S, Kleinman B. The relative increase in skin temperature after stellate ganglion block is predictive of a complete sympathectomy of the hand. Reg Anesth Pain Med. 1998;23(3):266–70. https://doi.org/10.1016/s1098-7339(98)90053-0.
16. Goel V, Patwardhan AM, Ibrahim M, Howe CL, Schultz DM, Shankar H. Complications associated with stellate ganglion nerve block: a systematic review. Reg Anesth Pain Med. 2019;rapm-2018-100127. https://doi.org/10.1136/rapm-2018-100127; Epub ahead of print.

推荐阅读

Baek J, Kim BS, Yu H, Kim H, Lim C, Song SO. Comparison of ultrasound-guided stellate ganglion block at 6th and 7th cervical vertebrae using the lateral paracarotid out-of-plane approach for sympathetic blockade in the upper extremity. Yeungnam Univ J Med. 2018;35(2):199–204. https://doi.org/10.12701/yujm.2018.35.2.199; Epub 2018 Dec 31.

Ghai A, Kaushik T, Kundu ZS, Wadhera S, Wadhera R. Evaluation of new approach to ultrasound guided stellate ganglion block. Saudi J Anaesth. 2016;10(2):161–7. https://doi.org/10.4103/1658-354X.168815.

第 32 章 触发点注射

Matthew Riley, Janki Patel, Lynn Kohan

基本概念

- 触发点注射可有效治疗引起持续性疼痛和活动范围受限的肌筋膜炎症。
- 触发点注射的目标包括快速缓解疼痛和增加受影响肌肉的活动范围。
- 触发点注射易于临床操作且患者耐受性良好。
- 注射后疼痛可快速缓解,并可持续几天、几周甚至几个月。

概述

肌筋膜触发点是骨骼肌纤维的紧张性结节,可导致持续疼痛和受影响肌肉的活动范围受限[1]。除了药物治疗和其他针对此类疼痛的非侵入性治疗外,触发点注射提供了额外的治疗方式。触发点注射通常是在床旁进行的低风险和耐受性良好的注射。注射剂通常含有局部麻醉药,可能会添加类固醇激素,并通过简单的触诊或超声引导给药。这些注射通常是安全的,几乎没有副作用或并发症。

适应证和禁忌证

触发点注射的患者通常患有肌筋膜疼痛综合征。这些患者的压痛点通常是由骨骼肌突然或重复性劳损引起的。触发点通常会导致疼痛、僵硬和活动范围减小。感觉异常也可能发生。许多肌筋膜疼痛患者也存在肌痛。区分两者很重要,因为触发点注射可能会使肌痛症状恶化。纤维肌痛症状通常包括活动正常的软肌肉的弥漫性疼痛和压痛[2]。禁忌证包括针头无法安全到达触发点、局部皮肤感染,以及系统性疾病控制不理想可能会导致疗效欠佳或更容易感染、出血、患者拒绝治疗[1,2]。

临床解剖

触发点被描述为骨骼肌肌腹的“结”或紧带。最常涉及的肌肉是斜方肌、头夹肌、颈椎和腰椎椎旁肌肉、腰方肌和胸锁乳突肌[3,4]。斜方肌受累通常会导致头痛及肩、颈和手臂疼痛[3]。表 32.1[5]概述了特征性的物理表现和超声特征。

设备和用品

- 5mL 或 10mL 注射器。
- 18G 针头。

表 32.1 超声检查和诊断标准的肌筋膜触发点特征

体格检查	超声检查
紧束感	球形/椭圆形或带状异常区域(B 超)
局部压痛	低回声降低:较深的灰色区域(B 超)
局部活动时疼痛加重	肌肉僵硬:伸缩幅度减小(弹性成像)
疼痛识别	与正常组织相比,峰值收缩速度高和舒张期峰值收缩速度低(多普勒)
牵涉痛	触发点血流增加(多普勒)
局部抽搐反应(LTR)	血管收缩,血液流出障碍(多普勒)
活动范围下降	
疼痛模式可复制	
肌肉力量下降	

左列概述了肌筋膜疼痛综合征和 MTrP 的临床和生理特征。右列显示了美国成像的特征和不同的美国模式可能显示的内容。(Reprinted with permission from Kumbhare D, et al. Ultrasound-guided interventional procedures: myofascial trigger points with structures literature review. Regional Anesthesia and Pain Medicine 2017; 42: 407–412)

- 药物:0.25%或 0.5%布比卡因。
- 1%或 2%利多卡因。
- 25G~27G 针头。
- 酒精棉签或氯己定。
- 记号笔。
- 2×2 或 4×4 纱布。
- 创可贴。
- 个人防护用品:手套、护目镜。
- 检测设备:血压、血氧。

操作过程

让患者确定其疼痛最严重的区域。触诊区域内的肌肉纤维收紧结/带以确定触发点。触发点压痛明显,并且通常会导致患者大叫、退缩,这被称为“跳跃征”[6]。识别跳跃征后,应标记触发点。

注射前为患者佩戴检测设备,医生应戴上手套和护目镜。首先使用酒精棉签或氯己定棉签清洁注射部位。垂直于皮肤进针至触发点所在的肌肉纤维内。一旦将针头插入触发点,患者可能会出现局部抽搐反应。回抽可降低血管内注射的风险。注入 1~2mL 药物。拔针后如果出血,可用纱布按压。采用同样的方法注射下一个触发点。

另一种触发点治疗的方式称为“干针法”。干针和触发点注射类似;但干针法使用较小的针头在不注射药物的情况下引起局部抽搐反应。医生可将针头插入触发点以引起局部抽搐反应(图 31.1)。这种技术通过触发点内各个位置快速推进和撤回针头来尽可能多地引起局部抽搐反应[7]。

超声引导技术

虽然触诊是常用的定位触发点的方式,但也可通过超声进行触发点定位和注射。目前最常用的技术是标准二维超声和振动超声弹性成像[5,6]。触发点在二维超声下表现肌肉纤维内椭圆形、圆形或带状低回声病灶[5](图 32.2 和图 32.3)。

当使用超声扫描时,从表面到深层依次为皮肤、皮下组织、筋膜和骨骼肌[5]。探头应沿着肌肉纤维的走行方向放置。斑点可能很明显,表现为肌肉纤维内不规则的小白色区域,可能提示筋膜、腱膜或肌内脂肪[5]。超声

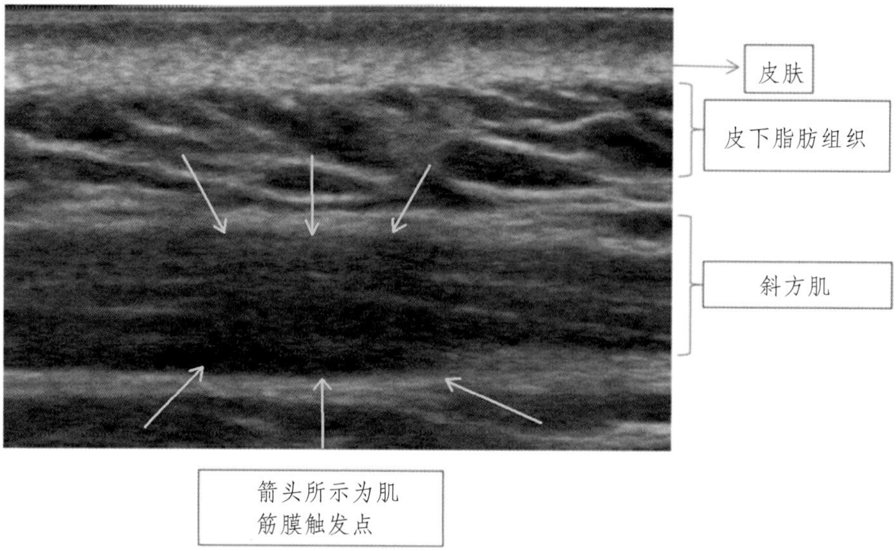

图 32.1 干针技术。将针插入肌筋膜触发点轻微抖动并顺时针旋转，肌肉和周围的筋膜会随着针头上下运动而抖动，将针头留在原位 1~2 分钟以获得完全的治疗效果。(Reprinted with permission from Shah J. et al. Myofascial Trigger Points Then and Now: A Historical and Scientifc Perspective. PMR 2015; 7 (7): 746 - 761)

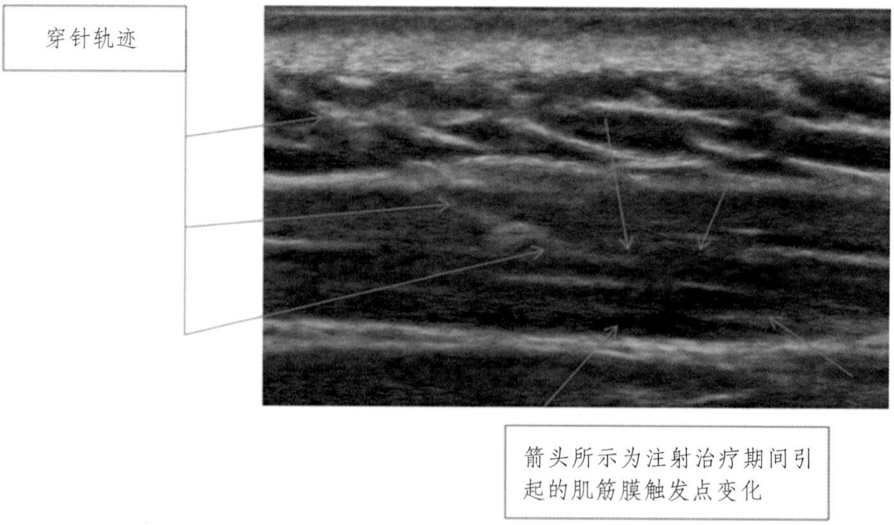

图 32.2 肌筋膜触发点的超声图像。(Reprinted with permission from Kumbhare D, et al. Ultrasound-guided interventional procedures: myofascial trigger points with structures literature review. Regional Anesthesia and Pain Medicine 2017; 42: 407 - 412)

引导触发点注射技术首先要触诊压痛区域，然后扫描受累肌肉群并通过超声波识别触发点。触发点显示为球形或椭圆形物体，并在 B 超上呈低回声[5]。医生采用无菌技术进针，角度约为 30° ，并且全程跟踪针尖。然后可以注射药物，也可以采用干针法。医生应查找局部抽搐反应，并通过超声检查触发点是否发生变化[5]。拔出针头并贴上创可贴。

超声弹性成像是通过超声波和振动源来测量组织的相对硬度和黏度，与周围肌肉

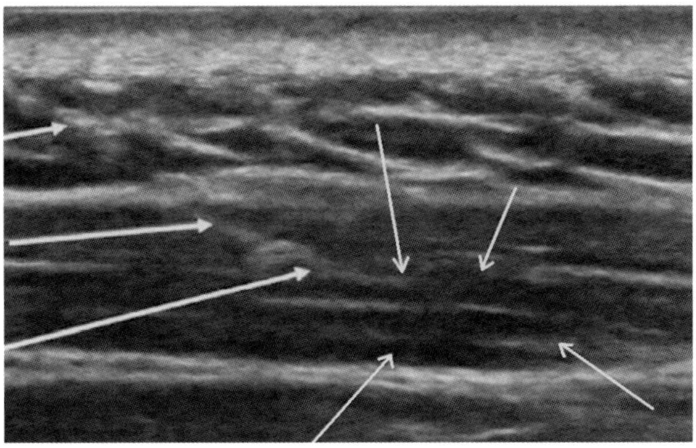

图 32.3 超声图像显示肌筋膜触发点与针插入轨迹，以及注射过程中触发点的变化。(Reprinted with permission from Kumbhare D, et al. Ultrasound–guided interventional procedures: myofascial trigger points with structures literature review. Regional Anesthesia and Pain Medicine 2017; 42: 407－412)

相比，触发点更硬，振动幅度更低[5]。然而，对于触发点的超声表现尚未达成共识，还需要进一步研究[5,6]。

超声引导的触发点注射优势明显。在触发点穿刺或注射过程中，可以实时观察局部抽搐反应。有证据表明，在更深的组织内进行注射时，超声波在检测触发点的局部抽搐反应方面可能更胜一筹[5]，证据表明引起局部抽搐反应的穿刺或注射最有效[5]。其次，超声引导穿刺或注射到适当的位置，可以避免注射到周围组织中，从而提高了操作的安全性。

潜在并发症和不良反应

患者通常可以良好耐受触发点注射，但有时会发生不良反应和并发症，包括疼痛加剧、注射部位感染、肿胀和出血、血管内注射、血管迷走神经反应、胸膜穿刺，如果注射局部麻醉药，还可能引起麻醉药全身毒性反应[2]。

临床技术要点

- 胸腔区域穿刺时应避免损伤胸膜和可能的气胸。
- 将握住注射器和针头的手靠在患者身上，使其保持稳定，以降低患者在注射过程中跳跃或移动引起的不必要的针头活动。
- 最初皮下穿刺时，一些医生会多次进针，通过在不同方向刺激触发点以最大限度地刺激局部抽搐反应。
- 目前没有证据表明注射药物(也称为“湿针”)与干针疗法在缓解肌筋膜炎方面的差异[2,8-10]。
- 没有证据表明任何一种药物在缓解疼痛方面较其他药物更有效，包括类固醇等添加剂[2,8]。

(段宏涛 杨立强 译)

参考文献

1. Fowler GC. Pfenninger & Fowlers procedures for primary care. Philadelphia, PA: Elsevier; 2014.
2. Nicol AL, Crooks M, Hsu E, Ferrente MF. Myofascial pain syndrome. In: Essentials of pain medicine. Philadelphia, PA: Elseiver; 2018. p. 207–12.
3. Robbins MS, Kuruvilla D, Blumenfeld A, Charleston L, Sorrell M, Robertson CE, et al. Trigger point injections for headache disorders: expert consensus methodology and narrative review. Headache. 2014;54(9):1441–59.
4. Rivers EW, Benzon HT, Khan F, Asenjo JF. Practical management of pain. Philadelphia, PA: Elsevier Mosby; 2014.
5. Kumbhare D, Singh D, Rathbone HA, Gunn M, Grosman-Rimon L, Vadasz B, et al. Ultrasound-guided interventional procedures. Reg Anesth Pain Med. 2017;42(3):407–12.

6. Finlayson RJ. Ultrasound guidance for trigger point injections. Reg Anesth Pain Med. 2017;42(3):279–80.
7. Singh V, Trescot A, Nishio I. Injections for chronic pain. Phys Med Rehabil Clin N Am. 2015;26:249–61. https://doi.org/10.1016/j.pmr.2015.01.004.
8. Desai MJ, Saini V, Saini S. Myofascial pain syndrome: a treatment review. Pain Ther. 2013;2:21–36. https://doi.org/10.1007/s40122-013-0006-y.
9. Scott NA, Guo B, Barton PM, Gerwin RD. Trigger point injections for chronic non-malignant musculoskeletal pain: a systematic review. Pain Med. 2009;10(1):54–69.
10. Soares A, Andriolo RB, Atallah ÁN, da Silva EMK. Botulinum toxin for myofascial pain syndromes in adults. Cochrane Database Syst Rev. 2014;2014(7):CD007533. https://doi.org/10.1002/14651858.CD007533.pub3.

推荐阅读

Money S. Pathophysiology of trigger points in myofascial pain syndrome. J Pain Palliat Care Pharmacother. 2017;31(2):158–9.

第 33 章 床旁韧带注射

Paul K. Cheng, Tariq M. Malik

基本概念

- 韧带疼痛是轴向脊柱疼痛的一个关键原因，通常由韧带愈合不良或韧带松弛引起。
- 许多脊柱韧带是超声引导注射的靶点，包括颈椎、胸腰椎的棘上和棘间韧带，以及髂韧带和周围的韧带，如骶髂韧带、骶棘韧带、骶髂后韧带、骶髂背韧带和骶髂间韧带。
- 常用的注射剂包括糖皮质激素。生物制剂或增生疗法也已被报道过。
- 我们还需要做更多的研究来进一步评估疗效和使技术标准化。

概述

肌肉骨骼疾病是美国成年人慢性疼痛最常见的来源，也是患者就医的最常见原因[1]。在许多类型的肌肉骨骼疼痛中，与腰椎和颈椎相关的疼痛是成人患者寻求医疗干预的两种最常见的类型[1]。韧带疼痛是轴向脊柱疼痛经常被忽视的一个关键原因[2]。椎体通过许多韧带连接在一起，每条韧带都可能是疼痛的来源。真正发病率未知，因为没有任何临床特征或 MRI 表现可以鉴别韧带源性疼痛。诊断主要依靠临床症状及其他间接证据，患者主诉定位不清的疼痛伴或不伴放射痛。尽管如此，如果韧带注射低剂量局部麻醉药后疼痛可显著缓解，则可证实韧带源性疼痛。

适应证和禁忌证

当生理需求破坏了韧带结构的完整性时可出现韧带疼痛，并导致急性损伤，如韧带撕裂[3]。正常的韧带愈合过程包括韧带断裂末端收缩和血肿形成，血肿吸收后出现严重的细胞浸润[3]。在这个过程中，该区域血流增加产生纤维细胞，从而形成致密的细胞胶原结缔组织基质，以连接撕裂的韧带断端。随着时间的推移，胶原蛋白排列整齐，但胶原蛋白的比例仍然异常，以致交联、神经支配、纤维直径和血管分布仍然异常[3]。长期韧带损伤和相关的慢性疼痛通常是韧带愈合后反复再损伤或急性韧带愈合不良造成的。慢性韧带疼痛也可能有明显的炎性表现[4]。

韧带疼痛相关的文献较少，但研究显示多个区域都可发生严重的慢性脊柱疼痛。棘上韧带和棘间韧带可导致颈椎、胸椎和腰椎的轴向疼痛，而下背部和臀部的非典型疼痛可起源于髂腰韧带[5]。此外，一些病例报告认为韧带疼痛是 Baastrup 病的一个关键组成部分，这种疾病也被称为“吻脊病”[2,6]，即相邻椎骨的棘突相互接触。

根据尸体研究，Baastrup 病的发病率为 6.2%~22.1%，尽管关于疼痛的来源存在很多争论，但许多理论指出，在该疾病状态下，韧带疼痛或棘间韧带周围的滑囊处于压迫状态。相应的病例报告和研究表明，在 Baastrup 病患者的棘间韧带中注射皮质类固醇可以缓解疼痛[2,3,6]。

韧带疼痛是韧带注射最常见的指征。注射可以是诊断性的（通常仅使用局部麻醉药）或治疗性的（通常使用局部麻醉药和皮质类固醇）。

韧带注射的禁忌证包括注射部位感染蜂窝织炎/脓肿、对注射剂（如局部麻醉药、皮质类固醇、生物制剂或用于治疗前的高浓度葡萄糖）过敏或不耐受。另一个绝对禁忌证是患者拒绝注射。凝血病（包括医源性）和血小板功能障碍（包括医源性）不是韧带注射的禁忌证[7]。

临床解剖

在脊柱的颈椎、胸椎、腰椎和骶骨部分存在许多不同的韧带结构，它们稳定脊柱并连接相邻的椎节段（图 33.1 和图 33.2）[8]。

前后纵向韧带沿着椎体的前后表面纵向延伸，加强椎体和椎间盘的排列。三角状韧带排列在椎管的后侧，而棘间韧带和棘上韧带连接着相邻的棘突，是介入手术的两个关键靶点[8]。在下腰椎，髂腰韧带连接髂嵴与 L4 和 L5 锥体的横突。骶骨下方存在多个稳定骶髂区域的韧带，如骶结节韧带、骶棘韧带、骶髂后韧带、骶髂背韧带和骶髂间韧带（图 33.3）。

设备和用品

韧带注射可以在床旁进行，通常需要准备：消毒溶液，通常为 4% 氯己定；22~25G、1.5~3.5 英寸的穿刺针；5~10mL 注射器；口罩和无菌手套。常备局部麻醉药加或不加皮质类固醇注射液。其他类型的注射剂将在本章中进一步讨论。生理盐水或局部麻醉药可

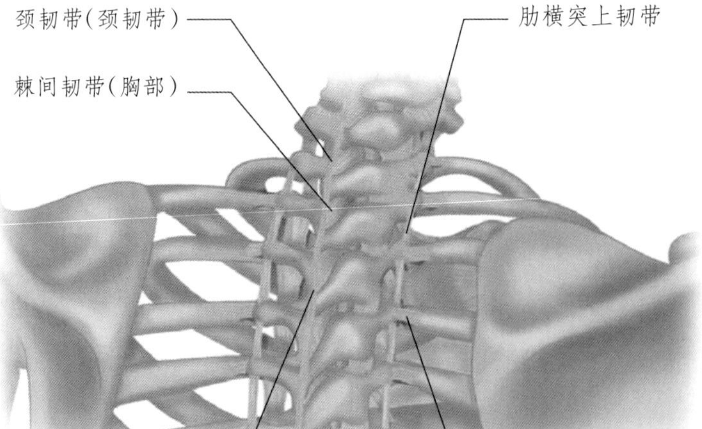

图 33.1 颈椎和胸椎韧带。

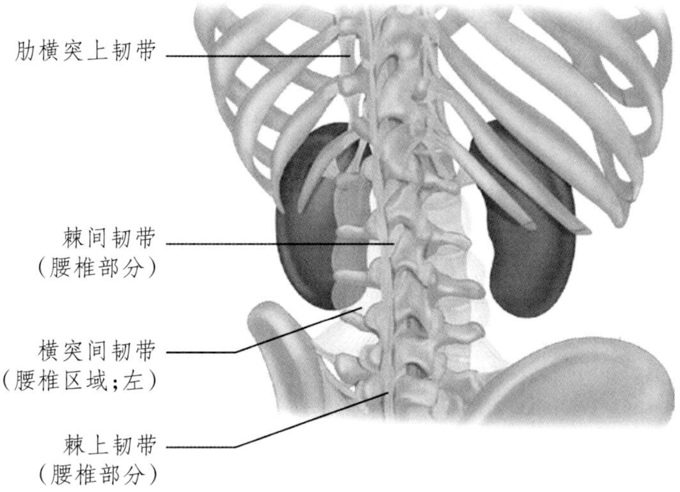

图 33.2　腰椎韧带。

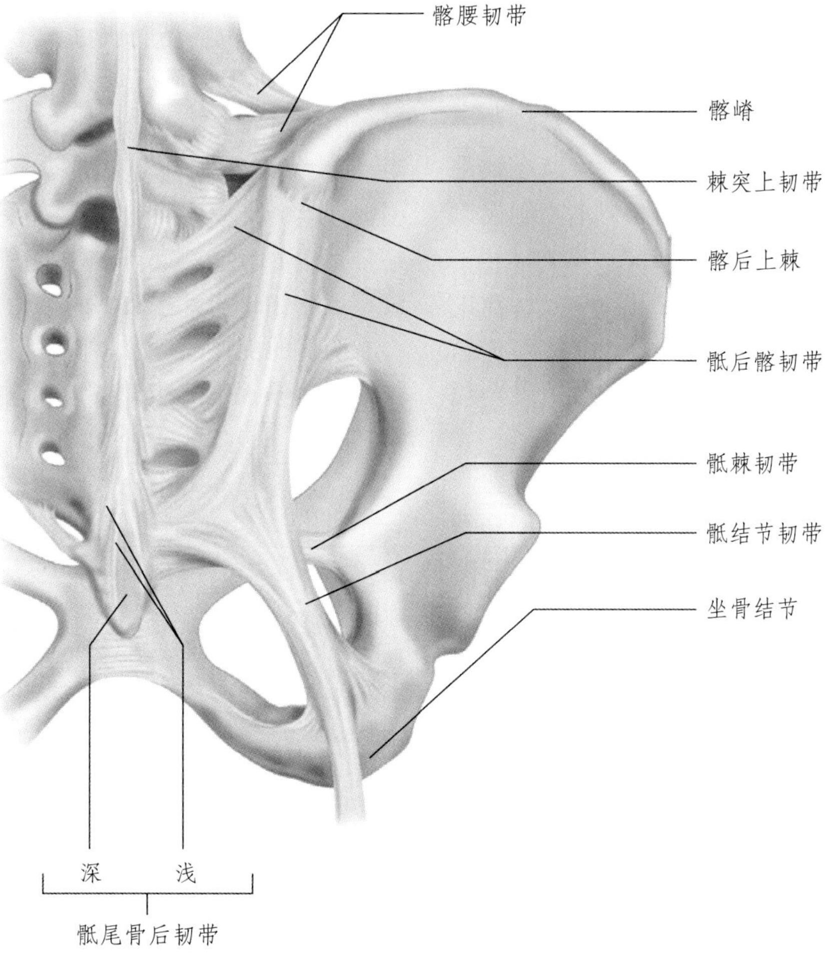

图 33.3　骶骨和骨盆韧带。

用于超声引导下的定位。此外，通常还需要一个带有高频线性换能器的超声设备（表33.1）。

韧带注射：体表解剖标志定位技术和超声引导技术

韧带注射常用于保守治疗4~8周效果不佳的慢性疼痛患者[7]。常用注射剂包括皮质类固醇与局部麻醉药混合剂，也可使用硬化剂或再生物质。

注射可在体表解剖标志定位下完成，但更推荐超声引导下进行。研究表明，非图像引导注射经常放置在非治疗靶点区域，而且超声有助于观察各种结构，包括韧带本身及周围肌肉、肌腱、神经组织、血管和肺等，因此超声引导是更安全的注射技术[7]。

超声引导下的棘间注射和棘上注射

棘上韧带和棘间韧带注射可以在整个颈椎、胸椎和腰椎中进行，接下来我们仅以腰椎为例对该技术进行介绍。

患者取坐位或俯卧位，腰椎突出，在中线长轴（图33.5）和短轴（图33.6）使用低频曲线探头扫描棘上韧带和棘间韧带。在中线长轴视图中（图33.5），前段高回声线为胸腰椎筋膜，在此线深处，棘突呈一组高回声峰。棘上韧带连接棘突的顶端，而棘间韧带连接相邻的棘突。这些韧带在超声图像中为平行纤维组成的高回声结构[5]。在中线短轴视图中（图33.6），每个棘突呈一条凸出的高回声线，后有声影[5]。可以通过向头端或尾端倾斜移动探头来优化图像，直到其角度平行于相应的棘突间隙。在棘突的两侧和深处，椎板产生两条水平的高回声线，后有声影，每个椎板的外侧存在小关节突。虽然很难看到，但小关节突关节有一个独特的低回声区，即关节囊，夹在两个高回声骨结构之间[5]。椎旁肌位于由椎板形成的脊柱凸面，如果探头从中线开始移动，可能会无意中扫描到。深部最高回声的团块是多裂肌，深筋膜上的团块是竖脊肌群，包括髂肋肌、最长肌和棘肌[5]。有趣的是，如果间隙足够宽，则可以看到硬膜外腔和椎管[5]。在长轴或短轴视图中使用平面外技术，或在两者之间切换，将一根针引入棘上韧带或棘间韧带。一旦针尖固定在韧带体内，在直视下小心注射所选择的溶液。由于韧带通常是致密的结构，在注射时会有明显的反弹或阻力。

上述技术也可用于颈椎和胸椎，但需要

表33.1 设备和用品

消毒剂		4%氯己定或10%聚维酮碘（必妥碘）
超声探头		5~20MHz线性探头，带无菌盖和无菌凝胶
注射器		5~10mL
穿刺针		22~25G、1.5~3.5英寸
定位或水剥离注射剂		生理盐水或局部麻醉药
注射液	局部麻醉药	0.25%~0.5%布比卡因
		0.5%罗比卡因
		1%~2%利多卡因
	皮质类固醇	曲安奈德10~40mg
		地塞米松4~10mg
		甲泼尼龙80~120mg

考虑一些关键问题(图 33.4)。

在颈椎中,低频或高频探头均可用于相对较瘦的患者。线性高频探头可以提供更高的分辨率,因为颈椎相关韧带比腰椎区域更表浅。在胸椎中,棘突采取角度更大的尾向角度,因此需要极度倾斜超声探头进行短轴视图以达到该角度,并更好地显示韧带结构。

超声引导下的髂腰韧带和骶韧带注射

另一个韧带注射的靶点是髂腰韧带,它连接 L4、L5 横突和髂嵴的后部[5,9]。患者取俯卧位或坐位,腰椎突出,在中线长轴和短轴使用低频曲线探头,采用上述技术识别 L4 和 L5 棘突。然后在短轴方向上,将探头向上方和外侧移动直至触及横突,可见比椎板更突出的高回声骨结构,即髂骨边缘(图 33.5)。

髂腰韧带是连接横突和髂嵴的狭窄高回声带,深至竖脊肌,可采用平面内或平面外注射技术[5]。

韧带注射的重要区域是骶骨区韧带,包括骶结节韧带、骶棘韧带、骶髂后韧带、骶髂背韧带和骶髂间韧带(图 33.3 和图 33.6)。

当患者取坐位或俯卧位时,沿着每个韧带的走行定位线性探头或曲线探头的方向。

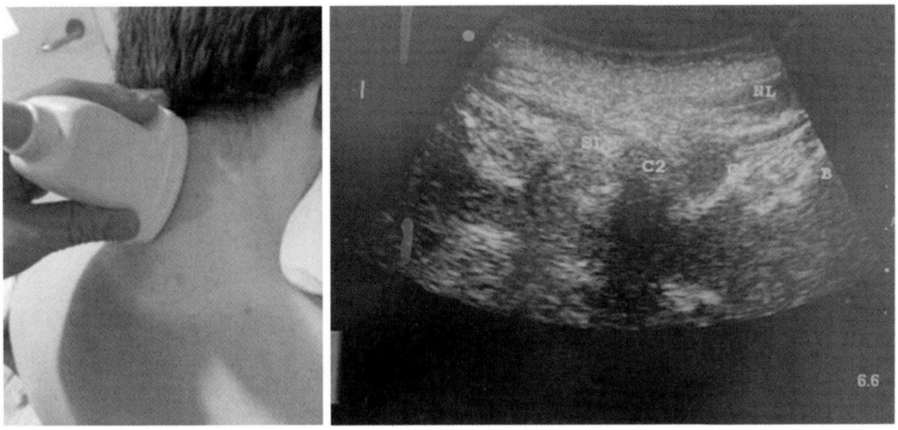

图 33.4　颈椎的长轴超声图像。可见寰椎和枢椎棘突以及棘上韧带(SL)、颈线(NL)和颅底(B)。

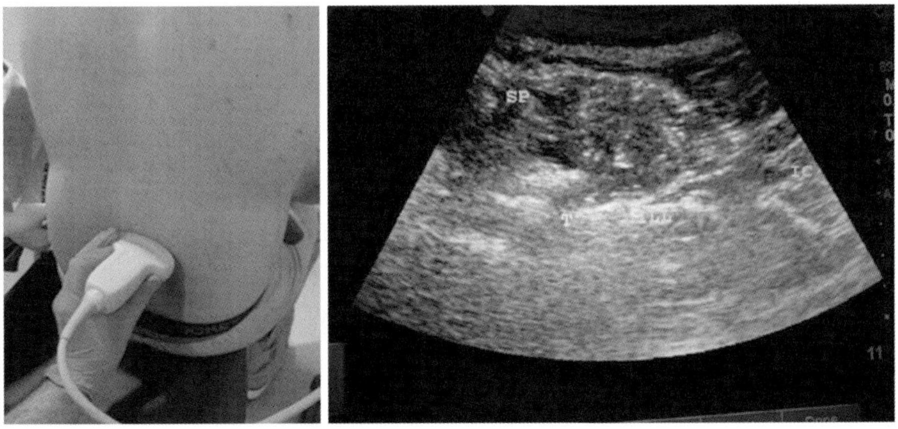

图 33.5　髂腰韧带(ILL)的短轴超声图像。同时可见横突(T)和髂嵴(IC),它们是髂腰韧带在相关腰椎棘突(SP)的附着点。

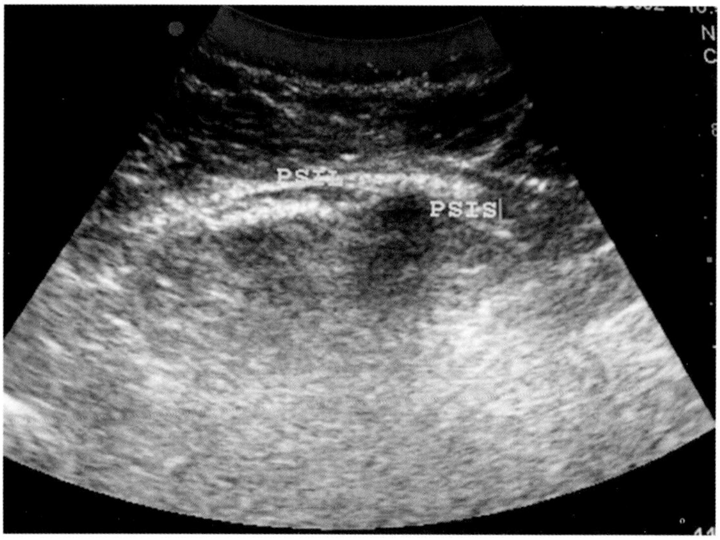

图 33.6 后纵韧带(PSIL)的超声图像。探头沿着 PSIL 的方向放置,可见 PSIL 附着于髂后上棘(PSIS)。

如上述其他韧带一样,骶骨周围的韧带呈现为由平行纤维形成的高回声带。采用平面内或平面外技术将针插入韧带体,并在直视下完成注射。应确保骶骨皮质持续可见,并表现为一条细的超回声线,后有声影[5]。

各种韧带注射剂

皮质类固醇

皮质类固醇被广泛用于治疗慢性炎性韧带疼痛[3,4]。皮质类固醇通常与布比卡因或利多卡因等局部麻醉药混合,可提供显著的短期镇痛效果(通常为几周),每年可重复多次。然而,一些研究表明,皮质类固醇对韧带功能有不良影响,因为它们可以抑制胶原蛋白的合成,长期应用可能会削弱脊柱韧带[3,6]。

增生注射疗法

增生注射疗法是将刺激物或硬化剂注入软组织结构中,以产生轻度炎症反应,通过刺激成纤维细胞增殖和胶原生长来启动受损组织的愈合[1,3,10]。在疼痛治疗中,增生注射疗法被用于治疗韧带松弛、结构恢复不良引起的慢性韧带疼痛[3]。

主要介绍两种增生注射方案:高渗葡萄糖溶液和硬化剂。高渗葡萄糖溶液通过使注射部位的细胞脱水,导致局部组织创伤,从而吸引粒细胞和巨噬细胞并启动炎症过程。溶液浓度应高于 10%,浓度较低不会引起炎症反应[1]。硬化剂(如甘油和苯酚)可直接产生化学性刺激,引起一个可控的急性炎症反应[1,10]。在这两种药物中,硬化剂是被仔细研究的增生治疗药物[3]。

从 20 世纪 30 年代开始,增生注射疗法越来越受欢迎。增生注射治疗已被用于多种慢性肌肉骨骼疼痛的治疗,包括脊柱疼痛、棘上韧带、棘间韧带及骶髂区韧带[1,3,10]。需要注意的是,研究推荐的治疗方案差异较大,特别是注射剂种类、剂量和频率[10]。最常见的注射剂是高渗葡萄糖,剂量范围为 1~30mL,共注射 1~10 次。频率为每周 1 次或每月 1 次[10]。此外,一些方案还描述了增生注射疗法的辅助治疗,包括在药物注射前进行软组织穿刺治疗。最后,术后不良事件并不罕见,包括目标区域疼痛或僵硬一过性加重,以及头痛、恶心、腹泻、眩晕和咳嗽[10]。

富血小板血浆

自 1987 年以来，富血小板血浆（PRP）注射一直被广泛用于促进伤口愈合[3]。PRP 由含有高浓度血小板的血浆组成，血小板在注射前通过静脉抽取自体血后离心获得。血小板包含大量的重要信号蛋白、生长因子、趋化因子、细胞因子及其他生物活性因子以启动和调节炎症级联反应[3,4]，它们被认为可以刺激（如脊柱韧带）增殖和分化的间充质干细胞损伤部位，从而促进韧带结构的愈合[3]。PRP 注射尤其适用于血流供应较少的解剖结构，如韧带、肌腱和椎间盘。目前对 PRP 的研究更倾向于肌腱病的治疗，但也有一些早期证据表明使用 PRP 可以治疗韧带损伤。尽管如此，很多研究都涉及膝关节韧带而不是脊柱韧带[3,4]。

潜在并发症和不良反应

不良反应包括注射部位疼痛和瘀斑、炎症反应、感染、血管－迷走神经反应、注射剂不耐受、过敏反应、局部麻醉药或类固醇引起的皮下组织萎缩、皮肤脱色、血管性痴呆、气胸和神经损伤[7,8]。

结论

虽然关于这项技术的文献报道还很少，但超声引导下的脊柱韧带注射可能是医生治疗轴向背痛的有效方案。它可以缓解疼痛和恢复脊柱稳定的潜在关键解剖结构。干预的主要靶点包括棘间韧带、棘上韧带、髂腰韧带及骶骨周围的韧带。需要更多的研究来充分阐明这类注射的效果，并确定其最佳的实践和技术标准。

（王小平 杨立强 译）

参考文献

1. Hauser RA, Lackner JB, Steilen-Matias D, Harris DK. A systematic review of dextrose Prolotherapy for chronic musculoskeletal pain. Clin Med Insights Arthritis Musculoskelet Disord. 2016;9:139–59.
2. Mitra R, Ghazi U, Kirpalani D, Cheng I. Interspinous ligament steroid injections for the management of Baastrup's disease: a case report. Arch Phys Med Rehabil. 2007;88(10):1353–6.
3. Mautner K, Blazuk J. Where do injectable stem cell treatments apply in treatment of muscle, tendon, and ligament injuries? PM R. 2015;7(4 Suppl):S33–40.
4. Paoloni J, De Vos RJ, Hamilton B, Murrell GA, Orchard J. Platelet-rich plasma treatment for ligament and tendon injuries. Clin J Sport Med. 2011;21(1):37–45.
5. Darrieutort-Laffite C, Hamel O, Glémarec J, Maugars Y, Le Goff B. Ultrasonography of the lumbar spine: sonoanatomy and practical applications. Joint Bone Spine. 2014;81(2):130–6.
6. Okada K, Ohtori S, Inoue G, Orita S, Eguchi Y, Nakamura J, et al. Interspinous ligament lidocaine and steroid injections for the Management of Baastrup's disease: a case series. Asian Spine J. 2014;8(3):260–6.
7. Inês LP, da Silva JA. Soft tissue injections. Best Pract Res Clin Rheumatol. 2005;19(3):503–27.
8. Morton D, Albertine K, Foreman B. Chapter 1 Back anatomy. The big picture: gross anatomy. 2nd ed. New York: McGraw-Hill; 2019.
9. Valat JP, Rozenberg S. Local corticosteroid injections for low back pain and sciatica. Joint Bone Spine. 2008;75(4):403–7.
10. Dagenais S, Haldeman S, Wooley JR. Intraligamentous injection of sclerosing solutions (prolotherapy) for spinal pain: a critical review of the literature. Spine J. 2005;5(3):310–28.

推荐阅读

Liu W, Xie X, Wu J. Platelet-rich plasma promotes spinal ligament healing after injury. Clin Lab. 2020;66(7). https://doi.org/10.7754/Clin.Lab.2019.191154.

第 34 章 椎旁阻滞

Brian L. Hom，Scott Masson，Ankit Maheshwari

基本概念

- 椎旁阻滞是一种床旁疼痛干预措施，包括在椎旁间隙注射局部麻醉药来治疗胸部或腹部急慢性疼痛。
- 椎旁阻滞可在脊柱的胸椎或腰椎区域进行。
- 椎旁阻滞可以使用传统的体表解剖标志定位技术进行。然而，超声技术的优点包括精度更高，并发症更少。
- 并发症发生率相对较低。最常见的并发症包括低血压、血管穿刺、胸膜穿刺、气胸及血管内、硬膜外或鞘内局部麻醉药注射。

概述

椎旁阻滞是 20 世纪初用于胸外科手术的一种技术，但在 20 世纪 50 年代到 70 年代一直不受欢迎。该技术主要用于疼痛的辅助治疗，但在某些情况下只被用于麻醉。该技术很容易通过传统的技术（基于体表解剖标志）或超声技术在床旁进行。腰椎椎旁阻滞与胸椎椎旁阻滞（TPVB）类似，但在临床应用中较少见。腰椎和胸椎旁间隙（TPS）在解剖学上的差异导致操作技术不同。腰椎和胸椎椎旁神经阻滞根据适应证和皮节覆盖要求，可联合使用（即胸腰椎椎旁阻滞）。

适应证和禁忌证

椎旁阻滞可用于下述各种手术，见表 34.1。胸椎椎旁阻滞最常用于乳房手术、胸椎手术、肋骨骨折和肾切除术的术后镇痛。当需要尽量减少低血压发生时，TPVB 可能比胸椎硬膜外麻醉更可取。与胸椎硬膜外阻滞相比，单侧椎旁技术保留了对侧的呼吸和交感神经功能，并降低了低血压发生率[1]。腰椎椎旁阻滞通常与 TPVB（T10~L2）联合用于腹股沟疝修补术的手术麻醉。它可作为全髋关节置换术后严重疼痛患者的抢救性镇痛措施，也可用于腹股沟或生殖器疼痛时的诊断治疗，如腹股沟疝修补术后的神经压迫综合征。椎旁阻滞的禁忌证与胸椎和腰椎椎旁阻滞的禁忌证类似，如表 34.2 所示。

临床解剖

TPS 是一个楔状的胸膜外潜在间隙，位于脊柱的两侧。后侧为肋横突上韧带，前外

表 34.1 胸椎和(或)腰椎椎旁阻滞的适应证

麻醉	
	乳房手术
	腹股沟疝修补术(胸腰椎麻醉)
	胸部伤口探查
辅助术后镇痛治疗	
	胸廓切开术
	胸腹联合食管手术
	辅助胸腔镜手术
	肾外科手术
	乳腺手术
	胆囊切除术
	肝切除术
	阑尾切除术
	心脏手术
慢性疼痛管理	
	良、恶性神经痛
	癌症疼痛
	复杂区域疼痛综合征
其他	
	带状疱疹后遗神经痛
	胸腹神经痛
	胸膜炎性胸痛
	肋骨骨折
	多汗症
	腹部钝性创伤后的肝包膜疼痛

表 34.2 椎旁阻滞的禁忌证[2,3]

绝对禁忌证	
	注射部位感染
	局部麻醉药过敏
	脓胸
	肿瘤性椎旁间隙占位
	患者拒绝
相对禁忌证	
	凝血障碍
	出血障碍
	患者正在服用抗凝药物
	胸部解剖异常(即后凸)

侧为胸膜顶,内侧为椎体和椎间孔,下侧和上侧为肋骨头[2]。TPS 包含脂肪组织,内有肋间(脊髓)神经、背支、肋间血管、灰交通支和前面的交感神经链。脊神经呈束状,在脂肪组织中走行,易被局部麻醉药阻滞(图 34.1)。

腰椎旁间隙(LPS)边界包括前外侧腰大肌、内侧椎体和椎间盘,后侧连接相邻横突韧带[3]。LPS 主要由腰大肌占据。腰肌被一个薄的筋膜在椎体附近分成两部分。注射的目标是在这个筋膜层内,这是脊髓神经根与腰椎静脉结合的位置。腰椎椎旁阻滞直接作用于腰椎神经,经椎间孔内侧延伸至硬膜外间隙,阻滞同侧皮肤。

设备和用品

胸椎和腰椎椎旁阻滞易于在床旁进行。应使用包括 ECG、脉搏血氧仪和血压袖带在内的标准监测仪来监测患者。虽然轻度镇静并用苯二氮䓬类或阿片类药物镇静不可取,但有助于安抚患者。镇静需要进行适当的监测。

椎旁阻滞所需的设备和用品包括线性或曲线超声探头、Tuohy 针和局部麻醉药。应根据镇痛时长选择局部麻醉药。常用的局部麻醉药包括 2%利多卡因、0.5%~0.75%罗哌卡因和 0.5%布比卡因。单次或多次注射局部麻醉药大约 20mL(表 34.3)。

椎旁阻滞:体表解剖标志定位技术

椎旁阻滞通常在坐位进行,以便更好地进行体表解剖标志定位。脊柱应弯曲至后凸位置。患者可以取俯卧位或侧位。触诊肩胛骨上、下缘。肩胛骨上缘接近 T3,下缘接近 T7 椎骨。按上述体表解剖标志触诊目标区域是确定颅 / 尾方向的最佳位置。在确定了颅 / 尾水平后,在中线外侧约 2.5cm 处做

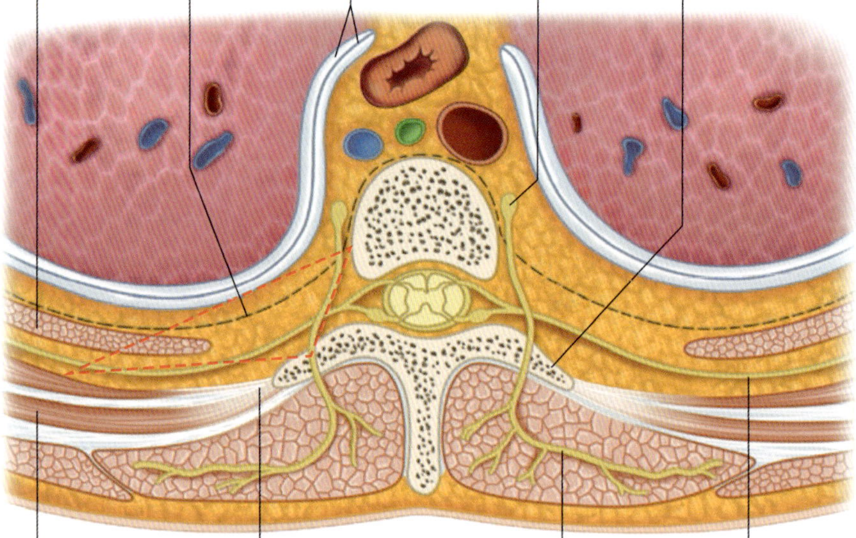

图 34.1 胸椎旁间隙的水平横截面。

表 34.3 椎旁阻滞所需用品

注射器	10mL 注射器
穿刺针	25G 针进行皮肤局部麻醉
	18~20G 超声下显影的 Tuohy 针
麻醉药	0.25%~0.5%布比卡因±肾上腺素
	1%~2%利多卡因
	0.5%~0.75%罗哌卡因

标记。用 18~20G 的 Tuohy 针垂直于皮肤穿刺并向前进针，直到触及横突。然后，向后退针取出针约 1cm。当针穿透肋横突上韧带后，可能会感到阻力消失。回抽并确保没有脑脊液、血液或空气。如果回抽试验阴性，分次注射局部麻醉药，每次 3~5mL，共 15~20mL[3,4]。横突的深度难以用体表标记来评估。

- 与胸椎椎旁阻滞类似，腰椎椎旁阻滞可在坐位、侧卧位或俯卧位进行。髂嵴对应于 L3–L4 间隙。在阻滞平面中线外侧 2.5cm 处做体表标记。使用一根 18~20G 的 Tuohy 针。最常用的是固定距离穿刺法，在距离横突 1.5~2.0cm 处向前进针。阻滞针垂直于皮肤穿刺，直到触及横突。横突的深度因患者的体形而异。触及横突后，注意进针的深度，应比之前标记的深度前进 1.5~2.0cm。将针穿至皮下组织，上下调整 10°~15°，使其脱离横突边缘。回抽并查看有无血液或脑脊液。如果回抽试验阴性，应注射局部麻醉药。该水平上的目标剂量与 TPVB 类似，为10~15mL。虽然椎旁阻滞可以使用基于体表标记定位，但仍首选超声引导技术。

超声引导技术

与传统操作相比，超声技术的优点包

括：操作可视化和减少并发症发生率。识别C7 至 T7 的棘突。在椎旁矢状面上固定线阵超声探头。识别横突、肋骨头、肋横韧带和胸膜。图 34.2 和图 34.3 底部明亮的白线为胸膜。胸膜和横突之间是椎旁间隙。矢状旁切面或外向内的横切面距离椎旁间隙较近[2]。

• 以 45°角进针。注意超声显示的椎旁间隙大致距离，以引导针的插入深度。插入针，直至触及横突。将针穿过肋横韧带重新进入椎旁间隙。在平面内观察针尖，以避免进入胸膜。给予局部麻醉药，观察胸膜向下移位。根据阻滞的程度，可以采用单次注射或多次注射技术。采用多次注射技术时，应间隔平面注射（T2/T4/T6 或 T3/T5/T7）。与单平面注射相比，多平面注射技术影像学和临床阻滞范围更可靠[5]。然而，单平面注射可能就足以治疗术后疼痛或慢性疼痛。多平面注射时，每个平面注射 3~5mL。单次注射时，局部麻醉药可以更大量。每次回抽阴性后注射 5mL，共注射 15~20mL。通常应覆盖 4~5 个支配感觉的皮节。超声观察局部麻醉药向尾头扩散。

潜在并发症和不良反应

总的来说，并发症发生率相对较低，为 2.6%~5%不等[4,6]。最常见的并发症包括低血压（4.6%）、血管损伤（3.8%）、胸膜损伤（1.1%）和气胸（0.5%）。据报道，与胸段硬膜外阻滞相比，椎旁阻滞的并发症（如低血压、恶心、呕吐和尿潴留等）发生率较低，但死亡率、住院时间没有差异[1]。成人椎旁阻滞的失败率估计为 10.1%[7]。单侧阻滞保留了对侧交感神经功能，因此低血压较罕见。然而，对于血流动力学不稳定的患者，椎旁阻滞仍存在低血容量的风险，应慎用。

胸膜损伤是胸椎椎旁阻滞的一种严重并发症。穿刺针阻力丧失、咳嗽、胸痛、肩部疼痛或突然过度通气，提示胸膜损伤。除非出现肺损伤或胸膜腔内有空气，否则穿刺针

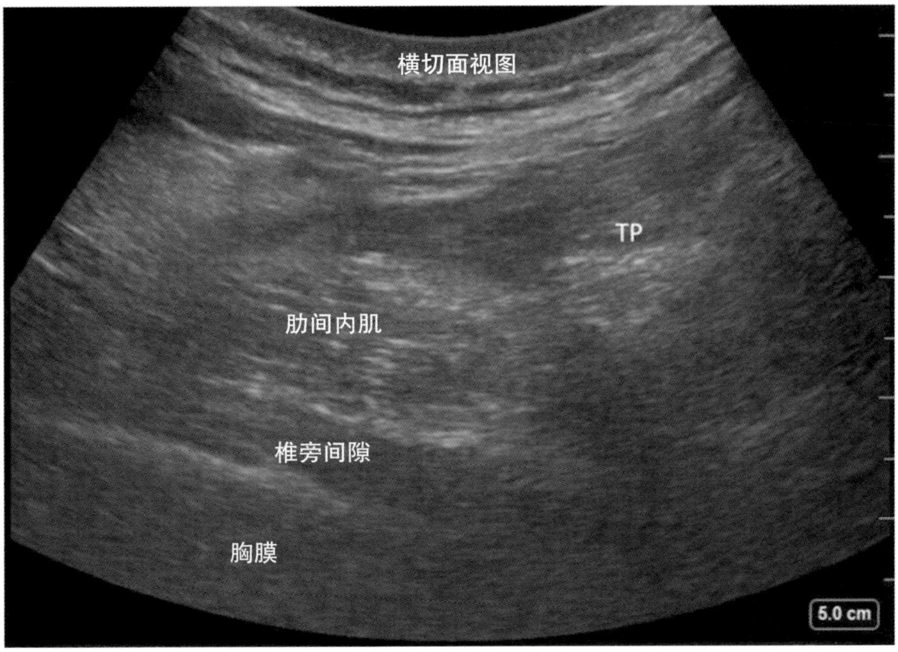

图 34.2　椎旁间隙的横切面超声视图。注：TP，横突。

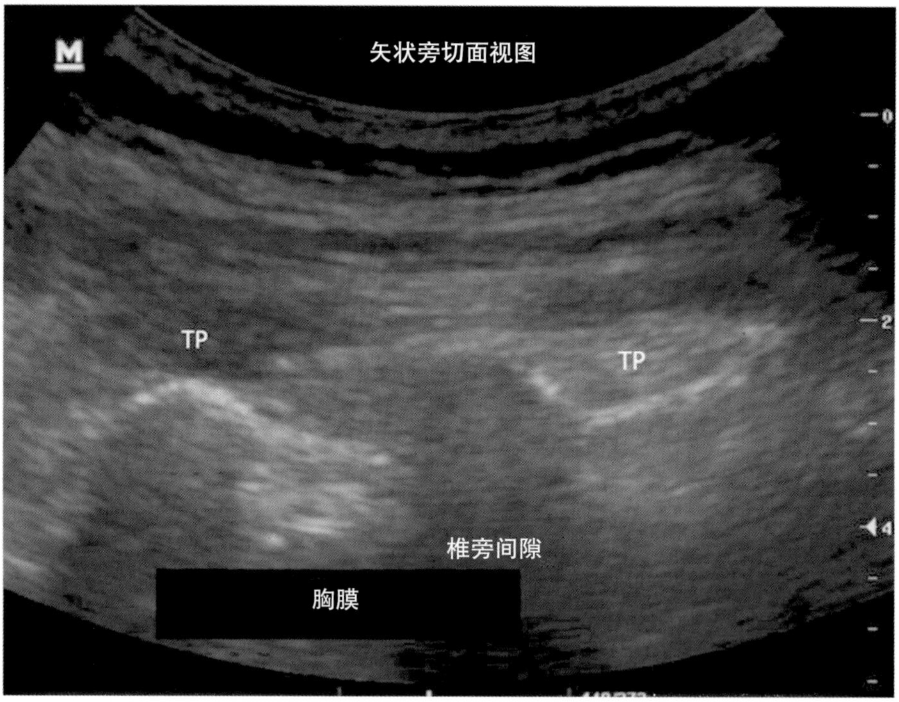

图 34.3 椎旁间隙的矢状旁切面超声视图。注:TP,横突。

回抽无气体。气胸可能会延迟发病,早期胸片无法发现。全身局部麻醉药中毒可发生于意外注射入血管内或局部麻醉药过量。年老体弱患者应调整剂量。局部麻醉药中加入肾上腺素有助于早期识别血管内注射,并降低局部麻醉药吸收入血的可能。此外,还可能发生硬膜外、硬膜下或鞘内阻滞和全脊髓麻醉。向内侧方向穿刺进针时,更有可能发生这种情况。注射前应进行回抽试验。局部麻醉药可向头部扩散到星状神经节或附近几节胸椎的节前纤维。双侧霍纳综合征可能是由于硬膜外扩散或椎前扩散到对侧星状神经节。

腰椎椎旁神经阻滞的禁忌证类似于胸椎椎旁神经阻滞。因有腰肌血肿和腰丛病的风险,在接受抗凝治疗的患者中,应谨慎使用。在 LPVB 时,可能发生血管内、硬膜外或鞘内腔局部麻醉药注射,特别是向内侧穿刺时。可视下垂直皮肤进针。如果存在严重的操作失误,可发生腹腔内注射或内脏损伤(肾脏)。如果 L2 脊神经(股神经 L2–L4)阻滞,造成股四头肌无力,则可能会出现运动无力。

临床技术要点

- 明确针尖位置,避免刺入胸膜或椎间孔。
- 在所有超声引导下的 TVPB 技术中,胸膜顶前移提示针尖位置正确。
- 当超声显示解剖结构不清楚时,注射生理盐水有助于评估正确的针尖位置。
- 穿刺针进入胸腔后阻力丧失、咳嗽、胸痛、肩部疼痛或突然过度通气,提示可能刺入胸膜。

(赵丹 窦智 译)

参考文献

1. Yeung JH, Gates S, Naidu BV, Wilson MJ, Gao smith F. Paravertebral block versus thoracic epidural for patients undergoing thoracotomy. Cochrane Database Syst Rev. 2016;2:CD009121.
2. Butterworth JF, Mackey DC, Wasnick JD. Morgan & Mickhails clinical anesthesiology. New York: McGraw-Hill Education; 2018.
3. New York School of Regional Anesthesia. Thoracic and lumbar paravertebral block-landmarks and nerve stimulator technique. NYSORA website. 2019. https://www.nysora.com/regional-anesthesia-for-specific-surgical-procedures/abdomen/thoracic-lumbar-paravertebral-block/. Accessed 15 Oct 2019.
4. Ng SC, Chazapis M, West S. Regional anaesthesia tutorial 376: ultrasound-guided paravertebral block. World Federation of Societies of Anaesthesiologists (WFSA). https://www.wfsahq.org/components/com_virtual_library/media/fa1ae6b5c25ab584b61583890f28655f-atow-376-00-01.pdf. Accessed 3 Apr 2018.
5. Harmon D, Barrett J. Paravertebral block. https://aneskey.com/paravertebral-block-2/ 28 July 2016. Accessed 15 Oct 2019.
6. Coveney E, Weltz CR, Greengrass R, et al. Use of paravertebral block anesthesia in the surgical management of breast cancer: experience in 156 cases. Ann Surg. 1998;227(4):496–501.
7. Lonnqvist PA, MacKenzie J, Soni AK, Conacher ID. Paravertebral blockade. Failure rate and complications. Anaesthesia. 1995;50(9):813–5.

推荐阅读

Helander EM, Webb MP, Kendrick J, Montet T, Kaye AJ, Cornett EM, Kaye AD. PECS, serratus plane, erector spinae, and paravertebral blocks: a comprehensive review. Best Pract Res Clin Anaesthesiol. 2019;33(4):573–81. https://doi.org/10.1016/j.bpa.2019.07.003; Epub 2019 Jul 17.

第 35 章 筋膜间平面阻滞

Serkan Tulgar, Hesham Elsharkawy

基本概念

- 筋膜间平面阻滞是新近报道的一种超声引导下操作技术,可广泛用于急、慢性疼痛的治疗。
- 筋膜间平面阻滞的作用靶点是走行于经筋膜间平面的周围神经。
- 超声引导可以实现手术过程的可视化,从而降低并发症发生率。

概述

最早用于术后镇痛的筋膜间平面阻滞(IPB)是在盲探下进行的,目前已转变为超声引导下(USG)操作,其安全且易于执行[1,2]。"筋膜"是一个解剖学术语,它是一系列未分化间质组织的总称,起到包裹身体器官和组织周围的作用。筋膜具有力学性能,也可以作为一种外骨骼。它在静脉回流、通过本体感受器感知身体的运动和位置及肌肉力量的传递中起重要作用。由于其具有丰富的神经支配,因此在疼痛的病理生理机制中也起着重要的作用。筋膜有两种类型:浅筋膜和深筋膜。浅筋膜可以看作是哺乳动物的皮肤肌肉层。筋膜作为外感受系统的一部分,对外界的刺激做出反应。这一特性与在骨突起和各种韧带折叠处的筋膜上附着有大量的神经纤维有关。

此外,肌肉与筋膜相互作用形成深筋膜,是深筋膜收缩拉伸的基础[3]。所有的肌肉、韧带和腱膜都由深筋膜包裹,通常根据相应肌群的解剖位置命名。神经由神经根发出后,通常走行在两块肌肉的筋膜之间。筋膜平面间神经阻滞并不像周围神经阻滞那样直接针对神经。只有在筋膜间隙注射足够量的局部麻醉药(LA)时,这些阻滞才能起作用。对于神经卡压综合征患者,可以起到肌肉松弛的作用。除了神经性疼痛外,其他类型的疼痛(如肌筋膜疼痛)也可以通过 IPB 来缓解。由于 IPB 对筋膜粘连的影响[4],水剥离作为阻滞的一部分也可以缓解肌筋膜疼痛。其他机制包括局部麻醉药沿着周围神经由近端向远端扩散;交感神经阻滞;椎管内扩散;全身局部麻醉药吸收和安慰剂效应。

Domingo 等[5]报道了在斜方肌与肩胛提肌或菱形肌间隙应用局部麻醉药治疗肌筋膜疼痛的解剖 – 组织学特征和临床成功案例。他们指出, 超声引导下 IPB 是治疗慢性疼痛的常用方法。在此之后,IPB 被报道可以缓解与头颈部和背部疼痛相关的各种慢性疼痛。在发现 USG IPB 的临床价值后不久，此方法成为治疗急、慢性疼痛的常用方法之一。近期，超声引导下 IPB 被不断报道。与其他一些操作一样，针对操作技术、药物容量、种类和应用级别，临床医生尚未达成共识[6-9]。竖脊肌平面阻滞（ESPB）是一种常见的 IPB 手术。接下来，我们将进行详细讨论。由于本章篇幅有限，其他 IPB 只做简单介绍。更多关于 IPB 的内容可参见“推荐阅读”部分。

ESPB

临床解剖

竖脊肌（ESM）是一组保持身体直立的肌肉，由颈椎、胸椎和腰椎区域的棘肌（多裂肌）、最长肌和髂腰肌组成。ESM 深方有一个位于横突和 ESM 之间的筋膜间平面，在此处注射局部麻醉药被称为 ESPB。虽然 ESPB 主要是在 ESM 和横突之间的筋膜间平面注射局部麻醉药，但穿刺针的靶点并不是横突。如果通过可视化验证颅尾扩散，可进行横突间韧带和 ESM 间注射。ESPB 的目标神经是脊神经的背侧支和腹侧支。脊神经背侧支在胸椎水平分出外侧支和内侧支，在腰椎水平分出外侧支、内侧支和中间支[10]。如果仅需阻滞背支完成镇痛，术后镇痛注射局部麻醉药容量应小于经典的 ESPB。值得关注的是，大剂量局部麻醉药阻滞时，可发生药物远程扩散，如颅尾方向扩散，也可能扩散到腹侧支和神经轴[11-13]。

枕大神经发自第二颈脊神经（C2），以及 C1、C3 和 C4 神经根的背侧支。C3 的背支发出第三枕神经。枕小神经起源于 C2 腹侧支的侧支，有时也起源于 C3 的侧支。理论上，上颈区的 ESP 可以阻滞形成枕神经的背侧支和腹侧支。ESPB 对头颈部疼痛的治疗作用尚需进一步研究。

适应证和禁忌证

ESPB 可以在不同的椎体水平上进行。常规治疗方式无效的肌筋膜疼痛和张力性头痛是颈椎和上胸椎 ESPB 的潜在适应证[14-16]。该阻滞也被用于治疗腰痛[17]，以及臀上神经卡压和腰骶神经根病[18-20]。腰骶部区域 IPB 可使用大剂量局部麻醉药。在我们看来，IPB 可以在经椎间孔硬膜外注射困难时使用。MRI 显示同侧和对侧硬膜外局部麻醉药扩散[21]。

IPB 禁用于局部或全身感染及对注射液过敏或不耐受的患者。患者拒绝是绝对禁忌证。医源性抗凝治疗、血小板功能障碍者，通常不是禁忌证。然而，应详细了解病情，并与患者详细讨论。

设备

虽然有盲探下 ESPB 的报道，但 USG ESPB 更安全，应作为首选。胸椎节段可使用高频线性超声探头，腰椎和骶部区域可使用低频曲线探头。通常使用 1.5~3.5 英寸的针头，10~20mL 注射器，局部麻醉溶液（0.25%~0.5%布比卡因，0.2%罗哌卡因，或 1%~2%利多卡因）可同时用或不用皮质类固醇。对于其他 IPB，也推荐使用相同类型的注射液。

技术

阻滞平面必须与症状相一致。适应证及相应的阻滞平面见表 35.1，探头、穿刺定位及超声成像见图 35.1。

USG 探头置于胸椎棘突 2.5~3cm，腰椎平面旁开棘突矢状面 4~6cm，以观察横突。定位横突及横突与 ESM 交界处后，在横突与 ESM 之间给予局部麻醉药。穿刺可使用平面内或平面外技术。虽然许多作者建议采用平面内入路由头侧向尾侧进针，但也可以

表 35.1 已发表的竖脊肌平面头、颈部、背部疼痛阻滞病例

作者	病例	阻滞平面	药物	结论
Ueshima 和 Otaka[16]	紧张性头痛，2 例	胸椎(T4)	双侧注射 0.25%左旋布比卡因 15mL	无效
Tulgar 等[14]	下颈椎和肩胛骨间肌筋膜疼痛，1 例	胸椎(T3)	双侧注射 0.5%布比卡因 10mL，2% 利多卡因 5mL，等渗氯化钠 8mL 和甲泼尼龙 40mg/2mL	持续 8 周，NRS:0/10
Piraccini 等[15]	T4–T11 右背侧椎旁肌筋膜疼痛	胸椎(T8)	左旋布比卡因 45mg，曲安奈德 40mg，生理盐水 15mL	每周注射 2 次。NRS 下降到 2，患者能够接受合适的物理治疗，并恢复以前的工作
Schwart 等[22]	L3–L4、L4–L5、L5–S1 椎间盘源性腰痛，1 例	腰椎(L4?)	双侧注射 0.2%罗哌卡因 30mL 及不含防腐剂的地塞米松 5mg	在 6 周内，疼痛缓解了 80%
Piraccini 等[19]	L5 神经根性疼痛，1 例	骶椎(S2)	15mL 注射液含罗哌卡因 30mg，曲安奈德 40mg	NRS：注射后为 0，前 7 天<4
Celik 等[21]	L3–L4、L4–L5 椎间盘病，1 例	腰椎(L4)	布比卡因 20mL，利多卡因 10mL，生理盐水 8.6mL，40mg/mL 甲泼尼龙 1mL，钆布醇 0.4mL	注射后 8 周，NRS≤3/10，MRI 显示硬膜外区造影

采用平面外技术。Tulgar 和 Aksu 报道了矢状面椎旁入路外的其他入路[7]。在 Tulgar 报道的入路中，腰椎旁 ESPB 时，部分局部麻醉药被注射到横突间韧带深方。Aksu 在患者取侧卧位下使用短轴扫描(三叶草技术)进行腰椎旁 ESPB。在骶椎旁 ESPB 中，探头放置在骶骨短轴或矢状面上，局部麻醉药注射到骶骨间嵴、ESM 和韧带之间。

潜在并发症和不良反应

已报道 ESPB 相关并发症有气胸、肌无力及轻度或重度局部麻醉药中毒。其他潜在并发症包括一过性头晕、定向障碍、阴茎勃起及意外阻滞 T2–T3 的交感神经阻滞引起的丑角综合征[7,23]。未见神经损伤相关报道。虽然无 ESPB 相关出血的报道，但仍应注意凝血功能障碍、抗血小板和抗凝治疗的患者。

菱形肌阻滞(RB)：前锯肌下阻滞(RSS)

临床解剖

小菱形肌位于 C7–T1 之间，大菱形肌位于 T2–T5 棘突和肩胛骨内侧之间。在某些情况下，它可以被看作是一组肌肉。局部麻醉药注射到菱形肌和肋骨上方的肋间肌之间的筋膜平面，以阻断肋间神经的外侧皮支。局部麻醉药向背侧扩散可阻断背侧支[8,24]。一般仅适用于 T2–T7。在肩胛下第 7~8 肋骨水平

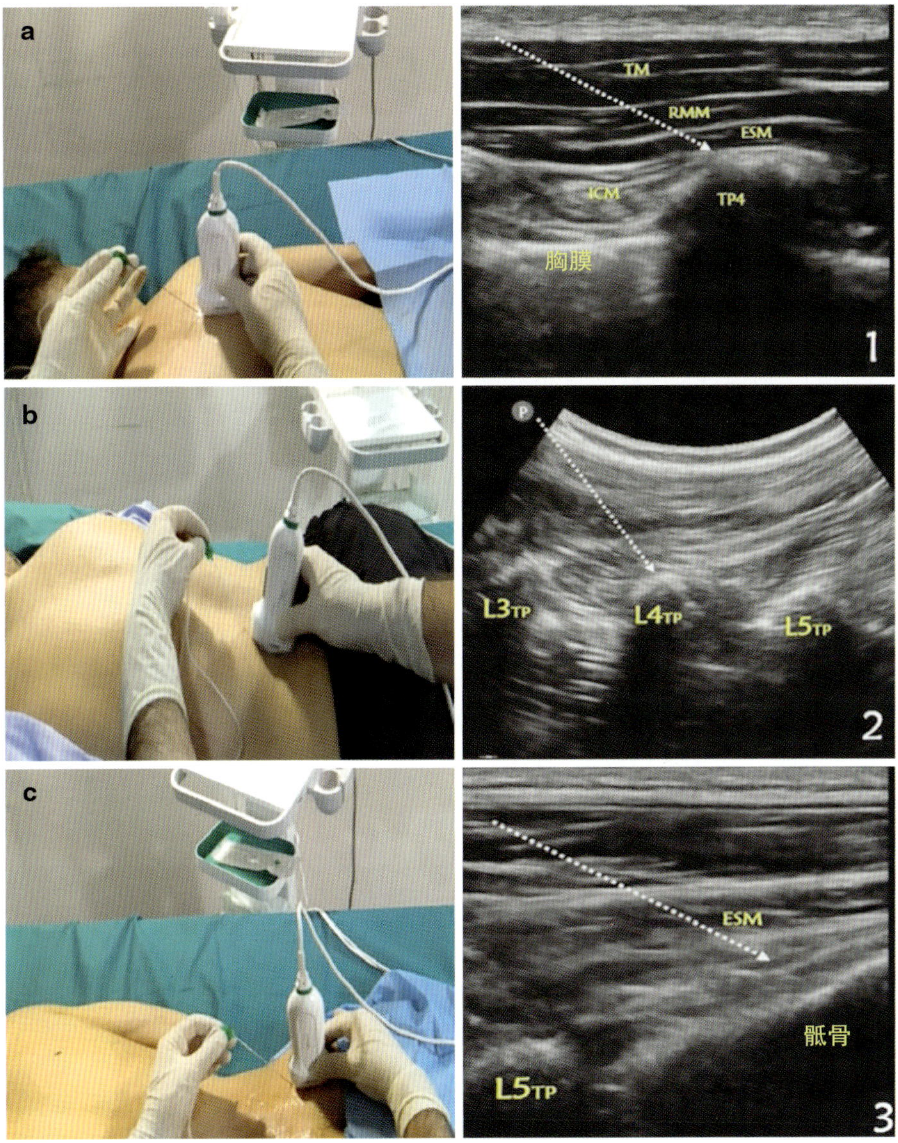

图 35.1　不同椎体节段竖脊柱阻滞(ESPB)的探头和穿刺定位。(a)超声引导下右侧胸椎旁 ESPB。(b)超声引导下右侧腰椎旁 ESPB。(c)超声引导下右侧骶椎旁 ESPB。注:TM,斜方肌;RMM,菱形肌;ESM,竖脊肌;ICM,肋间肌;T,胸椎;L,腰椎。箭头所示针尖位置和注射靶点。

的前锯肌和肋间肌注射局部麻醉药,被称为“前锯肌下阻滞”。与菱形肌阻滞联合时,它被称为“肋间菱形肌-前锯肌下平面阻滞”。通常可良好地阻滞 T2 到 T10-T11 皮节分布区。

适应证

一封给编辑的信中首次描述了菱形肌阻滞,1 例多发肋骨骨折的患者在菱形阻滞后得到改善[25]。该作者还展示了一个尸体解剖。后来,报道了描述 RS 的病例系列。菱形肌阻滞和 RSS 被用于胸腹手术和肌筋膜疼痛综合征[4,8,26]。其禁忌证与 ESPB 相同。

设备和技术

设备与 RISS 和 ESPB 类似。图 35.2 展

示了平面内尾侧入路。

在T5–T6水平，探头置于肩胛骨内侧缘，在菱形肌和肋骨之间注射局部麻醉药。在T7–T8水平，探头斜置于肩胛骨下角。在锯肌和肋骨之间注射局部麻醉药，这是RSS的锯肌下部分。与ESPB相比，注射容量更小。根据目标皮节的不同，可使用10~15mL的局部麻醉药。我们认为这种手术是治疗肩胛间区肌筋膜疼痛的一种安全、有效的技术。其潜在的并发症和不良反应与ESBP相同。

斜方肌平面阻滞

该阻滞是首个被报道的超声引导下筋膜内平面阻滞[5]。其适应证包括相关的肌筋膜疼痛综合征，特别是与粘连相关的症状（图35.3）。

上后锯肌平面阻滞

后锯肌是一块较薄的肌肉，起自C7–T2的棘肌，横向插入第2~5肋的肋骨角。该肌肉是肌筋膜疼痛的常见病因[27]。

将线性探头放置在肩胛骨上缘的矢状面位置，可探及第1~3肋骨。扫面到斜方肌、大菱形肌和后锯肌后，在菱形肌和后锯肌之间注射局部麻醉药。该阻滞可以使用平面内或平面外技术，给予局部麻醉药15mL（图35.4）。该阻滞可用于治疗肩胛间区、上胸神经背侧支的肌筋膜疼痛，并阻滞肩胛背神经[28]。

胸腰椎筋膜平面阻滞

胸腰椎筋膜间平面阻滞（TLIP）由Hand

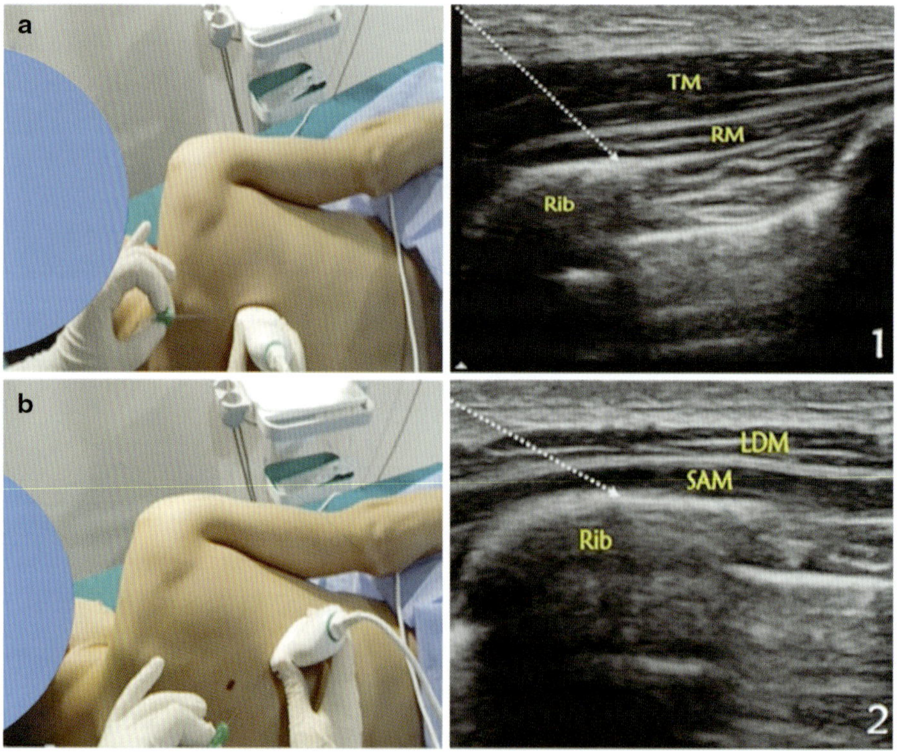

图35.2 （a）右图为菱形肌阻滞的探头和穿刺针定位。（b）前锯肌下阻滞穿刺针定位。注：TM，斜方肌；RM，大菱形肌；LDM，背阔肌；SAM，前锯肌。箭头所示注射用针头方向和靶点。

等[29]报道。在这个阻滞中，LA 应用于多裂肌和最长肌之间，阻断胸腰椎神经的背支。这项技术后来被阿希斯卡里格鲁等改进。他们建议在最长肌和髂肋肌之间注射 LA，可产生类似的临床效果[30,31]。作者认为，改良的 TLIP 更容易执行，且发生神经穿刺损伤的风险较小。

相关设备和技术

超声引导通常选用线性探头，调整扫描深度和成像参数，以达到最佳的成像效果。第一步是在 L3 水平上探及棘突。然后，横向滑动探头，探及多裂肌、最长肌和髂肋肌。15° 角由内向外进针推进针，穿刺至最长肌和髂肋肌平面之间，以进行改良的 TLIP 阻滞(图 35.5)。我们建议使用平面内技术。该阻滞可成为治疗慢性腰痛的有效手段[32]。

腰骶筋膜间平面阻滞

胸腰筋膜和其他腰上神经(臀上神经)包膜是经常被忽略的腰痛(LBP)原因。臀上神经起源于 T12–L3 神经根的背支。臀上神经卡压占 LBP 发病原因的 1.6%~4%[31]。臀上神经卡压的实际发生率尚不清楚，可能是因为它经常被误诊为其他病变[33]。虽然腰骶筋膜间平面阻滞以往是基于解剖标志进行的，但最近已有 USG 引导下的相关报道[34]。虽然该技术被

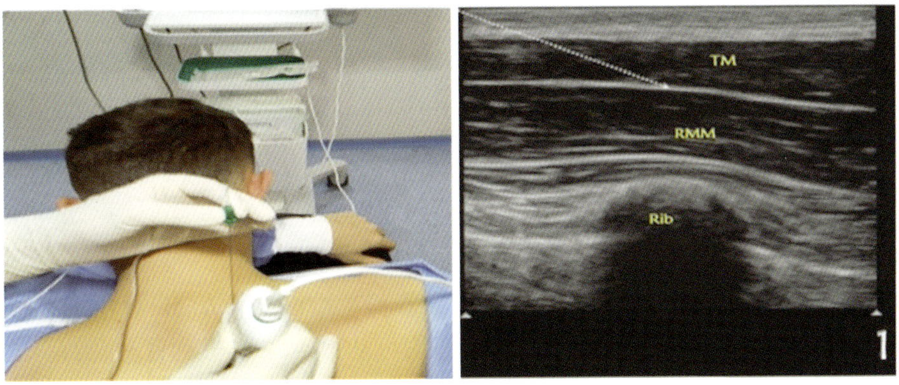

图 35.3 斜方肌平面阻滞(左图)的探头和穿刺针定位，右图为超声成像。注：TM，斜方肌；RM，菱形肌。箭头所示注射用针头位置和靶点。

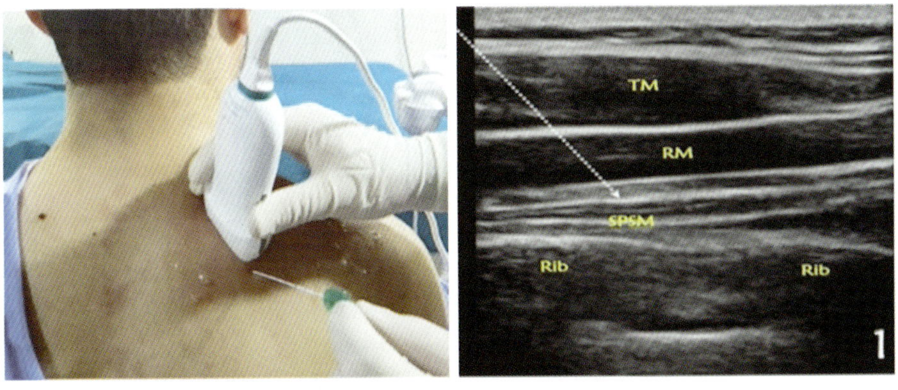

图 35.4 上后锯肌平面阻滞(左图)的探头和穿刺针定位，右图为超声成像。注：TM，斜方肌；RM，菱形肌；SPSM，上后锯肌。箭头所示注射用针头位置和靶点。

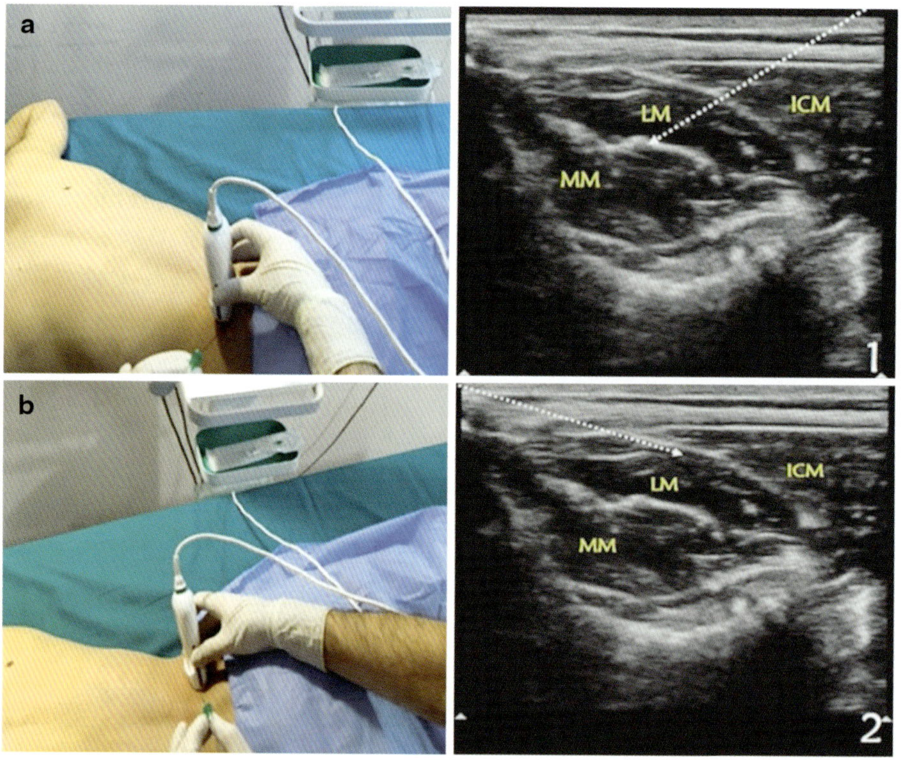

图 35.5 (a)右图为超声下胸腰椎筋膜间平面阻滞(TLIP)的探头和穿刺针定位。(b)右图为超声下改良胸腰椎筋膜间平面阻滞探头和穿刺针定位。注:MM,多裂肌;LM,背阔肌;ICM,髂肋肌。箭头所示注射用针头位置和靶点。

报道用于髋关节手术的辅助镇痛,但它对无神经根病变的慢性背痛也有效[35]。在竖脊肌与背阔肌下的胸腰椎筋膜之间注射10mL的局部麻醉药,以阻滞臀上神经(图35.6)[34]。

展望

超声引导下的IPB是一种有效且安全的技术,可单独使用或作为急慢性疼痛的多模式床旁管理的组成部分(表35.2)。除了上文提到的技术外,在不久的将来很有可能会出现新的筋膜间平面阻滞。局部麻醉药浓度、配比、各种类型超声技术的命名和操作共识将是未来研究的课题。例如,最近的一项尸体研究表明,颈部ESPB中在C6–C7水平应用20mL着色剂,所有尸体中均可从C5–C7扩散到臂丛及背侧支[36]。在我们看来,这是治疗头、颈、背和肩痛一个有前途的技术方向。

临床技术要点

- 竖脊肌平面阻滞是一种易于操作和安全的技术,可用于治疗肋骨骨折、术后疼痛、肌筋膜疼痛综合征、背痛、神经根病、带状疱疹后神经痛,以及其他一些急性和慢性疼痛的患者。
- 因为其常见副作用,在IPB中使用糖皮质激素仍存在争议[37]。一些报道表明,它可能会导致组织钙化。

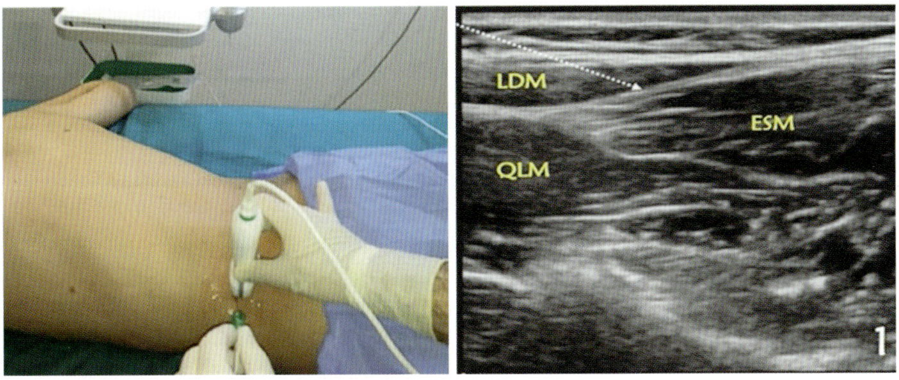

图 35.6 左图为腰骶筋膜平面阻滞的探头和穿刺针定位，右图为超声成像。臀上神经在这个平面内走行。注：LDM，背阔肌；ESM，竖脊肌；QLM，腰方肌。箭头所示为注射用针头位置和靶点。

表 35.2 已发表的其他头、颈、背部疼痛相关筋膜间平面阻滞病例

作者	病例	阻滞平面	局部麻醉药容量和配比	操作和预后
Taketa 等[28]	下段颈椎和肩胛间肌筋膜疼痛，15 例	第 2 第 3 肋骨间后锯肌平面阻滞	单侧注射 0.25% 罗哌卡因 15mL	在后锯肌和大菱形肌之间。手术前后 NRS 平均降低了 80%
Ahiskalioglu 等[32]	腰痛（无滑椎），1 例	改良 TLIP 阻滞（L3）	双侧注射 0.25%布比卡因 20mL，甲泼尼龙 40mg	在最长肌和髂肋肌平面之间，由内向外穿刺。TLIP 阻滞后，患者的 VAS 评分连续 4 周未增加超过 20 分
Ueshima 等	脊椎病变引起的腰椎源性背痛，2 例	TLIP 阻滞（L2）	双侧注射 0.25% 左旋布比卡因 20mL	多裂肌和最长肌之间。每周 2 次，持续 2 个月，疼痛可通过口服止痛剂控制/无疼痛主诉

注：箭头表示针的方向和注射目标。

（赵丹 张子甲 译）

参考文献

1. Rafi AN. Abdominal field block: a new approach via the lumbar triangle. Anaesthesia. 2001;56(10):1024–6.
2. Hebbard P, Fujiwara Y, Shibata Y, Royse C. Ultrasound-guided transversus abdominis plane (TAP) block. Anaesth Intensive Care. 2007;35(4):616–7.
3. Stecco C, Macchi V, Porzionato A, Duparc F, De Caro R. The fascia: the forgotten structure. Ital J Anat Embryol. 2011;116(3):127–38.
4. Piraccini E, Maitan S. Ultrasound guided rhomboid plane hydrodissection for fascial adhesion. J Clin Anesth. 2019;59:13.
5. Domingo T, Blasi J, Casals M, Mayoral V, Ortiz-Sagristá JC, Miguel-Pérez M. Is interfascial block with ultrasound-guided puncture useful in treatment of myofascial pain of the trapezius

muscle? Clin J Pain. 2011;27(4):297–303.
6. Tulgar S, Selvi O, Senturk O, Serifsoy TE, Thomas DT. Ultrasound-guided erector spinae plane block: indications, complications, and effects on acute and chronic pain based on a single-center experience. Cureus. 2019;11(1):e3815. https://www.cureus.com/articles/16824-ultrasound-guided-erector-spinae-plane-block-indications-complications-and-effects-on-acute-and-chronic-pain-based-on-a-single-center-experience
7. Tulgar S, Ahiskalioglu A, De Cassai A, Gurkan Y. Efficacy of bilateral erector spinae plane block in the management of pain: current insights. J Pain Res. 2019;12:2597–613. https://doi.org/10.2147/jpr.s182128.
8. Elsharkawy H, Maniker R, Bolash R, Kalasbail P, Drake RL, Elkassabany N. Rhomboid intercostal and subserratus plane block: a cadaveric and clinical evaluation. Reg Anesth Pain Med. 2018;43(7):745–51.
9. Elsharkawy H, Pawa A, Mariano ER. Interfascial plane blocks: back to basics. Reg Anesth Pain Med. 2018;43(4):341–6. https://doi.org/10.1097/AAP.0000000000000750.
10. Xu JL, Tseng V. Proposal to standardize the nomenclature for paraspinal interfascial plane blocks. Reg Anesth Pain Med. 2019. https://doi.org/10.1136/rapm-2019-100696.
11. Tulgar S, Selvi O, Senturk O, Ermis MN, Cubuk R, Ozer Z. Clinical experiences of ultrasound-guided lumbar erector spinae plane block for hip joint and proximal femur surgeries. J Clin Anesth. 2018;47:5–6.
12. Forero M, Rajarathinam M, Adhikary SD, Chin KJ. Erector spinae plane block for the management of chronic shoulder pain: a case report. Can J Anaesth. 2018;65(3):288–93.
13. Darling CE, Pun SY, Caruso TJ, Tsui BCH. Successful directional thoracic erector spinae plane block after failed lumbar plexus block in hip joint and proximal femur surgery. J Clin Anesth. 2018;49:1–2.
14. Tulgar S, Thomas DT, Suslu H. Ultrasound guided erector spinae plane block relieves lower cervical and interscapular myofascial pain, a new indication. J Clin Anesth. 2018;53:74.
15. Piraccini E, Corso RM, Maitan S. Ultrasound guided erector spinae plane block for myofascial pain syndrome. J Clin Anesth. 2019;57:121. https://doi.org/10.1016/j.jclinane.2019.04.016.
16. Ueshima H, Otake H. Successful cases of bilateral erector spinae plane block for treatment of tension headache. J Clin Anesth. 2019;54:153.
17. Takahashi H, Suzuki T. Erector spinae plane block for low back pain in failed back surgery syndrome: a case report. JA Clin Rep. 2018;4(1):60.
18. Tulgar S, Senturk O, Thomas DT, Deveci U, Ozer Z. A new technique for sensory blockage of posterior branches of sacral nerves: ultrasound guided sacral erector spinae plane block. J Clin Anesth. 2019;57:129–30.
19. Piraccini E, Antioco M, Maitan S. Ultrasound guided sacral erector spinae plane block: a useful tool for radicular pain treatment. J Clin Anesth. 2019;59:11–2.
20. Tulgar S, Selvi O, Thomas DT, Ozer Z. ESRA19-0505 new indication for novel block: sacral erector spinae plane block for inferior cluneal/sacral nerve entrapment syndrome. Reg Anesth Pain Med. 2019;44(Suppl 1):A230.
21. Celik M, Tulgar S, Ahiskalioglu A, Alper F. Is high volume lumbar erector spinae plane block an alternative to transforaminal epidural injection? Evaluation with MRI. Reg Anesth Pain Med. 2019. https://doi.org/10.1136/rapm-2019-100514.
22. Schwartz RH, Urits I, Viswanath O, Kaye AD, Eskander J. Extended pain relief utilizing lumbar erector spinae plane block in a patient with discogenic low back pain. Pain Physician. 2019;22(5):E519–21.
23. Sullivan TR, Kanda P, Gagne S, Costache I. Harlequin syndrome associated with erector spinae plane block. Anesthesiology. 2019;131(3):665.
24. Tulgar S, Selvi O, Thomas DT, Manukyan M, Özer Z. Rhomboid intercostal block in a modified radical mastectomy and axillary curettage patient; a new indication for novel interfascial block. J Clin Anesth. 2019;54:158–9.
25. Elsharkawy H, Saifullah T, Kolli S, Drake R. Rhomboid intercostal block. Anaesthesia. 2016;71:856–7.
26. Piraccini E, De Lorenzo E, Maitan S. Rhomboid intercostal block for myofascial pain syndrome in a patient with amyotrophic lateral sclerosis. Minerva Anestesiol. 2019;85(12):1367–9. https://doi.org/10.23736/S0375-9393.19.13791-1.
27. Vilensky JA, Baltes M, Weikel L, Fortin JD, Fourie LJ. Serratus posterior muscles: anatomy, clinical relevance, and function. Clin Anat. 2001;14(4):237–41.
28. Taketa Y, Irisawa Y, Fujitani T. Ultrasound guided serrates posterior superior muscle block relieves interscapular myofascial pain. J Clin Anesth. 2018;44:10–1.
29. Hand WR, Taylor JM, Harvey NR, Epperson TI, Gunselman RJ, Bolin ED, Whiteley J. Thoracolumbar interfascial plane (TLIP) block: a pilot study in volunteers. Can J Anaesth. 2015;62(11):1196–200.

30. Ahiskalioglu A, Yayik AM, Alici HA. Ultrasound-guided lateral thoracolumbar interfascial plane (TLIP) block: description of new modified technique. J Clin Anesth. 2017;40:62.
31. Ahiskalioglu A, Alici HA, Selvitopi K, Yayik AM. Ultrasonography-guided modified thoracolumbar interfascial plane block: a new approach. Can J Anaesth. 2017;64(7):775–6.
32. Ahiskalioglu A, Yayik AM, Celik EC, Aydin ME, Uzun G. Ultrasound guided modified thoracolumbar interfascial plane block for low back pain management. J Clin Anesth. 2019;54:138–9.
33. Kuniya H, Aota Y, Kawai T, Kaneko K-I, Konno T, Saito T. Prospective study of superior cluneal nerve disorder as a potential cause of low back pain and leg symptoms. J Orthop Surg Res. 2014;9:139.
34. Nielsen TD, Moriggl B, Barckman J, Jensen JM, Kolsen-Petersen JA, Søballe K, Børglum J, Bendtsen TF. Randomized trial of ultrasound-guided superior cluneal nerve block. Reg Anesth Pain Med. 2019;44(8):772–80.
35. Cornish P. Ultrasound-guided superior cluneal nerves block: raising the bar. Reg Anesth Pain Med. 2019. https://doi.org/10.1136/rapm-2019-100619.
36. Elsharkawy H, Ince I, Hamadnalla H, Drake RL, Tsui BCH. Cervical erector spinae plane block: a cadaver study. Reg Anesth Pain Med. 2020;45(7):552–6. https://doi.org/10.1136/rapm-2019-101154.
37. Buntragulpoontawee M, Chang KV, Vitoonpong T, Pornjaksawan S, Kitisak K, Saokaew S, Kanchanasurakit S. The effectiveness and safety of commonly used injectates for ultrasound-guided hydrodissection treatment of peripheral nerve entrapment syndromes: a systematic review. Front Pharmacol. 2021;11:621150. https://doi.org/10.3389/fphar.2020.621150.

推荐阅读

Atalay YO. A comparison of the ultrasound-guided modified-thoracolumbar interfascial plane block and wound infiltration for postoperative pain management in lumbar spinal surgery patients. Agri. 2020;32(3):140–6; English. https://doi.org/10.14744/agri.2019.97759.
Mavarez AC, Ahmed AA. Transabdominal plane block. In: StatPearls [Internet]. Treasure Island, FL: StatPearls Publishing; 2022.

第 36 章 臀上神经阻滞

Josianna Henson, Justin Merkow, Narayana Varhabhatla

基本概念

- 臀上神经(SCN)疼痛占腰痛的 14%。对其他干预措施无反应的腰痛患者,应考虑该鉴别诊断。
- 臀上神经可在髂嵴水平穿过胸腰椎筋膜处被卡压。
- 床旁臀上神经注射可以在体表解剖标志定位或超声引导下进行。部分患者精准注射后,疼痛可得到长期显著的缓解。
- 如果臀上神经卡压患者不能通过药物和注射治疗缓解疼痛,神经松解术可能有效。

概述

70%~85%的成年人一生中会被腰痛影响,其中 50%的患者未见病理性病因[1]。臀上神经发自 T12-L4,支配腰椎和臀部区域的感觉。穿经髂嵴时分出 2~6 个分支,分别为内侧支、中间支和外侧支[2]。臀上神经病变占腰痛病因的 14%,表现为骶髂关节疼痛、小关节突关节病和腰椎神经根病[3]。体格检查可见髂后嵴中线外侧 5~7cm 处 Tinel 征,重现患者的疼痛[4]。Maigne 综合征表现为臀上神经引起的髂嵴疼痛,可行 T12/L1 关节突注射[5]。然而,诊断性神经阻滞是最准确的诊断方法。床旁操作时,可在体表解剖标志或超声引导下完成。

适应证和禁忌证

1957 年,Strong 和 Davila 首次将臀上神经疼痛描述为腰痛的潜在原因[6]。它通常表现为单侧腰痛,腰椎活动可加重,47%~84%的患者也可表现为腿部放射性疼痛[2,7],或“假性坐骨神经痛”。危险因素包括髂后嵴取骨术、腰椎融合术、重复屈伸腰椎(如高尔夫或网球)[8]。

体格检查应包括触诊疼痛部位,特别要注意髂后嵴的触诊反应。髂嵴上方存在肌筋膜触发点可能提示臀上神经病变[9](表 36.1)。MRI 或 CT 对诊断无帮助,因为臀上神经非常薄(平均神经大小为 1.1mm),这些检查下很难成像[3,10]。该手术的禁忌证包括患者拒绝手术、活动性感染或存在脓毒症 / 菌血症的证据,或对术中注射剂过敏。

表 36.1 臀上神经病变的拟议诊断标准[2]

1.腰痛伴髂嵴和臀部牵涉痛
2.腰椎活动或体位改变后症状加重
3.髂后嵴上的触发点对应于神经压迫区
4.压迫触发点,患者报告臀上神经分布区(Tinel 征)出现麻木和放射性疼痛。
5.触发点行臀上神经阻滞可缓解症状

临床解剖

臀上神经是 T12-L4 背侧支的皮支(图 36.1)。发出后向下外侧走行,穿过腰大肌、椎旁肌和髂嵴。它穿过竖脊肌外侧缘的腰方肌筋膜,走行于腰方肌和胸腰筋膜之间。臀上神经有 2~5 个分支[3]。外侧支是各分支中最大的一支(0.8~2.1mm)[3]。Kuniya 等在一项解剖研究中发现,56%的尸体中至少有 1 个臀上神经的分支通过髂嵴水平的骨沟,其中 39%是内侧分支[11]。然而,髂嵴和胸腰筋膜之间未见任何骨沟或压迹[3]。这仍然是一个有争议的问题。在该区域没有已知的明显的血管结构。

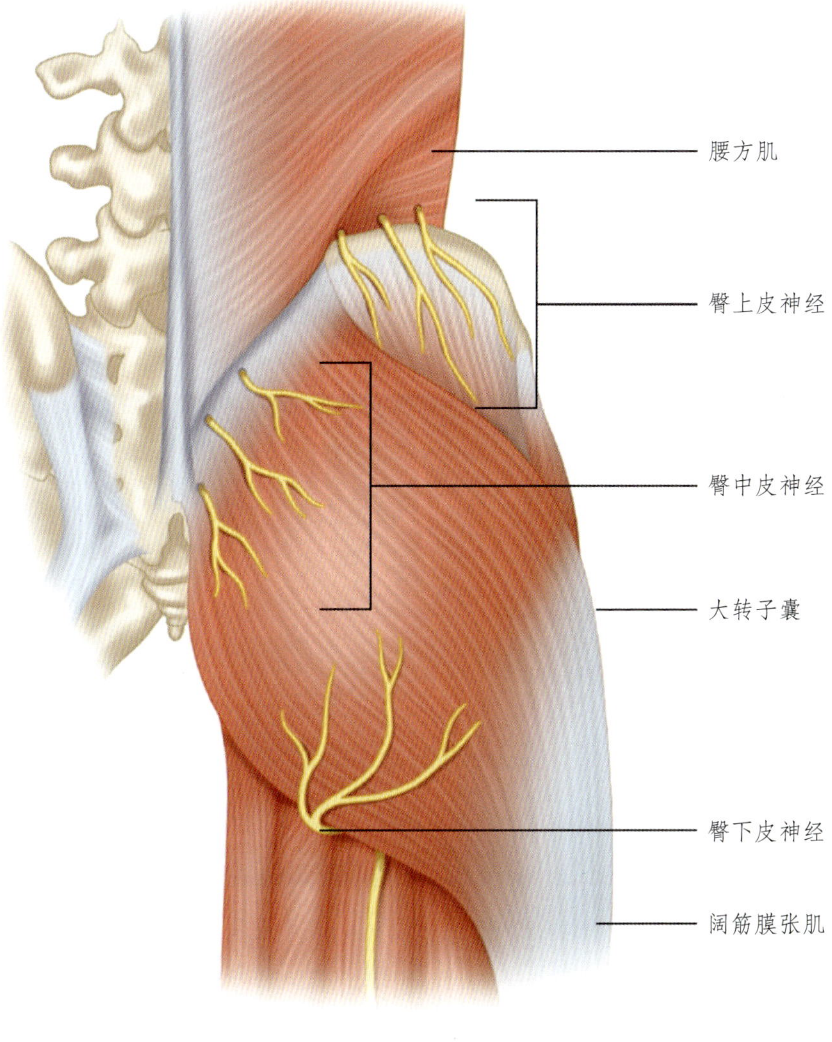

图 36.1 臀上神经相对于髂嵴的位置。(Image courtesy Springer)

设备和用品

床旁操作时，可在体表解剖标志或超声引导下进行[12,13]。27G或30G针头用于利多卡因表面麻醉（表36.2）。我们常用22G腰穿针或80mm显影针和5mL注射器进行注射。常用局部麻醉药包括利多卡因和布比卡因，或两者联合使用，加或不加皮质类固醇。患者取侧卧位或俯卧位。

表36.2 臀上神经阻滞需要准备的用品

注射器	5mL
针头	27G或30G针头用于局部麻醉 22G腰穿针或80mm显影针用于穿刺
麻醉药	0.25%~0.5%布比卡因，1%利多卡因
皮质类固醇	曲安奈德20~40mg，甲泼尼龙20~40mg

臀上神经阻滞：体表解剖标志定位技术

该阻滞可以在体表解剖标志辅助定位下完成。髂嵴旁开中线5~7cm[12]。触诊最大痛点。用1%利多卡因、27G 1.5英寸针头完成表面麻醉。垂直皮肤进针，抵到髂嵴后稍退针，回抽，并在内侧支、中间支和外侧支各注射1~2mL局部麻醉药和类固醇的混合物。

臀上神经阻滞：超声引导技术

臀上神经阻滞也可以在超声引导下进行[13-15]。靶点位于髂嵴水平的竖脊肌外侧缘和后胸腰筋膜之间。使用线性传感器短轴扫面下完成阻滞（图36.2）。首先，识别竖脊肌，在髂嵴水平找到外侧缘。当超声在髂嵴水平扫描到连接点时，平面内由内侧向外侧进针。针向前推进至胸腰筋膜后侧深方和前后胸腰筋膜融合点内侧。注射后，可见后胸腰筋膜和竖脊肌分离。

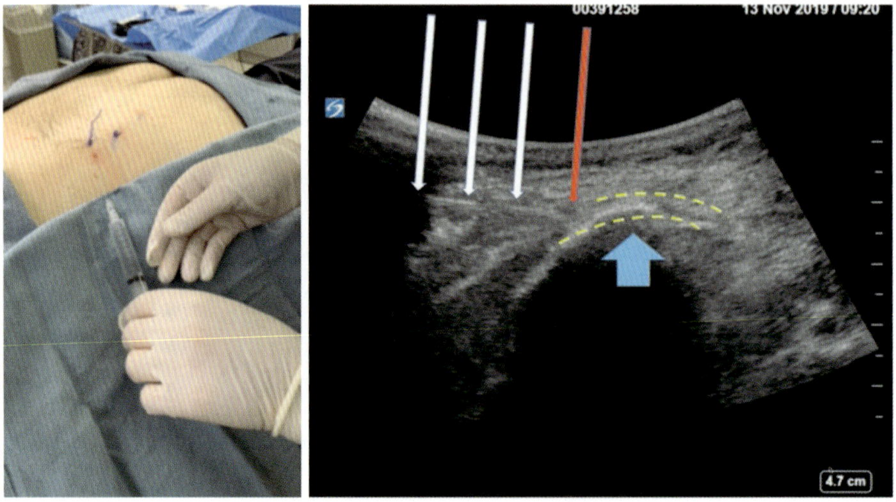

图36.2 臀上神经阻滞。左侧为针的轨迹，用蓝色标记表示。超声成像上的白色箭头指向穿刺针。红色箭头指向针尖和注射液。髂骨用蓝色箭头标记。黄色点线标记为注射物的扩散方向与臀上神经在同一筋膜平面内的走行。（Image：courtesy of Dmitri Souza，MD，PhD）

潜在并发症和不良反应

患者通常对这种手术的耐受性良好。最常见的并发症为注射部位疼痛和肌肉痉挛。罕见不良事件包括神经损伤、眩晕、头昏、局部麻醉药中毒反应[14,15]。其他严重并发症和相关的注意事项见表 36.3。

临床技术要点

- 手术前，应触及髂骨上的最大压痛点。可与超声联合使用。
- 应看到局部麻醉药在胸腰筋膜和竖脊肌之间扩散。
- 操作可在平面内或平面外进行，但根据我们的经验，在平面内操作更容易。
- 应告知患者点状瘢痕形成和使用类固醇发生脂肪营养不良的可能性，特别是反复阻滞的患者。
- 应关注免疫功能低下的患者，以防发生感染。虽然这是罕见的，但早期发现有助于防止发生致命后果。

表 36.3 其他潜在并发症和不良反应

• 压迫以防止出血障碍或抗凝治疗的患者产生血肿
• 必须告知患者，治疗中使用的皮质类固醇可能导致局部脱发、色素沉着或皮肤萎缩。据报道，布比卡因有局部肌肉毒性
• 在妊娠期间进行臀上神经阻滞时，应权衡潜在的受益和风险
• 利多卡因或布比卡因麻醉剂可能存在过敏反应，如果之前对麻醉剂有过敏反应，则不应进行阻滞
• 频繁接受注射或存在糖皮质激素用药史的患者，无论是口服还是其他介入治疗，都有发生库欣综合征或肾上腺功能不足的风险[16]。临床医生必须认真询问患者近期的类固醇用药史，因为患者通常不会主动报告用药史

（单汉民 张子甲 译）

参考文献

1. Becker A, et al. Low back pain in primary care: Costs of care and prediction of future health care utilization. Spine (Phila PA). 2010;35:1714–20.
2. Isu T, Kim K, Morimoto D, Iwamoto N. Superior and middle cluneal nerve entrapment as a cause of low back pain. Neurospine. 2018;15:25–32.
3. Tubbs RS, et al. Anatomy and landmarks for the superior and middle cluneal nerves: application to posterior iliac crest harvest and entrapment syndromes. J Neurosurg Spine. 2010;13(3):356–9.
4. Lu J, Ebraheim NA, Huntoon M, Heck BE, Yeasting RA. Anatomic considerations of superior cluneal nerve at posterior iliac crest region. Clin Orthop. 1998;347:224–8.
5. Maigne JY, Lazareth JP, Surville HG, Maigne R. The lateral cutaneous branches of the dorsal rami of the thoraco-lumbar junction. Surg Radiol Anat. 1989;11:289–93.
6. Strong EK, Davila JC. The cluneal nerve syndrome; a distinct type of low back pain. Ind Med Surg. 1957;26:417.
7. Konno T, Aota Y, Kuniya H, Saito T, Qu N, Hayashi S, Kawata S, Itoh M. Anatomical etiology of "pseudo-sciatica" from superior cluneal nerve entrapment: a laboratory investigation. J Pain Res. 2017;10:2539.
8. Aly TA, et al. Medial superior cluneal nerve entrapment neuropathy in teenagers: a report of two cases. Tohoku J Exp Med. 2002;197(4):229–31.
9. Kuniya H, Aota Y, Kawai T, Kaneko K, Konno T, Saito T. Prospective study of superior cluneal nerve disorder as a potential cause of low back pain and leg symptoms. J Orthop Surg. 2014;9:139.

10. Kim K, et al. Low back pain due to middle cluneal nerve entrapment neuropathy. Eur Spine J. 2018;27(3):309–13.
11. Kuniya H, et al. Anatomical study of superior cluneal nerve entrapment. J Neurosurg Spine. 2013;19(1):76–80.
12. Trescot AM. Cryoanalgesia in interventional pain management. Pain Physician. 2003;6:345–60.
13. Chang KV, et al. Ultrasonographic technique for imaging and injecting the superior cluneal nerve. Am J Phys Med Rehabil. 2017;96(6):e117–8.
14. Nielsen TD, Moriggl B, Barckman J, Jensen JM, Kolsen-Petersen JA, Søballe K, Borglum J, Bendtsen TF. Randomized trial of ultrasound-guided superior cluneal nerve block. Reg Anesth Pain Med. 2019:rapm-2018-100174.
15. Jeng CL, Torrillo TM, Rosenblatt MA. Complications of peripheral nerve blocks. Br J Anaesth. 2010;105:i97–i107.
16. Jacobs S, Pullan PT, Potter JM, Shenfield GM. Adrenal suppression following extradural steroids. Anaesthesia. 1983;38:953–6.

推荐阅读

Fujihara F, Isu T, Kim K, Sakamoto K, Matsumoto J, Miki K, Ito M, Isobe M, Inoue T. Clinical features of middle cluneal nerve entrapment neuropathy. Acta Neurochir. 2021;163(3):817–22. https://doi.org/10.1007/s00701-020-04676-0. Epub 2021 Jan 6

第 37 章 臀中神经注射

Jay Karri, Tuan Tang, Alaa Abd Elsayed

基本概念

- 臀中神经(MCN)病变可能与向臀内侧表面放射的慢性腰痛有关。
- MCN 病变与经后入路髂骨取骨有关。
- MCN 阻滞可为慢性腰痛患者提供诊断和治疗,并且可在床旁进行。
- 考虑到局部麻醉药的即时作用,MCN 阻滞可以迅速缓解疼痛,治疗效果可持续数天至数周,甚至更长时间,尤其是行化学性神经松解术。
- 在 MCN 阻滞缓解疼痛但维持时间不长的情况下,神经松解术可以为患者提供更长时间的镇痛。

概述

在慢性腰痛患者中,臀中神经(MCN)病变是一种常被忽视的现象[1-3]。患者常表现为腰痛,并在臀部内侧出现特定的放射性疼痛症状。鉴于其他轴性腰痛和骶髂关节疾病也会有类似的表现,MCN 病变的诊断有时会被忽视。

尽管 MCN 的病理机制很确切,但 MCN 注射治疗仍有良好的疗效[1,4,5]。这些操作可借助解剖标志或超声引导在床旁进行,以便于诊断和治疗,但成功率有所差异。在某些涉及 MCN 卡压或慢性神经病变的病例中,可能需要更高级的治疗方法,如周围神经刺激和减压手术,以获得良好的镇痛效果。

适应证和禁忌证

MCN 神经痛可能继发于多种病因,因此,对于潜在病理生理学的精确诊断可以帮助指导目标导向的治疗,并取得良好的效果[1-3]。尽管有确切的病理机制,但 MCN 病变会产生腰痛并向臀内侧放射。鉴于 MCN 是纯感觉神经,因此,MCN 损害并不会导致运动缺陷。虽然目前尚无 MCN 神经痛的诊断标准,但诊断要点见表 37.1 所示。

髂后嵴取骨手术最常见的并发症是臀神经损伤,可产生感觉障碍和(或)慢性疼痛[1-3]。虽然臀上神经(SCN)与该手术关系最为密切,但 MCN 仍易受到患者习惯、神经走行解剖和内固定侧别的影响。

与 MCN 相比，SCN 更容易发生卡压性神经病变。然而，Aota 在 2016 年报道了 MCN 卡压的情况，并考虑到 MCN 更易沿骶后韧带受到卡压，因此，他认为在其他未报道的病例中可能存在 MCN 卡压[1]。

Maigne 综合征是指下胸椎高腰椎小关节病的疼痛经臀神经牵涉至髂嵴[1-3,6]。虽然 Maigne 综合征通常与 SCN 有关，但 MCN 神经痛可能继发于腰骶关节小关节病的牵涉性疼痛。

最后，特发性 MCN 神经痛也是一种很可能的现象。最近人们开始了解并对臀神经病变引起的慢性疼痛产生研究兴趣，但尚缺乏可靠的文献和流行病学数据。

对于可能存在 MCN 病变的患者，局部麻醉药物神经阻滞有助于诊断和治疗。如表 37.2 所示，除了神经阻滞，也可能使用神经松解术或增生疗法[4,7]。化学性神经松解术通常使用苯酚水溶液，可以产生长期的镇痛效果，有时可长达 6 个月以上，但通常只在麻醉药物神经阻滞确诊 MCN 神经痛后才使用。

表 37.1 继发于臀中神经病变的慢性疼痛诊断

(A)腰痛，通常向一侧臀内侧放射
(B)沿髂后上棘下方的骶髂后长韧带触诊时有局限性压痛
(C)应用局部麻醉药物行神经阻滞有中度镇痛反应
(D)上述症状与腰骶或骶髂病变等其他诊断无关

当评估患者是否需要 MCN 注射治疗时，周围神经阻滞的标准操作流程和禁忌证同样适用[8]。也就是说，选择明智的策略是必要的，以减轻感染、出血并发症、外周结构的无意损害和药物毒性风险。医生在评估临床弱势患者（包括但不限于未成年、妊娠和免疫功能低下的患者）时，应采取必要的预防措施和谨慎态度。

临床解剖

MCN 为纯感觉神经，起源于 S1–S3 孔的后支[1-3,9]。出骶孔后，MCN 沿外侧在髂后上棘（PSIS）下穿过骶髂后长韧带（LPSL）。MCN 覆盖臀大肌，并为臀部内侧提供皮神经支配（图 37.1）。

值得注意的是，来自多个小组的尸体研究发现其与 LPSL 相关的神经通路不同。虽然，Tubbs 等发现 MCN 在 LPSL 表面，但其他人也发现 MCN 在 LPSL 下方，甚至穿过 LPSL[2,10-12]。文献中只有一篇关于 MCN 卡压的报道，但可能存在 MCN 卡压的漏诊和（或）漏报[1]。

设备和用品

MCN 阻滞很容易在床旁进行。虽然，有经验的医生可能只需利用解剖标志进行注射，但超声引导可用于直接观察神经。鉴于 MCN 附近没有大动脉，神经或其他重要结

表 37.2 臀中神经病变的注射治疗

操作	适应证	镇痛持续时间	技术
麻醉药物阻滞	诊断治疗	从几天到几周	体表解剖标志和（或）超声引导
化学性神经松解术	仅用于治疗	通常为几个月	
增生疗法	仅用于治疗	存在差异	

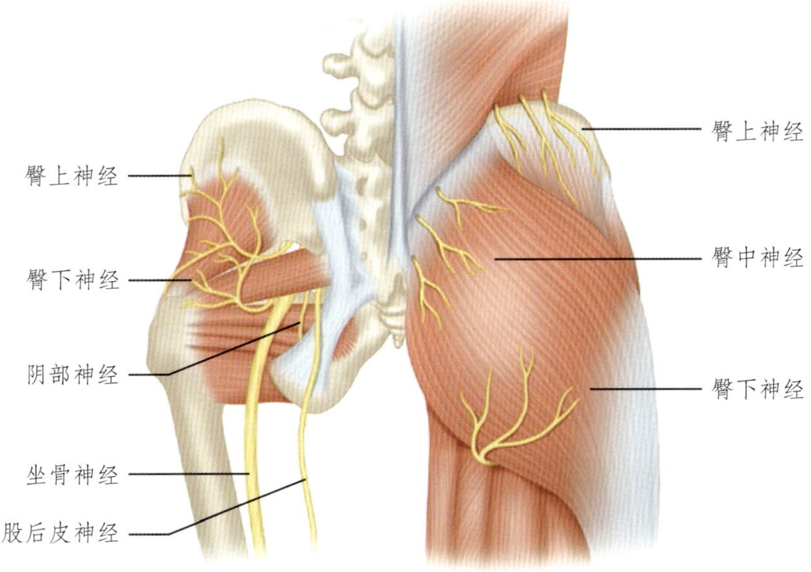

图 37.1 臀中神经解剖。

构，因此，超声引导是非必要的。然而，MCN 直接可视化观察不仅可以优化药物的靶向注射，还可以提高操作过程的安全性。

通常使用 22G 或 25G 1.5 英寸针头的小注射器，注射量为 2~5mL（表 37.3）。麻醉药物通常选择利多卡因或布比卡因，或不太常见的利多卡因 – 布比卡因组合。它们可以与皮质类固醇溶液混合，特别是以治疗为目的的注射。

虽然，是否添加皮质类固醇治疗 MCN 神经痛的证据有限，但有研究表明皮质类固醇可能存在某些不良作用[13]。皮质类固醇的使用应根据医生和患者的情况而定。应审慎考虑皮质类固醇的剂量，特别是血糖控制不佳或类固醇敏感性差的糖尿病患者。

表 37.3 臀中神经注射需要使用的用品

注射器	3mL 或 5mL
针头	22G 或 25G
	1.5 英寸针头
麻醉药	布比卡因 0.25%~0.5%
	利多卡因 1%~2%
	利多卡因/布比卡因组合：1:1~1:3 比例
皮质类固醇	曲安奈德：5~40mg（t1/2：18~36h）
	倍他米松：18mg（t1/2：36~54h）
	地塞米松：4mg（t1/2：36~54h）
	甲泼尼龙：80~125mg（t1/2：18~36h）
苯酚	苯酚水溶液 5%~8%
增生疗法	无菌葡萄糖水溶液 12.5%~25%

体表解剖标志定位技术

该操作最好在患者取俯卧位时进行。暴露同侧下背部和臀表面，对侧适当遮盖，以保证患者的舒适和隐私。确定髂后嵴并向内侧追踪，直至定位到 PSIS。仔细触诊 PSIS 下方 1~5cm 处，以确定再现患者疼痛症状的压痛点[1-3,5,9]。在确定的压痛点内侧约 1cm 处标记皮肤，并消毒穿刺点。

在标记的目标处插入 22G 或 25G 1.5英寸针头，并以浅角度向外下方推进，直到皮下组织的正下方。在回吸无血后，以扇形注入药物。注射完毕后拔出针头，并用纱布敷料覆盖穿刺点。

超声引导技术

鉴于 MCN 的直径较小，超声成像与上述解剖标志的一致性至关重要。首先将超声探头置于 PSIS 正下方的垂直位置。通过向髂嵴方向移动旋转探头的上侧面，尝试将 MCN 定位在短轴上。穿刺针和探头的定位如图 37.2 所示。

当确定好位置后，可以在超声探头的短轴或长轴方向进行注射。使用 25~30G 1.5 英寸针头的 3~5mL 注射器以浅角度推进，位于胸腰筋膜下方、臀大肌上方，并朝向 MCN。确定将药物注射在 MCN 上。注射药物后的超声图如图 37.3 所示。

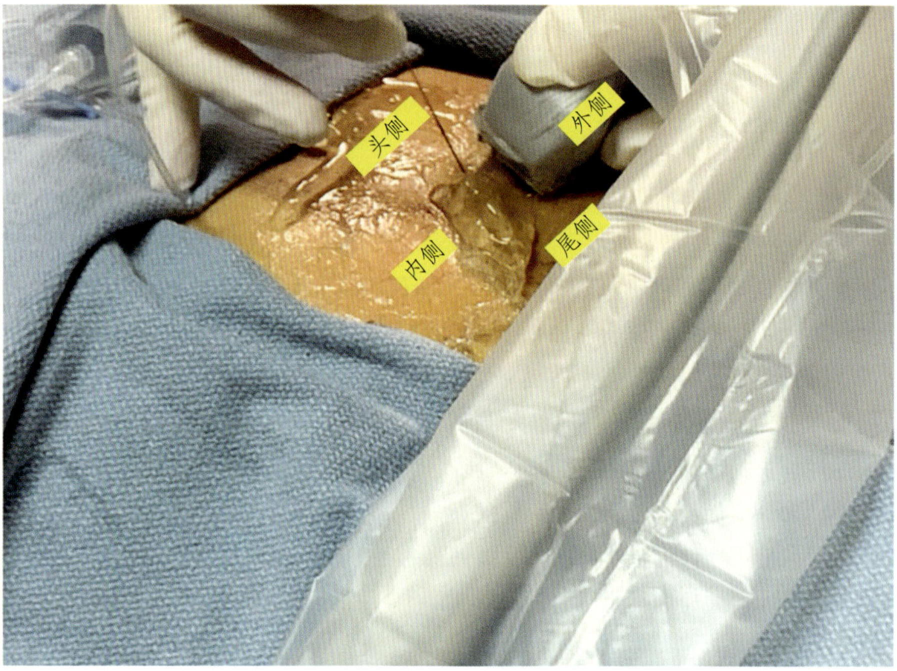

图 37.2 臀中神经注射时探头和针的定位图。（Image—courtesy of Dmitri Souza, MD, PhD）

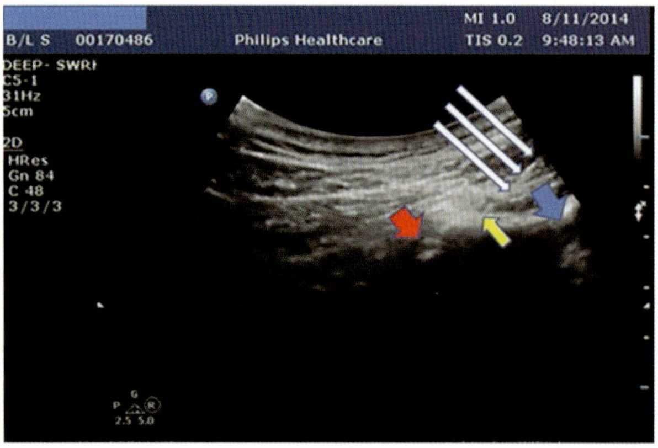

图 37.3 臀中神经注射的超声图。白色箭头所示针轴。红色箭头指向骶髂关节。黄色箭头所示臀中神经靠近 S2 孔的位置（蓝色箭头所示）。（Image—courtesy of Dmitri Souza, MD, PhD）

潜在并发症和不良反应

鉴于 MCN 附近没有大动脉、神经或其他重要结构，因此，患者通常可以良好耐受这种操作。然而，标准的预防措施有助于确保操作的安全性，对于预防感染、出血并发症、外周结构意外损伤和药物毒性风险均至关重要（表 37.4）。

通过使用无菌手术技术，避免针头穿过皮肤感染部位，对包括糖尿病患者在内的免疫功能低下患者进行重点监测和（或）谨慎考虑操作的必要性，可以降低感染风险。

由于 MCN 周围无主要动脉供应，出血并发症主要限于血肿形成。尽管如此，超声引导和多普勒成像的使用可能有助于预防血管损伤。根据美国区域麻醉和疼痛医学会（ASRA）的指南，也可以将出血风险降至最低，该指南提供了手术前停用抗血小板和抗凝药物的建议[14]。但这些药物的临时停药应该与其处方提供者要求一致，并且只有在认为合理和适当的情况下才予以考虑。

根据患者的习惯和医生的专业知识，超声引导可用于降低穿刺针伤及附近结构的风险。此外，患者适当的体位可以帮助优化注射的便利性。

最后，药物毒性可继发于过敏反应、局部或全身不良反应[8]。过敏反应通常继发于利多卡因或布比卡因等局部麻醉药，可以通过调查患者既往对注射药物的过敏史或不良反应来预防。神经阻滞的局部不良反应通常继发于皮质类固醇药物，这与局部软骨毒性、肌肉损伤甚至韧带损伤有关[13]。肌肉毒性也与布比卡因的使用有关[15]。苯酚的使用与局部感觉异常有关[7]。注射药物全身吸收可能会发生全身不良反应，特别是当使用剂量过大和（或）过高时。最具威胁性的不良反应继发于麻醉毒性，最初表现为头晕、眩晕、视力模糊、言语不清、金属味觉、口周麻木和（或）耳鸣[15]。如果患者主诉这些症状，应立即停止使用麻醉药物，以防止致命的神经和（或）心脏毒性。

表 37.4　显著的潜在并发症和不良反应

标准的无菌技术和预防措施是必要的，以尽量降低感染风险
此外，免疫功能低下的患者需要特别重视和必要的监测
出血风险主要限于血肿形成，可以谨慎采用生理学或医源性抗凝措施来避免。此外，如果发生渗出或长时间出血，应在注射部位加压
局部麻醉药存在明显的过敏反应和全身药物毒性风险。如果患者先前对麻醉药物过敏，则不应使用相应的麻醉药物。如果出现麻醉药物全身不良反应的迹象或症状，应立即停止使用麻醉药物，以防止致死性神经和（或）心脏毒性
皮质类固醇可引起局部软骨毒性、肌毒性或脂肪营养不良、皮肤瘢痕形成，甚至韧带损伤，这些不良反应被认为是重复注射和使用高剂量类固醇的继发性反应
对于通过静脉注射或口服类固醇制剂、反复联合注射皮质类固醇的高剂量和（或）慢性类固醇暴露者，应审慎使用皮质类固醇。这些患者可能有发展为肾上腺功能不全的危险

临床技术要点

- MCN 病变可能与向臀内侧表面放射的慢性腰痛有关。
- MCN 神经阻滞相当安全，可以在床旁基于解剖标志定位技术或超声引导技术实施。
- 对于确诊为 MCN 神经痛或神经病变的患者，也可以考虑进行化学性神经松解术或增生疗法。
- 适当的患者选择和安全考虑可以帮助优化 MCN 注射操作的安全性。

（窦智 单汉民 译）

参考文献

1. Aota Y. Entrapment of middle cluneal nerves as an unknown cause of low back pain. World J Orthop. 2016;7(3):167.
2. Tubbs RS, Levin MR, Loukas M, Potts EA, Cohen-Gadol AA. Anatomy and landmarks for the superior and middle cluneal nerves: application to posterior iliac crest harvest and entrapment syndromes. J Neurosurg Spine. 2010;13(3):356–9.
3. Isu T, Kim K, Morimoto D, Iwamoto N. Superior and middle cluneal nerve entrapment as a cause of low back pain. Neurospine. 2018;15(1):25.
4. Inklebarger J, Galanis N. The Management of Cluneal Nerve Referred Pain with Prolotherapy. J Prolother. 2018;10:982–91.
5. Nielsen TD, Moriggl B, Barckman J, et al. Randomized trial of ultrasound-guided superior cluneal nerve block. Reg Anesth Pain Med. 2019:rapm–2018.
6. Maigne J-Y, Maigne R. Trigger point of the posterior iliac crest: painful iliolumbar ligament insertion or cutaneous dorsal ramus pain? An anatomic study. Arch Phys Med Rehabil. 1991;72(10):734–7.
7. Ramamurthy S, Walsh NE, Schoenfeld LS, Hoffman J. Evaluation of neurolytic blocks using phenol and cryogenic block in the management of chronic pain. J Pain Symptom Manag. 1989;4(2):72–5.
8. Jeng CL, Torrillo TM, Rosenblatt MA. Complications of peripheral nerve blocks. Br J Anaesth. 2010;105(suppl_1):i97–i107.
9. Konno T, Aota Y, Saito T, et al. Anatomical study of middle cluneal nerve entrapment. J Pain Res. 2017;10:1431.
10. Grob KR, Neuhuber WL, Kissling RO. Innervation of the sacroiliac joint of the human. Z Rheumatol. 1995;54(2):117–22.
11. McGrath MC, Zhang M. Lateral branches of dorsal sacral nerve plexus and the long posterior sacroiliac ligament. Surg Radiol Anat. 2005;27(4):327–30.
12. Horwitz MT. The anatomy of (a) the lumbosacral nerve plexus—its relation to variations of vertebral segmentation, and (b), the posterior sacral nerve plexus. Anat Rec. 1939;74(1):91–107.
13. Brinks A, Koes BW, Volkers AC, Verhaar JA, Bierma-Zeinstra SM. Adverse effects of extra-articular corticosteroid injections: a systematic review. BMC Musculoskelet Disord. 2010;11(1):206.
14. Narouze S, Benzon HT, Provenzano D, et al. Interventional spine and pain procedures in patients on antiplatelet and anticoagulant medications: guidelines from the American Society of regional anesthesia and Pain medicine, the European Society of regional anaesthesia and pain therapy, the American Academy of pain medicine, the International neuromodulation Society, the North American neuromodulation Society, and the world Institute of pain. Reg Anesth Pain Med. 2018;43(3):225–62.
15. Batinac T, Sotošek Tokmadžić V, Peharda V, Brajac I. Adverse reactions and alleged allergy to local anesthetics: analysis of 331 patients. J Dermatol. 2013;40(7):522–7.

推荐阅读

Fujihara F, Isu T, Kim K, Sakamoto K, Matsumoto J, Miki K, Ito M, Isobe M, Inoue T. Clinical features of middle cluneal nerve entrapment neuropathy. Acta Neurochir. 2021;163(3):817–22. https://doi.org/10.1007/s00701-020-04676-0. Epub 2021 Jan 6

第 38 章 骶髂关节内注射和关节周围注射

Mohamed Attia, Mowafak Abdelghani

基本概念

- 骶髂(SI)关节病变是慢性轴性腰痛的重要原因；其发生频率随年龄的增长而增加。源自骶髂关节的疼痛可以是关节内或关节外的[1]。
- 关节内原因包括感染、关节炎、脊柱关节病和恶性肿瘤，而附着点病、骨折、韧带损伤和肌筋膜疼痛是关节外原因[1]。
- 国际疼痛研究协会(IASP)制订了骶髂关节疼痛的诊断标准。骶髂关节疼痛被定义为局限于骶髂关节区域的疼痛，可通过压力和激发试验再现，并通过骶髂关节局部麻醉获得可靠缓解[2]。
- 尽管疼痛改善程度的明确标准不足以确定骶髂关节综合征(SIJS)的诊断，但注射后疼痛减轻 50%~75%以上被认为是一个有价值的阈值。由于关节内类固醇注射可以有效减轻 SIJS 相关性疼痛，低级别滑膜炎症被认为是一个潜在的原因[3]。
- 一些研究比较了骶髂关节周围注射与关节内注射的有效性。虽然关节周围和关节内注射可能会导致类似的疼痛缓解，但关节内注射一直是验证骶髂关节综合征诊断和指导进一步治疗(如射频消融)的主要手段[4]。

概述

骶髂关节疼痛通常被低估，20%的腰痛患者是由骶髂关节引起的。骶髂关节综合征(SIJS)患者通常表现为髂后上棘附近疼痛。骶髂关节的关节和关节外因素被认为是骶髂关节疼痛的原因。

然而，与 SIJS 相关的疼痛模式可能与其起源的多种原因重叠，疼痛起源于下腰椎间盘，尤其是 L5 水平和邻近的小关节。因此，SIJS 大多未得到充分诊断。

适应证和禁忌证

由于缺乏明确的病史、体格检查或影像学结果，骶髂关节疼痛的诊断具有挑战性。大多数疼痛医生根据骶髂关节注射后的阳性反应来进行诊断。

关节炎和感染是引起骶髂关节疼痛关节内来源的两个主要病因。关节外病因更常见，包括附着点病、骨折、韧带损伤和肌筋膜疼痛。

除病理因素之外，还有几个因素可以

使个体逐渐发展为骶髂关节疼痛。这些需要增加骶髂关节承受的压力，包括真实和明显的腿长差异、步态异常、长时间剧烈运动、脊柱侧弯和骶骨脊柱融合（表 38.1 和表 38.2）[5]。

临床解剖

骶髂关节（图 38.1）最常见的特征是一个大的、耳状的滑膜关节。实际上，滑膜特征仅局限于关节的远端 1/3 和前 1/3[6]。

后部是由骶髂韧带、臀中肌、臀小肌及梨状肌组成的。骶髂关节不能单独工作，因为所有这些肌肉都与髋关节共享接头。这就是韧带结构及其支撑的肌肉对骶髂关节的稳定性有很大影响的原因[6]。

因此，选择下入路（针对关节的下 1/3）作为进针点一直是治疗的主要方法。最近的研究评估了上入路（针对关节的上 2/3）置针的效果，但无证据表明该技术具有明显的有效性。

表 38.1 骶髂关节综合征的诊断标准[6]

病史
骶髂关节疼痛通常局限于臀区（94%）。下腰部（72%）、腹股沟（14%）、上腰部（6%）或腹部（2%）也可出现牵涉性疼痛
体格检查
1.压缩试验：患者取侧卧位，无疼痛侧朝下，髋屈 45°，双膝屈 90°。站在患者身后，双手放在髂骨上，然后向下和向内侧施加压力，引起 SIJS 疼痛
2.分离试验（间隙试验）：患者取仰卧位，检查者将手放在疼痛的同侧髂前上棘（ASIS）上。然后，检查者向后外侧施加压力，引起 SIJS 同侧疼痛
3. Patrick 征（屈曲-外展-外旋试验，FABER）：患者取仰卧位，检查者站在疼痛侧。患侧的腿在臀部和膝关节处弯曲，脚置于对侧膝关节上方。然后对患侧膝关节施加向下的压力，施加压力就会引起疼痛
诊断性阻滞
IASP 标准要求在注射类固醇或射频治疗之前，需行骶髂关节内局部麻醉，观察疼痛是否消失以确定诊断

表 38.2 骶髂关节内注射和关节周围注射治疗骶髂关节炎

操作	适应证	技术	禁忌证
骶髂关节内阻滞	骶髂关节疼痛的诊断和治疗	体表解剖标志和超声技术	绝对禁忌证：患者拒绝、全身或局部感染、局部恶性肿瘤相关 相对禁忌证：凝血相关疾病或目前/最近正在使用血液稀释剂；Ⅱ型糖尿病，且血糖控制不佳
骶髂关节周围阻滞和外侧支阻滞	骶髂关节疼痛的治疗及为射频消融而进行的诊断性阻滞	体表解剖标志和超声技术	绝对禁忌证：患者拒绝、全身或局部感染、局部恶性肿瘤相关 相对禁忌证：凝血相关疾病或目前/最近正在使用血液稀释剂；Ⅱ型糖尿病，且血糖控制不佳

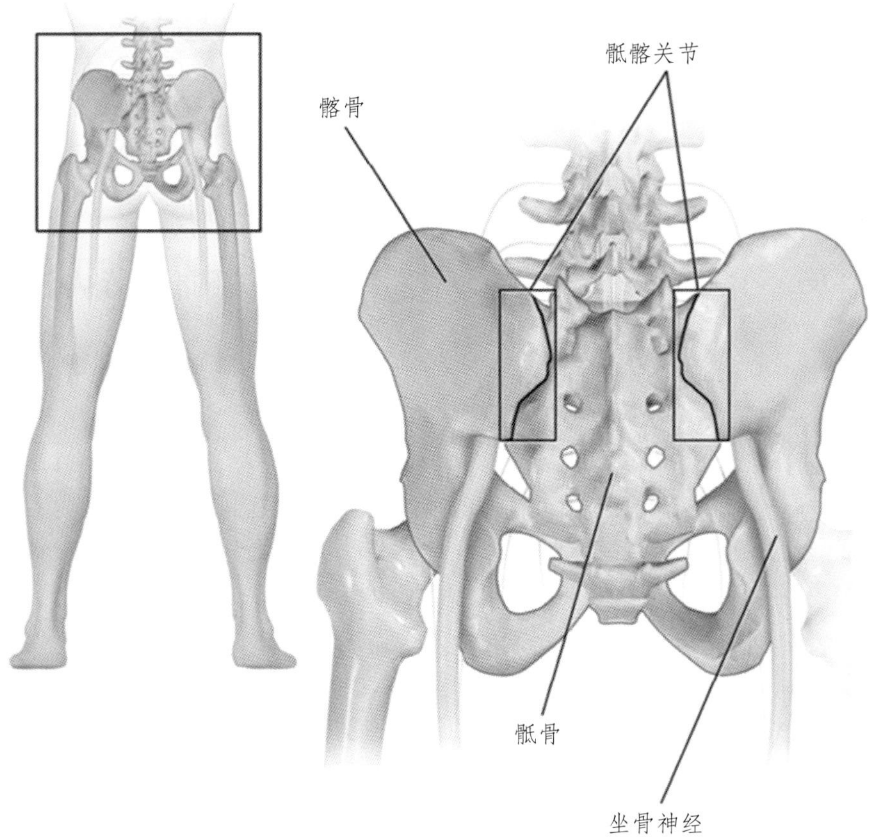

图 38.1 骶髂关节的解剖和关系[10]。

早期的解剖学研究描述了骶髂关节的腹侧和背侧联合神经支配，然而，最近的研究表明骶髂关节的背侧神经支配主要从 L5 背支延伸到 S4 背支。这些外侧分支又分成多个支，形成骶后神经网络，为骶髂关节提供感觉输入[7,8]。

骶外侧嵴的第一、第二和第三骶横结节被发现是一致的骨标志，可用于划分骶骨后网络的上下边界[9]。

设备和用品(表 38.3)

表 38.3 骶髂关节内注射及关节周围注射需要使用的用品

注射器	20mL 局部麻醉药或 10mL 混合药物
针头	22G 或 25G
	10~12mm
麻醉药	1%利多卡因，20mL 注射器
	0.25%~0.5%布比卡因，10mL 注射器
皮质类固醇	甲泼尼龙：40~80mg(t1/2：18~36h)
	地塞米松：6.6mg(t1/2：36~54h)
超声	线性探头

骶髂关节内和关节周围局部麻醉药和类固醇药物注射：体表解剖标志定位技术

患者取俯卧位，骨盆下方垫枕，双腿内旋，以便更容易进入骶髂关节。

入针点位于髂后上棘（PSIS）下一指宽度处和距中线外侧3.5cm处（约在第二骶棘突水平处），如图38.2所示。使用一根22G穿刺针，略朝向颅骨方向以适当角度倾斜进针，并向前推进。

针头继续向前推进，直至接触到骨质或阻力增加，此时表明穿刺针到达韧带或肌肉处。穿透骶髂关节的特征是阻力变化（抓握感）。

回抽无血后，将0.25%布比卡因和40mg甲泼尼龙或含6.6mg地塞米松的局部麻醉药与类固醇混合药物注入关节内。据报道，骶髂关节的容量为2~5mL，此后改为在关节周围注射药物。

关节周围注射的目的是将局部麻醉药和类固醇扩散到S1–S3外侧分支和后韧带。最近的解剖学研究显示，骶髂后韧带与S1~S3外侧支神经之间存在密切关系，韧带张力的变化可能是这些分支产生疼痛的原因（图38.3和图38.4）[11–13]。

超声引导下骶髂关节内注射技术

患者取俯卧位，骨盆下垫枕。确定髂后上棘、骶骨棘突和骶骨角等解剖标志（图38.5）。

将超声探头（线性探头4~12Hz）放置在骶骨中线的横向平面上。在确定骶骨棘突后，将探头向上移动，直到定位到L5–S1间隙。然后横向移动探头，直到找到PSIS。当观察到PSIS后，向尾部移动探头，到达髂骨和骶骨之间的间隙，即骶髂关节间隙。然后将探头旋转到斜位，可见骶髂后韧带，指示入针点（图38.6）[13–15]。

用1%利多卡因局部麻醉，然后使用平面内技术将一根22G穿刺针从内向外穿刺，同时实时观察针尖位置。

针穿过后韧带会遇到阻力。进一步推动

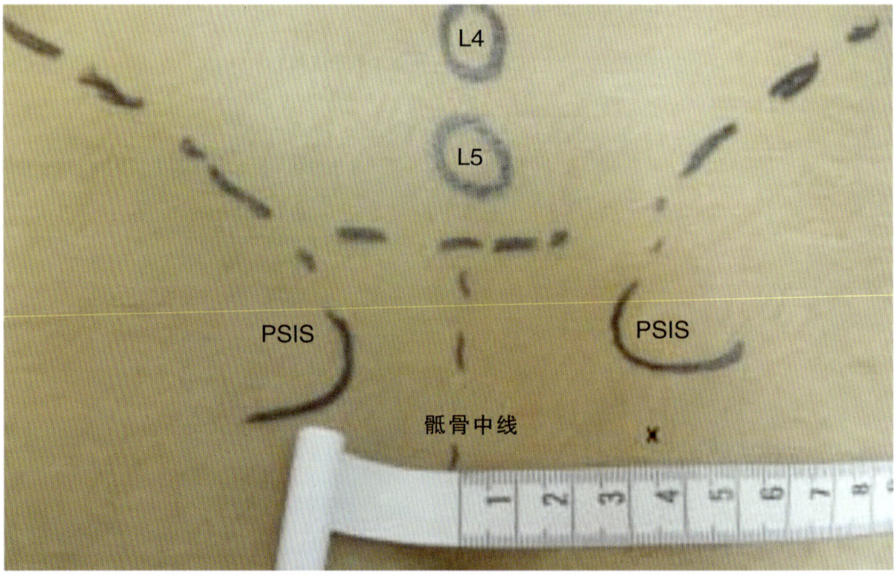

图38.2 体表解剖标志引导的骶髂关节注射，入针点标记为x。注：PSIS，髂后上棘；L4、L5表示各自椎体的棘突。[Reprinted from（open access）[11]]

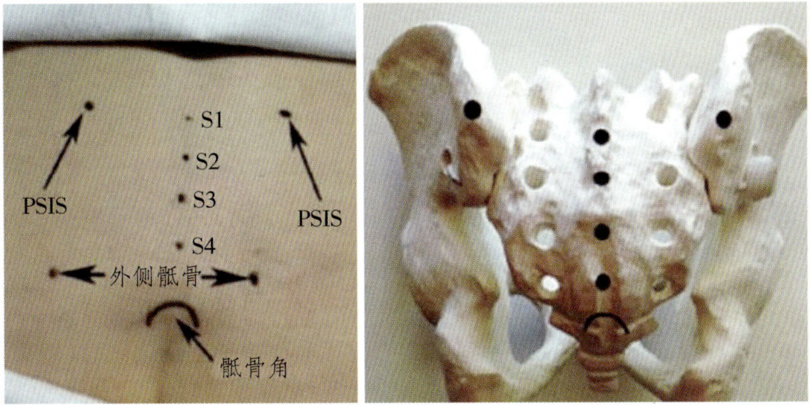

图 38.3　骶髂关节注射的皮肤标志。触诊并标记髂后上棘(PSIS)。骶骨棘突(S1-S4)和骶骨角以骶骨边缘标记为入针点。[Reprinted from(open access)[12]]

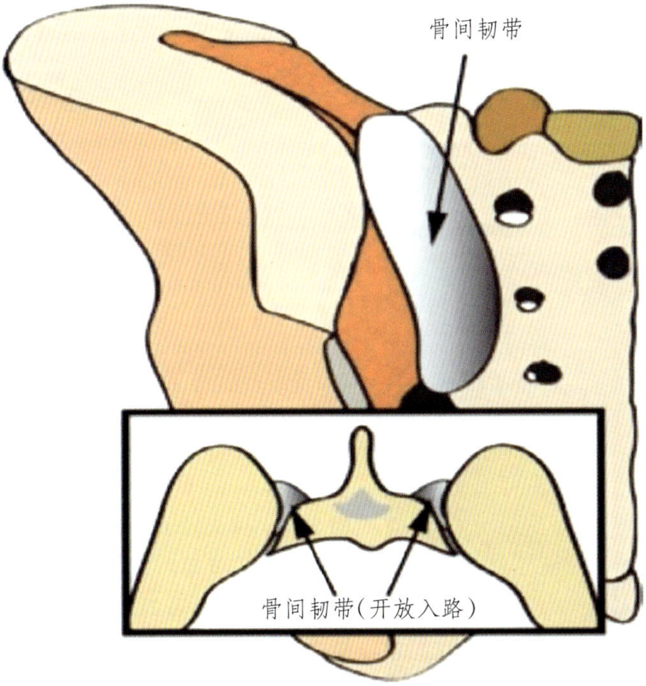

图 38.4　具有更深骨间成分的骶髂背韧带解剖图。[Reprinted from(open access)[12]]

针头会出现阻力突然下降,这通常被描述为"砰"的一声,表明针头已进入关节;针推进过程中会有针被夹在关节中的感觉,这表明针放置位置正确。针尖精确定位关节间隙后,注射局部麻醉药 2~5mL,布比卡因 0.25%与甲泼尼龙 40mg 的类固醇混合药物(图 38.7)[13]。超声与透视引导下骶髂关节注射的效果相当,但超声有助于识别和避开骶髂关节周围或内部的关键血管[14-16]。

潜在并发症和不良反应

在超声引导下,骶髂关节内或关节周围注射通常被认为是安全的。最近的回顾性研究报道,轻微不良事件的发生率为 11.5%;最常见的是血管迷走神经反应[17](表 38.4)。

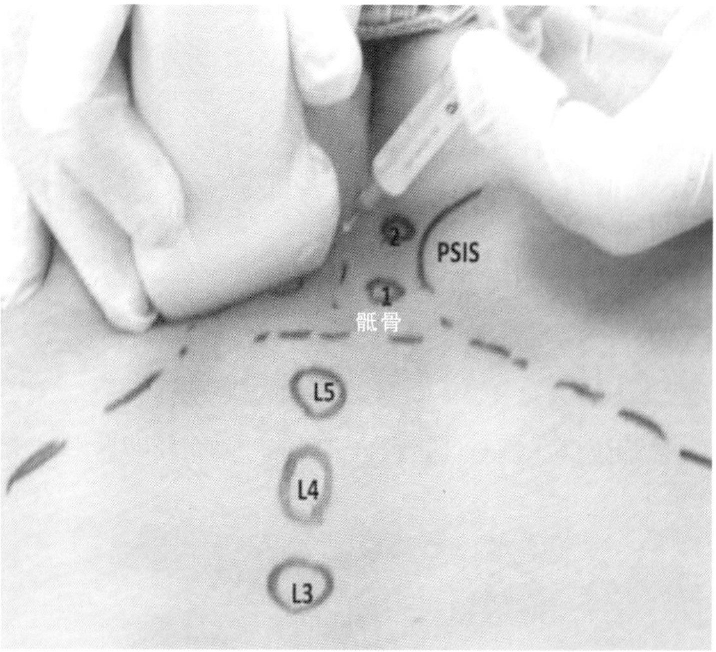

图 38.5 超声探头位置与髂后上棘、骶骨棘突标记点。注：PSIS，髂后上棘。[Reprinted from(open access)[11]]

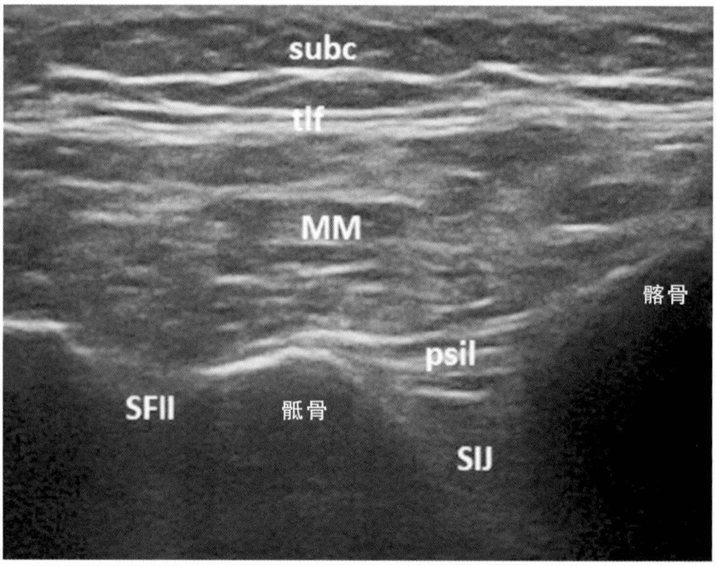

图 38.6 探头置于图 38.5 所示位置的骶髂关节超声图像。注：SIJ，骶髂关节；SFII，第 2 骶孔；tlf，胸腰椎面；psil，骶髂后韧带；MM，多裂肌。[Reprinted from(open access)[11]]

临床技术要点

- 骶髂关节通常表现为臀部刺痛，难以久坐。
- 应告知患者类固醇可能产生的副作用，包括体重增加、血压升高、血糖水平升高、皮肤变薄、感染和免疫抑制风险增加，以及视网膜出血。
- 抗凝治疗的患者必须格外小心，注射后应至少观察 15 分钟。
- 在操作过程中，必须获得骶髂关节下 1/3 的清晰图像，这可以通过倾斜超声探头来实现。
- 注射过程中阻力增加提示关节内注射，轻微回退针头可能有助于注射。

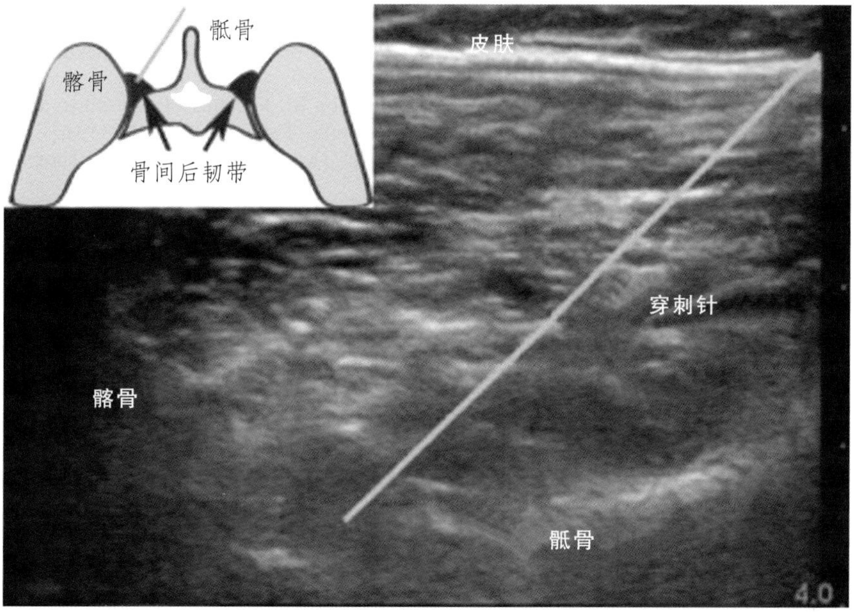

图 38.7 超声标志识别。髂骨和骶骨被确定为回声结构，髂骨位于头部和外侧，骶骨位于中心和弯曲。两者之间的裂缝是骶髂关节的位置。[Reprinted from(open access)[12]]

表 38.4 潜在并发症和不良反应总结[17]

- 血管迷走神经反应
- 治疗中使用的皮质类固醇可致皮肤萎缩。据报道，使用布比卡因可引起局部肌毒性
- 骶髂关节由体积较小的椎外静脉丛引流，先前的研究表明血管扩散过敏反应的发生率较低
- 过敏反应
- 存在凝血功能障碍和出血倾向的患者出现瘀血、血肿形成
- 也有报道针头放置引起的并发症，如完全穿透关节、坐骨神经接触和损伤

（赵文星 王一雄 译）

参考文献

1. DePalma MJ, Ketchum JM, Saullo T. What is the source of chronic low back pain and does age play a role? Pain Med. 2011;12(2):224–33.
2. Merskey H, Bogduk N. International Association for the Study of Pain. Task Force on Taxonomy. In: Classification of chronic pain: descriptions of chronic pain syndromes and definitions of pain terms. Seattle: IASP Press; 1994.
3. Yoshihara H. Sacroiliac joint pain after lumbar/lumbosacral fusion: current knowledge. Eur Spine J. 2012;21(9):1788–96.
4. Rashbaum RF, Ohnmeiss DD, Lindley EM, Kitchel SH, Patel VV. Sacroiliac joint pain and its treatment. J Spinal Disorders Tech. 2016;29(2):42–8.
5. Zlomislic V, Lee YP, Schwartz A, Garfin S. Management of sacroiliac joint dysfunction. Contemp Spine Surg. 2012;3(3):1–7.
6. Laslett M. Clinical diagnosis of sacroiliac joint pain. Tech Orthop. 2019;34(2):76–8.
7. Yin W, Willard F, Carreiro J, Dreyfuss P. Sensory stimulation-guided sacroiliac joint radiofrequency neurotomy: technique based on neuroanatomy of the dorsal sacral plexus. Spine. 2003;28(20):2419–25.
8. Cusi M, Van der Wall H, Saunders J, Wong L, Pearson M, Fogelman I. Sacroiliac Steroid Injections Do Not Predict Ablation Relief—Not a Surprise. Pain Med. 2013;14(1):163–4.
9. Lim S, Gilligan C. Sacroiliac joint radiofrequency. In: Deer's treatment of pain. Champions: Springer; 2019. p. 433–45.
10. Blausen.com staff Medical gallery of Blausen Medical 2014. WikiJ Med. 1(2) https://doi.org/10.15347/wjm/2014.010. ISSN 2002-4436. is licensed with CC BY 3.0
11. Todorov P, Batalov A. A comparative study between ultrasound guided and landmarks guided intraarticular sacroiliac injections in spondyloarthritis patients. Arch Clin Exp Orthop. 2020;4:1–8.
12. Saunders J, Cusi M, Hackett L, Van der Wall H. An exploration of ultrasound-guided therapeutic injection of the dorsal interosseous ligaments of the sacroiliac joint for mechanical dysfunction of the joint. JSM Pain Manag. 2016;1(1):1003.
13. Kothari K, Sahu DK. Ultrasonography versus fluoroscopy in modern pain management. Indian J Pain. 2016;30(2):71.
14. Cohen SP, Chen Y, Neufeld NJ. Sacroiliac joint pain: a comprehensive review of epidemiology, diagnosis and treatment. Expert Rev Neurother. 2013;13(1):99–116.
15. Chang WH, Lew HL, Chen CP. Ultrasound-guided sacroiliac joint injection technique. Am J Phys Med Rehabil. 2013;92(3):278–9.
16. Plastaras CT, Joshi AB, Garvan C, Chimes GP, Smeal W, Rittenberg J, Lento P, Stanos S, Fitzgerald C. Adverse events associated with fluoroscopically guided sacroiliac joint injections. PM R. 2012;4(7):473–8.
17. Cheng J, Abdi S. Complications of joint, tendon, and muscle injections. Tech Reg Anesth Pain Manag. 2007;11(3):141–7.

推荐阅读

Falowski S, Sayed D, Pope J, Patterson D, Fishman M, Gupta M, Mehta P. A Review and Algorithm in the Diagnosis and Treatment of Sacroiliac Joint Pain. J Pain Res. 2020;13:3337–48. https://doi.org/10.2147/JPR.S279390.

第 39 章 尾骨痛的干预措施

Nirav M. Patel, Harsh Sachdeva

基本概念

- 尾骨痛是尾骨区域的疼痛。
- 尾骨痛可以为急性或慢性。
- 它会影响患者坐的能力。久坐、坐位起身、坐位后倾，通常会加重尾骨疼痛。在一些患者中，性交或排便可能使病情恶化。通常会导致患者身体虚弱。
- 尾骨痛的治疗涉及多学科协作，包括床旁注射。
- 可以使用体表解剖标志或超声引导进行尾骨痛的床旁治疗。通常可以使患者的疼痛得到短期内快速缓解，但效果通常持续数月。

尾神经注射

尾骨痛也被称为尾骨疼痛或尾骨痛症[1]。通常表现为尾骨上出现局灶性疼痛。久坐、坐位起身、坐位后倾，通常会加重尾骨疼痛。在某些患者中，性交或排便可能会使病情恶化[2-4]。尾骨痛的病因包括创伤、分娩、制动、姿势不良、体重不足或超重、癌症、强直性脊柱炎和腰椎管狭窄[1,3,5,6]。尾骨痛在女性中更为常见，这很可能是分娩期间的创伤所致，因为女性尾骨的位置比男性更靠后，因此更容易受到创伤[2,4,5]。尾骨痛的介入治疗是尾骨疼痛跨学科干预的常规部分[7,8]。

适应证和禁忌证

尾神经注射最常见的适应证是继发于创伤、分娩、制动、姿势不良、体重不足或超重、骨盆区域肌肉肥大、癌症、腰椎管狭窄、强直性脊柱炎和各种其他炎症性关节病的尾骨疼痛。此外，也包括因骶尾韧带过度使用或炎症及其他急慢性疾病导致的尾骨疼痛。

典型的禁忌证包括计划注射部位局部感染、严重的全身感染、对注射剂或其成分（包括局部麻醉剂和皮质类固醇）过敏或不耐受。另一个绝对禁忌证是患者拒绝。凝血病（包括医源性）和血小板功能障碍（包括医源性）不属于注射禁忌。

临床解剖

尾骨位于骶骨末端，是脊柱的最低部分[1,4]。尾骨和两个坐骨结节形成一个三脚架结构承受坐位时的体重。它还覆着有多个肌肉、韧带和肌腱。尾骨通常由3~5个椎体融合而成，由纤维软骨关节附着。它向上附着在骶骨上。在骶骨的下部，有被称为骶角的下关节突残留物（图39.1）。

骶骨裂孔是由S4下部和整个S5椎体包绕形成的两个骶骨角之间的U形间隙（图39.1）[9]。骶骨裂孔后方由骶尾部韧带覆盖，穿透韧带可达硬膜外间隙[4,5,9]。

尾骨痛可能涉及多种治疗选择，包括神经节注射、骶尾部注射和尾部硬膜外注射。这些操作可能是诊断性和治疗性的，疼痛可以得到缓解，时间从几天到几周，甚至几个月。

设备和用品

骶尾韧带注射或尾神经阻滞可以在床旁使用体表解剖标志定位技术或超声引导技术进行。准备以下物品：一种消毒溶液，通常为4%氯己定，22G~25G、1.5~3.5英寸针头，5~10mL注射器，口罩和无菌手套。通常也需准备含或不含皮质类固醇的局部麻醉药。生理盐水或局部麻醉药可用于超声引导定位。通常需要具有曲线或线性探头的超声仪（表39.1）。

表39.1　骶尾韧带注射及尾神经注射的设备和用品

注射器	3~5mL
针头	22G~25G
	1.5~3.5英寸针头
麻醉药	0.25%~0.5%布比卡因
	1%~2%利多卡因
皮质类固醇	曲安奈德40~80mg（t1/2：18~36h）或其他皮质类固醇

技术

体表解剖标志定位技术

患者取俯卧位，下肢和足跟外展以避免臀肌收缩。用4%氯己定或其他常规消毒溶液消毒骶裂孔上皮肤区域。用手指触诊位于两个骶角之间的骶裂孔。在确定骶裂孔后，使用1%利多卡因局部麻醉骶裂孔上方的皮肤。然后将利多卡因注射器连接到22G~25G、1.5~3.5英寸的针头上，将针头以90°的角度穿过麻醉区域刺入骶尾韧带。当针头穿过骶尾韧带时，可能有落空感，应停止前进。回抽无液体后，局部注射麻醉

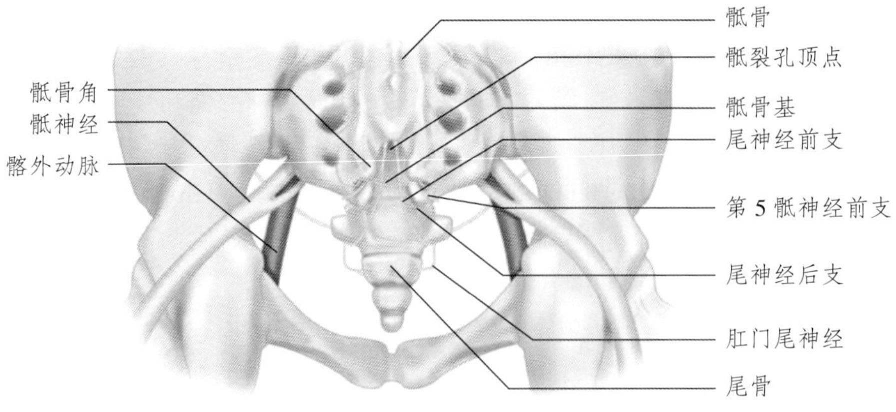

图39.1　标记的骶骨和尾骨的后面观。

药或生理盐水（包括或不包括皮质类固醇）。注射剂的总体积为 5~10mL[10]。虽然过去常用此方法进行尾神经阻滞，但我们不推荐使用，因为无法直视观察进针和注射剂的扩散，可能导致并发症。

超声引导注射技术

患者取俯卧位，下肢和足跟外展以避免臀肌收缩。用 4%氯己定或其他常规消毒溶液消毒骶裂孔上的皮肤区域。在放置超声探头之前，用手指触诊位于两个骶角之间的骶裂孔。探头首先放置在骶骨上方的短轴上（图 39.2）[9]。然后将探头向尾端移动，直到可以看到看起来像两个峰或反向 U 形结构的骶角（图 39.3）。

在这两个反向 U 形结构之间有两个高回声带状结构[9]。上方带状结构是骶尾韧带，下方高回声结构是骶骨基。这两个结构之间的间隙包含尾神经的前支和后支。骶尾韧带和骶骨基之间是针尖注射的靶点。使用 1%~2%利多卡因局部麻醉探头下方的皮肤区域。使用平面外技术以 90°的角度将 22G~25G 1.5~3.5 英寸的针头插入麻醉区域，直到穿过骶尾韧带并进入尾管，即骶骨基和骶尾部韧带之间的空间（图 39.2 和图 39.3）。当针头穿过骶尾韧带时，可能会有落空感。由于针头为平面外进针，因此可能影响针尖显像。可以通过局部注射生理盐水或局部麻醉药观察针头前进。我们不建议使用皮质类固醇溶液进行定位。用含或不含皮质

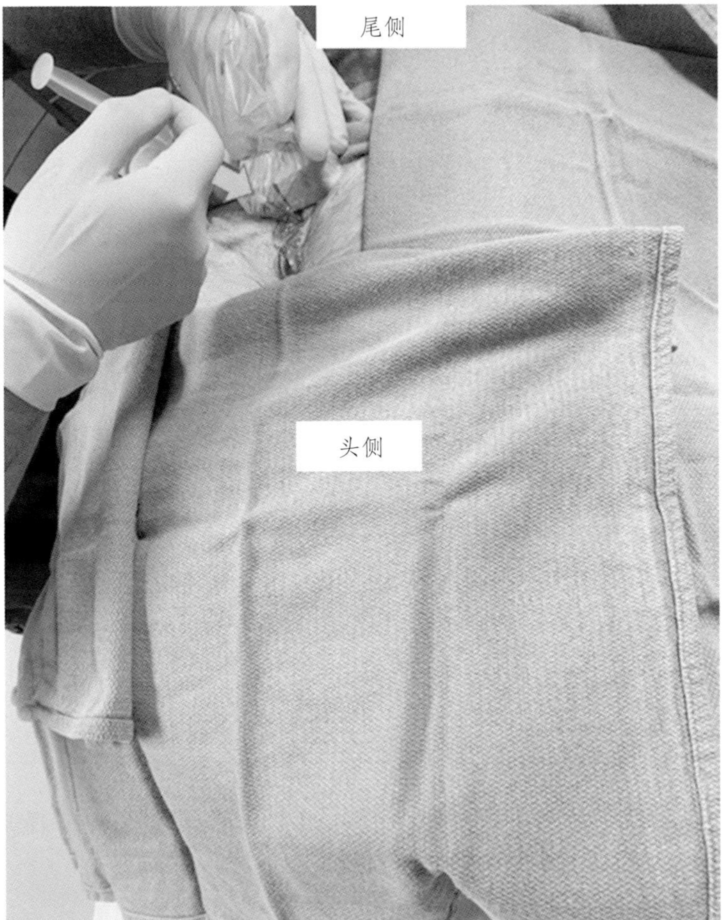

图 39.2 患者体位和超声探头方向。在放置超声探头之前，用手指触诊位于两个骶角之间的骶裂孔。探头首先放置在骶骨上方的短轴上。箭头所示针的轨迹。由于患者肥胖，该患者使用了曲线探头。（Image—courtesy of Dmitri Souza, MD, PhD）

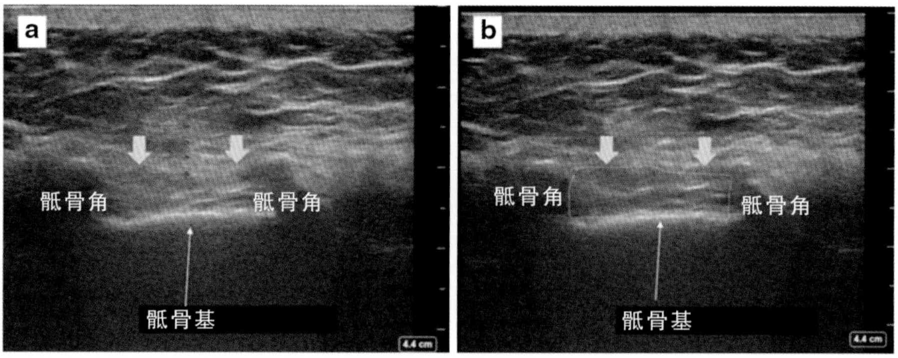

图 39.3 骶裂孔的短轴超声图像。(a)操作前。(b)注射后。灰色箭头指向骶尾韧带。图a中红色虚线箭头指向针的位置。针的可视化受到平面外进针的限制。图b黄线表示同一患者注射液的扩散。可见注射液在骶尾韧带下扩散,向骶角内侧的动脉和尾侧神经后支扩散。针的可视化(图b中的红色虚线箭头)受到平面外技术的限制,然而,注射液定位和注射扩散表明针正确置于骶尾韧带下方,注射液可能到达两侧尾骨神经的前支和后支(黄线所示)。(Image—courtesy of Dmitri Souza, MD, PhD)

类固醇的局部麻醉溶液填充骶骨基和骶尾韧带之间的间隙,包括药物扩散的全部过程在超声可视化下完成[9]。由于注射剂的精确注射,与体表解剖标志定位技术相比,超声引导技术的注射剂体积可以显著减少。超声引导技术注射的总体积通常为3~5mL。

潜在并发症和不良反应

出血是尾神经阻滞罕见但可能出现的并发症。为了避免血肿形成,对于出血性疾病或抗凝治疗的患者应适当加压[2,4,11]。表39.2列出了其他潜在的并发症。

临床技术要点

- 尾神经阻滞相对容易,可在床旁完成。我们建议在超声引导下进行注射。
- 对于免疫功能低下的患者应给予高度关注,以防止感染。虽然感染是罕见的,早期发现并发症是必要的,以防止不良后果。

表 39.2 潜在并发症

体表解剖标志定位技术,由于穿透骶尾韧带未有落空感,向前进针太深可能造成肠穿孔。需要警惕某些患者中骶尾部韧带存在不融合解剖变异
在未询问过敏史的情况下,可能出现局部麻醉药过敏反应
妊娠不是尾神经阻滞的绝对禁忌证,但应向患者详细说明相关的风险和获益
反复使用皮质类固醇有很大的担忧,特别是在老年人和糖尿病患者中。反复注射会使患者出现骨量减少或骨质疏松症、体重增加、库欣综合征、肾上腺皮质功能不全、血糖控制恶化等风险。临床医生必须细致地询问患者最近使用类固醇的情况,因为患者通常不会报告这种用药史

(王一雄 王宏岩 译)

参考文献

1. Foye PM. Coccydynia: Tailbone pain. Phys Med Rehabil Clin N Am. 2017;28(3):539–49.
2. Foye PM, Varghese CA, Singh R. Looking below the Sacrococcygeal Joint in patients with Coccydynia (Coccyx Pain). Indian J Orthop. 2020;54(1):104.
3. Terlemez R. Coccydynia in a patient with ankylosing spondylitis: enthesitis or structural disorder? Am J Phys Med Rehabil. 2019;98(8):E101.
4. Patel R, Appannagari A, Whang PG. Coccydynia. Curr Rev Musculoskelet Med. 2008;1(3–4):223–6.
5. Skalski MR, Matcuk GR, Patel DB, Tomasian A, White EA, Gross JS. Imaging coccygeal trauma and coccydynia. Radiographics. 2020;40(4):1090–106.
6. Garg B, Ahuja K. Coccydynia-A comprehensive review on etiology, radiological features and management options. Journal of Clinical Orthopaedics and Trauma. 2021;12(1):123–9.
7. White WD, Avery M, Jonely H, Mansfield JT, Sayal PK, Desai MJ. The interdisciplinary management of coccydynia: A narrative review. PM R. 2021;Aug 1. https://doi.org/10.1002/pmrj.12683.
8. Andersen G, Milosevic S, Jensen MM, Andersen M, Simony A, Rasmussen MM, et al. Coccydynia—the efficacy of available treatment options: a systematic review. Global Spine J. 2021.
9. Lirette LS, Chaiban G, Tolba R, Eissa H. Coccydynia: An overview of the anatomy, etiology, and treatment of coccyx pain. Ochsner J. 2014;14(1):84–7.
10. Wray CC, Easom S, Hoskinson J. Coccydynia aetiology and treatment from leicester royal infirmary. J Bone Joint Surg Br. 1991;73(2):335–8.
11. Finsen V. Corticosteroid injection for coccygodynia. Tidsskr Nor Laegeforen. 2001;121(24):2832–3.

推荐阅读

Patijn J, Janssen M, Hayek S, Mekhail N, Van Zundert J, van Kleef M. 14. Coccygodynia. Pain Pract. 2010;10(6):554–9. https://doi.org/10.1111/j.1533-2500.2010.00404.x. Epub 2010 Sep 6

第 40 章 梨状肌注射

Hemkumar Pushparaj, Anuj Bhatia

基本概念

- 梨状肌综合征(PS)是非脊柱源性臀部疼痛综合征和下肢神经根病的原因。
- 梨状肌痉挛和收缩可以缓解神经痛和肌肉筋膜疼痛的症状。
- 超声引导下梨状肌注射是准确且安全的。
- 治疗性注射药包括局部麻醉药、类固醇或肉毒毒素。

概述

伴有根性症状的腰痛或臀部疼痛是疼痛患者最常见的主诉之一。虽然这种疼痛大多源于脊柱,但当排除脊柱疾病时,需要考虑脊柱外原因。5%~6%的非脊柱源性神经根病源于梨状肌综合征,且在中年女性中更常见[1]。

梨状肌综合征

梨状肌综合征(PS)是指梨状肌压迫坐骨神经,通常表现为臀肌区域的局部肌筋膜疼痛,局部压迫后具有下肢神经病的特征[1]。梨状肌综合征患者常伴有髋部疼痛、臀部疼痛、性交困难(女性患者)和坐骨神经痛[2]。梨状肌的强烈和过度收缩会导致臀部疼痛,而患者取坐位或由坐位站起时会使臀部疼痛加剧,而靠近梨状肌的坐骨神经受到压迫刺激后会引起下肢放射痛[3]。梨状肌综合征的病理因素包括坐骨神经或梨状肌解剖结构的变化,如部分或整个神经穿过肌肉、梨状肌创伤、肥大和痉挛。然而,一项系统综述报道,与解剖变异患者相比,解剖正常的患者梨状肌综合征的发生率没有显著差异[4]。

Robinson 首先描述了这种综合征,其具有以下特征:①臀肌创伤史;②臀部或骶髂关节疼痛,可能伴有下肢放射痛;③臀肌萎缩;④可触及香肠状肌肉;⑤直腿抬高试验阳性;⑥弯腰或起身时疼痛加剧;⑦坐骨切迹处压痛;⑧保守治疗后改善[5]。已经提出的12 分临床评分系统的敏感性和特异性分别为 96.4%和 100%,阳性预测值为 100%,阴性预测值为 86.9%[6]。表 40.1 列出了梨状肌综合征的诊断试验,其中大多数依赖于梨状肌综合征相关疼痛的复制及髋关节被动内旋。鉴别诊断包括神经根病、腰椎管狭窄症、骶髂关节源性疼痛、髋关节源性疼痛、小关节源性疼痛、大转子疼痛综合征和臀部肌肉组织固有的疼痛(深臀痛综合征)[5]。

表 40.1 诊断梨状肌综合征的方法

体征	描述
Freiberg 征	仰卧位髋关节被动强迫内旋疼痛
Pace 征	坐位时抵抗外展和大腿外旋时疼痛和无力
FAIR 试验	主动屈曲、内收和内旋时患侧疼痛
Beatty 动作	主动测试:无症状侧侧卧并侧抬弯曲患侧腿
Hughes 试验	最大内旋后下肢的外等距旋转受限

梨状肌综合征没有诊断的金标准。CT、MRI、MR 神经造影和超声检查等可用于对梨状肌和坐骨神经进行成像,但梨状肌综合征没有特定的影像学特征。这些影像学检查可用于排除腰椎神经根病的其他原因[5]。

适应证和禁忌证

梨状肌综合征的治疗从保守治疗开始,通常建议患者进行体育锻炼(伸展运动和肌肉的等长放松),辅以口服药物治疗,如非甾体抗炎药、肌肉松弛药和抗神经痛药[5]。当保守治疗失败时,用局部麻醉药(LA)、类固醇或 A 型肉毒毒素(BTA)进行梨状肌注射。手术治疗一般作为最后的治疗手段,包括坐骨神经减压和梨状肌腱切开术[5]。禁忌证包括注射部位感染和患者拒绝。

临床解剖

梨状肌是连接骶髂关节和髋关节的双关节肌肉。它起源于第二、第三和第四骶椎的前表面,以及骶结节韧带和骶髂关节囊,并穿过坐骨大孔进入股骨大转子的内侧[7]。梨状肌的动作取决于髋关节的活动,当髋关节外展时,它主要帮助侧向旋转,但当髋关节弯曲时,它充当外展器。梨状肌的神经供应来自第五腰椎和第一和第二骶腹支的后支。梨状肌将臀深间隙分为上下两部分。臀上神经血管束在梨状肌上方走行,而臀下血管和神经、坐骨神经和阴部神经则在下方走行(图 40.1)[7]。在梨状肌综合征中,肌肉可在连接髂后上棘(PSIS)和股骨大转子连线的中 1/3 下方 1~2cm 处触诊[7]。

设备和用品

梨状肌注射可以在超声引导下精准操作[8,9]。用局部麻醉药(LA)浸润皮肤后,使用 22G 或 25G 穿刺针进行手术,针的长度(8cm 或 12cm)根据患者的身体进行选择(表 40.2)。将 1~3mL 的治疗药物注射到肌腹。目前缺乏证据支持应用局部麻醉药和类固醇混合液[10]。临床上也常用 A 型肉毒毒素进行治疗,这种药物的镇痛作用可能需要几天时间才能起效,但效果通常持续 3~6 个月[11]。

超声引导技术

患者取俯卧位,准备好患侧,常规消毒铺巾,范围从同侧髂嵴到臀下皱襞,以及从内侧到中线,同时注意不要让消毒液流入会阴区。此操作应用低频超声探头(2~5MHz)完成。操作开始时将超声探头放置在髂后上棘的侧面,其长轴平行于梨状肌,即从骶骨外侧缘到大转子的线。髂嵴为臀肌下方的高回声线(图 40.2)。然后探头向尾端移动,直至高回声髂骨消失,这是坐骨神经切迹(GSN)的头端。梨状肌从骶骨深部穿过 GSN 并插入股骨大转子,深入臀大肌(图 40.3)。为了帮助识别梨状肌,可以要求患者将屈膝至 90°,并内旋和外旋髋关节,可见梨状肌滑入和滑出 GSN,而臀大肌保持静止。操作过程中应注意坐骨神经相对于梨状肌的位置,

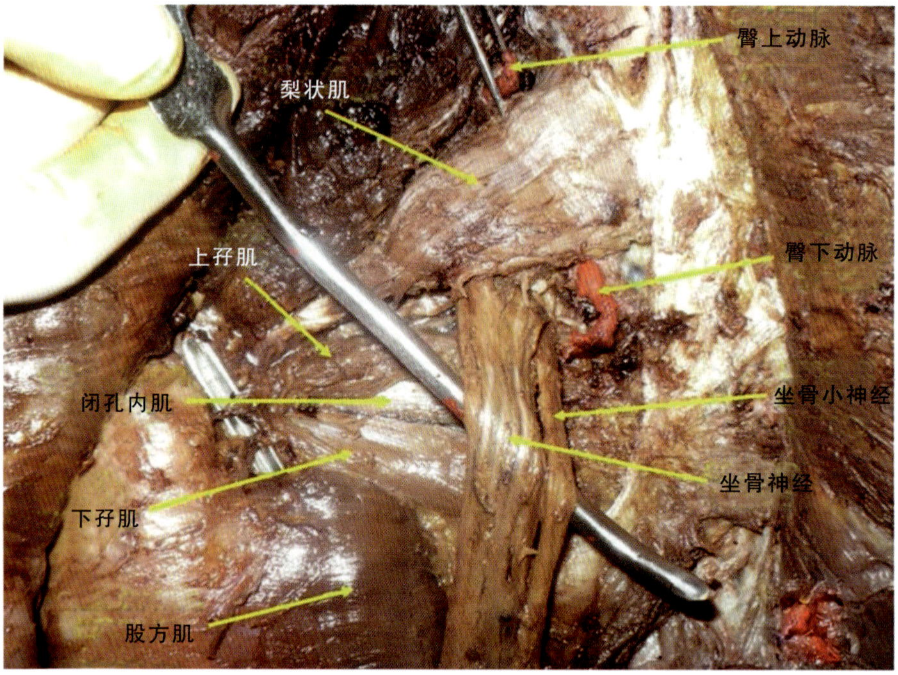

图 40.1 穿过坐骨大孔的结构解剖。坐骨神经通常位于梨状肌下方。梨状肌上方和下方的神经血管束分别称为臀上神经血管束和臀下神经血管束。图中左侧为外侧,右侧为内侧。

表 40.2 梨状肌注射所需的准备

注射器	1~3cm^3
针头	22G 或 25G 高回声针(长度:80~120mm)
局部麻醉药	0.25%~0.5%布比卡因 1%~2%利多卡因
皮质类固醇	甲泼尼龙或曲安奈德 40~80mg
A 型肉毒毒素	在 1~3cm^3 生理盐水中稀释 50~100IU

以发现任何解剖变异。

梨状肌的肌腹为注射的靶点。穿刺点可以选择在探头的内侧或外侧。作者倾向于在距离探头内侧边缘约 2cm 处进针。针头向前到肌腹,注射 0.2mL 生理盐水以确认针尖位置恰当后,注射治疗药物(图 40.4)。注意药物不要向下扩散到坐骨神经。

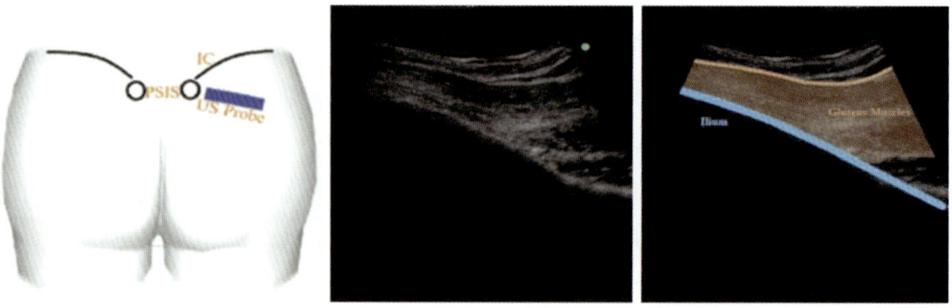

图 40.2 髂骨水平的超声扫查,低于髂嵴。图中左侧为内侧,右侧为外侧。

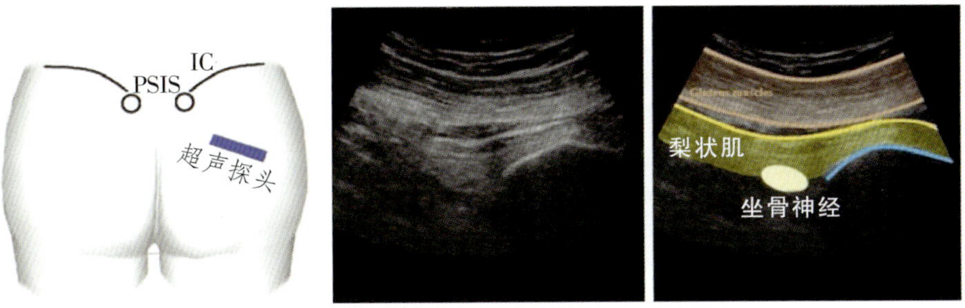

图 40.3 坐骨水平的超声扫查。图中左侧为内侧,右侧为外侧。

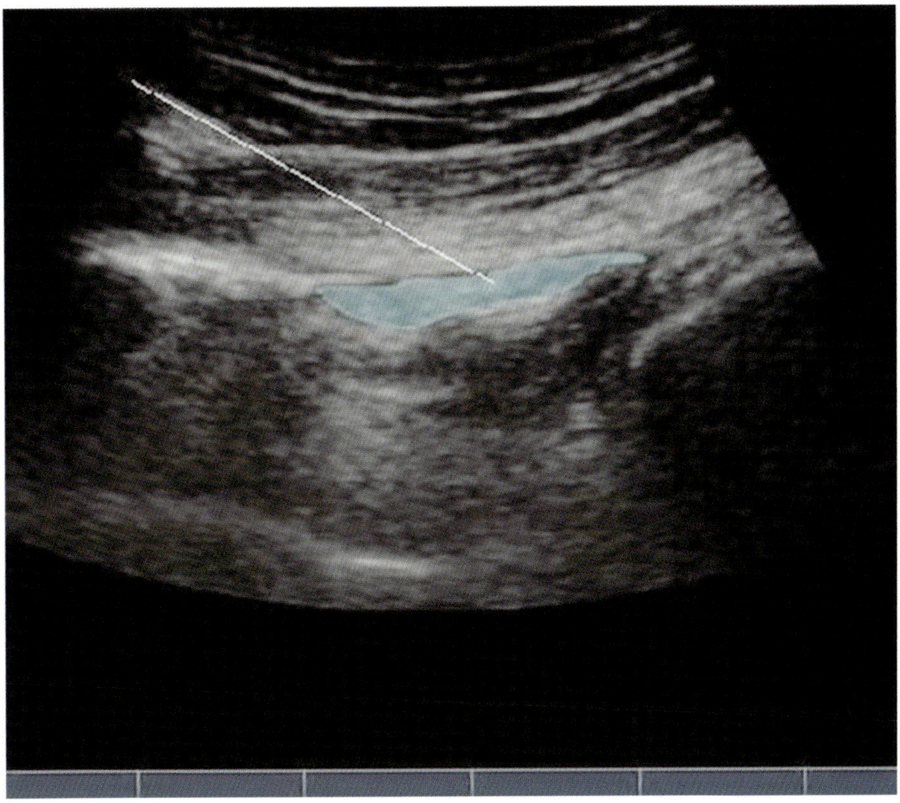

图 40.4 超声扫查中(扫描左侧)的针头轨迹,可见针尖位置和注射物在梨状肌中扩散。图中左侧为内侧,右侧为外侧。

潜在并发症和不良反应

通常患者对梨状肌注射耐受性良好。不良反应包括注射到触发点或肌肉痉挛区域而引起疼痛。操作并发症相对较少,包括疼痛、感染、坐骨神经周围或坐骨神经注射、症状短暂加重,以及对注射药物的过敏反应(表 40.3)。

表 40.3 梨状肌注射的潜在并发症和不良反应

局部麻醉药扩散导致坐骨神经阻滞，可能导致短暂的足下垂或神经损伤和(或)神经内注射
肌肉(臀上肌或臀下肌)附近的脉管系统损伤导致血肿形成
肌内注射类固醇会导致肌肉无力、骨质减少、短暂性高血压和高血糖及其他全身不良反应

临床技术要点

- 进针点应在超声探头旁约 2cm。
- 超声探头朝向穿刺针的“针头”可以帮助更好地观察穿刺针位置。
- 超声引导下坐骨棘显示为扁平的高回声结构，表明扫查位置位于梨状肌的尾侧。
- 避免进行双侧梨状肌注射，以防止可能的双侧坐骨神经阻滞。
- 注射 A 型肉毒毒素后疼痛缓解可长达 6 个月。

（王宏岩 赵文星 译）

参考文献

1. Jankovic D, Peng P, van Zundert A. Brief review: Piriformis syndrome: etiology, diagnosis, and management. Can J Anesth. 2013;60(10):1003–12.
2. Halpin RJ, Ganju A. Piriformis syndrome. Neurosurgery. 2009;65(suppl_4):A197–202.
3. Hopayian K, Danielyan A. Four symptoms define the piriformis syndrome: an updated systematic review of its clinical features. Eur J Orthop Surg Traumatol. 2018;28(2):155–64.
4. Bartret AL, Beaulieu CF, Lutz AM. Is it painful to be different? Sciatic nerve anatomical variants on MRI and their relationship to piriformis syndrome. Eur Radiol. 2018;28(11):4681–6.
5. Probst D, Stout A, Hunt D. Piriformis syndrome: A narrative review of the anatomy, diagnosis, and treatment. PM R. 2019;11(1):S54–63.
6. Cass SP. Piriformis syndrome: A cause of nondiscogenic sciatica. Curr Sports Med Rep. 2015;14(1):41–4.
7. Michel F, Decavel P, Toussirot E, et al. The piriformis muscle syndrome: An exploration of anatomical context, pathophysiological hypotheses and diagnostic criteria. Ann Phys Rehabil Med. 2013;56(4):300–11.
8. Finnoff JT, Hurdle MFB, Smith J. Accuracy of ultrasound-guided versus fluoroscopically guided contrast-controlled piriformis injections: A cadaveric study. J Ultrasound Med. 2008;27(8):1157–63.
9. Fowler IM, Tucker AA, Weimerskirch BP, Moran TJ, Mendez RJ. A randomized comparison of the efficacy of 2 techniques for piriformis muscle injection: Ultrasound-guided versus nerve stimulator with fluoroscopic guidance. Reg Anesth Pain Med. 2014;39(2):126–32.
10. Misirlioglu TO, Akgun K, Palamar D, Erden MG, Erbilir T. Piriformis syndrome: Comparison of the effectiveness of local anesthetic and corticosteroid injections: A double-blinded, randomized controlled study. Pain Physician. 2015;18:163–71.
11. Rodríguez-Piñero M, Vidal Vargas V, Jiménez Sarmiento AS. Long-term efficacy of ultrasound-guided injection of incobotulinumtoxinA in piriformis syndrome. Pain Med. 2018;19(2):408–11.

推荐阅读

Fishman LM, Anderson C, Rosner B. BOTOX and physical therapy in the treatment of piriformis syndrome. Am J Phys Med Rehabil. 2002;81:936–42.

第 5 部分

胸部、腹部和骨盆疼痛的床旁操作

第 41 章 肋间神经阻滞

Wenyu Pan, Sarah C. Corral, Dalia H. Elmofty

基本概念

- 肋间神经阻滞是胸及上腹部手术后镇痛的有效方法。
- 肋间神经阻滞使用两种主要技术：超声引导技术和体表解剖标志定位技术，也被称为“盲法”。
- 与胸段硬膜外麻醉相比，肋间神经阻滞可以减少住院时间和大型胸外科手术后的肺部并发症[1,2]。
- 肋间神经阻滞的潜在并发症包括气胸、动脉穿刺、血胸和局部麻醉毒性；成功实施肋间神经阻滞需要具备专业技术知识。

概述

肋间神经阻滞是一种在各种急慢性疼痛情况下提供止痛的有效方法，包括胸腹部手术后。胸腹壁的皮肤和肌肉的主要部分由肋间神经支配。在一些情况下，肋间神经阻滞被证明是有效的。对于大型胸部手术，与胸段硬膜外麻醉相比，使用脂质体布比卡因肋间神经阻滞可缩短住院时间并减少肺部并发症[1,2]。超声引导的肋间神经阻滞对胸腔带状疱疹的止痛效果与透视引导的硬膜外神经阻滞一样有效[3]。超声波的可及性使肋间神经阻滞成为一个有吸引力的选择。在第 11 和第 12 肋间隙进行超声引导肋间神经阻滞可为经皮肾取石术提供有效的止痛[4]。

适应证和禁忌证

肋间神经阻滞可以缓解胸部大手术、上腹部手术和胸部手术后的疼痛[1,2,4,5]。它们还可以为带状疱疹和带状疱疹后神经痛[3]、胸壁创伤[6]、肿瘤止痛，并作为诊断性神经阻滞，用于确定是否由肋间神经导致胸壁疼痛(表 41.1)。

肋间神经阻滞的禁忌证为凝血障碍(相对禁忌证)和进针部位局限性感染。

临床解剖

肋间神经既有运动神经，也有感觉神经。它们起于胸神经 T1–T11 的腹侧支，胸段脊神经 12 发出肋下神经。神经穿出肋间膜远端至椎间孔后，在肋下丛内与肋骨平行走

表 41.1 肋间神经阻滞在胸和上腹部手术中的应用

手术	适应证	技术
肋间神经阻滞	• 胸部大手术:开胸术和胸腔造口术 • 乳房切除术 • 胸壁创伤 • 胸壁肿瘤 • 上腹部/腹部手术:胃造口术、胆囊切除术、经皮肾镜取石术 • 带状疱疹疼痛 • 诊断性神经阻滞	• 体表解剖标志定位技术 • 超声引导技术

行。它们走行于顶胸膜和肋间内肌之间,并分成两支:腋中线附近的外侧皮支和中线附近的前皮支。这些神经有许多解剖变异,例如,外侧皮支支配躯干外侧的皮肤和肌肉,在腹直肌的外侧前缘到达皮肤,在背阔肌的后面到达皮肤。T2–T6 的前皮支支配前胸皮肤,而 T7–T12 的前皮支支配前腹壁和直肌的皮肤[7]。

设备和用品

肋间神经阻滞可以很容易地在床旁进行。一个 5mL 的注射器和 20G 或 22G 2 英寸的针头。在单次注射、多次注射肋间神经阻滞过程中,在每个水平注射 3mL 或 5mL 麻醉液。如果需要,可以使用 18G 或 20G 的 Tuohy 针放置局部麻醉导管。局部麻醉液通常由 0.25%~0.5%的布比卡因、0.2%~0.5%的罗比卡因或 1%~2%的利多卡因加或不加肾上腺素组成。应准备好复苏设备(如英脱利匹特),以治疗局部麻醉药全身毒性。肋间神经阻滞后局部麻醉药的血药浓度高于大多数区域麻醉手术(表 41.2)。

表 41.2 肋间神经阻滞所需用品

注射器	3~5mL
针头	单次注射:20G 或 22G,2 英寸 导管放置:18G 或 20G Tuohy 针
麻醉药	0.25%~0.5%布比卡因 1%~2%利多卡因与肾上腺素 1:200 000 0.2%~0.5%罗比卡因
消毒和复苏	Chlorapep,英脱利匹特

肋间神经阻滞:体表解剖标志定位技术

患者可取俯卧位、坐位或侧卧位,阻滞侧朝上。患者的手臂向前或下垂,允许肩胛骨向外侧缩回。当在第 5 肋骨上方进行神经阻滞时,这种定位尤其重要。用无菌技术,触诊待阻滞肋的下缘,在棘旁肌外侧缘距离中线 6~8cm 处标记与肋的角度相关的部位。在入针处注射少量 1%~2%的利多卡因。然后将皮肤向头侧拉出约 1cm,在头侧 20°角处插入 20G 或 22G 针头,斜面朝上。插入约 1cm 后,针应与肋骨接触。允许皮肤向后滑过肋骨,针头向前推进几毫米,同时刮擦肋骨底部以进入肋下沟(图 41.1)[7]。在推进针头时,可能会感觉到"给"或"弹"的声音。注射前应先抽吸并注射 3~5mL 麻醉液,可在多个节段重复进行,应在一个节段的头侧和一个节段的尾侧进行,以达到足够的覆盖。

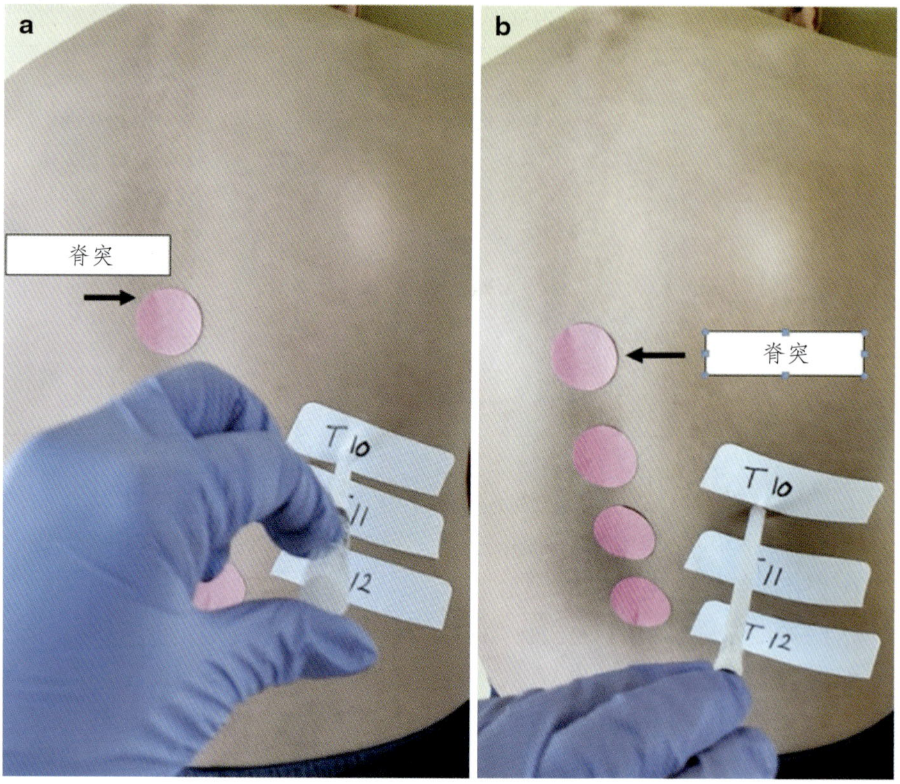

图 41.1 肋间神经阻滞的体表解剖标志定位技术。(a)针头接触第 10 肋。(b)针头从第 10 肋底部刮入肋下沟。

超声引导技术

对于超声引导技术,可以使用与体表解剖标志定位技术相同的患者定位。使用高分辨率线性探头时,超声探头应放置在脊柱突外侧 4~5cm 的矢状面上,并略微倾斜。肋间神经血管束位于肋间内侧肌和肋间最内侧肌之间(图 41.2)。针头进入肋骨的上缘,如上所述,肋间神经尾侧的一个水平指向肋骨的角度。使用相同的入射角(20°),采用平面内方法插入针头(图 41.3),因为与平面外方法相比,这种方法可以更清楚地显示针轴(图 41.4)。随着针的前进,反复水离解剖以改变针尖的位置很重要。继续在直视下前进,直至针尖达到肋间内肌水平(图 41.5)[8]。彩色多普勒可帮助显示下肋间沟的肋间血管(图 41.6)。首先吸入液体麻醉剂,然后注射 3~5mL,同时观察药物的扩散情况。在多个层面上重复上述过程,以获得足够的覆盖。

潜在并发症和不良反应

虽然肋间神经阻滞一般耐受性良好,但存在气胸的潜在风险,在极少数情况下,意外刺入动脉会导致血胸[9,10]。这些风险可以通过超声引导针头和导管的放置来降低。肺气肿患者特别容易受到胸膜穿刺针的影响。在封堵器放置后,胸膜滑过肺部可以排除意外的气胸。局部麻醉药的使用可能存在全身吸收和毒性的风险,特别是在接受多层次和双侧注射的患者。患者可能存在头晕、神志不清、说话含糊、金属味、口周麻木和耳鸣[11]。对局部麻醉药过敏的患者应谨慎使用,以避免过敏反应[12]。

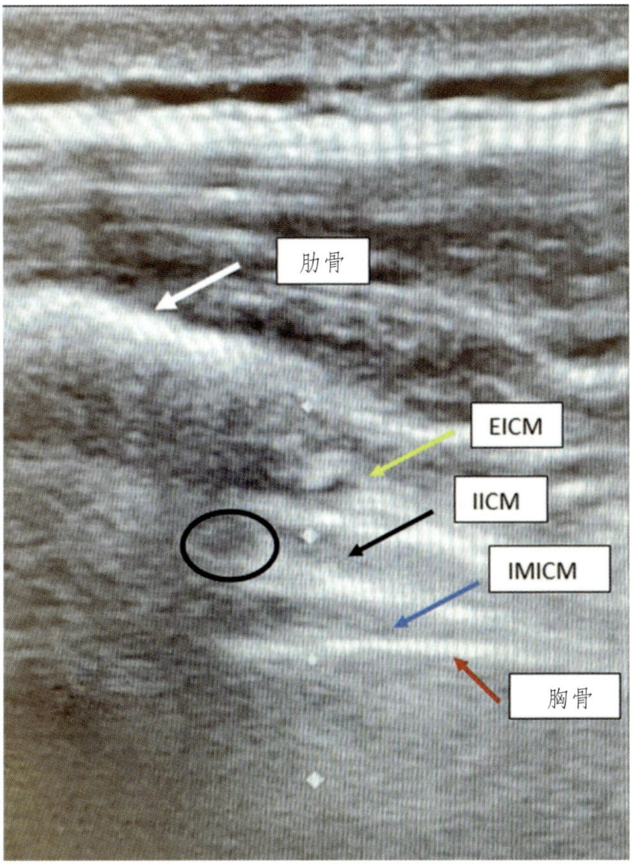

图 41.2 肋间间隙的声学解剖。白色箭头所示肋骨，黄色箭头所示肋间外侧肌（EICM），黑色箭头所示肋间内肌（IICM），蓝色箭头所示最内侧的肋间肌（IMICM），红色箭头所示顶层胸膜，黑色圆圈所示神经血管束。

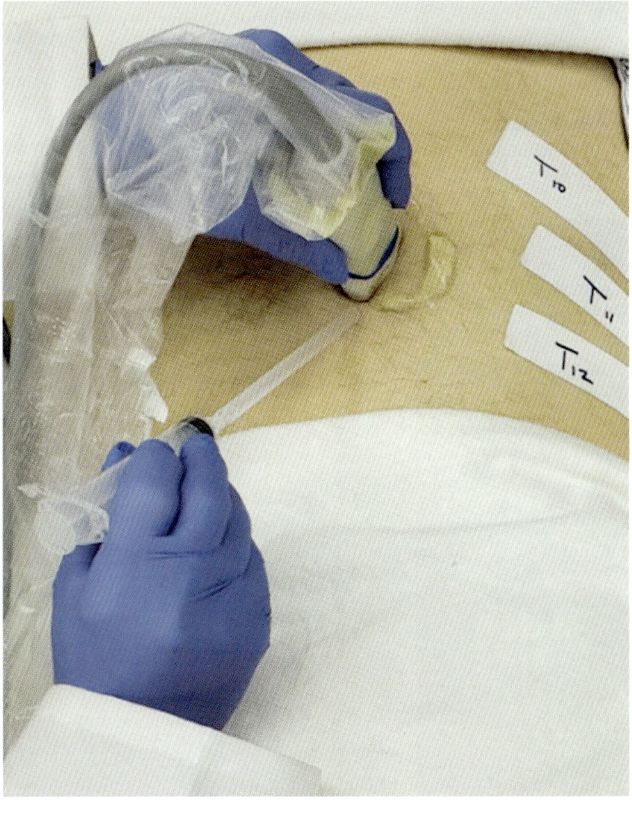

图 41.3 超声引导的平面内入路。患者取俯卧位，超声探头以矢状和略微倾斜的方式放置。

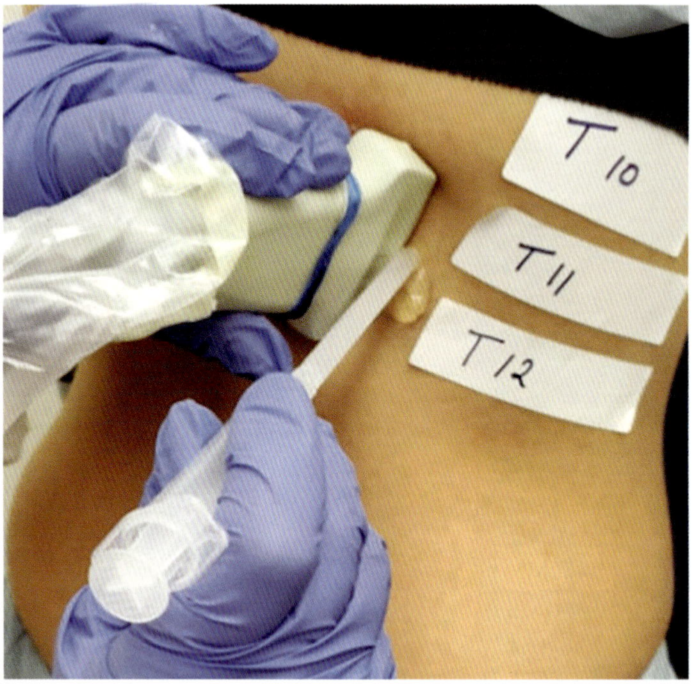

图 41.4 超声引导的平面外入路。

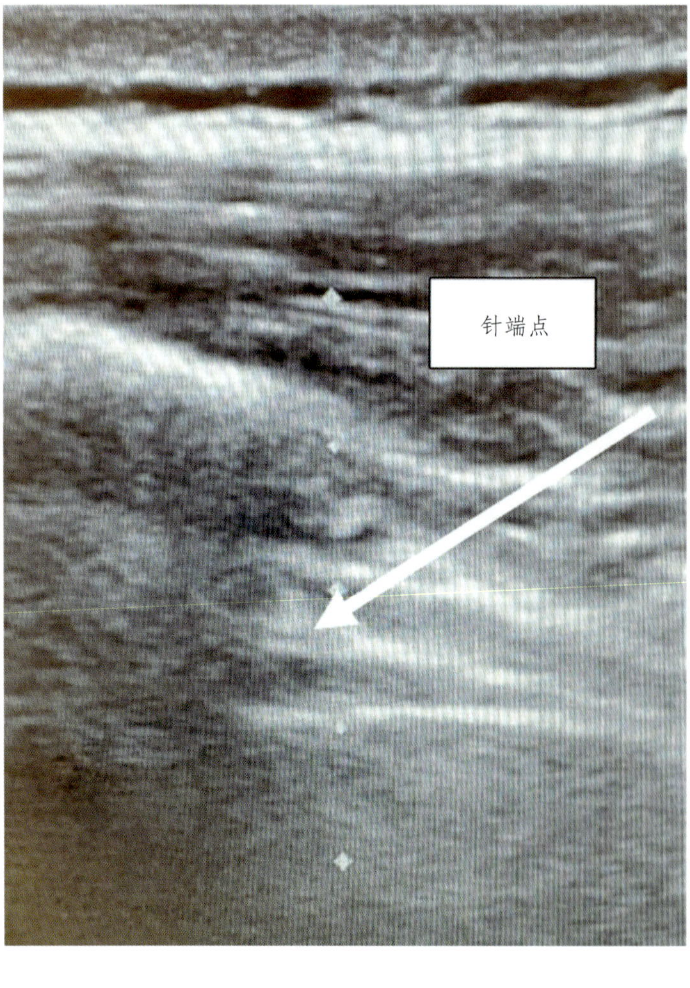

图 41.5 针端点。进针直至针尖到达肋间内肌水平。

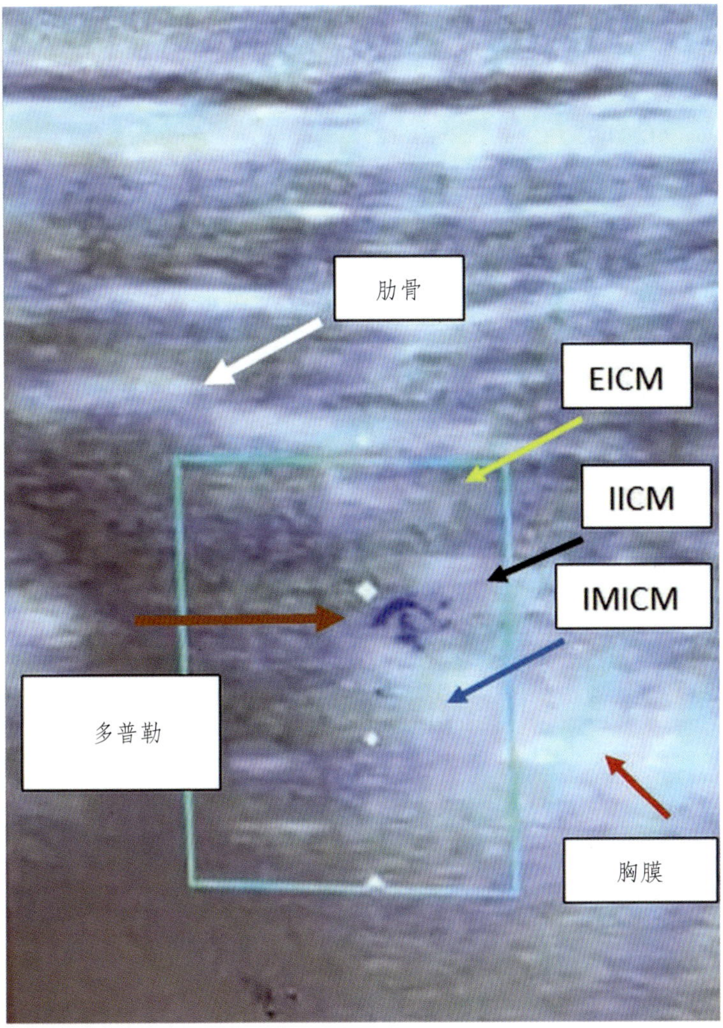

图 41.6 彩色多普勒显示肋下沟中的肋间血管。注:EICM,肋间外侧肌;IICM:肋间内肌;IMICM:最内侧的肋间肌。

临床技术要点

- 肋间神经阻滞为椎体水平提供可靠的单侧皮肤带。
- 如果需要一个以上的水平或双侧覆盖,可能需要多次阻滞才能达到镇痛效果。
- 肋间神经阻滞相对简单,有助于对标志性解剖学和声学解剖进行全面了解。
- 关键是要避免气胸或不慎注入动脉等并发症;超声引导可能会减少并发症的发生。
- 实施这些手术的医疗专业人员必须知道如何处理并发症,并准备好复苏材料。

(王浩翔 王永 译)

参考文献

1. Khalil KG, Boutrous ML, Irani AD, Miller CC 3rd, Pawelek TR, Estrera AL, et al. Operative intercostal nerve blocks with long-acting bupivacaine liposome for pain control after thoracotomy. Ann Thorac Surg. 2015;100(6):2013–8.
2. Rice DC, Cata JP, Mena GE, Rodriguez-Restrepo A, Correa AM, Mehran RJ. Posterior intercostal nerve block with liposomal bupivacaine: an alternative to thoracic epidural analgesia. Ann Thorac Surg. 2015;99(6):1953–60.
3. Lee HJ, Park HS, Moon HI, Yoon SY. Effect of ultrasound-guided intercostal nerve block versus fluoroscopy-guided epidural nerve block in patients with thoracic herpes zoster: a comparative study. J Ultrasound Med. 2019;38(3):725–31.
4. Ozkan D, Akkaya T, Karakoyunlu N, Arik E, Ergil J, Koc Z, et al. Effect of ultrasound-guided intercostal nerve block on postoperative pain after percutaneous nephrolithotomy: prospective randomized controlled study. Anaesthesia. 2013;62(12):988–94.
5. Nunn JF, Slavin G. Posterior intercostal nerve block for pain relief after cholecystectomy. Anatomical basis and efficacy. Br J Anaesth. 1980;52(3):253–60.
6. Ho AM, Karmakar MK, Critchley LA. Acute pain management of patients with multiple fractured ribs: a focus on regional techniques. Curr Opin Crit Care. 2011;17(4):323–7.
7. Brown DL. Intercostal Nerve Blocks. In: Brown DL, editor. Atlas of Regional Anesthesia. 3rd ed. Philadelphia: Elsevier Inc; 2006. p. 239–43.
8. Peng PWH, Narouze S. Ultrasound-guided interventional procedures in pain medicine: a review of anatomy, sonoanatomy, and procedures. Reg Anesth Pain Med. 2009;34:458–74.
9. Shanti CM, Carlin AM, Tyburski JG. Incidence of pneumothorax from intercostal nerve block for analgesia in rib fractures. J Trauma. 2001;51(3):536–9.
10. Dangoisse M, Collins S, Glynn CJ. Haemothorax after attempted intercostal catheterization. Anaesthesia. 1994;49(11):961–3.
11. Dickerson DM, Apfelbaum JL. Local anesthetic systemic toxicity. Aesthet Surg J. 2014;34(7):1111–9.
12. Al-Dosary K, Al-Qahtani A, Alangari A. Anaphylaxis to lidocaine with tolerance to articaine in a 12 year old girl. Saudi Pharm J. 2014;22(3):280–2.

推荐阅读

Detterbeck FC. Efficacy of methods of intercostal nerve blockade for pain relief after thoracotomy. Ann Thorac Surg. 2005;80(4):1550–9.

第 42 章 肋软骨疼痛的床旁注射治疗

Ankit Maheshwari，Daniel Gotlib

基本概念

- 肋软骨疼痛通常是自限性的，症状可持续数周、数月，但很少会持续更长时间。
- Tietze 综合征涉及单个肋软骨关节压痛和肿胀。
- 对于诊断不明确的患者，应进一步进行临床检查，以发现更多危及生命的病症。
- 局部镇痛剂和类固醇注射疗法可能对症状时间较长或严重的患者有益。
- 肋软骨关节注射可能是治疗各种肋软骨疼痛的有效方法。胸骨旁阻滞可用于治疗胸骨骨折引起的肋软骨疼痛和前胸手术后疼痛。
- 肋软骨疼痛可以通过更广泛的阻滞来治疗，包括胸肌神经阻滞（PEC1、PEC2）、前锯肌平面（SAP）、竖脊肌平面（ESP）、椎旁阻滞和胸段硬膜外阻滞。

概述

肋软骨疼痛，也称为肋胸综合征、胸骨旁软骨痛或肋软骨炎，涉及源自肋骨关节或相关胸骨或肋骨的伤害性信号。尽管其实际病因相对未知[1]，但患者通常有胸部外伤史或肌肉骨骼损伤史，包括体力运动、举重物、咳嗽或打喷嚏。疼痛最常见于单侧第 2~5 肋之间的多个肋骨关节[1]。重复性活动、压痛、深呼吸或咳嗽会加剧疼痛。严重的疼痛可能会引起呼吸变化，并加剧呼吸困难，特别是对于患有潜在肺部病变的患者。这种情况相对具有自限性，症状可持续数周、数月，很少情况下可达数年[2]。尽管肋软骨疼痛是一种常见的主诉和诊断，但必须进行全面的体格检查和了解病史，以区分胸痛的其他病因或危及生命的疾病过程[2]。

Tietze 综合征可能会出现与肋软骨关节疼痛相关的肿胀。与肋软骨炎相比，Tietze 综合征很少见，并且最常见于第 2 或第 3 肋骨关节，可影响单个肋软骨关节[3]。可能的病因包括感染、风湿病或肿瘤过程。感染性病因与刺伤、手术后或静脉注射药物有关[4,5]。肿瘤病因包括肋软骨关节的原发性或转移性肿瘤，以及密切相关的解剖学[6]。如果怀疑，可能需要进行额外的检查以确定和治疗主要病理。

初始治疗选择包括手动疗法，如物理疗法[7]、整骨疗法、脊椎按摩疗法或针灸。药物治疗包括镇痛药和非甾体抗炎药，以帮助缓解疼痛。对于更频繁或严重的症状，局部镇痛和类固醇注射疗法是有益的[8]。

肋软骨关节注射

适应证和禁忌证

肋软骨关节注射可用于治疗难治性肋软骨疼痛。绝对禁忌证包括局部感染、局部肿瘤、局部麻醉药过敏、缺乏技术专长、患者拒绝等。凝血障碍是相对禁忌证。并发症包括疼痛、出血、感染、气胸和局部麻醉药中毒。诊断不明确的患者应进一步进行临床检查,以发现更多危及生命的病理。

临床解剖

前7根肋骨被称为真正的肋骨,因为它们通过软骨直接连接到胸骨。第2~7肋包含滑液关节,因为它们包含将肋骨连接到胸骨的纤维关节囊。第1肋关节是软骨连结,因为透明软骨直接连接到柄。第8~10肋称为假肋骨,附着在每个相应肋骨上方的软骨部分,形成滑液软骨间关节。第11~12肋是浮肋,前端不附着。这些关节允许肋骨通过呼吸和躯干运动进行关节连接。

第2~7肋的滑膜关节最容易受到肋软骨炎和Tietze综合征的影响。皮下组织和胸大肌位于这些关节的表面。肋间肌位于肋骨和关节之间,容纳肋间血管和肋间神经。胸膜和肺位于这些关节深处(图42.1)

设备和用品

肋软骨注射治疗肋软骨疼痛可以很容易地在床旁进行。用4%的氯己定(或过敏的人群使用甜菜碱)进行适当的皮肤消毒是必要的。所需用品包括3~10mL局部麻醉药(利多卡因0.5%~2%,布比卡因0.25%~

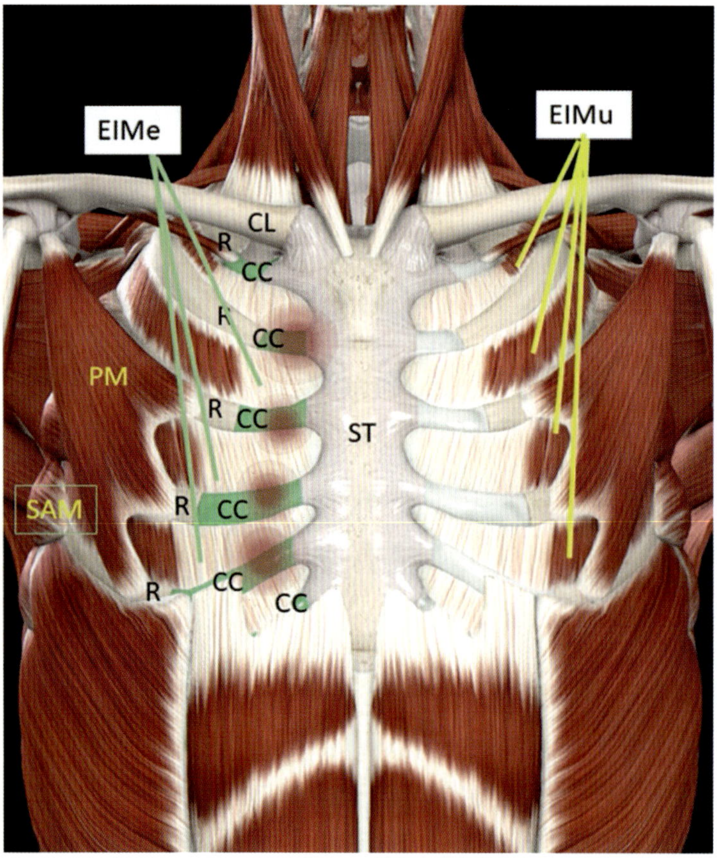

图42.1 肋软骨连接处的解剖结构示意图。注:CL,锁骨;R,肋骨;ST,胸骨;CC,肋软骨;EIMe,肋间外膜;EIMu,肋间外肌;PM,胸小肌;SAM,前锯肌。黄色所示肋软骨,红色球所示肋软骨疼痛的常见部位。

0.75%或其他)注射器,含或不含皮质类固醇,以及 22G~27G、1~1.5 英寸针头。使用体表解剖标志定位技术将针插入皮肤麻醉区和目标组织。

使用带无菌探头盖的线性高频超声探头来识别目标肌肉、关键结构和导针。根据患者的身体习惯,可能需要调整针的大小和超声探头的类型(表 42.1)。

体表解剖标志定位技术

患者取仰卧位。触诊肋软骨关节以确定进针时的最大局部压痛。以标准无菌方式准备胸部,并在整个过程中使用无菌技术。将针插入肋软骨的最大压痛点,然后抽出 1mm。抽吸血液呈阴性,并向该区域注射局部麻醉药。对多个肋软骨关节重复上述操作。肋软骨关节的表面组织浸润足以提供适当的镇痛[9]。不建议使用此技术将针推进到肋软骨关节。

超声是一种出色的床旁成像方式,可以使注射更加精确和安全。透视引导对于关节的局部定位非常有效,但很难在床旁进行,因此本章未详细介绍。

超声引导技术

患者取仰卧位。以标准无菌方式准备胸部,并在整个过程中使用无菌技术。将探头平行于肋骨放置在胸骨侧面 4~5cm 处。应清楚地识别所需的肋骨、肋软骨交界处和胸膜。在矢状旁方向,肋软骨关节呈椭圆形;在横向方向,肋软骨关节呈带状。肋软骨关节可能出现均匀的低回声,但关节中的高回声和后声阴影与 Tietze 综合征有关[10]。将针在平面上从外侧向内侧推进,直到针穿过软骨。确保针尖始终可见,以避免更深的刺入。抽吸阴性,并将局部麻醉药注射到目标区域(图 42.2)。

表 42.1 肋软骨注射所需的用品

注射器	3~10mL
针头	22G~27G,1~1.5 英寸
单次注射	1~3mL
局部麻醉药	0.25%~0.75%布比卡因,0.5%~2%利多卡因
皮质类固醇	10mg 曲安奈德,最大注射剂量为 40mg,或替代皮质类固醇

胸骨旁阻滞

适应证和禁忌证

胸骨旁阻滞可用于治疗由肋间神经前皮支支配的前胸部和胸骨疼痛:胸骨骨折[11]、前胸术后(胸骨切开术)[12]。

绝对禁忌证包括局部感染、局部肿瘤、局部麻醉药过敏、缺乏技术专长、患者拒绝等。凝血障碍是相对禁忌证。并发症包括气胸、心包穿刺、局部麻醉药中毒和血肿。

临床解剖

肋间神经前皮支(ACB)穿过中线周围的肋间肌,分为外侧支和内侧支。这些为前胸提供神经支配。ACB 位于肋间内肌的深处,胸横肌的浅层。胸廓内静脉和动脉沿着胸骨平行延伸,也位于这些肌肉之间。为了获得适当的镇痛效果,应进行双侧阻滞[13]。

设备和用品

与肋软骨关节注射相同。可参见表 42.1。

超声技术

将探头放置在锁骨中线旁矢状面,并向胸骨内侧扫描。继续向内侧扫描,直到胸横肌进入画面。应清楚地识别所需的肋骨、胸膜、最内侧的肋间肌和胸横肌。目标区域位

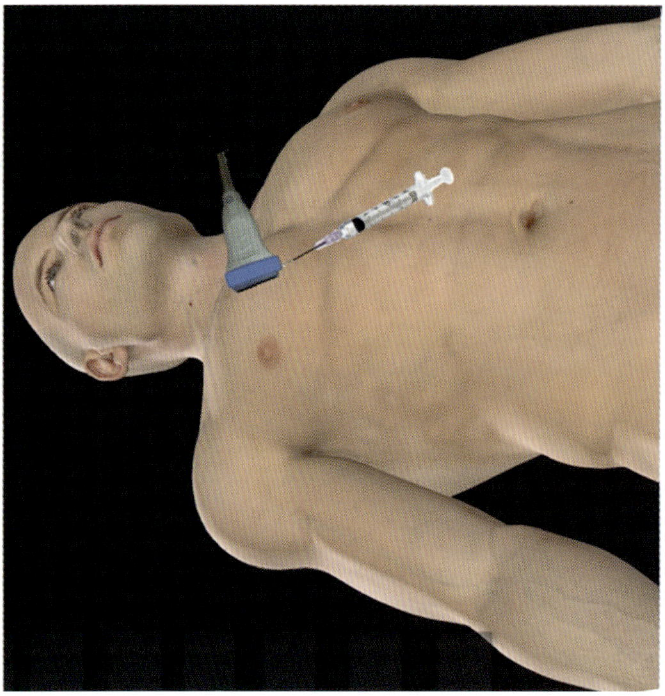

图 42.2 床旁注射治疗肋软骨疼痛。超声探头和针方向示意图。

于最内侧的肋间肌和胸横肌之间。将针在平面上从尾部推进到头部。抽吸血液呈阴性，并将局部麻醉药注射到目标区域。胸膜移位应可视化[13](图 42.3)。

潜在并发症和不良反应

任何介入治疗都存在出血和感染风险。这些注射造成严重出血或感染的风险极低。

肋软骨注射，尤其是基于体表解剖标志的/盲法技术，与胸膜损伤和气胸风险相关。在多个水平进行注射进一步加剧了这种风险。操作时必须特别小心，以免发生上述并发症，并且应尽可能使用成像。

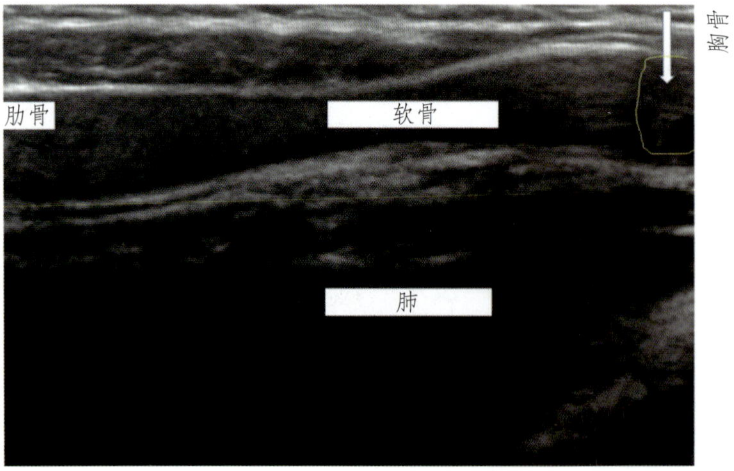

图 42.3 胸骨旁注射。超声波图，如标签所示。该图显示了肋软骨与胸骨交界处的超声图像——胸骨旁炎症/疼痛侧用黄线标记。白色箭头指向注射目标。注射时应观察胸膜和肺部的深度，以避免损伤这些结构。

临床技术要点

- 通过肋软骨关节局部麻醉或关节表面局部麻醉浸润可以实现充分镇痛。
- 肋软骨炎很常见，可影响多个单侧胸肋关节，最常见的是第 2~5 关节。Tietze 综合征很少见，可影响单个胸肋关节，最常见的是第 2~3 关节，并与肿胀有关。
- 肋软骨阻滞有发生气胸的风险。胸骨旁阻滞有发生气胸和心包穿刺的风险。
- 肋软骨疼痛可以通过更广泛的筋膜平面阻滞和椎管阻滞来治疗，包括胸肌神经阻滞（PEC1、PEC2）、前锯肌平面、竖脊肌平面、椎旁神经阻滞和胸段硬膜外神经阻滞。这些阻滞的优点和局限性将在其他章节中讨论。
- 对于椎旁阻滞，应观察胸膜移位情况，以确保适当的局部麻醉药使用。

（王浩翔 王永 译）

参考文献

1. Proulx AM, Zryd TW. Costochondritis: diagnosis and treatment. Am Fam Physician. 2009;80(6):617–20.
2. Disla E, Rhim HR, Reddy A, Karten I, Taranta A. Costochondritis. A prospective analysis in an emergency department setting. Arch Intern Med. 1994;154(21):2466–9.
3. Proulx AM, Zryd TW. Wright State University Boonshoft School of Medicine, Dayton, Ohio. Am Fam Physician. 2009;80(6):617–20.
4. Zapatero J, López Longo J, Monteagudo I, Carreño L. Costal chondritis in heroin addicts: a comparative study with postsurgical chondritis. Br J Dis Chest. 1988;82(4):341–6.
5. Heckenkamp J, Helling HJ, Rehm KE. Post-traumatic costochondritis caused by Candida albicans. Aetiology, diagnosis and treatment. Scand Cardiovasc J. 1995;31(3):165–7.
6. Meyer CA, White CS. Cartilaginous disorders of the chest. Radiographics. 1998;18(5):1109–23.
7. Zaruba RA, Wilson E. Impairment based examination and treatment of costochondritis: A case series. Int J Sports Phys Ther. 2017;12(3):458–67.
8. Freeston J, Karim Z, Lindsay K, Gough A. Can early diagnosis and management of costochondritis reduce acute chest pain admissions? J Rheumatol. 2004;31(11):2269–71.
9. DeLisa JA, Gans BM, Walsh NE. Physical medicine and rehabilitation: principles and practice, vol. 1. Philadelphia: Lippincott Williams & Wilkins; 2005. p. 345–6.
10. Cho JY, Park D. Ultrasound-guided corticosteroid injection in a patient with tietze syndrome combined with costochondral joint swelling. Am J Phys Med Rehabil. 2019;98(7):71–3. From the Department of Rehabilitation Medicine, Daegu Fatima Hospital, Daegu, South Korea
11. Thomas KP, Sainudeen S, Jose S, Nadhari MY, Macaire PB. Ultrasound guided parasternal block allows optimal pain relief and ventilation improvement after a sternal fracture. Pain Ther. 2016;5(1):115–22.
12. Doğan Bakı E, Kavrut Ozturk N, Ayoğlu RU, Emmiler M, Karslı B, Uzel H. Effects of parasternal block on acute and chronic pain in patients undergoing coronary artery surgery. Semin Cardiothorac Vasc Anesth. 2016;20(3):205–12.
13. Mott T, Jones G, Roman K. Costochondritis: rapid evidence review. Am Fam Physician. 2021;104(1):73–8. PMID: 34264599

推荐阅读

Expert Panel on Thoracic Imaging, Stowell JT, Walker CM, Chung JH, Bang TJ, Carter BW, Christensen JD, Donnelly EF, Hanna TN, Hobbs SB, Johnson BD, Kandathil A, Lo BM, Madan R, Majercik S, Moore WH, Kanne JP. ACR appropriateness Criteria® nontraumatic chest wall pain. J Am Coll Radiol. 2021;18(11S):S394–405. https://doi.org/10.1016/j.jacr.2021.08.004.

第 43 章 腹横肌平面阻滞

Jeffrey S. Grzybowski，Kristopher M. Schroeder

基本概念

- 腹横肌平面阻滞(TAP 阻滞)将 T7-L1 胸腰神经的腹侧支定位至腹壁肌肉层：腹外斜肌、腹内斜肌和腹横肌及其筋膜鞘、覆盖的皮肤和下层壁腹膜。
- 盲法和超声引导的经典 TAP 阻滞技术可对低于脐水平的切口提供术后镇痛。
- 超声引导肋下 TAP 阻滞技术可以改善镇痛的头侧分布。
- TAP 阻滞可用于慢性疼痛人群的诊断和(或)治疗，以识别腹痛的体感起源并实现疼痛缓解，同时最大限度地减少长期使用阿片类药物的副作用。
- TAP 阻滞是大体积组织平面阻滞，如果操作得当，非常安全。

概述

基于体表解剖标志的腹肌阻滞现在常被称为腹横肌平面(TAP)阻滞，由 Raf 于 2001 年首次描述[1]。在他的描述中，“Petit 腰三角”(图 43.1)是关键的标志，在触觉识别腹内斜肌和腹横肌之间的平面后，通过该标志沉积大量(20mL)的局部麻醉药。随着解剖学理解和超声成像技术的进步，人们对超声引导阻滞技术产生了极大的兴趣。经过最初的狂热期后，经典的 TAP 阻滞现在似乎最适合为接受下腹部手术的患者提供显著的围术期镇痛[2]。单次和连续导管技术均已成功用于提供间歇和持续镇痛。TAP 阻滞还具有诊断作用，可用于区分源自腹部肌肉壁的躯体疼痛，以及通过交感神经支配传播的内脏疼痛。经典的 TAP 阻滞提供脐水平以下的镇痛。然而，最近的尸体和志愿者研究都对感知的最大头侧扩散及镇痛的整体皮节分布提出了质疑[3,4]。一项研究指出了 TAP 阻滞中腹部中线镇痛覆盖范围的潜在局限性，其可能不如直肌鞘或腰方肌阻滞更好控制[4]。

适应证和禁忌证

经典的 TAP 阻滞剂提供的确切的皮肤病止痛药覆盖率是不同的。正中、横切口术均采用双侧阻滞，侧切口术可采用单侧阻滞。据报道，经典的 TAP 阻滞可为剖宫产、子宫切除术、疝修补术、肾移植、结肠造口术和其他多种下腹部手术提供充足的止痛[2]。

Fischer 等回顾了 TAP 阻滞在慢性腹痛中的潜在适应证[5]。诊断性 TAP 的阳性反应包括躯体感觉起源，不仅有助于治疗计划的制订，还可以阻止临床医生进行针对内脏疼痛的处理，包括腹部神经丛或内脏神经阻滞，这两种方法都具有较高的风险。表 43.1 至表 43.3 讨论了术后慢性疼痛和 TAP 阻滞的应用。

有关 TAP 阻滞给药的绝对和相对禁忌证见表 43.4。

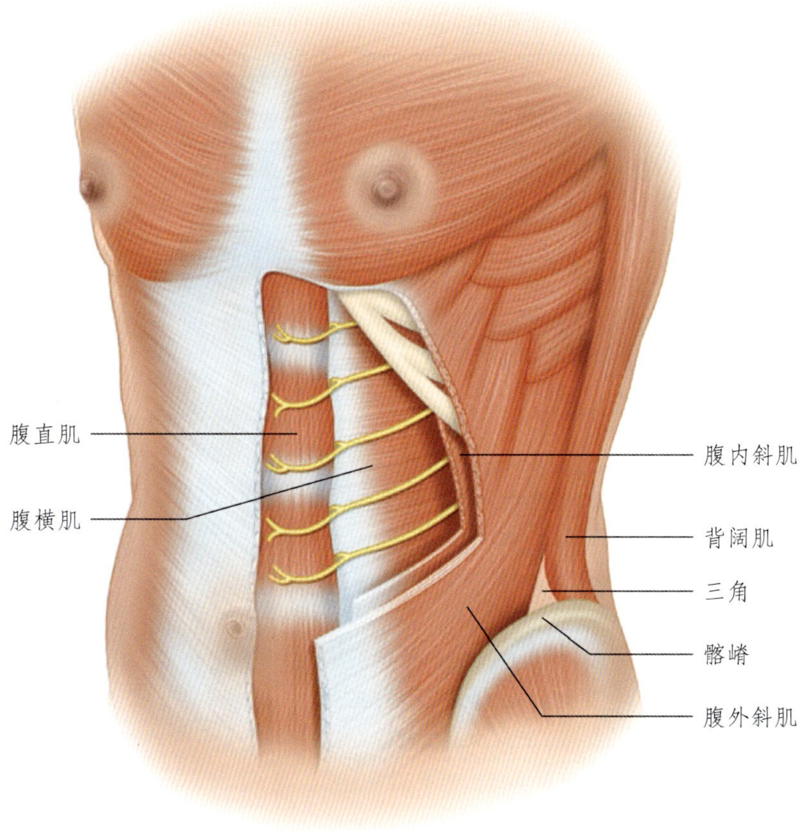

图 43.1 腹横肌平面解剖。

表 43.1 术后慢性疼痛的定义标准[6]

1.疼痛应在手术后出现
2.疼痛应至少持续 2 个月
3.应排除其他导致疼痛的原因，如持续的恶性肿瘤（肿瘤手术后）或慢性感染
4.应探讨疼痛是由于先前存在的问题导致的可能性并尝试排除

表 43.2 各种腹部手术持续性术后疼痛和术前疼痛的发生率[7]

外科手术	慢性疼痛发生率	术前疼痛发生率
剖宫产	6%	常见,间歇性、急性分娩疼痛
胆囊切除术	23%	常见,从急性胆囊炎到慢性模糊腹痛
结肠切除术	28%	罕见
腹股沟疝修补术	12%	腹膜牵拉时常见的偶发性疼痛

表 43.3 慢性腹痛患者 TAP 阻滞的结果和适应证

疼痛病因	患者人数	注射及技术	单次注射或导管	疼痛缓解持续时间
慢性胰腺炎继发的疼痛[8]	54	通过超声引导肋下 TAP 阻滞双侧注射 40mg 长效甲泼尼龙和 10mL 0.25% 左布比卡因	单次注射	在肌筋膜疼痛患者中,3 个月时疼痛得到显著缓解 (95%,20/21),疼痛缓解持续 6 个月 (62%,13/21)。对于内脏疼痛, 阻滞为 6/17 名患者提供了 2~3 周的短暂益处
手术后慢性腹壁疼痛[9]	5	其中一种未注明,醋酸曲安西龙为 40~80mg,其他为 0.375%~1% 罗哌卡因	多次注射	不同的随访和疼痛缓解程度。最好的情况是单次注射后 266 天内疼痛完全缓解
慢性腹痛[10]	30	单侧阻滞:8mL 0.25%布比卡因和 80mg 曲安西龙;双侧阻滞:每侧 9mL0.25%布比卡因和 40mg 曲安西龙(有些在肋下水平进行,以治疗高腹痛)	单次注射	79.5% 的阻滞治疗患者疼痛得到改善。平均 84 ± 108 天的疼痛改善百分比为 54.7% ± 36.4%
腹腔镜胆囊切除术后持续性术后疼痛[11]	1	超声引导 TAP 阻滞,15mL 0.5% 罗哌卡因, 然后以 8mL/h 的速度输注 0.2% 罗哌卡因,并由患者控制推注 12mL,锁定间隔为 60 分钟	术后用导管单发	自导管插入之日起 9 个月内疼痛水平和功能状态显著改善
腹壁转移引起的难治性癌痛[12]	1	超声引导肋下 TAP 阻滞。每侧注射 10mL 1% 利多卡因和 10mL 0.75% 左布比卡因用于诊断性阻滞。每侧用 20mL 6%苯酚水溶液进行治疗	单次注射	动态疼痛减少 70%,静态疼痛减少 100%, 持续 2 个月

临床解剖

3 个外侧腹壁肌肉层：外斜肌、内斜肌、腹横肌及其相关的筋膜鞘（以及腹膜顶骨）由 T7–L1 的同侧腹侧支神经支配[2]（图 43.2）。

外斜肌腱膜与内斜肌腱膜前板在腹直肌前交会，形成腹直肌前鞘。来自内斜肌后板和腹横肌的腱膜向后进入直肌，形成鞘的后层。此时，下胸神经的腹侧支位于腹直肌后鞘和直肌之间。它们在鞘内前内侧走行，穿过直肌，并从前面的肌肉中穿出，形成前皮支。在腹横肌内，下胸段脊神经起始于腋中线后面的外侧皮支。

设备和用品

如果选择体表解剖标志（盲法）技术，则需要至少 50mm 长的针头来识别两种阻力损失。钝针将降低腹部内脏或其他结构的医源性损伤风险。由于 TAP 阻滞是筋膜平面阻滞，通常需要大量的局部麻醉液（每

表 43.4　TAP 阻滞的禁忌证[13]

绝对禁忌证	相对禁忌证
患者拒绝	出血性体质
局部感染	抗凝治疗
局部麻醉药过敏	腹壁疝（特别是经典的 TAP 手术中“Petit 三角”的腰疝）

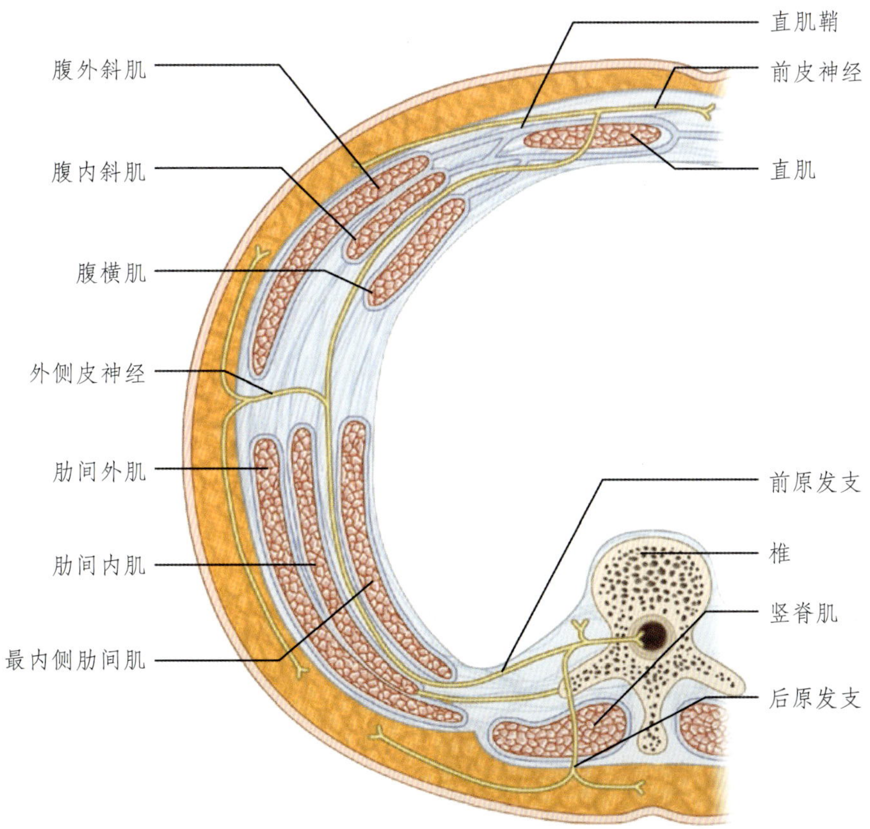

图 43.2　腹壁的神经支配。混合运动感觉神经在腹内斜肌和腹横肌之间向前走行。它们在腋中线上分支。

侧 15~30mL)才能达到理想的止痛效果。所需的附加设备根据所选技术的不同而有所不同。如果计划使用超声引导的 TAP 阻滞,高频线性超声探头适合用于消瘦的成人和儿童,而低频曲线探头对体型庞大或肥胖的成年人可能有帮助。有关其他用品/设备可参见表 43.5。

体表解剖标志定位技术

患者取仰卧位,操作者站在目标侧并触诊髂嵴。Petit 三角被识别为手指从前嵴向后移动,并且在腋中线后方的外侧腹壁肌肉组织中感觉到间隙。无菌准备和铺巾后,将一根 50~100mm 的钝针(21G~24G)垂直插入皮肤,位于髂嵴上方 1~2cm 处,朝向三角形的顶点(图 43.3)。可感觉到两种不同的爆裂声(阻力损失)。当穿过内斜肌时,会感到第一次爆裂声,当进入腹横肌筋膜平面时,会感到第二次爆裂声。抽吸阴性可排除血管穿刺,然后注射 15~20mL 局部麻醉药[13,14]。

超声引导技术

患者取仰卧位,操作者站在要阻挡的一侧,超声机位于另一侧。患者准备和用无菌铺巾,并使用无菌超声换能器。使用横向于髂嵴和肋缘之间的腹外壁的高频线性换能器扫描腹外壁(图 43.4)。在这个水平上,腹

表 43.5 TAP 阻滞所需的设备和用品

无菌手套
手术口罩
皮肤标记
50mm、22G 绝缘注射针,100mm、21G 绝缘注射针或其他用于注射局部麻醉药的类似无菌针头
所需的局部麻醉药,大多数成人为 10~30mL,具体取决于药物浓度、患者体重及计划单侧或双侧阻滞
无菌皮肤准备
镇静药物(如果清醒患者需要/要求)
用于局部麻醉注射的无菌延长管
(如果计划放置导管)18G Touhy 针,配有无菌导管和适当的无菌材料管、固定装置等,通常包装在一起用于椎管内/周围神经导管插入
(如果进行超声引导阻滞)无菌超声传导凝胶
(如果进行超声引导阻滞)超声探头:高频(10~13MHz)线性换能器通常是最好的,或者体型较大的患者可使用低频(2~5MHz)换能器
(如果进行超声引导阻滞)超声机
(如果进行超声引导阻滞)无菌超声探头盖

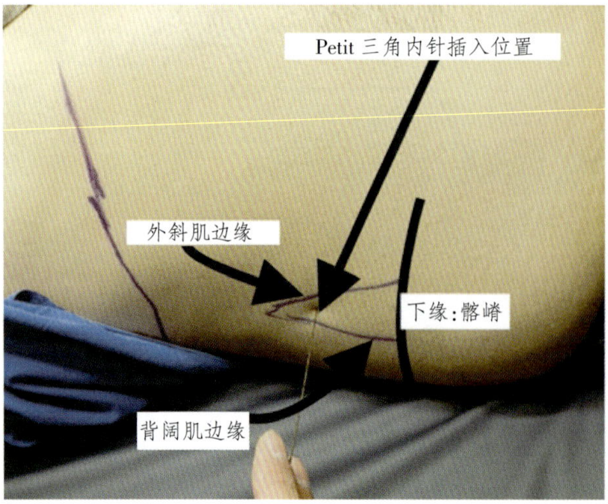

图 43.3 腹横肌平面阻滞的体表解剖标志。

壁呈现出 3 个肌肉层及其周围的结缔组织鞘(图 43.5)。连接到熔接延长管的钝针被引入到换能器之前,并沿其整个路径在平面内可视化。目标是在以腹内斜肌和腹横肌层(深)的高回声筋膜鞘为界的空间内进行水分离的可视化,从而使腹内斜肌从腹横肌上抬起。适当的水分离后,在平面内注射局部麻醉药[2,13]。

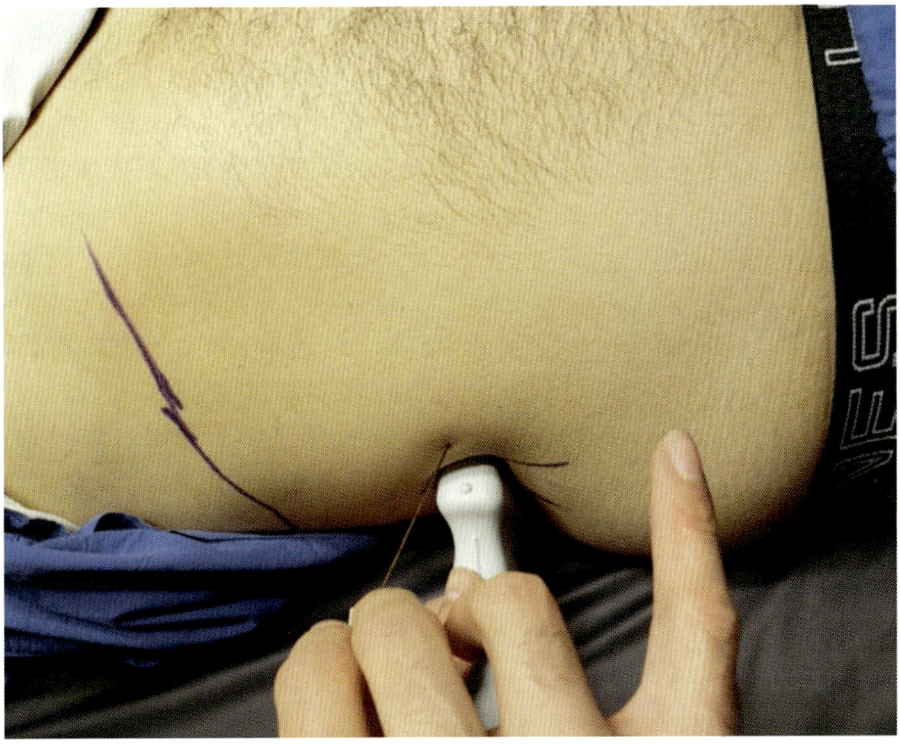

图 43.4　超声换能器定位。

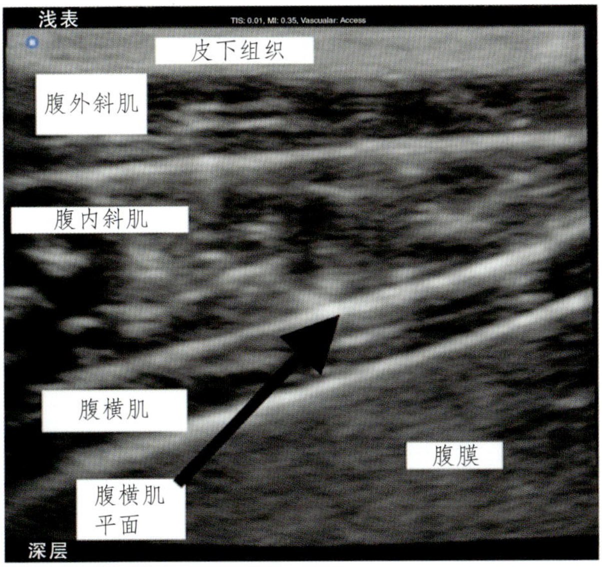

图 43.5　腹横肌平面的超声图。黑色箭头所示目标结构,即腹横肌和内斜肌之间的筋膜平面。

潜在并发症和不良反应

由于TAP阻滞依赖于相对较大剂量的局部麻醉药,因此可能存在全身毒性。然而,对于TAP阻滞中局部麻醉药的药代动力学知之甚少[13]。应注意不要超过安全的最大局部麻醉药剂量。腹部器官损伤的风险可通过谨慎操作和超声引导显著降低。据报道,有1例未确诊的肝大患者意外受伤。注射后可出现局部肿胀。短暂性股神经阻滞可能与腹横肌和腹横筋膜之间的局部麻醉追踪有关。

临床技术要点

- 尽管上文描述了经典的前路进针方法,但将针放置在尽可能靠后的位置(腋中线或后面)理论上具有优势,可在外侧皮肤分支退出TAP前进行阻断[2]。
- 肌内针位置可通过腹内斜肌肿胀来识别,而不是通过超声与腹横肌分离来识别[2]。
- 腹内斜肌通常被认为是3块外侧腹壁肌肉中最大的一块,而腹横肌则是回声最弱的肌肉。
- "扇形凸出"征可提示TAP阻滞成功。在阻滞完成后的10分钟内,体形瘦的患者可出现提示外侧腹部肌肉松弛的"扇形凸出"征及冷感减弱[15];
- 当不易看到针道时,平面外技术可能更适合肥胖患者。此外,侧向定位可能有助于肥胖患者的平面识别和阻滞。

肋下腹横肌平面阻滞

概述

Hebbard在给编辑的一封信中首次描述了超声引导的肋下腹横肌平面阻滞[16],与经典的TAP阻滞相比,通过肋下入路具有更好的头侧镇痛覆盖率。改善的头侧覆盖及放置肋下TAP导管的可能性使得该阻滞成为脐上手术中硬膜外镇痛的可行替代方案。他描述了腹横肌和腹直肌之间或直肌和腹直肌后鞘之间的局部麻醉药沉积,具体取决于超声上可视化的解剖结构,其中转换器平行放置并紧邻肋下边缘下方。自推广以来,肋下TAP阻滞在上腹部手术的急性围术期及慢性腹部疼痛人群中都显示出巨大的实用性。

适应证和禁忌证

与经典的TAP阻滞类似(见表43.1至表43.3),肋下TAP单次阻滞和导管在急性围术期镇痛中具有多种作用。随着Hebbard平均阻滞高度的提高[16],肋下TAP阻滞已被证明对接受开腹或腹腔镜胆囊切除术的患者有效[17,18]。4小时后,接受肋下TAP阻滞的腹腔镜胆囊切除术患者的疼痛评分明显低于接受后TAP阻滞的患者[18]。

所描述的慢性疼痛治疗包括在诊断性阻滞后使用苯酚肋下TAP注射来治疗腹壁转移性受累而导致的顽固性癌痛[12]。肋下TAP阻滞的其他应用还包括慢性腹痛的异质性原因及慢性胰腺炎引起的疼痛[8,10]。禁忌证见表43.4,与经典的TAP阻滞类似。

临床解剖

腹壁前外侧有4对肌肉:腹直肌前肌,以及从深到浅的3块外侧肌肉,即腹横肌、腹内斜肌和腹外斜肌(图43.1和图43.2)。

内侧的 3 个肌肉层形成腱膜。在超声下，一旦在中线附近识别出腹直肌，可横向移动探头，腹横肌就会出现在腹直肌下方[19]。在该技术中，局部麻醉药将沉积在腹横肌和腹直肌之间。根据作者的说法，皮层覆盖可达 T6–T8，因为局部麻醉水分离 TAP 在连接剑突和髂前嵴的线上[5]。

设备和用品

由于肋下 TAP 阻滞是筋膜平面阻滞，因此通常需要大量的局部麻醉药。根据计划是单次阻滞还是导管放置，将需要适当尺寸的钝注射针。这项技术需要带有线性高频换能器的超声机。其他必要的设备与经典的 TAP 阻滞相同（表 43.5）。

超声引导技术

超声探头放置在前腹壁上方，紧邻下方并与肋缘平行（图 43.6）。向内侧识别腹直肌，然后横向移动探头，直至识别腹横肌。使用平面内方法，针从后外侧位置插入并向前内侧推进，直到针尖位于腹直肌和腹横肌之间的筋膜平面中[19]（图 43.7）。这时注射 15~20mL 的局部麻醉液并在超声上可视化。

潜在并发症和不良反应

与经典的 TAP 阻滞类似，这种筋膜平面阻滞通常会注射大量局部麻醉药。因此，可能存在全身毒性，应注意不要超过基于体重的安全最大局部麻醉药量。可能出现局部肿胀及对局部麻醉药的过敏反应。此方法必须谨慎进行超声和针技术，以免意外损伤腹部内脏或胸膜腔。

临床技术要点

- 进行右侧阻滞时，应注意不要损伤肝脏，尤其是肝肿大或腹壁组织非常薄的患者。
- 肋下 TAP 阻滞与辅助类固醇（曲安奈德）已被用于治疗对其他治疗方式无效的慢性疼痛[10]。
- 或者，如果在该超声图中看不到腹横肌，则可以使用探头内侧、剑突附近的针插入点在腹直肌和腹直肌鞘之间注射局部麻醉药来进行直肌鞘阻滞，需要内侧位置和中线镇痛。

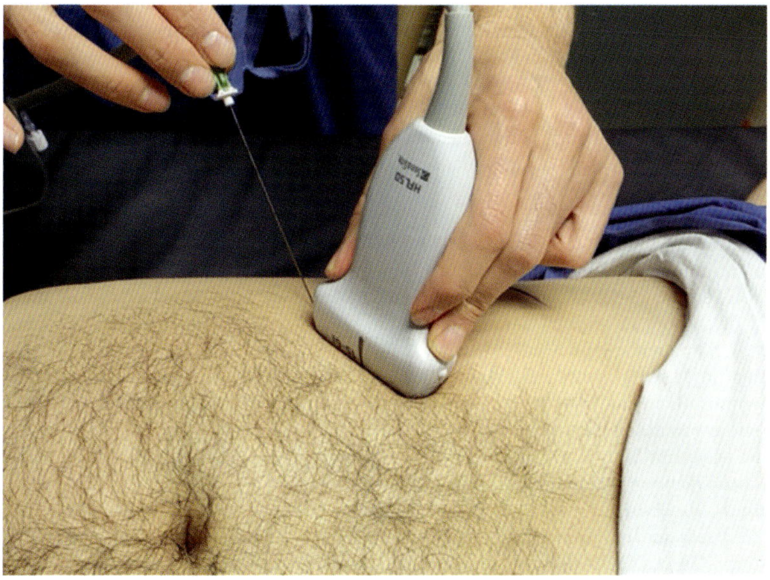

图 43.6 肋下腹横肌平面阻滞的超声换能器定位。

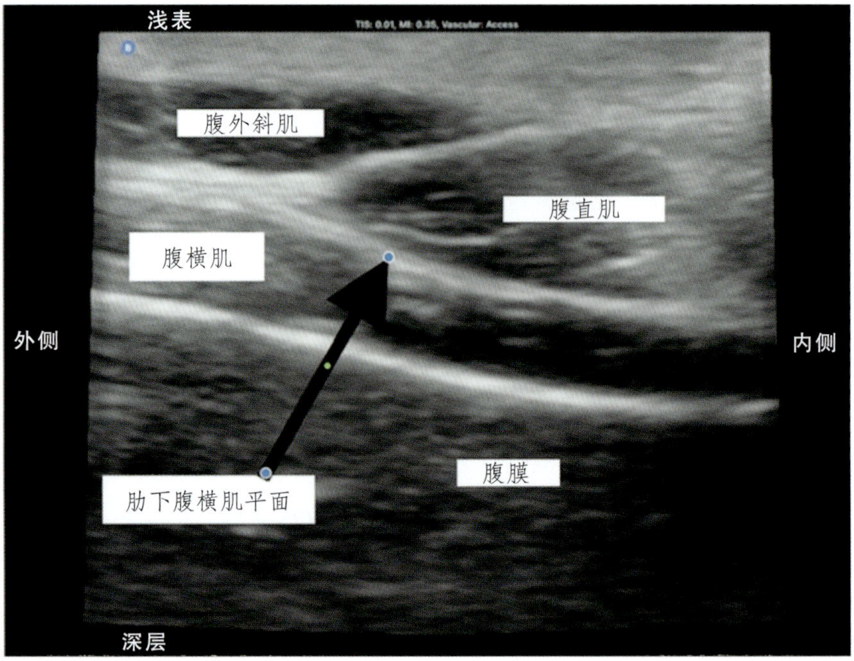

图 43.7 肋下腹横肌平面超声图。黑色箭头所示目标结构，即腹横肌和腹直肌之间的筋膜平面。

（郭向飞 王永 译）

参考文献

1. Rafi AN. Abdominal field block: a new approach via the lumbar triangle. Anaesthesia. 2001;56:1024–6.
2. Mounir-Soliman L. Chapter 40, Transversus Abdominis Plane Block (Classic Approach). In: Brown's Atlas of Regional Anesthesia. 5th ed. Amsterdam: Elsevier; 2017. p. 249–50.
3. Carney J, Finnerty O, Rauf J, Bergin D, Laffey JG, Mc Donnell JG. Studies on the spread of local anaesthetic solution in transversus abdominis plane blocks. Anaesthesia. 2011;66:1023–30.
4. Stoving K, Rothe C, Rosenstock CV, Aasvang EK, Lundstrom LH, Lange KHW. Cutaneous sensory block area, muscle-relaxing effect, and block duration of the transversus abdominis plane block. Reg Anesth Pain Med. 2015;40(4):355–62.
5. Fischer M, Guirguis M, Abd-Elsayed A. Review of transversus abdominis plane blocks and their application to chronic adbominal pain. ASRA Pain Medicine News. Aug 7, 2019. https://www.asra.com/news-publications/asra-newsletter/newsletteritem/asra-news/2019/08/07/review-of-transversus-abdominis-plane-blocks-and-their-application-to-chronic-abdominal-pain. Accessed 8/2/22.
6. Macrae WA. Chronic post-surgical pain: 10 years on. Br J Anaesth. 2008;101(1):77–86.
7. Perkins FM, Franklin JS. Chapter 19 Prediction and prevention of persistent post-surgical pain. In: Practical Management of Pain. 5th ed. Maryland Heights: Mosby; 2014. p. 298–303.
8. Niraj G, Kamel Y. Ultrasound-guided subcostal TAP block with depot steroids in the management of chronic abdominal pain secondary to chronic pancreatitis: a three-year prospective audit in 54 patients. Pain Med. 2019:1–7.
9. Baciarello M, Migliavacca G, Marchesini M, Valente A, Allegri M, Fanelli G. Transversus abdominis plane block for the diagnosis and treatment of chronic abdominal wall pain following surgery: a case series. Pain Pract. 2018;18(1):109–17.
10. Abd-Elsayed A, Malyuk D. Efficacy of transversus abdominis plane steroid injection for treating chronic abdominal pain. Pain Pract. 2018;18(1):48–52.
11. Guirguis M, Abd-Elsayed AA, Girgis G, Mounir SL. Ultrasound-guided transversus abdominis plan catheter for chronic abdominal pain. Pain Pract. 2013;13(3):235–8.
12. Restrepo-Garces CE, Asenjo JF, Gomez CM, Jaramillo S, Acosta N, Ramirez LJ, Lopera LM, Vargas JF. Subcostal transversus abdominis plane phenol injection for abdominal wall cancer pain. Pain Pract. 2014;14(3):278–82.

13. McDonnell J, O'Donnell B. Chapter 34, Transversus abdominis plane block. In: Peripheral nerve blocks and peri-operative pain relief. 2nd ed. Amsterdam: Elsevier; 2011. p. 234–8.
14. Narchi P, Singelyn F, Paqueron X, Nicholls B. Chapter 55, Truncal Blocks. In: Practical management of pain. 5th ed. Maryland Heights: Mosby; 2014. p. 745–54.
15. Grady MV, Cummings KC. The "Flank Bulge" Sign of a Successful Transversus Abdominis Plane Block. Reg Anesth Pain Med. 2008;33:387.
16. Hebbard P. Subcostal transversus abdominis plane block under ultrasound guidance. Anesth Analg. 2008;106(2):674–5.
17. Laffey JG, McDonnell JG. In response to: subcostal transversus abdominis plane block under ultrasound guidance. Anesth Analg. 2008;106(2):675.
18. Bhatia N, Arora S, Wig J, Kaur G. Comparison of posterior and subcostal approaches to ultrasound-guided transverse abdominis plane block for postoperative analgesia in laparoscopic cholecystectomy. J Clin Anesth. 2014;26:294–9.
19. Farag E. Chapter 41, Subcostal transversus abdominis plane block. In: Brown's Atlas of regional anesthesia. 5th ed. Amsterdam: Elsevier; 2017. p. 251–3.

推荐阅读

Mounir-Soliman L. Chapter 40, Transversus abdominis plane block (Classic Approach). In: Brown's Atlas of Regional Anesthesia. 5th ed. Amsterdam: Elsevier; 2017. p. 249–50.

Perkins FM, Franklin JS. Chapter 19 Prediction and prevention of persistent post-surgical pain. In: Practical management of pain. 5th ed. Maryland Heights: Mosby; 2014. p. 298–303.

McDonnell J, O'Donnell B. Chapter 34, Transversus abdominis plane block. In: Peripheral nerve blocks and peri-operative pain relief. 2nd ed. Amsterdam: Elsevier; 2011. p. 234–8.

第 44 章 腹直肌鞘阻滞

Jonathan M. Hagedorn, Ryan S. D'Souza

基本概念

- 腹直肌(RAM)是主要的腹内肌。
- 成对的垂直 RAM 由白线分隔。
- 腹直肌完全被脐部头侧的腹直肌鞘包围,但脐部尾侧不存在腹直肌鞘后壁,留下外膜和横肌作为后缘。
- 作用机制是阻断 T9–T11 的伤害性传入纤维的结果,这些传入纤维通过刺穿后 RAM 进入并向中线前腹壁和脐区来提供皮肤感觉。
- 直肌鞘阻滞(RSB)可以通过体表解剖标志或超声技术进行,用于控制中线腹部手术(从脐疝到剖腹手术)后的疼痛。

概述

RSB 于 1899 年首次被描述,用于在手术前提供腹壁松弛[1]。其可以通过体表解剖标志和超声引导进行,也可以通过在 RAM 和直肌鞘后缘之间注射进行。主要用于中线腹部手术后的术后疼痛控制,包括剖腹手术、脐部和脐周手术(表 44.1)[2,3]。研究报告,接受 RSB 的腹部手术患者术中和术后阿片类药物需求量显著降低,术后疼痛评分也降低[4–6]。在心血管和生理储备较差的特定高危患者中,偶尔报道成功使用双侧 RSB 作为简单脐周手术中唯一的主要麻醉剂[7]。

适应证和禁忌证

见表 44.1。

临床解剖

腹壁前外侧受脊神经 T7–T12 前支支配[1,3]。这些脊神经变成肋间神经、肋下神经和髂下胃/髂腹股沟神经。这些神经将退出其初始路线并在腹内斜肌和腹横肌之间走行。最终,T7–T12 神经刺穿直肌鞘和 RAM,最后形成前皮神经[8](图 44.1)。

表 44.1　用于治疗中线腹痛的腹直肌鞘阻滞[2,3,8]

步骤	适应证	技术	禁忌证
腹直肌鞘阻滞	中线围术期疼痛的治疗，包括中线剖腹手术和脐周手术	体表解剖标志定位技术 超声技术	绝对禁忌证：①患者或监护人拒绝；②全身或局部感染；③对注射药物过敏

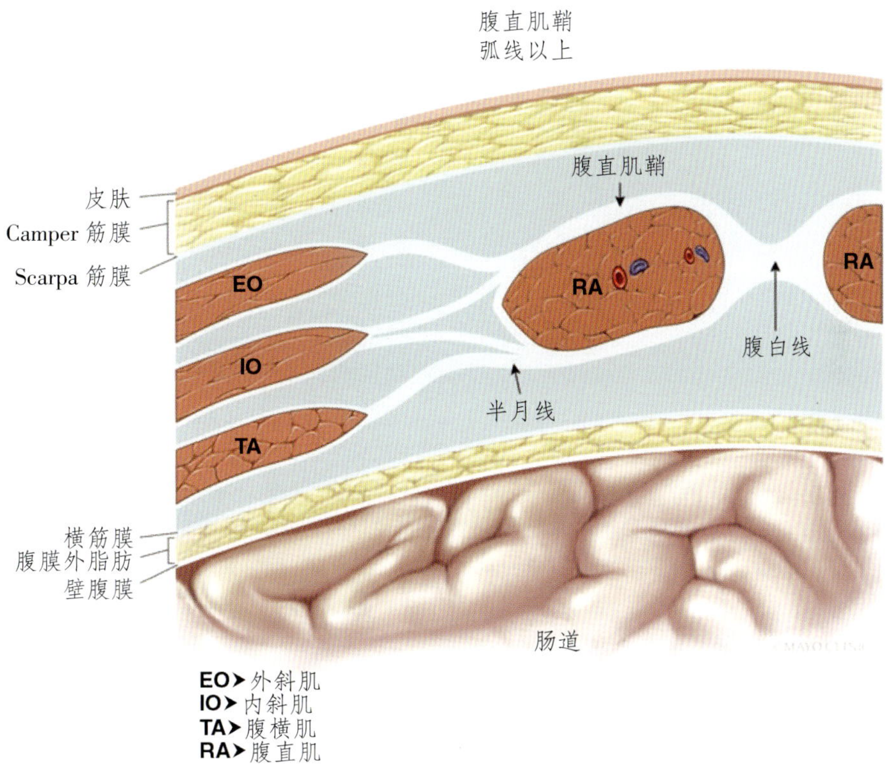

图 44.1　腹壁肌肉组织及其他周围结构的横截面方向。

设备和用品

直肌鞘阻滞可以在床旁或术中进行。医生需要一根 2~5 英寸的针头（取决于患者的身体习惯）、延长管（可选）、20mL 注射器和 20mL 注射液（每侧 10mL）。麻醉液通常由局部麻醉药利多卡因或布比卡因或两者的组合组成，有或没有皮质类固醇。为了更持久地缓解疼痛，可以在阻滞手术期间将导管插入该区域，以便将来根据需要提供额外的推注（表 44.2）。

体表解剖标志定位技术

患者取仰卧位，在脐头侧、距中线 2~3cm 的位置（图 44.2）将 5cm 长的针以直角穿过皮肤。最初的触觉爆裂声表明前直肌鞘被穿透。针通过 RAM 前进，直到遇到进一步的阻力。这表明进针位置位于腹直肌后鞘[1,8]。将 10mL 溶液注入此处，并在对侧重复该操作。由于没有腹直肌后鞘，应避免在脐尾部

表 44.2 腹直肌鞘阻滞所需的用品

注射器	20mL
针头	22G 或 25G Tuohy 或短斜面针 2~5"
麻醉药	取决于医生偏好,但我们更推荐:0.25%~0.5%布比卡因,1%~2%利多卡因,利多卡因/布比卡因组合比例为 1:1~1:3
皮质类固醇	取决于医生偏好,但我们更喜欢:曲安西龙 5~40mg(t1/2:18~36h),倍他米松 18mg(t1/2:36~54h),地塞米松 4mg(t1/2:36~54h),甲泼尼龙 80~125mg(t1/2:18~36h)

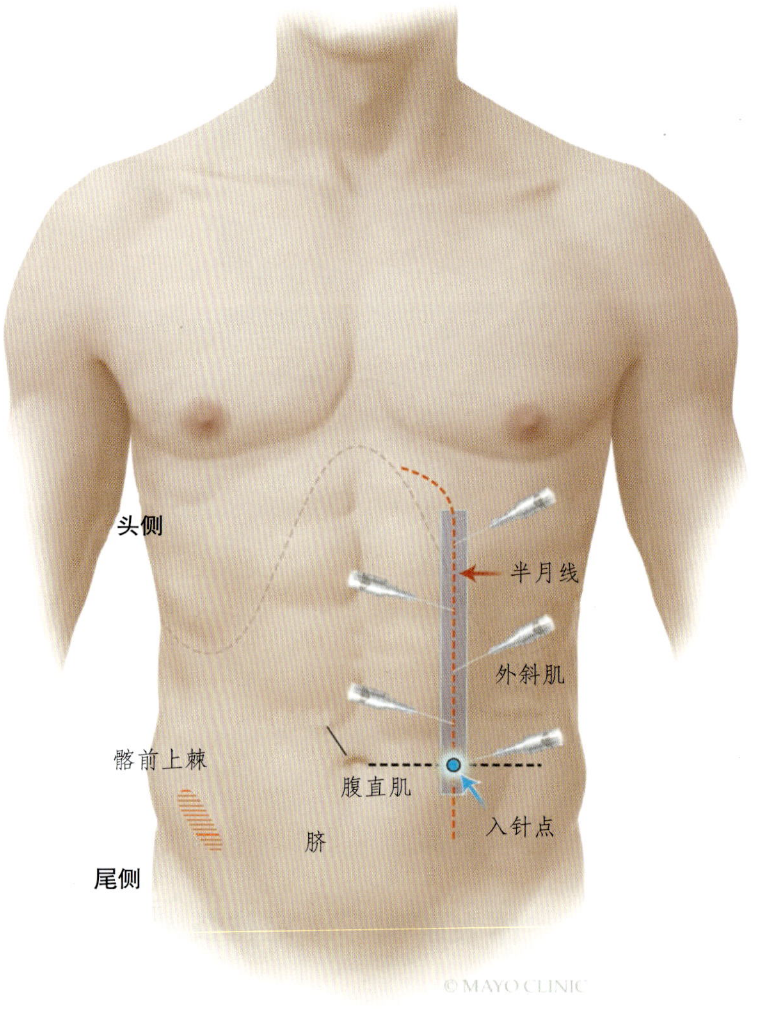

图 44.2 体表解剖标志定位技术注射的相关表面解剖。

采用盲法[1]。最近,神经刺激器引导的 RSB 是一种可行的方法,可以在不使用超声的情况下为约 75%的患者带来最佳的局部麻醉药扩散和阻滞[9]。

超声引导技术

患者取仰卧位,使用高频超声探头在脐

部上方对 RAM 进行成像(图 44.3a)。我们建议通过超声探头的初始横向方向来识别白线和配对的 RAM。从该位置横向移动探头以观察 RAM 的侧面。如果在 RAM 的内侧缘进行注射,则无法可靠地覆盖目标神经。如果需要,可以将皮肤标记应用于这些标志。典型的成像深度为 4~6cm。接下来,将探头旋转 90°以获得 RAM 的纵向视图。一旦获得 RAM 及其后缘的清晰图像,针就会穿过皮肤引入,并在超声图像上沿平面内到达 RAM 后部和腹直肌后鞘之间的适当位置[1,8](图 33.3b)。最后,注射液的引入将使肌肉远离直肌鞘进行水分离(图 44.4),这应该双侧进行。计算最大剂量并选择适当的局部麻醉药浓度以避免毒性,对每侧初始注射 10mL。如果需要,可以将导管穿入该间隙 5~6 英寸,以便可以间歇性地给予额外的推注。

潜在并发症和不良反应

除了任何手术的预期风险(即感染、出血、疼痛、周围结构损伤、局部麻醉药毒性等)外,RSB 还存在针头意外进入腹膜腔的

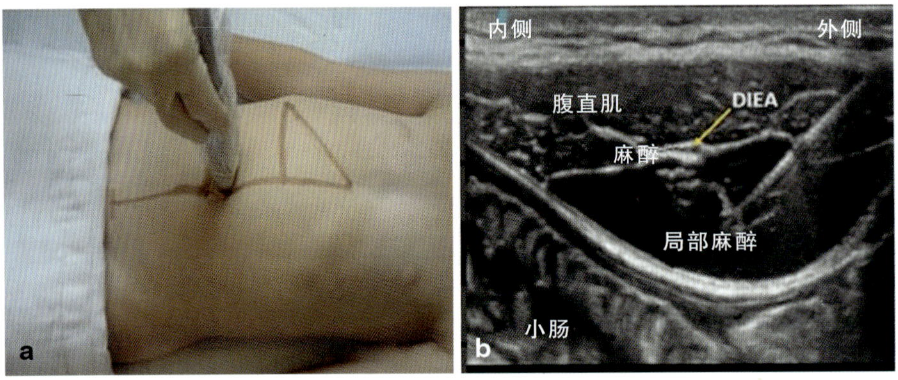

图 44.3 (a)用于在脐部提供止痛效果的腹直肌鞘阻滞探头定位方法。(b)超声引导下在左腹直肌外侧缘与后壁腹直肌鞘之间注射局部麻醉药。在这张图像中,可见神经与腹壁下动脉(DIEA)向头尾方向延伸。(Reprinted from Visoiu et al. with permission of the publisher. Copyright © 2019, John Wiley and Sons Inc. Authorization for this adaptation has been obtained both from the owner of the copyright in the original work and from the owner of copyright in the translation or adaptation)

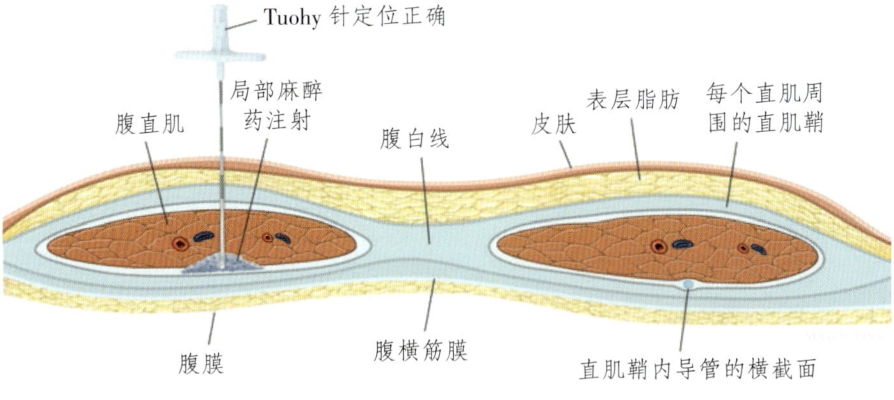

图 44.4 初始注射时处于适当位置的阻滞针的横截面图。

风险，可能会刺穿腹膜腔内的器官，因此，应注射到上腹壁血管和（或）下腹壁血管中[1,2,8]。这些风险非常罕见，尤其是在超声引导下。

临床技术要点

- 鉴于针尖靠近腹膜腔，我们强烈建议整个手术过程均在超声引导下进行。
- 腹中线手术后应进行腹直肌鞘阻滞。该技术不会覆盖横向切口。
- 对于既往有腹部手术史的患者，需要特别注意安全进行注射。
- 我们不建议在距离脐到耻骨联合1/3以下的位置进行这项操作，因为腹直肌鞘的解剖学损失及意外进入腹膜腔的风险增加。

（王浩翔 王永 译）

参考文献

1. Yarwood J, Berrill A. Nerve blocks of the anterior abdominal wall. Continuing education in anaesthesia critical care and pain. 2010;10(6):182–6.
2. Webster K. Ultrasound guided rectus sheath block – analgesia for abdominal surgery. Update in Anaesthesia. 2010;26(1):12–7.
3. Chakraborty A, Khemka R, Datta T. Ultrasound-guided truncal blocks: A new frontier in regional anaesthesia. Indian J Anaesth. 2016;60(10):703–11.
4. Gurnaney HG, Maxwell LG, Kraemer FW, Goebel T, Nance ML, Ganesh A. Prospective randomized observer-blinded study comparing the analgesic efficacy of ultrasound-guided rectus sheath block and local anaesthetic infiltration for umbilical hernia repair. Br J Anaesth. 2011;107(50):790–5.
5. Hong S, Kim H, Park J. Analgesic effectiveness of rectus sheath block during open gastrectomy: A prospective double-blinded randomized controlled clinical trial. Medicine (Baltimore). 2019;98(15):e15159.
6. Kartalov A, et al. The Effect of rectus sheath block as a supplement of general anesthesia on postoperative analgesia in adult patient undergoing umbilical hernia repair. Pril (Makedon Akad Nauk Umet Odd Med Nauki). 2017;38(3):135–42.
7. Quek KH, Phua DS. Bilateral rectus sheath blocks as the single anaesthetic technique for an open infraumbilical hernia repair. Singap Med J. 2014;55(3):e39–41.
8. Chin KJ, McDonnell JG, Carvalho B, Sharkey A, Pawa A, Gadsden J. Essentials of our current understanding: abdominal wall blocks. Reg Anesth Pain Med. 2017;42(2):133–83.
9. Albokrinov AA, Perova-Sharonova VM, Fesenko UA. A new neurostimulator guided technique of rectus sheath block: study of feasibility and local anesthetic spread in children. Anaesthesiol Intensive Ther. 2019;51(2):83–7.

推荐阅读

Chapter 57—Rectus Sheath Block. Atlas of Ultrasound-Guided Regional Anesthesia (Third Edition). 2019; 249–258.

第 45 章 髂腹股沟神经和髂腹下神经阻滞

Dominika Lipowska James, Maryam Jowza

基本概念

- 外伤或手术等医源性损伤可能会导致髂腹股沟神经痛和髂腹下神经痛。
- 阻滞这些神经有助于控制症状。
- 可使用体表解剖标志定位技术或超声引导进行神经阻滞。
- 通过对位于腹内斜肌和腹横肌之间的神经血管束层进行注射来阻滞神经。

概述

髂腹股沟(II)神经和髂腹下(IH)神经经常被阻断,以缓解下腹壁疼痛。阻断这些神经有助于缓解急性疼痛,例如,作为腹股沟疝修补术或与神经痛相关的慢性疼痛的镇痛剂[1]。可以在床旁进行,可以利用体表解剖标志定位技术或超声技术来完成。II 和 IH 阻滞也可用于治疗成人和儿童的急性围术期疼痛[2,3]。

适应证和禁忌证

II 和 IH 神经阻滞可用于治疗继发于 II 和 IH 神经痛的疼痛。髂下腹(IL)神经和 II 神经的神经痛通常是意外机械创伤或手术干预后的医源性损伤造成的。下腹部的机械创伤,如机动车碰撞造成的钝性创伤或妊娠牵拉损伤,可能会导致神经损伤和(或)神经撞击。下腹部手术(如阑尾切除术、子宫切除术、睾丸切除术、腹部成形术、腹股沟疝修补术和剖宫产术)易造成医源性神经病变。在大多数情况下,神经痛继发于术中神经损伤(横断或创伤性套管针放置所致)[4]。症状延迟出现的神经痛通常继发于术后瘢痕组织形成或手术网片植入导致的神经卡压[5]。一些患者可能会因子宫内膜异位症继发的组织粘连而发生 II/IH 神经痛[6]。

II 神经痛的诊断需要进行详细的病史问询和体格检查(表 45.1)。患者经常主诉累及下腹部和大腿上部的疼痛,以及累及前生殖器区域的疼痛。患者还可能主诉该区域的感觉减弱或敏感性增加[7]。检查时,髂前上棘内侧和下方触诊有压痛,II/IH 神经感觉分布受损。必须进行完整的神经系统检查,以排除口腔神经痛、腰骶神经根病、神经丛病或其他神经病变。生殖股神经痛通常很难与 II/IH 神经痛区分开来,因为这些神经的皮肤神经支配具有明显的重叠[8]。II/IH 阻滞可

用作诊断工具，以排除下腹部神经性疼痛的其他原因。

一些研究表明，使用超声检查和(或)MR神经造影对II/IH神经进行视觉评估，以及使用肌电图进行功能评估可能有助于识别受损神经[9-11]。

II和IH神经阻滞的禁忌证包括患者拒绝或无法配合、对所用药物(局部麻醉药或类固醇)过敏或注射部位感染。对于既往存在神经缺陷、有出血性疾病史或正在接受抗凝治疗的患者，应谨慎考虑周围神经阻滞(表45.2和表45.3)。

临床解剖

II/IH神经作为T12和L1神经前支的

表45.1 髂腹股沟/髂腹下神经痛的诊断特征

病史	症状	身体状况
创伤手术 妊娠	灼热、下腹/大腿上段疼痛 感觉障碍(感觉减退、痛觉过敏、感觉过敏)与腹股沟/生殖器有关的下腹/大腿疼痛	内侧至ASIS触诊压痛 髋关节伸展疼痛 II/IH神经供给性疼痛 在腹股沟管出神经部位的感觉损害

表45.2 介入性治疗选择

手术方式	适应证	技术	禁忌证
IL/IH神经阻滞	IH/IL神经痛的诊断和治疗	体表解剖标志定位技术 超声引导 神经刺激器	绝对禁忌证：患者拒绝，局部感染，对局部麻醉药过敏 相对禁忌证：凝血障碍
脉冲射频和冷冻消融	IH/IL神经痛的治疗	超声引导	同上
周围神经刺激	慢性食管性神经痛的治疗	超声引导	同上

表45.3 腹下神经的感觉和运动神经支配

神经/神经根	皮肤神经支配	运动神经支配
髂腹股沟(T12/L1) 髂腹下(T12/L1) 生殖股(L1/L2)	前支： 下腹部 耻骨上区 侧支： 臀外侧区 大腿内侧： 女性——耻骨和大阴唇 男性——阴茎基部和阴囊 前部： 大腿上侧面 女性——阴唇 男性——阴囊	内斜肌 内斜肌 睾提肌

主干出现。躯干在腰方肌前方的腰肌外侧缘分为 II/IH 神经，II 神经平行但低于 IH 神经（图 45.1）。然后，它们向下和向前延伸，刺穿腹横肌和髂前上棘上方的内斜肌。II/IH 神经束上方穿过髂腹股沟韧带，最终进入腹股沟管，并在腹股沟浅环水平退出。

II 神经是大腿内侧上部的感觉神经，IH 神经主要为耻骨上方的区域提供神经支配。在女性中，II 和 IH 神经还为阴唇前 1/3 和阴蒂根部提供感觉。在男性中，神经支配阴囊前 1/3 和阴茎基部。这些神经的皮肤分布经常重叠，可能很难与生殖股神经各个分支的受累区分开[8]。

设备和用品

见表 45.4。

体表解剖标志定位技术

文献中基于体表解剖标志的 II 和 IH 神经阻滞差异很大。最常使用的一项技术将 II/IH 阻滞的进针点确定为距髂前上棘（ASIS）内侧 2cm 和上方 2cm，沿着 ASIS 和脐之间的对角线（图 45.2）。将针垂直于皮肤推进，直到感觉到两次爆裂声。第一个“爆裂声”是外斜肌腱膜被穿透。此时，大约有 5mL 的注射液沉积。然后将针推进，直到感觉到第二次“爆裂声”，这表明内斜肌腱膜被穿透。此时，推测针尖位于腹外斜肌和腹横肌之间的平面内。此外，有 5mL 注射液沉积。一些研究建议，对于 IH 神经阻滞，针插入位置为从 ASIS 向耻骨联合内侧 1 英寸、下方 1 英寸；

表 45.4 髂腹股沟/髂腹下阻滞所需用品

注射器	3mL 和 10mL
针头	27G 0.5~1.5 英寸针头用于皮肤局部；22G 回声针（作者偏好）
麻醉药	1%~2%利多卡因（皮肤局部）（1~2mL）；0.5%布比卡因（6mL）
皮质类固醇	曲安奈德 40mg 或甲泼尼龙 80mg

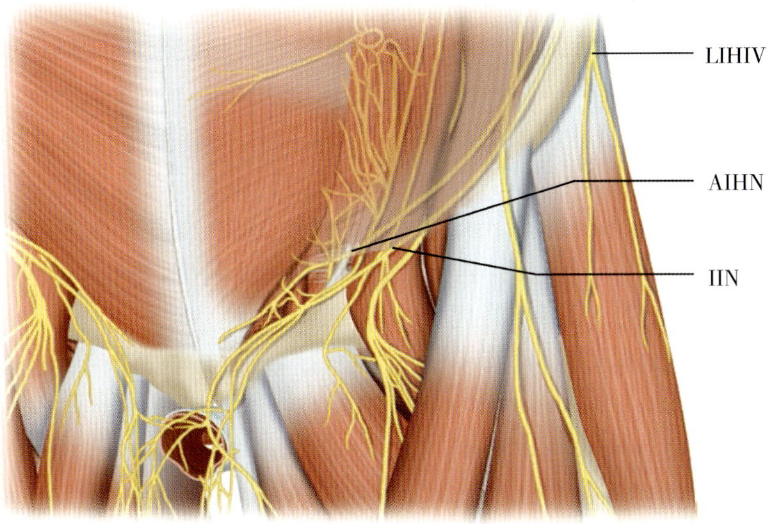

图 45.1 II/IH 神经的解剖结构。注：LIHN，髂腹下神经外侧皮支；AIHN，髂腹下神经前支；IIN，髂腹股沟神经。

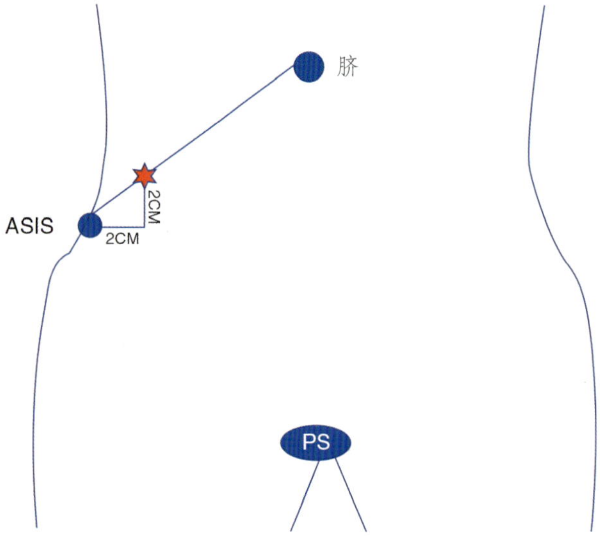

图 45.2 IL/IH 阻滞的解剖标志。

对于 II 神经阻滞，针插入位置在内侧 2 英寸、下方 2 英寸[6,12]。

进行该操作时应小心，因为有下腹部手术史的患者腹部肌肉层的解剖结构可能会发生改变。

超声引导技术

由于解剖结构的变异性，基于体表解剖标志定位技术的成功率为 55%~90%，失败的常见原因是局部麻醉药沉积在不正确的肌肉层中[12]。超声有助于提高成功率。

在超声引导技术中，有效阻滞的关键是肌肉层清晰可见。患者取仰卧位时，可识别 ASIS。将高频线性探头（6~13MHz）平行于腹股沟韧带放置，探头的侧缘位于髂嵴上方。在这个位置，可以识别髂嵴的骨下降，并且髂嵴本身将被视为高回声结构。或者，可将超声探头指向脐（图 45.3）。

腹壁各层从浅到深依次为：皮肤、外斜肌、内斜肌、腹横肌和腹膜（图 45.4）。腹膜的蠕动很容易辨认。探头可能需要向头侧或尾侧方向倾斜，以改善视野。II 和 IH 神经在面肌平面上位于腹内斜肌和腹横肌之间，呈椭圆形结构。观察容纳 II 和 IH 神经的神经血管束可能具有挑战性，这种情况并不少见。

神经的直接可视化对于有效的阻滞注射来说不是必需的，而成功识别面部层次是必不可少的。旋髂深动脉紧邻 II/IH 神经外侧走行，可通过彩色多普勒进行检测[13,14]。

在确定面部层次后，如果使用平面内技术，针可以从外侧向内侧推进，直到针尖位于内斜肌和腹横肌之间的平面上。应避免将针放在腹横肌之外，以免腹膜破裂，这可能会导致肠道意外损伤。在针推进过程中，针尖的连续可视化是最重要的。在确定合适的针位后，在实时超声下注射 6~10mL 的注射液，以显示腹横肌和外斜肌分离的由外侧向内侧扩散。也可以使用平面外技术。

上述技术可用于脉冲射频治疗或冷冻消融神经。与类固醇注射相比，这些技术被认为可提供更长时间的止痛效果[16]。关于周围神经阻滞与消融或刺激的优点的讨论超出了本章的范围，但这些技术也已在 II/IH神经痛的治疗中进行了描述（图 45.5）[17]。

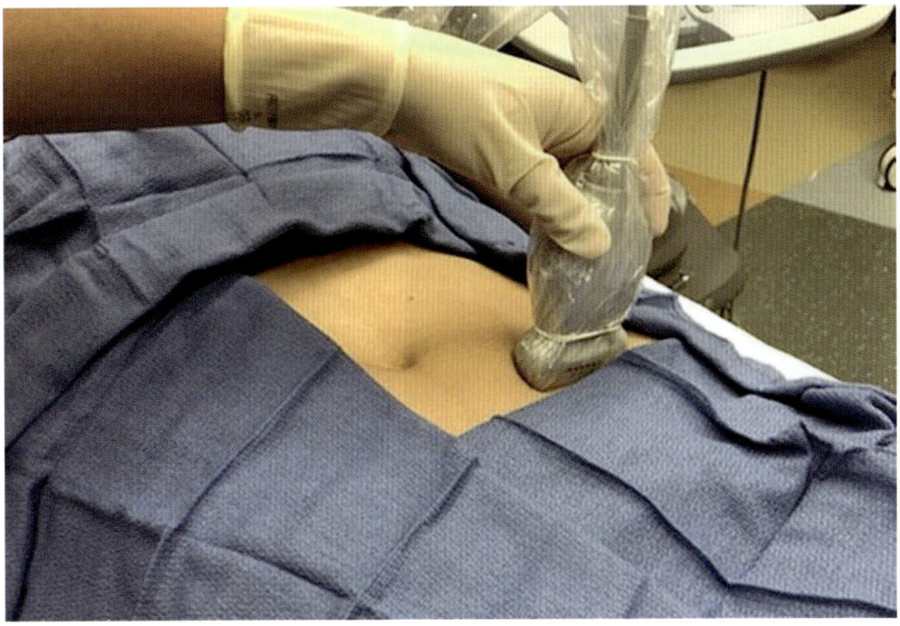

图 45.3　超声引导阻滞定位。

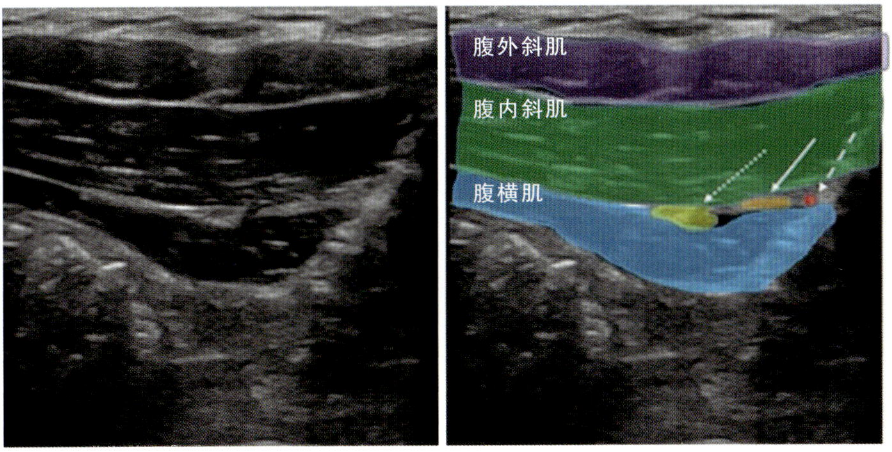

图 45.4　腹壁和 II/IH 神经血管束的超声解剖。内斜肌（紫色所示）、内斜肌（绿色所示）、腹横肌（蓝色所示）、髂下胃神经（黄色/虚线箭头所示）、II 神经（橙色/实心箭头所示），II 动脉（红色/间断箭头所示）。

潜在并发症和不良反应

与 II 和 IH 神经阻滞相关的并发症很少见。最常见的并发症是注射后疼痛加剧。最严重的并发症包括不慎进入腹膜腔，由于针穿过腹横肌可能导致肠穿孔[18]。在超声引导过程中针头可视化有助于将这种风险降至最低。

与任何其他注射一样，该阻滞也可能发生出血导致的血肿或注射部位感染的风险，以及对注射药物产生过敏反应、术后疼痛未缓解等情况[19]。

局部麻醉药毒性也是一种罕见的并发

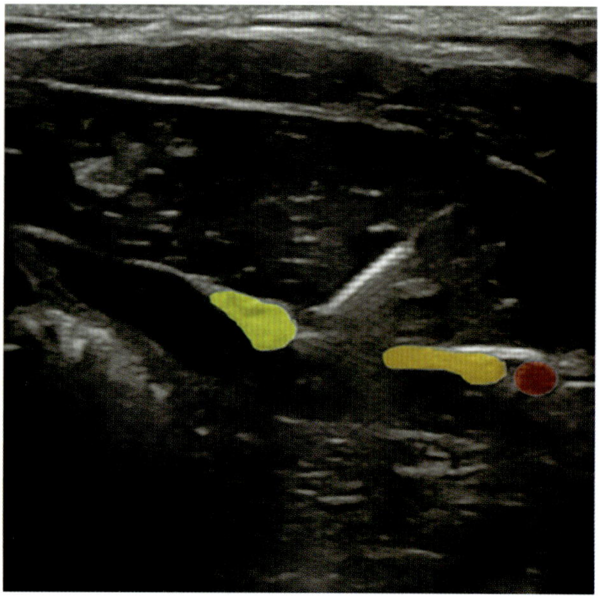

图 45.5 II/IH 阻滞超声图像，针头对准 IH 神经（黄色所示），II 神经外侧（橙色所示）和旋股髂腹股沟动脉（红色所示）。

症，因为用于该阻滞的局部麻醉药剂量通常过低，无法达到毒性水平[20]。偶尔也有报道局部麻醉药扩散到股神经的情况[21]。

临床技术要点

- II 和 IH 神经痛通常是手术或腹部创伤期间的医源性损伤造成的。
- 阻断 II 和 IH 神经可以诊断和治疗累及下腹部并辐射到阴囊或阴唇和大腿内侧的疼痛。
- II 和 IH 阻滞可以根据解剖标志或在超声检查的帮助下进行。
- 必须小心避免进针穿过两层浅肌层（外斜肌和内斜肌），因为穿过第 3 层（腹横肌）将导致腹膜穿孔。
- 此手术的并发症很少见。

（先锋 王永 宋春雨 译）

参考文献

1. Baerentzen F, Maschmann C, Jensen K, et al. Ultrasound-guided nerve block for inguinal hernia repair: a randomized, controlled, double-blind study. Reg Anesth Pain Med. 2012;37:502–7.
2. Benzon HT, Rathmell JP, Wu CL, et al. Practical management of pain. 5th ed. Philadelphia: Elsevier Mosby; 2014. p. 683–800.
3. Tarun B, et al. Ultrasound-guided trunk and core blocks in infants and children. J Anesth. 2013;27:109–23.
4. Cardosi RJ, Cox CS, Hoffman MS. Postoperative neuropathies after major pelvic surgery. Obstet Gynecol. 2002;100(2):240–4.
5. Demirer S, Kepenecki I, Evirgen O, et al. The effect of polypropylene mesh on ilioinguinal nerve in open mesh repair of groin hernia. J Surg Res. 2006;131920:175–81.
6. Nagpal A, Moody EL. Interventional Management for Pelvic Pain. Phys Med Rehabil Clin N Am. 2017;28(3):621–46.
7. Prendergast SA, Weiss JM. Screening for musculoskeletal causes of pelvic pain. Clin Obstet Gynecol. 2003;46(4):773–82.
8. Elchins N, Hunt J. Neurogenic Pelvic Pain. Phys Med Rehabil Clin N Am. 2017;28:551–69.
9. Chhabra A, Rozen S, Scott K. Three-dimentional MR neurography of the lumbosacral plexus.

Semin Musculoskelet Radiol. 2015;19(2):149159.
10. Feng P, et al. Role of MR Neurography in Groin and Genital Pain: Ilioinguinal, Iliohypogastric, and Genitofemoral Neuralgia. Am J Roentgenol. 2019;212(3):632–43.
11. Cho H, et al. Diagnosis of ilioinguinal nerve injury based on electromyography and ultrasonography: a case report. Ann Rehabil Med. 2017;41(4):705–8.
12. Trainor D, Moeschler S, Pingree M, et al. Landmark-based versus ultrasound-guided ilioinguinal/iliohypogastric nerve blocks in the treatment of chronic postherniorrhaphy groin pain: a retrospective study. J Pain Res. 2015;8:767–70.
13. Gofeld M, Christakis M. Sonographically guided ilioinguinal nerve block. J Ultrasound Med. 2006;25:1571–5.
14. Eichenberger U, Greher M, Kirchmair L, et al. Ultrasound-guided blocks of the ilioinguinal and iliohypogastric nerve: accuracy of a selective new technique confirmed by anatomical dissection. Br J Anaesth. 2006;97(2):238–43.
15. Peng PW, Tumber PS. Ultrasound guided interventional procedures for patients with chronic pelvic pain – a description of techniques and review of literature. Pain Physician. 2008;11(2):215–24.
16. Kastler A, Aubry S, Piccand V, et al. Radiofrequency neurolysis versus local nerve infiltration in 42 patients with refractory chronic inguinal neuralgia. Pain Physician. 2012;15(3):327–44.
17. Banh DPT, et al. Permanent implantation of peripheral nerve stimulator for combat injury-related ilioinguinal neuralgia. Pain Physician. 2013;16(6):E789–91.
18. Martin J, Sossai MD. Colonic puncture during ilioinguinal nerve block in a child. Anesth Analg. 1999;88(5):1051–2.
19. Vaisman J. Pelvic hematoma after an ilioinguinal nerve block for orchialgia. Anesth Analg. 2001;92(4):1048–9.
20. Jeng CL, Torrillo TM, Rosenblatt MA. Complications of peripheral nerve blocks. Br J Anaesth. 2010;105:97–107.
21. Rosario DJ, Jacob S, Luntley J, Skinner PP, Raftery AT. Mechanism of femoral nerve palsy complicating percutaneous ilioinguinal field block. Br J Anaesth. 1997;78(3):314–6.

推荐阅读

Khaled M, Elsakka KM, Basit H, Allam A, Khaled M. Ilioinguinal Neuralgia. StatPearls.com. Last updated 07/2019. Bookshelf ID: NBK538256. PMID: 30855844.

第 46 章 生殖股神经阻滞

Melanie G. Wood, Kanishka Rajput, Robert M. Chow

基本概念

- 生殖股神经阻滞是治疗急性或慢性腹股沟/骨盆疼痛的有用诊断和治疗工具。
- 生殖股神经阻滞通常用于腹股沟疝手术的围术期，但也用于其他腹股沟手术。
- 生殖股神经阻滞可以治疗腹横肌平面(TAP)阻滞所不能解决的内脏疼痛。
- 生殖股神经阻滞可以在床旁轻松、安全地进行。

适应证与禁忌证

生殖股神经(GFN)阻滞是一种有用的诊断和治疗工具，用于治疗骨盆或腹股沟疼痛，这种疼痛可能是腹股沟手术或腹部手术的并发症，是由于套管针或牵开器的放置或瘢痕组织形成的卡压而导致神经损伤。此外，生殖股神经阻滞还可用于腹股沟疝修补术，以及其他手术围术期的镇痛。其价值在于阻断髂腹股沟和髂腹下阻滞无法覆盖的内脏疼痛[1]。因此，其已与髂腹股沟和髂腹下阻滞结合用于其他腹股沟手术，包括股动脉内膜切除术、血管内动脉瘤修复术(EVAR)和体外膜肺氧合(ECMO)插管术[2-4]。生殖股神经阻滞和生殖股神经消融也已用于治疗慢性腹股沟和阴囊疼痛[5-7]。

禁忌证包括计划手术部位感染或严重全身感染、患者拒绝、对注射剂或其成分过敏或不耐受。凝血功能障碍(包括医源性)和血小板功能障碍(包括医源性)，通常不是该手术的禁忌证。然而，必须对手术的风险和益处进行评估，并与患者进行详细讨论。

临床解剖

生殖股神经起源于腰丛神经的 L1–L2 段。然后神经向下穿过，刺穿腰肌，然后分成两部分。生殖分支主要携带感觉纤维及提睾反射的运动成分。它穿过腹股沟深环和腹股沟管，在那里它支配男性的前阴囊和女性的耻骨和大阴唇。股支在股管的肌肉段内深入腹股沟韧带。它为大腿上、内侧和大腿前部提供感觉神经支配，以及提睾反射的感觉成分(图 46.1)。

设备和用品

生殖股神经阻滞可以在床旁进行。通常

使用含有 4%氯己定或其他防腐剂的无菌介入操作托盘。5~10mL 注射器，22G~25G、1.5~2.5 英寸针头。麻醉液通常由 5~10mL 中长效局部麻醉药组成。专门针对生殖支的阻滞可以在精索内和（或）精索周围注射的 5mL 局部麻醉药。如果没有禁忌证，也不担心潜在的不良反应，皮质类固醇可以用于治疗慢性疼痛（表 46.1）。

体表解剖标志定位技术

生殖股神经阻滞通常指神经生殖支的阻滞。患者取仰卧位，然后在耻骨结节上方和外侧 1cm 处插入 22G 或 25G 针，并对准腹股沟管。这种盲法体表解剖标志定位技术可能会使精索和腹膜等结构面临意外损伤的风险，因此并不常用[8]。

超声引导技术

生殖支

患者取仰卧位。在腹股沟管的横向下方放置一个线性探头，以定位股动脉。然后将探头旋转到纵向方向，并向头侧移动，直到可以看到动脉向腹股沟韧带深入。然后将探头旋转到倾斜位置，可以识别出有 1~2 条动脉的椭圆形或圆形精索（图 46.2）。在女性中，可以看到圆形韧带。在平面上插入 21G 或 22G 回声针。在精索附近注射 5~10mL 的局部麻醉药。对于女性，局部麻醉药是在圆形韧带周围进行的[8-10]。

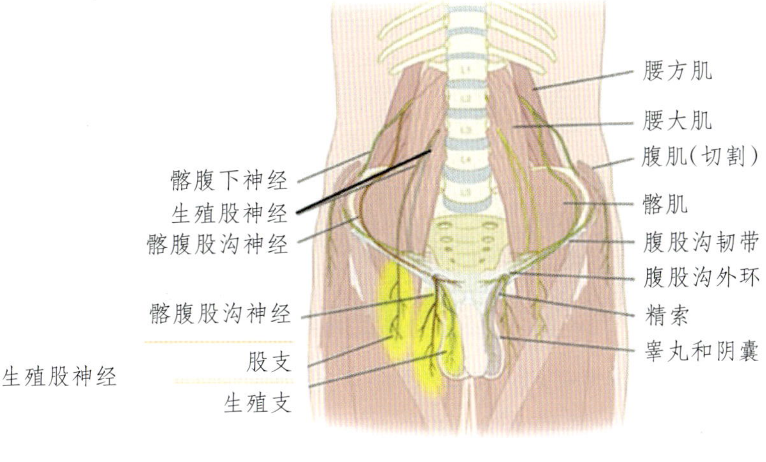

图 46.1 生殖股神经解剖结构，如标记所示。

表 46.1 生殖股神经阻滞设备及用品

针头	22G 或 25G
注射器	5mL×2 或 10mL
麻醉药	对于生殖支：精索/圆形韧带周围 5~10mL 0.25%布比卡因或 0.2%罗哌卡因
	对于股骨支：5~10mL 0.25%布比卡因或 0.2%罗哌卡因
	组合：10mL 0.25%布比卡因或 0.2%罗哌卡因

股支

为了阻滞生殖股神经的股支，在腹股沟韧带上方放置一个线性超声探头，以显示髂外动脉（EIA）（图46.3）。神经通常不可见，但与EIA位于同一筋膜层。插入21G或22G回声针，直到其直接位于EIA的侧面。然后在动脉周围区域沉积5~10mL局部麻醉药[3]。已经描述了第二种方法，该方法也使用21G或22G回声针和10mL的局部麻醉药沉积在股动脉外侧及阔筋膜和髂筋膜之间的腹股沟韧带尾侧[4]。

联合生殖股神经阻滞

Yoshida等描述了一种新的生殖股神经阻滞方法，该技术与腰方肌（QL）阻滞联合进行。该技术使用了“三叶草视图”，可以在轴平面上刚好位于髂嵴上方。它由L4的“茎”或横突、“叶”或QL、大腰肌和竖脊肌形成（图46.4）。腰方肌阻滞完成后，将针推进穿过腰大肌（PMM）的筋膜，并将10mL局部麻醉药沉积在PMM的筋膜下层。在最初的试点研究中，11名患者中有9名采用这种方法，出现了双侧分支阻塞[11]。值得注意的是，尸体研究表明，20%的病例在标准腰方肌阻滞后局部麻醉药会扩散到生殖股神经[12]。

潜在并发症和不良反应

此过程被认为非常安全。生殖股神经阻滞的并发症很少被描述，但理论上可能有几种并发症。注射到精索中时，存在损坏精索

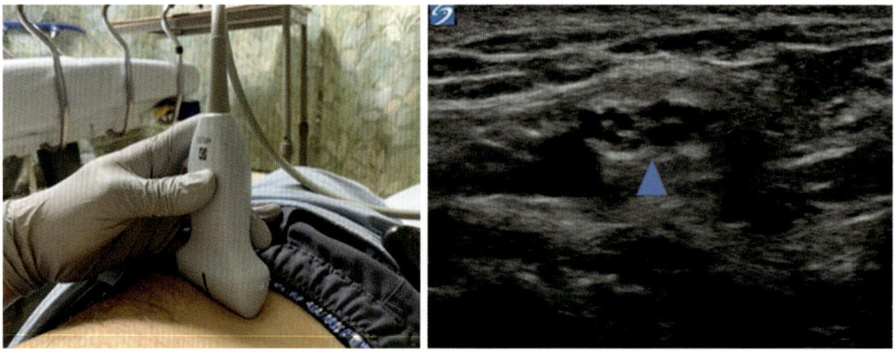

图46.2 男性生殖股神经阻滞（生殖支）。探头和针的方向（左图）。超声图（右图）。蓝色短箭头所示精索。

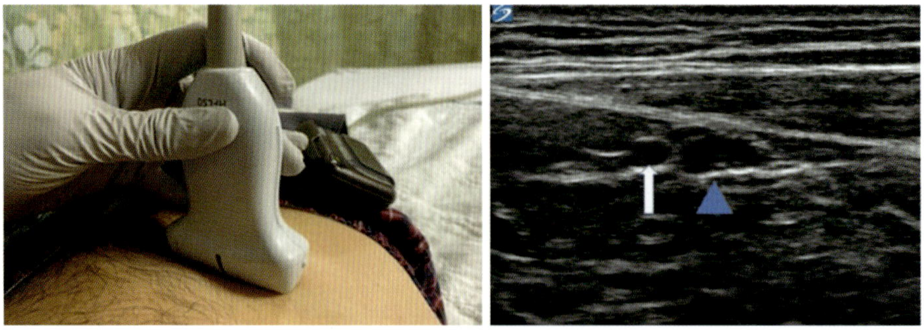

图46.3 生殖股神经阻滞（股支）。探头和针方向（左图）。超声检查（右图）。白色箭头所示髂外动脉。蓝色短箭头所示髂外静脉。

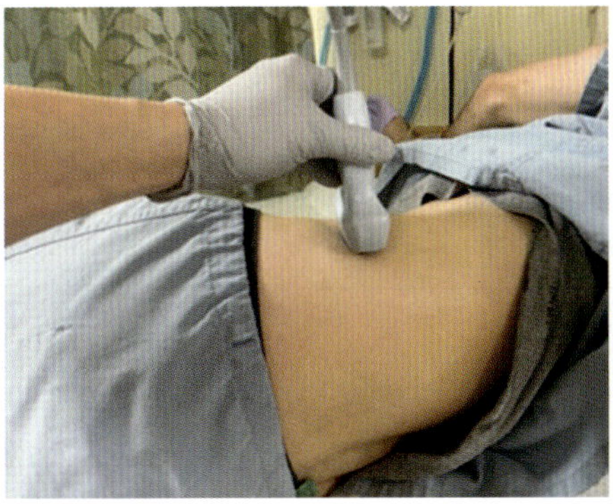
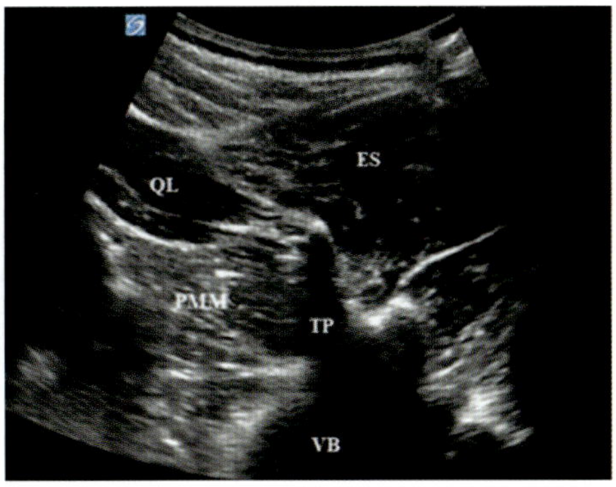

图 46.4 联合生殖股神经阻滞。探头和针方向(左图)。超声检查(右图)。注:QL,腰方肌;ES,竖脊肌;PMM,腰大肌;TP,横突;VB,椎体。

内部结构或造成精索血肿的危险。还有人担心意外阻塞股神经。如果使用体表解剖标志定位技术,也存在腹膜穿刺的可能性。

临床技术要点

- 生殖股神经阻滞可在床旁进行,用于治疗急性或慢性腹股沟和阴囊疼痛。
- 生殖股神经阻滞显著减少了腹股沟疝修补手术所需的术中阿片类药物的用量。
- 尽管对于围术期镇痛有用,Stav 等证明生殖股神经阻滞与 TAP 阻滞结合使用时最有效[13]。因此,生殖股神经阻滞可以与其他周围神经阻滞一起使用,以获得腹股沟手术的手术麻醉或围术期镇痛。

(王浩翔 王永 译)

参考文献

1. Huang Z, Xia W, Peng X, Ke J, Wang W. Evaluation of ultrasound-guided genitofemoral nerve block combined with ilioinguinal/iliohypogastric nerve block during inguinal hernia repair in the elderly. Curr Med Sci. 2019;39:794–9. https://doi.org/10.1007/s11596-019-2107-2.
2. Ohgoshi Y, Takeda M, Miura M, Kori S, Matsukawa M. Combination of femoral and genitofemoral nerve blocks is effective for endovascular aneurysm repair. J Clin Anesth. 2017;37:97–8. https://doi.org/10.1016/j.jclinane.2016.12.024. Epub 2017 Jan 5
3. Romano V, Burke C, Hou J, Xu JL. The analgesic efficacy of transversus abdominis plane block combined with femoral branch of genitofemoral nerve block for femoral endarterectomy. Anesth Essays Res. 2019;13(1):191–2. https://doi.org/10.4103/aer.AER_46_19.
4. Brisard L, Belaidi M, Bizouarn P. Ultrasound-guided transversus abdominis plane/genitofemoral blocks for a patient receiving extracorporeal life support. AA Case Rep. 2014;2(12):155–6. https://doi.org/10.1213/XAA.0000000000000030.
5. Lee KS, Sin JM, Patil PP, et al. Ultrasound-guided microwave ablation for the management of inguinal neuralgia: a preliminary study with 1-year follow-up. J Vasc Interv Radiol. 2019;30(2):242–8. https://doi.org/10.1016/j.jvir.2018.10.031.
6. Terkawi AS, Romdhane K. Ultrasound-guided pulsed radiofrequency ablation of the genital branch of the genitofemoral nerve for treatment of intractable orchalgia. Saudi J Anaesth. 2014;8(2):294–8. https://doi.org/10.4103/1658-354X.130755.
7. Shanthanna H. Successful treatment of genitofemoral neuralgia using ultrasound guided injection: a case report and short review of literature. Case Rep Anesthesiol. 2014;2014:371703. https://doi.org/10.1155/2014/371703.
8. Peng PW, Tumber PS. Ultrasound-guided interventional procedures for patients with chronic pelvic pain—a description of techniques and review of literature. Pain Physician. 2008;11:215–24.

9. Frassanito L, Zanfini BA, Pitoni S, et al. Ultrasoundguided genitofemoral nerve block for inguinal hernia repair in the male adult: a randomized controlled pilot study. Minerva Anestesiol. 2018;84(2):189–95.
10. Singh SK, Vadera HB. Ultrasound guided hernia blocks. Anaesth Pain Intensive Care. 2015;19(3):366–71.
11. Yoshida T, Nakamoto T, Kamibayashi T. ESRA19-0050 A subfascial local anesthetic injection to the psoas major muscle combined with the anterior approach for quadratus lumborum block: technical description and retrospective evaluation. Reg Anesthesia Pain Med. 2019;44:A231.
12. Das Adhikary S, El-Boghdadly K, Nasralah Z, Sarwani N, Nixon AM, Chin KJ. A radiologic and anatomic assessment of injectate spread following transmuscular quadratus lumborum block in cadavers. Anaesthesia. 2017;72(1):73–79. https://doi.org/10.1111/anae.13647. Epub 2016 Oct 12.
13. Stav A, Reytman L, Stav MY, et al. Transversus abdominis plane versus ilioinguinal and iliohypogastric nerve blocks for analgesia following open inguinal herniorrhaphy. Rambam Maimonides Med J. 2016;7(3):e0021. Published 2016 Jul 28. https://doi.org/10.5041/RMMJ.10248.

推荐阅读

Standing, Susan. *Gray's Anatomy.* 41st ed. Philadelphia: Elsevier Limited; 2016. Chapter 62, Posterior abdominal wall and retroperitoneum; p. 1083–97.

第47章 阴部神经阻滞

Adi Cosic, Ankit Maheshwari

基本概念

- 阴部神经阻滞以前用于缓解产妇临产期间会阴部的疼痛，但由于胎儿酸中毒等不良并发症而不再受欢迎。
- 床旁使用超声进行阴部神经阻滞的目标是在神经终止前准确识别阿尔科克管处的阴部神经。
- 由医生决定的局部麻醉药和类固醇的联合使用将通过使用超声技术快速缓解疼痛，同时对骶丛神经的影响最小。
- 作用机制包括通过阴部神经的3个末端（包括肛门直肠神经、会阴神经、阴蒂神经或阴茎神经）阻断支配会阴区域的伤害性纤维。

概述

阴部神经源自骶丛神经丛，之前已被研究为治疗会阴和生殖器区域顽固性疼痛的潜在靶点。鉴于其分布，其是接受结直肠、会阴和泌尿外科手术的患者围术期疼痛控制的理想目标。此外，其还用于诊断阴部神经卡压等疼痛综合征[1,2]。其经常是涉及浅表生殖器和会阴区域的慢性疼痛综合征的目标。2013年，超声技术的进步使其成为床旁治疗会阴和浅表生殖器围术期疼痛及慢性和顽固性疼痛综合征的可行选择。

适应证和禁忌证

阴部神经阻滞（PNB）可用于诊断和治疗伴有单侧或双侧伤害性疼痛的阴部神经卡压综合征，以及为各种手术提供围术期疼痛缓解。PNB也可用于第二产程的产妇。其禁忌证为计划注射部位感染、严重全身感染、对注射剂或其成分过敏或不耐受，以及患者拒绝注射。对全身深部神经阻滞的其他问题包括血小板计数低、持续抗凝、身体习惯不相容等。然而，抗凝（包括医源性和血小板功能障碍）并不是绝对禁忌证。需要患者和医生共同决策（表47.1）。

临床解剖

阴部神经是一对神经，起源于S2-S4脊神经的腹侧支。左右神经均由3个神经根形成，这些神经根在离开骶丛神经后不久就成为索，进一步合并到梨状肌下缘和尾骨肌上

表 47.1 阴部神经阻滞适应证和禁忌证

适应证	禁忌证或关注事项
阴部神经分布区域的疼痛（阴部神经卡压综合征）	患者拒绝
涉及外生殖器的泌尿外科手术，包括下阴道	全身或局部感染
肛门结直肠手术	血小板计数低于 50 000，需要共同决策
涉及阴道下 1/5 的妇科手术	INR>1.5 或正在服用抗凝药物，需要共同决策
阴部神经分布区域的慢性疼痛综合征	

部和骶棘韧带上的阴部神经。在其形成和初始下降之后，其通过坐骨大孔短暂离开骨盆，并伴有阴部内动脉和静脉。然后其向后穿过骶棘韧带，靠近其插入点，并通过坐骨小孔重新进入骨盆。在这里，其改变路线到前上路线，穿过阿尔科克管（也称为阴部管，由闭孔内肌的筋膜形成），并继续向前穿过骨盆肌肉组织的底部。该部分的分支包括直肠下神经、会阴神经及阴茎或阴蒂背神经。其传递来自外生殖器的感觉，包括阴道下 1/5、会阴区和肛门周围的皮肤。值得注意的是，阴部神经不支配会阴区的前部或上阴道和子宫颈。该神经提供的运动供应包括部分骨盆肌肉组织、男性和女性尿道外括约肌及肛门外括约肌[3]（图 47.1）。

设备和用品

如果使用前入路，可以使用 10mL 注射器和 2 英寸 22G 针头在床旁进行阴部神经阻滞，如果使用后入路，则使用短斜面 4 英寸针头。注射溶液由局部麻醉药（利多卡因、布比卡因、罗哌卡因）组成，可选择添加皮质类固醇和肾上腺素。应使用无菌手套及无菌铺巾。鉴于其成像范围较深，建议使用带有线性探头的超声仪（表 47.2）。如果需要射频消融，则需要射频（RF）发生器和针。但床旁的射频设备可能很难获得[4]。

体表解剖标志定位技术

一些从业者使用体表解剖标志定位技术。我们建议使用超声引导技术。超声引导技术可为手术提供实时可视化，并且可以在床旁有效使用。

超声引导技术

有两种超声引导技术可用于阴部神经阻滞：会阴前入路和臀后入路。前会阴阻滞在患者取截石位的情况下进行，并采用适当的监测和无菌技术。考虑到该区域阴部神经的表面深度，应使用高频或中频超声探头。探头应以 45°角瞄准生殖器和直肠的交界处，并沿坐骨结节内侧识别阴部神经血管束的解剖结构。应使用多普勒成像来识别阴部动脉及其周围的高回声 3mm 神经，对应于阴部神经的分支[2]。适当的局部麻醉后，使用 2 英寸、22G 针头，操作者选择的局部麻醉药和（或）类固醇组合，注射 3~5mL 剂量。后入路以患者俯卧位或侧卧位进行，患侧朝上（图 47.2）。采用正确的患者体位、镇静和无菌技术后，将线性探头引入皮肤和皮下 5~6cm 处确定的阴部神经结构。应在骶骨和回肠交界处沿近端臀肌表面采用斜角，沿着神经的弯曲轨迹。识别髂后上棘、坐骨大孔、髂棘、骶丛、梨状肌

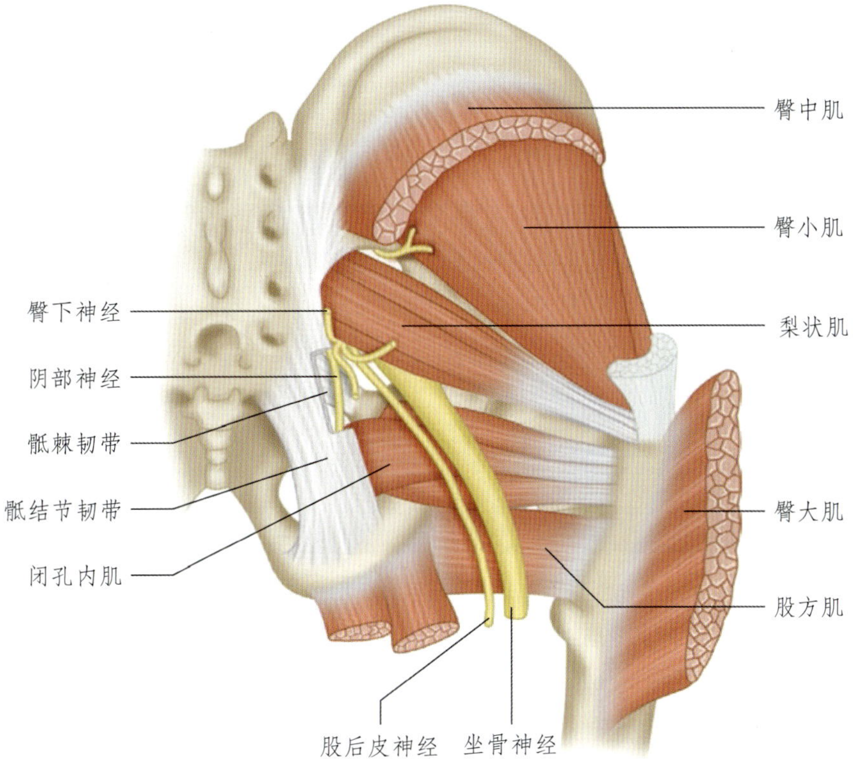

图 47.1 阴部神经解剖,如标记所示。

表 47.2 设备和用品

注射器	5~10mL
针头	2 英寸 22G(前入路技术);5 英寸 22G 短斜面(后入路技术)
麻醉药	医生选择的局部麻醉药和(或)类固醇的组合

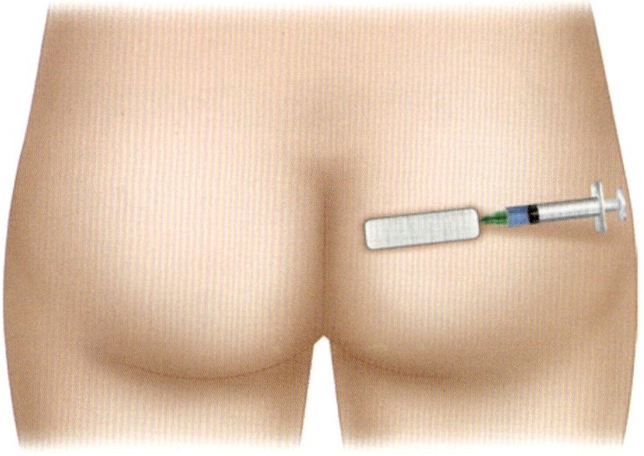

图 47.2 阴部神经阻滞,后入路。超声探头和针/注射器定位。

和臀上动脉。最终可看到骶棘韧带、骶结节韧带以及坐骨神经和臀下动脉的外侧(图 47.3)。

在这个位置,在图像的内侧一半,可以识别阴部内动脉和阴部神经。由于阴部神经尺寸较小(平均 3.5mm),因此很难一致地识别,最常见的是阴部血管内侧。一旦确定,将在平面内或平面外推进 5 英寸 22G 针。插入和定位后,可以使用神经刺激来确认定位[2]。

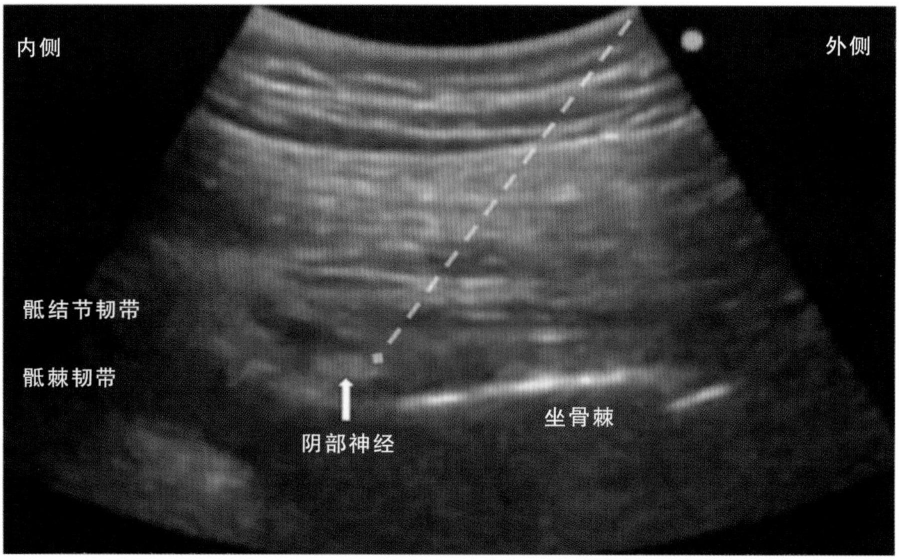

图 47.3 阴部神经阻滞超声图(已标记)。超声显示与坐骨棘相关的骶结节韧带和骶棘韧带。进针直至刺穿骶结节韧带,并在两个韧带之间扩散局部麻醉药进行注射。虚线所示针轨迹。

潜在并发症和不良反应

PNB以前常用于产妇,但由于其容易诱发胎儿酸中毒,因此逐渐不再受青睐。在其最初流行期间,由于使用不正确的技术和异常的患者解剖结构而出现了各种并发症。其中包括血肿,这很可能是从后位进行阻滞时阴部内动脉与神经一起穿过阿尔科克管时被刺穿而造成的。如果覆盖区域或设备未正确消毒,感染可能会成为并发症。发生的感染很少会影响到腰肌后间隙,形成脓肿。使用超声和神经刺激器可以最大程度地减少直接神经损伤的发生率。通过注射到动脉血管中,可通过口周麻木、耳鸣、口内金属味和罕见的癫痫发作来识别全身毒性。这些可以通过在注射局部麻醉药之前抽吸和(或)采用多普勒成像来预防。

临床技术要点

- 阴部神经阻滞在妇科、泌尿外科和结直肠手术及涉及神经的慢性疼痛综合征中具有广泛的用途。
- 患者的正确体位和探头的正确定位是成功识别后部阴部神经的关键。
- 对区域阻滞采用标准护理,包括无菌技术、适当镇静,并谨慎对待使用抗凝剂的患者。
- 建议使用神经刺激器来确认针的位置。

(王浩翔 王永 宋春雨 译)

参考文献

1. Rojas-Gómez MF, Blanco R, Roa VT, González AMG. Regional anesthesia guided by ultrasound in the pudendal nerve territory. Colomb J Anesthesiol. 2017;45(3):200–9.
2. Bendtsen TF, et al. Ultrasound-Guided Pudendal Nerve Block at the Entrance of the Pudendal (Alcock) Canal. Reg Anesth Pain Med. 2016;41(2):140–5.
3. "The Pudendal Nerve." TeachMeAnatomy. https://teachmeanatomy.info/pelvis/other/pudendal-nerve/. Acessed March 15 2022.
4. Fang H, et al. Clinical effect and safety of pulsed radiofrequency treatment for pudendal neuralgia: a prospective, randomized controlled clinical trial. J Pain Res. 2018;11(16):2367–74.

推荐阅读

Ghanavatian S, Derian A. Pudendal nerve block. In: StatPearls. Treasure Island (FL): StatPearls Publishing; 2021.

Takashima Y, Handler SJ, Zeno A, Alvarez P, Miyazaki B, Del Canto I, Khamis C, Yazdany T, Le TH. The anatomical distribution of the pudendal nerve block injection: a cadaveric study. Female Pelvic Med Reconstr Surg. 2021;27(2):e306–8.

第 6 部分

上肢疼痛的床旁操作

第 48 章 肩关节注射

Sahna Reddy, Alexander Hynes, Maxim Eckmann

基本概念

- 肩关节的解剖结构包括 3 个主要关节和 2 个滑动面。
- 骨关节炎和撞击综合征是肩关节注射最常见的适应证。
- 肩关节注射一次可缓解数月的疼痛，在某些患者中可能会作为推迟手术或作为桥接手术的方式。
- 最常用的肩关节注射是盂肱关节内皮质类固醇注射，然而，还有多种注射方法可供选择并也有积极作用。
- 已证明超声引导技术对大多数关节和滑囊注射的效果更优。
- 超声引导技术简单，易于在床旁操作。

概述

肩关节疼痛是第三大常见的肌肉骨骼疾病，终身患病率高达 66.7%，45~64 岁发病率最高[1-3]。累及肩关节的疼痛，尤其是慢性疼痛，可显著致残和影响工作与日常活动。

肩关节是人体中最复杂的关节之一。它由 3 个关节[盂肱关节（GHJ）、肩锁关节（ACJ）和胸锁关节（SCJ）]及 2 个滑动面（肩峰下/三角肌下平面和肩胛胸平面）组成。这些关节连同穿越或跨越肩部的众多肌肉、肌腱和韧带，组成为人体中活动度最大的关节[4]。这也使许多病变会累及肩关节。因 GHJ（通常就指肩关节）、ACJ 和肩峰下/三角肌下滑囊（SASDB）是肩关节最常见的病变区域和疼痛部位，它们将是本章讨论的重点。本章还将讨论肩关节注射的常见适应证（表 48.1）、绝对和相对禁忌证（表 48.2、表 48.3），以及注射的主要床旁技术和使用的注射液。

适应证和禁忌证

肩关节注射的适应证和禁忌证见表 48.1、表 48.2 和表 48.3。

临床解剖

相关临床解剖学将在每个小节中讨论。

设备和用品

下文讨论的所有注射均可在诊所或医院病房的患者床旁进行。应在严格的无菌技

表 48.1 各种肩关节周围病变的注射适应证

适应证
盂肱关节
原发性骨关节炎
类风湿/炎性关节炎
创伤后关节炎
粘连性关节囊炎("冻结肩")
肩锁关节
原发性骨关节炎
创伤性关节炎
溶骨性破坏
肩峰下/肩三角滑囊
肩关节撞击综合征
肩峰下滑囊炎
肩袖撕裂
肩袖肌腱病变

表 48.2 肩关节周围介入治疗的绝对禁忌证

绝对禁忌证
恶性肿瘤
注射部位皮肤感染或破溃
关节感染或破坏
关节骨折
出血倾向
已知个体有注射禁忌证史(对局部麻醉药有不良反应、免疫状态严重受损等)

术下按照实践指南进行操作。这些操作通常无需镇静,但若镇静,应使用美国麻醉医师协会规定的标准进行监测。完成这些注射所需的设备包括带无菌铺巾的支架、无菌手套、无菌超声罩、无菌注射器(根据所用的注射液和注射液的总体积选择相应大小的注射器)、1.5 英寸 25~27G 针头和带线性探头的超声诊断仪。某些情况下可能用到的其他设备包括 2~4 英寸的连接管路(用于连接针头和注射器)和根据患者体形可能需要使用

表 48.3 肩关节周围介入治疗的相对禁忌证

相对禁忌证
依赖性抗凝治疗*
关节不稳定
邻近注射部位的感染
人工关节
近期(过去 3 个月内)接受过皮质类固醇注射
已知个体有注射相对禁忌证史[糖尿病控制不佳、高血压控制不佳、对那些可能在黏弹性补充剂产品中发现的禽类产品(例如蛋白质、羽毛和蛋制品)过敏等]

*译者注:依赖抗凝治疗,通常用来描述需要长期服用抗凝药物来维持治疗有效性的病情或疾病状态。例如,某些心脏病患者、静脉血栓形成患者等可能需要依赖抗凝治疗来预防或治疗血栓。

3.5 英寸的 25G~27G 的 Quincke 穿刺针。

注射剂

皮质类固醇

肩关节注射中最常用的注射剂是皮质类固醇。根据 2003 年关于皮质类固醇的 Cochrane 综述,关节内注射皮质类固醇可能短期内对粘连性关节囊炎或肩袖疾病有益[5],其机制包括通过减少流向滑膜的血液调节炎症标志物。皮质类固醇也被证明可改变局部胶原纤维合成,可能会减少瘢痕组织的形成。支持选择何种皮质类固醇的证据有限,通常根据作用持续时间选择。因皮质类固醇的支链酯在注射部位的持续作用时间更长,研究表明其优于非酯衍生物[6]。最常用的皮质类固醇包括:DepoMedrol(醋酸甲泼尼龙)40~80mg、Kenalog(曲安奈德)10~40mg 和 Decadron(醋酸地塞米松)4~8mg,通常包括稀释剂在内总注射量为 5mL。在选择最适合肩部注射的皮质类固醇方面仍缺乏系统

性证据。

局部麻醉药

为便于进针，皮质类固醇通常联合酰胺类局部麻醉药注射，这样能提供皮质类固醇无法提供的即刻疼痛缓解。利多卡因、布比卡因、罗哌卡因是临床常用的局部麻醉药。

黏弹性补充剂（透明质酸衍生物）

注射黏弹性补充剂是一种较新的肩关节腔内注射的治疗方法[7]。尽管 FDA 仅批准透明质酸用于膝关节注射，但初步临床研究显示了其用于肩关节的潜在疗效[8]。透明质酸是天然滑膜液的生理成分，具有保护和促进关节活动的黏弹性和有助于减轻疼痛的抗炎特性[7]。根据交联与非交联、低分子量与高分子量行制剂分类。低分子量制剂虽然理论上具有与关节间隙滑膜细胞相互作用的优势，但与高分子量制剂相比，其黏度较低[9,10]。尽管存在这些差异，但在不多的研究中，所有制剂的差异均没有临床意义[10,11]。表 48.4 列出了常用的黏弹性补充剂[11]。

富血小板血浆

最近有许多关于使用富血小板血浆（PRP）的研究，但这些研究显示 PRP 对肩部疼痛、功能和愈合的效果不确定或益处轻微[12]。有少量证据支持 PRP 用于非手术治疗肩袖撕裂，尤其是在有皮质类固醇治疗禁忌的患者中[13-15]。需要更多的研究来评价 PRP 在肩关节病变中的潜在临床获益。

不常用的药物

肉毒毒素

最近，A 型肉毒毒素被用于盂肱关节内注射。与安慰剂和曲安奈德相比，关节内肉毒毒素注射可降低疼痛严重度并增加关节活动度[16,17]。一项关于 A 型肉毒毒素用于 SASD 的回顾性队列研究表明，其等效于类固醇注射，可在患者无法耐受类固醇时考虑使用[18]。在床旁或诊所常规使用肉毒毒素治疗肩关节疼痛前，还需更多关于肉毒毒素治疗肩关节疼痛的研究。

表 48.4 常用的黏弹性补充剂

产品结构	产品名称	来源	分子量（kDa）	注射间隔	注射剂量	推荐的注射次数
交联	欣维可	透明质酸钠	6000	1 周	2mL（16mg hylan 透明质酸聚合物 A 或 B）	3 次
	欣维可-1	透明质酸钠	6000	不适用	6mL（48mg hylan 透明质酸聚合物 A 或 B）	1 次
非交联	Supartz	透明质酸钠	620~1170	1 周	2.5mL（25mg）	根据适应证，3 次或 5 次
	Hyalgan	透明质酸钠	500~730	1 周	2mL（20mg）	根据适应证，3 次或 5 次
	Orthovisc	细菌发酵（非禽类）	1000~2900	1 周	2mL（30mg）	根据适应证，3 次或 4 次
	Euflexxa	细菌发酵（非禽类）	2400~3600	1 周	2mL（20mg）	3 次

吗啡

在关节内注射技术中,已证明将吗啡加入局部麻醉溶液是有效的[19-21]。与仅用布比卡因注射的患者相比,在布比卡因中加入5mg吗啡进行关节内注射后,改善了患者的视觉模拟疼痛评分[20]。基于这些研究,吗啡可作为肩关节腔内注射制剂的辅助药物,用于术后控制肩关节疼痛。

水扩张

虽不是注射,但自20世纪60年代以来,盂肱关节囊水扩张已被描述为治疗冻结肩的有效技术。但因水扩张时患者极度疼痛,在实践中受到限制。在一项特定研究中,比较了关节内皮质类固醇注射与肌间沟臂丛神经阻滞下进行水扩张(使用40mg曲安奈德、10mL 1%利多卡因和30mL生理盐水进行水扩张)的疗效,两组患者在术后3个月时活动范围改善、疼痛缓解,1年随访时效果相似。对于冻结肩患者,水扩张可能是一种有用的治疗方法[22]。

盂肱关节

临床解剖

盂肱关节,即肱骨头在肩胛骨盂内的关节,通常被称为肩关节(图48.1)。由于关节盂唇加宽,其是一种球窝型的滑膜关节[4]。关节内部由4块肩袖肌(冈上肌、冈下肌、小圆肌和肩胛下肌)肌腱稳定,至于关节囊外部,前方由盂肱韧带稳定,上方由喙肱韧带稳定。并由肱横韧带、喙肩弓和纤维囊进一步稳定它[23]。胸外侧神经、腋神经、肩胛上神经和肩胛下神经支配盂肱关节[23-25]。

技术和穿刺入路

在肩关节疼痛的非手术治疗中,通常采用盂肱关节及其周围注射的治疗方式。之前通常使用直接触诊和解剖标志以盲法进行注射。但关节外注射的发生率可能较高。对盲法下注射的研究存在争议,穿刺准确率为30%~85%[26-28]。在一项对超声引导与盲法注射的系统综述中,与盲法注射相比,超声引导的注射准确性更高、临床改善更显著[29,30]。此外,可使用透视来验证穿刺针的放置是否

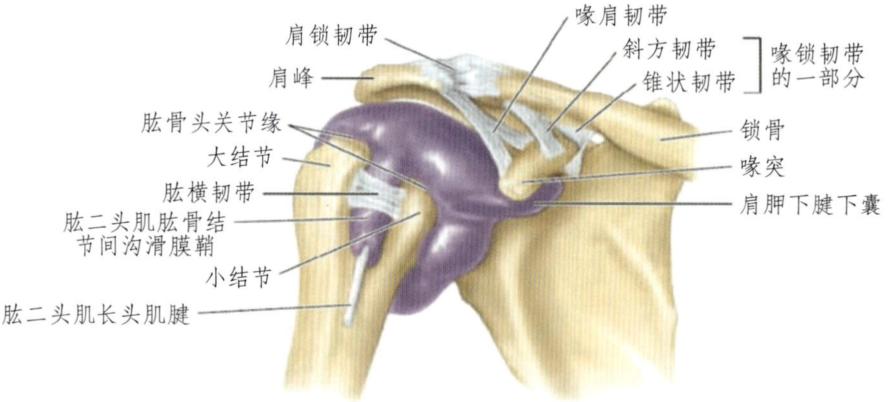

图48.1 盂肱关节及其周围的关节骨骼解剖结构。(Image from Moore, Keith L, Dalley, Arthur and Agur, Anne. Clinically Oriented Anatomy, seventh Edition. Lippincott Williams & Wilkins, 01/21/2013. Used with permission from Wolvers Kluwer)

正确。与透视相比，超声更具成本效益且易于获得，且由于其无辐射、实时引导，因此应用越来越广。许多研究已证明，首次穿刺时，超声引导的成功率高于透视[31]，耗时也更短[31]。

超声引导技术

一般而言，无论何种穿刺入路，大多数患者采用高频线性探头即可，但对于肥胖人群，凸面低频探头可辅助评估深层结构。

尽管盂肱关节的前入路注射不常用，但当患者有后关节损伤时，其可能是首选入路。理论上，前入路注射使药物靠近疼痛组织，如肱二头肌或肩胛下肌，但应注意避免损伤其肌腱部分。患者取坐位，上臂外旋和前臂后旋有助于前肩入路注射。将超声探头横向放置于肩峰下方的前关节线上。在同一张图像中识别喙突（内侧）和肱骨头（外侧）。采用平面内技术从外侧向内侧进针，越过肱骨头，朝向肩胛下肌腱（上侧缘）、肱骨头（外侧缘）和喙突（内侧缘）为边界的间隙（图 48.2）。

由于众多优点（外渗较少、无重要的关节结构、稳定结构较少），后入路更常用[4,32,33]。为便于从背部（译者注：即后入路）进针，患者可取侧卧位或坐位。肩关节内收有助于打开后关节。将超声探头横向放置于肩胛脊的外侧缘。识别肱骨头、后关节盂和后盂唇有助于识别进针路径。采用平面内技术从外侧向内侧进针，穿过三角肌和冈下肌，最终达到以肱骨头为内侧缘、盂唇为外侧缘的低回声三角形间隙（图 48.3）。

肩锁关节

临床解剖

肩锁关节（AC 关节）由锁骨外侧关节、肩峰内侧关节和中央盘组成，是一种平面型

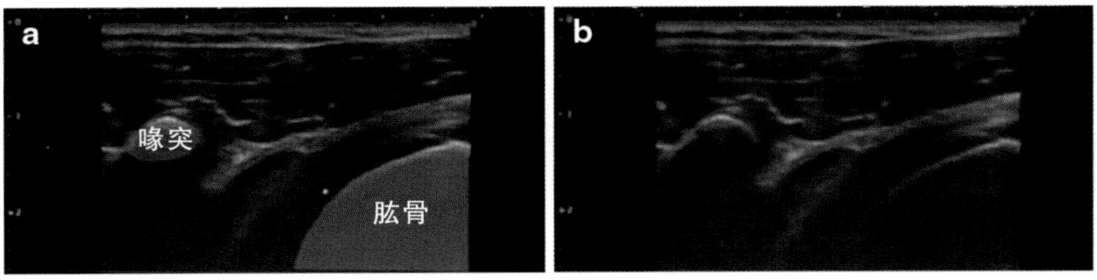

图 48.2 (a)超声图像中显示的盂肱关节前入路的骨质和肌肉结构。(b)盂肱关节前入路的独立超声图像。（译者注：独立超声图像意味着这张图像是单独的，不需要与其他图像或上下文一起使用，这可能是因为该图像已经包含了所有必要的信息，可以独立地解释。）

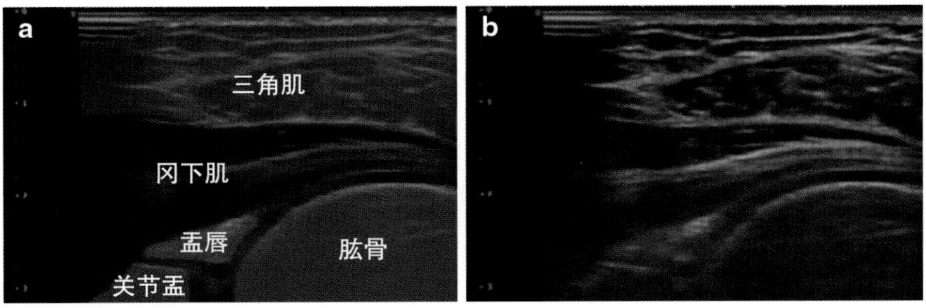

图 48.3 (a)超声图像中显示的盂肱关节后入路的骨质和肌肉结构。(b)盂肱关节后入路的独立超声图像。

滑膜关节，水平方向由肩锁韧带和喙肩关节韧带稳定，垂直方向由锥状韧带和斜方韧带稳定，这两种韧带统称为喙锁韧带[34]。关节的神经支配由胸外侧神经、腋神经、肩胛上神经和锁骨上外侧皮神经组成[23]（图 48.4）。

技术和穿刺入路

与盂肱关节注射相似，几项研究表明，盲法下 AC 关节注射劣于影像引导技术[35-39]。针对触诊与影像引导技术的差异，提出的一个机制是 AC 关节空间相对较小和个体间解剖结构不同。在上述研究中，盲法下关节内 ACJ 注射成功改善症状的患者中平均不准确率为 40%~70%，而透视和超声引导技术下的成功率接近 100%。此外，与透视引导注射相比，超声具有几项优势，因为超声提供了连续的实时针引导，并且更实用、更具成本效益、在辐射暴露方面对患者更安全[38]。

关节内 ACJ 注射可经前入路或外侧入路。由于关节浅表，前入路优于外侧入路。但在许多影像引导技术研究中，由于外侧入路易于放置超声探头或在透视下更易评估针轨迹而使用了外侧入路。

为提供最佳的 AC 关节入路，患者取仰卧或直立位，手臂处于自然、舒适的解剖位置。高频超声探头沿（锁骨）冠状面横向放置，肩峰位于探头外侧，锁骨位于探头内侧。将一根 22G~25G 的细针以 30°左右的角度从前上方向下推进，直至在肩峰和锁骨之间看到针尖，注意不要让药液进入或渗透到下面的肩峰下间隙。虽平面外和平面内技术均可使用，但相对较小和浅表的关节，平面外技术更易穿刺[11,40]（图 48.5）。若针尖放置适当，可将超声探头旋转 90°使针进入平面内，在 AC 关节中确认针尖（以确认 AC 关节）。平面内图像可显示针进入关节的轨迹，可确认注射液分布是否适当[41]。

肩峰下 / 三角肌下滑囊

临床解剖

肩峰下/三角肌下滑囊（SASDB）是体内最大的滑囊，是一个将三角肌、肩峰、喙肩韧带与冈上肌腱分离的潜在滑膜间隙。其向前延伸覆盖肱骨结节间沟，向外延伸到大结

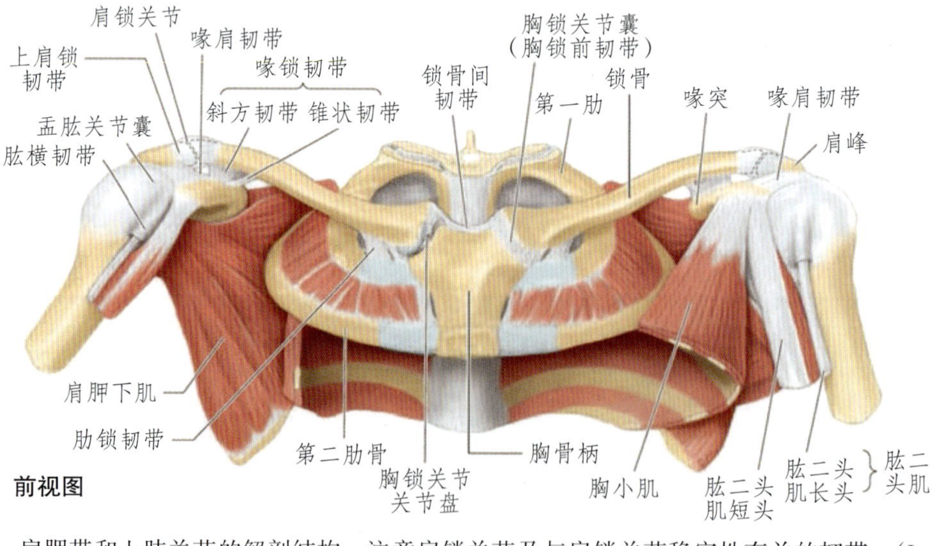

图 48.4 肩胛带和上肢关节的解剖结构。注意肩锁关节及与肩锁关节稳定性有关的韧带。（Image from Moore, Keith L, Dalley, Arthur and Agur, Anne. Clinically Oriented Anatomy, seventh Edition. Lippincott Williams & Wilkins, 01/21/2013. Used with permission from Wolvers Kluwer）

节，向内延伸到喙突[11]。肩关节运动时，滑囊可减少肱骨头和肩峰对冈上肌腱的摩擦和磨损[42]。健康患者中，SASDB 厚约 1mm，超声图中只显示为三角肌和冈上肌腱间的高回声囊周脂肪衬里[42,43]（图 48.6）。

技术和穿刺入路

不同于 GHJ 和 ACJ 注射，对于 SASDB 注射而言，相对于体表解剖标志定位注射技术，超声引导注射在准确性和有效性方面的优势尚有争议[30]。2012 年，影像引导与体表解剖标志定位技术疗效的 Cochrane 综述发现，两种技术在患者功能或疼痛评分上无差异[44]。但 2015 年的一项最近的系统综述和荟萃分析报告，与体表解剖标志定位技术相比，超声引导技术确实改善了患者的疼痛和功能评分[45]。然而，2018 年的一项研究发现，当比较短期和长期预后时，尽管超声引导下注射的评分可能短期内有所改善，但长期预后无差异[46]。无论 SASDB 注射采用哪种技术，在某些情况下，如触诊困难或解剖结构异常，应考虑超声引导技术而不是体表解剖标志定位技术[47]。这里将介绍体表解剖标志定位技术和超声引导技术。注射者应根据自己的熟悉度和偏好、患者解剖结构、既往注射失败史和滑囊内的特定病变区域选择使用。

盲法注射技术

在 SASDB 的注射技术中，前、外侧和后入路都可以使用体表解剖标志定位注射技

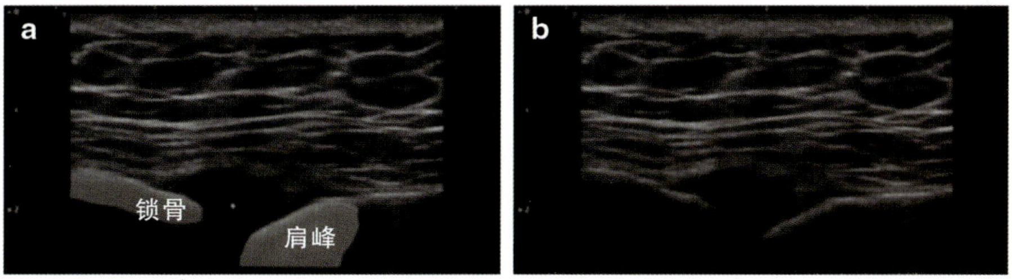

图 48.5　(a)AC 关节入路超声图像中识别的骨结构。(b)AC 关节的独立超声图像。

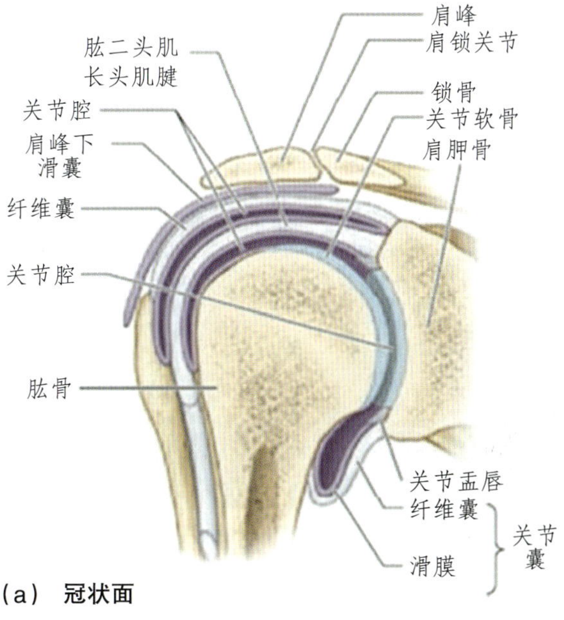

图 48.6　肩部冠状切面。注意盂肱关节上方的肩峰下（三角肌下）滑囊。（Image from Moore，Keith L，Dalley，Arthur and Agur，Anne. Clinically Oriented Anatomy，seventh Edition.Lippincott Williams & Wilkins，01/21/2013. Used with permission from Wolvers Kluwer）

术。对于滑囊炎，与后入路相比，某些证据表示前入路和外侧入路的准确性更高，而后入路在女性中的准确性特别低[48]。在治疗撞击综合征时，3种入路的疗效相似[49–51]。

在基于解剖标志的前入路中，患者上臂外旋20°但无需外展。需要触及锁骨下1cm处的肩峰下缘和前缘，这是进针点。应向后、头侧和略微外侧方向进针，直至进针时感到压力下降。

基于解剖标志的外侧入路最好在患者坐位下进行，利用重力让患者手臂自然下垂。触诊定位肩峰中外侧后，在该点稍下方进针，并稍微向头侧推进，直至感到压力下降。

最后，基于解剖标志的后入路SASDB注射是在患者坐位下进行，利用重力让患者手臂自然下垂。找到可触及的肩峰后外侧角后，在其内下侧1cm处进针。向前、向头侧和略向外侧方向进针，直至感觉压力下降，表明已进入SASDB。

应注意的是，在后入路中，与前入路或外侧入路相比，进针距离要大得多，平均距离分别为5.2cm和2.9cm[52]。因此，在后入路时，建议使用的针长至少6cm。

超声引导技术

SASDB注射最常通过外侧或前入路进行[53]。超声引导下，未显示哪种入路准确性更高[43]。无论外侧入路还是前入路，患者均取侧卧位或坐位下改良的Crass体位（即同侧手臂后伸，手掌面放在髂骨翼或臀部上方）[42,43]。超声引导下，最常见的入路是外侧入路。超声探头放置于肱骨近端冈上肌腱解剖冠状面的长轴。然后采用平面技术内自下而上朝头侧进针，进入三角肌和冈上肌间的滑囊[4,42]（图48.7）。在较少使用的前入路中，超声探头可平行于冈上肌腱，也可垂直于冈上肌腱。然后，将针头从外侧向内侧进针，置入肩峰下/三角肌下滑囊。

潜在并发症和不良反应

并发症包括感染、关节积血以及肌腱、关节内结构和神经损伤的风险。

结论

对于肩关节疼痛的诊断和治疗，床旁肩关节注射有效、经济和安全。超声的日益普及保证了执业医生能够熟练掌握肩关节注射的各种方法和技术。无论是盲法注射还是影像引导下注射，均适用于有经验的医生。绝大多数注射者将皮质类固醇药物加入注射液中使用，但目前还可选择PRP和黏弹性补充剂。为阐明何种注射液、技术和患者选择的最佳实践，仍需继续研究。

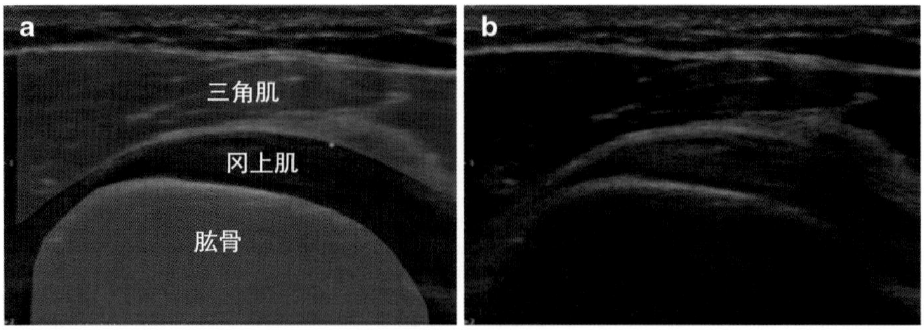

图48.7 （a）肩峰下/三角肌下滑囊外侧入路超声图像中识别的骨质和肌肉结构。注意三角肌和冈上肌之间的滑囊。（b）肩峰下/三角肌下滑囊外侧入路的独立超声图像。

临床技术要点

- 因肩关节结构很复杂，可根据基础病变行各种注射。
- 肩关节的所有关节均可在超声引导下注射，大多数情况下效果优越。
- 盂肱关节的后入路注射最安全，使用也最多。
- 最常用的注射液是皮质类固醇，但富血小板血浆也变得越来越常用。
- 盂肱关节注射的绝对禁忌证包括恶性肿瘤、出血倾向、骨折和对注射液过敏。
- 穿刺后的风险包括感染、关节积血、肌腱、关节内结构和神经损伤。

（刘岗　罗启鹏　宋春雨　译）

参考文献

1. Luime JJ, Koes BW, Hendriksen IJ, Burdorf A, Verhagen AP, Miedema HS, et al. Prevalence and incidence of shoulder pain in the general population; a systematic review. Scand J Rheumatol. 2004;33(2):73–81.
2. Urwin M, Symmons D, Allison T, Brammah T, Busby H, Roxby M, et al. Estimating the burden of musculoskeletal disorders in the community: the comparative prevalence of symptoms at different anatomical sites, and the relation to social deprivation. Ann Rheum Dis. 1998;57(11):649–55.
3. Van der Windt DA, Koes BW, de Jong BA, Bouter LM. Shoulder disorders in general practice: incidence, patient characteristics, and management. Ann Rheum Dis. 1995;54(12):959–64.
4. Benzon H, Raja SN, Fishman SM, Liu SS, Cohen SP, Hurley RW. Ultrasound-guided musculoskeletal injections: shoulder, hip, and knee essentials of pain medicine. 4th ed. Philadelphia, PA: Elsevier Health Sciences; 2018. p. 749–62.
5. Buchbinder R, Green S, Youd JM. Corticosteroid injections for shoulder pain. Cochrane Database Syst Rev. 2003;2003(1):Cd004016.
6. Caldwell JR. Intra-articular corticosteroids. Guide to selection and indications for use. Drugs. 1996;52(4):507–14.
7. Tagliafico A, Russo G, Boccalini S, Michaud J, Klauser A, Serafini G, et al. Ultrasound-guided interventional procedures around the shoulder. Radiol Med. 2014;119(5):318–26.
8. Gross C, Dhawan A, Harwood D, Gochanour E, Romeo A. Glenohumeral joint injections: a review. Sports Health. 2013;5(2):153–9.
9. Abate M, Pulcini D, Di Iorio A, Schiavone C. Viscosupplementation with intra-articular hyaluronic acid for treatment of osteoarthritis in the elderly. Curr Pharm Des. 2010;16(6):631–40.
10. Gigante A, Callegari L. The role of intra-articular hyaluronan (Sinovial) in the treatment of osteoarthritis. Rheumatol Int. 2011;31(4):427–44.
11. Benzon HT. Practical management of pain. [electronic resource]. 5th ed. Amsterdam: Elsevier/Saunders; 2014.
12. Schneider A, Burr R, Garbis N, Salazar D. Platelet-rich plasma and the shoulder: clinical indications and outcomes. Curr Rev Musculoskelet Med. 2018;11(4):593–7.
13. Shams A, El-Sayed M, Gamal O, Ewes W. Subacromial injection of autologous platelet-rich plasma versus corticosteroid for the treatment of symptomatic partial rotator cuff tears. Eur J Orthop Surg Traumatol. 2016;26(8):837–42.
14. Zhang JY, Fabricant PD, Ishmael CR, Wang JC, Petrigliano FA, Jones KJ. Utilization of platelet-rich plasma for musculoskeletal injuries: an analysis of current treatment trends in the United States. Orthop J Sports Med. 2016;4(12):2325967116676241.
15. Hussain N, Johal H, Bhandari M. An evidence-based evaluation on the use of platelet rich plasma in orthopedics—a review of the literature. SICOT J. 2017;3:57.
16. Singh JA, Fitzgerald PM. Botulinum toxin for shoulder pain. Cochrane Database Syst Rev. 2010;9:Cd008271.
17. Hashemi S, Khamene S, Nabi BM, M G. Effects of ultrasound-guided intraarticular botox vs. corticosteroids for shoulder osteoarthritis. Anaesth Pain Intensive Care. 2018;22(3):355–60.
18. Wu T, Song HX, Li YZ, Ye Y, Li JH, Hu XY. Clinical effectiveness of ultrasound guided subacromial-subdeltoid bursa injection of botulinum toxin type A in hemiplegic shoulder pain: A retrospective cohort study. Medicine (Baltimore). 2019;98(45):e17933.

19. Joshi GP, McCarroll SM. Intra-articular morphine for the management of frozen shoulder. Anaesthesia. 1992;47(7):627.
20. Seyam S, Elsheshtawy K, Abdelmaboud M. Effects of adding morphine to intra-articular dexamethasone injection on postoperative pain after arthroscopic subacromial decompression shoulder surgery. Al-Azhar Assiut Med J. 2019;17(4):398–403.
21. Tetzlaff JE, Brems J, Dilger J. Intraarticular morphine and bupivacaine reduces postoperative pain after rotator cuff repair. Reg Anesth Pain Med. 2000;25(6):611–4.
22. Buchbinder R, Green S, Forbes A, Hall S, Lawler G. Arthrographic joint distension with saline and steroid improves function and reduces pain in patients with painful stiff shoulder: results of a randomised, double blind, placebo controlled trial. Ann Rheum Dis. 2004;63(3):302–9.
23. Moore K, Dalley AF II, Agur AMR. Clinically Oriented Anatomy. 7th ed. Philadelphia: LWW; 2013.
24. Tran J, Peng PWH, Agur AMR. Anatomical study of the innervation of glenohumeral and acromioclavicular joint capsules: implications for image-guided intervention. Reg Anesth Pain Med. 2019:rapm-2018-100152.
25. Eckmann MS, Bickelhaupt B, Fehl J, Benfield JA, Curley J, Rahimi O, et al. Cadaveric study of the articular branches of the shoulder joint. Reg Anesth Pain Med. 2017;42(5):564–70.
26. Andrews JR. Diagnosis and treatment of chronic painful shoulder: review of nonsurgical interventions. Arthroscopy. 2005;21(3):333–47.
27. Sethi PM, Kingston S, Elattrache N. Accuracy of anterior intra-articular injection of the glenohumeral joint. Arthroscopy. 2005;21(1):77–80.
28. Catalano OA, Manfredi R, Vanzulli A, Tomei E, Napolitano M, Esposito A, et al. MR arthrography of the glenohumeral joint: modified posterior approach without imaging guidance. Radiology. 2007;242(2):550–4.
29. Soh E, Li W, Ong KO, Chen W, Bautista D. Image-guided versus blind corticosteroid injections in adults with shoulder pain: a systematic review. BMC Musculoskelet Disord. 2011;12:137.
30. Aly AR, Rajasekaran S, Ashworth N. Ultrasound-guided shoulder girdle injections are more accurate and more effective than landmark-guided injections: a systematic review and meta-analysis. Br J Sports Med. 2015;49(16):1042–9.
31. Rutten MJ, Collins JM, Maresch BJ, Smeets JH, Janssen CM, Kiemeney LA, et al. Glenohumeral joint injection: a comparative study of ultrasound and fluoroscopically guided techniques before MR arthrography. Eur Radiol. 2009;19(3):722–30.
32. Ogul H, Bayraktutan U, Yildirim OS, Suma S, Ozgokce M, Okur A, et al. Magnetic resonance arthrography of the glenohumeral joint: ultrasonography-guided technique using a posterior approach. Eurasian J Med. 2012;44(2):73–8.
33. Chung CB, Dwek JR, Feng S, Resnick D. MR arthrography of the glenohumeral joint: a tailored approach. AJR Am J Roentgenol. 2001;177(1):217–9.
34. Mazzocca AD, Arciero RA, Bicos J. Evaluation and treatment of acromioclavicular joint injuries. Am J Sports Med. 2007;35(2):316–29.
35. Edelson G, Saffuri H, Obid E, Lipovsky E, Ben-David D. Successful injection of the acromioclavicular joint with use of ultrasound: anatomy, technique, and follow-up. J Shoulder Elb Surg. 2014;23(10):e243–50.
36. Pichler W, Weinberg AM, Grechenig S, Tesch NP, Heidari N, Grechenig W. Intra-articular injection of the acromioclavicular joint. J Bone Joint Surg Br. 2009;91(12):1638–40.
37. Peck E, Lai JK, Pawlina W, Smith J. Accuracy of ultrasound-guided versus palpation-guided acromioclavicular joint injections: a cadaveric study. PM R. 2010;2(9):817–21.
38. Javed S, Sadozai Z, Javed A, Din A, Schmitgen G. Should all acromioclavicular joint injections be performed under image guidance? J Orthop Surg (Hong Kong). 2017;25(3):2309499017731633.
39. Bisbinas I, Belthur M, Said HG, Green M, Learmonth DJ. Accuracy of needle placement in ACJ injections. Knee Surg Sports Traumatol Arthrosc. 2006;14(8):762–5.
40. Waldman SD. Atlas of pain management injection techniques. 4th ed. St. Louis, Missouri: Elsevier; 2017.
41. Furman MB, Goodman B, Berkwits L. Atlas of Image-Guided Spinal Procedures. Amsterdam: Elsevier - Health Sciences Division; 2017.
42. Pourcho AM, Colio SW, Hall MM. Ultrasound-guided interventional procedures about the shoulder: anatomy, indications, and techniques. Phys Med Rehabil Clin N Am. 2016;27(3):555–72.
43. Peng PW, Cheng P. Ultrasound-guided interventional procedures in pain medicine: a review of anatomy, sonoanatomy, and procedures. Part III: shoulder. Reg Anesth Pain Med. 2011;36(6):592–605.
44. Bloom JE, Rischin A, Johnston RV, Buchbinder R. Image-guided versus blind glucocorticoid injection for shoulder pain. Cochrane Database Syst Rev. 2012;8:Cd009147.

45. Wu T, Song HX, Dong Y, Li JH. Ultrasound-guided versus blind subacromial-subdeltoid bursa injection in adults with shoulder pain: A systematic review and meta-analysis. Semin Arthritis Rheum. 2015;45(3):374–8.
46. Fawcett R, Grainger A, Robinson P, Jafari M, Rowbotham E. Ultrasound-guided subacromial-subdeltoid bursa corticosteroid injections: a study of short- and long-term outcomes. Clin Radiol. 2018;73(8):760.e7–e12.
47. Rutten MJ, Maresch BJ, Jager GJ, de Waal Malefijt MC. Injection of the subacromial-subdeltoid bursa: blind or ultrasound-guided? Acta Orthop. 2007;78(2):254–7.
48. Marder RA, Kim SH, Labson JD, Hunter JC. Injection of the subacromial bursa in patients with rotator cuff syndrome: a prospective, randomized study comparing the effectiveness of different routes. J Bone Joint Surg Am. 2012;94(16):1442–7.
49. Ramappa A, Walley KC, Herder LM, Iyer S, Zurakowski D, Hall A, et al. Comparison of anterior and posterior cortico-steroid injections for pain relief and functional improvement in shoulder impingement syndrome. Am J Orthop (Belle Mead NJ). 2017;46(4):E257–e62.
50. Kang MN, Rizio L, Prybicien M, Middlemas DA, Blacksin MF. The accuracy of subacromial corticosteroid injections: a comparison of multiple methods. J Shoulder Elb Surg. 2008;17(1 Suppl):61s–6s.
51. Ogbeivor C. Needle placement approach to subacromial injection in patients with subacromial impingement syndrome: A systematic review. Musculoskeletal Care. 2019;17(1):13–22.
52. Sardelli M, Burks RT. Distances to the subacromial bursa from 3 different injection sites as measured arthroscopically. Arthroscopy. 2008;24(9):992–6.
53. Chang KV, Mezian K, Naňka O, Wu WT, Lin CP, Özçakar L. Ultrasound-guided interventions for painful shoulder: from anatomy to evidence. J Pain Res. 2018;11:2311–22.

推荐阅读

Schaefer MP, Fox K. Ultrasound-guided shoulder joint and bursa injections. In: Narouze S, editor. Atlas of ultrasound-guided procedures in interventional pain management. New York, NY: Springer; 2018.
Waldman SD. Atlas of pain management injection techniques, Chap. 26: Intraarticular glenohumeral joint injections. St. Louis, MO: Elsevier Health Sciences; 2017.
Baxi N and Spinner DA. (2014). Chapter 2: Shoulder. In: Spinner DA, Kirschner JS, Herrera JE. Atlas of ultrasound guided musculoskeletal injections. Springer, New York, NY.
Lennard TA. Upper extremity joint injections. In: Lennard, et al., editors. Pain procedures in clinical practice. Philadelphia, PA: Elsevier Health Sciences; 2011.

第 49 章 肩关节周围注射（肩关节周围疼痛）

Nirmal G.Aras, Michelle Puszynski, Oscar Coppes, Dalia H.Elmofy

基本概念

- 肩峰下滑囊注射治疗可缓解肩部疼痛，并改善肩关节的运动功能。
- 肱二头肌腱炎通常与其他肩袖病变同时发生；肱二头肌腱鞘注射可减轻肱二头肌腱炎引起的疼痛，并改善运动功能。
- 肩袖腱鞘注射可以显著缓解各种急、慢性肌腱病变的疼痛；注射部位包括冈上肌、冈下肌和肩胛下肌腱。
- 类固醇注射可治疗急性肌腱病变。
- 慢性肌腱病变应避免使用类固醇，因为它们会损伤腱细胞。
- 慢性肌腱病变可采用富血小板血浆（PRP）注射和葡萄糖增生疗法。

概述

肩关节周围疼痛可由肩峰下滑囊炎、肱二头肌腱炎和肩袖肌腱病变（冈上肌、冈下肌和肩胛下肌）引起。肩峰下撞击综合征（SIS）是引起肩部疼痛的常见原因之一，表现为肩袖的肌腱部分在喙肩韧带、肩峰的前下部和肱骨头之间受到卡压[1]。SIS 通常在过度使用肩关节的患者中较为常见，比如经常做过顶运动的人群。临床表现为手臂抬高或卧位患侧受压时出现疼痛。SIS 可导致肩关节疼痛和运动功能受损。SIS 的常见病因包括内在（肌腱）因素，如肩关节过度使用和退行性肌腱病变，以及外在（肌腱外的）因素，如肩锁关节退行性变和喙肩峰韧带增厚[2]。

肩袖肌腱炎或部分撕裂相关的炎症可采取肩袖附着点注射治疗。这与肩峰下注射治疗不同，后者的注射靶点为肩峰下滑囊（SAB）。与肩袖相关的炎症通过改善肩峰下滑囊炎或注射皮质类固醇药物经滑囊下表面扩散到深方肩袖肌腱来治疗。

肱二头肌的两个近端肌腱可引起肩关节内疼痛。肱二头肌长头肌腱是更常见的病变部位。尽管肱二头肌腱炎可单独出现，但在高达 90%的病例中，它合并了其他肩关节疾病，如肩袖撕裂[3]。肱二头肌腱炎通常多见于经常进行过顶运动或提起、推拉重物的患者群体。临床症状包括疼痛（如肩关节前侧深部的搏动性疼痛）、力弱和肩关节不稳定。

可根据时效性和注射点选择对各种肩袖肌腱注射进行最佳分类。皮质类固醇注射已成为各种肩袖肌腱病变的主要注射疗法。一项对肩峰下皮质类固醇注射的荟萃分析发现,在治疗后3个月,与安慰剂治疗相比,皮质类固醇注射没能显著减轻肩袖肌腱病变患者的疼痛。然而,在治疗后4周和8周时,皮质类固醇注射相较于安慰剂能显著改善患者的疼痛症状[4]。

慢性肌腱病变(退行性肩袖病变)可以通过腱鞘注射来治疗。应该避免使用皮质类固醇,因为它们可能会损伤腱细胞。可供选择的富血小板血浆(PRP)和葡萄糖增生疗法已被证明对慢性部分撕裂和退行性肩袖肌腱病变有效。PRP是一种含有大量血小板的全血制品,它通过脱颗粒作用触发释放各种具有修复特性的生长因子,包括血小板衍生生长因子(PDGF)、转化生长因子-β(TGF-β)和血管内皮生长因子(VEGF)。已有证据表明PRP注射可显著降低肩袖部分撕裂患者在治疗后3个月时疼痛评分,并改善运动范围[5]。在一项关于肩峰下撞击综合征患者(保守治疗>3个月疗效欠佳)的比较研究中,患者分别接受PRP或类固醇(40mg甲泼尼龙)注射,结果表明在第6周和第6个月时,类固醇注射组的疼痛评分明显优于PRP组。两组在肩关节活动范围改善方面疗效相当[2]。PRP通过刺激各种细胞的增殖,如局部干细胞和腱细胞,促进生理愈合过程;腱细胞有助于肌腱的修复[2]。

葡萄糖增生疗法是将10%的葡萄糖溶液注射到腱鞘中。葡萄糖注射引起细胞裂解,继而使局部生长因子和炎症细胞增加。这反过来又触发其他的伤口愈合级联反应,最终导致胶原蛋白的沉积和肌腱的生长[6]。在一项纳入36名冈上肌腱病变患者的随机双盲临床试验中,患者分别接受冈上肌腱鞘内葡萄糖增生疗法或肩峰下滑囊皮质类固醇注射治疗。在3个月和6个月随访时评估过顶活动的疼痛水平,葡萄糖增生疗法与皮质类固醇注射疗效相当[6]。

适应证与禁忌证

肩峰下撞击综合征的特点是肩袖在肩峰外侧受压,继而引起滑囊炎和肩袖炎症。临床表现主要为水平向外展运动显著减少,若不治疗,可能导致冻结肩。如果患者存在肩峰下撞击综合征的临床症状而没有潜在的急性肌腱损伤,肩峰下滑囊皮质类固醇注射可能会有效。对于急性肌腱损伤的患者,包括肩袖肌腱部分撕裂(冈上肌、冈下肌、肩胛下肌),肩袖肌腱鞘注射有助于缓解疼痛和炎症。肌腱钙化性病变是肌腱内慢性钙沉积,历来采用皮质类固醇注射治疗。但最近的研究表明超声引导下经皮冲洗治疗有益[7]。表49.1描述了常用的肩关节周围注射技术及其适应证[8]。这些注射治疗的绝对禁忌证包括菌血症、注射部位的蜂窝织炎和邻近注射部位的骨髓炎。相对禁忌证包括慢性感染、对注射药物过敏、糖尿病和控制不佳的凝血障碍。

临床解剖

肩关节的解剖结构是由肱骨和肩胛骨形成的球窝关节。图49.1显示了肩胛带前、侧缘肩关节周围的注射靶点。肩袖是由包绕肩关节的肌肉和肌腱组成,允许并支撑肩关节行大范围运动。肩胛下肌起自肩胛骨的肩胛下窝,止于肱骨小结节;由起于C5、C6、C7神经的肩胛下神经的上部和下部支配。肩胛下肌可使肩关节内旋并维持其稳定。冈上肌起自肩胛骨的冈上窝,止于肱骨大结节的前部。它由肩胛上神经支配。冈上肌可使肩关节外展并维持其稳定。冈下肌起自肩胛骨的冈下窝,止于肱骨大结节的后部。它由肩胛上神经支配,并可使肩关节外旋和外展。

表 49.1 肩关节周围注射治疗肩关节急、慢性肌腱病变

治疗方式	适应证	注射技术
肩峰下滑囊注射	• 肩峰下/三角肌下滑囊炎 • 肩袖撞击综合征 • 肩袖肌腱炎 • 粘连性滑囊炎	• 体表解剖标志定位技术 • 超声引导技术
肱二头肌腱注射	• 肱二头肌腱炎 • 肩袖肌腱炎导致的肱二头肌腱炎	• 体表解剖标志定位技术 • 超声引导技术
冈上肌腱注射	• 肩峰下撞击综合征伴潜在的冈上肌腱病变 • 急、慢性部分撕裂 • 退行性冈上肌腱病变 • 钙化性肌腱炎	• 体表解剖标志定位技术 • 超声引导技术
冈下肌腱注射	• 肩峰下撞击综合征伴潜在的冈下肌腱病变 • 急、慢性部分撕裂 • 退行性冈下肌腱病变 • 钙化性肌腱炎	• 体表解剖标志定位技术 • 超声引导技术
肩胛下肌腱注射	• 肩峰下撞击综合征伴潜在的肩胛下肌腱病变 • 急、慢性部分撕裂 • 退行性肩胛下肌腱病变 • 钙化性肌腱炎	• 体表解剖标志定位技术 • 超声引导技术

肩峰下滑囊(SAB)包括3个不同的部分:肩峰下、三角肌下和喙突下。一些文献将此滑囊称为肩峰下/三角肌下(SA-SD)滑囊。少量的研究证实,肩峰下和三角肌下滑囊是两个相连通但不同的滑囊[9,10]。

SAB呈圆形,位于肩峰、喙肩韧带、三角肌和三角肌下筋膜的深方(图49.1)。滑囊顶层紧贴三角肌下筋膜,它们共同附着于肩峰边缘。滑囊顶层包绕喙肩韧带。滑囊向外侧延伸并附着于肱骨大结节,向内侧延伸至冈上窝[11]。滑囊底层与冈上肌腱紧紧相连。SAB位于和肩袖和喙肩峰之间,利于肩袖的滑动。SAB的神经支配来自臂丛神经和广泛的自主神经末梢网络,包括有髓鞘和无髓鞘的纤维。肩胛上神经从臂丛上干发出后,继续发出多个终末分支分布于SAB的上部。此外,胸外侧神经的分支支配SAB的上部和前部。SAB的外侧由源自臂丛后束的腋神经发出的小分支支配。由于SAB具有如此广泛的感觉神经分布,因此认为SAB与肩关节本体感觉、神经肌肉协调和伤害感受相关。研究已发现SAB内存在机械感受器,包括Ruffini小体、Pacinian和Golgi-Mazzini小体。这些机械感受器将本体感觉信息传入肩胛上神经和腋神经的反射弧,从而有助于保护肩关节免受过度运动、压迫或撞击造成的损伤[11]。SAB的血液供应来自胸肩峰动脉和肩胛上动脉的分支。

肱二头肌在近端有两个肌腱:即长头和短头肌腱。肱二头肌长头肌腱源自肩胛骨的盂上结节,穿过肩关节囊而下行。肩关节囊的边界如下:前界为肩胛下肌腱,后界为冈上肌腱,上界为喙肩韧带,下界为盂肱上韧带。肱二头肌长头肌腱随后沿着肱骨头进入肱二头肌沟,它在此处有腱鞘包绕和肱骨横韧带的保护。肱二头肌短头肌腱附着于喙

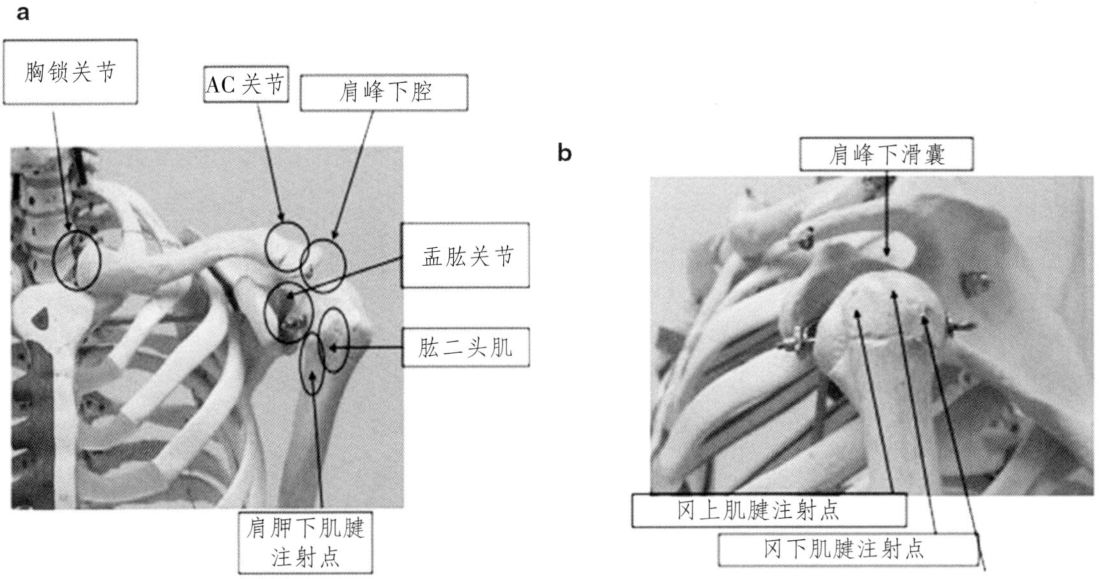

图 49.1　肩关节周围注射的靶点:(a)前侧靶点,包括肱二头肌和肩胛下肌的肌腱;(b)外侧靶点,包括肩峰下滑囊、冈上肌和冈下肌的肌腱。

突。肱二头肌由肌皮神经(C5–C6)支配,其血供来自旋肱前动脉的分支。

设备和用品

肩关节周围注射便于床旁实施。表 49.2 列出操作所需的设备和用品清单。通常使用 5mL 或 10mL 注射器搭配 25G、1.5 英寸细针头进行注射治疗。肩袖腱鞘行皮质类固醇注射时,可予 5~7mL 1%利多卡因、0.25%~0.5%布比卡因或 0.2%~0.5%罗哌卡因,联合 1~2mL 甲泼尼龙(40mg/mL)。尽管通常使用利多卡因和布比卡因,但有研究表明,罗哌卡因的软骨毒性小于布比卡因[3,12,13]。除了使用类固醇和(或)局部麻醉药的经典注射外,还存在多种再生注射疗法,包括 PRP、葡萄糖增生疗法和干细胞治疗[3]。使用上述的注射器和针头,可以在相同的肩袖靶点进行 PRP 注射。PRP 由浓缩血小板、纤维蛋白原的冷冻沉淀物和凝血酶组成,可从医院输血科获得或使用一次性套件制备。在 2~3mL 的 PRP 中加入 1~2mL 10%葡萄糖酸钙溶液,其目的是在注射前活化 PRP。PRP 通常注射在肩袖肌腱撕裂处。葡萄糖增生疗法使用 25%葡萄糖溶液,是将 1mL 50%葡萄糖(25g/50mL 溶液)与 1mL 1%利多卡因混合而成。

表 49.2　肩关节周围注射所需物品

注射器	5~10mL
穿刺针	22G~25G,1.5 英寸
局部麻醉药	1%利多卡因 5mL 或 7mL
	0.25%~0.5%布比卡因
	0.2%~0.5%罗哌卡因
皮质类固醇	1~2mL 倍他米松磷酸钠和醋酸钠
	1~2mL 甲泼尼松龙,40mg/mL
富血小板血浆(PRP)	肩袖撕裂处注射 2~3mL PRP
	10%葡萄糖酸钙溶液 1~2mL
葡萄糖增生疗法	50%葡萄糖溶液 1mL(25g/50mL 溶液)
	1%利多卡因 1mL

肩峰下滑囊炎:体表解剖标志定位技术

患者取坐位,肘关节屈曲,手放在大腿

上。定位肩胛冈的位置，向外侧逐渐移行为肩峰。确定肩峰的后外侧角，其下方约2cm处即为注射点(图49.2)。标记注射点位置，朝肩峰下缘中点稍上方向前、内侧进针3~4cm。回抽确保针尖不在血管内。注射药物时应当很顺畅；如果有任何阻力，退针并重新调整。

一项随机、双盲的临床试验评估了超声引导相对于盲法操作在类固醇注射治疗改善肩峰下撞击综合征患者疼痛和运动功能中的有效性。在治疗后6周时，两组患者疼痛均减轻，运动功能均改善。两组患者在疼痛或功能评分上没有显著差异，这意味着盲法操作的准确性很高[6,12]。

肩峰下滑囊炎：超声引导技术

超声引导技术有两种入路：长轴平面内和短轴平面外。长轴平面内操作时，患者取坐位，肘关节稍屈曲。然后将超声探头置于冠状位，显示冈上肌腱的长轴视图(图49.3a)。肩峰下/三角肌下滑囊在超声图像上为三角肌和冈上肌腱之间无回声或低回声线性结构(图49.3b)。滑囊周围为脂肪组织，呈现高回声。采用平面内穿刺入路，从超声探头外侧进针，直到尖端到达肩峰下/三角肌下滑囊(图49.3c)。

短轴平面外操作时，患者体位同上，超声探头水平放置，显示冈上肌腱的短轴视图(图49.4a)。冈上肌及其肌腱在肱骨头上方形成一个弧形(图49.4b)。采用平面外穿刺入路，由后向前进针，直到尖端到达三角肌和冈上肌腱之间的滑囊(图49.4c)。超声下可见注射药物在滑囊内均匀扩散。若扩散不明显，这可能表明滑囊有粘连而呈现多个分隔。遇到这种情况，在注射药物之前，针尖应该在滑囊内来回移动，以松解粘连。

肱二头肌腱病变：体表解剖标志定位技术

患者取坐位，肘关节屈曲，掌心朝上。肱二头肌长头肌腱在肩峰前角下方可触及，其

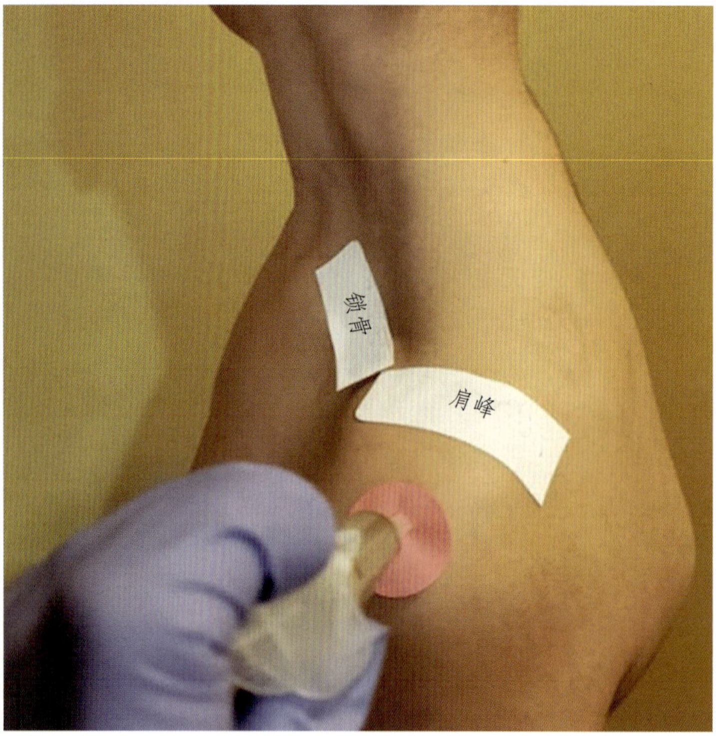

图49.2 肩峰下滑囊注射的体表解剖标志定位：从肩关节外侧、肩峰后外侧角下方约2cm处进针。

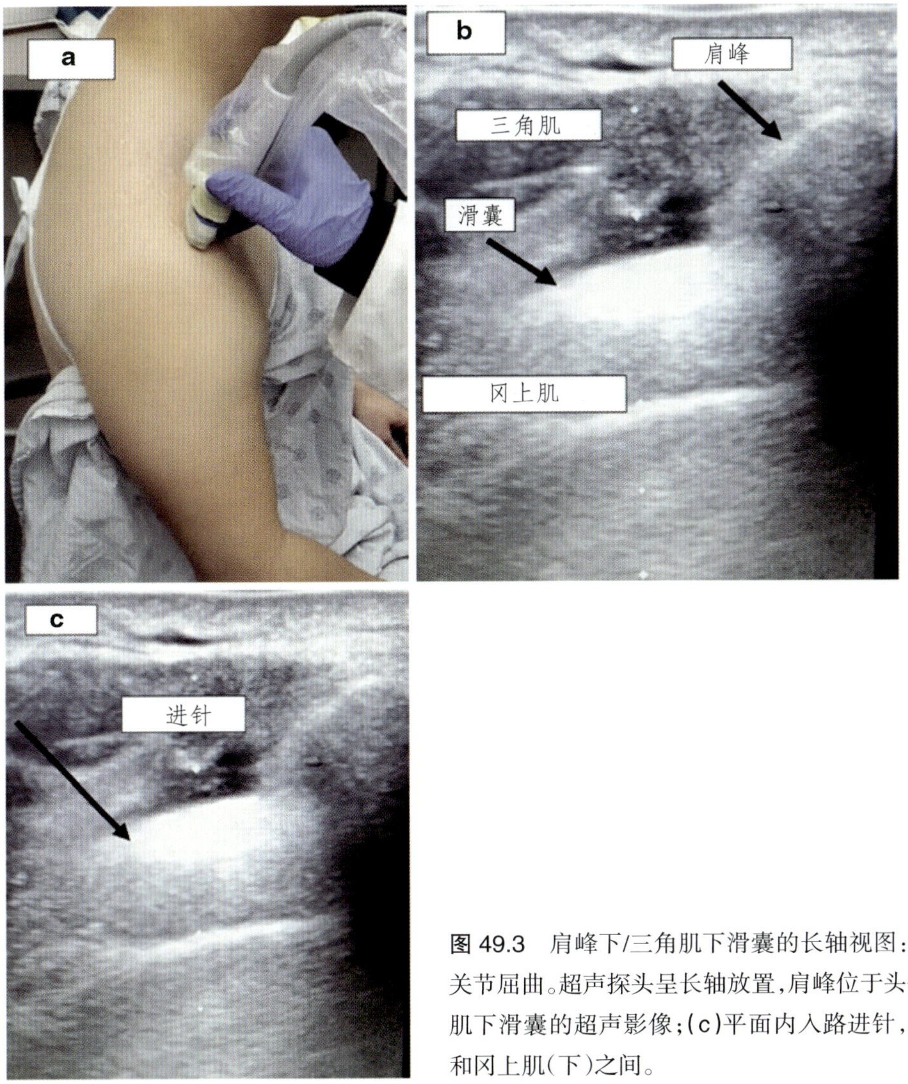

图 49.3　肩峰下/三角肌下滑囊的长轴视图:(a)患者取坐位,肘关节屈曲。超声探头呈长轴放置,肩峰位于头侧;(b)肩峰下/三角肌下滑囊的超声影像;(c)平面内入路进针,终点在三角肌(上)和冈上肌(下)之间。

走行于肱骨大、小结节之间的肱二头肌沟中(图 49.5)。肌腱的上部被腱鞘包裹。通过内旋、外旋肩关节及指尖触摸来定位;在屈肘90°时,可触及粗条索状的长头肌腱,在肱二头肌腱炎时,此处有明显的压痛。明确压痛最严重的部位,在其稍远端做标记。标记点消毒后,以 30°~45°角由尾侧向头侧进针3~4cm(图 49.5)。回抽无误后注射药物,阻力轻微。若注射时阻力明显,稍微退针以避免肌腱内注射。

肱二头肌腱病变:超声引导技术

患者取坐位,肘关节屈曲,掌心朝上。超声探头水平位放置于喙突的下方(图 49.6a)。显示肱二头肌长头肌腱的短轴视图。长头肌腱位于肱骨头大、小结节之间,即肱二头肌沟,在其上方可见肱骨横韧带,为连接大、小结节的高回声线性结构(图 49.6b)。旋肱动脉走行于肱二头肌沟的外侧,在注射时应避开。采用平面外入路以 30°~45°角进针(图

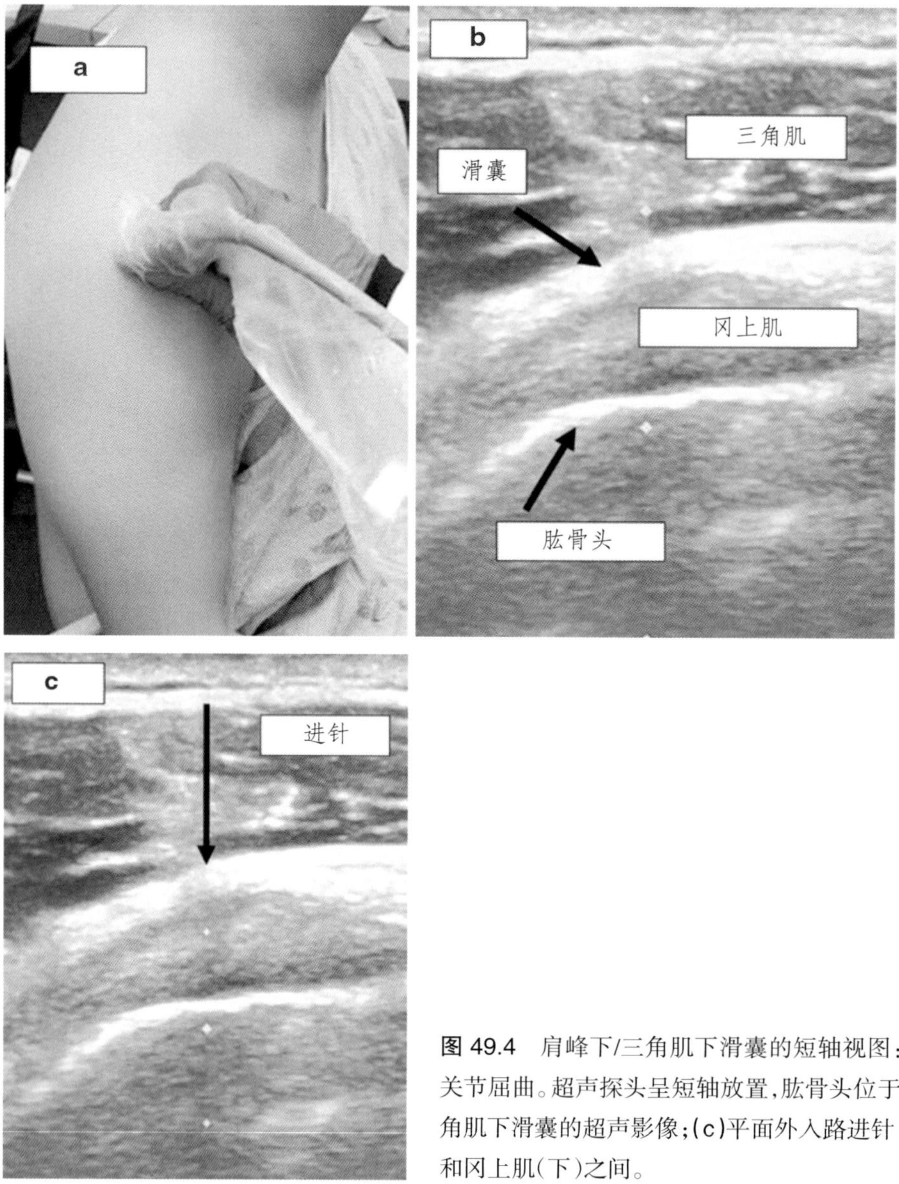

图 49.4 肩峰下/三角肌下滑囊的短轴视图:(a)患者取坐位,肘关节屈曲。超声探头呈短轴放置,肱骨头位于下方;(b)肩峰下/三角肌下滑囊的超声影像;(c)平面外入路进针,终点在三角肌(上)和冈上肌(下)之间。

49.6c)。进针穿过肱骨横韧带,至肱二头肌腱鞘,可注射溶液。随着药液缓慢注射,肌腱逐渐被包绕,形成“甜甜圈征”,这意味着肌腱鞘内注射成功。有文献提出肌腱鞘内注射的药液可回流至肩关节腔,部分缓解关节腔内疼痛[3]。

冈上肌腱病变:体表解剖标志定位技术

患者取坐位,将同侧手背置于髋关节使肩关节充分外展并内旋。此体位可使冈上肌腱从肩峰下方外移,便于扫查。定位肩峰前缘,肩锁关节外侧的位置。垂直皮肤进针直至轻微接触肱骨骨膜(图 49.7)。退针不超过1cm,回抽无误后注射药物,阻力轻微。

冈上肌腱病变:超声引导技术

短轴和长轴超声引导下操作都可以提高穿刺的准确性。短轴视图,患者取坐位,将同侧手背放置于髋关节使肩关节充分外展、内旋。超声探头水平放置于肩关节前侧,以最大程度地显示冈上肌腱(图 49.8a)。相应的超声

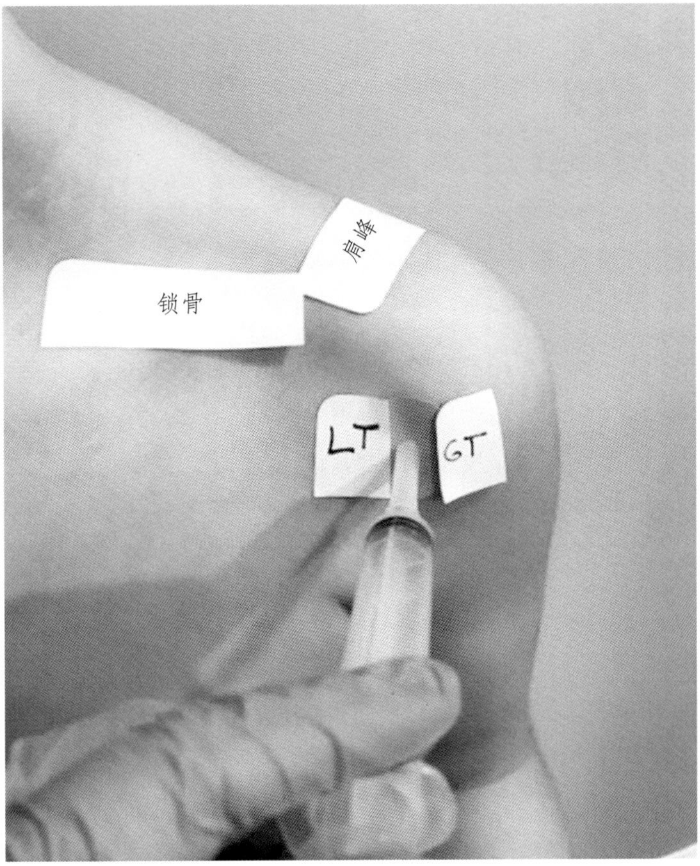

图 49.5　肱二头肌长头肌腱注射的体表解剖标志定位技术。注:GT,大结节;LT,小结节。

图像可见冈上肌腱位于高回声肱骨头的上方(图 49.8b)。超声探头向远端扫查以更全面地评估冈上肌腱,可显示其经过关节面及止点处的图像。如果看到肌腱病变或撕裂区,垂直皮肤平面内入路进针,直至肌腱损伤部位;回抽无误后注射药物,阻力轻微(图 49.8c)。

冈下肌腱病变:体表解剖标志定位技术

患者取坐位。冈下肌腱的止点位于肱骨头的后外侧。患者手臂放松,沿身体自然垂下,能最好地显示肌腱附着点。垂直皮肤进针直至轻微接触肱骨骨膜(图 49.9)。退针不超过 1cm,回抽无误后注射药物,阻力轻微。

冈下肌腱病变:超声引导技术

患者将手置于其大腿上,掌心向上,以最好地显示冈下肌腱的超声图像。超声探头水平放置于肱骨的后侧,肩胛冈的下方(图 49.10a)。这样使冈下肌腱长轴视图能显示其位于肱骨大结节后侧的附着点。超声下可见肱骨头及邻近的冈下肌腱和关节盂唇(图 49.10b)。探头旋转 90°可显示冈下肌腱短轴视图。探头沿着肩胛冈移动可扫查冈下肌腱的全程。如果看到肌腱病变或撕裂区,垂直皮肤进针,直至肌腱损伤部位;回抽无误后注射药物,阻力轻微(图 49.10c)。

肩胛下肌腱病变:体表解剖标志定位技术

患者取平卧或坐位,肩关节外旋以最好地显示肩胛下肌腱在肱骨小结节的附着点。垂直皮肤进针,直至针尖轻微接触肱骨骨膜。退针不超过 1cm,回抽无误后注射药物,阻力轻微(图 49.11)。

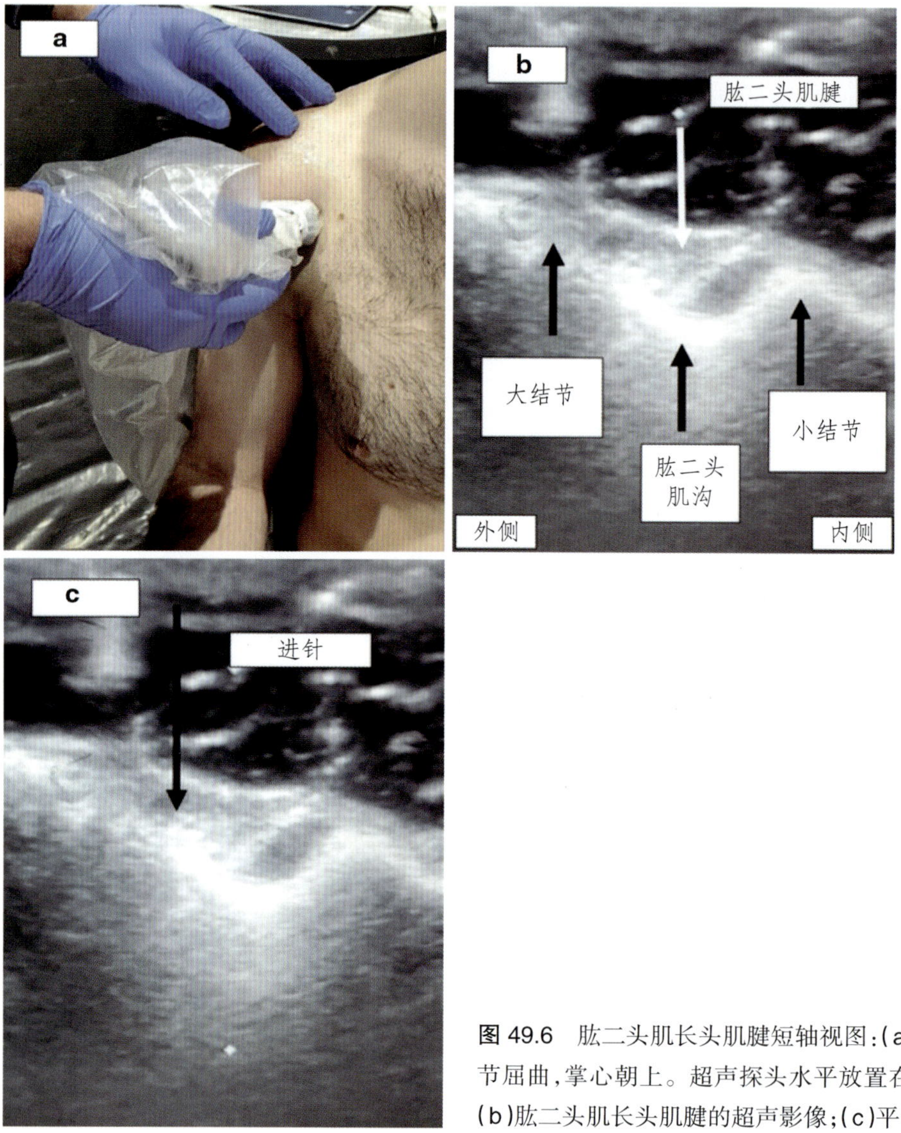

图 49.6 肱二头肌长头肌腱短轴视图:(a)患者取坐位,肘关节屈曲,掌心朝上。超声探头水平放置在肱二头肌沟水平;(b)肱二头肌长头肌腱的超声影像;(c)平面外入路进针。

肩胛下肌腱病变:超声引导技术

超声扫查肩胛下肌腱时,患者将手置于大腿上,掌心朝上。探头沿肩关节前侧水平放置显示长轴视图(图 49.12a)。移动超声探头将小结节置于中心位置,以显示肩胛下肌腱的长轴视图(图 49.12b)。全面扫查肩胛下肌腱的全程需要患者配合肩关节外旋。探头旋转 90°显示肩胛下肌腱短轴视图。如果看到肌腱病变或撕裂区,垂直皮肤进针,直至肌腱损伤部位;回抽无误后注射药物,阻力轻微(图 49.12c)。

潜在并发症和不良反应

肩关节周围注射接受度良好,并发症虽然罕见,但可能包括关节感染、邻近骨或软骨损伤,以及血管或神经损伤。关节腔注射皮质类固醇可能会导致皮肤退色、脂肪萎缩、肌腱脆弱和断裂[2]。类固醇可使肌腱纤维变得脆弱,可能导致或扩大撕裂;然而,这种效应对于严重疼痛且伴有功能障碍的非手术患者而言并不显著[14]。类固醇吸收的系统性作用会引起面部潮红、血糖水平升高和免疫力降低。

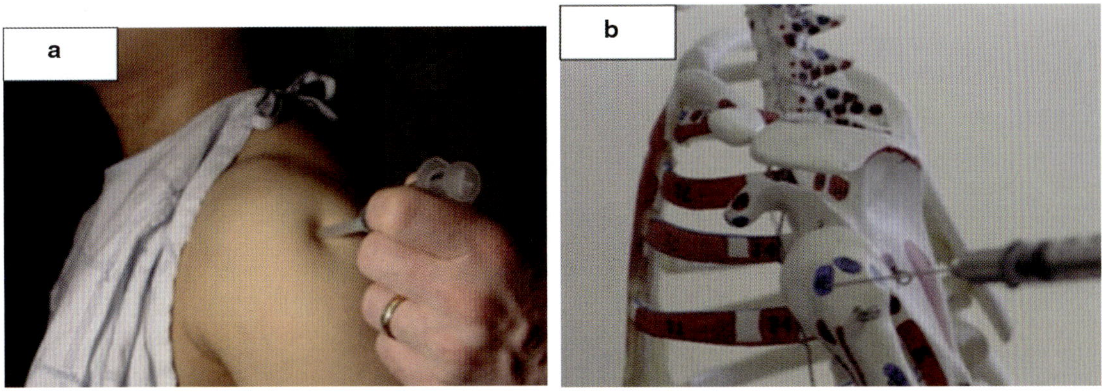

图 49.7 冈上肌体表标志定位:(a)垂直皮肤进针;(b)针尖触及肱骨大结节的前缘。(Reprinted from Physical Medicine and Rehabilitation Clinics of North America, Volume 15, issue 2, Todd P. Stitik, Patrick M. Foye, Jeffery Fossati, Shoulder injections for osteoarthritis and other disorders, 407–446, 2004, with permission from Elsevier.)

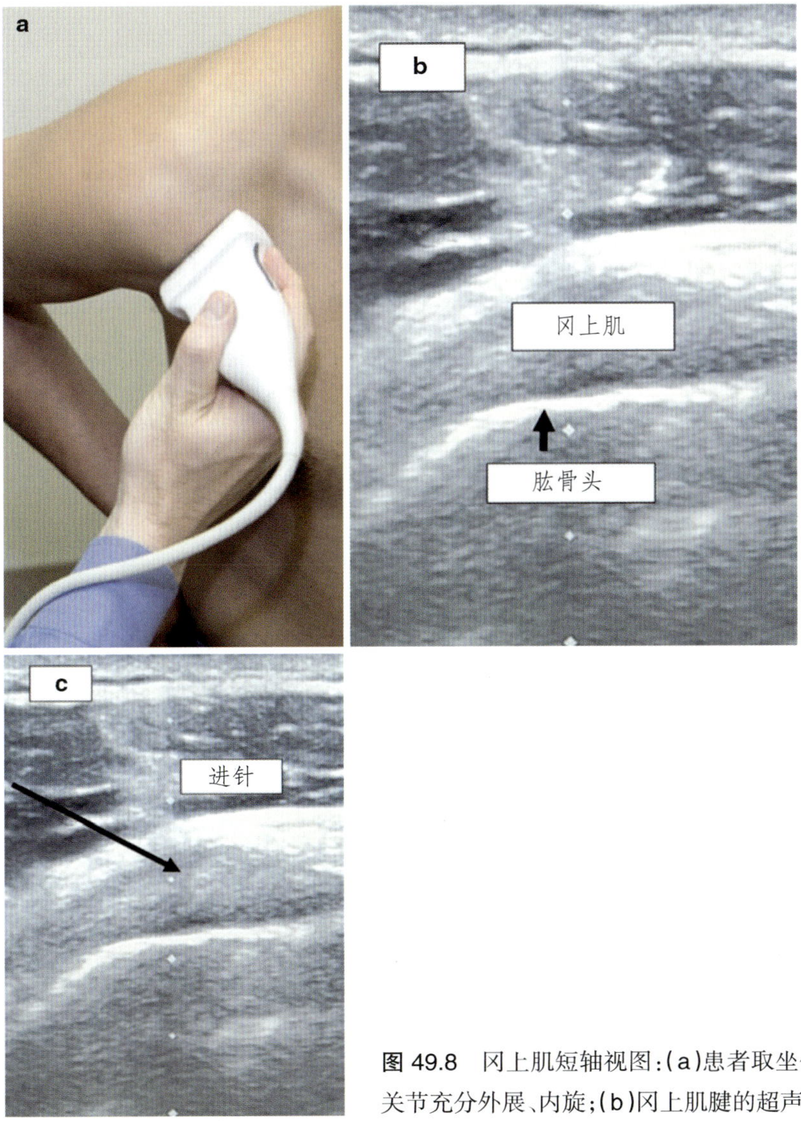

图 49.8 冈上肌短轴视图:(a)患者取坐位,同侧手背置于髋关节使肩关节充分外展、内旋;(b)冈上肌腱的超声影像;(c)平面内入路进针。

临床技术要点

- 继发于肌腱病变的肩袖功能障碍是成人肩关节疼痛的常见原因，其特点是肩关节疼痛伴功能受限。
- 了解相关结构的解剖，如骨表面结构和肌腱走行，对于准确地进行肩部超声检查是至关重要的。
- 使用超声引导技术进行肩关节周围注射可以减少并发症并提高阻滞成功率。
- 注射药物的选择(如皮质类固醇、PRP、葡萄糖增生疗法)取决于损伤的潜在病理学机制和病程长短。

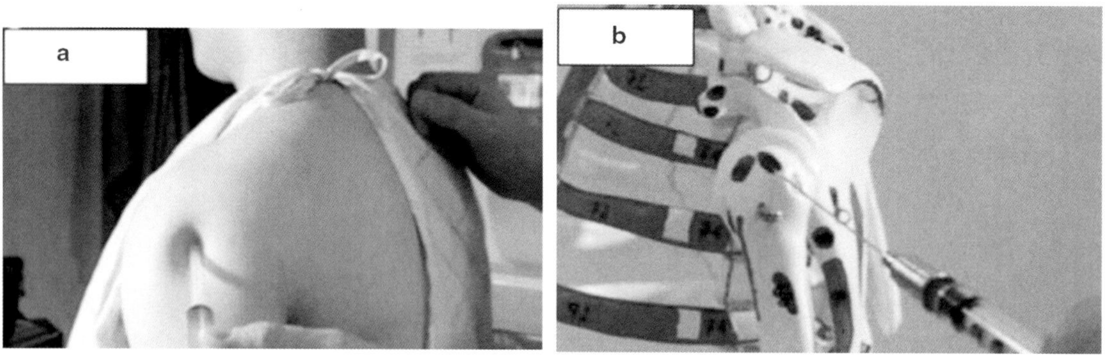

图 49.9　冈下肌腱体表解剖标志定位技术：(a)垂直皮肤进针；(b)针尖触及肱骨大结节的后部。(Reprinted from Physical Medicine and Rehabilitation Clinics of North America, Volume 15, issue 2, Todd P. Stitik, Patrick M. Foye, Jeffery Fossati, Shoulder injections for osteoarthritis and other disorders, 407-446, 2004, with permission from Elsevier.)

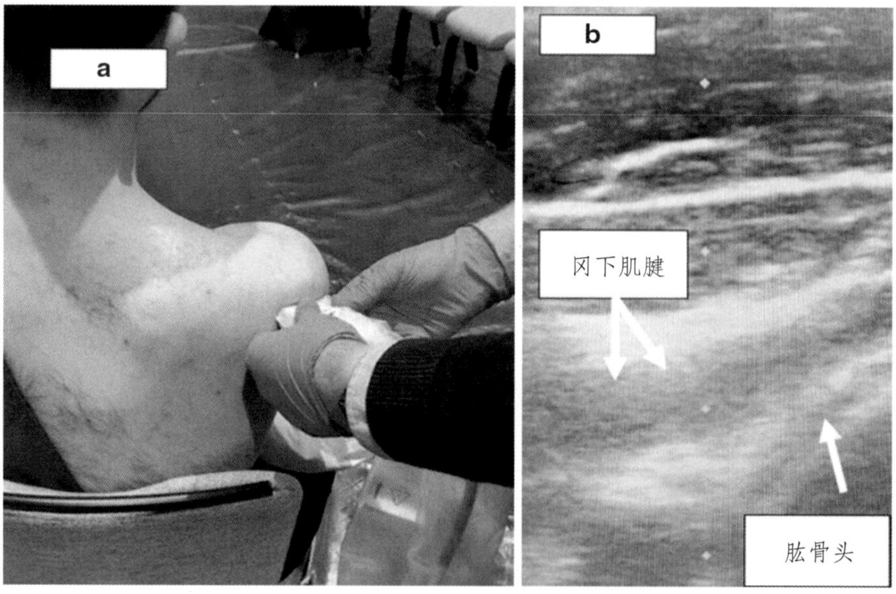

图 49.10　冈下肌腱长轴视图：(a)患者取坐位，手放于大腿上，掌心朝上。超声探头水平放置在肱骨后侧肩胛冈下方；(b)冈下肌腱的超声影像；(c)平面内入路进针。(待续)

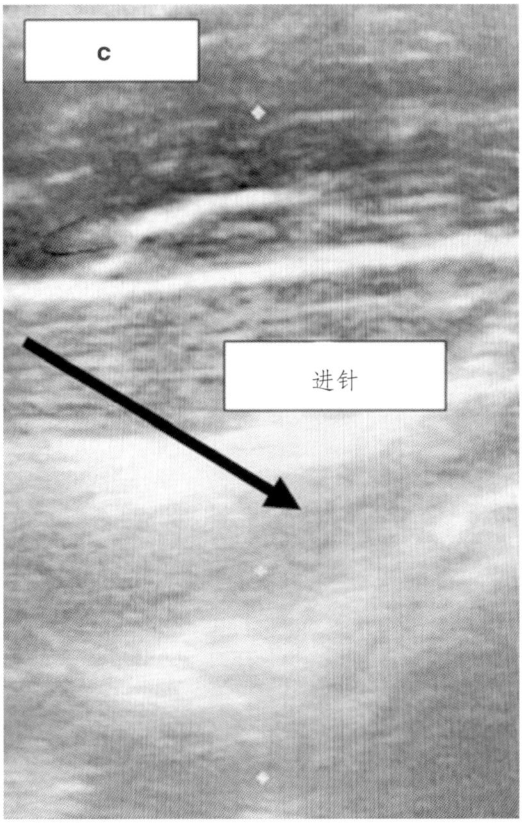

图 49.10(续)

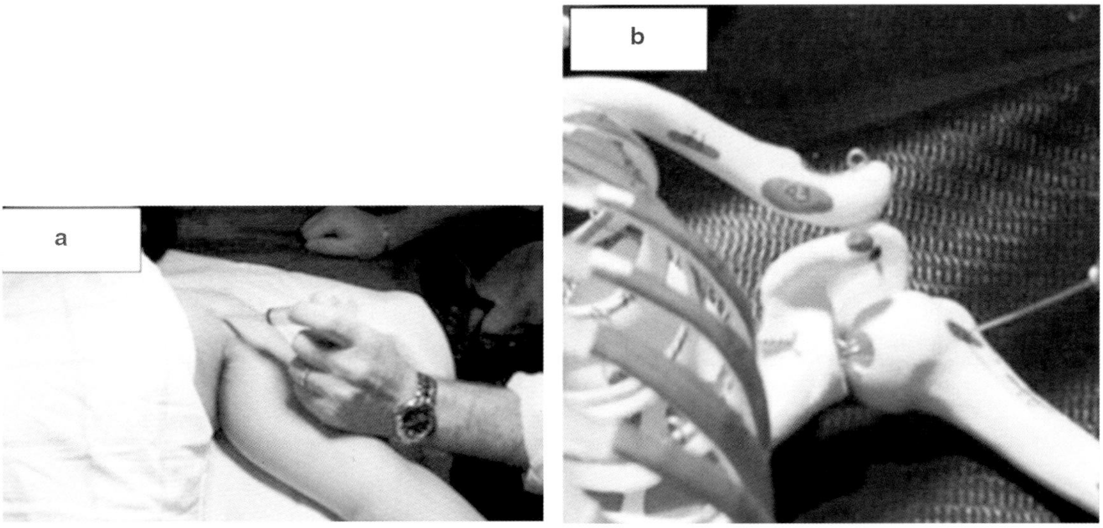

图 49.11　肩胛下肌腱体表解剖标志定位技术:(a) 垂直皮肤进针;(b) 针尖触及肱骨小结节。(Reprinted from Physical Medicine and Rehabilitation Clinics of North America, volume 15, issue 2, Todd P. Stitik, Patrick M. Foye, Jeffery Fossati, Shoulder injections for osteoarthritis and other disorders, 407-446, 2004, with permission from Elsevier.)

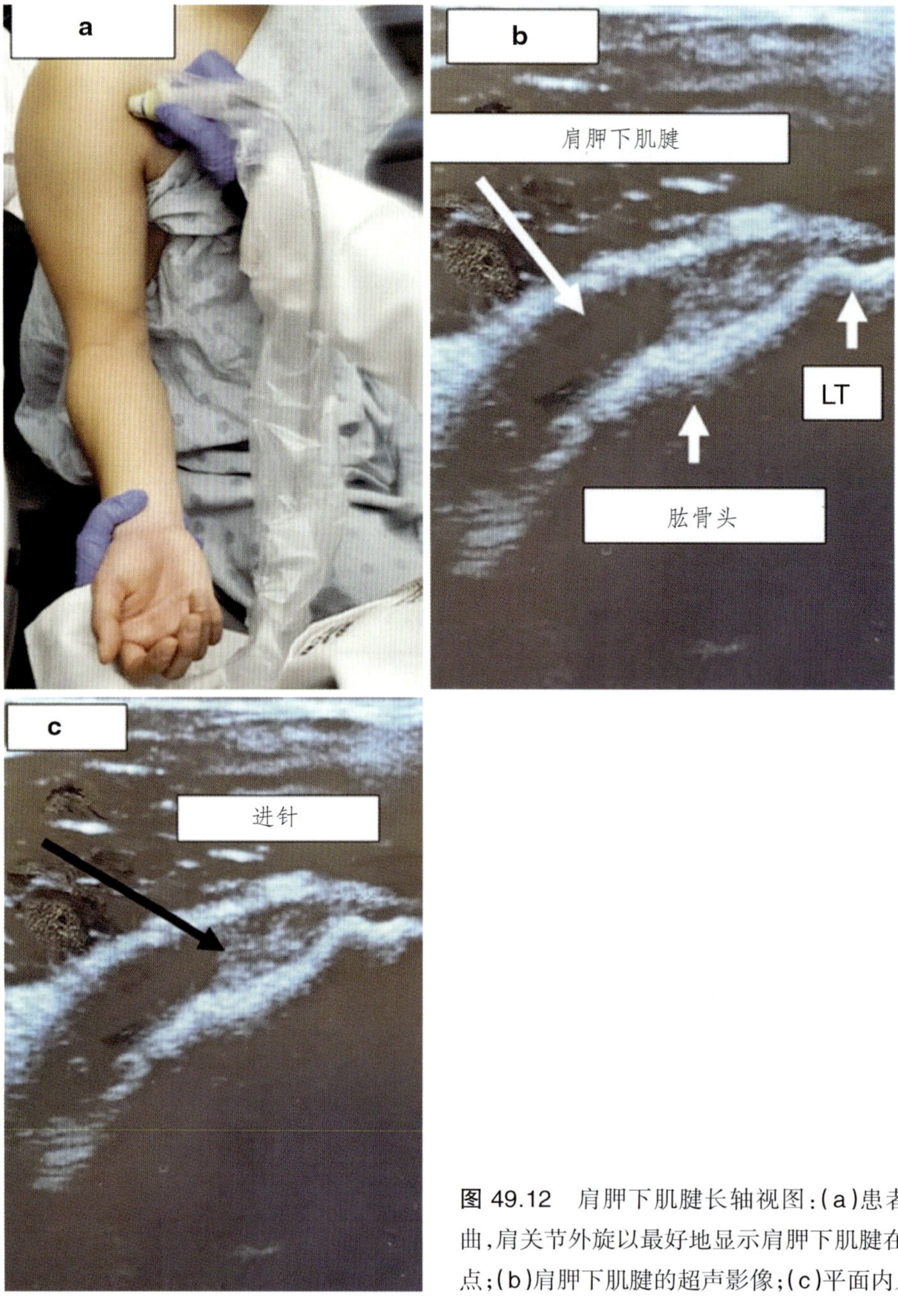

图 49.12 肩胛下肌腱长轴视图:(a)患者取坐位,肘关节屈曲,肩关节外旋以最好地显示肩胛下肌腱在肱骨小结节的附着点;(b)肩胛下肌腱的超声影像;(c)平面内入路进针。

(汪海峰 罗启鹏 译)

参考文献

1. Luime JJ, Koes BW, Hendriksen IJ, Burdorf A, Verhagen AP, Miedema HS, Verhagen JA. Prevalence and incidence of shoulder pain in the general population; a systematic review. Scans J Rhematol. 2004;33(2):73–81.
2. Say F, Gurler D, Bulbul M. Platelet-rich plasma versus steroid injection for subacromial impingement syndrome. J Orthop Surg. 2016;24(1):62–6.
3. Schickendantz M, King D. Nonoperative management (including ultrasound-guided injections) of proximal biceps disorders. Clin Sports Med. 2016;35:57–73.

4. Lin KM, Wang D, Dines JS. Injection therapies for rotator cuff disease. Orthop Clin N Am. 2018;49:231–9.
5. Sengodan VC, Kurian S, Ramasamy R. Treatment of partial rotator cuff tear with ultrasound-guided platelet-rich plasma. J Clin Imaging Sci. 2017;7:32.
6. Cole BF, Peters KS, Hackett L, Murrell GAC. Ultrasound-guided versus blind subacromial corticosteroid injections for subacromial impingement syndrome: a randomized, double-blind clinical trial. Am J Sports Med. 2016;44(3):702–7.
7. Messina C, Banfi G, Orlandi D, Lacelli F, Serafini G, Mauri G, et al. Ultrasound-guided interventional procedures around the shoulder. Br J Radiol. 2016;89(1057):20150372.
8. Soh E, Li W, Ong KO, Chen W, Bautista D. Image-guided versus blind corticosteroid injections in adults with shoulder pain: a systematic review. BMC Musculoskelet Disord. 2011;12:137.
9. Birnbaum K, Lierse W. Anatomy and function of the bursa subacromialis. Acta Anat (Basel). 1992;145(4):354–63.
10. Duranton LD, Gagey OJ. Anatomy and function for the subdeltoid bursa. Surg Radiol Anat. 2001;23(1):23–5.
11. Kennedy MS, Nicholson HD, Woodley SJ. Clinical anatomy of subacromial and related shoulder bursae: a review of the literature. Clin Anat. 2017;30:213–26.
12. Breu A, Rosenmeier K, Kujat R, Angele P, Zink W. The cytotoxicity of bupivacaine, ropivacaine, and mepivacaine on human chondrocytes and cartilage. Anesth Analg. 2013;117(2):514–22.
13. Piper SL, Kim HT. Comparison of ropivacaine and bupivacaine toxicity in human articular chondrocytes. J Bone Joint Surg Am. 2008;90(5):986–91.
14. Faucet R, Robinson GP, Jafari M, Rowbotham E. Ultrasound-guided subacromial-subdeltoid bursa corticosteroid injections: a study of short- and long-term outcomes. Clin Radiol. 2018;73:780.e7–780.e12.

推荐阅读

Stitik TP, Foye PM, Fossati J. Shoulder injections for osteoarthritis and other disorders. Phys Med Rehabil Clin N Am. 2004;15(2):404–46.

第 50 章 肩锁关节疼痛注射

James Sweet, Alexander F. Bautista, George C. Chang Chien

基本概念

- 肩锁关节注射治疗通常用于各种保守治疗后疼痛仍然持续的情况。同样,也可以尽早进行肩锁关节注射,有利于促进患者身体的康复。
- 肩锁关节注射同时具备诊断和治疗价值。
- 肩锁关节注射部位浅表,因此,应谨慎操作,并采用合适的技术,以减少皮质类固醇的不良反应,如皮肤退色和皮下脂肪萎缩。

概述

肩锁(AC)关节是引起肩部疼痛的常见部位,肩锁关节疼痛在临床很多见。据估计,肩锁关节疼痛的年患病率为(0.5~2.9)/1000 人[1]。跌倒或运动相关损伤引起的急性肩关节创伤易累及肩锁关节。多数情况下,肩锁关节疼痛会转变为慢性疼痛。肩锁关节通常可见进行性关节炎和溶骨改变。临床诊断主要依赖病史和体格检查。在进行 X 线影像学检查前可先采取初始治疗。肩锁关节疼痛的初始治疗方式包括休息、物理治疗和镇痛药物。然而,如果前述保守治疗失败,可以局部注射皮质类固醇。肩锁关节注射治疗可促进患者身体康复[2]。

适应证和禁忌证

肩锁关节疼痛通常是由肩锁关节本身的直接损伤引起。损伤可能是肩关节外展位跌倒造成的直接损伤,也可能是过顶动作(如举重)对肩锁关节重复应力损伤的后果。肩锁关节持续存在的微创伤可能导致急性炎症,继而出现慢性炎性改变。肩锁关节疼痛常演变为慢性疼痛。其可能伴有锁骨远端溶骨性改变[3]。肩锁关节的损伤可能与冈上肌腱的损伤相关,而关节骨赘可造成肩峰下撞击,进一步产生覆盖肩锁关节区域的疼痛[4]。

肩锁关节注射的适应证包括各种原因引起的肩锁关节疼痛,包括原发性肩锁关节骨关节炎、继发性肩锁关节骨关节炎(包括创伤性骨关节炎)和锁骨远端骨溶解[5]。肩锁关节注射的禁忌证包括注射部位感染,注射药物(包括局部麻醉药和皮质类固醇)过敏或不耐受及患者拒绝。相对禁忌证包括注射部位有病变或肿块、严重的关节破坏、关节邻近部位骨折[2]。凝血障碍或血小板功能障碍(包括医源性)不被认为是肩锁关节注射的禁忌证。然而,临床医生应做出最佳判断,并向患者详细交代获益与风险。

临床解剖

肩锁关节是由锁骨远端和肩峰构成的。它是一个有滑囊包绕的运动关节。其由多个韧带共同维持稳定,即肩锁上、下韧带和肩锁前、后韧带。肩锁关节作为可动的滑膜关节,协助手臂上举过顶活动和旋转(图 50.1)。肩锁关节移位可分为 6 个等级(表 50.1)。4~6 级肩锁关节移位通常需要手术干预来矫正畸形(图 50.2)。

表 50.1　肩锁关节分离

1 级	肩锁关节扭伤
2 级	肩锁关节韧带撕裂
3 级	肩锁关节全脱位
4 级	锁骨向后移位
5 级	肩锁关节全脱位且分离程度远大于 4 级
6 级	锁骨移位至喙突下方

设备和用品

肩锁关节注射可以在床旁通过体表解剖标志定位技术或超声引导实施操作。注射治疗前需准备 4%氯己定消毒液、25G 1.5 英寸穿刺针、3~5mL 注射器、口罩和无菌手套。准备局部麻醉药,多数为 1%利多卡因,含或不含皮质类固醇。通常需要配备高频线性探头的超声仪(表 50.2)。

体表解剖标志定位技术

肩锁关节间隙小且狭窄,其注射治疗可能具有潜在的挑战性。触诊肩锁关节通过识别锁骨远端和肩峰之间的缝隙来定位[2]。从关节间隙的软点进针,可以行局部麻醉药注射以明确关节位置。保持针尖位置固定,注入皮质类固醇溶液[6]。

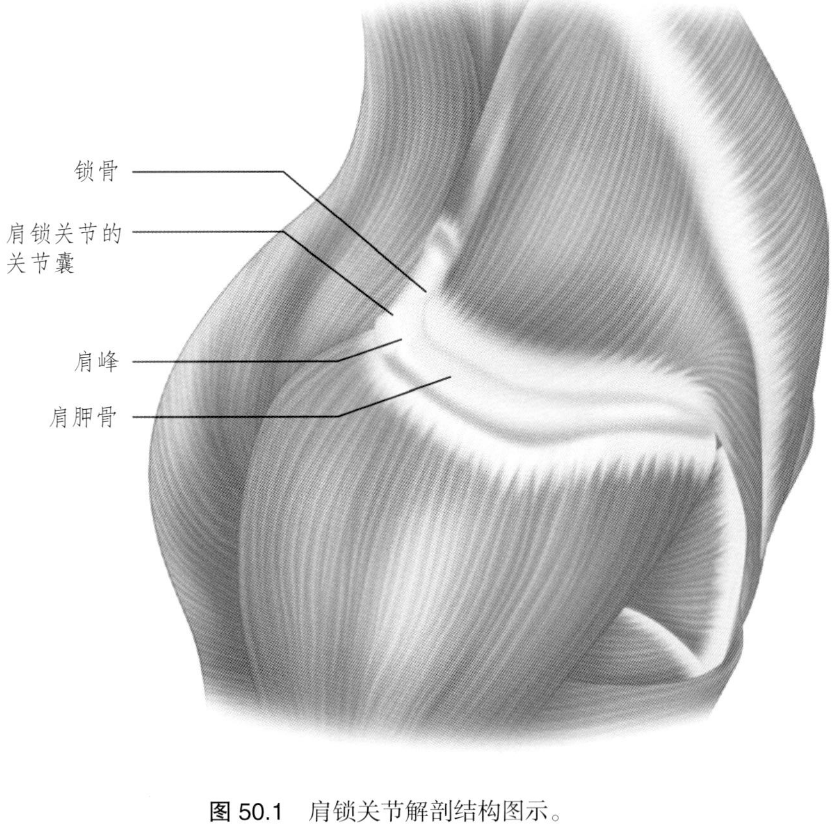

图 50.1　肩锁关节解剖结构图示。

超声引导技术

超声引导技术有助于医生行肩锁关节注射。操作时患者取坐位，手臂沿身体自然垂下。医生触及锁骨的外侧边缘，确认邻近外缘的间隙。然后将超声探头呈冠状位放置在肩锁关节上（图 50.3）。在此处，关节囊表现为高回声弧形结构，标记上关节囊的位置（图 50.4）。采用平面外技术由前向后进针（图 50.5）。此外，还可保持探头位置不变，采用平面内技术由外向内进针至肩锁关节。最后，还可将超声探头矢状位放置，仍采用平

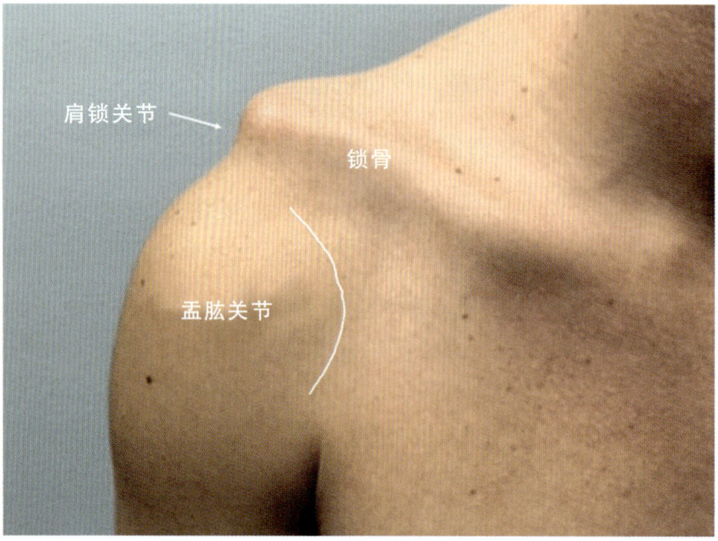

图 50.2 3级肩锁关节分离。锁骨远端沿肩峰上移。

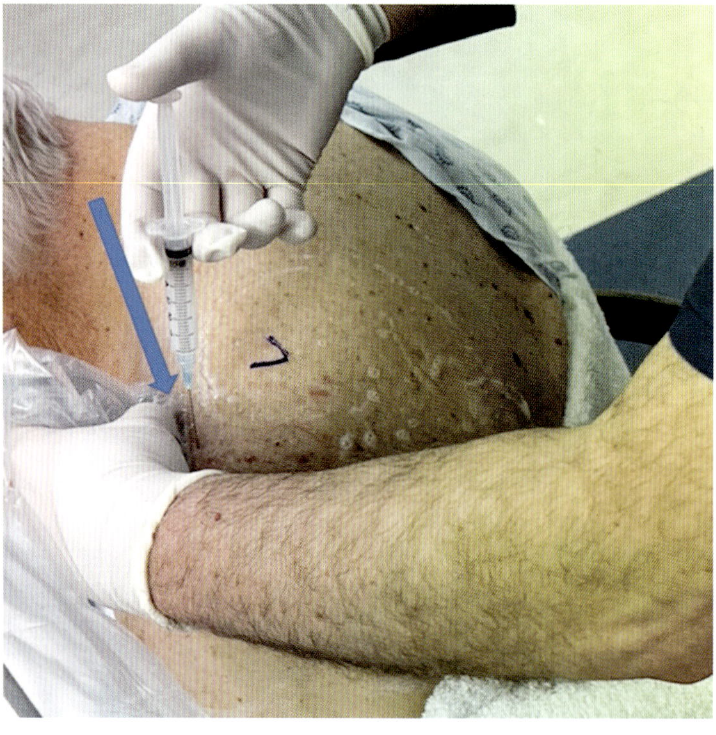

图 50.3 超声探头、针尖和注射器的位置。蓝色箭头所示为肩锁关节区域。（Image-courtesy of Dmitri Souza，MD，PhD.）

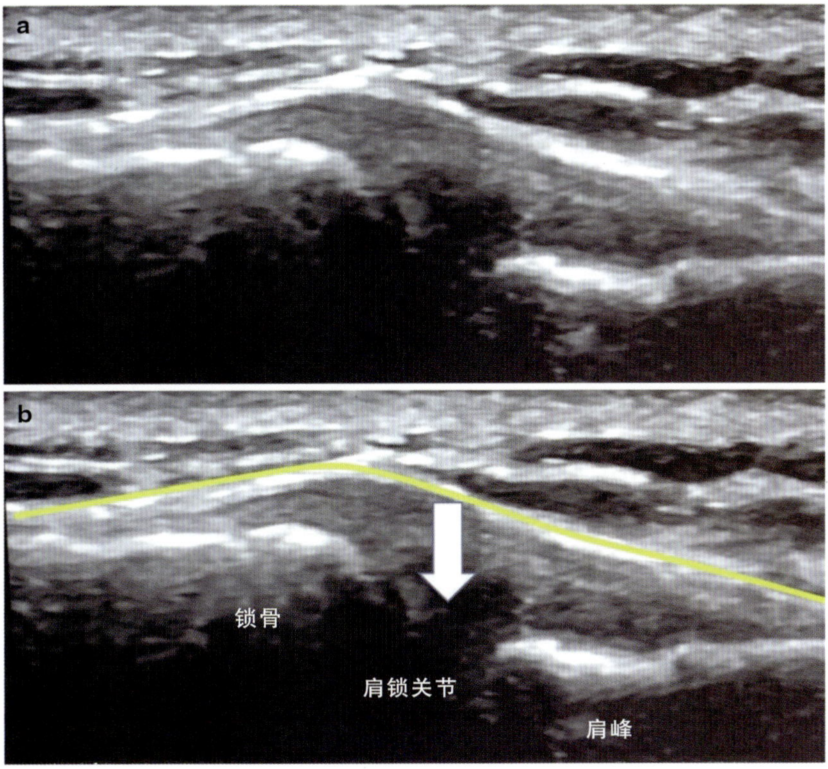

图 50.4　(a)肩锁关节的超声影像。(b)超声图像显示锁骨位置上移及关节囊隆起(黄线所示),还可见轻度关节积液。

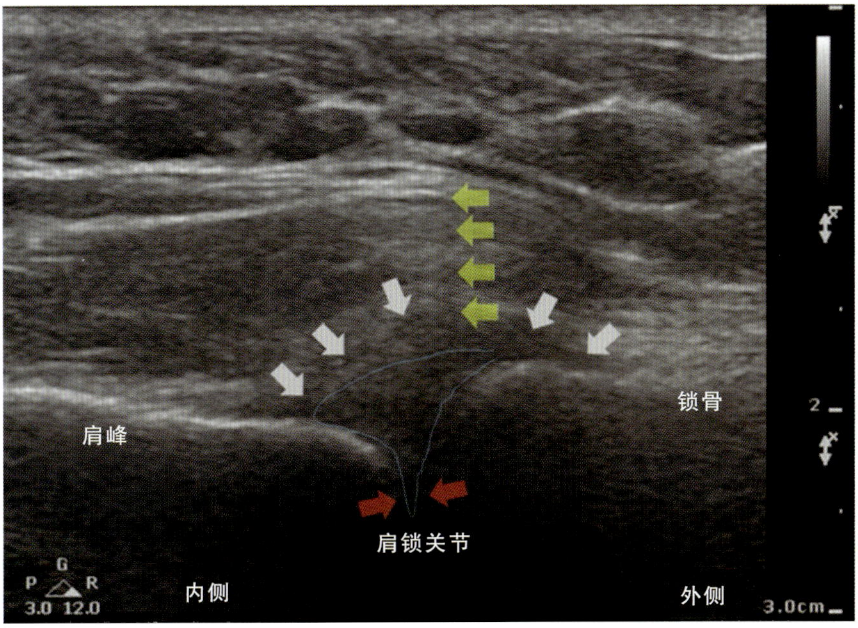

图 50.5　一名病态肥胖患者行肩锁关节注射。肩锁关节上方可见大量脂肪组织。体形正常患者的肩锁关节容易触及。对于肥胖患者,超声有助于定位,因为肩锁关节不易触及。灰色箭头所示增厚的关节囊和增生的滑膜。蓝线所示混有局部麻醉药的关节腔液体。黄色箭头所示关节囊下方平面外入路的针尖。红色箭头所示肩锁关节。(Image-courtesy of Dmitri Souza,MD,PhD.)

表 50.2 肩锁关节注射所需设备和用品

消毒液	4%氯己定或 10%聚维酮碘(倍他定)
超声探头	5~18MHz 线性探头,带无菌保护套和凝胶耦合剂
注射器	3~5mL
穿刺针	25G~30G,0.5~1 英寸
注射用局部麻醉药	1%~2%利多卡因
注射用皮质类固醇	曲安奈德 5~40mg(t1/2:18~36h)
	倍他米松 18mg(t1/2:36~54h)
	地塞米松 4mg(t1/2:36~54h)
	甲泼尼龙 80~125mg(t1/2:18~36h)

面内技术由外向内进针至肩锁关节囊[7]。

潜在并发症和不良反应

肩锁关节腔内注射类固醇总体是安全的,风险非常小。应始终保持无菌,将感染风险降至最低。此外,存在皮质类固醇固有的全身不良反应的风险,如高血糖、注射后症状加重、面部潮红和过敏反应。此外,皮质类固醇与肌腱脆弱或断裂、脂肪萎缩、肌肉萎缩、皮肤色素沉着、感染性关节炎及潜在的神经和血管损伤有关。应避免频繁和高剂量地注射类固醇,尽管如此,类固醇注射的具体时间间隔仍缺乏文献证据[2]。

临床技术要点

- 肩锁关节疼痛的治疗包括非手术治疗,如运动调理、物理治疗、药物治疗和关节注射。
- 通常 X 线片会提示肩锁关节炎性改变,但如果查体无压痛,则没有临床意义。但 X 线检查可用于排除肩锁关节骨折、脱位或分离。
- 肩锁关节注射可以根据体表解剖标志定位技术或超声引导技术在床旁操作。
- 尽管类固醇注射后的感染风险很低,但对长期使用类固醇或免疫功能低下的患者要谨慎处理。
- 肩锁关节注射可不停用抗凝药,因为其出血风险很低,而且注射部位浅表且容易压迫。
- 由于注射部位浅表,应注意减少皮下脂肪萎缩和皮肤退色的风险。
- 有文献表明,与体表解剖标志定位技术相比,超声引导注射的成功率更高。
- 一项尸体研究表明,即使经验丰富的医生使用盲法技术注射时,关节周围注射的发生率很高[8]。

(汪海峰 罗启鹏 译)

参考文献

1. van der Windt DA, Koes BW, de Jong BA, Bouter LM. Shoulder disorders in general practice: incidence, patient characteristics, and management. Ann Rheum Dis. 1995;54(12):959–64.
2. Bell AD, Conaway D. Corticosteroid Injections for painful shoulders. Int J Clin Pract. 2005;59(10):1178–86.
3. Beals RK, Sauser DD. Nontraumatic disorders of the clavicle. J Am Acad Orthop Surg. 2006;14(4):205–14.
4. Chaudhury S, Bavan L, Rupani N, et al. Managing acromio-clavicular joint pain: a scoping review. Shoulder Elbow. 2018;10(1):4–14.
5. DeFroda SF, Nacca C, Waryasz GR, Owens BD. Diagnosis and management of distal clavicle osteolysis. Orthopedics. 2017;40(2):119–24.
6. Armstrong A. Evaluation and management of adult shoulder pain: a focus on rotator cuff disorders, acromioclavicular joint arthritis, and glenohumeral arthritis. Med Clin North Am. 2014;98(4):755, xii.
7. Chang KV, Mezian K, Naňka O, Wu WT, Lin CP, Özçakar L. Ultrasound-guided interventions

for painful shoulder: from anatomy to evidence. J Pain Res. 2018;11:2311–22.
8. Pichler W, Weinberg AM, Grechenig S, Tesch NP, Heidari N, Grechenig W. Intra-articular injection of the acromioclavicular joint. J Bone Joint Surg. 2009;91(12):1638–40.

推荐阅读

Park KD, Kim TK, Lee WY, Ahn JK, Park Y. Palpation versus ultrasound-guided acromioclavicular joint intra-articular injections: a retrospective comparative clinical study. Pain Physician. 2015;18(4):333–41.

第 51 章
肩胛上神经阻滞

Rahul Rastogi，Justin Wikle

基本概念

- 肩胛上神经阻滞具有易实施、低风险、耐受性良好的特点，可以在床旁进行操作。
- 肩胛上神经阻滞可以用于治疗不同病因引起的肩关节疼痛，包括肩关节术后疼痛、骨关节炎、其他退行性变或关节炎性病变（包括肩锁关节或盂肱关节病变）、粘连性关节囊炎、偏瘫后肩关节疼痛、癌症、外伤、神经损伤性疼痛等。
- 肩胛上神经阻滞可以使用解剖标志定位来进行，也可以在超声引导下进行。可以单独阻滞，也可以联合臂丛神经或其他周围神经阻滞。

概述

肩胛上神经阻滞（SSNB）是一种易于实施、耐受性良好且安全的镇痛操作[1]。其可用于治疗多种类型的肩关节疼痛，包括肩关节术后疼痛、骨关节炎、肩锁关节或盂肱关节的退行性变或关节炎性病变、粘连性关节囊炎、偏瘫后肩关节疼痛、癌症、损伤、神经损伤性疼痛，以及其他一些伴随肩关节疼痛的病症。该操作可以在床旁进行[1-3]。肩胛上神经阻滞可以与肌间沟臂丛神经阻滞、锁骨上神经阻滞或其他周围神经阻滞同时进行[4,5]。这是因为通常情况下肌间沟臂丛神经阻滞可能无法完全覆盖肩部、腋窝和上臂后侧等范围。肩胛上神经阻滞与腋神经阻滞联合使用几乎可以实现完全的肩部覆盖[2,3]。肩胛上神经阻滞可以采用前方（近端）、上方远端和后方远端等入路。

适应证与禁忌证

肩胛上神经阻滞可用于治疗或诊断[4]。其可以缓解各种病因引起的急性或难治性肩关节疼痛，包括肩关节、肩锁关节、胸锁关节（阻滞近端时）的退行性变或关节炎性病变。其可以减轻创伤后的疼痛，包括肩袖损伤、粘连性关节囊炎（“冻结肩”）和偏瘫后肩关节疼痛[5,6]。肩胛上神经阻滞在锁骨上神经炎和锁骨上神经卡压的治疗中具有一定的应用价值[6,7]。其可用于肩部手术的围术期患者[3]。一项近期的高质量荟萃分析结果证实，肩胛上神经阻滞是一种安全有效的镇痛技术，在使用相同阿片类药物剂量时与肌间沟臂丛神经阻滞的效果相似[4]。肩胛上神经阻滞在肩关节镜手术应用时神经阻滞相关并发症较少，尤其是对于患有严重慢性阻塞性肺疾病、阻塞性睡眠呼吸暂停和病态肥胖的患者[4]。因此，仔细评估前(近端)肩胛上神经阻滞的获益和风险，对于有呼吸道疾病的患者至关重要[4,8]。此外，肩胛上神经阻滞对于肩胛上神经减压手术计划、神经切除术，甚至是神经调控都具有诊断价值。

禁忌证包括计划注射部位的感染、对注射剂(包括局部麻醉药和皮质类固醇)不耐受或过敏。凝血功能障碍，包括医源性凝血功能障碍或血小板功能障碍，通常被认为不是此项操作的禁忌证[4,7]。

临床解剖

肩胛上神经是包含感觉神经和运动神经的复合神经，起源于 C5 和 C6 神经根的前支，在形成上干前离开臂丛神经。有时也从 C4 神经根接收神经纤维[1]。它在背部穿过肩胛舌骨肌，朝向斜方肌。通常其伴随血管一起到达肩胛上切迹。在肩胛上切迹处，肩胛上横韧带将肩胛上神经和伴行血管分开[1-3]。肩胛上神经在肩胛上横韧带下方、肩胛上切迹上方穿行，朝向肩胛上窝。在肩胛上窝，肩胛上神经分为支配冈上肌的运动分支和支配肩锁关节、肩关节后上部、肩袖组织及喙肱韧带的感觉分支。肩胛上神经继续前行，穿过冈盂韧带和冈盂切迹，进入冈下窝。在此，它向冈下肌提供感觉和运动末梢分支，有时还提供给盂肱关节[1,9](图 51.1；表 51.1)。

设备和用品

像肩胛上神经这样的周围神经阻滞可以在床旁使用体表解剖标志定位技术或者在超声引导下进行。通常需要准备的用品包括：消毒剂(通常为 4%的氯己定)、22G~25G 的 1.5~3.5 英寸针头、用于注射的 5~10mL 注射器、口罩，以及无菌手套。通常也会用到局部麻醉药(含有或不含有皮质类固醇)。超声引导时，可以适当注射少量生理盐水或局部麻醉药协助定位。通常需要配备一台带有高频线性探头的超声仪器(表 51.2)。

体表解剖标志定位技术

患者可取坐位、俯卧或侧卧位。穿刺点位于肩胛骨中远端，靠近肩峰的内侧缘内侧，可以通过触诊找到。这个入点是上方远端入路的技术。用消毒剂(通常为 4%氯己定)消毒皮肤，使用 1mL 1%利多卡因进行局部麻醉。从穿刺点向尾侧推进针头，直至达到冈上窝底部。体表解剖标志定位技术所需要的药物剂量通常较大，为 10~15mL。另一种方法是后方远端入路，从肩胛骨下方穿刺，瞄准冈盂切迹。对于体表解剖标志定位技术来

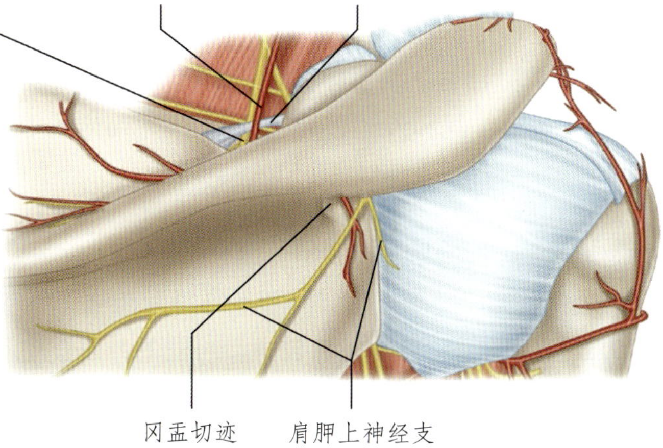

图 51.1　肩胛上神经解剖结构图示。

表 51.1 肩胛上神经解剖结构

来源	C5、C6 神经根腹侧支
形成	神经在上干形成之前离开臂丛神经
路径	• 沿着肩胛骨上缘,向后到达肩胛舌骨肌和斜方肌
	• 在肩胛上切迹处的肩胛上横韧带下方走行,继续到达冈上窝
	• 通过冈盂韧带下方,在冈盂切迹上方走行,在冈下窝处发出终末支
分支	• 在冈上窝——运动支支配冈上肌,感觉支支配肩锁关节和盂肱关节
关系	肩胛上动脉和静脉通过肩胛上横韧带的上方,而肩胛上神经通过肩胛上横韧带
神经支配	运动神经支配包括冈上肌和冈下肌
	感觉神经支配包括肩锁关节、肩肱关节和相关韧带
体表标志	肩峰、肩胛骨棘、肩胛上切迹
解剖变异	C4 的一些神经纤维可能参与肩胛上神经的形成
	肩胛上静脉有时穿过肩胛上横韧带下方

表 51.2 肩胛上神经阻滞的设备和用品

消毒剂		4%氯己定或 10%聚维酮碘(倍他定)
超声探头		5~20MHz 线性探头,带无菌套和无菌凝胶
注射器		5~10mL
针头		22G~25G 1.5~3.5 英寸
用于定位和分离的注射剂		生理盐水或局部麻醉药
注射剂	局部麻醉药	0.25%~0.5%布比卡因,0.5%罗哌卡因,1%~2%利多卡因
	皮质类固醇	曲安奈德 5~40mg,地塞米松 4mg,甲泼尼龙 80~120mg

说,不建议使用前方(近端)入路[10-12]。

超声引导技术

超声引导下进行肩胛上神经阻滞更有优势,因为它能实时观察针头的前进及注射剂的扩散。这有助于避免血管内注射,并可以减少前方(近端)入路肩胛上神经阻滞时气胸和膈神经意外阻滞的风险。

采用前方(近端)入路时,患者可取仰卧位。可以在肩胛舌骨肌的下部分下方找到肩胛上神经。由于超声下肩胛上神经定位精确,这种方法需要的注射剂较少,仅需 3~5mL,而盲法穿刺的方法需要 10~15mL(表 51.3)。

进行远端前方入路和远端后方入路时,患者可取俯卧位或坐位。超声探头应置于锁骨远端的上方,以及肩峰的内侧。探头在这个位置可以显示锁骨上窝(图 51.2 和 51.3)。精准注射使用的注射剂可以较少,通常为 3~5mL,与盲注注射的较多局部麻醉药的临床效果相同。肩胛上神经阻滞也可以在冈盂切迹水平进行。采用这种方法时,超声探头置于远端肩胛骨处,与肩胛骨平行,缓慢向尾侧和外侧移动,直到在冈盂韧带下方看到肩胛上神经(图 51.4 和 51.5)。

潜在并发症和不良反应

肩胛上神经阻滞通常患者的耐受性良好,且并发症较少。可能的并发症包括神经损伤、感染、出血、对注射剂成分(包括局部麻醉药和皮质类固醇)过敏或不耐受。应告

表 51.3 肩胛上神经阻滞的超声引导技术

体位	坐着抱住对侧肩部，或俯卧位手臂下垂（对于上入路和后入路），或仰卧头转对侧（对于前入路）
超声探头	5~18MHz 线性探头
上方后方（远端）入路	平面内：内侧到外侧>外侧到内侧，也可以在平面外进行
• 探头方向	平面内或平面外，在肩胛上切迹和肩胛上窝上方，平行于肩胛冈，用于上方远端入路；平面内或平面外，在冈盂切迹窝上方并垂直于肩胛冈，用于后方远端入路
• 超声显像的重要结构	肩胛上切迹和肩胛上横韧带，用于上方远端入路 冈盂切迹，用于后方远端入路
• 操作方法和其他提示	使用上方远端入路，将针向肩胛上切迹推进 使用后方远端入路，将针推向冈盂切迹 平面外技术经常需要超声下水定位/水分离，来识别肩胛上动脉和静脉
前方（近端）入路	仰卧，平面内，针的入路从外侧到内侧
• 探头方向	在平面内，平行于肩胛冈，在锁骨远端的锁骨上窝
• 超声显像的重要结构	锁骨上窝 识别肩胛舌骨肌的下腹部和臂丛神经
• 操作方法和其他提示	将针从外侧向内侧穿过舌骨肌，向位于舌骨肌下方和臂丛神经外侧的肩胛上神经下方推进
• 注意事项	仍然无法有效地避免膈神经阻滞
注射剂量	3~5mL

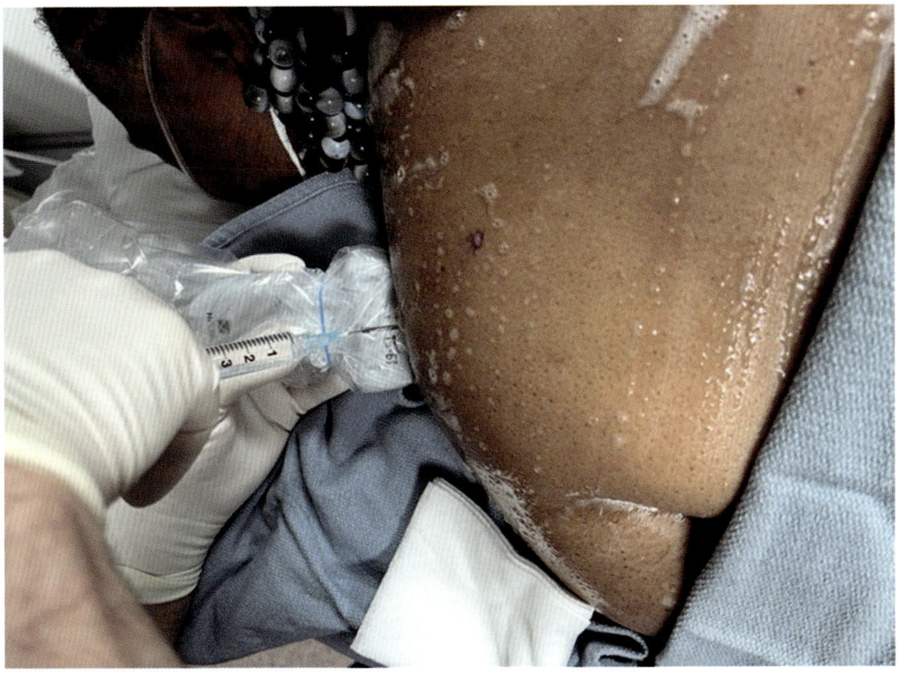

图 51.2 超声引导肩胛上神经阻滞的远端上方入路。超声探头方向。（Image-courtesy of Dmitri Souza.）

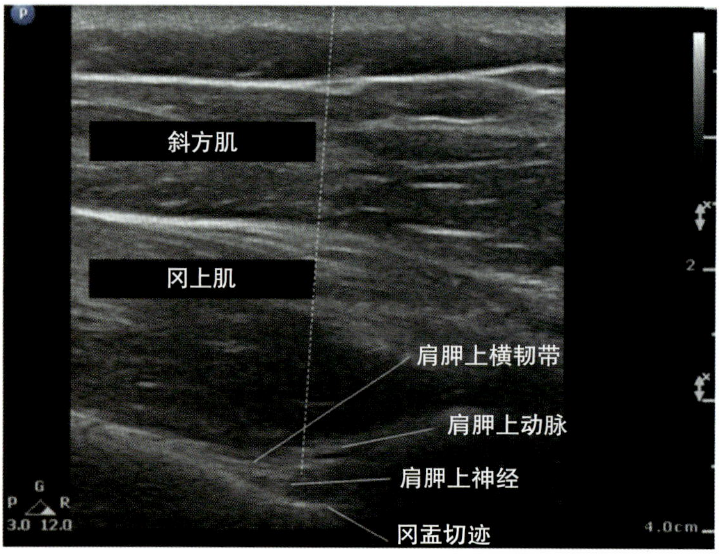

图 51.3 肩胛上神经阻滞的超声图像，远端上方入路。虚线所示为针的穿刺入路。（Image-courtesy of Dmitri Souza.）

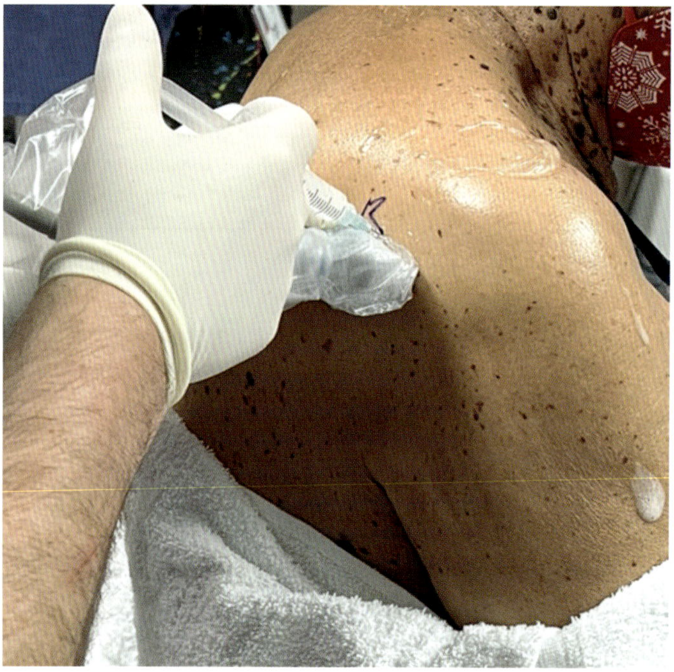

图 51.4 冈盂切迹处超声引导的肩胛上神经阻滞，远端后方入路。超声探头方向。（Image-courtesy of Dmitri Souza.）

知患者，在极少数情况下，肩胛上神经阻滞后可能无效，或者疼痛加剧。基于体表解剖标志定位技术的操作更容易导致血管内注射，从而导致局部麻醉中毒，这是因为体表解剖标志定位技术所需的注射剂量通常比超声引导技术更多[10-12]。局部麻醉药中毒可能表现为口中金属异味、头晕、耳鸣、口周麻木、视力模糊、言语不清、嗜睡、低血压和心肺骤停等症状。

采用前上方入路，尤其是阻滞神经的近端部分时，可能发生气胸和膈神经阻滞，特别是在盲法操作时[11]。

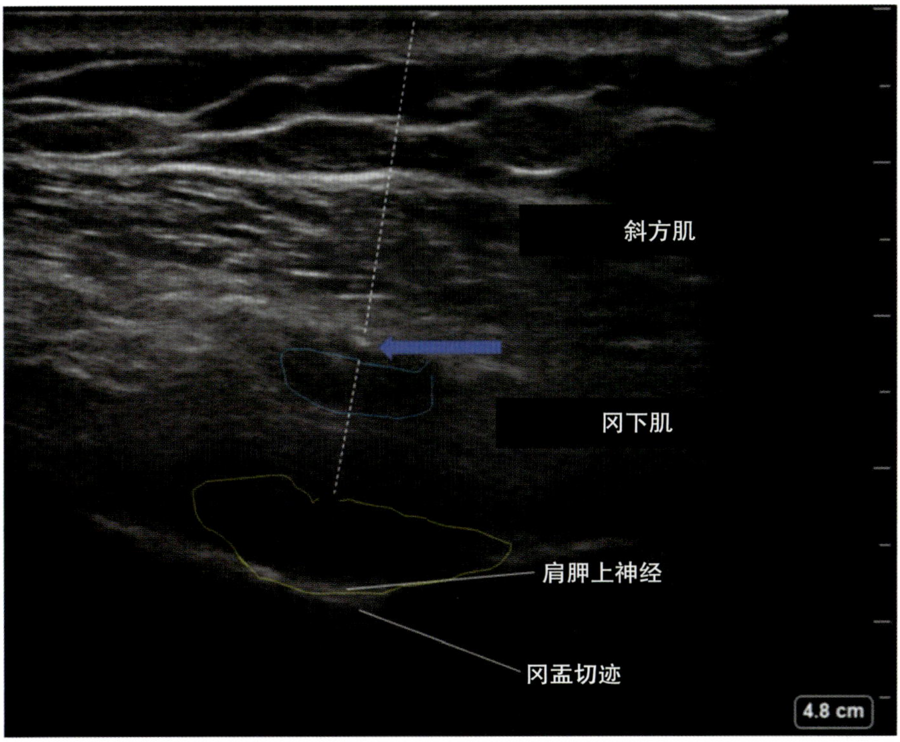

图 51.5 冈盂切迹处肩胛上神经阻滞的超声图像，远端后方入路。虚线所示为针的入路。蓝箭头所示为针的杆。蓝线所示为注射过程中的水定位。黄线所示覆盖在肩胛上神经上的注射液。(Image-courtesy of Dmitri Souza.)

临床技术要点

- 锁骨上神经和锁骨上动脉为两个低回声结构，可通过彩色多普勒超声轻松地区分。
- 注射后应至少观察 15 分钟。

(黄鑫 李水清 译)

参考文献

1. Chan CW, Peng PW. Suprascapular nerve block: a narrative review. Reg Anesth Pain Med. 2011;36(4):358–73. https://doi.org/10.1097/AAP.0b013e3182204ec0.
2. Fernandes MR, Barbosa MA, Sousa AL, Ramos GC. Suprascapular nerve block: important procedure in clinical practice. Rev Bras Anestesiol. 2012;62(1):96–104. https://doi.org/10.1016/S0034-7094(12)70108-3.
3. Hewson DW, Oldman M, Bedforth NM. Regional anesthesia for shoulder surgery. BJA Edu. 2019;19:98–104.
4. Sun C, Ji X, Zhang X, Ma Q, Yu P, Cai X, Yang H. Suprascapular nerve block is a clinically attractive alternative to interscalene nerve block during arthroscopic shoulder surgery: a meta-analysis of randomized controlled trials. J Orthop Surg Res. 2021;16(1):376. https://doi.org/10.1186/s13018-021-02515-1.
5. Boonsong P, Jaroenarpornwatana A, Boonhong J. Preliminary study of suprascapular nerve block (SSNB) in hemiplegic shoulder pain. J Med Assoc Thail. 2009;92(12):1669–74.
6. Haque R, Baruah RK, Bari A, Sawah A. Is suprascapular nerve block better than intra-articular corticosteroid injection for the treatment of adhesive capsulitis of the shoulder? A randomized controlled study. Ortop Traumatol Rehabil. 2021;23(3):157–65. https://doi.org/10.5604/01.3001.0014.9152.

参考文献

7. Harmon D, Hearty C. Ultrasound-guided suprascapular nerve block technique. Pain Physician. 2007;10(6):743–6.
8. Roark GL. Suprascapular nerve block at the spinoglenoid notch. Reg Anesth Pain Med. 2003;28(4):361–2. https://doi.org/10.1016/s1098-7339(03)00181-0.
9. del-Olmo C, de-Diego P, Morillas P, Garcia-Navlet M. Ultrasound-guided pain interventions in shoulder region. Tech Reg Anesth Pain Manag. 2013;17(3):81–95.
10. Laumonerie P, Ferré F, Cances J, Tibbo ME, Roumiguié M, Mansat P, Minville V. Ultrasound-guided proximal suprascapular nerve block: a cadaveric study. Clin Anat. 2018;31(6):824–9.
11. Shanahan EM, Smith MD. The safety of suprascapular nerve block. Reg Anesth Pain Med. 2012;37(1):120–1. https://doi.org/10.1097/AAP.0b013e3182320d59. Author reply 121.
12. Sehmbi H, Johnson M, Dhir S. Ultrasound-guided subomohyoid suprascapular nerve block and phrenic nerve involvement: a cadaveric dye study. Reg Anesth Pain Med. 2019;44(5):561–4. https://doi.org/10.1136/rapm-2018-100075.

推荐阅读

Auyong DB, Hanson NA, Joseph RS, Schmidt BE, Slee AE, Yuan SC. Comparison of anterior suprascapular, supraclavicular, and interscalene nerve block approaches for major outpatient arthroscopic shoulder surgery: a randomized, double-blind, noninferiority trial. Anesthesiology. 2018;129(1):47–57. https://doi.org/10.1097/ALN.0000000000002208.

第 52 章 臂丛神经阻滞

Joseph M. Hanna, Ramsey N. Saad

基本概念

- 上肢的床旁镇痛可以通过在不同水平阻滞臂丛神经来实现。
- 4 种最常见的入路是肌间沟、锁骨上、锁骨下和腋路阻滞。
- 超声引导使临床医生能够实时观察穿刺针与各种结构的位置。事实证明，其对有解剖变异的患者特别有用。

概述

上肢的床旁镇痛可以通过在不同水平阻滞臂丛神经来实现。4 种最常见的入路是肌间沟、锁骨上、锁骨下和腋路阻滞。超声引导使临床医生能够实时观察穿刺针与各种结构的位置。事实证明，其对有解剖变异的患者特别有用[1]。本章主要回顾臂丛神经相关的临床解剖，以及最常用的超声引导下臂丛神经阻滞技术。本章还重点关注阻滞过程中的风险和可能的并发症，以及如何预防和避免并发症的发生。

适应证和禁忌证

肌间沟阻滞可以为锁骨远端、肩关节和肱骨近端发挥镇痛作用[2]。锁骨上臂丛神经阻滞可以发挥从肱骨中段到指尖的镇痛作用。锁骨下臂丛神经阻滞也可发挥从肱骨中段到指尖的镇痛作用。这种阻滞通常不阻滞肋间臂神经。

肌间沟阻滞的禁忌证包括肺部疾病、心脏病、注射部位蜂窝织炎/脓肿、患者拒绝和对局部麻醉药过敏。病态肥胖可能是一种相对的禁忌证，因为呼吸功能不全会导致半膈肌麻痹。对于锁骨上和锁骨下臂丛神经阻滞，如果患者在注射部位有蜂窝织炎和(或)脓肿，应避免使用。在进行锁骨上臂丛神经阻滞时，尤其小心肺储备不足的患者，因为意外的肺气肿可能会显著恶化他们的呼吸状态(例如：已知对侧肺炎)。

临床解剖

臂丛神经是支配上肢皮肤和肌肉组织的神经纤维网络。其起源于颈神经根，穿过腋窝，分布于整个上肢。臂丛神经由 C5、C6、C7、C8 及 T1 神经的前支形成。臂丛神经分为 5 个部分：根、干、股、束和支(图 52.1)。

根

臂丛神经的根由脊神经 C5–T1 的前支形成(后支支配背部的皮肤和肌肉组织)。臂丛神经形成后,从前斜角肌和中斜角肌之间穿过,进入颈部基底。

主干

在颈底部,臂丛神经的根部汇合形成 3 个主干。神经干以其相对应解剖位置命名:C5 和 C6 根组成上干。中干是 C7 的延续。C8 和 T1 根组成下干。神经干向外横向穿过颈部后三角。

股

每个神经干在颈部后三角区内分成两股。一股向前方(朝向身体前部)走行,另一股向后方(朝向身体后部)走行。因此,它们被称为前股和后股。这样就有三根前股和三根后股神经纤维。前后股神经纤维穿出颈部后三角,进入腋窝。它们重新组合成臂丛神经束。

束

一旦前股和后股进入腋窝,它们结合在一起形成 3 条束,并根据它们相对于腋动脉的位置命名。外侧束是由上干和中干的前股形成的。后束是由上、中、下干的后股形成的。内侧束是由下干的前股形成的。这些神经束继而发出臂丛神经的主要分支。

主要分支

在腋窝和上肢的近端,3 条神经束发出 5 个主要分支。这些神经继续下行分布于上肢,为肌肉和皮肤提供神经支配。在本节中,我们将集中讨论这 5 个分支(表 52.1)。

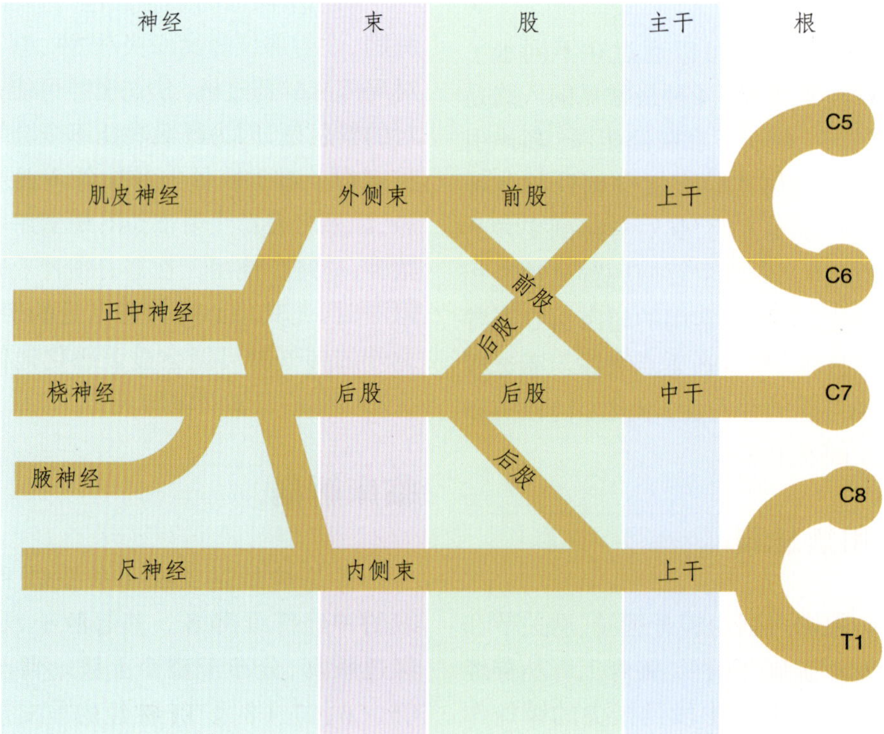

图 52.1 臂丛神经示意图。

表 52.1 臂丛及其分支

神经	神经根	运动	感觉
肌皮神经	C5、C6 和 C7	支配肱肌、肱二头肌和喙肱肌	发出前臂外侧皮神经，支配前臂外侧和前臂后外侧的一小部分
腋神经	C5 和 C6	支配小圆肌和三角肌	发出上臂外侧皮神经，支配三角肌下部区域
正中神经	C6–T1(有时也含有来自 C5 的纤维)	支配前臂的大部分屈肌、鱼际肌及示指和中指外侧蚓状肌	发出手掌和手指皮支，手掌皮支支配手掌外侧部分，手指皮支支配手掌三个半外侧手指
桡神经	C5–T1	支配肱三头肌和前臂后室的肌肉(主要但不限于手腕和手指的伸肌)	支配上臂和前臂的后部及手的后外侧部
尺神经	C8 和 T1	支配手部肌肉(除鱼际肌、示指和中指外侧蚓状肌)、尺侧腕屈肌和指深屈肌的内侧半部分	支配内侧一个半手指的前、后面及相对应的手掌区域

解剖变异

臂丛神经的解剖结构及其终末支和血管组织的走行存在许多差异[3]。神经丛可由 C4 至 C8 的前支组成(“前固定”)，或较少见的由 C5 至 T2 的前支组成(“后固定”)。在神经丛的各个区域是否存在结缔组织鞘是有争议的。不太可能有连续的管状鞘，特别是在腋窝区域。在许多情况下，更复杂和分隔的结构可能是局部麻醉药分布不均匀的原因，这支持了多点注射技术可能更优越的发现[4]。C5 和(或)C6 神经根可横穿前斜角肌或经其前方绕过[5]。在许多尸体标本中，不存在下干[6]。可形成一束或者两束。已经观察到，在某些情况下没有独立的后束形成，后股直接分出终末支。末梢神经可位于腋窝血管的不同方位。肌皮神经可与正中神经融合或相交通，这可导致前者在喙肱肌内缺失。前臂正中神经和尺神经之间的交通支是常见的，这使得正中神经取代性地支配原本由尺神经支配的各种肌肉[7]。上臂的血管也可能存在变异，可能出现两条腋静脉、高起点桡动脉和两条肱动脉。

周围神经超声成像

周围神经呈束状或蜂窝状回声[8]。周围神经由神经纤维(低回声)和神经内结缔组织(高回声)共同组成。神经越靠近中枢端其内结缔组织含量越少(如臂丛神经颈腹支)，这些神经在超声扫描时表现为单束或少束。被低回声肌肉包围的神经通常比被高回声脂肪包围的神经更易分辨，因为神经边界更明显。周围神经是一个复合体式的结构。周围神经的结缔组织含量和神经束数量正相关。也就是说，多束结构神经中的结缔组织含量更为丰富。神经内的结缔组织保护神经束免受损伤。因此，单束结构神经更容易受到损伤。高频超声(10~15MHz)的神经束分辨率更好。短轴滑动(沿着已知的神经路径滑动换能器，在短轴上观察神经)是一种有效的技术，不仅可以识别细小神经，还可以评估局部麻醉药沿神经走行的纵向分布情况。

设备和用品

臂丛神经阻滞所有入路所需的设备：高频（10MHz 以上）线性超声探头，2%氯己定或聚维酮碘皮肤消毒液，局部麻醉药；长效阻滞用 0.5%布比卡因或 0.5%罗哌卡因，短效阻滞用 2%利多卡因或 1.5%甲哌卡因，一个带延长管的 10~20mL 注射器，短斜角阻滞针（10cm，18G~22G），无菌超声探头保护套，无菌超声凝胶和标准生命体征监测设备（无创血压，心电监测，+/–脉搏血氧仪）。

肌间沟阻滞

肌间沟阻滞主要用于肩部、上臂和前臂的手术麻醉，但通常手部阻滞不完全[9]。它通常无法阻滞支配前臂尺侧的 C8 和 T1 纤维。低位肌间沟阻滞（C6 以下）可为下臂手术提供足够的麻醉和镇痛。阻滞的体表解剖标志定位是胸锁乳突肌的胸骨头、胸锁乳突肌的锁骨头、环状软骨和锁骨的上边界。患者取仰卧位，头部向对侧轻微旋转。床头抬高约 45°。半坐位有助于患者的舒适，通过重力降低手臂，并使成像平面更接近显示平面。环状软骨（C6）水平肌间沟位于胸锁乳突肌锁骨头外侧缘的后方。操作者站在患者头侧或侧面，这取决于阻滞哪侧和操作者的惯用手。用消毒溶液消毒针头穿刺部位和其他适用的皮肤区域。使用标准套袖或透明敷料保持超声探头的无菌性。

首先在环状软骨水平（C6）前方沿肌间沟从前内侧向后外侧进行扫描，另一种选择是从锁骨上窝向近端扫描至肌间沟位置。在锁骨上窝，臂丛神经（干/股）在短轴上呈紧密围成的簇状结构（即蜂窝状），位于锁骨下动脉的外上方。向近端朝肌间沟方向追踪神经，在斜矢状面上可以看到神经结构（根/干）呈现为在前斜角肌和中斜角肌之间的 3 个（通常）或最多 5 个圆形或椭圆形的低回声结构（图 52.2 至图 52.4）。

由于深度原因，C8 和 T1 神经根可能难以识别。穿刺进针点用局部麻醉药行浸润麻醉。采用平面内技术平行探头插入 22G、50mm 绝缘超声针，大多数患者最大进针深度为 3cm。从外侧向内侧（略向尾侧）进针，首先穿过中斜角肌，然后进入肌间沟。建议使用生理盐水进一步定位神经。针尖应靠近臂丛神经根，以便在肌间沟内注射。大多数作者推荐多点注射以确保完全的臂丛神经麻醉。采用多点注射时，穿刺针的初始靶点在深方（在臂丛尾侧神经根下方），这样注射局部麻醉药时使臂丛神经上升到更靠近皮肤表面的地方。这使得后续的操作更容易实施。这种多点注射超声技术可更好地阻滞下干。局部麻醉药在肌间沟内扩散在超声下表现为低回声（液体）扩张。如需进行连续阻

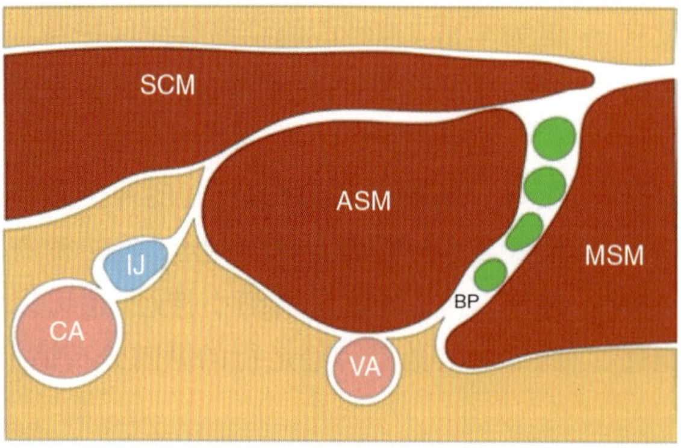

图 52.2 超声引导下的肌间沟阻滞示意图。注：IJ，颈内静脉；CA，颈动脉；VA，椎动脉；SCM，胸锁乳突肌；ASM，前斜角肌；MSM，中斜角肌；BP，臂丛神经。

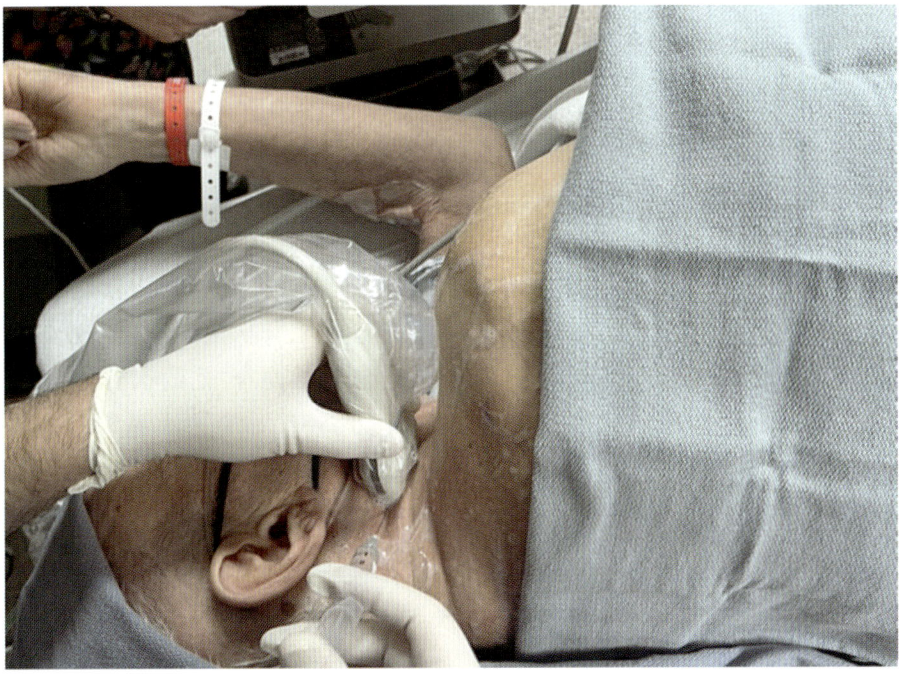

图 52.3 患者和超声探头的方向,针头轨迹如图所示。

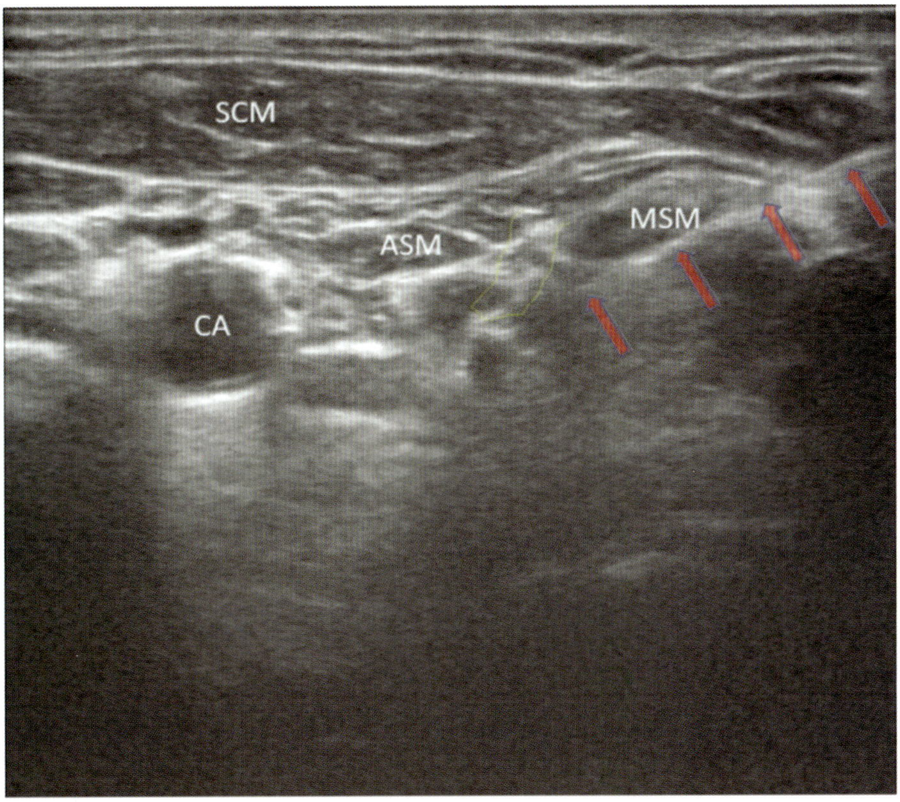

图 52.4 超声引导下的肌间沟阻滞。红色箭头所示为穿刺针。黄线所示为臂丛神经。注:CA,颈动脉;SCM,胸锁乳突肌;ASM,前斜角肌;MSM,中斜角肌。

滞,则穿刺针的斜面应朝外。刺激导管的放置可以通过 D5W 扩张神经周围空间来辅助,这将允许操作者监测导管推进到刺激电流<0.5mA 时运动反应仍维持的位置。在自由活动的颈部固定导管是一个挑战。有些人更倾向于在靠近穿刺点皮下放置静脉导管,刺激导管从中穿出,这样在皮下 3~4cm 处形成通路,以固定导管。尽管阈值电流>0.4mA 时仍可能发生蛛网膜下或神经内注射,但当阈值电流<0.4mA 时,应避免注射。在超声引导平面外技术中,应避免针头角度超过 45°,因为可能导致进针过深且朝向脊髓。

并发症

这种方法的并发症与结节附近的结构有关。肺尖很近,尤其是在右侧,如果穿刺针向尾端进针太深,可能会接触到肺尖。如果在探查神经时出现咳嗽或胸痛, 应考虑气胸。如果直接向内侧进针,其可能进入椎间孔,注射局部麻醉药可能产生脊髓或硬膜外麻醉。椎动脉在第六颈椎水平向后方穿行,进入横突孔中,是位于臂丛神经深处的一个搏动性结构;直接注射到该血管可迅速产生中枢神经系统毒性和惊厥。仔细抽吸和增量注射对于避免这两个潜在问题都很重要。即使进行了适当的注射,局部麻醉药溶液也可能扩散到相邻的神经。其可能会产生颈丛阻滞,包括膈肌的运动纤维。霍纳综合征是常见的,因为它会扩散到交感神经链。C6 神经根病变是一个潜在的问题,因为针头可能会无意中将神经根固定在结节上,并容易进行神经内注射。

锁骨上神经阻滞[10]

锁骨上神经阻滞的目标是臂丛神经干和(或)股,这取决于注射部位和患者的解剖结构。体表解剖标志和定位类似于肌间沟阻滞。超声探头首先呈斜冠状位放置在锁骨上缘的上方。从外向内扫描直到发现锁骨下动脉。超声探头向背侧和腹侧旋转可能是优化成像所必需的。超声探头顺时针旋转通常有助于对包含神经丛的组织间隙(鞘)进行最佳成像。将锁骨下动脉置于超声屏中央(无回声、低密度、搏动的和圆形,可通过彩色多普勒证实),臂丛鞘内的神经丛(被高回声衬层包围的低回声"葡萄状"结构)位于动脉的外上方,神经血管束下可见第一肋骨(高回声线伴背侧阴影)。无回声的锁骨下静脉可见于动脉的内下方。用局部麻醉药在穿刺点部位进行浸润麻醉(见图 52.3)。

采用平面内技术,用一根 22G、50mm 或更小的绝缘超声针直接从锁骨上方穿刺,略偏向头侧从外向内进针。臂丛神经在这个位置非常浅表,通常为 1~3cm;因此,针的倾斜度应该同样浅。考虑使用生理盐水帮助神经定位(水定位)。考虑使用附加监护仪,设置阈值电流>0.2mA,防止神经内注射。最好在第一肋上方锁骨下动脉外侧的神经结构旁注射局部麻醉药。通常情况下, 需要 20~25mL 的局部麻醉药来获得足够的阻滞效果。有人建议在老年患者中使用较低的剂量。超声引导的连续锁骨上阻滞在许多方面与肌间沟导管置入技术相似。目的是将导管置于靠近锁骨下动脉的臂丛神经干和股附近。通常采用平面内技术从外向内进针,这样针尖正好位于臂丛神经鞘后方。继续进针以刺穿神经鞘,然后放置导管。

并发症

考虑到肺尖正好位于第一肋的内侧,阻滞的最大风险是气胸。总的来说,气胸是一种罕见但可能出现的并发症,通常是延迟出现的,而不是立即发生,因此,始终保持针尖可视化非常重要。行右侧锁骨上阻滞时,因为右侧肺尖位置更高,发生气胸的风险增加,高、瘦的患者行阻滞时也是如此。颈部是血管密集的区域，必须小心避免针头置入或注药至血管结构（锁骨下动脉、肩胛背动脉、肩胛上动脉和颈横动脉）。强烈建议在置针和注射前使用彩色多普勒。不能在低于 15psi 开放注射压力下开始注射，因为这可能是束内注射的信号。

锁骨下神经阻滞

该入路的阻滞靶点是臂丛神经束[11-13]。这个阻滞的体表解剖标志主要是喙突的内侧。患者取仰卧位，头部转向对侧。手臂可置于患者身体一侧或处于外展位置。超声探头呈旁矢状位紧靠喙突内下方放置，以显示臂丛神经束和腋动静脉的短轴视图。胸大肌和胸小肌位于上述神经血管束的浅面。腋静脉位于腋动脉的内侧偏尾侧。神经丛的外侧束很容易识别。内侧束位于腋动、静脉之间，后束可深至腋动脉水平（见图 52.4）。

使用超声技术的另一个优点是可以解释解剖变异。局部麻醉药行浸润麻醉。用一根 22G、50mm 的超声穿刺针从探头头侧穿刺，与皮肤呈约 30°向尾侧和后侧进针，目的是将穿刺针置于腋动脉后方的后束旁并观察局部麻醉药在周围扩散。如果发现外侧束和内侧束周围扩散不充分，则可能需要重新调整针尖位置。该技术类似于超声可视化下的阻滞技术。然而，一个技术方面的问题是，有时导管可能靠近某个神经束，在低量给药时不能提供足够的覆盖范围。增加给药量或注射负荷量有时可改善对其他神经束分布的覆盖（图 52.5 和图 52.6）。

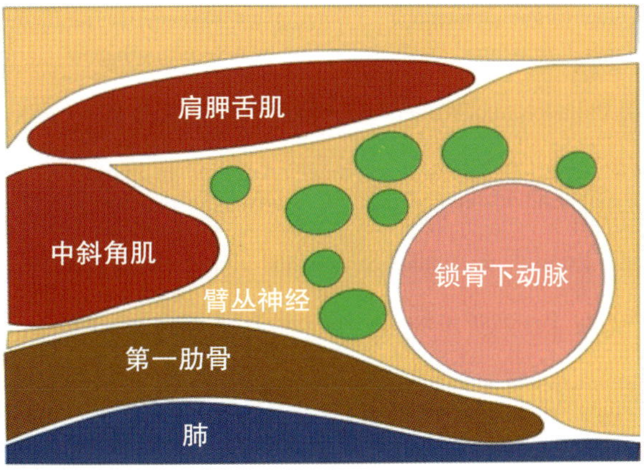

图 52.5　超声引导下的锁骨上神经阻滞示意图。

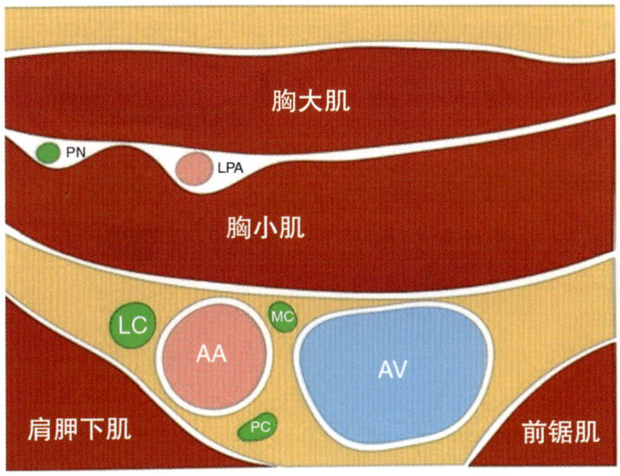

图 52.6　超声引导下的锁骨下神经阻滞示意图。注：AA，腋动脉；AV，腋静脉；PN，胸神经；LC，外侧束；MC，内侧束；BC，后束。

并发症

实时超声的使用和穿刺针全程可视化显著减少了并发症的发生。血管内穿刺和注射是一种有据可查的风险。穿刺针偏外侧进针可降低发生气胸的风险。膈神经和星状神经节阻滞的风险比肌间沟和锁骨上入路低。

临床技术要点

- 即使在超声引导下，也必须了解臂丛神经解剖和可能的解剖变异，这样才能有效安全地进行上肢神经阻滞。
- 适当的患者体位和扫查技术有助于进行成功和安全的阻滞。
- 注意可能出现的并发症，如意外血管内注射、邻近神经结构阻滞（如膈神经或星状神经节）和（或）意外器官损伤（如锁骨上神经阻滞时出现气胸）。

（王丽薇 李水清 译）

参考文献

1. Mian A, Chaudhry I, Huang R, Rizk E, Tubbs RS, Loukas M. Brachial plexus anesthesia: a review of the relevant anatomy, complications, and anatomical variations. Clin Anat. 2014;27(2):210–21. https://doi.org/10.1002/ca.22254.
2. Pester JM, Varacallo M. Brachial plexus block techniques. [Updated 13 Feb 2019]. In: StatPearls. Treasure Island, FL: StatPearls Publishing; 2019. https://www.ncbi.nlm.nih.gov/books/NBK470213/.
3. Barash P. Clinical Anesthesia. 7th ed. Philadelphia: Wolters Kluwer. 2013, p. 951. ISBN 978-1-4511-4419-2.
4. Klaastad O, Smedby O, Thompson GE, et al. Distribution of local anesthetic in axillary brachial plexus block: a clinical and magnetic resonance imaging study. Anesthesiology. 2002;96:1315–24.
5. Kessler J, Gray AT. Sonography of scalene muscle anomalies for brachial plexus block. Reg Anesth Pain Med. 2007;32:172–3.
6. Uysal II, Seker M, Karabulut AK, et al. Brachial plexus variations in human fetuses. Neurosurgery. 2003;53:676–84.
7. Amoiridis G. Median–ulnar nerve communications and anomalous innervation of the intrinsic hand muscles: an electrophysiological study. Muscle Nerve. 1992;15:576–9.
8. Gray A. Atlas for ultrasound-guided regional anesthesia. Third Edition, Chapter 18, Peripheral nerves. 2019. ISBN 9780323512107.
9. Barash P. Clinical Anesthesia. 7th ed. Philadelphia: Wolters Kluwer 2013, p. 960. ISBN 978-1-4511-4419-2.
10. Barash P. Clinical Anesthesia. 7th ed. Philadelphia: Wolters Kluwer 2013, p. 961. ISBN 978-1-4511-4419-2.
11. Barash P. Clinical Anesthesia 8th ed. Philadelphia: Wolters Kluwer. 2017, p. 970–72. ISBN 978-1-4963-3700-9.
12. Bonnel F. Microscopic anatomy of the adult human brachial plexus: an anatomical and histological basis for microsurgery. Microsurgery. 1984;5:107–18.
13. Brull R, McCartney CJ, Chan VW. A novel approach to infraclavicular brachial plexus block: the ultrasound experience. Anesth Analg. 2004;99:950–1.

推荐阅读

Clinical anesthesia (Barash). 7th ed. Philadelphia: Wolters Kluwer. p. 951, 960–61.
Clinical anesthesia (Barash). 8th ed. Philadelphia: Wolters Kluwer; 2017. p. 970–72.

第 53 章 腋神经阻滞

Elizabeth A. Scholzen, Kristopher M. Schroeder

基本概念

- 当联合肩胛上神经阻滞时，腋神经阻滞可为肩部手术提供足够的镇痛，而无须担心膈神经受累。
- 对于急诊室床旁三角肌相关操作，阻滞腋神经比阻滞臂丛神经更简单。
- 腋神经阻滞耐受性良好，超声引导或神经刺激容易实施。

概述

腋神经从臂丛后束发出，穿过四边孔沿肱骨的后侧穿行。它支配三角肌和盂肱关节的感觉，这意味着阻滞它既可用于肩关节和三角肌的镇痛，又可用于两者相关的手术。

适应证和禁忌证

腋神经阻滞可用于涉及三角肌手术的麻醉与镇痛，如急诊科进行的三角肌脓肿切开引流。三角肌脓肿最常见于滥用静脉注射药物者。腋神经阻滞可提供近端三角肌脓肿切开引流所需的镇痛。然而，脓肿向前扩散腋窝的部分可能无法通过腋神经阻滞充分麻醉，可能需要联用局部麻醉[1]。

对于肩部手术，腋神经阻滞联合肩胛上神经阻滞可替代臂丛神经阻滞。虽然肌间沟臂丛神经阻滞可能被认为是肩部手术后镇痛的"金标准"，但该阻滞可能与某些潜在的不良结果有关，包括阻滞膈神经、穿破血管、损伤肺和霍纳综合征。腋神经和肩胛上神经阻滞可最大限度降低这些并发症的风险。值得注意的是，与肌间沟臂丛神经阻滞相比，这些联合阻滞可能镇痛不全，而且这些技术不太可能提供完整的手术麻醉，且可能需要术后即刻补充镇痛药物[2]。腋神经阻滞禁忌证包括患者拒绝、注射部位感染、腋窝淋巴结病变和严重的凝血功能障碍。

临床解剖

腋神经是臂丛神经后束分支，包括 C5 和 C6 脊神经纤维成分(图 53.1)。臂丛神经锁骨下超声图像显示了围绕腋神经的三束(内侧束、外侧束和后束)(图 53.2)。然后，腋神经沿腋动脉后方进入腋窝，通过四边孔穿出腋窝(表 53.1，图 53.3)。环绕肱骨，腋神经分成终末支[3]。上臂感觉神经支配见图 53.4。

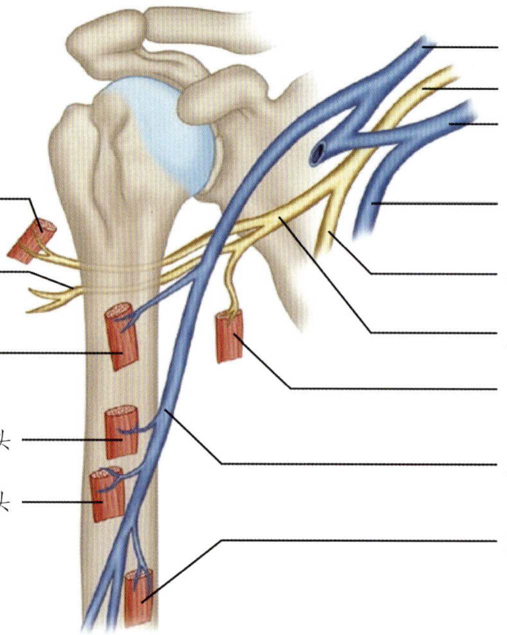

图 53.1 腋神经从臂丛神经后束发出。

①后终支：支配三角肌皮肤感觉，以及三角肌后部和小圆肌的运动；②前终支：通过皮支支配肩前外侧的感觉，而运动支配三角肌前部；③关节支：支配盂肱关节。

设备和用品

腋神经阻滞可在急诊科或术前区域的床旁轻松进行。通常使用 100mm 短斜面绝缘穿刺针，可选择使用或不使用神经刺激。用利多卡因皮下浸润麻醉后，通常注射 10~15mL 0.25%布比卡因和 2.5μg/mL 肾上腺素行腋神经阻滞（表 53.2）。

腋神经阻滞技术

最好在腋神经穿出四边孔并沿着肱骨后侧行进时阻滞。在更远端的部位（译者注：即肱骨下段）阻滞，可防止意外的关节内注射。阻滞时，患者通常取坐位，目标手臂置于患者侧面。

基于解剖标志的定位方法中，通过识别水平线和垂直线的交点确定进针点。通过触摸肩峰和肩胛骨下缘，两点间画一连线，在这条连线的中点画一条水平线来确认阻滞的水平线。再次触摸肩峰，从肩峰沿肱骨后缘画一条垂直线。水平线与垂直线的交点就是进针点[4]。

垂直于皮肤插入 100mm 短斜面绝缘针并指向前方。诱发出三角肌前部的运动刺激表明定位腋神经适当。若不能完成三角肌的运动刺激，可在垂直平面上慢慢调整针尖，直到前三角肌受到刺激。一旦正确定位，注射 10~15mL 0.5%布比卡因和 2.5μg/mL 肾上腺素。

超声引导技术

超声引导下腋神经阻滞最好在患者坐位或侧卧位进行，目标手臂贴着患者的身体一侧。将高频线性超声探头放在肱骨上，见图 53.5。在超声下，三角肌位于神经和皮肤表面之间，而小圆肌和肱三头肌位于腋神经

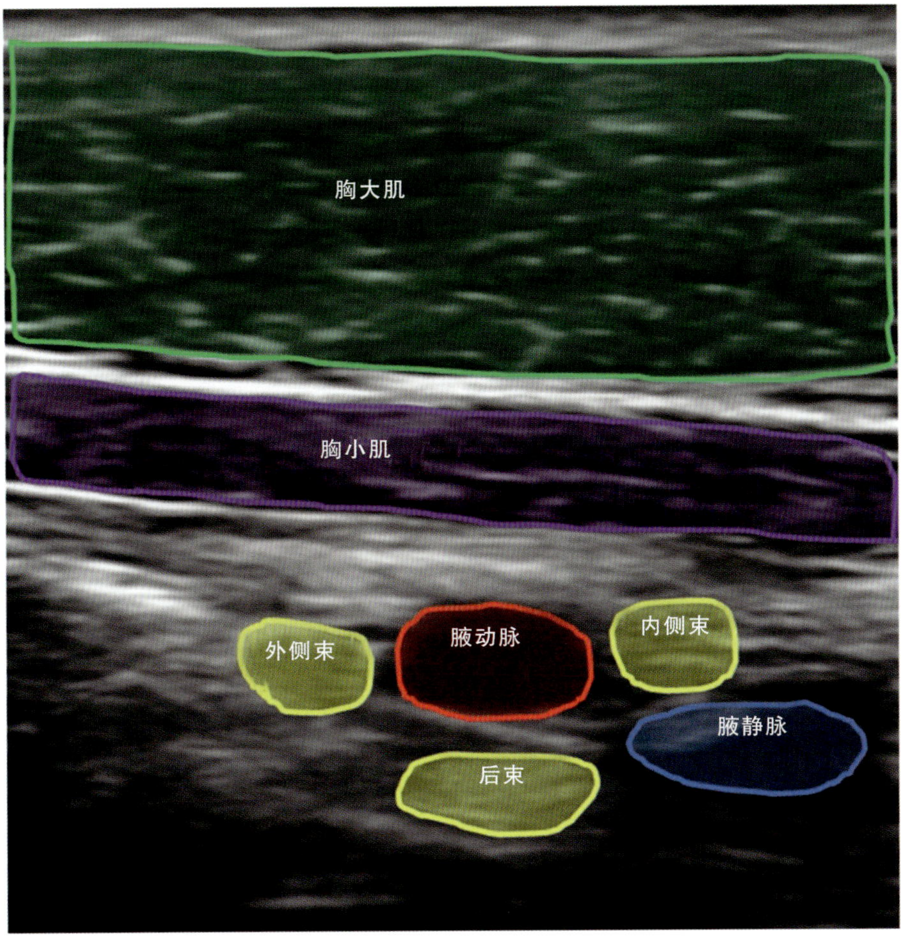

图 53.2　锁骨下臂丛神经的超声图像显示三束。

表 53.1　四边孔边界

上方	小圆肌
下方	大圆肌
外侧	肱骨颈
内侧	肱三头肌
前方	肩胛下肌

的两侧。旋肱后动脉位于肱骨后方。腋神经可能毗邻动脉，但并非所有患者超声都能观察到，见图 53.6。若不确定超声图像上的神经位置，可同时行神经刺激，以明确腋神经位置。

潜在并发症和不良反应

患者对此操作一般耐受性良好。但与其他操作一样，任何介入操作都存在风险。某些患者的旋肱后动脉十分靠近腋神经，因此，有动脉损伤或动脉内注射的风险。超声引导可显著降低这种风险[5]。与腋神经阻滞相关的大多数并发症并不局限于腋神经，而是适用于所有周围神经阻滞[6]（表53.3）（C. L. Jeng，December 2010）。

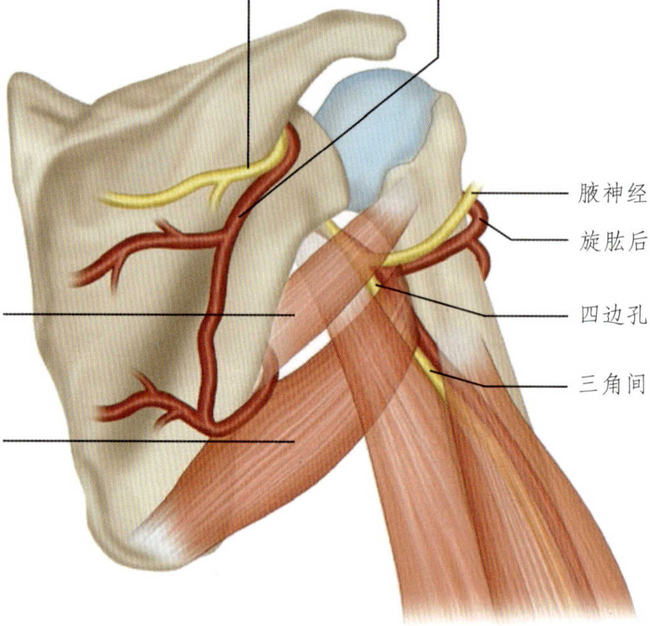

图 53.3 腋神经从四边孔穿出。

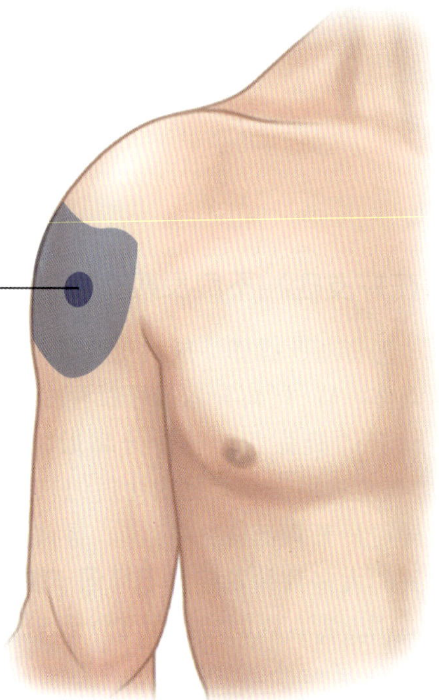

图 53.4 腋神经的感觉神经支配。

表 53.2 腋神经阻滞准备用品

注射器	20mL 注射器
针头	100mm 短斜面绝缘针
麻醉药	0.25%布比卡因，配 1:200 000 的肾上腺素

临床技术要点

- 当禁忌肌间沟臂丛神经阻滞而又需要肩部镇痛时，常同时实施腋神经和肩胛上神经阻滞。
- 腋神经阻滞可以在急诊科轻松进行，用于床旁涉及三角肌的操作；
- 腋神经阻滞时应注意旋肱后动脉的位置，超声引导可降低穿破血管的风险。

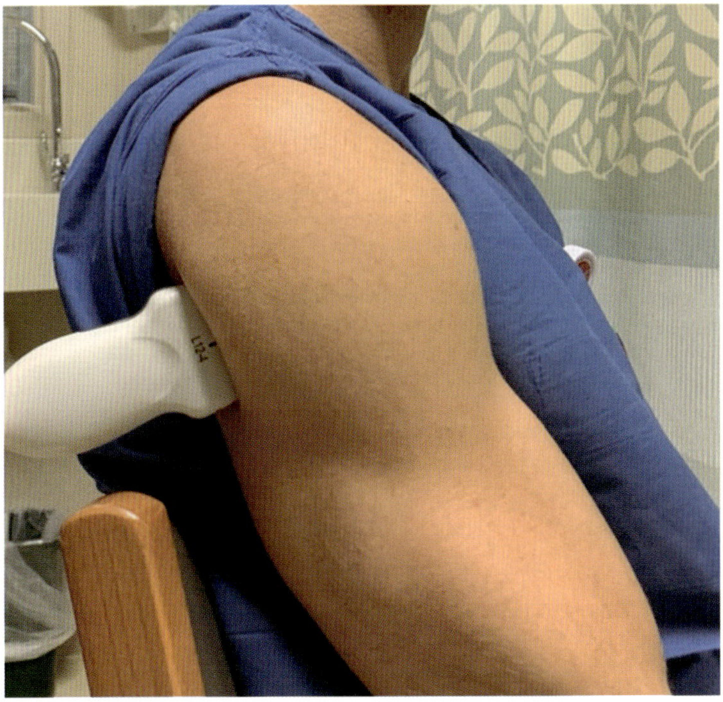

图 53.5　超声定位观察腋动脉。

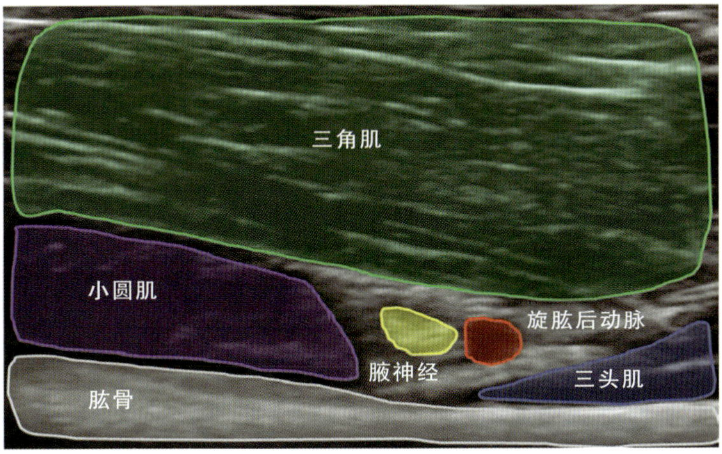

图 53.6　腋动脉超声图像。

表 53.3　腋神经阻滞可能的并发症和不良反应

- 获得性或先天性凝血功能障碍患者，血肿风险增加
- 直接针刺伤或神经内注射，导致神经损伤
- 意外血管内注射导致局部麻醉药全身毒性反应的风险（所有局部麻醉操作均有此风险）
- 局部麻醉药过敏反应

（罗启鹏　李水清　译）

参考文献

1. Lyons C, Herring AA. Ultrasound-guided axillary nerve block for ED incision and drainage of deltoid abscess. Am J Emerg Med. 2017;35(7):1032.e3–7.
2. Dhir S, Sondekoppam RV, Sharma R, Ganapathy S, Athwal GS. A comparison of combined suprascapular and axillary nerve blocks to interscalene nerve block for analgesia in arthroscopic shoulder surgery: an equivalence study. Reg Anesth Pain Med. 2016;41(5):564–71.
3. Jones O. The axillary nerve. Teach Me Anatomy; 2018.
4. Price DJ. The shoulder block: a new alternative to interscalene brachial plexus blockade for the control of postoperative shoulder pain. Anaesth Intensive Care. 2007;35:575–81.
5. Kim ED, Baek JW, Kim JS, Oh SA, Kim YH. Ultrasound-guided block of the axillary nerve: a prospective, randomized, single-blind study comparing interfascial and perivascular injections. Pain Physician. 2019;22(4):369–76.
6. Jeng CL, Torrillo TA, Rosenblatt MA. Complications of peripheral nerve blocks. Br J Anaesth. 2010;105(S1):i97–i107.

推荐阅读

Peng P, Finlayson R, Lee SH, Bhatia A, editors. Ultrasound for interventional pain management: an illustrated procedural guide. 1st ed. New York: Springer Science; 2020. p. 1–377.

第 54 章 床旁胸小肌和斜角肌注射

Reza Salajegheh, Logan D. Kinch, Cody C. Rowan

基本概念

- 超声引导下的胸小肌和斜角肌注射是神经源性胸廓出口综合征(NTOS)和胸小肌综合征的潜在诊断方法。
- 除物理治疗外,胸小肌和斜角肌注射也是 NTOS 的潜在治疗方式。
- 胸小肌和斜角肌注射的治疗目的包括中断症状发作,作为维持治疗的一部分,或作为潜在的确定手术矫正的前提。
- 机制不明,考虑其可放松肌肉组织从而减轻神经源性卡压。
- 疼痛或症状应迅速减轻(一次就诊中确定缓解情况),可能持续数小时、数天、数周或数月。
- 胸外侧神经位于胸小肌和胸大肌之间,阻滞其可减轻其他原因不明的前部肩痛。

概述

胸廓出口综合征是尚有争议的诊断,通常表现为颈部、肩部和上肢疼痛及感觉异常。1956 年首次报道并提出了胸廓出口综合征(TOS)这一术语,这些症状的病因可能是胸廓出口处的神经血管压迫[1]。TOS 有两个主要亚型,包括神经源性胸廓出口综合征(NTOS)和血管性胸廓出口综合征,前者为本章节介绍的重点。超过 90%的 TOS 患者的病因考虑为神经源性,因此,有时被单独归类。胸小肌综合征也可归于这一类疾病[2,3]。NTOS 进一步细分为真性和有争议的亚型;前者为符合诊断标准,其余的为有争议的[2]。事实上,胸小肌和斜角肌注射的一个优点是有助于将有争议的病例转变为真性亚型。除物理治疗外,此操作也是 NTOS 的一种潜在治疗方式。

适应证和禁忌证

NTOS 是由于臂丛神经结构在肌间沟三角区、肋锁间隙或胸小肌后间隙(肌下间隙)受压[2]。其可能由于创伤、反复运动或先天性解剖异常[4]。任何导致胸廓出口的容积下降或顺应性降低的情况都可能导致 NTOS,但出现这些也并不一定会有显著的症状。为何会出现这种情况尚不清楚,但这也引发了围绕诊断的争议。一种解释是双重挤压的可能性,即神经压迫虽处于亚临床状态,但发生在两个或多个部位[5]。激发试验的假阳性率很高,故不能作为 NTOS 的诊断标准。若怀疑 TOS,应谨慎诊断和治疗,而胸小肌和斜角肌注射就是诊断和治疗 TOS 的一种手段(表 54.1 至表 54.3)。在胸小肌和胸大肌筋膜间通常会发现胸外侧神经。阻断此神经可用于减轻其他原因不明的前部肩痛。

此操作的一般适应证包括胸部神经源性廓出口综合征。其为诊断或治疗性操作。一般的禁忌证包括注射部位感染或全身感染,已知对注射药物有不良反应或过敏及患者拒绝注射。抗凝或血小板功能障碍(包括医源性抗凝或血小板功能障碍)已不考虑为禁忌证。

表 54.1 神经源性胸廓出口综合征(NTOS)的症状

- 上肢的麻木或感觉异常
- 颈、肩部或上肢疼痛
- 常为单侧,但可表现为双侧
- 枕部头痛
- 无法耐寒(交感神经调节障碍而不是血管源性)
- 敏感性下降

表 54.2 神经源性胸廓出口综合征的临床测试

- 抬臂加压试验
- 锁骨上压迫试验
- Cyriax 释放试验
- 上肢神经张力测试
- 颈椎旋转横向屈曲试验

表 54.3 具有类似症状的其他诊断

除外以下原因
• 神经根型颈椎病
• 肩袖损伤
• 周围神经损伤/受侵及
• 心理因素
• 中枢神经系统因素,如 CVA 或多发性硬化

临床解剖

"胸廓出口"由 3 个相关间隙构成:肌间沟三角区、肋锁间隙或胸小肌后间隙(肌下间隙)。肌间沟三角区由前斜角肌(前侧)、中斜角肌(后侧)和第一肋内侧表面(下方)围成(图 54.1)。

胸小肌后间隙由上方的喙突、前方的胸小肌和后方的第 2~4 肋骨构成[2]。锁骨上动、静脉和臂丛神经与上述解剖结构共同作用导致不同亚型的 TOS,也有助于指导诊断和治疗。尤其是臂丛神经在前、中斜角肌间,或向下穿行于胸小肌时受压,将导致 NTOS。使用超声可以观察到在前、中斜角肌间的臂丛神经结构,但在胸小肌内结构更不明显(图 54.2)。在胸小肌和胸大肌筋膜间常规可寻到胸外侧神经。

设备和用品

前、中斜角肌肌内注射在床旁易于操作。须用乙醇(若乙醇过敏可用聚维酮碘)涂抹皮肤以进行适当的皮肤消毒。无菌保护套包裹高频线性超声探头用于确认目标肌肉、关键结构和穿刺引导。局部麻醉需使用含局部麻醉药(利多卡因)的小注射器连接小号针头。斜角肌注射使用 22G~25G 穿刺针,长度为 1.5~3.5 英寸。需使用平面内技术完成胸小肌注射的靶点穿刺。需使用型号更大的注射器,将局部麻醉药或局部麻醉药/皮质类固醇复合药液注射于靶点。超声引导下胸小肌内注射也同样简便,使用的设备也同前述。需根据患者身体条件选择穿刺针型号和超声探头(表 54.4)。

前、中斜角肌注射

不推荐基于体表解剖标志完成这些穿

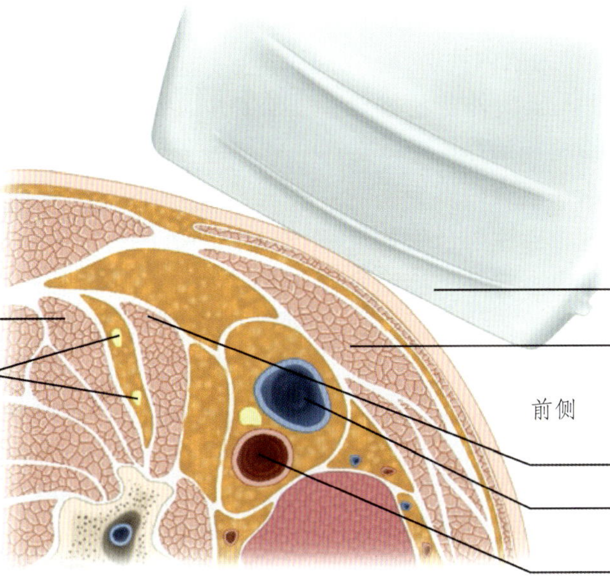

图 54.1　解剖横断面示意图。

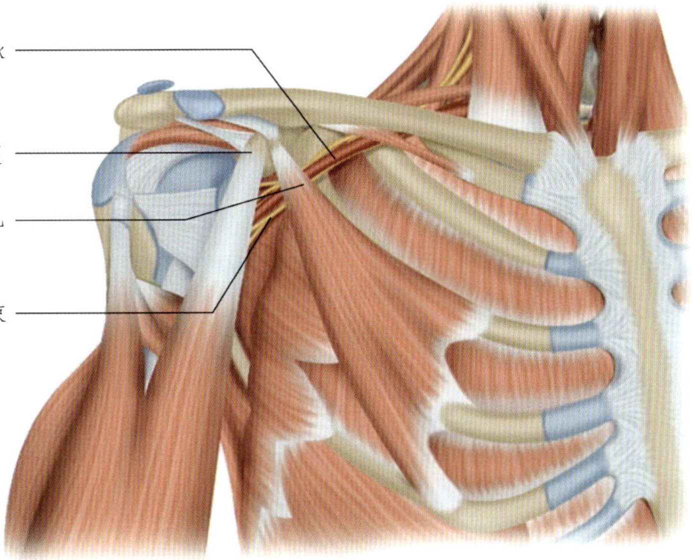

图 54.2　胸小肌的解剖标志示意图。

刺。前、中斜角肌内注射可使用与肌间沟神经阻滞相同的图像和进针入路。患者取半卧位头偏向对侧肩部。颈部和锁骨上区域覆盖无菌治疗巾(图 54.3)。使用高频线性超声探头确认锁骨下动脉和相邻的臂丛神经。向头侧追踪臂丛神经直至在前、中斜角肌间寻到 C5–C7 神经根(图 54.4)。注意保护重要血管结构，如颈动脉和颈内静脉。使用小号针头给予大约1mL 1%利多卡因行局部麻醉。最好使用回声增强B型斜面针行平面内进针至前、中斜角肌内。此操作为肌内注射,应小心避免将局部麻醉药注入肌肉外臂丛神经周围,这可导致假阳性诊断和治疗反应。对于较小或薄的肌肉,要求在肌腹内多个注射部位重复进针,以免出现单点注射药物剂量较大导致的药物外溢(若患者有多个痛触发点,也可对这些靶点分别注射)。若需要,可使用多普勒超声技术避开血管。

表54.4 操作所需设备和用品

注射器	3mL和5~10mL注射器
穿刺针	局部麻醉用25G~27G或更小号
	穿刺时使用22G~25G穿刺针,长度1.5英寸(3.5英寸的穿刺针用于胸小肌穿刺)
局部麻醉药	0.25%~0.5%布比卡因或0.2%~0.5%罗哌卡因
	1%~2%利多卡因(局部麻醉用)
皮质类固醇	曲安奈德40~80mg(t1/2:18~36h)
	甲泼尼龙40~80mg(t1/2:18~36h)
	倍他米松6~12mg(t1/2:36~54h)
	地塞米松4~10mg(t1/2:36~54h)

胸小肌注射

与前述操作类似,胸小肌或肌腱注射可基于体表解剖标志定位完成,但不推荐采用这种方式。以下是目前超声引导胸小肌注射的步骤。胸小肌内注射时患者应取平卧或半卧位,同侧上肢置于一旁或外展(图54.5)。探头方向为平行头向尾侧或外向内侧放置,可辨认胸小肌在胸大肌深面、前锯肌浅面(图54.6)。局部麻醉药注射剂量通常为2~4mL。

无菌准备后行皮肤局部麻醉,使用高频线性探头,超声引导下平面内技术应用超声增强或无超声增强的穿刺针至肌肉内。完成注射局部麻醉药或局部麻醉药/皮质类固醇复合制剂。局部麻醉药注射剂量通常为2~4mL。在此操作中应小心避免将局部麻醉药注入胸大肌和胸小肌筋膜间,其可能阻滞胸外侧神经而导致假阳性(图54.7)。对于较小或薄的肌肉,要求在肌腹内多个注射部位重

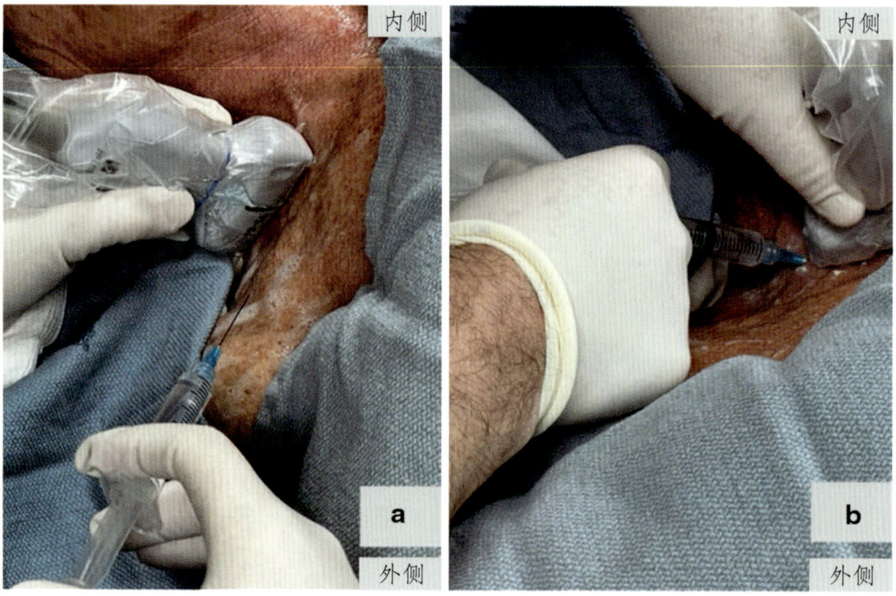

图54.3 前斜角肌注射。患者体位、超声探头方向(a)和进针方向(b)如图所示。

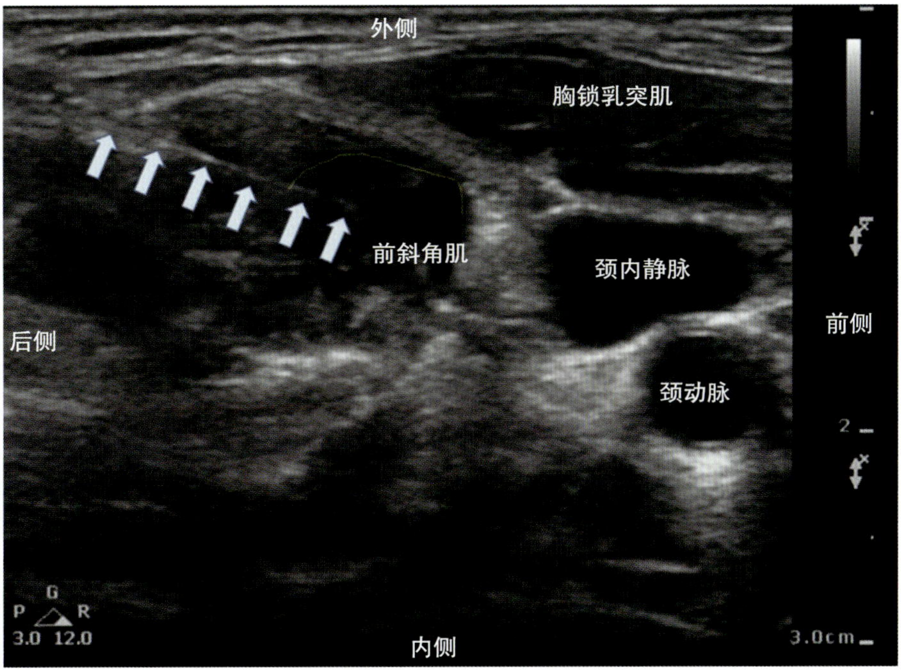

图 54.4 超声识别目标结构标志示意图。箭头所示为穿刺针，朝向前斜角肌进针。黄色线所示为注入肌肉内的局部麻醉药。

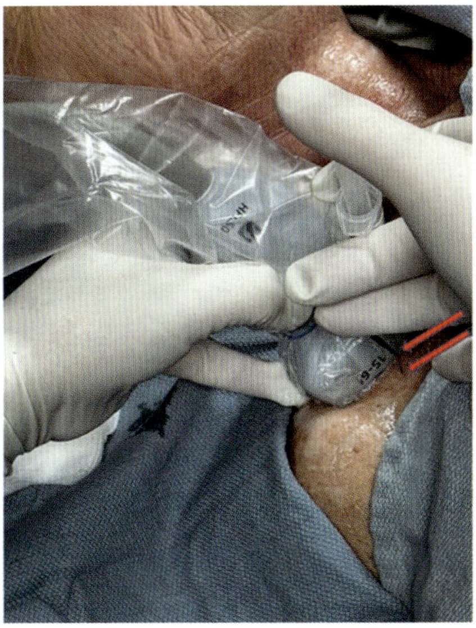

图 54.5 胸小肌注射。患者体位和超声探头方向。红色箭头所示为穿刺针。

复进针以免出现单点注射药物剂量较大导致的药物外溢（若患者有多个痛触发点，也可对这些靶点分别注射）。此外，由于毗邻胸膜，进针过程中穿刺针的可视化极其重要，可避免出现气胸。

潜在并发症和不良反应

胸小肌和斜角肌注射都是超声引导下肌内注射，与触发点注射类似，这些操作通常认为是安全的且耐受良好。但与任何介入操作一样，这些操作都有出血和血肿形成的风险（尤其是抗凝的患者）、感染和脓肿形成、神经损伤（邻近部位的神经丛损伤）或其他毗邻结构的损伤、过敏反应或注射药物不耐受。胸小肌注射的解剖和穿刺入路将增加肺损伤和胸膜损伤的可能性。斜角肌注射则有暂时性膈神经阻滞的风险。可能出现穿刺点不适感或疼痛症状加重。尤其小心有不典型解剖结构的患者，如既往胸肌损伤或非典型的臂丛神经走行（表 54.5）。

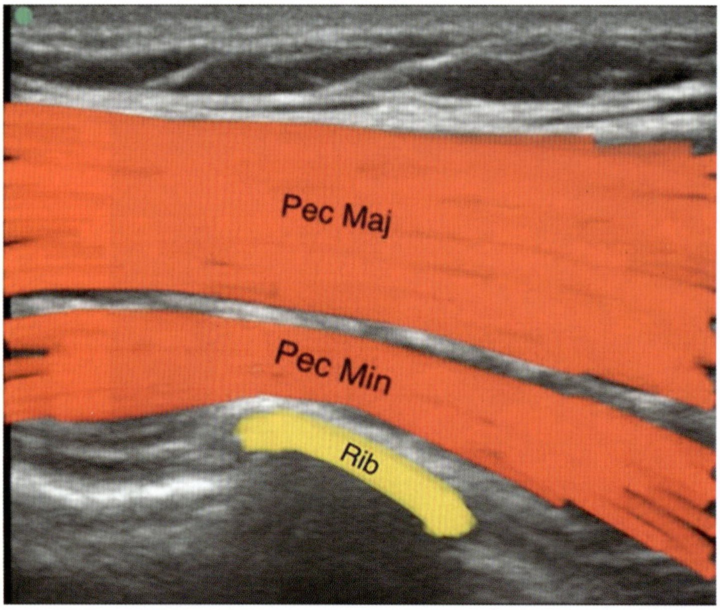

图 54.6 超声下的横断面解剖标志图。

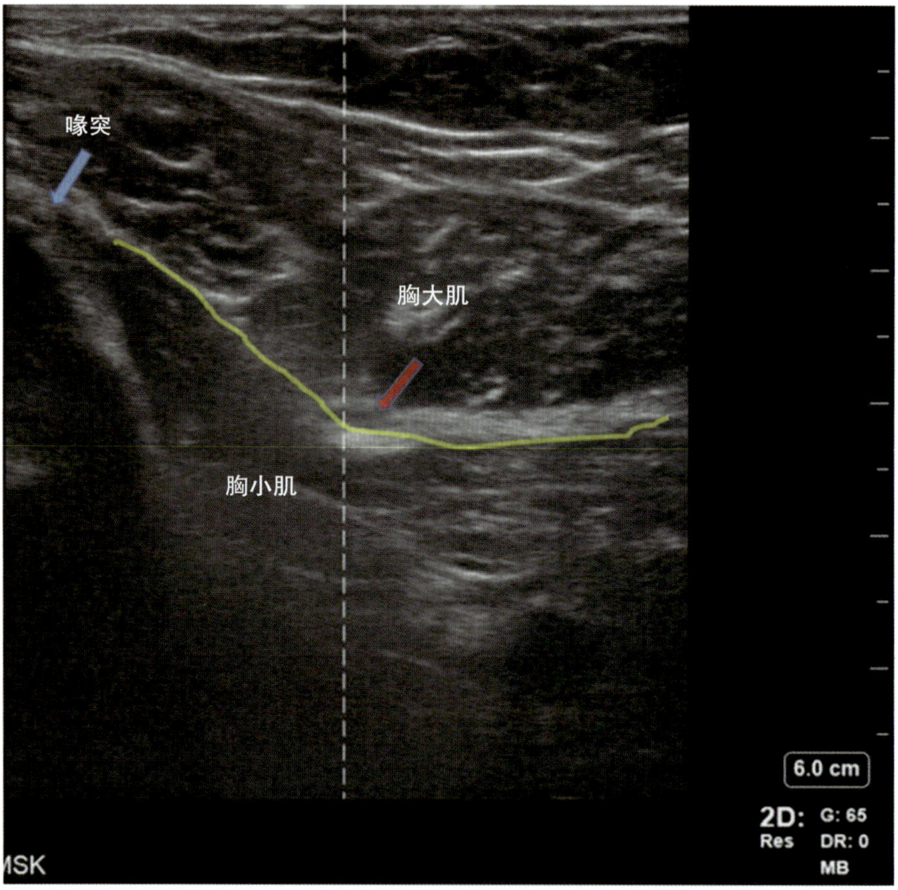

图 54.7 超声识别靶点结构。蓝色箭头所示为胸小肌附着于喙突处。虚线为进针方向。使用平面外技术，故整根穿刺针在图像中无法看到。可见胸外侧神经周围注药(红色箭头所示)。神经周围局部麻醉药注射可导致诊断性注射出现假阳性，但这一技术可用于缓解原因不明的前部肩痛。

表 54.5　其他的潜在并发症和不良反应

• 局部麻醉药剂量低且使用超声引导，发生局部麻醉药全身毒性反应（LAST）的可能性极低，但因邻近血管，临床医生应警惕征象并处理
• 对于孕妇，应权衡风险和获益，尤其使用皮质类固醇，尽管不是全身或长期给药，但可能与口唇裂、妊娠期糖尿病或其他并发症有微弱的关联[7,8]
• 有可能阻滞交感神经导致霍纳综合征，如毗邻星状神经节和其他交感神经结构
• 糖尿病患者慎用皮质类固醇药物，应检测其基线血糖水平
• 局部麻醉药暴露可能发生过敏风险，但由于皮质类固醇注射有一定的预防作用，故可能性极低
• 注意慢性阻塞性肺疾病患者有出现气胸和膈神经阻滞的风险

临床技术要点

- 需格外小心避免局部麻醉药扩散入臂丛神经，这将降低肌内注射的诊断价值。
- 为降低潜在的安慰剂效应，若注射降低疼痛综合征不足 60%（但理想上是 80%），不考虑其有诊断价值，但这存在争议。
- 对慢性阻塞性肺疾病患者行斜角肌注射可增加气胸和潜在膈神经阻滞的风险。
- 超声引导和局部麻醉药容量极低，发生局部麻醉药全身毒性反应的可能性极低，但其紧邻动脉应格外警惕。
- 这些操作联合物理治疗可成为维持或可治愈疗法的基石。但若不能提供长时间的缓解，就只能为潜在的外科治疗提供诊断价值。

（林增茂　李水清　译）

参考文献

1. Peet RM, Hendricksen JD, Anderson TP, Martin GM. Thoracic outlet syndrome: evaluation of a therapeutic exercise program. Proc Mayo Clin. 1956;31:281–7.
2. Hooper TL, Denton J, Mcgalliard MK, Brismée J-M, Sizer PS. Thoracic outlet syndrome: a controversial clinical condition. Part 1: anatomy, and clinical examination/diagnosis. J Manual Manipul Ther. 2010;18(2):74–83.
3. Sanders RJ. Pectoralis minor syndrome. In: Illig K, Thompson R, Freischlag J, Donahue D, Jordan S, Edgelow P, editors. Thoracic outlet syndrome. London: Springer; 2013.
4. Lee GW, Kwon YH, Jeong JH, Kim JW. The efficacy of scalene injection in thoracic outlet syndrome. J Korean Neurosurg Soc. 2011;50(1):36.
5. Wood VE, Biondi J. Double-crush nerve compression in thoracic-outlet syndrome. J Bone Joint Surg. 1990;72(1):85–7.
6. Nord KM, Kapoor P, Fisher J, Thomas G, Sundaram A, Scott K, et al. False positive rate of thoracic outlet syndrome diagnostic maneuvers. Electromyogr Clin Neurophysiol. 2008;48:67–74.
7. Skuladottir H, Wilcox AJ, Ma C, Lammer EJ, Rasmussen SA, Werler MM, et al. Corticosteroid use and risk of orofacial clefts. Birth Defects Res A Clin Mol Teratol. 2014;100(6):499–506.
8. Yildirim Y, Tinar S, Oner RS, Kaya B, Toz E. Gestational diabetes mellitus in patients receiving long-term corticosteroid therapy during pregnancy. J Perinat Med. 2006;34(4):280–4. https://doi.org/10.1515/JPM.2006.053.
9. Finniss D, Nicholas M, Brooker C, Cousins M, Benedetti F. Magnitude, response, and psychological determinants of placebo effects in chronic low-back pain. Pain Rep. 2019;4(3):e744.

推荐阅读

Benzon HT, Rodes ME, Chekka K, Malik K, Pearce WH. Scalene muscle injections for neurogenic thoracic outlet syndrome: case series. Pain Pract. 2011;12(1):66–70.

Freischlag J, Orion K. Understanding thoracic outlet syndrome. Scientifica. 2014;2014:1–6.

Humphries M, Pekurovsky A, Salhan N, Sheth S, Demesa C. IP155. Ultrasound-guided pectoralis minor muscle block to aid diagnosis of neurovascular pectoralis minor syndrome. J Vasc Surg. 2016;63(6)

Sanders RJ, Annest SJ. Pectoralis minor syndrome: subclavicular brachial plexus compression. Diagnostics. 2017;7(3):46.

第 55 章 肘关节腔内注射

Bryant W. Tran, Michael R. Buxhoeveden, Timothy T. Wills

基本概念

- 肘关节腔内注射可缓解类风湿关节炎、退行性骨关节病和痛风性关节炎的疼痛。
- 此操作通常在体表解剖标志定位技术下完成。
- 肘关节腔内注射易于操作，患者耐受性好且极少有不良事件。
- 肘关节注射可暂时缓解疼痛，但长期（数月或数年）疼痛缓解作用尚不清楚。

概述

肘关节腔内注射可缓解疼痛并减少炎症反应，其治疗目标是改善患者的功能状态。此操作应在无创干预治疗后再考虑，如多模式药物治疗包括对乙酰氨基酚和非甾体抗炎药（NSAID）、物理治疗、热敷和冰敷。作为一项床旁操作，肘关节腔内注射易于操作，患者耐受性好且极少有不良事件。虽然肘关节周围注射中使用超声技术已得到普及，但文献并不支持肘关节注射中使用超声技术[1]。文献中也不推荐使用候选药物，如透明质酸[2]。

适应证和禁忌证

该操作的概述、适应证、技术、禁忌证见表 55.1。

临床解剖

肘关节囊内进针需确认肱骨外上髁、鹰嘴突和桡骨头。在体表可触及这些骨性标志。解剖标志见图 55.1 和图 55.2。

表 55.1　肘关节腔内注射用于治疗肘关节疼痛

操作	适应证	技术	禁忌证
肘关节腔内注射	类风湿关节炎、退行性骨关节病、痛风性关节炎	体表解剖标志定位技术	患者拒绝注射、关节感染活动期、蜂窝织炎、全身感染

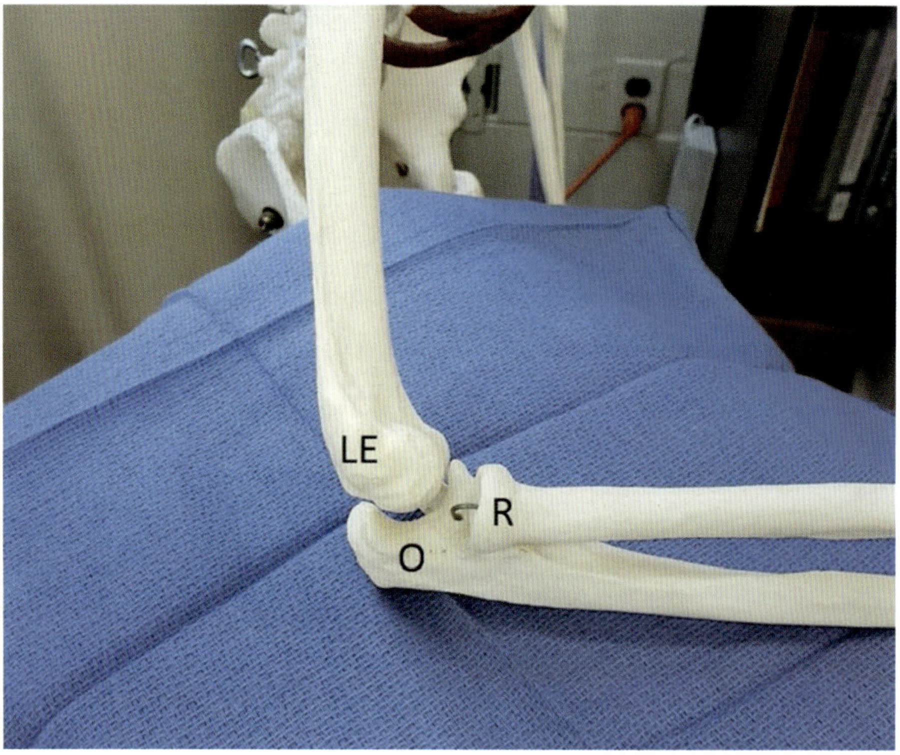

图 55.1 肘关节骨性结构的解剖标志图。注:LE,肱骨外上髁;R,桡骨头;O,鹰嘴。

设备和用品

除为消毒准备乙醇或氯己定,还需无菌手套和无菌巾,其他必要的设备见表 55.2。超声仪器可备选。

体表解剖标志定位技术

此操作患者取坐位。上肢置于桌上,肘关节屈曲 45°将上肢外侧暴露。肱骨外上髁、鹰嘴突和桡骨头呈三角形,即为穿刺靶点(图 55.3)[3]。最好使用外科标记笔描绘三角的轮廓。在“三角”的中心置入穿刺针直抵肱骨内上髁。继续进针直到抽吸到清亮液体。抽吸到清亮液体意味着穿刺针在关节囊中位置良好。后可推注药液。若触碰骨质,退针并重新穿刺。

超声引导技术

因穿刺靶区的声窗条件不佳,故此操作不首选使用超声引导技术。虽然在肘关节腔病理性积液抽吸中会使用超声引导技术,但文献并不支持在肘关节注射中使用[4]。

潜在并发症和不良反应

肘关节腔内注射易于操作且患者耐受良好。肘关节腔内注射的并发症暂未报道,但关节周围注射的并发症有若干报道[5]。可能的并发症如下:①操作相关[6]焦虑、不适感、小的皮肤感染和皮肤损伤;②糖皮质激素相关毒性反应[6]注射后疼痛一过性加重、面部潮红、局部皮肤或脂肪改变、骨坏死、软骨损伤、全身反应、出血和过敏反应。

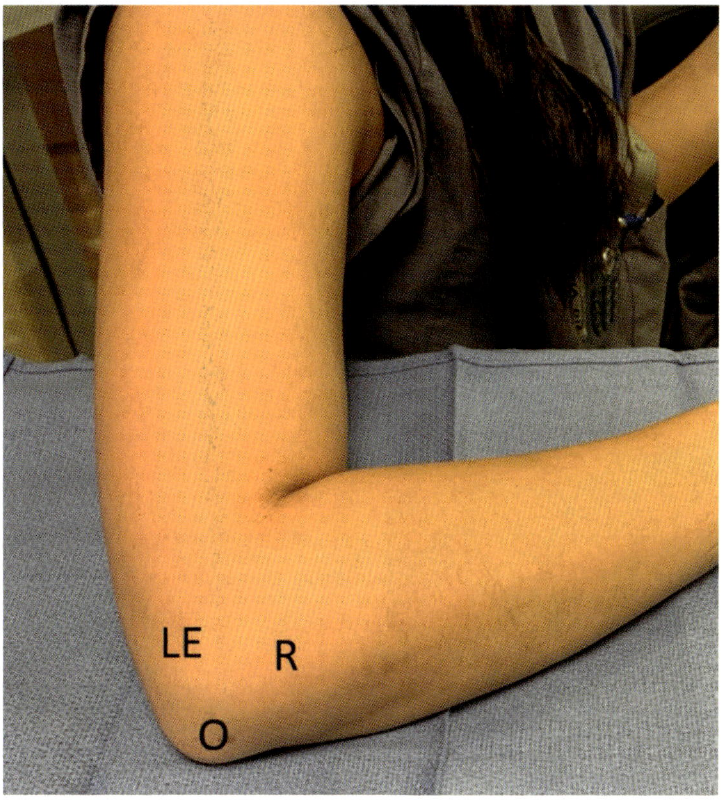

图 55.2 肘关节的体表解剖标志。注:LE,肱骨外上髁;R,桡骨头;O,鹰嘴。

表 55.2 肘关节腔内注射的必要设备

注射器	穿刺针	局部麻醉药	皮质类固醇药物
5mL,无菌,鲁尔锁头型号针头	25G,长 1~1.5 英寸	3~5mL 1%利多卡因;0.25%布比卡因;0.25%罗哌卡因或其他等效浓度药物	1~2mL 倍他米松(6mg/mL),或者 1~2mL 甲泼尼龙(40mg/mL)

临床技术要点

- 确定穿刺针位置合适的标准是回抽到清亮液体。因此,肘关节腔内注射使用体表解剖标志定位技术比超声引导技术更快也更准确。
- 预先使用 1%利多卡因局部浸润可降低关节穿刺的不适感。
- 患者预期非常重要。单次的治疗干预可能带来数周至数月的暂时性症状缓解,但不应期望长期的缓解。

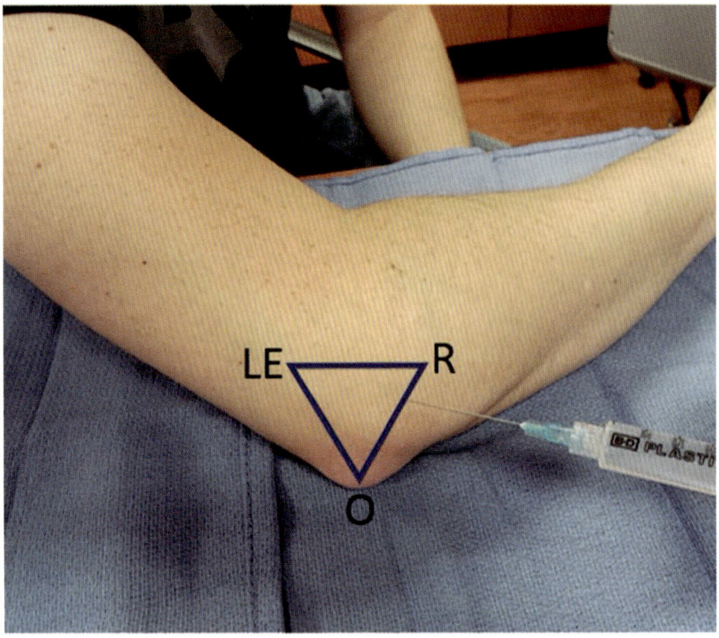

图 55.3 肘关节的体表解剖标志图。理想的进针点位于相邻结构构成的三角中点。注:LE,肱骨外上髁;R,桡骨头;O,鹰嘴。

(林增茂 李水清 译)

参考文献

1. Daley EL, Bajaj S, Bisson LJ, Cole BJ. Improving injection accuracy of the elbow, knee, and shoulder. Am J Sports Med. 2011;39(3):656–62.
2. Van Brakel RW, Eygendaal D. Intra-articular injection of hyaluronic acid is not effective for the treatment of post-traumatic osteoarthritis of the elbow. Arthroscopy. 2006;22(11):1199–203.
3. Cardone DA, Tallia AF. Diagnostic and therapeutic injection of the elbow region. Am Fam Physician. 2002;66(11):2097–100.
4. Reijinierse M, Miller TT. Video: musculoskeletal ultrasound imaging of the elbow: part 2, pathology. AM J Roentgenol. 2013;200(6):W645.
5. Brinks A, Koes BW, Volkers AC, Verhaar JA, Bierma-Zeinstra SM. Adverse effects of extra-articular corticosteroid injections: a systematic review. BMC Musculoskelet Disord. 2010;11:206.
6. Roberts WN, Hauptman HW. Joint aspiration or injection in adults: complications. In UpToDate, Curtis MR (Ed.), UpToDate, Waltham, MA. Accessed 10 Nov 2019.

推荐阅读

Cheng J, Abdi S. Complications of joint, tendon, and muscle injections. Tech Reg Anesth Pain Manag. 2007;11(3):141–7.

第 56 章 肘关节周围介入治疗

Bryant W. Tran, Michael R. Buxhoeveden, Timothy T. Wills

基本概念

- 肘关节周围注射用于缓解肱骨外上髁炎、肱骨内上髁炎和鹰嘴滑囊炎的疼痛。
- 报道和研究发现其不良事件发生率低。
- 有证据显示使用皮质类固醇和其他药物，如透明质酸、增生疗法、硬化疗法和骨生物活性材料短期内有效[1]。
- 肘关节注射可能在 2~4 周缓解疼痛，但长期的(数月或数年)疼痛缓解作用尚不清楚[2]。
- 体表解剖标志定位技术和超声引导技术的准确性类似[3]。

概述

肱骨外上髁炎，常称“网球肘”，是最常见的需用肘关节周围注射进行评估的疾病。与肱骨内上髁炎一样，此类病症都是典型的由反复活动所致的肱骨上髁周围肌腱的慢性退行性变。鹰嘴滑囊炎可见于反复损伤或类风湿关节炎相关的水肿[4]。应首选无创治疗，包括多模式药物治疗、物理治疗和固定疗法。

适应证和禁忌证

该操作的概述、适应证、技术、禁忌证见表 56.1。

临床解剖

相关的解剖包括肱骨外上髁、肱骨内上髁、鹰嘴突和桡骨头。这些骨性结构体表可触及且在超声下可显示。相关的解剖见图 56.1、图 56.2 和图 56.3。

设备和用品

除为消毒准备乙醇或氯己定，还需无菌手套和无菌巾，其他必要的设备见表 56.2。超声仪器可备选[4]。作者使用线性超声探头，频率为 6~13MHz，扫描深度为 6cm。平面内技术穿刺应注意超声探头的宽度，便于进针。

体表解剖标志定位技术

肱骨外上髁注射

患者取坐位，肘关节屈曲置于一平面(图 56.4)。穿刺针朝向肱骨外上髁，若针尖触及骨质，退针 1~2mm 推注局部麻醉药。注射液应覆盖最困扰患者的重点区域。

表56.1 肘关节周围注射治疗肘关节疼痛

操作	适应证	技术	禁忌证
肱骨外上髁注射	肱骨外上髁炎	体表解剖标志或超声	患者拒绝、关节感染活动期、蜂窝织炎、全身感染
肱骨内上髁注射	肱骨内上髁炎	体表解剖标志或超声	患者拒绝、关节感染活动期、蜂窝织炎、全身感染
鹰嘴滑囊注射	鹰嘴滑囊炎	体表解剖标志或超声	患者拒绝、关节感染活动期、蜂窝织炎、全身感染

解剖

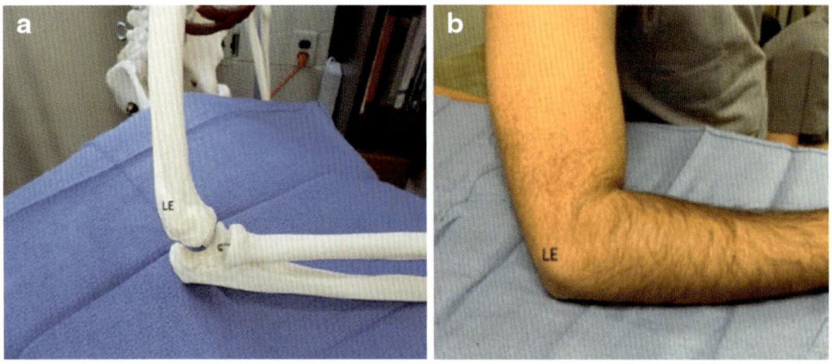

图56.1 (a)肱骨外上髁的骨骼模型。(b)肱骨外上髁的体表解剖标志图。注:LE,肱骨外上髁。

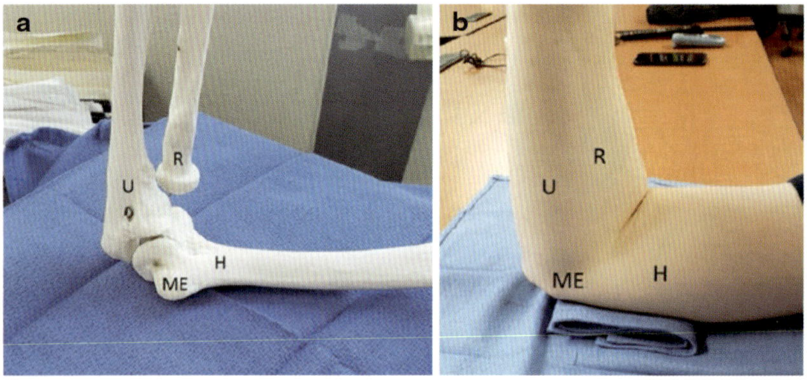

图56.2 (a)肱骨内上髁的骨骼模型。(b)肱骨内上髁的体表解剖标志图。注:ME,肱骨内上髁;U,尺骨;R,桡骨;H,肱骨(远端)。

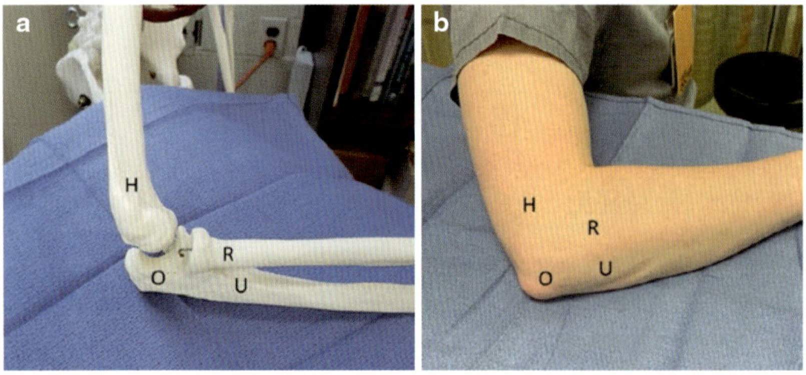

图56.3 (a)鹰嘴的骨骼模型。(b)鹰嘴的体表解剖标志图。注:O,鹰嘴;H,肱骨(远端);R,桡骨;U,尺骨。

表 56.2　肘关节周围注射的必要设备

注射器	穿刺针	局部麻醉药	皮质类固醇药物
5mL，无菌，鲁尔锁头型号针头	25G，长 1 英寸	2~3mL 1% 利多卡因，0.25% 布比卡因，0.25% 罗哌卡因，或其他等效浓度药物	1mL 倍他米松(6mg/mL)或者 1mL 甲泼尼龙(40mg/mL)

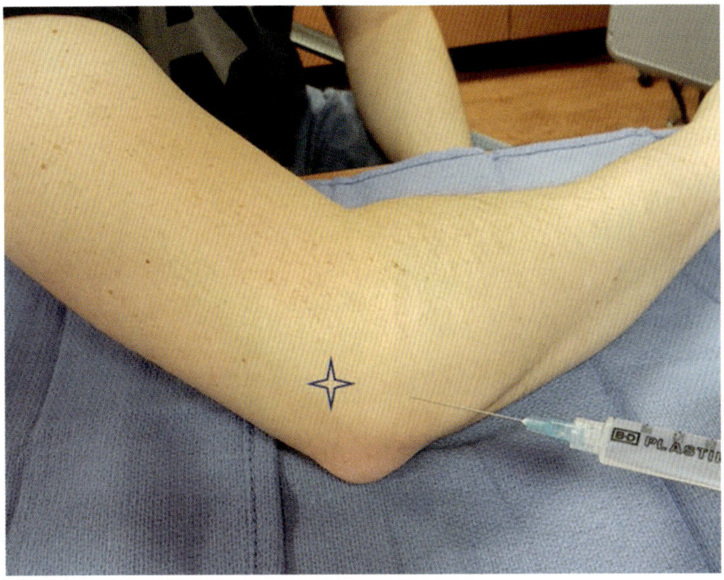

图 56.4　肱骨外上髁注射(体表解剖标志定位技术)。星形标志为肱骨外上髁进针点。

肱骨内上髁注射

患者取坐位，上肢外展，肘关节呈屈曲位(图 56.5)。可触及肱骨内上髁。如图示朝向肱骨内上髁方向进针，若针尖触及骨质，退针 1~2mm 推注局部麻醉药。注射液应覆盖最困扰患者的重点区域。

鹰嘴滑囊注射

患者取俯卧位，上肢外展，肘关节呈屈曲位(图 56.6)。可触及鹰嘴，若有滑囊炎症，滑囊可突出于皮肤。在患者主诉最痛的痛点进针。若针尖触及骨质，退针 1~2mm 推注局部麻醉药。

超声引导技术

通常来说这些床旁介入治疗不会涉及大血管和神经结构。超声引导下平面内方法可使进针入路可视化[5]。

肱骨外上髁注射

与体表解剖标志定位技术类似，患者取坐位，肘关节屈曲将上肢置于一平面上(图 56.7a)。超声探头沿长轴平面放置。相关的超声解剖结构包括肱骨外上髁和桡骨头(图 56.7b)。朝向肱骨外上髁置入穿刺针，若针尖触及骨质，退针 1~2mm 推注局部麻醉药。

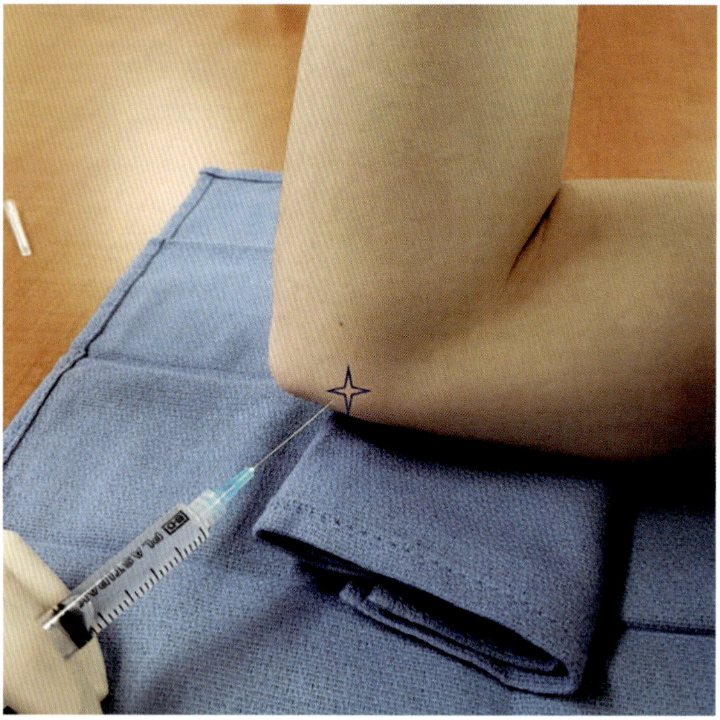

图 56.5 肱骨内上髁注射体表解剖标志定位技术。星形标志为肱骨内上髁注射部位。

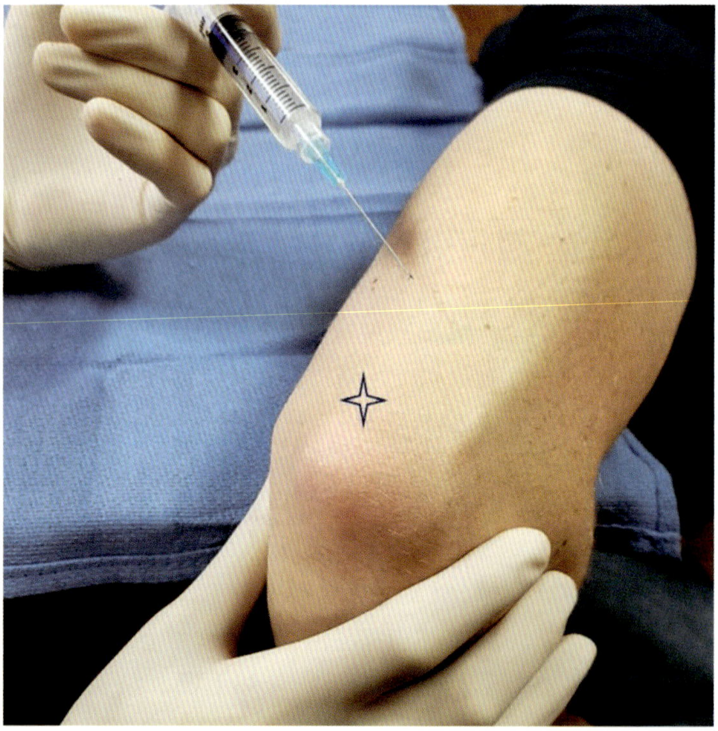

图 56.6 鹰嘴滑囊注射体表解剖标志定位技术。星状标志为鹰嘴滑囊上的注射部位。

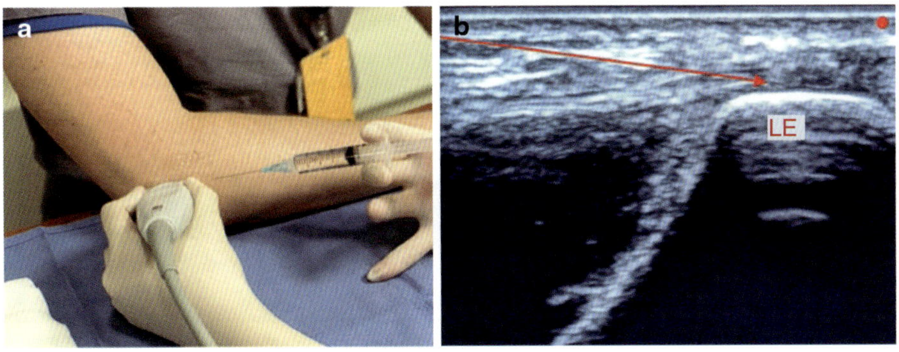

图 56.7 (a)超声引导下肱骨外上髁注射的进针方向。(b)肱骨外上髁注射的相应超声图像。红色箭头所示平面内技术下推荐的进针方向。红点所示近端。注:LE,肱骨外上髁。

肱骨内上髁注射

患者平卧或半坐位于检查床上。屈曲肘关节,上肢外展置于平面上(图 56.8a)。超声探头沿长轴平面放置。相关的超声解剖结构只有肱骨内上髁,其外形呈梯形(图 56.8b)。可触及肱骨内上髁。朝向肱骨内上髁表面缘方向进针,若针尖触及骨质,退针 1~2mm 推注局部麻醉药。

鹰嘴滑囊注射

患者取俯卧位,上肢外展,肘关节呈屈曲置于平面边缘(图 56.9a)。触及鹰嘴,若有滑囊炎症,滑囊可突出于皮肤。超声探头沿长轴平面放置。相关的超声解剖结构只有鹰嘴和肱三头肌(图 56.9b)。穿刺针朝向鹰嘴和深面的肱三头肌连接处。滑囊炎症可能在超声图像中显示出暗的低回声液体包块。若针尖触及骨质,退针 1~2mm 推注局部麻醉药。

潜在并发症和不良反应

肘关节周围注射易于操作且患者耐受性好。报道和研究的肘关节周围注射的并发症如下[6]:①操作相关[7]焦虑、不适感、小的皮肤感染和皮肤损伤;②糖皮质激素相关毒性

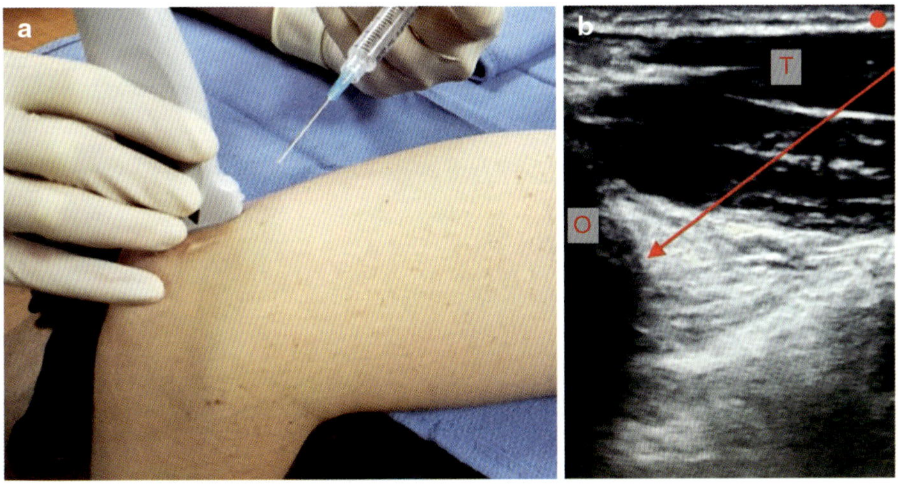

图 56.8 (a)超声引导下肱骨内上髁注射的进针方向。(b)肱骨内上髁注射的相应超声图像。红色箭头所示平面内技术下推荐的进针方向。红点所示近端。注:O,鹰嘴;T,肱三头肌。

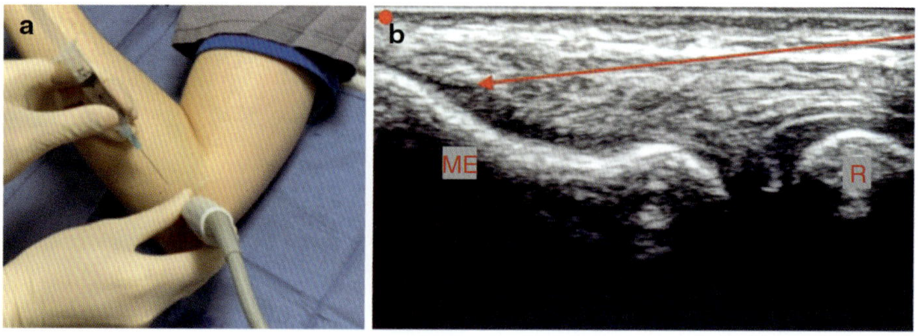

图 56.9 (a)超声引导下鹰嘴滑囊注射的进针方向。(b)鹰嘴滑囊注射的相应超声图像。红色箭头所示平面内技术下推荐的进针方向。红点所示近端。注:ME,肱骨内上髁;R,桡骨头。

反应[7]注射后疼痛一过性加重、面部潮红、局部皮肤或脂肪改变、骨坏死、软骨损伤、全身反应、出血和过敏反应。

临床技术要点

- 无论是触诊体表解剖标志还是超声引导技术,最佳注射靶点可能是询问患者最痛或最困扰的位置。
- 预先使用1%利多卡因局部浸润可降低关节穿刺的不适感。
- 患者预期非常重要。单次的治疗干预可能带来数周至数月的暂时性症状缓解,但不应期望长期的缓解。
- 超声探头太大且宽可能妨碍进针,导致操作困难。作者推荐使用频率6~13MHz的小的扁平探头,并最大化扫描深度。

(林增茂 李水清 译)

参考文献

1. Krogh TP, Bartels EM, Ellingsen T, et al. Comparative effectiveness of injection therapies in lateral epicondylitis: a systematic review and network meta-analysis of randomized controlled trials. Am J Sports Med. 2013;41(6):1435–46.
2. Coombes BK, Bisset L, Brooks P, et al. Effect of corticosteroid injection, physio- therapy, or both on clinical outcomes in patients with unilateral lateral epicondylalgia: a randomized controlled trial. JAMA. 2013;309(5):461–9.
3. Lopes RV, Furtado RN, Parmigiani L, et al. Accuracy of intra-articular injections in peripheral joints performed blindly in patients with rheumatoid arthritis. Rheumatology (Oxford). 2008;47(12):1792–4.
4. Cardone DA, Tallia AF. Diagnostic and therapeutic injection of the elbow region. Am Fam Physician. 2002;66(11):2097–100.
5. Sussman WI, Williams CJ, Mautner K. Ultrasound-guided elbow procedures. Phys Med Rehabil Clin N Am. 2016;27:573–87.
6. Brinks A, Koes BW, Volkers AC, Verhaar JA, Bierma-Zeinstra SM. Adverse effects of extra-articular corticosteroid injections: a systematic review. BMC Musculoskelet Disord. 2010;11:206.
7. Roberts WN, Hauptman HW. Joint aspiration or injection in adults: complications. In UpToDate, Curtis MR (Ed.), Waltham, MA. Accessed 10 Nov 2019.

推荐阅读

Cheng J, Abdi S. Complications of joint, tendon, and muscle injections. Tech Reg Anesth Pain Manag. 2007;11(3):141–7.

第 57 章 尺神经、正中神经、桡神经和前臂皮神经阻滞

Tina M. Dailey, Mayur Vallabhaneni

基本概念

- 上臂、前臂和腕部的神经阻滞是治疗各种病因引起的急性和慢性疼痛的关键技术。
- 这些技术可用于围术期涉及前臂、腕部和手部的外科手术。
- 这些技术可用于损伤或治疗的镇痛，包括但不限于骨折复位或撕裂伤修复。
- 这些神经阻滞技术可以很容易地在床旁实施。

概述

上肢和腕部的神经阻滞是治疗急性、慢性疼痛，以及外科手术和腕部外伤镇痛的关键技术，包括但不限于骨折复位或撕裂伤修复。这使得上肢神经阻滞技术非常有效，它们能够根据需要靶向特定的神经和皮节区。虽然单个神经阻滞可能足以控制疼痛，但损伤通常会穿过多个皮节，需要多个神经阻滞。本章要讨论的神经是尺神经、正中神经、桡神经，以及前臂皮神经。每条神经起源于臂丛神经，穿过上臂、肘部、前臂和手部，穿过各种解剖标志[1,2](图 57.1)。手臂和手部由多条神经支配，皮节区分布明确(图 57.2 和图 57.3)[1,2]。肘部和腕部特别适合行神经阻滞，因为神经在这些部位走行的位置通常比较浅表，有容易识别的解剖标志，便于触及或引导治疗。即使在没有明显解剖标志的区域，超声也可用于识别神经，并可以引导穿刺针的正确位置及注射麻醉药。

适应证和禁忌证

每个神经阻滞是根据损伤的位置和每个特定神经的相应皮节区分布的。神经阻滞可用于多种原因导致的疼痛，包括撕裂口修复或手指复位等手术，或用于缓解因骨折、撕裂伤或烧伤等损伤导致的急性疼痛。禁忌证包括注射部位的皮肤或软组织感染、对注射剂或其成分过敏或不耐受、患者拒绝、血管受损或可能发生筋膜室综合征的损伤、既往已存在或创伤后导致神经失能的患者。凝血功能障碍，包括医源性凝血病和血小板功能障碍，通常不被认为是禁忌证。

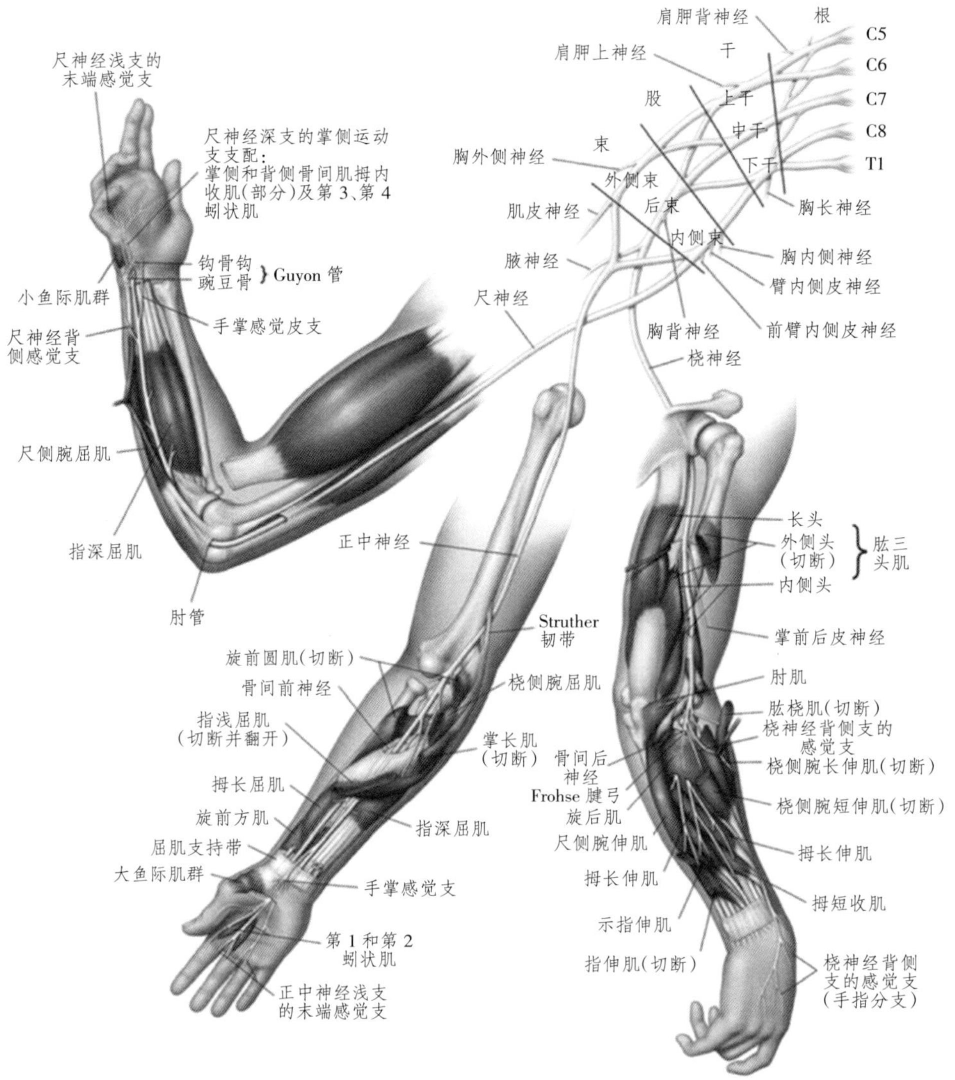

图 57.1 上肢的周围神经。臂丛神经的组成及尺神经、桡神经和正中神经的路径。每一个平面过渡的位置，被认为是神经从特定解剖结构穿过或其上方或下方跨过，并标识出沿着各自的神经路径。(Reprinted with permission from Stromberg JA, Isaacs J.(2015)Nerve anatomy and diagnostic evaluation. In: Abzug J, Kozin S, Zlotolow D.(eds)The pediatric upper extremity. Springer, New York, NY. https://doi.org/10.1007/978-1-4614-8515-5_23)

设备和用品

频率 8~14MHz 线性探头的超声仪、消毒保护套、凝胶耦合剂；3~5mL 的局部麻醉药：长效阻滞选择 0.5%布比卡因，短效阻滞选择 1%利多卡因；用于皮肤麻醉的 25G 针；5~10mL 注射器；21G~25G 穿刺针；用于皮肤消毒的氯己定或碘伏。

一般做法

对于每条神经，可以先触诊特定的解剖标志，然后将这些解剖标志用于超声评估。

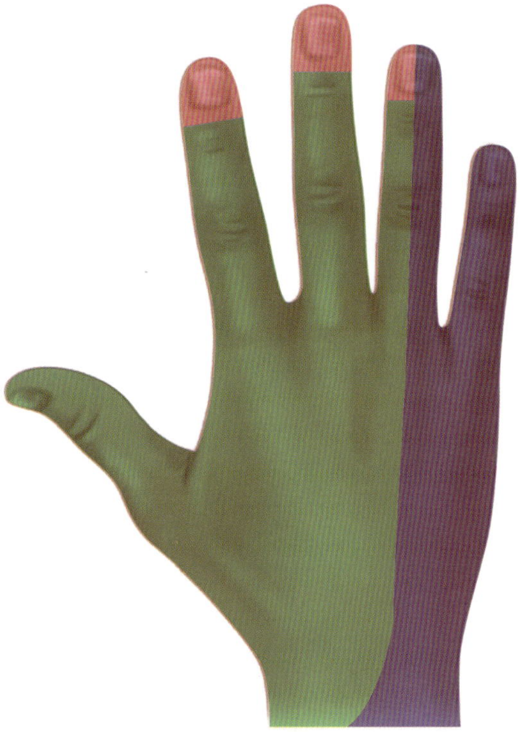

图 57.2　手背侧皮肤的神经分布。如图所示。

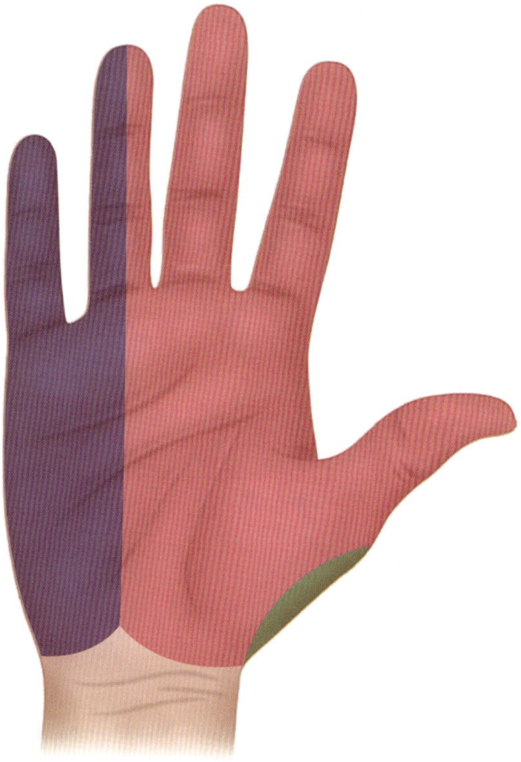

图 57.3　手掌侧皮肤的神经分布。如图所示。

在第一次识别神经后，谨慎的做法是沿着其走行扫描探查，直到确定最佳位置。这些最佳位置将是在神经相对较浅，并与其他神经血管结构充分分离的位置。重要的一般做法包括：初始消毒，使用无菌凝胶和无菌贴膜包裹超声探头，缓慢注射麻醉药，在出现不良反应时进行静脉注射；建议持续监测和在注射前回抽，以避免穿刺进入血管。如果注射时有明显的疼痛或阻力，提示可能为神经内注射，需重新调整穿刺针位置。

尺神经阻滞

适应证

适应证包括：涉及第 5 指和第 5 指骨的疼痛或手术；涉及手部尺神经支配区的疼痛；涉及第 4 指时联合正中神经阻滞。

临床解剖

尺神经起源于内侧束的末端分支，神经支配来自 C8、T1 神经根，偶尔也有 C7 神经根。它从腋窝和大圆肌开始沿着上臂内侧与肱动脉一起向下走行，随后穿过肌间隔膜，并走行于隔膜和肱三头肌内侧头之间。当尺神经接近肘部时，它开始向后移动，直到进入肱骨内上髁的后面。尺神经在肱骨内上髁后面特别容易触及[2]。经肱骨内侧上髁后，尺神经在尺侧腕屈肌和指深屈肌之间进入前臂（图 57.4）。当其接近手腕时，尺神经开始浅表移动并在豌豆骨和钩骨钩之间进入手部[1,2]。在其穿过手臂的路径上，尺神经在肘

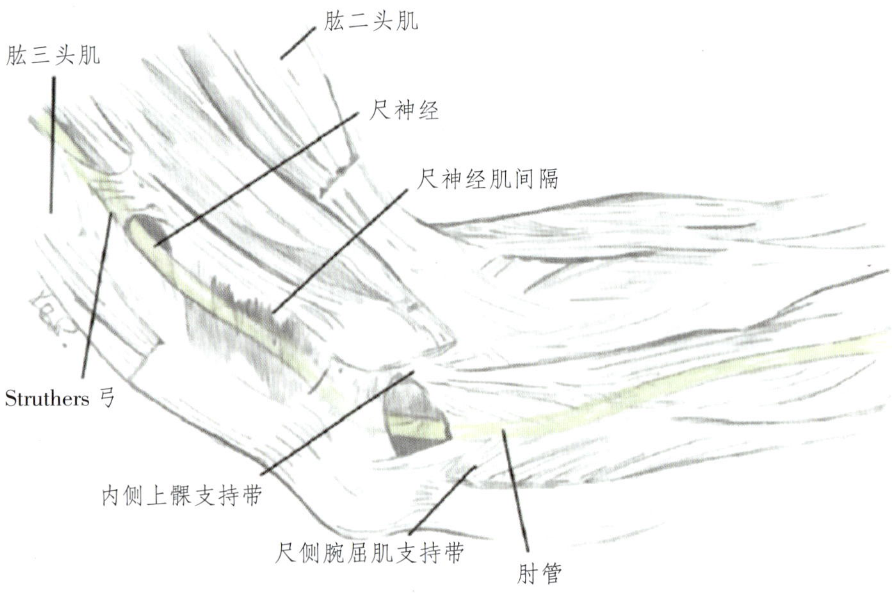

图 57.4 尺神经的解剖。

部分出关节分支，在前臂发出支配尺侧腕屈肌和内侧部分指深屈肌的肌支。尺神经的感觉支包括 3 个分支：掌侧皮支、背侧皮支和浅皮支。这些感觉神经支配手的内侧、第 5 指和第 4 指的内侧[1,2]（见图 57.1 和图57.2）。

操作流程

肘 / 肘窝

首先将患者的手臂旋后，肘关节屈曲 45°~90°。在肘部，尺神经在尺骨鹰嘴和肱骨内上髁之间的肘管中穿行（图 57.5）。这是放置超声探头以初步识别神经的良好位置。尺神经位于尺侧腕屈肌两个头的深处。虽然尺神经可以在肘管中被阻滞，但在理论上存在缩窄的肘管空间中压迫神经的问题[3,4]。因此，在找到尺神经后，沿着其路径由近端向上臂远端追踪扫描或进一步到达上臂中部，此处的尺神经应该位于浅表处。神经具有典型的“蜂窝状”外观（图 57.5 和图 57.6）。从

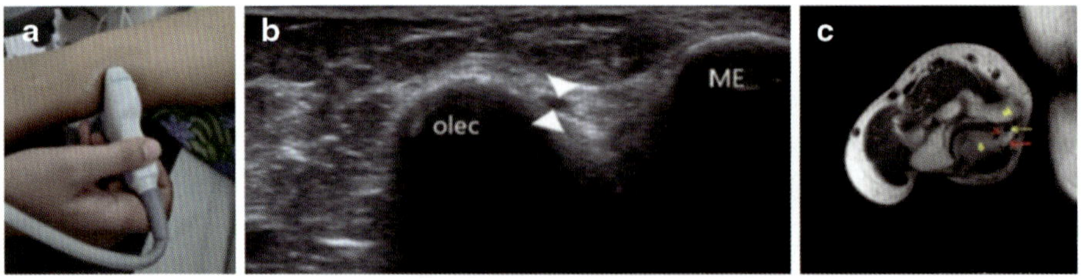

图 57.5 超声探头位置，超声图像，显示尺神经在前臂内侧的 MRI 图像。（a）肘部尺神经的超声探头位置。（b）尺神经（短箭头所示）的短轴显示其位于肱骨内上髁（ME）和尺骨鹰嘴（olec）之间的肘管内。（c）MRI 显示肘管内正常的尺神经（黄色箭头所示），肱骨内上髁（M）和尺骨鹰嘴（O）组成了肘管的内侧和外侧壁，Osborne 韧带（红色箭头所示）构成肘管的顶，肘关节囊和内侧副韧带（红色短箭头所示）构成肘管的底。[Reprinted with permission from Agarwal A，Chandra A，Jaipal U，et al. Imaging in the diagnosis of ulnar nerve pathologies—a neoteric approach. Insights Imaging 10，37（2019）. https://doi.org/10.1186/s13244-019-0714-x]

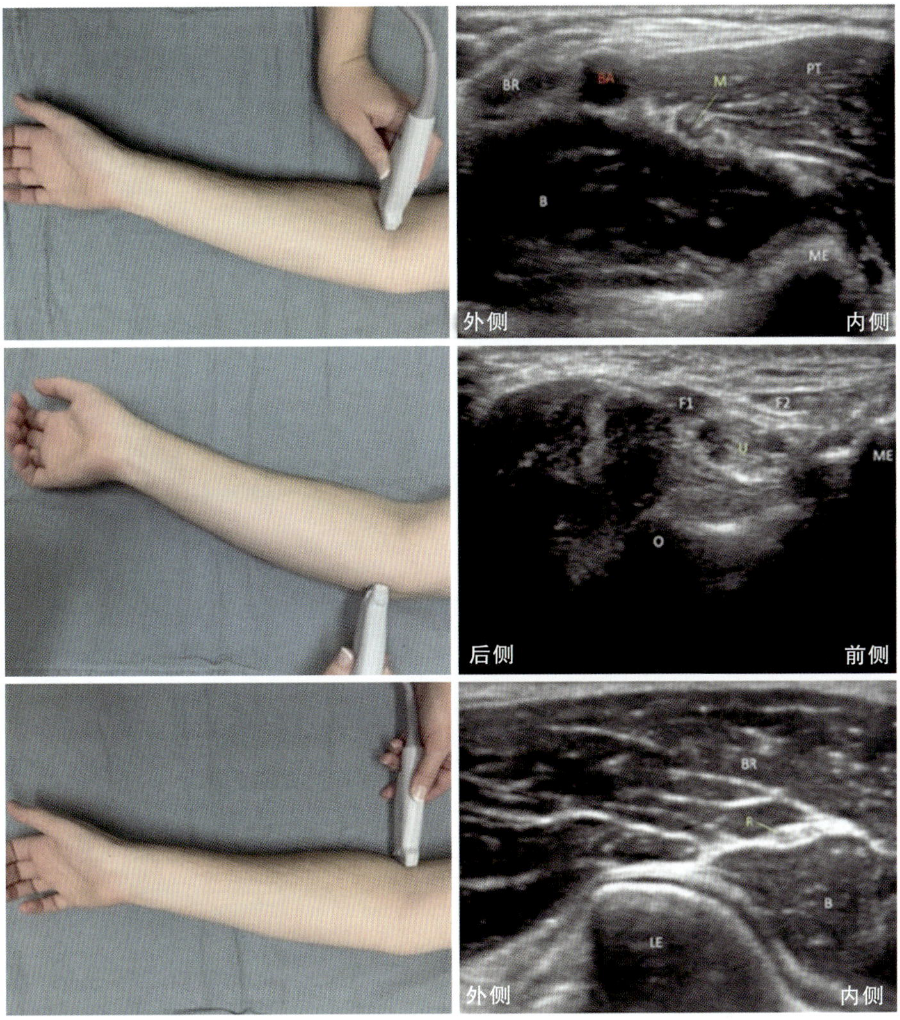

图 57.6　肘前窝正中神经(上)、尺神经(中)和桡神经(下)阻滞时的超声探头位置和相应的超声图像。注:B,肱肌;BA,肱动脉;BR,肱桡肌;DR,桡神经深支;ECRL,桡侧腕长伸肌;F1,尺侧腕屈肌尺骨头;F2,尺侧腕屈肌肱骨头;FCR,桡侧腕屈肌;FCU,尺侧腕屈肌;FDP,指深屈肌;FDS,指浅屈肌;M,正中神经;ME,肱骨内上髁;LE,肱骨外上髁;O,尺骨鹰嘴;PT,旋前圆肌;R,桡神经;S,旋后肌;RS,桡神经浅支;U,尺神经;UA,尺动脉。[Reprinted with permission from Sachse, K., Allen, B.(2022). Upper extremity blocks: wrist blocks: ulnar, radial, median nerve blocks. In: Banik RK(eds) Anesthesiology in-training exam review. Springer, Cham. https://doi.org/10.1007/978-3-030-87266-3_25]

超声探头的尺侧进针,注射 3~5mL 局部麻醉药[5]。

前臂

首先,患者手臂外展,手置于平面上。将超声探头置于腕内侧皱褶上方。在确定尺骨和尺神经之后,尺动脉应该在其外侧,尺侧腕屈肌的深处。从手腕到前臂中部,尺神经逐渐走向尺动脉内侧。沿着尺神经走行向近端追踪探查直到它与尺动脉充分分离。超声下尺侧入路可减少动脉穿刺的风险[5,6](图 57.7)。

采用这种入路,从内侧进针穿刺到尺侧腕屈肌后方。此入路也容易到达尺神经的背

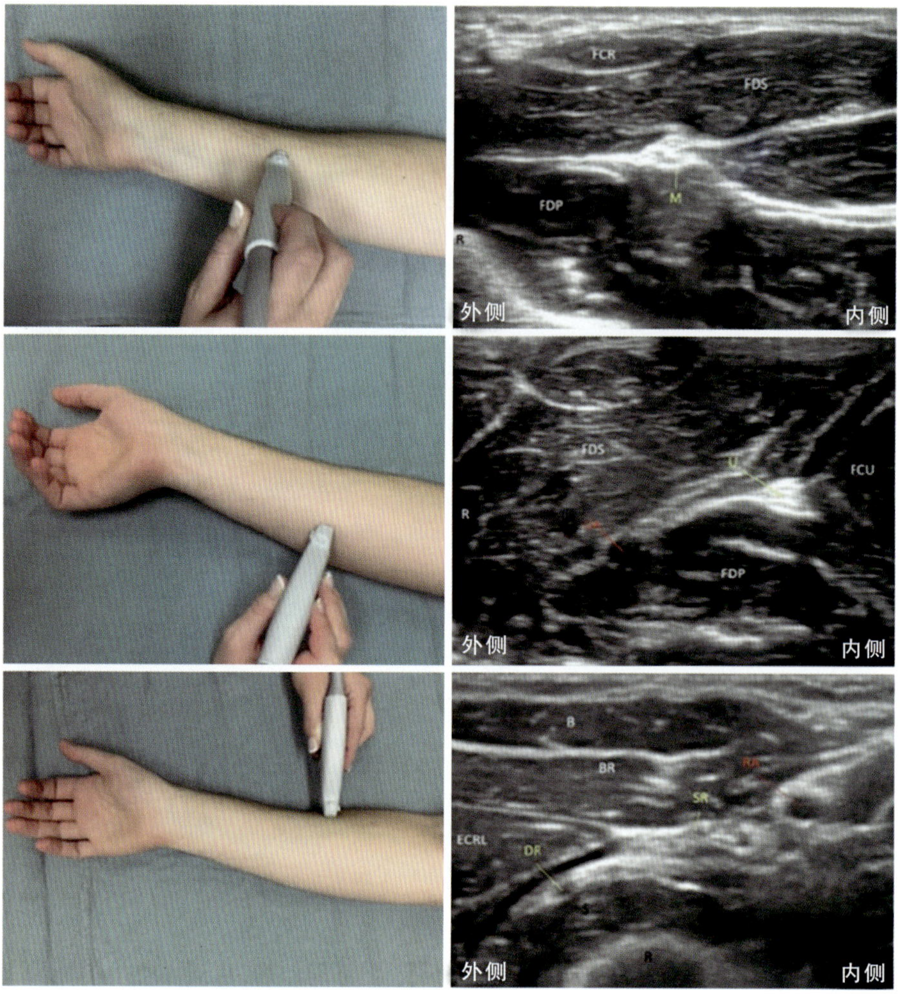

图 57.7 前臂中段正中神经(上)、尺神经(中)和桡神经(下)阻滞时的超声探头位置和相应的超声图像。注:B,肱肌;BA,肱动脉;BR,肱桡肌;DR,桡神经深支;ECRL,桡侧腕长伸肌;F1,尺侧腕屈肌尺骨头;F2,尺侧腕屈肌肱骨头;FCR,桡侧腕屈肌;FCU,尺侧腕屈肌;FDP,指深屈肌;FDS,指浅屈肌;M,正中神经;ME,肱骨内上髁;LE,肱骨外上髁;O,尺骨鹰嘴;PT,旋前圆肌;R,桡神经;S,旋后肌;RS,桡神经浅支;U,尺神经;UA,尺动脉。[Reprinted with permission from Sachse, K., Allen, B.(2022). Upper extremity blocks: wrist blocks: ulnar, radial, median nerve blocks. In: Banik RK(eds) Anesthesiology in-training exam review. Springer, Cham. https://doi.org/10.1007/978-3-030-87266-3_25]

侧皮支,其支配手背尺侧皮肤。阻滞尺神经后,引导穿刺针至尺侧腕屈肌前方,注射局部麻醉药可阻滞其背侧支[4]。

正中神经阻滞

适应证

其适应证包括:第 1 至第 3 指和手掌桡侧半的疼痛或手术;涉及第 4 指时联合尺神经阻滞。

临床解剖

正中神经起源于外侧束(C6、C7)和内侧束(C8、T1),它们在腋动脉外侧合并形成正中神经。然后正中神经平行于肱动脉并沿其外侧走行至肘窝,在肘窝内,其跨过肱动脉的前方至其内侧（见图 57.3）。

正中神经在旋前圆肌头之间离开肘窝，并走行于指浅屈肌和指深屈肌之间。这一路径使神经位于前臂的中线。当其靠近手腕时，正中神经在进入腕管深入屈肌支持带之前变得更浅表。由于神经位于中线和较浅的位置，这是一个理想的目标位置[1,2]。在穿过手臂的路径上，正中神经除了肘部的关节分支外，没有任何重要的分支。在前臂，其发出骨间前神经（支配前臂深屈肌））和近屈肌支持带的掌侧皮支。掌侧皮支支配手掌中央，而正中神经分支远至腕管。这些分支支配着掌面手掌中央、第 1 至第 3 指、第 4 指桡侧半的皮肤感觉，以及手背前四指外侧面的皮肤感觉（见图 57.1 和图 57.2）[1,2]。

操作流程

肘前窝 / 肘

在肘部阻滞正中神经比在腕部阻滞更容易起效，因为肘部正中神经也包括骨间前神经分支。开始时患者手臂伸展，向外旋转，肘部弯曲约 45°。在肘前窝内，正中神经走行至肱动脉内侧。将高频线性超声探头放置在可触及肱动脉搏动的位置。超声扫描可显示肱动脉内侧正中神经。从超声探头内侧穿刺，针尖到达神经基底部后注射 3~5mL 局部麻醉药[4,7]（见图 57.6）。可观察到药液扩散至神经周围。

前臂中段

阻滞腕部正中神经的作用与肘部相同，但不会引起前臂肌肉的麻痹。首先将患者手臂和手旋后，将超声探头置于手腕掌侧皱褶处。超声图像可显示几个高回声结构，这些结构是肌腱和正中神经，使初步识别神经有困难。定位正中神经的最佳方法是使超声探头向近端移动到前臂中部，在那里肌腱变成肌肉，从而更容易识别神经。建议在前臂中段阻滞正中神经，在那里可以很容易地将神经与周围的解剖结构区分开来[4,7]。这个位置的正中神经位于指浅屈肌的深处和指深屈肌的表面。可以使用平面内或平面外技术。在神经周围注射 3~5mL 局部麻醉药（图 57.7）。

桡神经阻滞

适应证

其适应证包括涉及手部外侧，以及第 1 至第 3 指背侧的疼痛或手术。

临床解剖

桡神经起源于臂丛神经的后束（C5–T1）。其进入肱骨内侧的手臂，走行在肱三头肌长头的前方，在肱骨中段的桡骨沟内穿过肱骨干。在肱骨的外侧边缘，其继续向下走行于肱肌和肱桡肌之间。

然后，其到达肱骨外上髁前部，在那里分为深支和浅支。深支包含桡神经的运动纤维，而浅支只包含手的感觉纤维。浅支向外侧延伸至桡动脉，沿着前臂深入肱桡肌，穿过前臂的深筋膜，一直延伸到解剖的“鼻烟壶”前面。在进入手腕之前，桡神经分支变得更浅表，更容易被阻滞[1,2]（图 57.8）。在其穿过上臂的路径上，桡神经首先发出支配肱三头肌内侧和长头的运动神经。当其穿过桡骨沟时，发出支配肱三头肌外侧头的分支，以及支配前臂后部到手腕部皮肤感觉的后侧皮神经。桡神经在肱骨外上髁处分为两个末端分支，即桡神经的浅支和深支。深支（骨间后神经）支配前臂后方肌肉的运动。浅支支配手背外侧 2/3、拇指背侧、示指侧近 1/2、其余长指桡侧和近侧半皮肤的感觉（见图 57.1 和图 57.2）[1,2]。

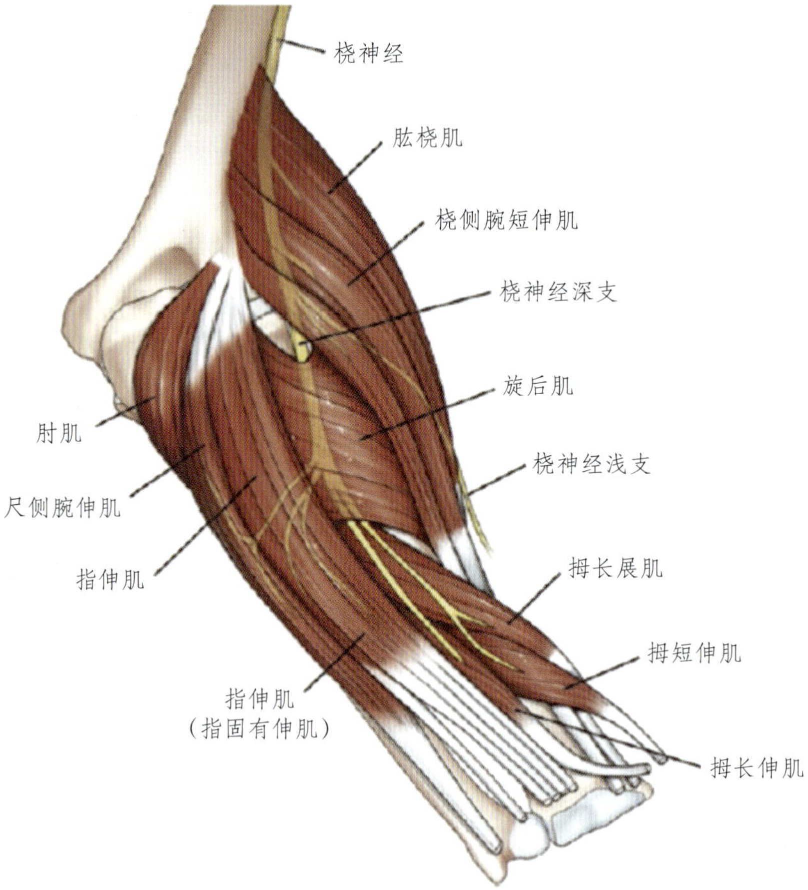

图 57.8 肘部桡神经的解剖结构。[Reprinted with permission from Vögelin E, Bignion D, Leclère F, Andrea C, PierLuigi B, Guglielmo L(2020)Radial nerve entrapment at the elbow. In: Bain G, Eygendaal D, van Riet R(eds) Surgical techniques for trauma and sports related injuries of the elbow. Springer, Berlin. https://doi.org/10.1007/978-3-662-58931-1_104]

操作流程

肘 / 肘前窝

开始时患者手臂呈 45°外展，手放在腹部。将超声探头置于前臂前外侧、肘关节折痕近端 3cm 处。在这个位置，桡神经在肱桡肌和肱肌之间。由于桡神经在肘部远端分离，因此，在该区域进行神经阻滞可保证完全阻断整个神经。这个部位也是首选，因为附近没有其他神经血管结构。超声探头横向放置，从探头外侧进针，在桡神经基部注射约 5mL 局部麻醉药[8]。

前臂

桡神经浅支在腕部通常很难看到，因此，通常建议在前臂中部附近寻找该神经。从肱骨外上髁开始追踪桡神经，直至前臂外侧，在那里其分为浅支和深支（图 57.7）。从这里沿着桡神经浅支走向远端的分叉处。在这个位置可以看到其位于桡动脉的外侧。可以使用平面内或平面外技术。在神经周围注射 3~5mL 局部麻醉药（图 57.7）。

前臂皮神经阻滞

适应证

其适应证包括前臂损伤、动静脉造瘘。

临床解剖

前臂皮神经有两条，为前臂内侧皮神经和前臂外侧皮神经。前臂内侧皮神经发源于臂丛神经内侧束（C8–T1）），下行至内侧臂，在手臂的中段分为掌侧皮神经和背侧皮神经。这两条神经支配前臂内侧的皮肤感觉。前臂外侧皮神经是肌皮神经的终末分支（C5–C7），沿着腋动脉走行，然后向外侧走行在肱二头肌和肱肌之间（图 57.9）。在肘关节近端约 2cm 处，其向肱二头肌发出最后的运动支，随后延续成为前臂外侧皮神经。在肘部，前臂外侧皮神经分为掌侧支和背侧支，支配前臂外侧的皮肤感觉（见图 57.1 和图 57.2）[1,2]。

操作流程

在进行前臂皮神经阻滞时，除非是明显的内侧或外侧损伤，否则通常需要同时阻滞前臂的外侧和内侧皮神经。患者取仰卧位，手臂向外旋并外展至 90°。将超声探头置于前臂内侧的中线，识别肱二头肌、肱动脉、正中神经、贵要静脉。贵要静脉是最浅表的结构，在其外侧观察到前臂内侧皮神经。在此处可沿神经走行向远端追踪至其分支点。神经在其走行过程中应与贵要静脉分离，分离后可安全阻滞[9]。

前臂外侧皮神经阻滞时，患者取仰卧位，手臂外展，肘部伸直。超声探头放置在肘

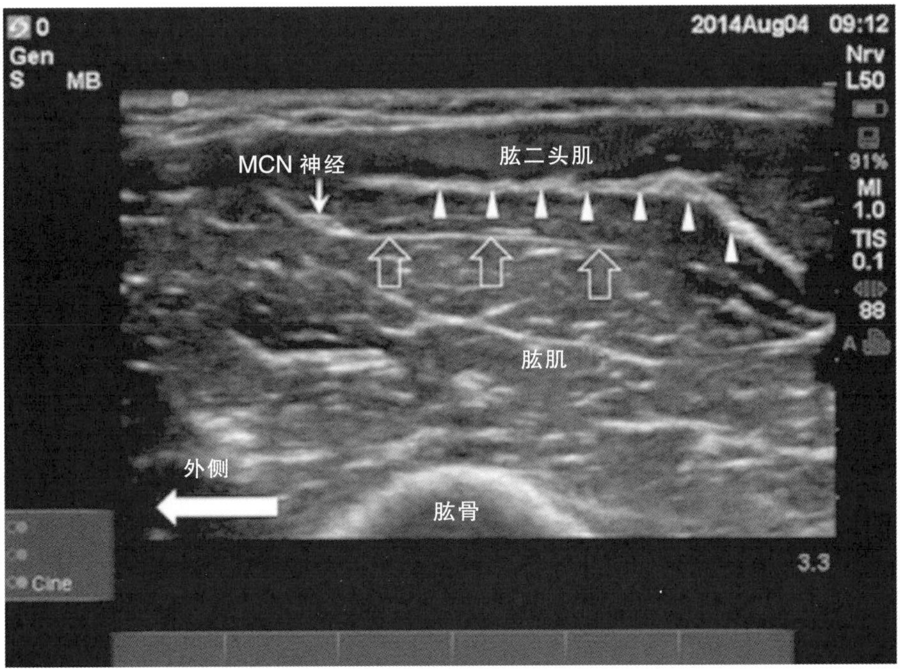

图 57.9　肌皮神经皮支的超声图。在手臂远端 1/3 处，肌皮神经始终位于肱二头肌和肱肌之间的筋膜平面（空心箭头所示）。由于各向异性，这两块肌肉之间的筋膜平面很难被观察到，因此倾斜超声探头直到清晰地看到该平面是至关重要的。一些操作者可能会将肱二头肌腱（短箭头所示）误认为筋膜平面。[Reprinted with permission from Jankovic D，Peng P（2015）Peripheral nerve blocks in the elbow region. In：Regional nerve blocks in anesthesia and pain therapy. Springer，Cham. https://doi. org/10.1007/978-3-319-05131-4_34]

部近端的手臂内侧。识别肱二头肌腱膜和肱二头肌腱。神经位于肌腱外侧并向远端走行，在分成掌侧分支和背侧分支之前，其位置更浅表。这是神经阻滞的理想位置[9]。

潜在并发症和不良反应

其并发症很少见。并发症包括出血、感染、神经损伤和局部麻醉药全身毒性反应（LAST）。由于在这些区域中使用的剂量较小，局部麻醉药中毒的风险相对较低[10]。

临床技术要点

- 如果需要获得足够的镇痛，可进行多根神经阻滞。虽然神经的皮节区分布大致明确，但仍有明显的重叠，可能需要多根神经阻滞。
- 超声应首先用于识别神经及其周围重要的神经血管结构。在操作过程中使用超声可引导穿刺针，以提高疗效，减少并发症。

（张力 黄鑫 译）

参考文献

1. Moore KL, et al. Upper limb. In: Clinically oriented anatomy. 7th ed. Dordecht: LWW; 2013. p. 688–784.
2. Baglien P, Varacallo M. Anatomy, shoulder and upper limb, cutaneous innervation. In: StatPearls [Internet]. Treasure Island, FL: StatPearls Publishing; 2019. [Updated 22 Jul 2019].
3. Pester JM, Varacallo M. Ulnar nerve block techniques. In: StatPearls [Internet]. Treasure Island, FL: StatPearls Publishing; 2019. [cited 30 Nov 2019]. https://www.ncbi.nlm.nih.gov/books/NBK459208/?report=reader#!po=87.5000.
4. McMahon R, Bedforth N. Peripheral nerve block at the elbow and wrist. Cont Edu Anaest Critic Care Pain. 2007;7(2):42–4.
5. Kathirgamanathan A, French J, Foxall G, Hardman J, Bedforth N. Delineation of distal ulnar nerve anatomy using ultrasound in volunteers to identify an optimum approach for neural blockade. Eur J Anaesthesiol. 2009;26(1):43–6.
6. Varshney R, Sharma N, Malik S, Malik S. A cadaveric study comparing the three approaches for ulnar nerve block at wrist. Saudi J Anaest. 2014;8(5):25. [cited 30 Nov 2019]. https://www.ncbi.nlm.nih.gov/pmc/articles/PMC4268523/?report=reader.
7. Pester J, Varacallo M. Median nerve block techniques [Internet]. In: StatPearls [Internet]. Treasure Island, FL: StatPearls Publishing; 2019. [cited 30 Nov 2019]. https://www.ncbi.nlm.nih.gov/books/NBK459141/.
8. Durrani M, Dasgupta S. Radial nerve block [Internet]. In: StatePearls [Internet]. Treasure Island, FL: StatPearls Publishing; 2019. [cited 30 Nov 2019]. https://www.ncbi.nlm.nih.gov/books/NBK532951/#!po=70.0000.
9. Sehmbi H, Shah U, Madjdpour C, Chin K. Ultrasound guided distal peripheral nerve block of the upper limb: a technical review. J Anaest Clin Pharmacol. 2015;31(3):296. [cited 30 Nov 2019]. http://www.joacp.org/article.asp?issn=0970-9185;year=2015;volume=31;issue=3;spage=296;epage=307;aulast=Sehmbi.
10. Neal J. Cutaneous blocks for the upper extremity: textbook of regional anesthesia and acute pain management. New York: McGraw Hill; 2007. p. 467–75.

推荐阅读

Chan VWS. Peripheral nerve block. In: VWS C, editor. Ultrasound imaging for regional anesthesia: a practical guide booklet, upper limb, vol. 2. Toronto Center for Ultrasound Education. 1st ed. San Diego, CA: iBook, Apple Inc.; 2013. p. 116–36.

Neal JM, Gerancher JC, Hebl JR, et al. Upper extremity regional anesthesia: essentials of our current understanding, 2008. Reg Anesth Pain Med. 2009;34(2):134–70.

Sohoni A, Nagdev A, Takhar S, Stone M. Forearm ultrasound-guided nerve blocks vs landmark-based wrist blocks for hand anesthesia in healthy volunteers. Am J Emerg Med. 2016;34(4):730–4. https://doi.org/10.1016/j.ajem.2016.01.020.

第 58 章
腕管和肘管注射

Ankur A. Patel, Neal Rakesh, Navdeep S. Jassal

基本概念

- 腕管综合征(CTS)和肘管综合征(CuTS)是常见的周围神经卡压综合征,通常由机械性或全身性病因所致。
- 在评估正中神经和尺神经卡压时,体格检查和电生理检查可以帮助排除其他病理改变。
- 腕管和肘管注射是一种安全有效的诊断和治疗方法,适用于因正中神经或尺神经病变引起的持续性、轻度至中度疼痛和感觉异常的患者,这些患者对保守治疗方式反应不佳。
- 这种治疗方法可以很容易地通过体表解剖标志定位技术或超声引导技术在床旁进行,并且通常患者耐受性良好。

腕管注射

概述

腕管综合征(CTS)表现为正中神经穿过腕管时受到压迫而引起的一系列症状和体征。这是最常见的神经卡压病变,估计终生患病率为 10%,并且是美国花费最多的上肢肌肉骨骼疾病[1,2]。CTS 典型表现为手腕和(或)正中神经分布的间歇性疼痛或感觉异常,包括掌面前三指和第 4 指桡侧半的疼痛和感觉异常。该综合征的进展可导致运动受累,通常表现为手部无力,特别是大鱼际肌,导致无法打开罐子或接住掉落物体。通常情况下,症状在夜间更为明显,导致患者夜间痛醒。其可累及双侧,但首先受到影响的通常是惯用手。

适应证和禁忌证

腕管综合征(CTS)的病因可分为机械性因素和全身性因素。机械性因素通常是由于手腕的重复运动,包括键盘输入、弹钢琴或使用振动工具,导致屈肌腱膜肿胀,导致正中神经受压。常见的系统性因素包括糖尿病、甲状腺功能减退、充血性心力衰竭、肾衰竭、类风湿关节炎和妊娠[3]。一个完整的诊断检查包括排除系统病因是必要的。

CTS 是一种临床诊断,需要全面的病史和体格检查,包括颈椎、肩部、肘部和腕部的运动和感觉检查。激发性试验(表 58.1[4,5]和图 58.1、图 58.2 和图 58.3)可能再现正中神经分布的疼痛和(或)感觉异常的症状,可能有助于缩小诊断范围,尽管其中一些试验的特异性较差。必须注意,一般体格检查不能排除 CTS,如果临床症状高度可疑,应进行

表 58.1 腕管综合征激发性试验的描述及其敏感性和特异性

激发性试验	描述	敏感性	特异性
腕部压迫试验[3]	将双手拇指放在患者腕横韧带上,直接按压 30s	87%	90%
Phalen 试验[4]	腕部中立位,腕部最大屈曲,手背侧并拢 60s	85%	89%
腕部 Tinal 试验[4]	叩击患者腕横韧带	67%	68%

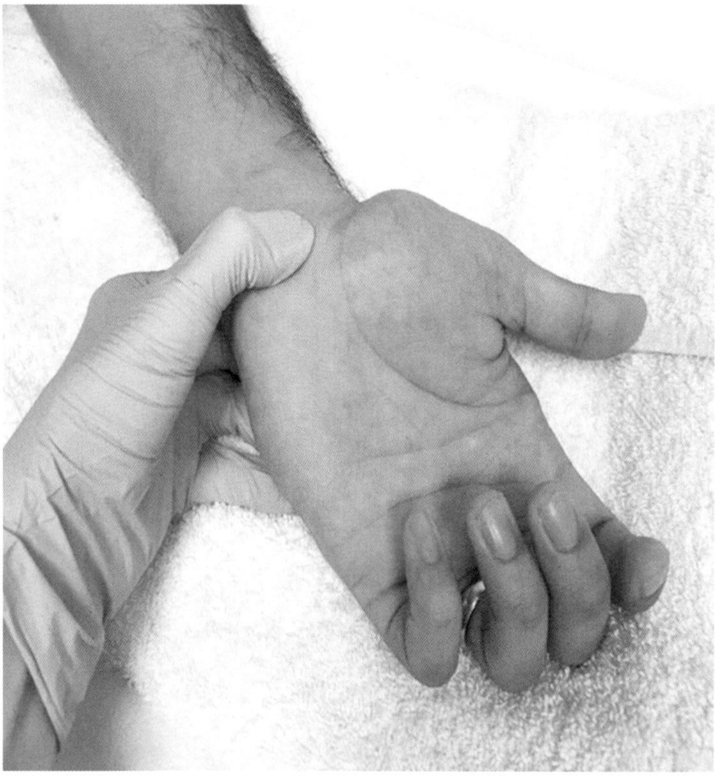

图 58.1 腕部 Tinal 试验。

电生理检查,包括肌电图(EMG)和神经传导速度测定(NCS),以确认或排除诊断。

有轻度至中度 CTS 症状且难以保守治疗的患者,如限制活动、夹板固定和潜在全身性病因的治疗,应考虑联合使用皮质类固醇和局部麻醉药行腕管注射。在进行腕管注射之前,应审查适应证和禁忌证,以确保是合适治疗的患者(表 58.2)。

临床解剖

腕管是位于腕掌侧的骨纤维管。其由两层组成:腕弓和屈肌支持带,也称为腕横韧带。腕弓是一个由腕骨组成的凹面。豌豆骨和钩骨分别构成腕弓内侧的近端和远端,手舟骨和大多角骨分别构成腕弓外侧的近端和远端。腕横韧带从大多角骨和手舟骨的结节延伸到钩骨和豌豆骨,形成腕管的“顶部”。腕管内含有正中神经和 9 根肌腱,包括指浅屈肌腱(FDS)、指深屈肌腱(FDP)和拇长屈肌腱(PFL)。

设备和用品

腕管注射很容易采用解剖标志和超声引导技术在床旁进行。采用 25G~27G 穿刺

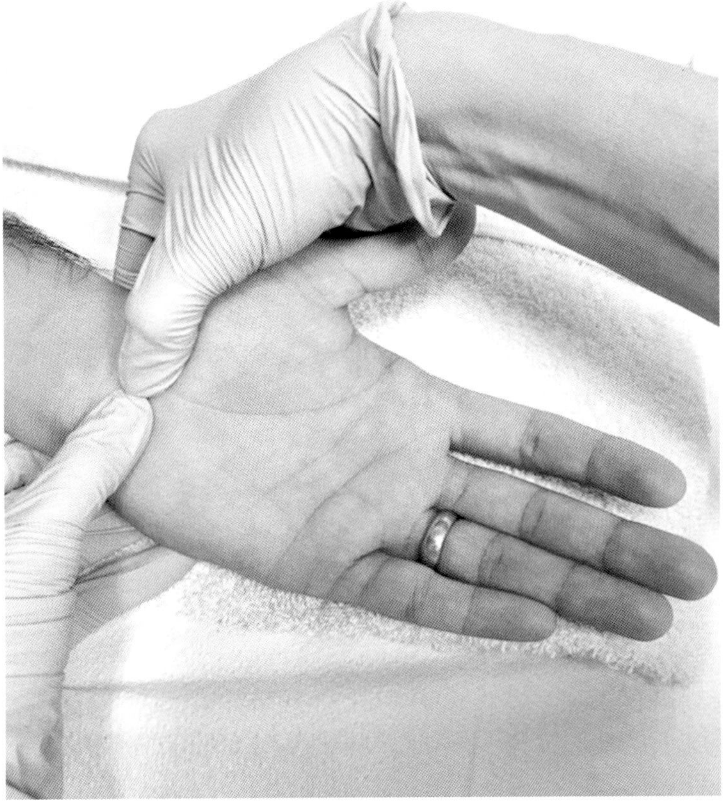

图 58.2　腕部压迫试验。

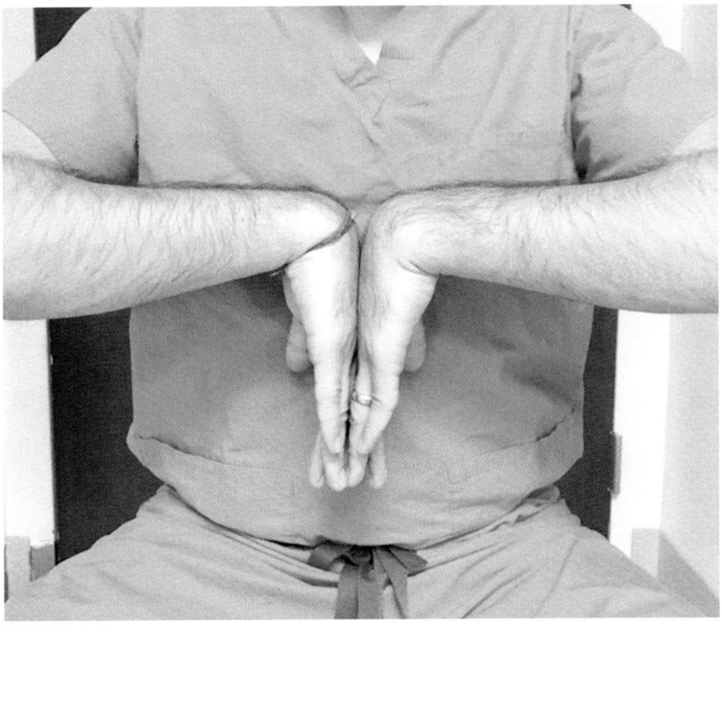

图 58.3　Phalen 试验。

表 58.2 腕管注射的适应证和禁忌证

适应证	禁忌证	
• 正中神经卡压引起的手腕和手部顽固性疼痛，且保守治疗无效	相对禁忌证	绝对禁忌证
	• 未控制的糖尿病	• 患者拒绝
	• 使用抗凝药物	• 注射部位感染
	• 凝血障碍	• 局部肿瘤
	• 全身性感染	• 注射过敏史

针，将局部麻醉药和皮质类固醇的混合液注射到腕管（表 58.3）。建议注射剂量不超过 2~3mL，因为有增加腕管内空间压力的风险，这可能进一步加重压迫症状。

体表解剖标志定位技术

患者取坐位或仰卧位，前臂旋后，手腕处于中立位或轻微伸展。触诊桡侧腕屈肌腱（FCR）和掌长肌腱（PL）。为了识别肌腱，可以在腕关节弯曲并与第一和第五指相对的情况下观察掌长肌腱。在腕部近端皱褶处掌长肌腱外侧标记注射部位。在无菌条件下，穿刺针以 35°~45°角由注射部位刺入（图 58.4）。操作者可以指导患者慢慢弯曲和伸展其手指，以确保针没有损伤肌腱。一旦针尖在屈肌支持带的中点，在缓慢注射之前先回抽，以确保穿刺针不会意外刺入血管。

超声引导技术

超声引导技术可用于此操作。采用该方法时，患者取坐位或仰卧位，前臂旋后，手腕处于中立位或轻微伸展。触诊并识别手舟骨和豌豆骨。将高频线性探头置于豌豆骨和手舟骨的近端（图 58.5），向远端扫描，以识别腕管内的结构，包括正中神经、指浅屈肌腱、指深屈肌腱和拇长屈肌腱。一旦在短轴切面中识别了结构，就可以使用平面内或平面外技术进行注射（图 58.6）。采用平面内技术时，在无菌条件下，穿刺针从桡侧刺入直至靠近正中神经。由于尺动脉和尺静脉靠近内侧，建议采用从外侧至内侧的穿刺入路。一旦针尖进入腕管并靠近正中神经，慢慢注射并观察药液流出。或者，采用平面外方法。在无菌条件下，穿刺针由探头中线刺入靠近正中神经。一旦针尖可见，缓慢注射时，可见药液流动（图 58.7）。

表 58.3 腕管注射所需的用品

注射器	3mL
穿刺针	25G 或 27G，1.5~2 英寸
超声探头	高频线性探头（10MHz）
局部麻醉药	0.25%~0.5%布比卡因
	1%~2%利多卡因
皮质类固醇	微粒型或非颗粒型激素

潜在并发症和不良反应

尽管这种手术通常患者耐受性良好，但关键是要意识到潜在并发症和不良反应。标记入路由于缺乏直接的可视化，有较高的神经血管损伤风险。该入路可损伤的关键结构包括正中神经、尺动脉、尺静脉和（或）肌腱。在可能的情况下，应利用超声引导减轻对神经血管结构的损伤。即使有超声引导，注射者在进行注射前也应准确确定患者的解剖结构，并适当调整方法以降低损伤的风险。

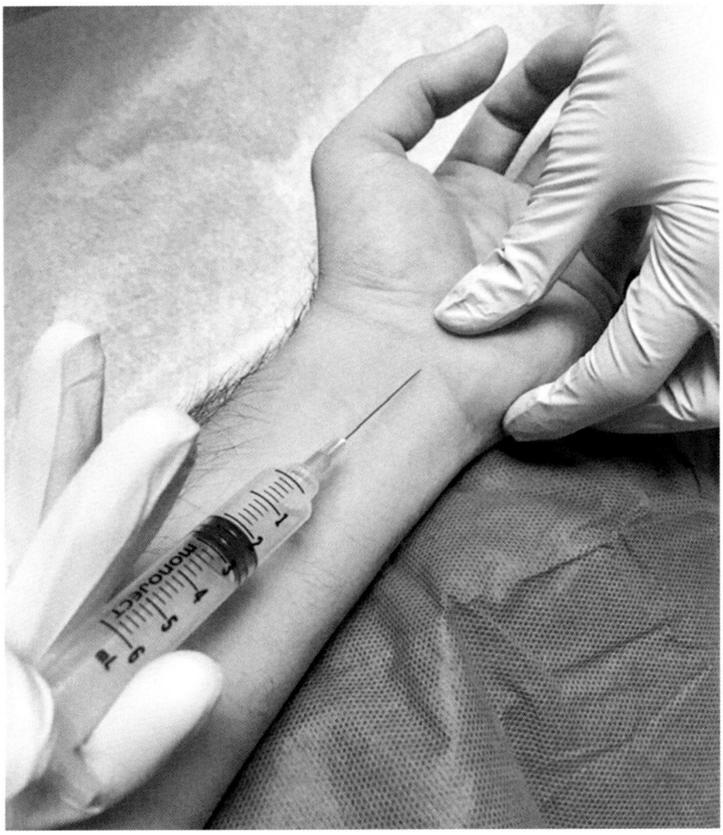

图 58.4　体表解剖标志定位技术的腕管注射。

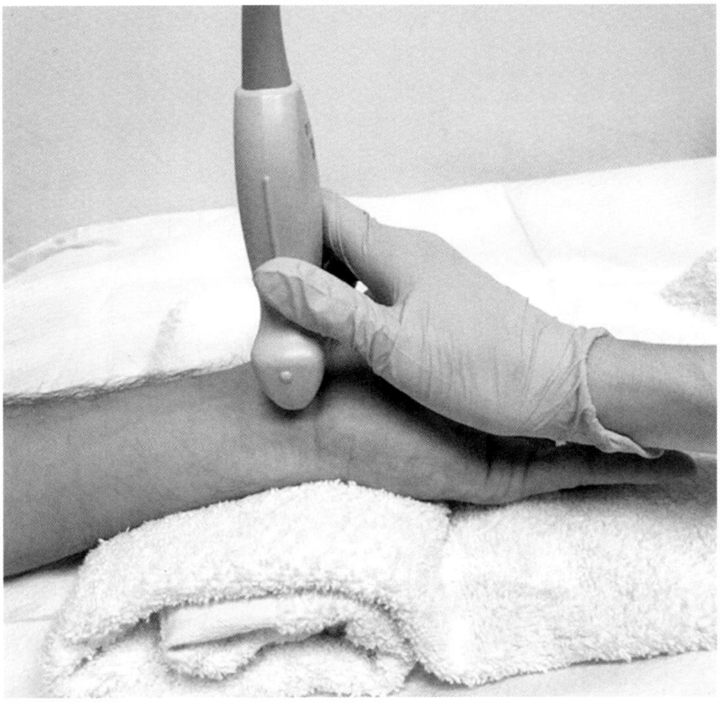

图 58.5　超声探头横向放置用于腕管注射。

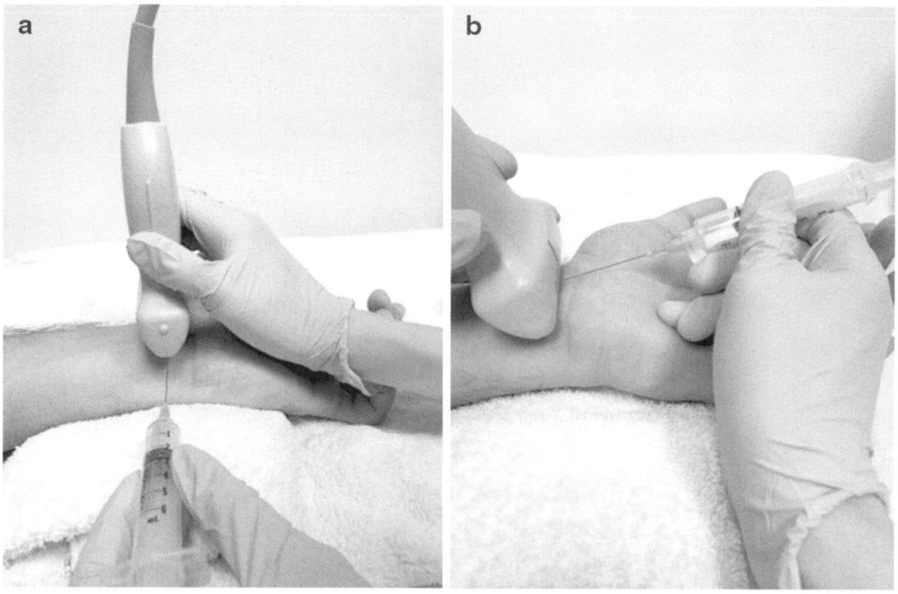

图 58.6 (a)超声引导平面内技术(IP)腕管注射时穿刺针的入路。(b)超声引导平面外(OP)技术腕管注射时的穿刺针入路。

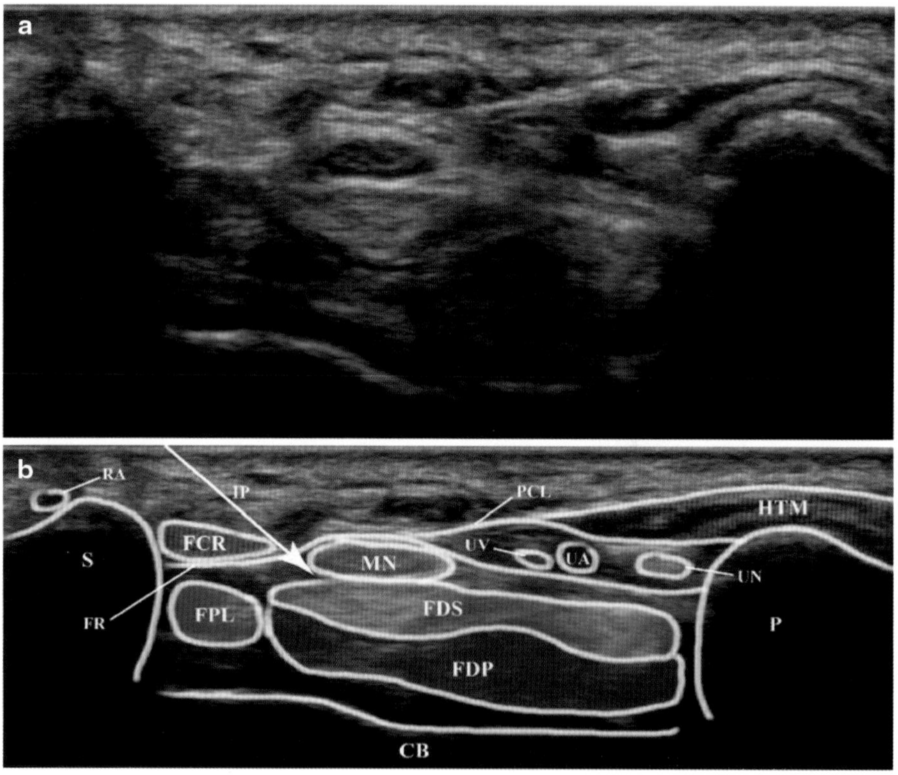

图 58.7 (a)腕管短轴切面的超声图像。(b)超声引导平面内(IP)技术腕管注射时标记的超声图像。(c)超声引导平面外(OP)技术腕管注射时标记的超声图像。注:CB,腕骨;FCR,桡侧腕屈肌腱;FDP,指深屈肌腱;FDS,指浅屈肌腱;FPL,拇长屈肌腱;FR,屈肌支持带;HTM,小鱼际肌;MN,正中神经;P,豌豆骨;S,手舟骨;UA,尺动脉;UN,尺神经;NV,尺静脉。(待续)(扫码看彩图)

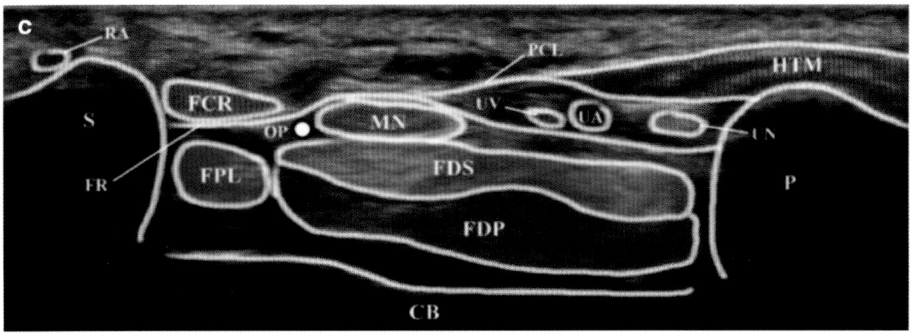

图 58.7(续)

临床技术要点

- 腕管注射是一种安全有效的诊断和治疗措施,可以在床旁完成。
- 当评估正中神经功能障碍患者时,包括诊断性成像和电生理测试的全面的体检是必要的,因为其病因可导致类似 CTS 的症状。
- 采用解剖标志入路时,神经血管损伤的风险较高,特别是对于掌长肌腱(PL)缺如的患者。如有可能,应采用超声引导技术。
- 注射剂量应控制在 2~3mL,以防止进一步压迫正中神经。

肘管注射

概述

肘管综合征(CuTS)是由于尺神经在肘部穿过肘管时受到压迫而引起的。其是第二常见的周围神经卡压病变,最初表现为第 4 指尺侧半、整个第 5 指的掌面和背面,以及手的相关内侧部分的间歇性疼痛或感觉异常[6]。随着疾病进展,患者可能出现尺神经支配的手部固有肌肉无力,这可导致 Froment 征,即拇指远端屈曲时有明显的阻力,以及 Wartenberg 征,即静止时第五指不能对抗外展。在严重的情况下,可观察到手部固有肌肉的萎缩。虽然尺神经卡压最常见的部位是肘管,但临床医生在进行肘管注射前应排除其他部位的神经卡压。

适应证和禁忌证

在肘部,尺神经可能在 5 个不同的部位受到卡压:Struthers 腱弓、内侧肌间隔、肱骨内上髁、肘管和深屈肌旋前腱膜[7]。肘管是尺神经卡压最常见的部位,导致肘管综合征。与腕管综合征类似,肘管综合征通常是由机械性因素引起的,例如肘关节反复和长时间的屈曲,特别是在坚硬表面上的弯曲,会增加尺神经的神经内压力。在肘关节屈曲时,尺神经被拉伸,肘管的横截面积减少,导致神经内压力增加 20 倍[8]。肘管综合征高风险的患者包括尺神经半脱位、肥胖、类风湿关节炎、既往有上肢骨骨折或脱位、和(或)占位性病变,如囊肿或肿瘤。

在评估肘管综合征时,详细的病史和体格检查是至关重要的,以排除其他原因的尺神经单神经病变,包括臂丛神经病或 C8 神经根病。激发试验阳性,如手腕和肘关节屈曲试验时的 Tinal 征,可能提示临床可疑诊断(表 58.4 和图 58.8、图 58.9);建议进行电生理检查以确认诊断,并与其他临床相关的病变相区分[9]。如果担心解剖变异或占位性病变,超声和磁共振成像可以更好地帮助临

表 58.4 肘管综合征的激发性试验

激发性试验	描述
屈肘试验	肘关节最大屈曲，前臂旋后和手指伸展至少 3min
肘部 Tinal 试验	叩击肘管

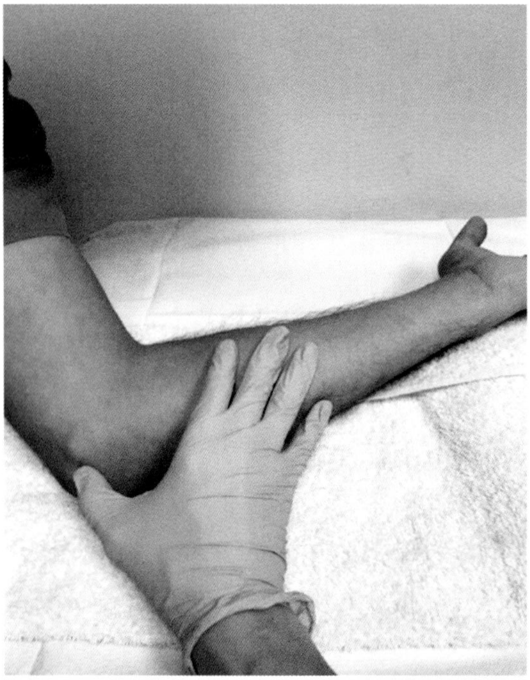

图 58.8 肘部 Tinal 试验。

床评估。

轻中度肘管综合征症状的初始处理包括健康教育、减轻疼痛/炎症和康复治疗。皮质类固醇注射可被用于那些通过其他疗法(包括但不限于活动调节和夹板)症状仍未缓解的患者。在操作前，应审查适应证和禁忌证，以确保是适合治疗的患者(表 58.5)。

临床解剖

尺神经起源于 C8 和 T1 脊神经前支，沿肱动脉和正中神经走行至上臂中点，在此处穿过 Struthers 腱弓，向下进入肘关节内上髁后方的尺神经沟。一旦离开尺神经沟，其将穿过肱骨尺弓进入肘管。

肘管的顶部由 Osborne 韧带/筋膜构成，该韧带/筋膜从近端横跨肱骨尺弓，远端横跨尺侧腕屈肌(FCU)的肱骨头和尺骨头。肘管的底由内侧副韧带和肘关节囊构成。肘管内侧和外侧分别限定在肱骨内上髁和尺骨鹰嘴突近端。

设备和用品

肘管注射很容易采用解剖标志和超声引导技术在床旁进行。采用 25G~27G 穿刺

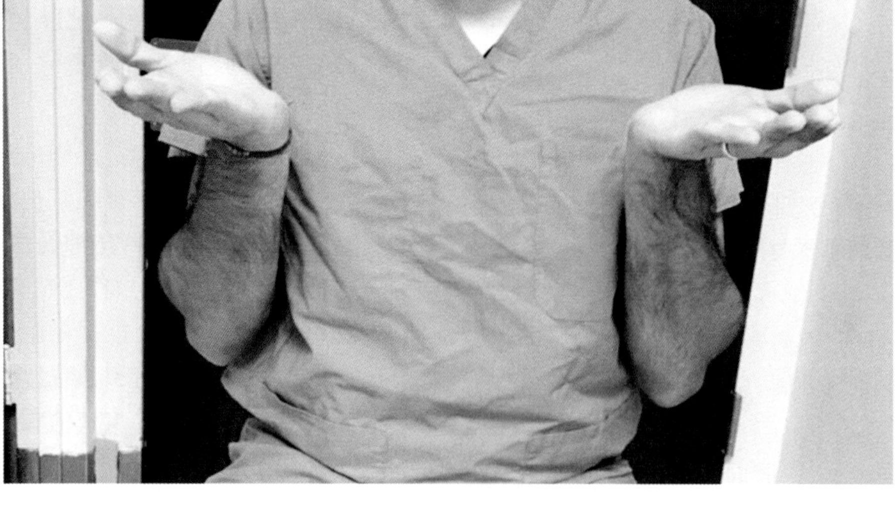

图 58.9 肘屈试验。

表 58.5 肘管注射的适应证和禁忌证

适应证	禁忌证	
• 肘管处尺神经卡压引起的手腕和手部顽固性疼痛，且保守治疗无效	相对禁忌证	绝对禁忌证
	• 未控制的糖尿病	• 患者拒绝
	• 使用抗凝药物	• 注射部位感染
	• 凝血障碍	• 局部肿瘤
	• 全身性感染	• 注射过敏史

针，将局部麻醉药和皮质类固醇的混合液注射到肘管（表 58.6）。

体表解剖标志定位技术

准备肘管注射时，患者取坐位，前臂旋于平面上。触诊并识别尺骨鹰嘴突和肱骨内上髁。在这两个骨性解剖标志之间是肘管内的尺神经，注射靶点距离骨性解剖标志远端 1~2cm。在无菌条件下，穿刺针以 35~45°角由尺骨鹰嘴和肱骨内上髁之间刺入（图 58.10）。

表 58.6 肘管注射所需的用品

注射器	3mL
穿刺针	25G 或 27G，1.5~2 英寸
超声探头	高频线性探头（10MHz）
局部麻醉药	0.25%~0.5%布比卡因
	1%~2%利多卡因
皮质类固醇	微粒型或非颗粒型激素

一旦针尖到达所需位置，在缓慢注射之前先回抽，以确保穿刺针不会意外刺入血管。

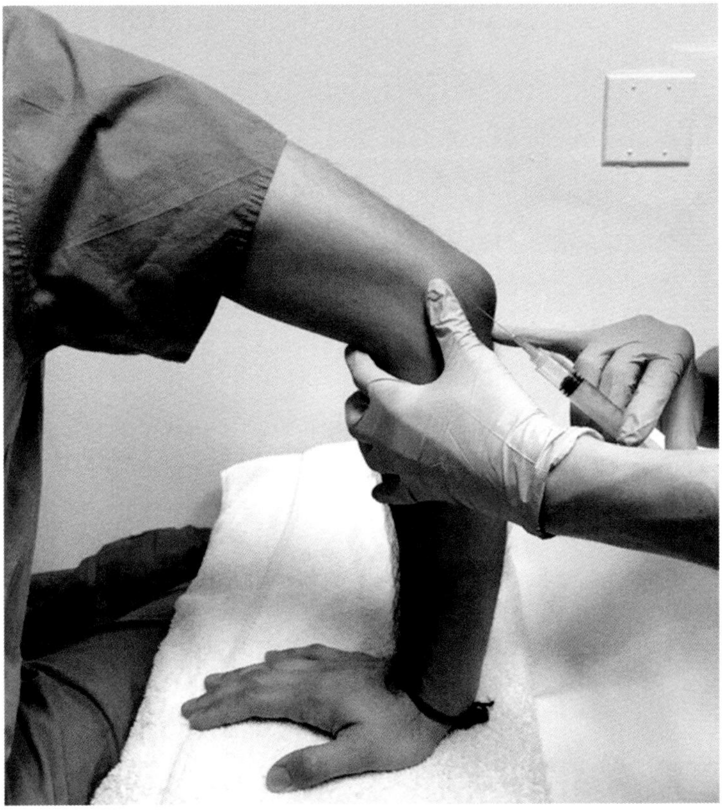

图 58.10 体表解剖标志定位技术肘管注射。

超声引导技术

患者取坐位，手臂被动内旋，肘部屈曲至 90°，手放在平面上。触诊并识别尺骨鹰嘴突和肱骨内上髁。肘管可以在超声的短轴切面和长轴切面评估，短轴切面方法将在本章中描述。将高频线性超声探头置于肱骨内侧上髁近端短轴切面，向远端扫查，识别肘管结构，包括尺神经、肱骨内侧上髁、鹰嘴突、尺侧腕屈肌（FCU）尺骨头和肱骨头、Osborne 韧带/筋膜（图 58.11）。一旦确定了结构，就可以使用平面内技术（图 58.12）。在无菌条件下，穿刺针从内侧刺入，直到针尖靠近尺神经，缓慢注射药液。为了避免损伤尺动脉和尺静脉，推荐内侧到外侧的穿刺入路。

潜在并发症和不良反应

肘管注射，无论是采用基准点还是超声技术指导，患者一般耐受性较好。但是，需要注意潜在并发症和不良反应。由于基准点途径没有实时成像引导，因此，神经血管损伤的风险较高。可能受伤的关键结构包括尺动脉和尺神经。超声引导技术减轻了对这些关键结构的损伤，并允许更有针对性地注射。

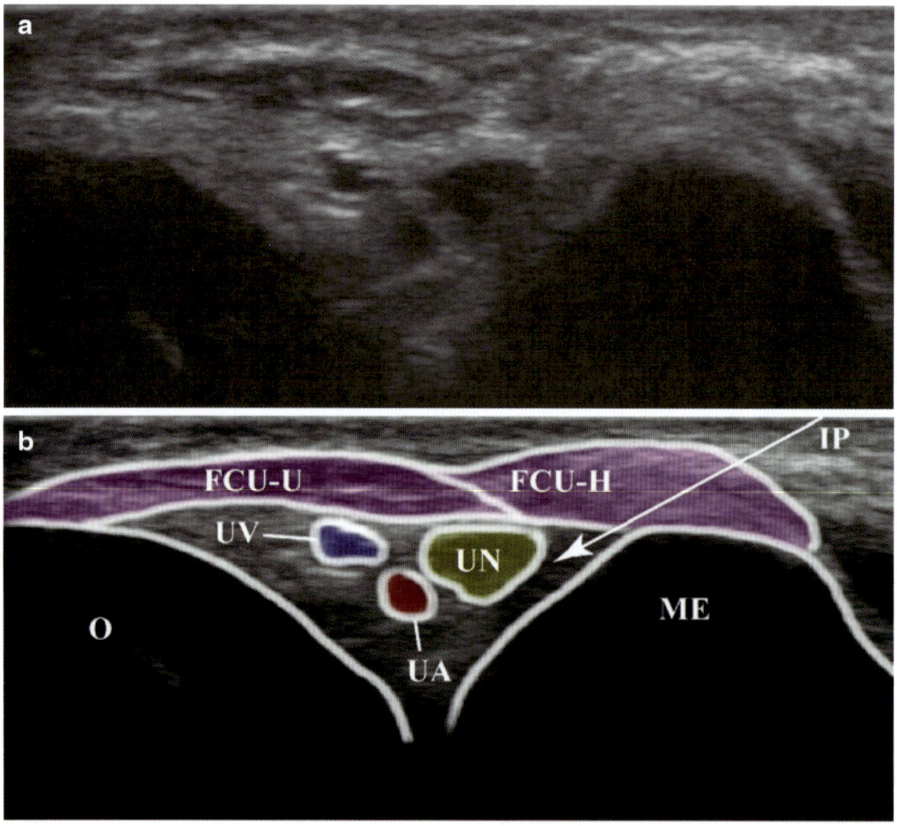

图 58.11 (a)肘管短轴切面的超声图像。(b)超声引导平面内(IP)技术肘管注射的超声标志图。注：FCU-H，尺侧腕屈肌肱骨头；FCU-U，尺侧腕屈肌尺骨头；ME，肱骨内上髁；O，尺骨鹰嘴；UA，尺动脉；UN，尺神经；UV，静脉颈。

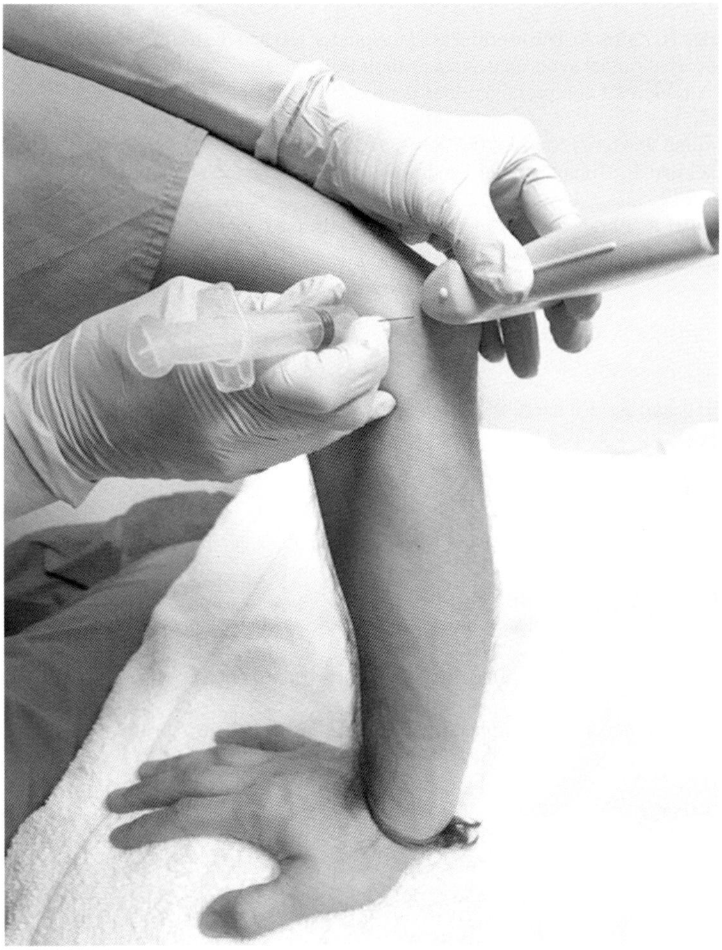

图 58.12　短轴切面超声引导平面内(IP)技术肘管注射的超声探头位置和穿刺入路。

临床技术要点

- 肘管注射是一种安全、有效、耐受性良好的诊断和治疗干预措施，可以在床旁轻松完成。
- 由于许多其他病变可能表现为肘管综合征，因此在进行肘管注射之前，必须进行全面的体格检查，包括诊断成像和(或)电生理学检查。
- 与腕管注射相似，注射剂量应小于3mL，以防止进一步压迫尺神经。

（张力　黄鑫　译）

参考文献

1. Wang L. Guiding treatment for carpal tunnel syndrome. Phys Med Rehabil Clin N Am. 2018;29(4):751–60.
2. Dale AM, Harris-Adamson C, Rempel D, Gerr F, Hegmann K, Silverstein B, et al. Prevalence and incidence of carpal tunnel syndrome in US working populations: pooled analysis of six prospective studies. Scand J Work Environ Health. 2013;39(5):495–505.
3. Ghasemi-Rad M. A handy review of carpal tunnel syndrome: from anatomy to diagnosis and treatment. World J Radiol. 2014;6(6):284–300.
4. Durkan JA. A new diagnostic test for carpal tunnel syndrome. J Bone Joint Surg Am.

1991;73(4):535–8.
5. Brüske J, Bednarski M, Grzelec H, Zyluk A. The usefulness of the phalen test and the hoffmann-tinel sign in the diagnosis of carpal tunnel syndrome. Acta Orthop Belg. 2002;68(2):141–5.
6. Robertson C, Saratsiotis J. A review of compressive ulnar neuropathy at the elbow. J Manip Physiol Ther. 2005;28(5):345.
7. Cutts S. Cubital tunnel syndrome. Postgrad Med J. 2007;83(975):28–31.
8. Trehan SK, Parziale JR, Akelman E. Cubital tunnel syndrome: diagnosis and management. Med Health R I. 2012;95(11):349–52.
9. Andrews K, Rowland A, Pranjal A, Ebraheim N. Cubital tunnel syndrome: anatomy, clinical presentation, and management. J Orthop. 2018;15(3):832–6.

推荐阅读

Bodor M, Lesher J, Colio S. Ultrasound-guided hand, wrist, and elbow injections. In: Narouze SN, editor. Atlas of ultrasound-guided procedures in interventional pain management. New York, NY: Springer. p. 307–24.

Fowler JR, Fowler JR. Cubital tunnel syndrome: diagnosis, management and rehabilitation. New York: Springer; 2019.

Lin E, Aligene K, Kirschner J. Elbow. In: Atlas of ultrasound guided musculoskeletal injections. New York, NY: Springer; 2016. p. 35–46.

Luchetti R. Carpal tunnel syndrome. Berlin: Springer; 2007.

Peng P. Carpal tunnel injection. In: Regional nerve blocks in anesthesia and pain therapy. New York, NY: Springer; 2015. p. 441–3.

Singh V, Ericson WB. Median nerve entrapments. In: Peripheral nerve entrapments. Cham: Springer International; 2016. p. 369–82.

Singh V, Trescot A. Ulnar nerve entrapments. In: Peripheral nerve entrapments. Cham: Springer International; 2016. p. 383–96.

Spinner D, Rosado M. Wrist and hand. In: Albrecht E, editor. Atlas of ultrasound guided musculo-skeletal injections. New York, NY: Springer; 2016. p. 47–59.

第 59 章 腕部疼痛的床旁注射治疗

Eric M. Stockwell, Harlan B. Stern

基本概念

- 与保守治疗相比，第一伸肌腱间室腱鞘注射越来越成为 De Quervain 病（即桡骨茎突腱鞘炎）首选的治疗方法。
- 桡腕关节注射是治疗各种疼痛病因的有效治疗手段，包括炎症性关节炎、骨关节炎、创伤性关节炎和过度使用关节。
- 注射治疗桡骨茎突狭窄性腱鞘炎和桡腕关节的目标包括长期缓解、防止疼痛复发和后续管理。
- 腱鞘囊肿抽吸术适用于缓解疼痛和减轻血管神经压迫。
- 疼痛的缓解往往是迅速的，治疗效果可能持续几天到几个月。

De Quervain 病的床旁注射治疗

概述

De Quervain 病（DQD）即桡骨茎突狭窄性腱鞘炎，是腕部桡侧第一伸肌腱间室肌腱机械性刺激所致[1]。在这个间室中两个肌腱分别是拇长展肌（APL）和拇短伸肌（EPB）（图 59.1）。该病的特点是疼痛、肿胀和压痛，男性发病率为 0.5%，女性发病率为 1.3%[2]。治疗方式可分为保守治疗（CMM），包括药物、夹板固定和注射；以及外科干预，包括手术松解。超声引导下第一伸肌腱间室注射皮质类固醇越来越被认为是 CMM 的首选治疗措施[3]。

适应证与禁忌证

桡骨茎突狭窄性腱鞘炎可能出现在反复拇指伸展和外展导致尺骨偏斜的活动中，如敲击和滑雪。其也可能出现在激素变化的情况下，如产后患者。

当第一伸肌腱间室发生退行性变，导致拇长展肌和拇短伸肌腱鞘炎时，就会出现这种情况。这是一种临床诊断，其依据是症状和体格检查，包括手腕部桡侧的压痛和肿胀，以及 Finkelstein 试验阳性。Finkelstein 试验是通过将患者的拇指远端握在手掌中，手腕部内收，可诱发出疼痛。超声诊断很容易确诊，其敏感性为 100%，特异性为 96%[2]。伸肌腱间室内肌腱的超声影像显示滑膜增厚（图 59.2a）。常见的禁忌证包括注射部位的感染、对注射剂（包

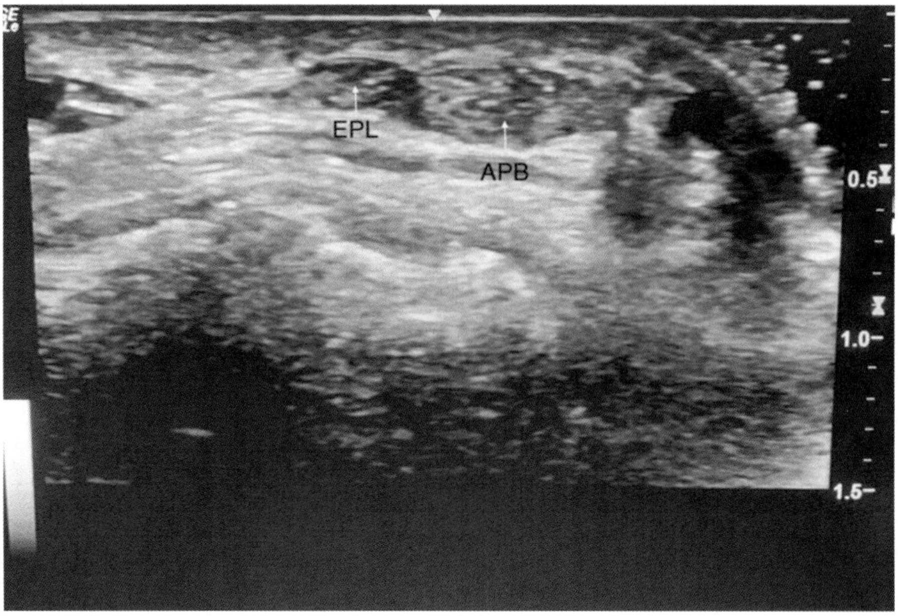

图 59.1 拇长展肌腱和拇短伸肌腱位于第一伸肌腱间室内的超声图像。注：APL，拇长展肌腱；EPB，拇短伸肌腱。

括类固醇)不耐受或过敏，以及患者拒绝注射。抗凝血(包括医源性)和血小板功能障碍(包括医源性)不被认为是这些注射的禁忌证。

临床解剖

第一伸肌腱间室是腕部最靠外侧的肌腱间室。该间室位于掌骨和桡骨远端的外侧。有两条肌腱穿过该间室：拇长展肌腱(APL)和拇短伸肌腱(EPB)。有3个解剖学上的变异值得注意，因为它们被认为是与注射皮质类固醇的失败有关[3]。这些变化与APL和EPB肌腱的间隔有关。在完全分隔中，我们发现APL和EPB处于不同的间室中。不完全分隔使APL和EPB在桡骨远端处于一个共同间室，但在更远的地方处于不同间室。最后，当肌腱共用一个间室时，可能没有分隔。如上所述，建议医生在超声图像上识别这些间室以指导注射技术(见图59.2b)。

设备和用品

这个治疗可以在床旁和诊室里进行。建议医生使用超声引导技术来确认正确的针头位置，并根据解剖学的变化来调整穿刺(表59.1)。

体表解剖标志定位技术

基于体表解剖标志可用于这些注射。但如上所述，我们不推荐这样做，因为超声引导可以确认穿刺针的位置，根据解剖学的变异调整注射方式，可能会减少意外的血管或神经损伤，并能提高患者的满意度。对“盲法”注射的担忧同样适用于本章所述的其他手术。因此，我们只描述超声引导技术。

超声引导技术

在无菌条件下，首先将超声探头放在患者手腕上，获得第一伸肌腱间室的短轴切面视图，可见2条肌腱(图59.3)。超声探头向近端和远端扫查，以确定肌腱是否有完整、远端不完整或没有分隔的间室。若没有分隔间室，则将药物注射到它们的共同间室。若有不完全分隔间室，则建议在近端共同间室

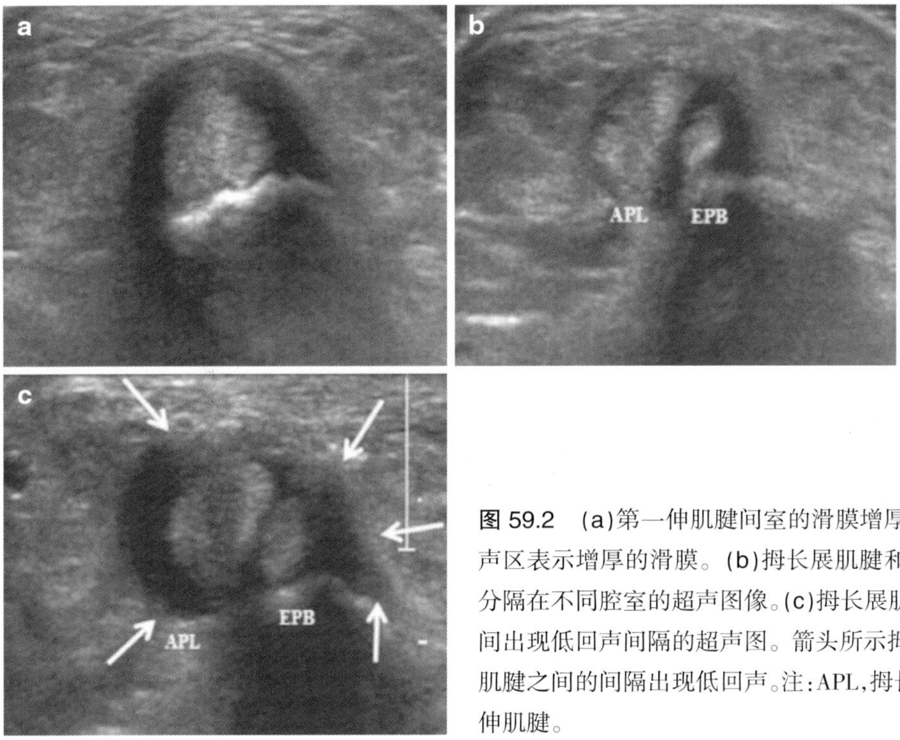

图 59.2　(a)第一伸肌腱间室的滑膜增厚的超声图像。低回声区表示增厚的滑膜。(b)拇长展肌腱和拇短伸肌腱“完全”分隔在不同腔室的超声图像。(c)拇长展肌腱和拇短伸肌腱之间出现低回声间隔的超声图。箭头所示拇长展肌腱和拇短伸肌腱之间的间隔出现低回声。注：APL，拇长展肌腱；EPB，拇短伸肌腱。

表 59.1　设备和用品

注射器	3mL 或 5mL
注射针	25G、27G、30G，0.5~1 英寸
局部麻醉药	1%~2%利多卡因 0.5mL
	0.25%~0.5%布比卡因 0.5mL
	利多卡因/布比卡因混合液 0.5mL
皮质类固醇	曲安奈德 20~40mg(t1/2：18~36h)
	甲泼尼龙 40~80mg(t1/2：18~36h)

中注射药物，以使药物在独立间室中向远端扩散。最后，若看到完全分隔的间室，则将准备好的药物分成两份，分别注射到每个不同的间室[4]。图 59.2c 显示了间室内肌腱之间的低回声间隔。

潜在并发症和不良反应

其并发症发生率极低，几乎所有的并发症都是自限性的，不需要医疗干预[5]。除了出血或感染等常见的并发症外，患者可能主诉在桡神经分布区有轻微的麻木感。轻度的局部皮肤退色可能是由于类固醇注射过浅造成的。此外，医生应该对皮质类固醇或局部麻醉药的过敏反应保持警惕。

床旁桡腕关节注射

概述

桡腕关节(RC)注射是治疗桡腕关节疼痛的有效治疗方法。

适应证和禁忌证

对于保守治疗失败的患者，桡腕关节注射适用于炎症性关节炎、骨关节炎、创伤性关节炎和过度使用关节引起的疼痛[6,7]。抽吸出的渗出物可以作为炎症性关节病诊断的一部分。桡腕关节疼痛可能是由既往舟状骨骨折引起的。年龄、遗传、性别、BMI 和日常使用都可以成为桡腕关节疼痛的因素。疼痛通常表现在手腕，手腕屈伸受限，也可伴有轻度肿胀和无力[8,9]。

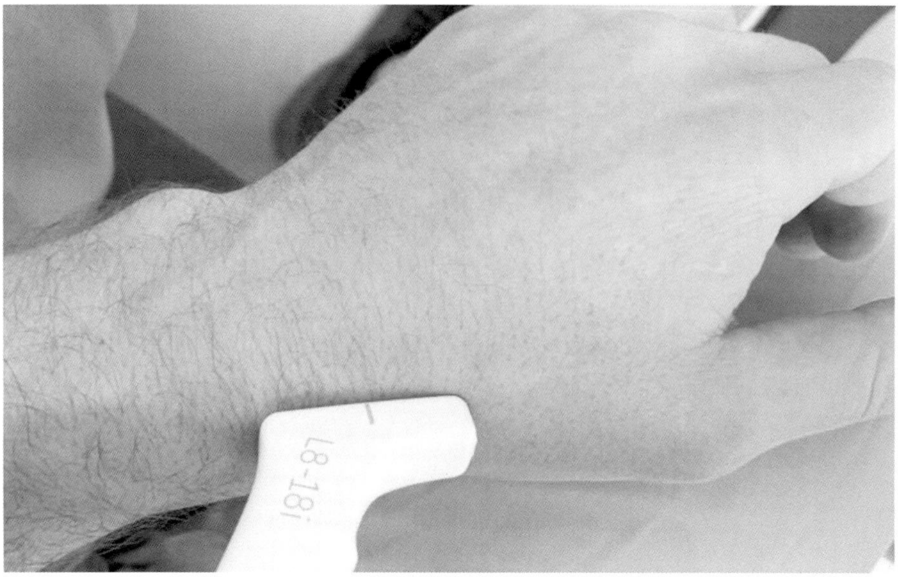

图 59.3 超声探头的位置和方向，用于第一伸肌腱间室注射。

常见的禁忌证包括注射部位的感染、对注射剂（包括类固醇）不耐受或过敏，以及患者拒绝注射。抗凝血（包括医源性）和血小板功能障碍（包括医源性）不被认为是这些注射的禁忌证。

临床解剖

桡腕关节是由桡骨远端和近端的3块腕骨组成：舟骨、月骨和三角骨。三角纤维软骨复合体将桡尺关节分开，舟月韧带和月三角韧带将腕关节中部分开。由于不同的划分，腕关节不是一个隔间，但有一个连通的滑膜腔。在约75%的病例中，桡腕关节与豌豆骨-三角骨关节相通[10,11]。

设备和用品

这种治疗可以在床旁和诊室里进行。患者取坐位，前臂完全内旋。触诊Lister结节，对腕背的皮肤进行消毒。定位桡腕关节后，在桡骨关节水平插入25G、1英寸针头，并推进到桡骨远端的骨膜上。引导针头进入关节腔，直到注射无阻力。注射皮质类固醇和局部麻醉药，具体数量见表59.1。在确认回抽无血后，注射药液[12]。

超声引导技术

在皮肤消毒后，采用高频线性探头，在背侧长轴扫描。探头以Lister结节为中心平移，旋转90°到解剖学矢状面以获得长轴切面视图。在这个位置，应该可以看到桡骨远端、月骨和骰骨。可以旋转探头，以确保针头放在第二和第三伸肌腱间室之间（由Lister结节分开）。针头采用平面内技术，呈45°角从远端向近端刺入超声探头的下方（图59.4）。在关节远端数毫米处是最佳位置，可以避开桡骨[13]。关节积液、滑膜增厚、关节间隙变窄、骨质增生形成和皮质不规则都是常见的超声检查结果。

潜在并发症和不良反应

其并发症发生率极低。由于潜在的韧带损伤，应避免在舟月韧带区域进行操作。除了常见的并发症（如出血或感染）外，患者可能会表现出在桡神经分布区有轻微的麻木感。此外，前文中描述的轻度皮肤退色和过敏反应是潜在的并发症。可以建议休息两

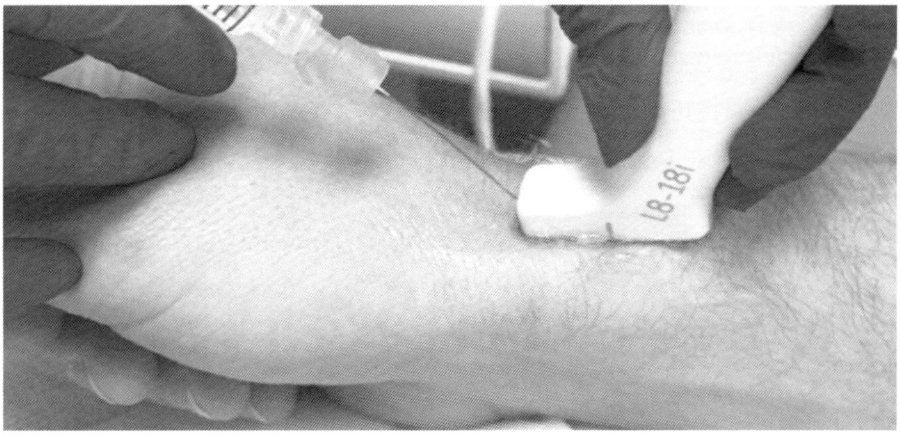

图 59.4　桡腕关节注射的超声探头位置和方向。

周,并用夹板保护关节[13](图 59.5)。

床旁腱鞘囊肿抽吸术

概述

腱鞘囊肿抽吸术是床旁和门诊治疗中一个有效的治疗方法。

适应证和禁忌证

腱鞘囊肿抽吸术适用于疼痛治疗,较少用于血管或神经减压。囊肿通常是关节囊或腱鞘的肿胀。囊肿病变中充满了关节周围或肌腱周围软组织变性产生的液体[6,7]。它们通常发生在腕关节背侧。抽吸后复发是很常见的,与抽吸相比,手术的复发率较低。常见的

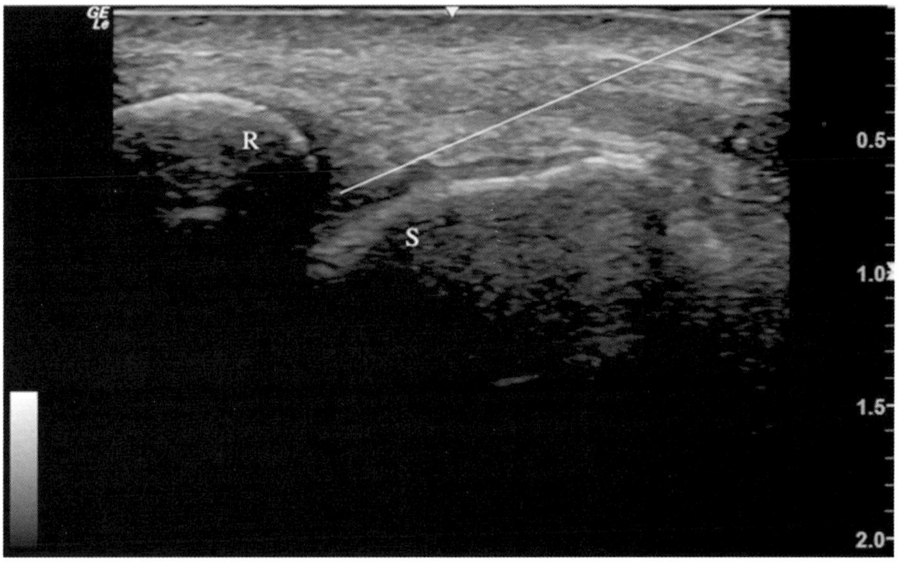

图 59.5　桡腕关节注射时的超声图像。注:R,桡骨;S,舟骨。

禁忌证包括注射部位感染、对注射剂(包括皮质类固醇)不耐受或过敏,以及患者拒绝。抗凝血(包括皮质医源性的)和血小板功能障碍(包括医源性的)不被认为是这些注射的禁忌证。

临床解剖

周围解剖结构应考虑到囊肿的位置。大多数囊肿位于腕关节背侧,与舟月韧带相邻。外侧囊肿起源于舟骨大多角骨关节;它们位于桡侧,可能会使桡动脉或桡神经浅支移位。血管结构应该用多普勒成像来定位。

设备和用品

建议医生使用超声来确认针头的正确位置,并根据解剖学的变化来调整。对于背侧囊肿,患者取坐位,前臂完全旋前。先对囊肿周围的皮肤进行消毒。用超声探头定位囊肿后,与探头成45°的角度刺入16G、1英寸针头。由于抽吸物高黏性,16G针头通常是必要的,但针头大小也取决于囊肿的大小和位置。由于腕部注射的疼痛感很强,因此在注射麻醉药和抽吸之间需间隔足够的时间。如果有腕部疼痛和(或)囊肿附近的滑膜炎,可以注射局部麻醉药和少量皮质类固醇,具体用量请参考表59.1。

超声引导技术

在皮肤消毒后,通常采用高频线性探头,在背侧长轴切面扫描。曲棍球超声探头是抽吸的理想选择,以便有足够的空间来放置针头。平移超声探头,将囊肿置于探头中心,与探头成45°将针头刺入囊肿内(图59.6)[6]。

潜在并发症和不良反应

其并发症发生率很低,几乎所有的并发症都是自限性的。除了常见的并发症(如出血或感染)外,轻度的局部皮肤退色和过敏反应是较少见的并发症。典型病变可能表现为靠近关节或腱鞘处后方增强的无回声或低回声,应尽可能避免。在超声引导下抽吸多发性囊肿是明智的选择[6]。

临床技术要点

- 为了在桡腕关节注射过程中获得最佳位置,应在前臂下放置一个枕头或卷起的毛巾,以便腕部轻微屈曲。
- 引导针头进入腱鞘囊肿,直到液体自由流动。如果液体不能自由流动,可以通过注射生理盐水使内容物液化。
- 应告知患者使用皮质类固醇可能会出

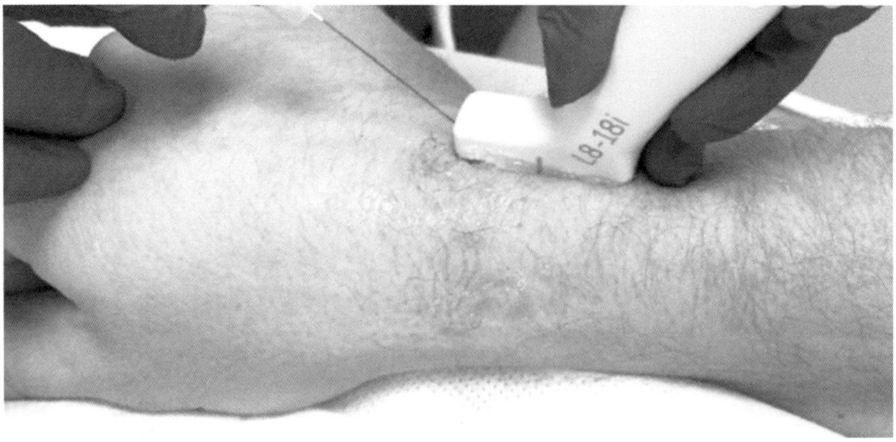

图59.6 抽吸腕部囊肿时的超声探头位置和方向。

现脂肪变性和点状瘢痕，尤其是在反复注射的情况下。
- 对免疫力低下的患者应给予细致的关注，以防止发生感染。虽然这种情况很少见，但早期发现是必须的，以防止有害的后果。
- 必须特别小心抗凝血患者。注射后应观察患者至少 15 分钟。

（仰嘉轩　黄鑫　译）

参考文献

1. Wagner ER, Gottschalk MB. Tendinopathies of the forearm, wrist, and hand. Clin Plast Surg. 2019;46:317–27. https://doi.org/10.1016/j.cps.2019.02.005.
2. Hajder E, de Jonge MC, van der Horst CMAM, Obdeijn MC. The role of ultrasound-guided triamcinolone injection in the treatment of De Quervain's disease: treatment and a diagnostic tool? Chir Main. 2013;32:403–7. https://doi.org/10.1016/j.main.2013.09.002.
3. Bing J-H, Choi S-J, Jung S-M, Ryu D-S, Ahn J-H, Kang C-H, et al. Ultrasound-guided steroid injection for the treatment of de Quervain's disease: an anatomy-based approach. Skelet Radiol. 2018;47:1483–90. https://doi.org/10.1007/s00256-018-2958-9.
4. Ippolito JA, Hauser S, Patel J, Vosbikian M, Ahmed I. Nonsurgical treatment of De Quervain tenosynovitis: a prospective randomized trial. Hand (New York, NY). 2020;15:215–9. https://doi.org/10.1177/1558944718791187.
5. Huisstede BM, Gladdines S, Randsdorp MS, Koes BW. Effectiveness of conservative, surgical, and postsurgical interventions for trigger finger, Dupuytren disease, and De Quervain disease: a systematic review. Arch Phys Med Rehabil. 2018;99:1635–1649.e21. https://doi.org/10.1016/j.apmr.2017.07.014.
6. Spinner DA, Kirschner JS, Herrera JE. Atlas of ultrasound guided musculoskeletal injections. New York: Springer; 2014.
7. Resteghini P. Diagnostic musculoskeletal ultrasound and guided injection: a practical guide. New York: Thieme; 2018.
8. Geissler WB, Burkett JL. Ligamentous sports injuries of the hand and wrist. Sports Med Arthrosc Rev. 2014;22:39–44. https://doi.org/10.1097/JSA.0000000000000013.
9. Tagliafico A, Rubino M, Autuori A, Bianchi S, Martinoli C. Wrist and hand ultrasound. Semin Musculoskelet Radiol. 2007;11:95–104. https://doi.org/10.1055/s-2007-1001875.
10. Theumann NH, Pfirrmann CWA, Chung CB, Antonio GE, Trudell DJ, Resnick D. Pisotriquetral joint: assessment with MR imaging and MR arthrography. Radiology. 2002;222:763–70. https://doi.org/10.1148/radiol.2223010466.
11. Pessis E, Drapé J-L, Bach F, Feydy A, Guerini H, Chevrot A. Direct arthrography of the pisotriquetral joint. Am J Roentgenol. 2006;186:800–4. https://doi.org/10.2214/AJR.04.1640.
12. Colio SW, Smith J, Pourcho AM. Ultrasound-guided interventional procedures of the wrist and hand: anatomy, indications, and techniques. Phys Med Rehabil Clin N Am. 2016;27:589–605. https://doi.org/10.1016/j.pmr.2016.04.003.
13. Malfair D. Therapeutic and diagnostic joint injections. Radiol Clin N Am. 2008;46:439–53. https://doi.org/10.1016/j.rcl.2008.02.007.

推荐阅读

Spinner DA, Kirschner JS, Herrera JE. Atlas of ultrasound guided musculoskeletal injections. New York: Springer; 2014.

第60章 手部疼痛的床旁注射治疗：扳机指、指神经阻滞、关节内注射

Jason Christopher Gremillion, Yashar Eshraghi, Gassan Chaiban, Maged Guirguis

基本概念

- 手部疼痛的注射通常在围术期进行或为解决慢性炎症状况。虽然传统上是通过解剖标志进行的，但超声引导技术的使用越来越普遍。
- 皮质类固醇注射治疗扳机指，通常能有效缓解症状。大约57%的患者在一次注射后症状得到缓解，86%的患者在第二次注射后症状得到缓解。50%的患者症状缓解时间超过12个月。
- 指神经阻滞通常用于手指损伤的紧急修复或术后疼痛控制。肾上腺素在很大程度上已被证明用于这些注射是安全的。

概述

慢性手部和腕部疼痛是人群中的常见症状，根据诊断标准和症状持续时间不同，报道的发病率为5%~26%[1]。虽然手部疼痛的病因有很大的不同，但手部疼痛的注射疗法通常用于围术期或门诊治疗慢性炎症。手部疼痛的病因通常通过病史和查体来诊断，影像学检查需求很低。大多数慢性手部疼痛的患者就诊后首先接受保守治疗，包括物理治疗、支撑/夹板、外用药和非甾体抗炎药（NSAID）[2]。采用注射治疗的手部慢性疼痛，往往继发于骨关节炎或其他退行性关节疾病。据悉，手部骨关节炎在普通人群中的发病率为13%~26%[3]。此外，近期创伤或异常的、增多的手工活动会导致患者手部疼痛。

虽然与髋关节或膝关节等其他解剖部位注射相比，针对手部疼痛进行注射未进行严格的研究，但它们仍然是许多医生的常规操作。常用于手部注射的皮质类固醇包括倍他米松、甲泼尼龙和曲安奈德。许多医生更喜欢水溶性类固醇，因为它们不太可能引起皮肤色素脱失。虽然以下描述的所有注射都相对安全且容易操作，但也有一些通用禁忌证和风险。禁忌证包括靶区局部感染、全身感染和过敏反应，或有使用局部麻醉药或皮质类固醇的禁忌证。接受抗凝治疗的患者通常不必停药，因为该治疗通常很少出血，同时压迫止血很容易进行，但应由医生决定。常见风险包括出血、肿胀、感染、周围血管、肌肉组织和神经损伤及过敏反应[4]。

扳机指注射

概述

狭窄性腱鞘炎通常被称为扳机指，是由于掌骨头部压迫而引起指浅屈肌或拇长屈肌的炎症。

适应证和禁忌证

最常见的狭窄部位是第一环形滑车（A-1）。大多数病例是特发性的，但患者可能有剧烈手部活动或创伤史。在普通人群中，扳机指的发病率估计为 3%[5]。无名指和拇指是最易累及的手指。扳机指症状更多见于优势手，儿童或 60 岁以上人群，以及类风湿关节炎或糖尿病患者[6]。患者经常主诉手掌远端疼痛、睡眠障碍，以及受累手指"卡住"或处于屈曲位。反复屈伸会加重疼痛。

虽然保守治疗通常是一线治疗，但皮质类固醇注射的疗效通常是显著的。高达 57%的患者 1 次注射就能缓解症状，2 次注射能使 86%的患者症状缓解。50%的患者症状缓解时间超过 12 个月。此注射最多可每 6 周重复 1 次，最多可注射 3 次[7]。本章中各种注射的禁忌证相似，因此，在概述中进行了介绍。

临床解剖

注射的主要靶点是穿过掌骨头部的指浅屈肌（或拇长屈肌）的腱鞘。该靶点通常与 A-1 滑车位置相对应。可以通过将超声探头横向放置在掌指关节近端来识别腱鞘。腱鞘应该表现为包绕高回声肌腱的低回声环线。

设备和用品

该操作可在床旁和门诊进行（表 60.1）。超声可用来观察肌腱和腱鞘，以及避开血管结构。

体表解剖标志定位技术

患者取仰卧位或坐位，手臂内收，手掌朝上将手平放在无菌布上。手部消毒后，识别出患指掌骨头和掌指关节，与皮肤成 45°角，平行于肌腱走行，将 1 根 1 英寸、25G 的针从关节间隙近端刺入。穿刺针前行穿过皮下组织进入腱鞘（图 60.1）。回抽无血，然后进行药物注射。如果注射有明显阻力，针头可能在肌腱中或触及骨骼，应退针直到药物可以轻松注射。注射溶液通常为 1mL 皮质类固醇（40mg 甲泼尼龙或 3mg 倍他米松）和 1~2mL 局部麻醉药[8]。

超声引导技术

体位及手部消毒与体表解剖标志定位技术类似，之后将高频线性探头横向放置在掌指关节近端。在超声图像上，腱鞘应表现为包绕高回声肌腱的低回声环线。在该视图中，由于增生和炎症，A1 滑车可表现为高回声结构。采用平面外技术，与皮肤成 45°角，平行于肌腱走向，将 1 根 1 英寸、22G 的针头从探头近端 5mm 处刺入。向前进针直到在腱鞘中可见为止（图 60.2、图 60.3 和图 60.4）。回抽无血后，轻轻注射药物。直视下，药物应在腱鞘内扩散，注射阻力很小[9]。

潜在并发症和不良反应

其并发症发生率极低，几乎所有并发症都是自限性的，不需要医疗干预。最常见的

表 60.1　扳机指注射所需用品

注射器	3mL 或 5mL
针头	25G 或 27G
	1/2~1 英寸
麻醉药	1mL 1%利多卡因
	1mL 0.25%布比卡因
皮质类固醇	甲泼尼龙 40mg（t1/2：18~36h）

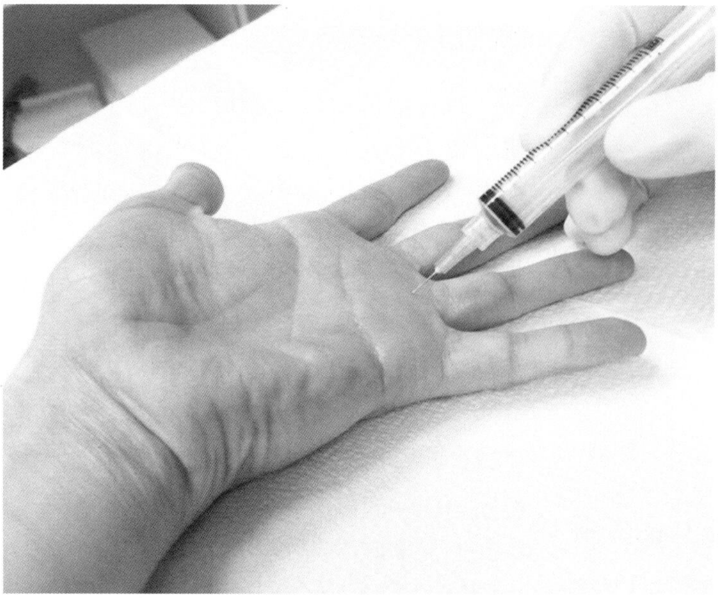

图 60.1 扳机指注射示意图。

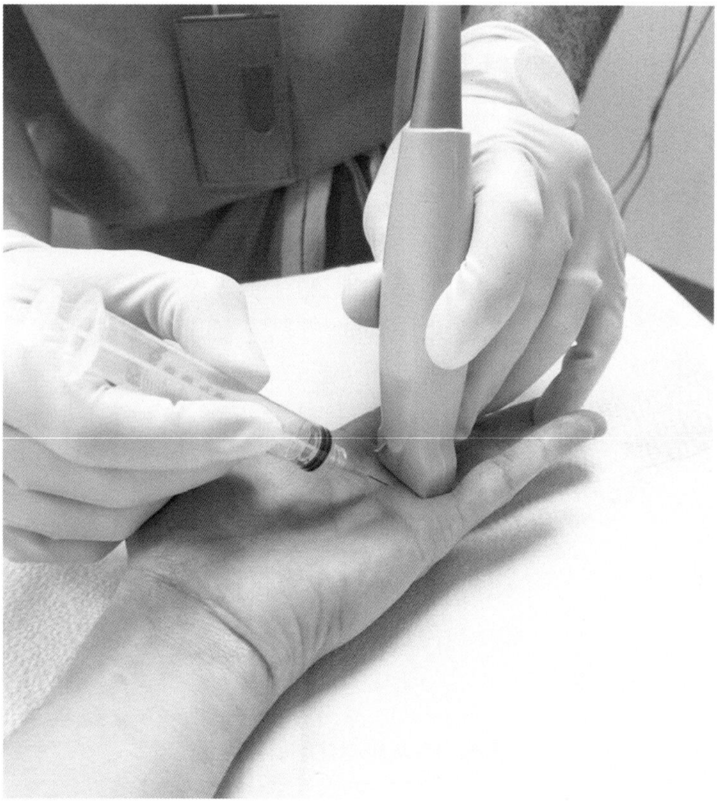

图 60.2 超声引导下扳机指注射的探头放置位置，平面外入路。

并发症包括出血、肿胀、注射部位局部感染或目标手指的轻度感觉异常。类固醇浅表注射可能导致轻度局部皮肤色素脱失。如果直接进行指屈肌腱内注射，最严重的并发症是肌腱断裂。可以使用超声引导或在患者感到严重注射痛时退针数毫米来避免发生这种情况。此外，操作者应警惕皮质类固醇或局部麻醉药引起的过敏反应。

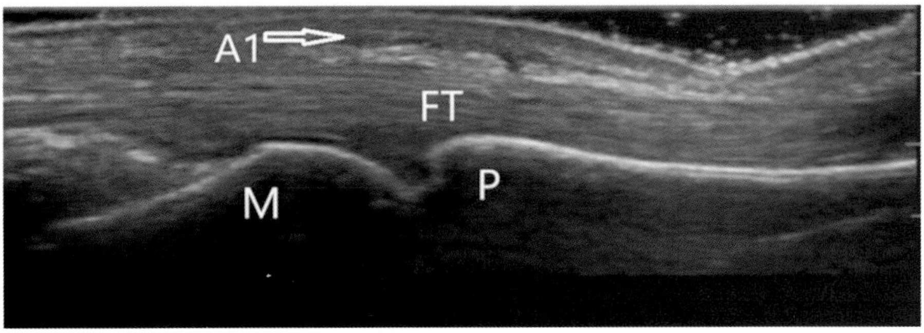

图 60.3　扳机指注射的超声长轴图像。注：A1，A-1 滑车；FT，屈肌腱；M，掌骨头；P，近节指骨。

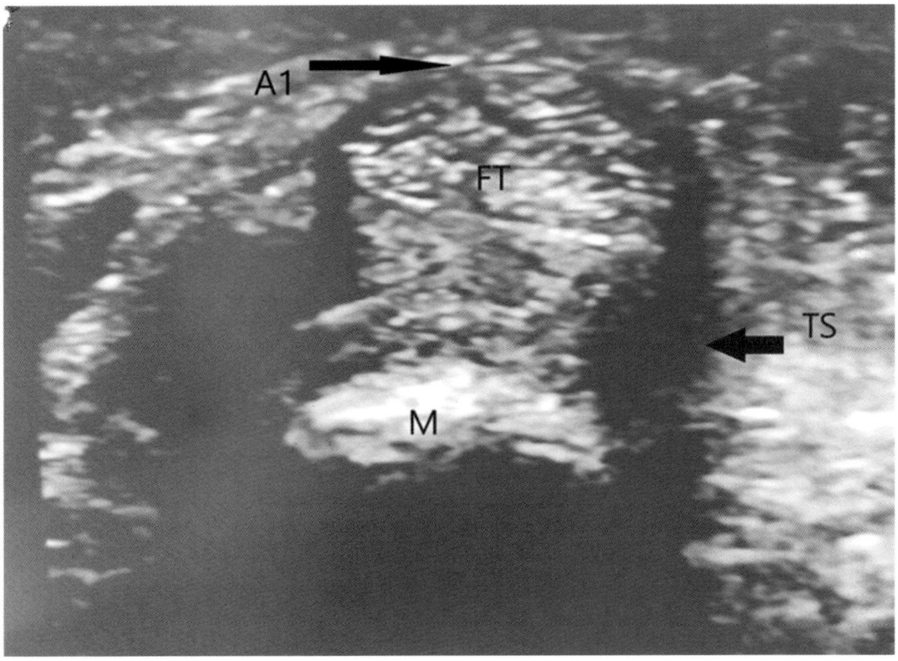

图 60.4　扳机指注射的超声短轴图像。注：A1，A-1 滑车；FT，屈肌腱；M，掌骨头；TS，腱鞘。

扳机指注射的循证

在 Peters-Veluthamaningal 等于 2009 年发表的 Cochrane 综述中，对两项随机对照试验（RCT）进行了分析，63 名受试者分为：皮质类固醇和利多卡因组 34 人，利多卡因组 29 人。在 4 周时，皮质类固醇利多卡因注射比单纯使用利多卡因更有效。获益所需要治疗的人数为 3[10]。在 2017 年 Grandizio 等的一项回顾性综述中，作者回顾了 264 名患者，他们在 A-1 滑车处接受了 1~2 次扳机指注射。一次成功的注射被定义为一次注射能使病情缓解一年以上。皮质类固醇注射的总成功率为 84%，剩余 16%的患者需要手术松解 A-1 滑车。单次注射有效率为 49%，第二次注射有效率为 68%[7]。

掌腱膜挛缩症的注射

概述

掌腱膜挛缩症是手掌筋膜的进行性纤

维化，导致手掌组织"褶皱"并沿手掌筋膜形成结节。随着疾病的进展，这些结节沿着掌筋膜形成纵向条索，导致掌指关节（MCP）和近端指间关节（PIP）无法伸展（图 60.5 和图 60.6）。虽然这些条索通常起源于手掌筋膜，但在后期可发展到指筋膜和手背[11]。随着疾病的进展，患者常出现手指僵硬和伸展困难。虽然早期可能为痛性结节，但在疾病后期看到的条索通常是无痛的[12]。

适应证和禁忌证

掌腱膜挛缩症的危险因素包括男性、年龄大于 50 岁、北欧血统、掌腱膜挛缩症家族史、糖尿病、吸烟、饮酒，以及过度使用双手的职业。挛缩发生在环指和小指的频率更高[11]。目前有几种掌腱膜挛缩症介入治疗方法，包括皮质类固醇注射、掌腱膜针刀松解、胶原酶注射和外科筋膜切开术。其最佳治疗

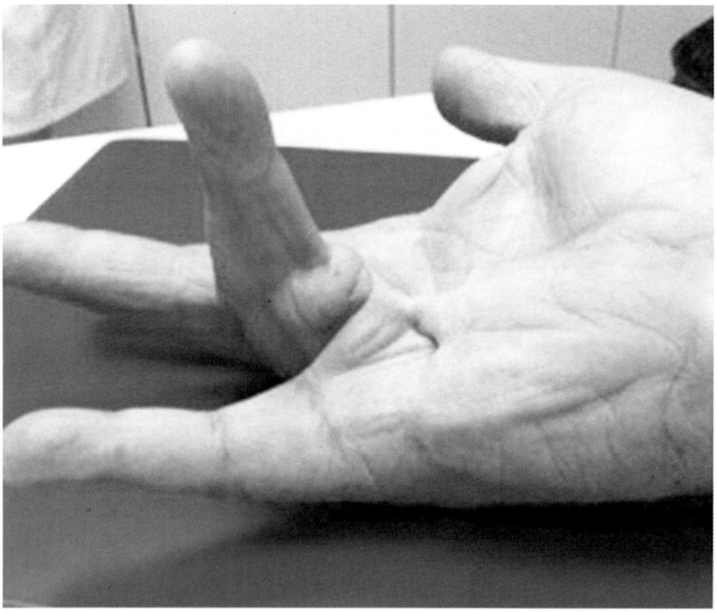

图 60.5　环指掌腱膜挛缩。（Image Courtesy of American Academy of Orthopedic Surgeons）

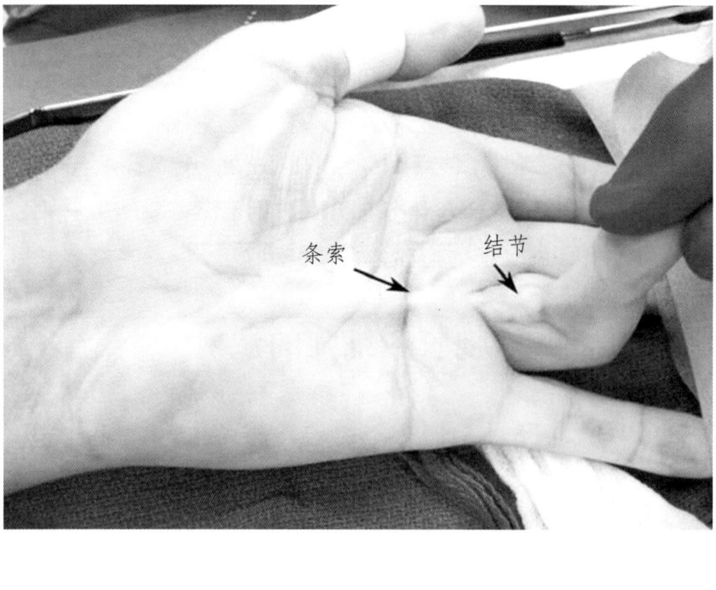

图 60.6　环指掌腱膜挛缩。（Image Courtesy of American Academy of Orthopedic Surgeons）

流程仍存在争议，但通常轻度至中度（MCP 挛缩<40°或 PIP 挛缩<20°）患者可以通过活动改良和皮质类固醇注射来治疗，而病情更严重者可能需要手术松解或胶原酶注射。皮质类固醇、局部麻醉药或胶原酶溶液都可以使用以下技术注射[12]。本章中各种注射的禁忌证相似，因此在概述中进行了介绍。

临床解剖

结节和条索通常沿着掌指关节（MCP）和近端指间关节（PIP）表面的掌筋膜形成。虽然这些条索通常起源于掌筋膜，但在后期可发展到指筋膜和手背。

设备和用品

该操作可在床旁和门诊进行（表 60.2）。超声可用于显示肌腱和掌腱膜病变，以及避开血管结构。

注射技术

患者取仰卧位或坐位，手臂内收，手掌朝上将手置于手术台上。手部消毒后，触诊有症状的条索或结节。与皮肤成 45°角，平行于条索或结节，通常于中线外侧将 25G、1 英寸针头刺入。针穿过皮下组织，进入病变部位。虽然注射初始常有阻力，但持续阻力可能表明针头直接接触骨面。稍退针，然后可以继续注射。常见的皮质类固醇注射液包括 1mL 40mg 甲泼尼龙或 60mg 曲安奈德和 1~2mL 局部麻醉药[13]。

表 60.2 掌腱膜挛缩症注射所需用品

注射器	3mL
针头	25G 或 27G；1/2~1 英寸
局部麻醉药	1mL 1%~2%利多卡因
皮质类固醇	甲泼尼龙 40mg（t1/2：18~36h），或曲安奈德 60mg（t1/2：18~36h）
溶组织梭菌产的胶原酶	若需溶解则每个条索 0.58mg

这种注射也可在超声引导下进行。超声探头可以长轴或短轴放置在结节或条索上。掌腱膜挛缩应表现为一个薄的高回声结构，在较厚且更高回声的肌腱的腹侧延伸。手部消毒后，以平面内技术将 25G、1 英寸针头刺入，进针直到在病灶中识别出来。注射药液应沿着病灶的路径扩散[14]。

潜在并发症和不良反应

其并发症发生率极低，几乎所有并发症都是自限性的，不需要医疗干预。最常见的并发症包括出血、肿胀或注射部位的局部感染。皮质类固醇浅表注射可能导致轻度局部皮肤色素脱失。如果直接进行肌腱内注射，最严重的并发症是肌腱断裂。可以通过使用超声或在患者感到严重注射痛时退针数毫米来避免这种情况。

掌腱膜挛缩症注射的循证

尽管无论选择何种治疗方式，疾病复发都很常见，但皮质类固醇和胶原酶注射都是治疗掌腱膜挛缩症的常见方法。在 Ketchum 等的一项研究中，63 例早期掌腱膜挛缩症患者接受了曲安奈德注射。62 例患者出现明显的疾病消退，结节变软。总体而言，该研究报告平均每个结节注射 3.2 次，97%的患者出现结节软化。这些患者中约有 50%在 1 年后复发[15]。

在 Hurst 等的一项研究中，308 名 MCP 或 PIP 挛缩 20°或以上的患者被随机分配在胶原酶注射组（最多接受 3 次注射，每次注射剂量为 0.58mg）或安慰剂组，注射间隔 30 天。总体而言，与注射安慰剂相比，注射胶原酶后关节活动度显著改善（胶原酶注射组从 43.9°到 80.7°，安慰剂组从 45.3°到 49.5°，$P<0.001$）[16]。在 Zhou 等的一项回顾性研究中，130 例患者接受了针刀松解掌腱膜（n=46）

或胶原酶注射(n=84)。虽然两种干预措施都能成功缓解症状,但在MCP或PIP的挛缩改善方面,没有任何技术被证明是优越的。两个治疗组均未出现严重不良反应[17]。

指神经阻滞注射

概述

指神经阻滞通常用于手指损伤的紧急修复(撕裂伤、拔指甲、肌腱断裂、骨折等)或术后镇痛。少数情况可以进行阻滞来缓解因过度使用手指或夹伤引起的指神经病变[18]。

适应证和禁忌证

如上所述,指神经阻滞的适应证包括手指损伤的紧急修复和术后镇痛或指神经性疼痛。其禁忌证包括手指循环受损、对局部麻醉药过敏或注射部位感染。

临床解剖

指总神经来自正中神经或尺神经,拇指接收来自桡神经的一些分支。它们通常在掌骨水平分为两个指掌侧总神经。它们与指动脉伴行,沿着靠近手掌表面的屈肌腱的两侧走行。虽然指掌固有神经为手指提供大部分神经支配,但它们也在MCP水平发出一个背侧支,为背侧近节指骨提供神经支配。有3种主要的技术用于指神经阻滞,如下所述。

设备和用品

该操作可以在床旁和门诊进行(表60.3)。可以用超声将指神经和血管可视化。比较不同的麻醉溶液时,0.5%的布比卡因镇痛作用长达24.9小时。相比之下,2%利多卡因加肾上腺素(1:100 000)镇痛长达10.4小时,而2%利多卡因不加肾上腺素的镇痛作用只有4.9小时[19]。

表60.3 指神经阻滞所需用品

注射器	5mL
针头	25G或27G;1/2~1英寸
局部麻醉药	2~3mL 0.5%布比卡因,或2~3mL 2%利多卡因加肾上腺素,或2~3mL 2%利多卡因
皮质类固醇	甲泼尼龙40mg?(t1/2:18~36h)用于治疗神经性病变

传统注射技术(用或不用超声)

患者取仰卧位或坐位,手背朝上将手放在手术台上。手部消毒后,与皮肤成90°角将一个27G、1英寸针从目标手指MCP远端刺入皮下组织中。回抽无血后,注射2~3mL不含防腐剂的局部麻醉药。然后在目标手指的另一侧进行相同的注射(图60.7)。

这种操作也可以在超声引导下进行。患者取仰卧位或坐位,手掌朝上将手放在手术台上。线性探头沿着手指横向放置在MCP远端。指屈肌腱通常很容易识别,为圆形低回声结构。指动脉通常为肌腱两侧的搏动性结构。在这个位置,指神经应该正好位于指动脉的腹侧。手部消毒后,采用平面外技术将一个27G、1英寸针从探头的近端刺入。向前进针,直到刚好靠近指神经(图60.8和图60.9)。回抽无血后,注射1~2mL不含防腐剂的局部麻醉药。在手指的另一侧重复同样的注射[20]。虽然上面描述了双侧技术,但如果只需要对手指的一侧进行麻醉,则可以进行单侧注射。如果这种注射是针对神经病变进行的,则可以注射1mL 40mg/mL的甲泼尼龙。

经腱鞘技术

经腱鞘技术是通过在指屈肌腱鞘内注入局部麻醉药为目标手指提供麻醉。患者手

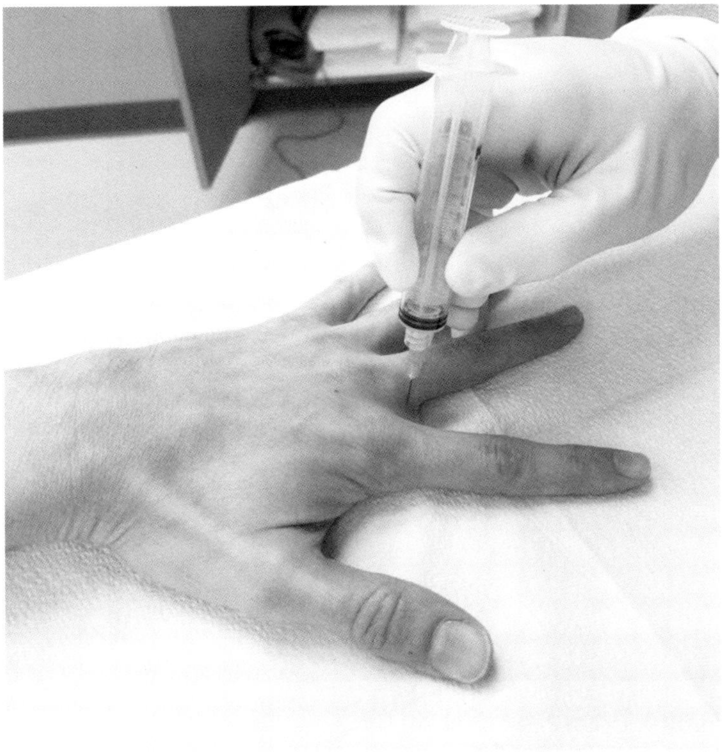

图 60.7　传统指神经阻滞的体表解剖标志定位技术。

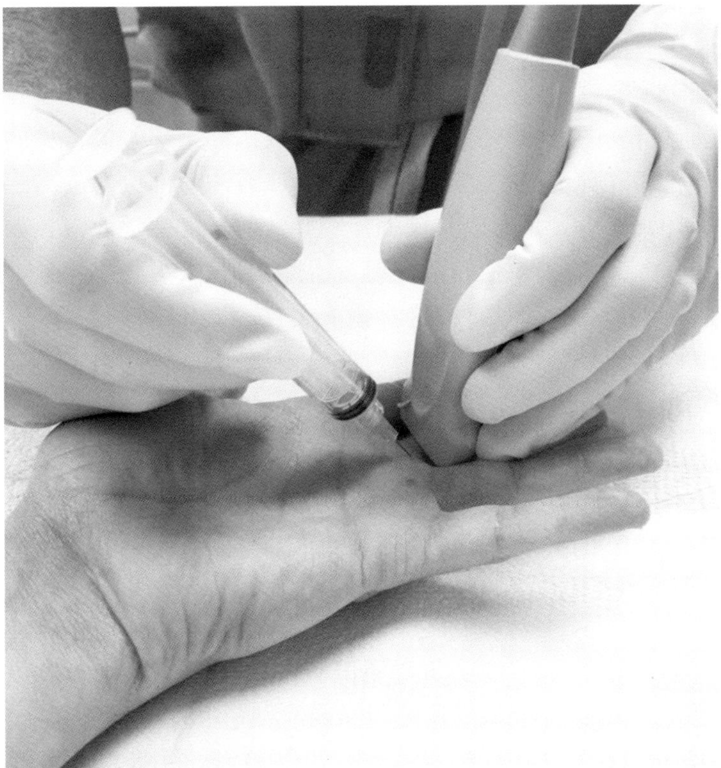

图 60.8　指神经阻滞的超声定位，平面外入路。

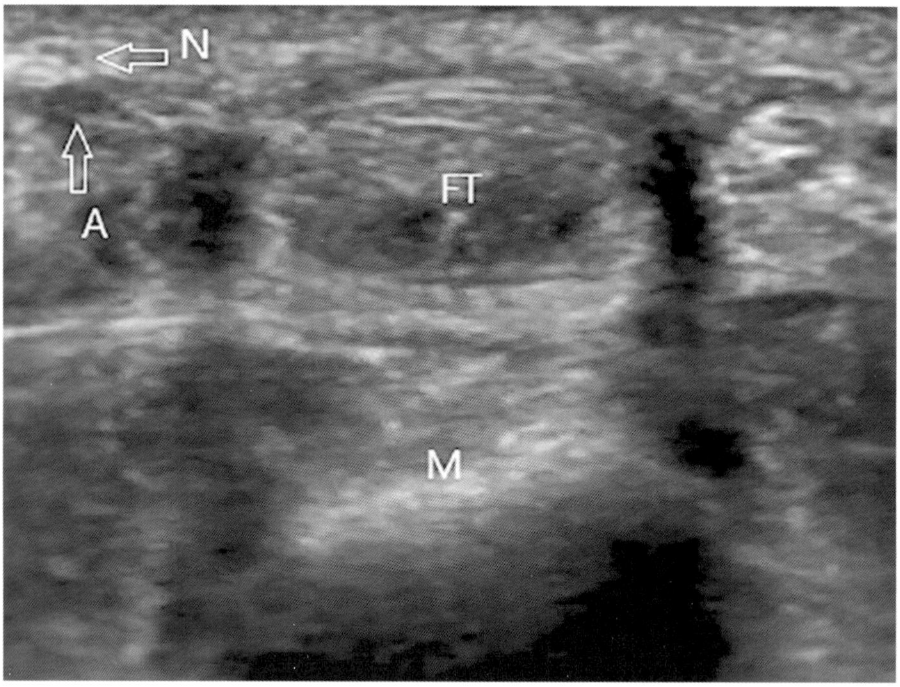

图 60.9 指神经阻滞的短轴超声图像。注:FT,指屈肌腱;M,掌骨头;A,指动脉;N,指神经。

掌朝上将手放在手术台上。在近端指横纹的近端识别指屈肌腱。手部消毒后,与该皮肤成 45°角,将一个 27G、1 英寸针向远端刺入。进针穿过皮下组织,进入指屈肌腱鞘(图 60.10)。回抽无血后,可注射 2mL 局部麻醉药[21]。超声可用于识别肌腱和腱鞘,如扳机指注射技术部分所述。

皮下技术

皮下技术包括将局部麻醉药注射到目标手指的皮下组织中, 然后按摩这些组织,使药物向指神经和腱鞘扩散。与其他两种技术不同,这种技术很少为近节指骨的背侧提供足够的麻醉。

患者手掌朝上将手放在手术台上。手部消毒后,与皮肤成 45°角将一个 27G、1 英寸针从近端指横纹向远端刺入皮下组织。回抽无血后,注射 2mL 局部麻醉药(图 60.11)。戴无菌手套,向远端按摩 30~40 秒使局部麻醉药进入组织中[22]。

潜在并发症和不良反应

其并发症发生率极低,几乎所有并发症都是自限性的,不需要医疗干预。最常见的并发症包括出血、肿胀或注射部位的局部感染,以及接触神经导致的轻度感觉异常。如果血管内注射肾上腺素溶液,可能会导致组织坏死,这将在下文“技术和注射的选择”部分进行讨论。

技术和注射的选择

虽然上述 3 种技术都相对容易操作,并为患指提供一致的镇痛效果,但已有几项研究对比了这些不同技术的注射时疼痛和注射部位疼痛的情况。在 Kerimidas 等进行的一项随机对照试验中,104 例患者被随机分配接受传统阻滞或经腱鞘阻滞。虽然经腱鞘注射技术起效更快(100 秒比 165 秒),同时注射时视觉模拟疼痛评分(VAS)也更高(3.2 比 1.6), 大约 50%接受经腱鞘注射的患者,

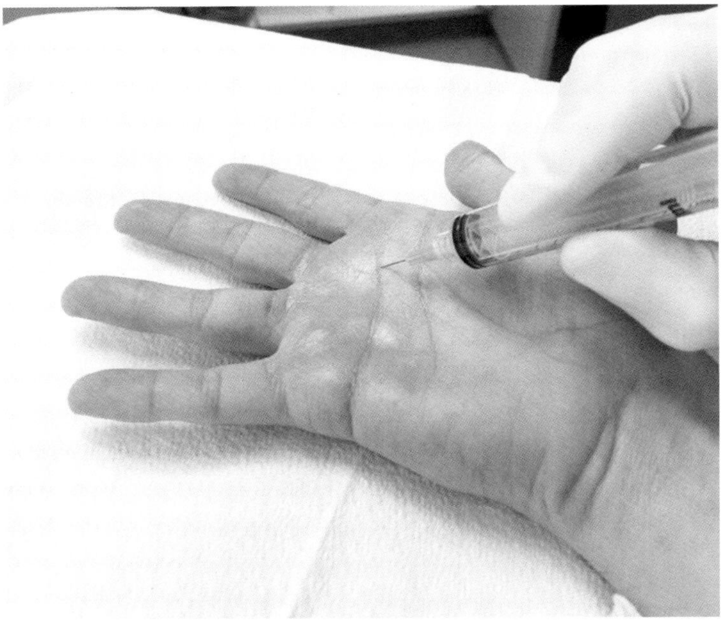

图 60.10　经腱鞘技术指神经阻滞的体表解剖标志定位技术。

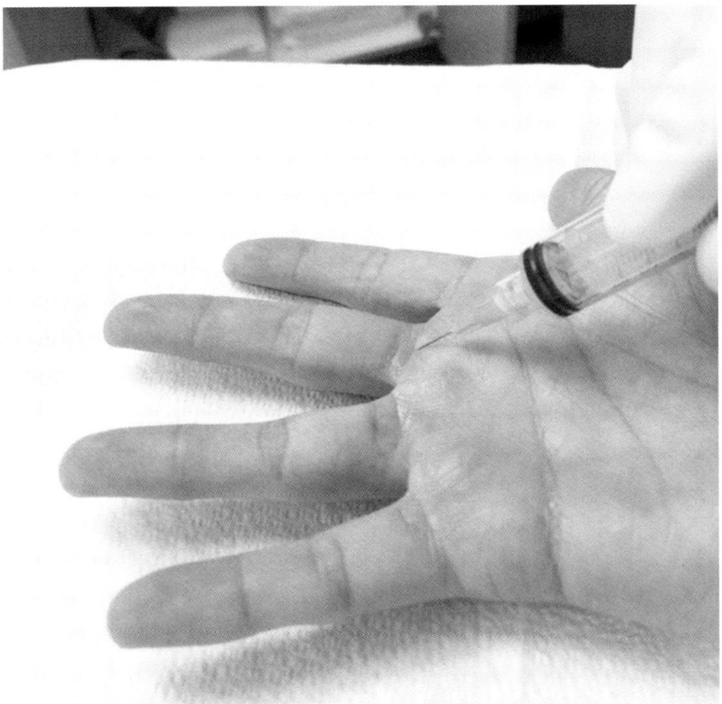

图 60.11　皮下技术指神经阻滞的体表解剖标志定位技术。

注射部位疼痛在注射 24 小时后仍存在。相比之下，所有接受传统阻滞的患者 24 小时后均无注射部位疼痛[23]。此外，经腱鞘注射具有肌腱断裂的风险。

在 Yin 等进行的荟萃分析中，比较了这 3 种技术，传统技术和皮下技术具有相似的镇痛起效时间、注射时疼痛和术后注射部位疼痛。值得注意的是，与其他两种技术相比，皮下技术不太可能阻滞近节指骨背侧。虽然经鞘技术镇痛起效最快，但它也与更严重的注射时疼痛和术后注射部位疼痛有关[22]。

尽管最初在指神经阻滞时避免使用肾上腺素，因为担忧指动脉收缩可能导致组织坏死，但含肾上腺素的局部麻醉药已越来越多地应用于指神经阻滞中。在一项对9篇综述文章、18项随机对照试验和18篇其他文章的荟萃分析中，没有肾上腺素导致指坏死或坏疽的报告。研究中包括约2797例用含1:100 000和1:200 000肾上腺素溶液行指神经阻滞的结果。此外，指神经阻滞的血管收缩作用似乎在90分钟内消失。尽管有这些发现，但建议患有外周血管疾病或组织坏死风险较高的患者避免使用含肾上腺素的麻醉药[24]。

手部关节内注射

概述

腕掌关节（CMC）和指间关节的关节内注射通常用于治疗各种病因（骨关节炎、类风湿关节炎、创伤后关节炎等）继发的关节炎及胶原病。

适应证和禁忌证

有症状的手部骨关节炎在老年人中很常见，男性患病率为13%，女性患病率为26%[25]。拇指的CMC被认为是最易累及的关节。糖皮质激素和透明质酸（HA）是两种最常用的CMC注射治疗药物，其他药物（如英夫利昔单抗和葡萄糖）也在试验中。本章中各种注射的禁忌证相似，因此在概述中进行了介绍。

设备和用品

该操作可在床旁和门诊进行（表60.4）。

表60.4 手部关节内注射所需用品

注射器	3mL
针尖	25G或27G；1/2~1英寸
局部麻醉药	1mL 1%~2%利多卡因
皮质类固醇	甲泼尼龙40mg（t1/2：18~36h）

可用超声将目标关节和周围结构可视化。

注射技术

患者取仰卧位或坐位，手臂完全内收，手背朝上将手放在手术台上。然后对关节进行触诊；可以在目标手指上施加牵引力以打开关节间隙。同样地，关节的屈曲和伸展也有助于识别关节间隙。手部消毒后，尽可能与皮肤成90°角（严重的退行性疾病可能使这种入路无法实现，可能需要更浅的角度）将一个25G、1英寸针头从关节间隙中线刺入。穿刺针前行穿过皮下组织、关节囊，进入关节间隙（图60.12）。如果接触到骨面，穿刺针可能需要重新定向。如果注射阻力较大，那么针头很可能在肌腱中，应该稍微向前推进。进入关节间隙后，注射1mL局部麻醉药和1mL 40mg甲泼尼龙[26]。超声引导有助于关节内注射，可将超声探头沿关节线长轴放置以识别关节间隙。然后可以采用平面外或平面内技术进针，穿过滑膜，直至关节间隙（图60.13和图60.14）。

关节内注射的循证

虽然关节内注射很常见，但其有效性和长期疗效仍存在争议。在Kroon等的荟萃分析中，对13项对比CMC或指间关节中糖皮质激素或HA注射与安慰剂注射的随机对照试验进行了分析。糖皮质激素和HA注射与安慰剂注射的安全性相似，没有增加风险。与安慰剂相比，CMC关节糖皮质激素和HA注射总体上使疼痛和肿胀减轻，但这些

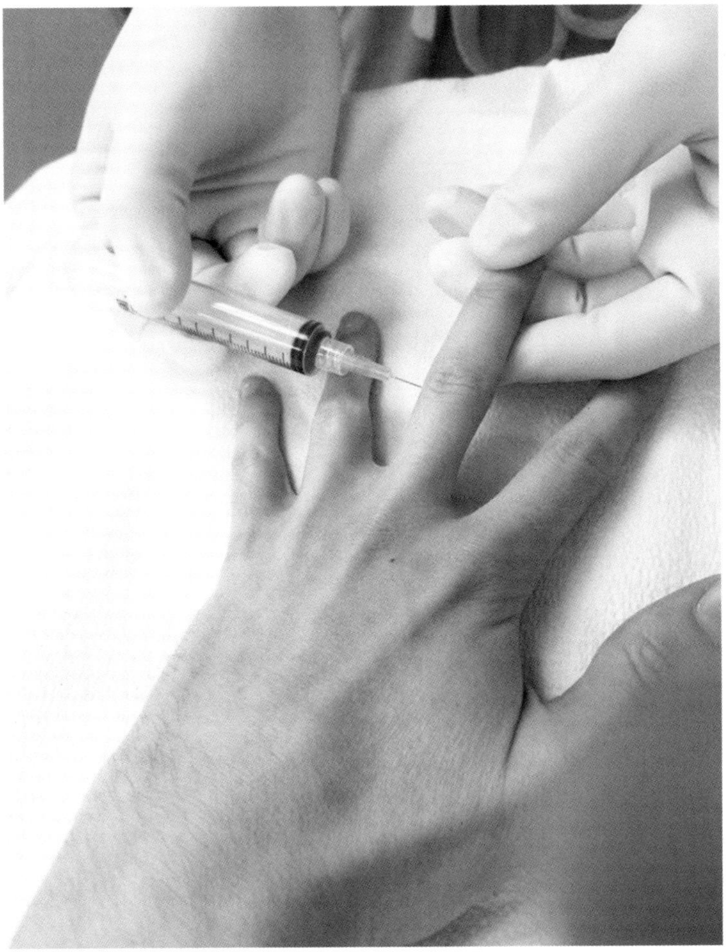

图 60.12　PIP 关节内注射的体表解剖标志定位技术。

结果没有统计学意义。一项临床试验证实，在 12 周时，与安慰剂相比，指间关节注射糖皮质激素可显著缓解疼痛[27]。

体表解剖标志定位技术对比超声引导技术（表 60.5）

临床技术要点

- 虽然手部注射通常是安全且容易进行的，但与保守治疗相比，必须与患者讨论相对风险。
- 扳机指注射过程中使用超声引导可以帮助确定 A–1 滑车，并通过避免将针插入屈肌腱来避免患者疼痛。
- 虽然目前还没有公认的治疗掌腱膜挛缩症的算法，但皮质类固醇和透明质酸注射可以显著缓解轻中度疾病的症状（MCP 挛缩<40°或 PIP 挛缩<20°）。
- 虽然经鞘指神经阻滞镇痛起效最快，且只需一次注射，但它也与注射时疼痛增加和注射部位术后疼痛相关。
- 虽然对外周血管疾病患者有潜在危险，但含有肾上腺素的局部麻醉药似乎可以安全地用于指神经阻滞。

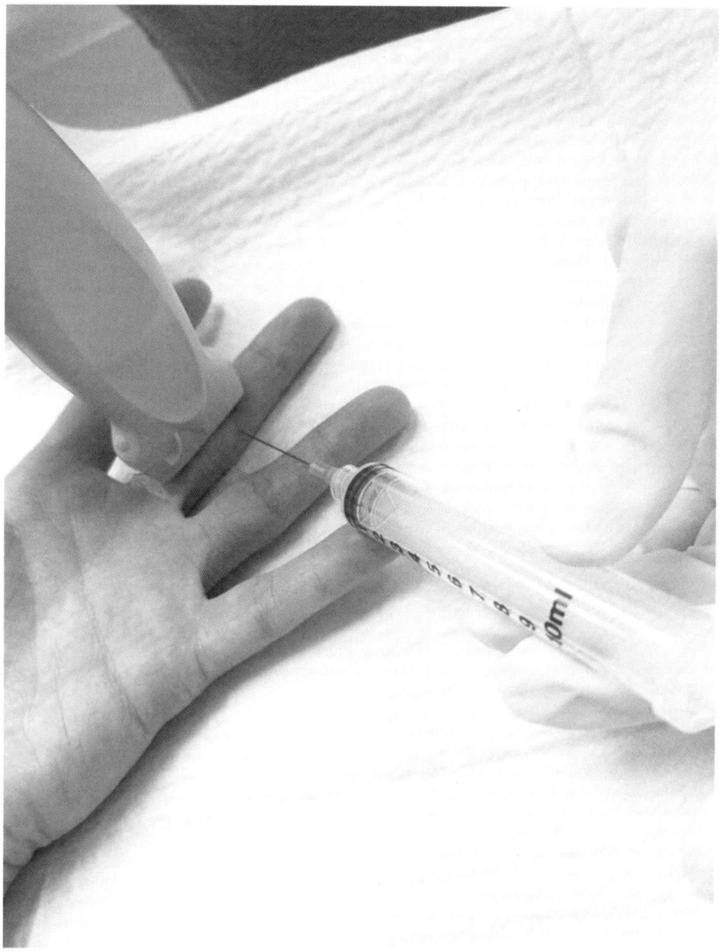

图 60.13 超声引导下 PIP 关节内注射的探头位置,平面外入路。

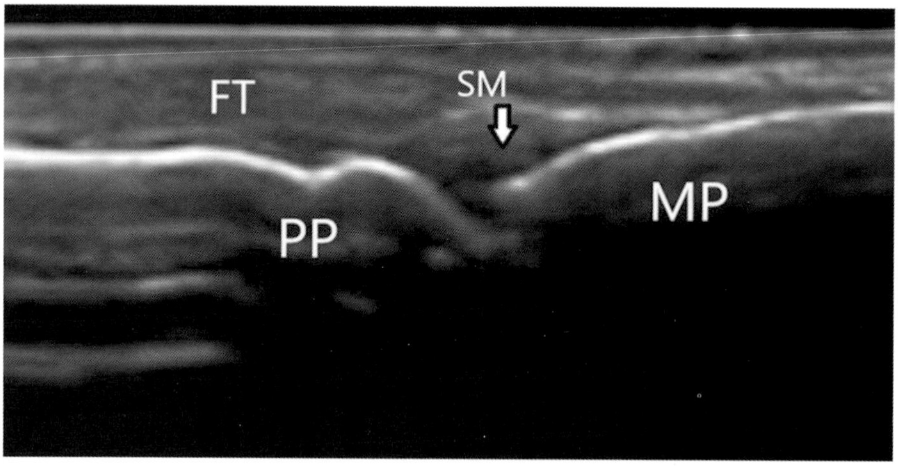

图 60.14 PIP 关节内注射的超声图像。注:FT,屈肌腱;PP,近节指骨;MP,中节指骨;SM,滑膜。

表 60.5 体表解剖标志定位技术对比超声引导技术

操作名称	超声优势	超声缺点	体表解剖标志定位优势	体表解剖标志定位缺点
扳机指注射	减少肌腱断裂的机会，可以看到肌腱和血管，确认腱鞘注射	设备成本，滑车轻度肥大时难以可视，操作时间延长	可快速执行，对患者的风险最小	无法观察是否注射到肌腱或血管中
掌腱膜挛缩注射	观察条索或结节，避免肌腱和血管注射，确认注射到病变中	设备成本，操作时间延长轻度病变时难以可视	易于执行，对患者的风险最小	无法观察病变，无法观察注射是否进入肌腱或血管
指神经阻滞	可视化指神经和动脉，避免注射到肌腱中	设备成本，在紧急手术情况可能不可行	易于执行，风险最小，可在紧急情况下操作	无法可视化指动脉和神经
关节内注射	显示关节间隙，确认关节内注射	设备成本，在晚期疾病中难以观察关节	可快速执行，对患者的风险最小	无法可视化关节间隙

（仰嘉轩 黄鑫 译）

参考文献

1. Nicholls EE, et al. Factors associated with the severity and progression of self-reported hand pain and functional difficulty in community-dwelling older adults: a systematic review. Musculoskeletal Care. 2012;10(1):51–62.
2. Huisstede BM, et al. Effectiveness of conservative, surgical, and postsurgical interventions for trigger finger, Dupuytren disease, and de Quervain disease: a systematic review. Arch Phys Med Rehabil. 2018;99(8):1635–49.
3. Kelley BP, Shauver MJ, Chung KC. Management of acute postoperative pain in hand surgery: a systematic review. J Hand Surg Am. 2015;40(8):1610–9.
4. Tallia AF, Cardone DA. Diagnostic and therapeutic injection of the wrist and hand region. Am Fam Physician. 2003;67(4):745–50.
5. Ryzewicz M, Wolf JM. Trigger digits: principles, management, and complications. J Hand Surg Am. 2006;31(1):135–46.
6. Saldana MJ. Trigger digits: diagnosis and treatment. J Am Acad Orthop Surg. 2001;9(4):246–52.
7. Grandizio LC, et al. Predictors of recurrence after corticosteroid injection for trigger digits. Hand. 2017;12(4):352–6.
8. Waldman SD. Flexor digitorum superficialis and profundus injection for tendonitis and trigger finger. In: Atlas of pain management injection techniques E-Book. Amsterdam: Elsevier Health Sciences; 2016. p. 296–300.
9. Bodor M, Flossman T. Ultrasound-guided first annular pulley injection for trigger finger. J Ultrasound Med. 2009;28(6):737–43.
10. Peters-Veluthamaningal C, et al. Corticosteroid injection for trigger finger in adults. Cochrane Database Syst Rev. 2009;1:CD005617.
11. Gudmundsson KG, Jónsson T, Arngrímsson R. Guillaume Dupuytren and finger contractures. Lancet. 2003;362(9378):165–8.
12. Shih B, Bayat A. Scientific understanding and clinical management of Dupuytren disease. Nat Rev Rheumatol. 2010;6(12):715.
13. Waldman SD. Dupuytren contracture injection. In: Atlas of pain management injection techniques E-Book. Amsterdam: Elsevier Health Sciences; 2016. p. 325–7.
14. Bianchi S, Martinoli C, Abdelwahab IF. High-frequency ultrasound examination of the wrist and hand. Skeletal Radiol. 1999;28(3):121–9.

15. Ketchum LD, Donahue TK. The injection of nodules of Dupuytren's disease with triamcinolone acetonide. J Hand Surg Am. 2000;25(6):1157–62.
16. Hurst LC, et al. Injectable collagenase *Clostridium histolyticum* for Dupuytren's contracture. N Engl J Med. 2009;361(10):968–79.
17. Zhou C, et al. Collagenase *Clostridium histolyticum* versus limited fasciectomy for Dupuytren's contracture: outcomes from a multicenter propensity score matched study. Plast Reconstr Surg. 2015;136(1):87–97.
18. Deniel A, et al. Entrapment and traumatic neuropathies of the elbow and hand: an imaging approach. Diagn Interv Imaging. 2015;96(12):1261–78.
19. Thomson CJ, Lalonde DH. Randomized double-blind comparison of duration of anesthesia among three commonly used agents in digital nerve block. Plast Reconstr Surg. 2006;118(2):429–32.
20. Waldman SD. Digital nerve block of the fingers. In: Atlas of pain management injection techniques E-Book. Amsterdam: Elsevier Health Sciences; 2016. p. 334–6.
21. Chiu DTW. Transthecal digital block: flexor tendon sheath used for anesthetic infusion. J Hand Surg Am. 1990;15(3):471–3.
22. Yin ZG, et al. A comparison of traditional digital blocks and single subcutaneous palmar injection blocks at the base of the finger and a meta-analysis of the digital block trials. J Hand Surg. 2006;31(5):547–55.
23. Keramidas EG, et al. Comparison of transthecal digital block and traditional digital block for anesthesia of the finger. Plast Reconstr Surg. 2004;114(5):1131–4.
24. Ilicki J. Safety of epinephrine in digital nerve blocks: a literature review. J Emerg Med. 2015;49(5):799–809.
25. Qin J, et al. Lifetime risk of symptomatic hand osteoarthritis: the Johnston County Osteoarthritis Project. Arthritis Rheumatol. 2017;69(6):1204–12.
26. Gray RG, Tenenbaum J, Gottlieb NL. Local corticosteroid injection treatment in rheumatic disorders. In: Seminars in arthritis and rheumatism., vol. 10. Philadelphia: WB Saunders; 1981.
27. Kroon FPB, et al. Intra-articular therapies in the treatment of hand osteoarthritis: a systematic literature review. Drugs Aging. 2016;33(2):119–33.

推荐阅读

Gil JA, Hresko AM, Weiss AC. Current concepts in the management of trigger finger in adults. J Am Acad Orthop Surg. 2020;28(15):e642–50. https://doi.org/10.5435/JAAOS-D-19-00614.

第 61 章 肌肉痉挛的肉毒毒素注射治疗（上、下肢肉毒毒素注射）

Geoffrey R. Smith, Chelsea D. Frost, Andrea T. Aguirre

基本概念

- 针对特定肌肉的肌内肉毒毒素注射可有效治疗上肢和下肢痉挛性疼痛。
- 痉挛必然与上运动神经元损伤或病变有关。
- 肉毒毒性的作用机制涉及注射肌肉的剂量依赖性麻痹程度，必须注意避免这种麻痹对功能产生不良影响 。
- 治疗痉挛的目标必须与维持痉挛的潜在益处相权衡。
- 疼痛缓解通常取决于肉毒毒素对目标肌肉的麻痹作用，需要 1~4 周才能完全达到效果，必须每 3~4 个月注射 1 次才能保持麻痹效果。

概述

肉毒毒素肌内注射可一定程度麻痹注射的肌肉，这可用于治疗痉挛相关性疼痛[1]。痉挛必然伴有上运动神经元的病变[1]，因此，必须识别相关的脑或脊髓病变。在脑或脊髓病变时拉伸肌肉，除了可出现抽搐（spasm），还可能有不自主的速度依赖性张力增加的痉挛（spasticity）[2]（译者注：spasticity 是指一种速度依赖性增加的张力，是由于肌肉持续收缩而导致的紧绷或僵硬。而spasm 是指一种突然、不自主的肌肉收缩、运动）。肉毒毒素注射可暂时性降低局灶性痉挛，为维持麻痹效果，需要每 3~4 个月重复注射[1]，达其最大效果需要 1~4 周[3]。为最大程度、最低风险并优化准确性，应在电刺激、肌电图和（或）超声引导下注射[1]。FDA 批准了 3 种用于痉挛管理的肉毒毒素，即 OnabotulinumtoxinA、Abobotulinum-toxinA 和 Incobotulinum-toxinA（仅上肢）[3-5]，无论哪种肉毒毒素，FDA 均有核定的特定肌肉剂量（表 61.1 和表 61.2）。其他治疗痉挛的方法包括拉伸、身体支撑、口服或鞘内给药，以及手术治疗。

适应证和禁忌证

肌肉痉挛可直接导致肌肉疼痛，或通过改变相关的生物力学间接导致肌肉骨骼疼痛[1]。然而，痉挛对功能可能有益，肉毒毒

表 61.1 治疗上肢痉挛，FDA 批准的肉毒毒素给药方案[3-5]

注射部位	OnabotulinumtoxinA	AbobotulinumtoxinA	IncobotulinumtoxinA
拇内收肌	20 单位，1 个部位	不适用	5~30 单位，1 个部位
肱二头肌	100~200 单位，分 4 个部位	200~400 单位，2 个部位	50~200 单位，1~4 个部位
肱肌	不适用	200~400 单位，2 个部位	25~100 单位，1~2 个部位
肱桡肌	不适用	100~200 单位，1~2 个部位	25~100 单位，1~2 个部位
桡侧腕屈肌	12.5~50 单位，1 个部位	100~200 单位，1~2 个部位	25~100 单位，1~2 个部位
尺侧腕屈肌	12.5~50 单位，1 个部位	100~200 单位，1~2 个部位	20~100 单位，1~2 个部位
指深屈肌	30~50 单位，1 个部位	100~200 单位，1~2 个部位	25~100 单位，2 个部位
指浅屈肌	30~50 单元，1 个部位	100~200 单位，1~2 个部位	25~100 单位，2 个部位
拇短屈肌	不适用	不适用	5~30 单元，1 个部位
踇长屈肌	20 单位，1 个部位	不适用	10~50 单元，1 个部位
旋前方肌	不适用	不适用	10~50 单元，1 个部位
旋前圆肌	不适用	100~200 单位，1 个部位	25~75 单位，2 个部位

表 61.2 治疗下肢痉挛，FDA 批准的肉毒毒素给药方案[3,4]

注射部位	OnabotulinumtoxinA	AbobotulinumtoxinA
腓肠肌（内侧头和外侧头）	每头 75 单位，每头 3 个部位	每头 100~150 单位，每头 1 个部位
趾长屈肌	50 单位，2 个部位	130~200 单位，1~2 个部位
踇长屈肌	50 单位，2 个部位	70~200 单位，1~2 个部位
比目鱼肌	75 单位，3 个部位	330~500 单位，3 个部位
胫骨后肌	75 单位，3 个部位	200~300 单位，2 个部位

素相关性麻痹可能导致进一步功能障碍[1]，若担心治疗的功能性后遗症，可请物理治疗师协助治疗。上运动神经元综合征均会出现痉挛，应与其他增加肌张力的病因相鉴别。与痉挛不同，肌张力障碍有不同模式的不自主肌收缩，通常无已知的上运动神经元损伤或病变[6]。若疑诊肌张力过高的病因，建议物理治疗师或神经科医生诊断后再开始治疗。应警惕肉毒毒素远处扩散效应的黑框警告，尤其当呼吸受损时[3-5]（见表 61.3）。肉毒毒素注射的禁忌证包括神经肌肉接头疾病（如重症肌无力）和注射部位感染[3]。

临床解剖

上肢

无论何种获批用于痉挛管理的肉毒毒素亚型，均有获批的特定靶肌肉的特定剂量（见表 61.1）。常见的上肢痉挛模式列于表 61.3。对于攥拳痉挛模式，关键是要确定受累关节，因为指浅屈肌（FDS）只屈曲近端指间关节，而指深屈肌（FDP）近端和远端指间关节都屈曲。FDS 和 FDP 各有 4 条可分别定位注射的肌腹。考虑到注射时患者的身体姿势和舒适度及安全性，上肢所有注射都需

表 61.3　上肢痉挛模式[2]

痉挛模式	受累肌肉
旋前屈肘	肱二头肌
	肱肌
	肱桡肌
	旋前圆肌
屈腕	桡侧腕屈肌
	尺侧腕屈肌
	指深屈肌
	指浅屈肌
	拇屈肌
	掌长肌
手掌内收拇指	拇短展肌
	拇收肌
	拇短屈肌
	拇长屈肌
攥拳	指浅屈肌
	指深屈肌
	蚓状肌
	骨间肌

要患者取仰卧位,由助手或其他安全悬挂装置垂直固定前臂。下文虽然只描述了单个注射部位,但沿靶肌肉向近端或远端移动 2~3cm 可发现其他注射部位。考虑到毗邻有血管和通过血管神经毒素全身扩散的风险,在注射前应始终确认负压抽吸无回血。

下肢

无论何种获批用于痉挛管理的肉毒毒素亚型,均有获批的特定靶肌肉的特定剂量(见表 61.2)。常见的下肢痉挛模式列于表 61.4。除电刺激引导下的比目鱼肌注射外(见下文),其他注射患者均取俯卧位,足踝悬挂在检查台末端。下文虽常只描述了单个注射部位,但沿靶肌肉向近端或远端移动 2~3cm 可发现其他注射部位。考虑到毗邻有血管和通过血管神经毒素全身扩散的风险,在注射前应始终确认负压抽吸无回血。

表 61.4　下肢痉挛模式[2]

痉挛模式	受累肌肉
内翻足	腓肠肌
	趾长屈肌
	踇长屈肌
	比目鱼肌
	胫骨前肌
	胫骨后肌
屈膝	腓肠肌
	腘绳肌
屈趾	趾长屈肌
	踇长屈肌

设备和用品

考虑到定位痉挛肢体时需要兼顾患者的身体姿势和舒适度、手术时痉挛的风险和使用引导模式,操作时需要 1~2 名助手。通常,使用具有皮下注射针尖电极的注射器(上肢为 25G~30G,下肢为 22G~25G)注射复溶溶液(表 61.5)[译者注:复溶溶液是指将药物的干粉状物质(通常是冻干的)溶解为可注射的液态制剂。在这段文本中,复溶溶液是指将肉毒毒素干粉重新溶解后形成的注射用液态制剂]。我们建议遵守生产商关于肉毒毒素储存和复溶的说明。若使用肉毒毒素 A,应仅使用不含防腐剂的 0.9% 氯化钠来复溶药物[3],使用利多卡因复溶已有过致命性过敏反应的报道[3]。建议采用肌电图、电刺激和(或)超声等引导模式定位靶肌肉[1]。在胫骨后肌[2]或抗凝治疗[7]注射时,尤其推荐超声引导下注射。为尽量减少出血风险,考虑在超声短轴视图下观察肌肉和毗邻动脉,在超声引导下沿肌肉纵向的方向进针[7]。

电刺激或肌电图引导下肱二头肌注射

当肘关节最大伸展时,很易触及痉挛的

肱二头肌。注射者使用非优势手的拇指和示指隔离痉挛的肱二头肌，用优势手在肱二头肌的中 1/3 处注射。将总注射量分为两个注射剂量，分别从前内侧和前外侧入路注射。通过电刺激（导致肘关节屈曲）或通过肌电图（通过可听肌电仪可闻及运动单位动作电位电活动）确定针尖放置是否正确。

超声引导下肱二头肌注射

超声探头置于前臂短轴，大致在肩部和肘部中间（图 61.1），肱二头肌是可见肌肉中最前侧和最浅的（图 61.2），为最大程度地减少患者不适和疼痛等不必要的感觉，注射者可根据自己的经验和实际情况，决定穿刺部位。

表 61.5　肉毒毒素注射所需用品

注射器	1mL 或 3mL
针尖	上肢：25G~30G，长 25~50mm
	下肢：22G~25G，长 50mm
复溶溶液	1~2mL 不含防腐剂的 0.9%氯化钠
超声引导	上肢：中频线性探头
	下肢：中频线性探头或低频曲线探头（视患者情况而定）
电刺激引导	皮下针状电极
	标准电极和接地表面电极
	通常需要 3~10mAmps 才可见孤立靶肌肉的刺激反应
肌电图引导	皮下针状电极
	标准电极和接地表面电极
	可听肌电仪

电刺激或肌电图引导下拇长屈肌（FPL）注射

将肘部至腕部的连线均分成 3 等份，在肘部到手腕距离的 2/3 处的掌侧进针。从桡侧向尺侧方向大角度进针，穿过桡骨和桡动脉间的间隙，进入 FPL（图 61.3）。通过电刺激（导致单独的屈曲拇指）或肌电图（通过可听肌电仪可闻及运动单位动作电位电活动）确定针尖放置是否正确。

超声引导下 FPL 注射

将超声探头置于 FPL 中点处，垂直于桡骨短轴（图 61.4）。进针前，应识别并避开桡动脉。从桡侧向尺侧方向大角度进针，穿过桡骨和桡动脉之间的间隙，进入 FPL（图 61.3）。

电刺激或肌电图引导下桡侧腕屈肌（FCR）注射

将肘部内上髁至桡侧腕屈肌的连线均分成 3 等份，从肘部内上髁至桡侧腕屈肌距离的 1/3 处的掌侧进针。通过电刺激（导致单独性屈腕和桡偏）或肌电图（通过可听肌电仪可闻及运动单位动作电位电活动）确定针尖放置是否正确。

超声引导下 FCR 注射

将超声探头置于上述前臂 FCR 注射部位的短轴（图 61.5）。FCR 是可视肌肉中最

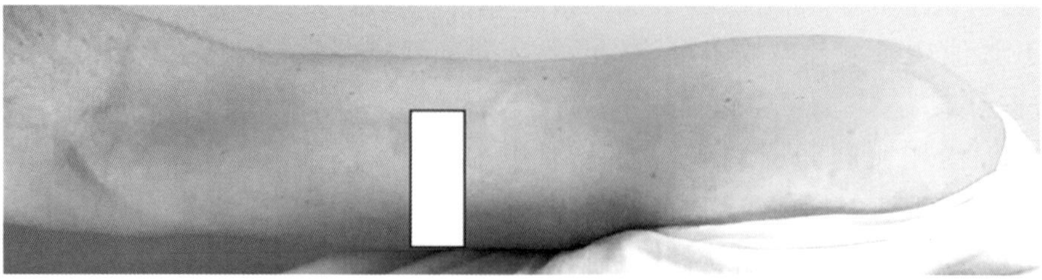

图 61.1　用于识别肱二头肌的超声探头放置（白框所示）。

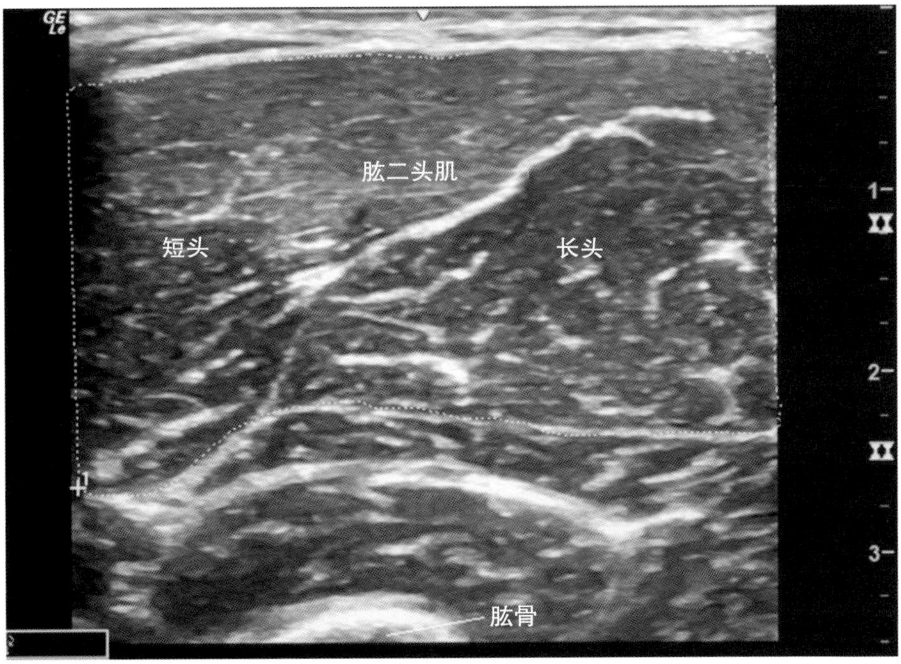

图 61.2　肱二头肌超声图,探头放置如图 61.1。

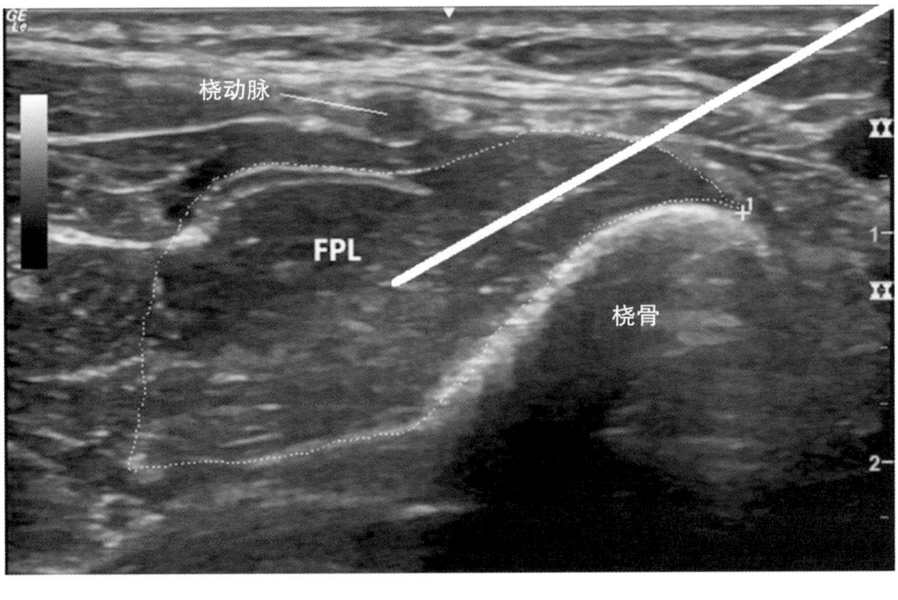

图 61.3　拇长屈肌(白色实线表示针)超声图,探头放置如图 61.4。注:FPL,拇长屈肌。

掌侧、最浅的(图 61.6)。为最大程度地减少患者不适和疼痛等不必要的感觉,注射者可根据自己的经验和实际情况,决定穿刺部位。

电刺激或肌电图引导下尺侧腕屈肌(FCU)注射

将内上髁到豌豆骨的连线均分成 3 等

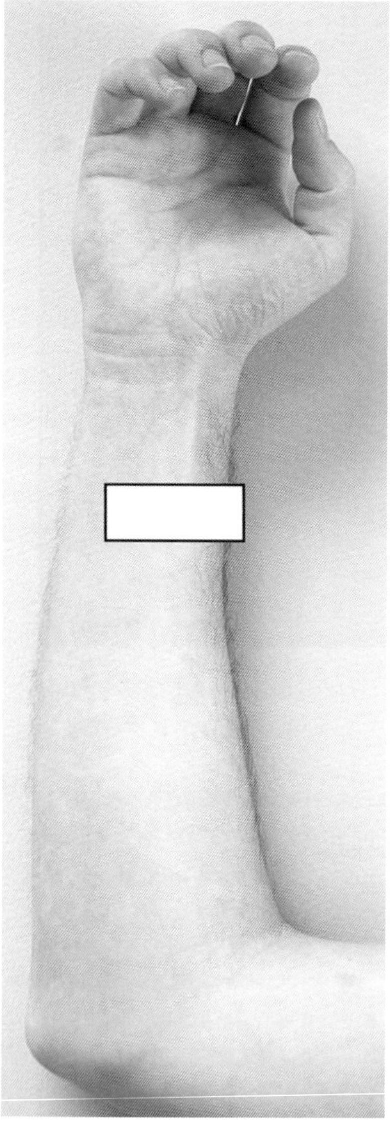

图 61.4 用于识别拇长屈肌的超声探头放置(白框所示)。

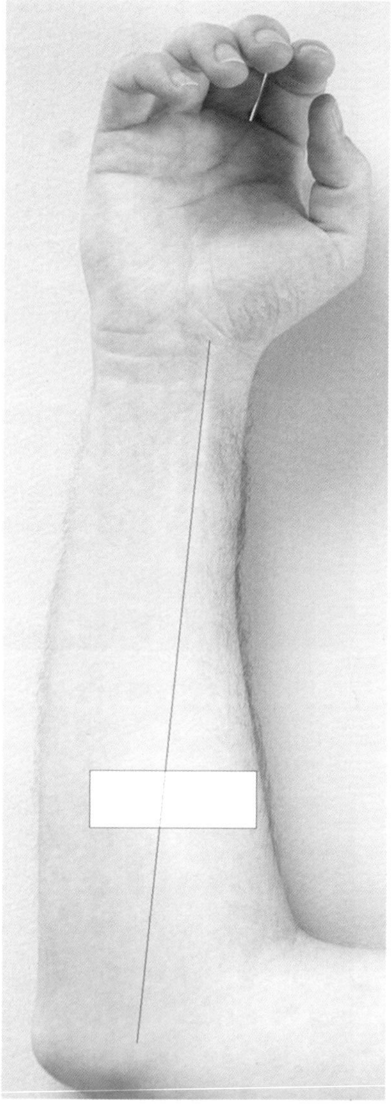

图 61.5 用于识别桡侧腕屈肌的超声探头放置(白框所示)。

份,从距离肘内上髁到豌豆骨间距离的 1/3 处进针。通过电刺激(导致单独性尺侧腕屈肌作用下的屈腕伴尺偏)或肌电图(通过可听肌电仪可闻及运动单位动作电位电活动)确定针尖放置是否正确。

超声引导下 FCU 注射

将超声探头置于上述 FCU 注射部位的尺骨短轴(图 61.7)。沿内上髁至豌豆骨连线上可见的肌肉中,FCU 最浅表(图 61.8)。为最大程度地减少患者不适和疼痛等不必要的感觉,注射者根据自己的经验和实际情况,决定穿刺部位。

电刺激或肌电图引导下指深屈肌(FDP)注射

在尺骨中点的掌侧,朝向桡骨进针。从小指到示指,FDP 的 4 个肌腹注射均可从该部位进行,随着进针更深,依次进行从小指到示指的指深屈肌注射(图 61.9)。通过电刺

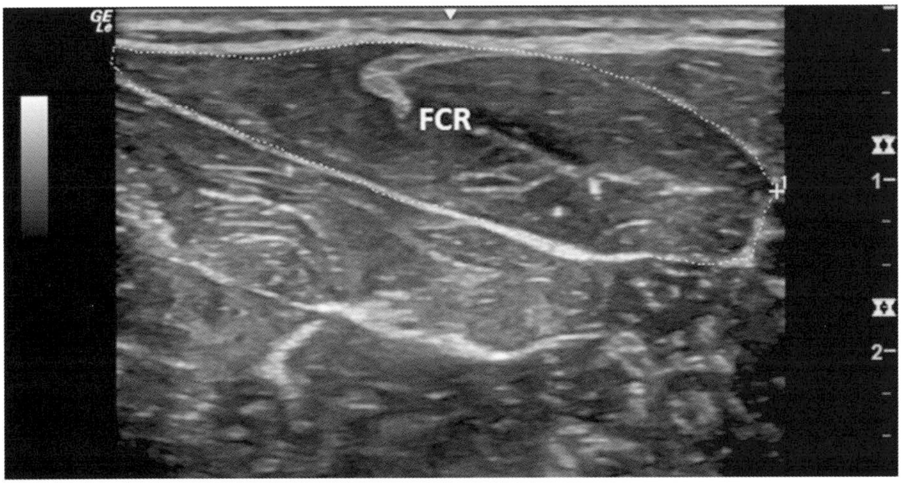

图 61.6 桡侧腕屈肌超声图,探头放置如图 61.5。注:FCR,桡侧腕屈肌。

激导致单独性手指屈曲(包括远端指间关节屈曲)或肌电图(通过可听肌电仪可闻及运动单位动作电位电活动)确定针尖放置是否正确。

超声引导下 FDP 注射

将超声探头置于尺骨中点掌侧的尺骨短轴处(图 61.10),应能识别尺动脉。在超声图像中,通过辅助被动屈曲和伸展特定的远端指间关节,可动态识别所有 FDP 的指间肌腹(图 61.9)。如上所述,在电刺激或肌电图引导下,平行于超声探头的长轴方向,将针尖置入 FDP 中。

电刺激或肌电图引导下的指浅屈肌(FDS)注射

类似于 FDP,FDS 的手指各肌腹均可靶向注射,但与 FDP 不同的是,对所有 4 条 FDS 的手指特异性肌腹注射通常需要 4 个不同的进针点[8]。定位时,从内上髁到豌豆骨画一条直线(图 61.11),在该线中点,桡侧约 0.5cm 为无名指 FDS 的进针部位,桡侧约 1.5cm 为长指(中指)FDS 的进针部位。沿该线的 3/4 处,桡侧约 0.5cm 是小指 FDS 的进针部位,桡侧约 1.5cm 是示指 FDS 的进针部位。通过电刺激导致单独性手指屈曲(尤其是近端指间关节的屈曲)或肌电图(通过可听肌电仪可闻及运动单位动作电位电活动)确定针尖放置是否正确。

超声引导下 FDS 注射

对于环指和长指(中指)FDS 的肌腹注射,从内上髁到豌豆骨做一直连线,在该线中点,将超声探头置于前臂短轴;而对于小指和示指 FDS 的肌腹注射,将超声探头置于该连线 3/4 处(图 61.11)。应识别尺动脉。在超声图像中,通过辅助被动屈曲和伸展特定的近端指间关节,可动态识别所有 FDS 的指间肌腹(图 61.12 和图 61.13)。从桡侧向尺侧方向进针。

电刺激或肌电图引导下的腓肠肌注射

小腿后部,从腘窝中点到跟腱做一连线,腓肠肌内侧头和外侧头的注射部位约在连线中点的近端(图 61.14),该直线将内侧头和外侧头分开,内侧腓肠肌的注射应该在这条线的内侧 3cm 以内,外侧腓肠肌的注射应在这条线的外侧 2cm 以内。通过电刺激(导致单独性刺激腓肠肌下的踝关节背屈)或肌电图(通过可听肌电仪可闻及运动单位

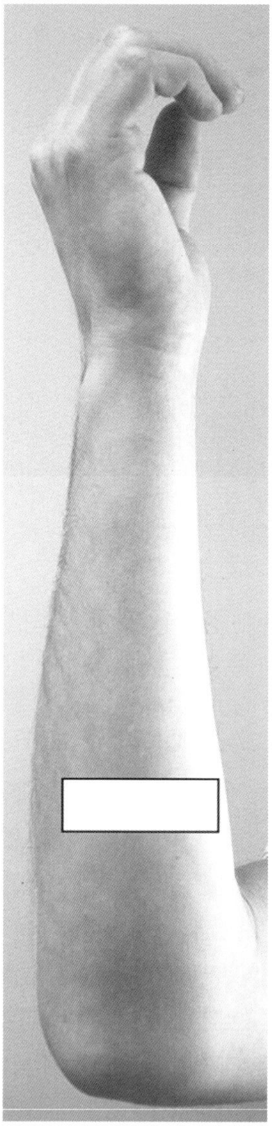

图 61.7 用于识别尺侧腕屈肌的超声探头放置(白框所示)。

动作电位电活动)确定针尖放置是否正确。

超声引导下腓肠肌注射

小腿后部,从腘窝中点到跟腱做一连线,在腘窝至足跟距离的约 1/3 处将超声探头置于小腿后部的短轴(图 61.14)。超声图可见宽大、浅表的腓肠肌(图 61.15)。注射者根据自己的经验和实际情况,决定穿刺部位。

电刺激或肌电图引导下比目鱼肌注射

小腿后部,从膝关节到踝关节做一连线,比目鱼肌的注射部位在该直线中点周围,恰好在腓肠肌远端边缘的远侧(图 61.16)。通过电刺激(导致单独性刺激比目鱼肌下的踝关节跖屈)或肌电图(通过可听肌电仪可闻及运动单位动作电位电活动)确定针尖放置是否正确。

超声引导下比目鱼肌注射

将超声探头置于小腿后部比目鱼肌注射部位的短轴切面(图 61.16)。在该部位及更远端部位,比目鱼肌是所有肌肉中最浅表的(图 61.17),而近端的比目鱼肌则位于腓肠肌深面(图 61.15)。注射者根据自己的经验和实际情况,决定穿刺部位。

电刺激或肌电图引导下胫骨后肌注射

在胫骨内侧的中点,紧靠胫骨后进针,针尖朝向腓骨。针尖必须穿过趾长屈肌(FDL)才能到达位于胫骨和腓骨间深处的胫骨后肌(图 61.18)。通过电刺激(导致单独性刺激胫骨后肌下的踝关节内翻)或肌电图(通过可听肌电仪可闻及运动单位动作电位电活动)确定针尖放置是否正确。

超声引导下胫骨后肌注射

将小腿后侧腘窝与踝关节做一连线,于连线中点附近(约腓肠肌远端边缘的远侧)将超声探头置于连线的短轴切面(图 61.16)。胫骨后肌位于胫骨与腓骨深处间(图61.18)。应注意识别并避免穿刺到胫后动脉。如上所述,在电刺激或肌电图引导下穿过 FDL 并在胫骨和胫后动脉间进针。

电刺激或肌电图引导下趾长屈肌(FDL)注射

在胫骨内侧的中点,紧靠胫骨后方、瞄

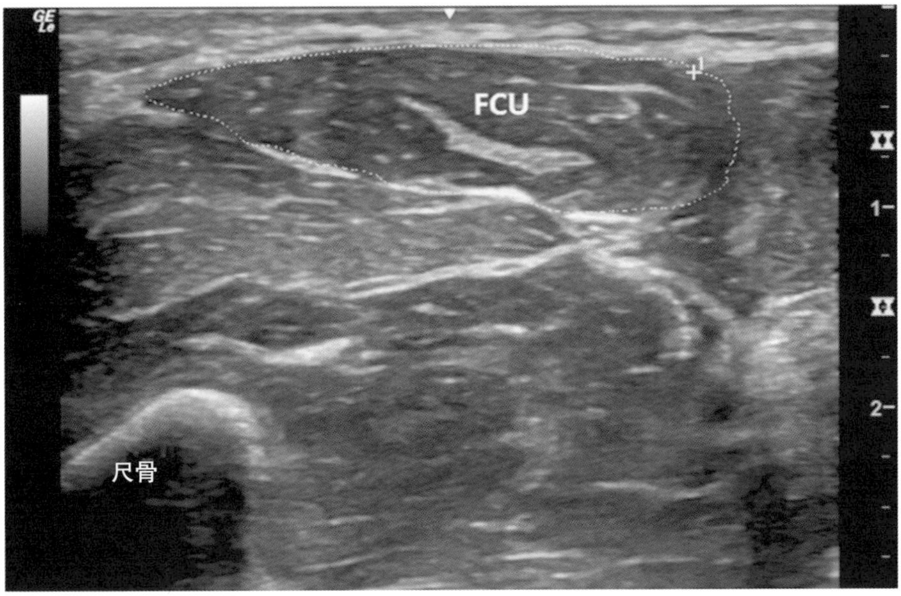

图 61.8　尺侧腕屈肌超声图,探头放置如图 61.7。注:FCU,尺侧腕屈肌。

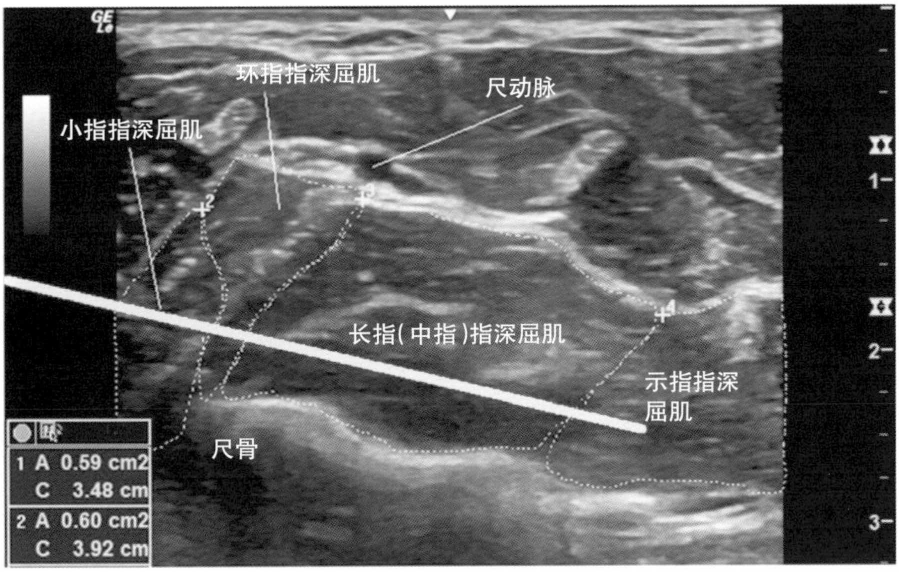

图 61.9　指深屈肌超声图(白色实线所示针),探头放置如图 61.10。

准腓骨进针(图 61.18)。通过电刺激(导致除踇趾外单独性某一足趾的弯趾)或肌电图(通过可听肌电仪可闻及运动单位动作电位电活动)确定针尖放置是否正确。

超声引导下 FDL 注射

将小腿后侧腘窝与踝关节做一连线,于连线中点(约腓肠肌远端边缘的远侧)附近将超声探头置于连线的短轴切面(图 61.16)。FDL 位于胫骨正后方(图 61.18)。应注意识

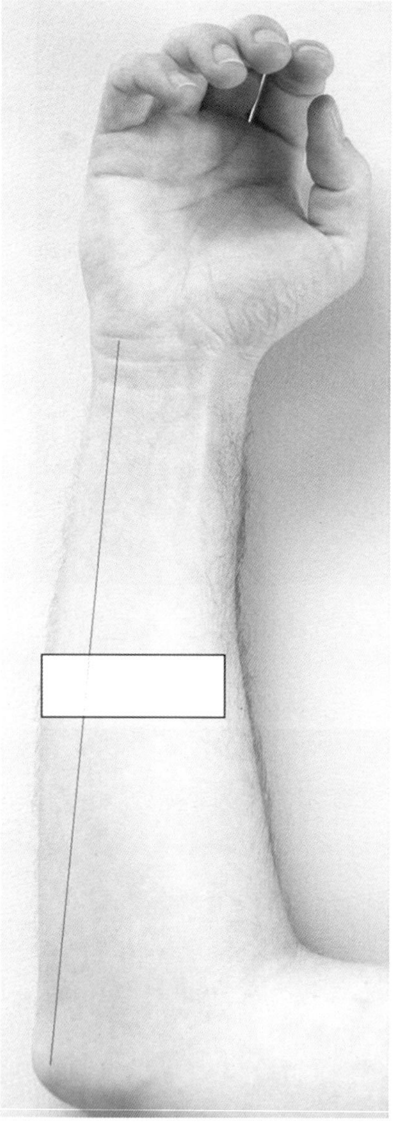

图 61.10 用于识别指深屈肌的超声探头放置（白框所示）。

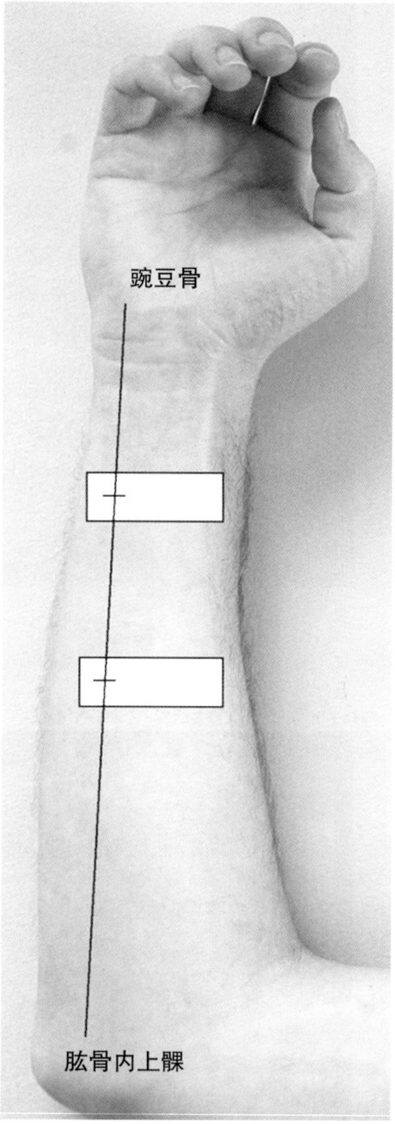

图 61.11 用于识别指浅屈肌的超声探头放置（白框所示）。

别并避免穿刺胫后动脉。如上所述,在电刺激或肌电图引导下进针。

电刺激或肌电图引导下踇长屈肌(FHL)注射

在绯骨外侧的中点,紧靠绯骨后、瞄准胫骨进针(图 61.18)。通过电刺激(导致单独性踇趾屈曲)或肌电图(通过可听肌电仪可闻及运动单位动作电位电活动)确定针尖放置是否正确。

超声引导下 FHL 注射

将小腿后侧腘窝与踝关节做一连线,在连线中点(约腓肠肌远端边缘的远侧)附近将超声探头置于连线的短轴切面(图 61.16)。FDL 位于腓骨正后方(图 61.18)。应注意识别并避免穿刺腓动脉。如上所述,在电刺激或肌电图引导下进针。

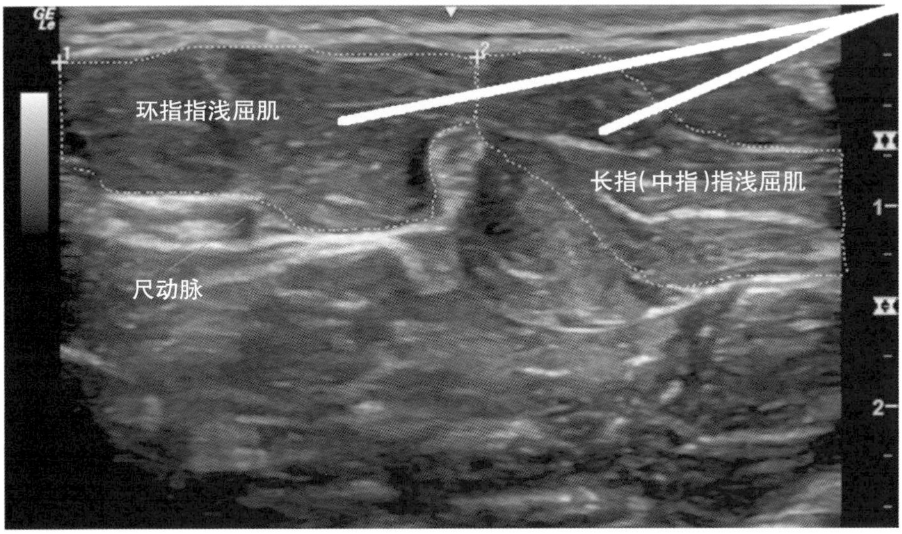

图 61.12　环指和长指(中指)指浅屈肌腹的超声图(白色实线所示针),探头放置如图 61.11。

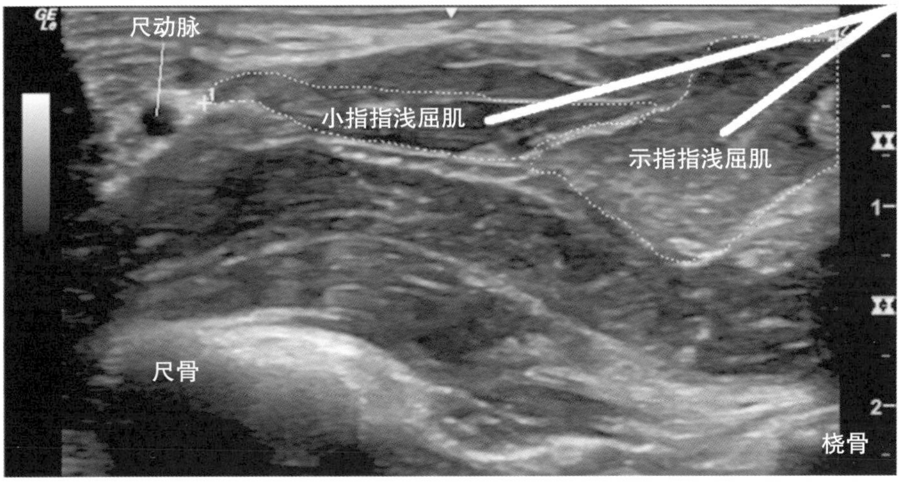

图 61.13　小指和食指(白色实线所示针)的指浅屈肌腹的超声图;探头放置图 61.11。

潜在并发症和不良反应

尽管患者普遍耐受性良好，但操作时，临床医生应注意偶尔出现的不良反应和并发症(表 61.6)。通常,并发症发生在注射后的前几周内,虽通常是短暂的,但也可能持续数月或更长时间。局部疼痛、感染、炎症、压痛、肿胀、红斑、出血、瘀伤可能与注射有关。与流感样症状相关的症状(如恶心、发热、肌肉疼痛)也有报告。针相关疼痛和(或)焦虑可能导致血管迷走神经反应(如晕厥、低血压),可能需要适当的药物治疗[3]。

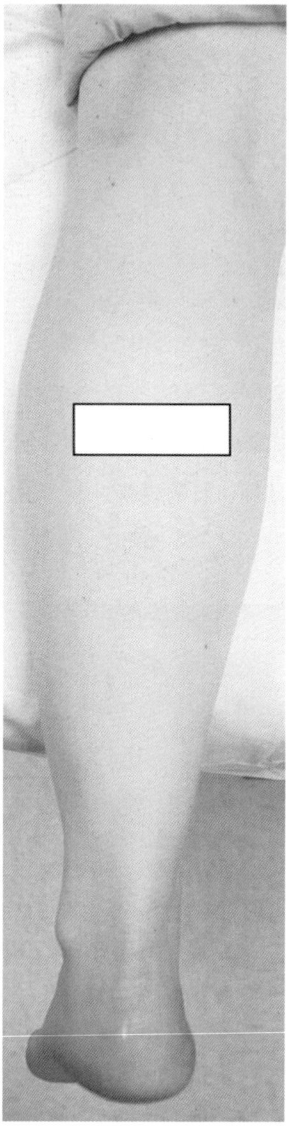

图 61.14 用于识别腓肠肌的超声探头放置(白框所示)。

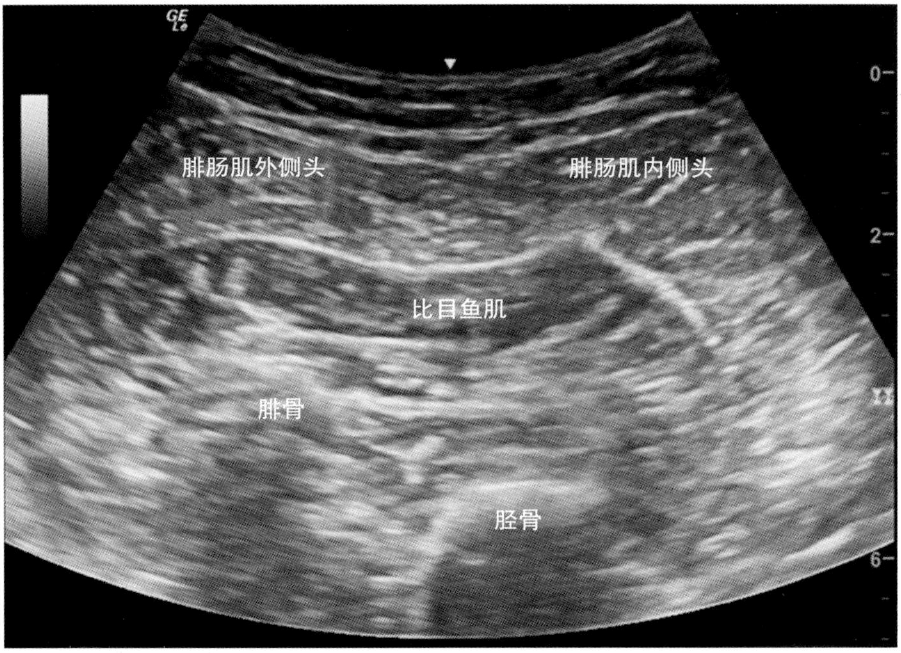

图 61.15　腓肠肌和比目鱼肌超声图,探头放置如图 61.14。

临床技术要点

- 痉挛可能对功能有益,肉毒毒素相关麻痹可导致进一步功能障碍,若担心治疗的功能后遗症,可请物理治疗师参与治疗。
- 无论是为了预授权还是计费,识别和记录引起痉挛的上运动神经元病变是必需的。(译者注:“预授权”,在医疗保险中,有些特定的医疗服务或药物需要预先获得保险公司的批准和授权,否则保险公司可能不承担相应的费用。因此,医生和医院通常需要在提供某些医疗服务或开处方药物之前,先向患者的医疗保险公司申请授权,获得批准后才能进行相应的医疗服务,授权常常在医疗服务进行之前进行。)
- 可根据医生的个人喜好和医疗经验选择熟悉和舒适的引导模式 [电刺激、肌电图和(或)超声],但推荐某些类型的引导模式。
- 注射肉毒毒素时,尤其是超声引导注射时,需要为适应痉挛的姿势做好充分预案,并应用人体工程学来确保注射者的操作安全和舒适,同时不会使患者感到不适或恶化症状。
- 注射时痉挛发作对所有相关人员构成独特的安全风险,注射者应对每次进针和每次使用电刺激时患者出现的肢体痉挛做好预案。

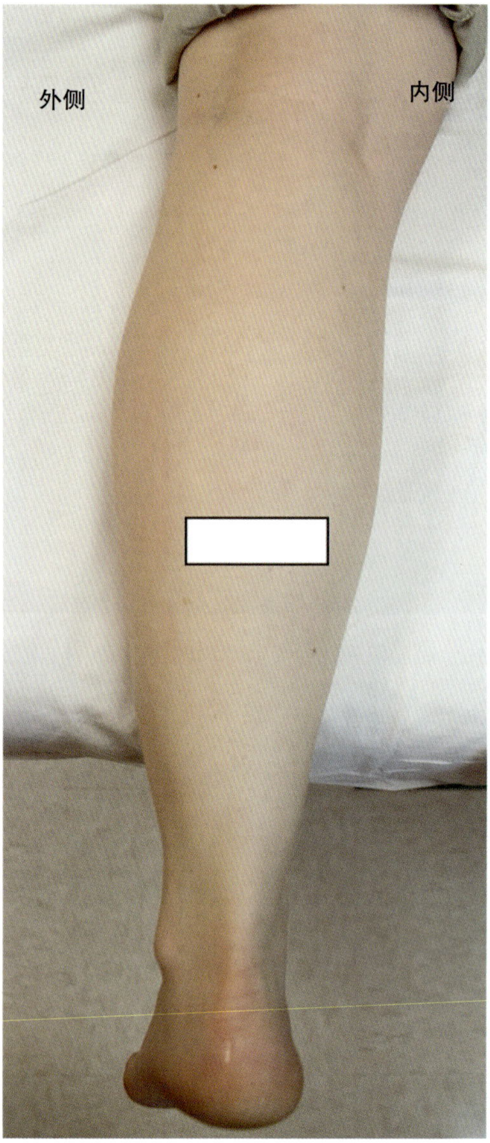

图 61.16 用于识别比目鱼肌、趾长屈肌、胫骨后肌和踇长屈肌的超声探头放置(白框所示)。

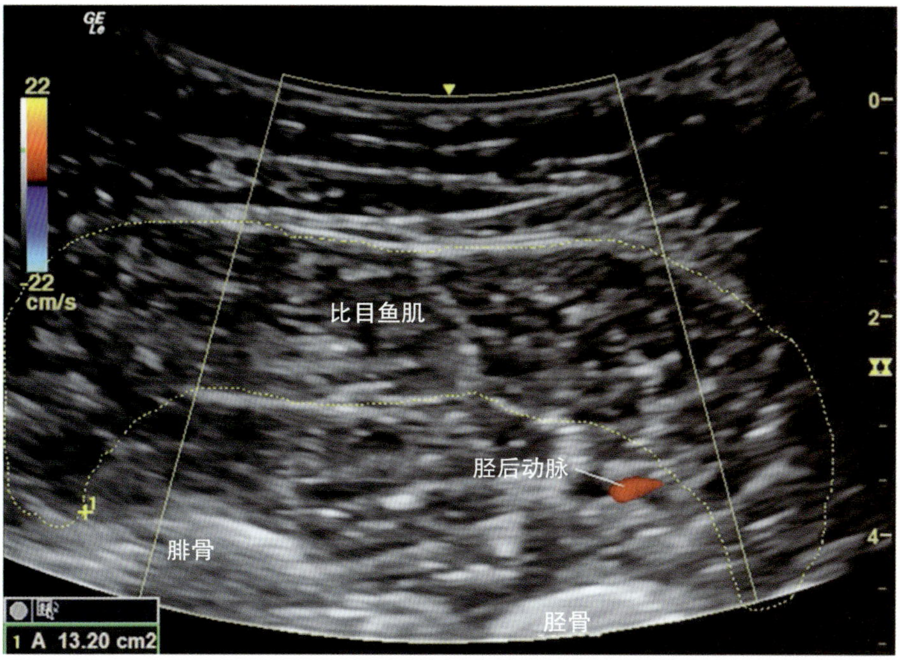

图 61.17　比目鱼肌超声图，探头放置如图 61.16。

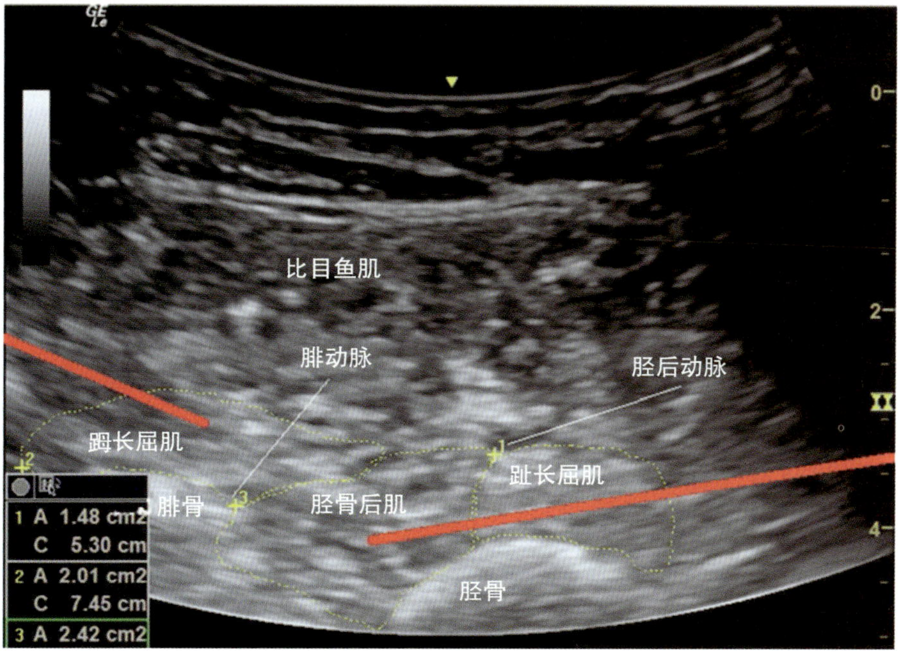

图 61.18　比目鱼肌、趾长屈肌、胫骨后肌和踇长屈肌的超声图（红线所示穿刺针），探头放置如图 61.16。

表61.6 其他潜在并发症和不良反应[3]

–毒素效应的扩散 注射后数小时至数周可观察到	–局部注射部位以外可观察到的效应，如全身肌无力、复视、眼睑下垂、吞咽困难、发音困难、构音障碍、尿失禁、呼吸困难
–过敏反应	–过敏性休克、血清病、荨麻疹、软组织水肿、呼吸困难
–已有神经肌肉疾病的患者临床风险显著增加	–全身肌无力、复视、眼睑下垂、发音困难、构音障碍、严重吞咽困难、呼吸受损
–吞咽困难和呼吸困难	–已有吞咽或呼吸困难的患者可能更易受累
–适应证外的用法可能导致的严重不良反应	–过度无力、吞咽困难、吸入性肺炎 无论是注射部位和(或)邻近结构的注射，均可导致

（刘岗 黄鑫 译）

参考文献

1. Brashear A. Spasticity diagnosis and management. 2nd ed. New York: Demos Medical; 2016.
2. Brashear A, Mayer NH, Pierson S, Gracies JM, Chambers HG, Pill SG, et al. Spasticity and other forms of muscle overactivity in the upper motor neuron syndrome: etiology, evaluation, management, and the role of botulinum toxin. New York: WeMove; 2008.
3. Allergen. Botox (onabotulinumtoxin A) [package insert]. Madison: Allergan USA; 2019.
4. Ipsen Biopharmaceuticals, Inc. Dysport (abobtulinumtoxin A) [package insert]. Cambridge: Ipsen Biopharmaceuticals; 2019.
5. Merz Pharmaceuticals, LLC. Xeomin (incobotulinumtoxin A) [package insert]. Raleigh: Merz Pharmaceuticals, LLC; 2019.
6. AANS. Dystonia [Internet]. 2019. https://www.aans.org/en/Patients/Neurosurgical-Conditions-and-Treatments/Dystonia. Accessed 26 Nov 2019.
7. LaVallee J, Royer R, Smith G. Prevalence of bleeding complications following ultrasound-guided botulinum toxin injections in patients on anticoagulation or antiplatelet therapy. PM R. 2017;9(12):1217–24.
8. Bickerton LE, Agur AM, Ashby P. Flexor digitorum superficialis: locations of individual muscle bellies for botulinum toxin injections. Muscle Nerve. 1997;20(8):1041–3.

推荐阅读

Alter KE, Hallet M, Karp B, Lungu C. Ultrasound-guided chemodenervation procedures text and atlas. New York: Demos Medical; 2013.

Brashear A. Spasticity diagnosis and management. 2nd ed. New York: Demos Medical; 2016.

Esquenazi A, Albanese A, Chancellor MB, Elovic E, Segal KR, Simpson DM, Smith CP, Ward AB. Evidence-based review and assessment of botulinum neurotoxin for the treatment of adult spasticity in the upper motor neuron syndrome. Toxicon. 2013;67:115–28.

第 7 部分

下肢疼痛的床旁操作

第62章 髋关节内注射

Mohamed Attia, Mowafak Abdelghani

基本概念

- 髋关节骨关节炎是老年人群的常见问题，其严重程度会随年龄增长而增加。85 岁以上人群的发病率为 1/4。
- 诊断髋关节骨关节炎之前，排除其他病理因素十分重要，包括腰椎疾病和神经根病，由于负重问题，患者除髋关节骨关节炎外，同侧膝关节也可能出现骨关节炎。
- 全髋关节置换术是终末期髋关节炎患者的一种成功干预手段，但在此之前患者常会伴有数年的疼痛且无法进行日常生活活动。
- 在床旁，医务人员可通过体表解剖标志定位技术或超声引导技术进行关节内注射。超声引导技术出现不良事件的风险较低。
- 使用皮质类固醇的并发症包括加速性骨关节炎、软骨下不全骨折和快速关节破坏伴骨质流失。

概述

骨关节炎（OA）疼痛通常因运动和日常活动而加重，休息后可得到缓解。疼痛通常局限于髋关节本身，但在一些患者中，疼痛可能转移至大腿[1,2]。骨关节炎疼痛的非典型表现还可能包括膝关节疼痛。疼痛通常在疾病早期阶段为间歇性，但随着疾病进展，会变得更频繁、更严重。研究表明，基于 X 线平片的疾病严重程度与疼痛症状之间的相关性较小[1,3]。

骨关节炎的主要病理特征是关节软骨丢失，在 X 线平片上被确定为关节间隙缩小[4,5]。关节软骨丢失、骨髓病变、滑膜增厚（滑膜炎）和膝关节积液等结构变化均对疼痛强度存在影响。这些结果最好通过磁共振成像可视化，磁共振成像能提供关于髋关节病理学的更多细节[6,7]。

适应证和禁忌证

髋关节内注射的常见适应证包括髋关节疼痛、炎性或退行性骨关节炎。注射可用于诊断或治疗目的[5]（表 62.1）。常见的禁忌证包括计划注射部位感染、脓毒症、对注射剂或其成分过敏或不耐受，以及患者拒绝。凝血障碍，包括医源性和血小板功能障碍（含医源性障碍），不视为髋关节内注射禁忌证。

表 62.1 髋关节内注射的适应证和禁忌证[5]

适应证	方法	禁忌证
1.作为髋关节疼痛的诊断试验	解剖标志	绝对禁忌证
2.帮助确定髋关节置换术后疼痛缓解的可能性	超声引导	患者拒绝
3.当手术干预不是可行选择且需要缓解疼痛时		全身感染
4 年轻髋关节假体患者群体		注射部位局部感染(蜂窝织炎)
		关节骨折
		假体关节
		凝血障碍
		相对禁忌证
		抗凝治疗
		关节不稳定
		控制不佳的糖尿病
		邻近皮肤擦伤

临床解剖

髋关节是一个球窝关节,其关节点位于股骨头和骨盆的髋臼之间。

髋关节作为上半身和躯干的动态支撑系统,能同时促进力和负荷从轴向骨架传递至下肢,从而允许移动。

髋关节接受股神经、闭孔神经和臀上神经的感觉神经支配。髋关节囊的神经纤维在病理状态下似乎持续存在或增殖,因此可以在骨关节炎患者的包膜复合体中发现。

股深动脉是股动脉的分支, 其向后走行,进而产生供应股骨头的旋股内侧动脉和旋股外侧动脉。股深动脉是股动脉向后走行的分支。中央凹动脉(动脉至股骨头)有额外贡献,其为闭孔动脉后部分支,在股骨头韧带中走行[2,8,9]。

设备和用品

髋关节内注射很容易在床旁进行。该手术通常准备用品包括消毒液(通常为氯己定)、20G~22G 3.5 英寸针头、5~10mL 注射器、口罩和无菌手套。通常还会为该注射准备局部麻醉药(伴或不伴皮质类固醇)。其他类型的注射剂将在本章中进一步讨论。生理盐水或局部麻醉药可用于超声引导下水定位。通常需要具有高频线性探头的超声装置(表 62.2)。

表 62.2 髋关节内注射所需用品

注射器	5ml 或 10mL
针头	25G 1.5 英寸针头,用于皮肤注射部位皮肤的局部麻醉
	20G~22G 3.5 英寸脊椎穿刺针头
麻醉药	1%利多卡因
皮质类固醇	地塞米松 4mg(t1/2:36~54h)
	甲泼尼龙 40mg(t1/2:18~36h)

体表解剖标志定位技术

体表解剖标志定位技术旨在股骨头或股骨颈前外侧表面的髋臼边缘以下的任何点穿刺髋关节囊,直至转子间线。

外侧入路标志

患者取仰卧位,肢体呈中性旋转(髌骨面向前)。标记大转子尖端和髂前上棘

(ASIS)两点(u 形线);两点之间画一条红线(图 62.1)。

在红线上方 2/3 和下方 2/3 的交界处有一个“软点”(可以感觉到臀中肌的前缘),标记为 A 点(进针点)。

前入路标志

患者取仰卧位,肢体处于中立位(髌骨面向前)。然后做两条线:从 ASIS 向远端朝髌骨上极的第 1 条线和从大转子尖端向前与其垂直的第 2 条线。交叉点标记为 B 点,为前路的进针点[4]。

可采用 1%利多卡因进行局部皮肤镇痛。如果首选注射剂为类固醇,则在 10mL 注射器中制备含 5mL 0.25%布比卡因和 1mL 40mg/mL 甲泼尼龙的 6mL 混合液,或选择 2mL 透明质酸(16mg/2mL)作为替代注射剂。

外侧入路比前入路更安全。Kruse 等的一项研究报告称,与外侧入路相比,前入路损伤神经血管束的可能性更大(使用前入路时,针头接触或刺穿股神经的概率为 27%,并且在神经 5mm 内的概率为 60%,而使用外侧入路时,没有针头会进入 25mm 神经血管结构内)[5]。

虽然在床旁不可用,但在这种情况下,使用体表解剖标志定位技术拍摄荧光透视图像以确认针头位置(图 62.2)。

鉴于超声引导越来越容易使用,即使在床旁采用体表解剖标志定位技术也不被认为其是一种理想的方法,超声引导更有助于尽量减少不良反应。

超声引导技术

超声引导技术是髋关节内注射的首选方法。将低频曲线探头平行于腹股沟韧带放置,用于识别股动脉和静脉。然后将探头横向移动至股骨头正上方,并旋转至斜矢状位,使探头标记朝向脐部。

探头位置应与股骨头或股骨颈前部一致,并可清楚地看到股骨颈和股骨头交界处髋关节前囊(前隐窝)的冗余部分。

彩色多普勒应可显示包含旋股外侧动脉升支的上覆神经血管束。

针头插入方法和注射

与体表解剖标志定位技术相似,可通过注射 1%利多卡因提供局部皮肤镇痛。如果首选注射剂为皮质类固醇,则在 10mL 注射器中制备含 5mL 0.25%布比卡因和 1mL 40mg/mL 甲泼尼龙的 6mL 混合液,或选择 2mL

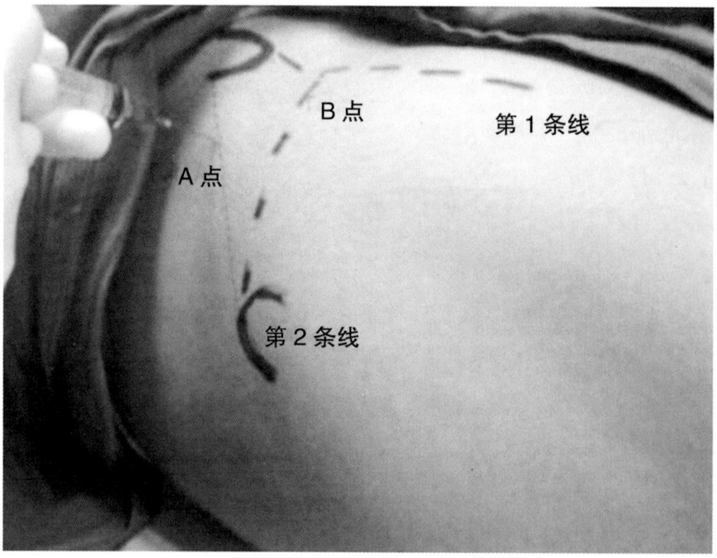

图 62.1　髋关节内注射,体表解剖标志定位技术。右侧髋关节正侧仰卧位。触诊并分界 ASIS 和大转子。A 点为 ASIS 与大转子尖端假想线上、下 2/3 交界处的软点进针点,B 点为两条线的交点,是冠状面上的靶点。(Reprinted with permission from Massed and Said[4])

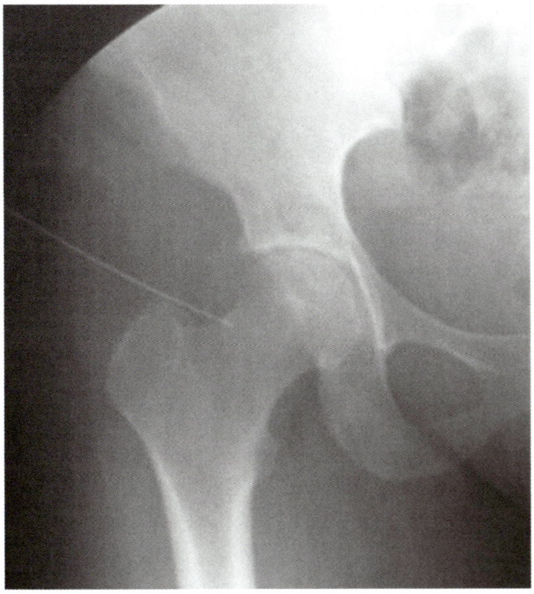

图62.2 髋关节内注射，体表解剖标志定位技术。进行X线检查，以验证使用体表解剖标志定位技术推进的针头位置。右侧髋关节前上方荧光透视图，显示针头在C臂下方的位置。针头接触髋颈部骨头，确保其穿过髋关节囊。拍摄荧光透视图像，以验证最初使用体表解剖标志定位技术放置的针头位置[4]。

透明质酸“Synvisc”(16mg/2mL)作为替代注射剂。在实时超声引导至前囊隐窝的平面内入路中使用22G 10mm脊柱针(图62.3a)。在关节囊处观察针尖后，于低压下缓慢注射1~2mL溶液。关节间隙的成功靶向通过髂股韧带下无回声液体在前囊隐窝内的扩散来证实(图62.3b)[6,7]。超声引导技术是注射透明质酸时避免关节外注射的首选技术。超声引导技术可有助于预防血管或神经损伤等并发症[8]。

潜在并发症和不良反应

在髋关节注射过程中，股神经、股动脉和股外侧皮神经存在显著损伤风险。此外，关节外注射率也可能较高。与髋关节注射相关的并发症包括：脓毒性关节炎、骨坏死和全髋关节置换术后关节感染风险。与髋关节注射皮质类固醇相关的并发症包括：加速性骨关节炎、软骨下不全骨折和快速关节破坏伴骨质流失[9]。

临床技术要点

- 外侧入路解剖标志技术被认为比前入路解剖标志技术更安全，因为其降低了股骨鞘结构损伤的风险。
- 超声引导在显示髋关节周围血管(股动脉、静脉)和神经(股神经和大腿外侧皮神经)方面比体表解剖标志定位技术更安全。
- 临床疑似髋关节疼痛的存在也与X线片上骨关节炎的程度不一致。
- 应在任何计划的全髋关节置换术前2个月避免注射皮质类固醇。
- 充分的无菌技术对避免干预后的任何关节感染至关重要。

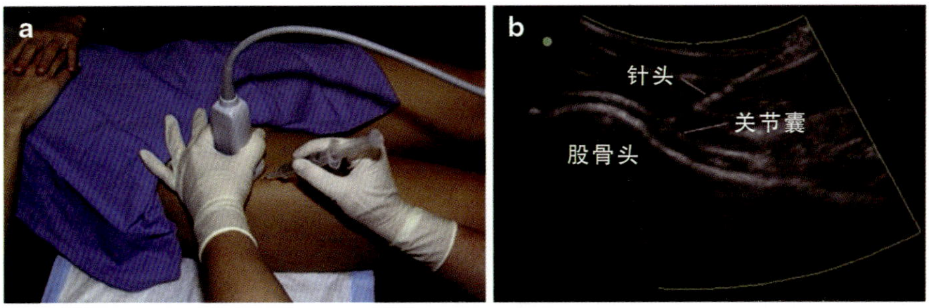

图62.3 髋关节内注射，超声引导技术。(a)探头正确定位和平面内针头插入。(b)针尖进入髋关节囊。(Reprinted with permission from Bardowski and Byrd[7])

(杨茜芳 袁建虎 译)

参考文献

1. O'Neill TW, Felson DT. Mechanisms of osteoarthritis (OA) pain. Curr Osteoporos Rep. 2018;16(5):611–6.
2. Gold M, Varacallo M. Anatomy, bony pelvis and lower limb, hip joint. Treasure Island, FL: StatPearls; 2017.
3. Lai WC, Arshi A, Wang D, Seeger LL, Motamedi K, Levine BD, Hame SL. Efficacy of intraarticular corticosteroid hip injections for osteoarthritis and subsequent surgery. Skeletal Radiol. 2018;47(12):1635–40.
4. Massed M, Said H. Intraarticular hip injection using anatomic surface landmarks. Arthrosc Tech. 2013;2(2):e147–e149.
5. Kruse DW. Intraarticular cortisone injection for osteoarthritis of the hip. Is it effective? Is it safe? Curr Rev Musculoskelet Med. 2008;1(3–4):227–33.
6. Hoeber S, Aly AR, Ashworth N, Rajasekaran S. Ultrasound-guided hip joint injections are more accurate than landmark-guided injections: a systematic review and meta-analysis. Br J Sports Med. 2016;50(7):392–6.
7. Bardowski E, Byrd JWT. Ultrasound-guided intra-articular injection of the hip: the Nashville sound. Arthrosc Tech. 2019;8(4):e383–e388.
8. Piccirilli E, Oliva F, Murè MA, Mahmoud A, Foti C, Tarantino U, Maffulli N. Viscosupplementation with intra-articular hyaluronic acid for hip disorders. A systematic review and meta-analysis. Muscles Ligaments Tendons J. 2016;6(3):293.
9. Kompel AJ, Roemer FW, Murakami AM, Diaz LE, Crema MD, Guermazi A. Intra-articular corticosteroid injections in the hip and knee: perhaps not as safe as we thought? Radiology. 2019;293(3):656–63.

推荐阅读

Katz JN, Arant KR, Loeser RF. Diagnosis and treatment of hip and knee osteoarthritis: a review. JAMA. 2021;325(6):568–78. https://doi.org/10.1001/jama.2020.22171.

Lynch TS, Oshlag BL, Bottiglieri TS, Desai NN. Ultrasound-guided hip injections. J Am Acad Orthop Surg. 2019;27(10):e451–61. https://doi.org/10.5435/JAAOS-D-17-00908.

第 63 章 髋关节：关节周围注射

Anita M. Lowe Taylor, Eugene Yousik Roh

基本概念

- 关节周围注射是诊断和治疗髋关节周围各种病变（包括滑囊炎和轻微肌腱病变）的有效干预措施。
- 超声引导可提高准确性，有助于实现可视化和避开神经血管结构。
- 注射可以是诊断性的（即确认特定结构是疼痛产生处）、治疗性的（即减少疼痛和炎症）或两者的结合。
- 治疗性注射的目标可包括立即和长期缓解疼痛，减少对全身药物的依赖，以及改善物理治疗的耐受性。
- 其作用机制是局部抑制炎症免疫应答的结果。

转子囊注射

概述

大转子疼痛综合征（GTPS）是指转子囊和周围结构的炎症，包括髋关节外展肌腱和髂胫束。这是髋关节外侧疼痛最常见的原因之一，估计存在于15%的成年女性和6.6%的男性中[1,2]。其特征是髋关节外侧疼痛伴活动和髋关节外侧局灶性触痛[2]。非手术治疗包括非甾体抗炎药（NSAID）和物理治疗。超声引导或解剖标志引导下大转子囊注射皮质类固醇可用于减轻炎症和疼痛，提高物理治疗的耐受性。

适应证和禁忌证

GTPS是指髋关节外侧疼痛，包括大转子滑囊炎、臀中肌和臀小肌腱病，以及髋关节外翻（即弹响髋综合征）[2]。GTPS被认为是由髂胫骨（IT）带在股骨大转子上的摩擦，导致臀肌腱微创和髋关节外展肌无力所致[3]。IT带的紧固性和腰椎、髋关节或膝关节的骨关节炎可能导致生物力学不当，并使患者容易出现这种情况[1]。皮质类固醇注射可减轻1个月和3个月时的疼痛，适用于NSAID和物理治疗的保守治疗失败、有这些治疗禁忌证或因疼痛而不能耐受治疗的患者[4]。局部麻醉药的诊断性注射可帮助区分真性无力和疼痛介导的无力（表63.1）。

常见的禁忌证包括计划注射部位感染、严重的全身感染、对注射剂或其成分过敏或不耐受，以及患者拒绝注射。凝血功能障碍，包括医源性和血小板功能障碍(含医源性障碍)，通常不被视为禁忌证。

临床解剖

股骨大转子有 4 个小关节，作为臀小肌(前小关节)和臀中肌(上、外侧小关节)肌腱的附着部位(图 63.1)。大转子周围已描述了 4 个滑囊，其中主要的是臀大肌下囊[5]。臀大肌下囊在受试者之间表现出差异，但通常位于后小关节和臀大肌之间[6]。臀中肌和臀小肌由臀上神经支配，臀上神经来源于 L4、L5 和 S1 腹侧区的骶丛，由臀上动脉供血，臀上动脉与臀上神经相伴[7]。

表 63.1 GTPS 的诊断特征[3,5]

A.髋关节外侧疼痛
B.触诊股骨大转子触痛
C.髋关节外展和外旋受阻时疼痛或无力
D.超声或 MRI 可用于排除其他病理学，并评估臀中肌和(或)臀小肌腱病
E.症状不能通过其他诊断得到更好的解释

设备和用品

大转子囊注射在床旁很容易进行。通常，使用带有 22G~25G、2~3.5 英寸针头的小注射器注射 1~2mL 麻醉液(通常为 1%利多卡因或 0.5%罗哌卡因)，可含或不含皮质类固醇。皮质类固醇的选择通常包括 40mg 曲安奈德、40mg 甲泼尼龙或 6mg 倍他米松。可根据解剖标志或超声引导进行注射(表 63.2)。

表 63.2 大转子囊注射所需用品[26,27]

注射器	5mL
针头	22G~25G、2~3.5 英寸
麻醉药	0.5%罗哌卡因 1%~2%利多卡因 或利多卡因/布比卡因联合用药：通常比例为 1:1
皮质类固醇	曲安奈德 20~40mg(t1/2:12~36h)、倍他米松 6mg(t1/2:36~72h)、甲泼尼龙 40mg(t1/2:12~36h)

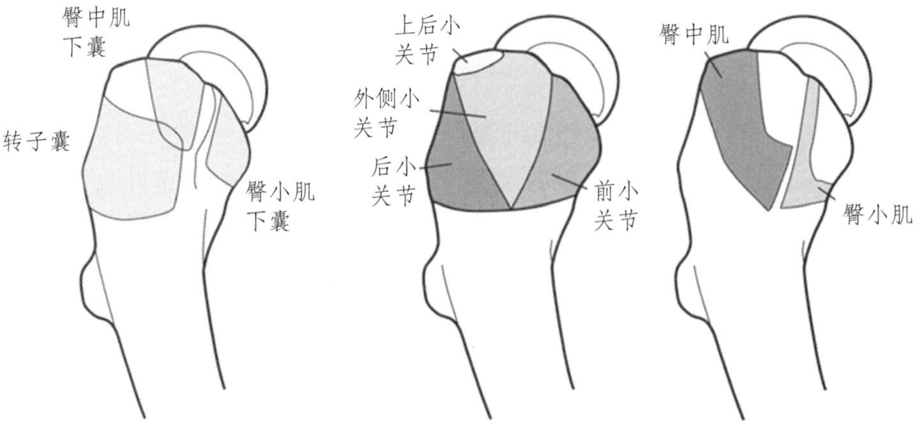

图 63.1 大转子的小关节，具有臀肌附着部位和臀中肌下囊、臀小肌下囊和转子囊的位置，如图所示。(Reprinted with permission from "Partial-Thickness Tears of the Gluteus Medius: Rationale and Technique for Trans-Tendinous Endoscopic Repair" by Benjamin G. Domb, Rima Michel Nasser, and Itamar B. Botser, 2010. Arthroscopy: The Journal of Arthroscopic & Related Surgery, volume 26, pages 1697-1705. Copyright 2010 by Elsevier.)

体表解剖标志定位技术

患者取侧卧位,患侧向上。大转子的骨突起通过沿股骨近端触诊定位。这应与最大触痛点相对应。将针头垂直于大转子上方的皮肤插入并推进,直至与骨接触,然后抽出数毫米。注射前应抽吸,以确保针头不在血管内[8]。

超声引导技术

(1)患者体位:侧卧位,患侧向上。

(2)换能器类型:对于正常体形患者,使用中频线性阵列。对于体形较大的患者,使用曲线阵列。

(3)探头放置:将探头置于与身体相比的横向平面上。观察大转子的前、外侧和后小关节,并确定臀中肌和臀小肌腱附着点。滑囊将位于后小关节和外侧小关节边界稍后位置。

(4)平面内注射:在平面内进行注射,以观察针头轨迹,并确认其位于滑囊内。

(5)置针:应采用前后解剖入路将针头插入平面(与换能器垂直)。应调整针头角度,确保其轨迹朝向靶区,然后推进直至达到靶点(图 63.2 和图 63.3)。

坐骨结节注射

坐骨结节滑囊炎也称为"织布工臀",是指坐骨结节滑囊的炎症,其特征是长时间坐在硬表面上导致的坐骨结节疼痛[9]。坐骨结节疼痛也可能由近端腘绳肌腱病引起,这些疾病通常是重复应力损伤所致[10]。此类超声或磁共振成像(MRI)可用于区分这些实体,确定腘绳肌拉伤的分级(如果存在),并排除其他诊断[9,10]。超声引导下皮质类固醇注射可用于减轻炎症和疼痛,提高物理治疗耐受性[10-12]。文献中也有描述通过注射富血小板血浆(PRP)治疗近端腘绳肌腱病[13]。

适应证和禁忌证

坐骨结节滑囊炎是长时间坐于硬表面上导致的低位臀部疼痛的病因,其特征是坐骨结节上直接压迫引起的疼痛[9,14]。超声或 MRI 可显示滑囊内液体,皮质类固醇注射可用于减轻炎症和疼痛。

近端腘绳肌腱病是重复活动所致,其越

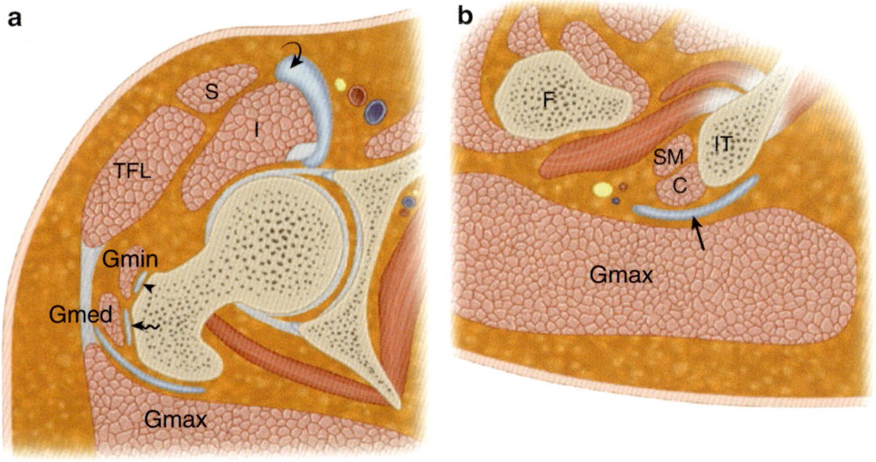

图 63.2　髋部横截面解剖结构。(a)髋臼内的股骨头周围结构,包括髂腰肌(I)和滑囊(IB)及臀大肌(Gmax)、臀中肌(Gmed)和臀小肌(Gmin)及其下囊。(b)坐骨结节滑囊,位于坐骨结节(IT)、近端腘绳肌插入(H)和臀大肌之间。

来越多地被认为是慢性低位臀部疼痛的来源[10,11]。被动髋关节屈曲(拉伸腘绳肌)或膝关节屈曲受阻(激活腘绳肌)可加重症状。患者的仰卧位板、Puranen-Orava 试验或膝关节屈伸试验结果可能呈阳性[11]。初始治疗包括活动调整、冰敷、NSAID 和物理治疗。皮质类固醇注射可减轻疼痛,增加运动参与度,适用于保守治疗失败或疼痛不能耐受的患者[10-12](表 63.3)。禁忌证与本章所述的注射禁忌证相同。

临床解剖

坐骨滑囊是一种并不一致的外源滑囊,位于臀大肌深部和坐骨结节上方的腘绳肌共同起点浅表[9,15,16]。腱周水肿和真正的滑囊炎很难区分。坐骨结节是半膜肌、半腱肌和股二头长头的近端附着部位,作用为膝关节屈肌和髋关节伸肌。可通过横向扫描换能器识别覆盖股方肌的坐骨神经[16](图 63.4)。

设备和用品

坐骨结节滑囊注射在床旁很容易进行。通常,使用带有 22G~25G、3.5 英寸针头的小注射器注射 4mL 局部麻醉液和 1mL 皮质类固醇。麻醉液通常包括局部麻醉药利多卡因或布比卡因,或为两者的组合。可根据解剖标志或超声引导进行注射(表 63.4)。

体表解剖标志定位技术

患者应取俯卧或侧卧位,患侧朝上。触诊坐骨结节,将针头垂直于皮肤指向靶点。一旦针头接触到骨骼,抽出数毫米以定位滑囊。确保患者未出现可能提示与坐骨神经接触的感觉异常。如果出现感觉异常,则抽出针头并重新定向至内侧。注射前抽吸以确认针头不在血管内。如果注射过程中存在阻

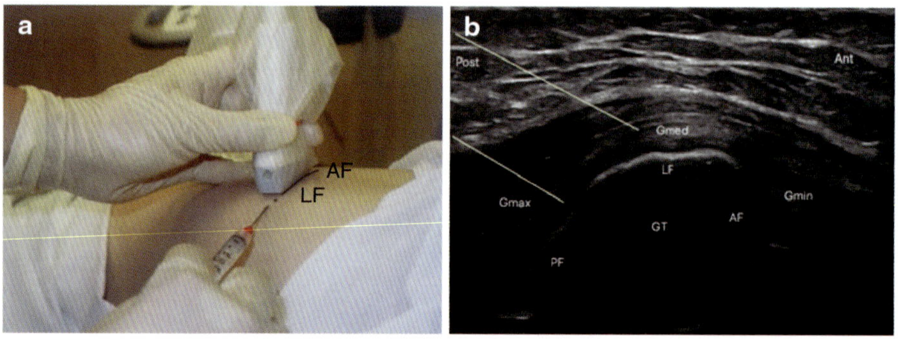

图 63.3 (a)轴向大转子囊注射用换能器和针头位置。针头进入平面内时,换能器应从后至前。(b)大转子(GT)及其周围结构的轴向(短轴)视图。对于大转子囊注射,将针头(线)置于后小关节(PF)和臀大肌(Gmax)之间。臀中肌下囊注射时,针头放置在外侧小关节(LF)和臀中肌(Gmed)之间,臀小肌下囊注射时,针头置于前小关节(AF)和臀小肌(Gmin)之间。

表 63.3 坐骨结节滑囊炎和近端腘绳肌腱病的诊断特征[10,11,28]

A.坐骨结节触诊疼痛
B.被动髋关节屈曲或膝关节屈曲受阻时(腘绳肌激活)可加重疼痛。患者的仰卧位板、Puranen-Orava 试验或膝关节屈伸试验结果可能呈阳性
C.超声或 MRI 可用于显示坐骨滑囊中的液体,排除其他病理学,并对疑似近端腘绳肌腱病进行分级
D.症状不能通过其他诊断得到更好的解释

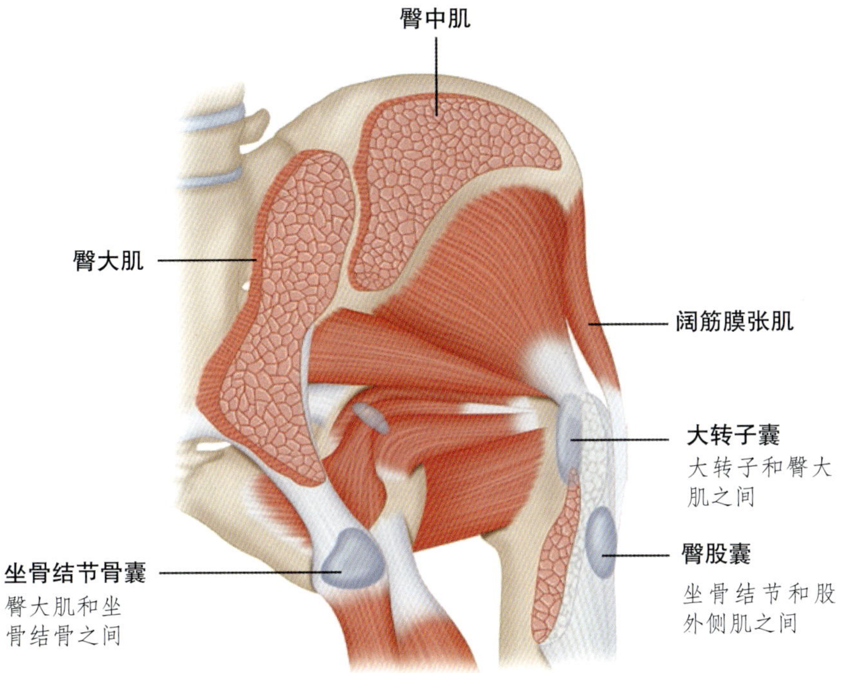

图 63.4 髋关节后部的解剖结构,包括标记的坐骨结节滑囊和大转子囊。臀大肌和臀中肌收缩。

表 63.4 坐骨滑囊和近端腘绳肌腱周围注射所需用品[26,27]

注射器	5mL
针头	22G~25G
	3.5 英寸
麻醉药	0.5%罗哌卡因
	1%~2%利多卡因
	利多卡因/布比卡因联合用药,通常比例为 1:1
皮质类固醇	曲安奈德 20~40mg(t1/2:12~36h)、倍他米松 6mg(t1/2:36~72h)、甲泼尼龙 40mg(t1/2:12~36h)

力,则轻微撤回并重新定向,以确保针头不在韧带或肌腱内。

超声引导技术

(1)患者体位:取俯卧或侧卧位,患侧向上,髋关节和膝关节屈曲。

(2)换能器类型:曲线阵列。

(3)探头放置:将探头置于坐骨结节上方的横向平面上。观察坐骨结节滑囊中的液体。应注意识别和避免坐骨神经横行于股方肌上的位置。

(4)平面内注射:在平面内进行注射,以观察针头轨迹,并确认其位于滑囊内。

(5)置针:应采用外侧至内侧或远端至近端解剖入路将针头插入平面(与换能器垂直)。应调整针头角度,确保其轨迹朝向靶区,然后推进直至达到滑囊(图 63.5)。

髂腰肌滑囊注射

髂腰肌滑囊炎在进行重复髋关节屈曲和外旋活动的运动员中相对常见,其特征是腹股沟深部疼痛和髂腰肌触诊压痛。极少数情况下,可能存在股骨三角上可触及的肿块或压迫症状[17,18]。髋关节伸展和髋关节屈曲受阻会加重疼痛。动态超声检查可用于观察髂腰肌腱在邻近结构上的断裂(弹响髋),并

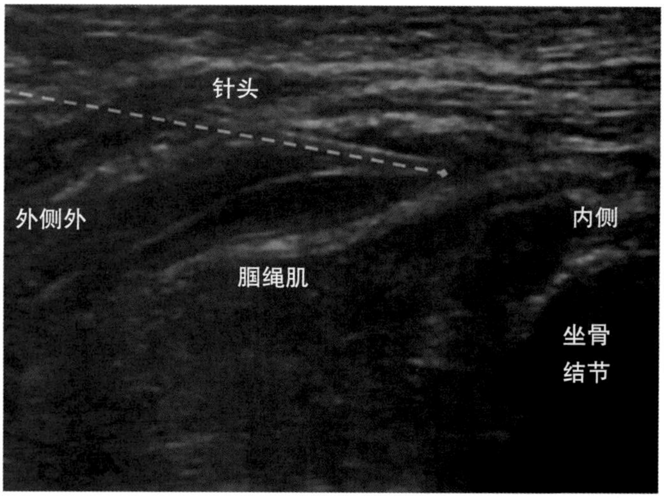

图 63.5 坐骨结节及其周围结构标志的超声图。注射前，应确保坐骨神经不在针头轨迹内。虚线为针头轨迹。

评估髂腰肌滑囊中的液体[19]。非手术治疗包括 NSAID 和物理治疗。超声引导下髂腰肌滑囊注射皮质类固醇可用于减轻炎症和疼痛，提高物理治疗的耐受性。

适应证和禁忌证

髂腰肌滑囊炎可能与类风湿关节炎、急性创伤、过度使用性损伤或髋关节置换术后相关。位于前方的人工髋臼杯会在邻近的髂腰肌腱上产生摩擦[20]。过度使用性损伤是由髋关节反复屈曲伴外旋所致，也可能是由髂腰肌在髂肌、髂前下棘、髂耻骨隆起或小转子骨嵴上的弹响所致[18,20]。注射前必须排除感染、硬件并发症和腰椎病理[20]。在临床疑似患有髂腰肌滑囊炎的患者中，即使没有弹响肌腱病或超声检查显示的滑囊炎证据，皮质类固醇注射也可缓解疼痛，适用于保守措施治疗失败的患者[19]。在考虑髂腰肌腱切断术或髋关节翻修术之前，注射可能同时具有诊断和治疗作用[20]（表 63.5）。禁忌证与本章所述注射的禁忌证相同。

临床解剖

腰大肌和髂肌腱汇合成为髂腰肌腱，髂腰肌腱向前穿过髋关节囊和骨盆边缘，然后从前内侧插入股骨小转子。髂腰肌的作用是髋关节屈肌和股骨外旋肌。髂腰肌滑囊位于髂腰肌的肌腱连接处和髋关节前部骨盆边缘之间，是全身最大的滑囊[18]。在约 14%的成人中，该滑囊与髋关节囊连续[21]。股神经血管束位于髂腰肌和肌腱的内侧和浅层，注射期间应注意避开这一结构[17]（图 63.6）。

表 63.5 髂腰肌滑囊炎的诊断特征[18,19]

A.腹股沟前部疼痛，伴或不伴可触及肿块
B.Stinchfileld 或 Thomas 试验阳性
C.髋关节屈曲时髋关节外旋无力
D.弹响动作阳性（屈曲、外展和外旋时被动伸展髋关节，可触及或可听到弹响）
E.症状不能通过其他诊断得到更好的解释

设备和用品

髂腰肌滑囊和腱周注射在床旁很容易进行。通常，注射时使用带有 25G、3.5 英寸针头的小注射器，而 18G~20G 针头可用于抽吸。注射时，可将 3~5mL 局部麻醉药（通常为利多卡因或布比卡因）与 1mL 皮质类固醇混合。超声引导可提高准确性，确保避开股动脉（表 63.6）。

超声引导技术

由于其位置较深且靠近股血管，建议对髂腰肌滑囊注射进行超声引导。①患者体位：取仰卧位；②换能器类型：曲线阵列；③探头放置：将探头置于腹股沟韧带的横截面上，正好位于股三角的外侧。观察滑囊中的液体。应注意识别和避开股骨血管和神经在内侧的位置；④平面内注射：在平面内进行注射，以观察针头轨迹，并确认其位于滑囊内；⑤置针：应采用外侧至内侧解剖入路将针头插入平面（与换能器垂直）（图 63.7）。

表 63.6　髂腰肌滑囊注射所需用品[26,27]

注射器	5mL 或 10mL
针头	25G、27G 3.5 英寸
麻醉药	0.5%罗哌卡因 1%~2%利多卡因 利多卡因/布比卡因联合用药，通常比例为 1:1
皮质类固醇	曲安奈德 20~40mg（t1/2：12~36h）、倍他米松 6mg（t1/2：36~72h）、甲泼尼龙 40mg（t1/2：12~36h）

潜在并发症和不良反应

尽管患者总体耐受性良好，但在进行关节周围髋关节注射时偶尔会出现并发症。除疼痛和轻微药物副作用外，并发症相对罕见，包括局部出血和感染。药物副作用包括面部潮红（达 15%）、血糖暂时升高、邻近骨坏死和重复注射的软骨毒性（0.7%~3%）[22-25]。

禁忌证包括对皮质类固醇或局部麻醉药过敏、覆盖皮肤或软组织的活动性感染、菌血症和脓毒性关节炎。相对禁忌证包括未控制的糖尿病、免疫缺陷患者、过去 6 周内注射皮质类固醇或过去 12 个月内注射过 3 次以上皮质类固醇[22,25]。其他重要并发症和

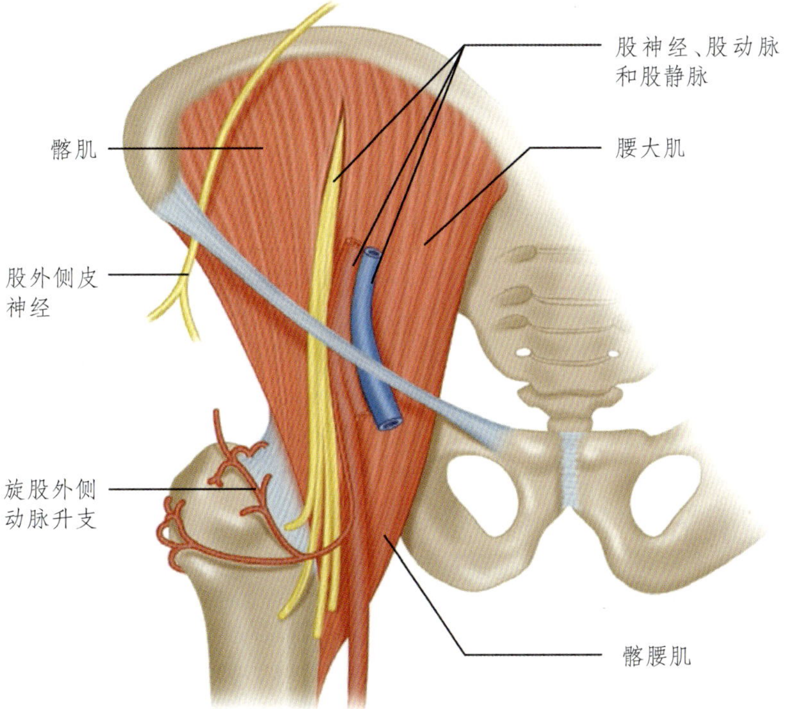

图 63.6　标记的髂腰肌和下方滑囊的解剖结构。注意股骨神经血管束附近。

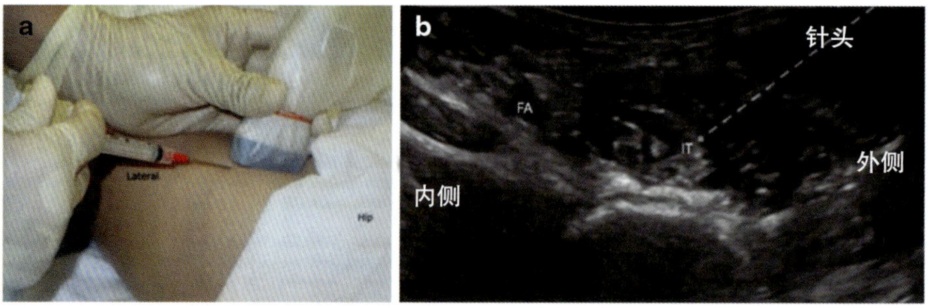

图63.7 (a)轴向髂腰肌滑囊注射针头方向。将针头与换能器从外侧至内侧引入平面,以避开股神经血管束。(b)髂腰肌腱及其周围结构的轴向(短轴)视图。标记的超声图。注射前可视化并避开股动脉(FA)。注:IT,髂腰肌腱。虚线为针头轨迹。

相关注意事项见表63.7。

临床技术要点

- 髋关节周围注射可用于常见肌肉骨骼疾病的诊断和治疗。应告知患者重复接受皮质类固醇注射的风险,包括较小的软骨毒性和肌腱断裂风险。
- 为了尽量减少疼痛和不耐受,注射前,应采用27G针头和2~3mL局部麻醉药对真皮和皮下注射针道进行麻醉。在局部麻醉药物中,0.5%罗哌卡因的软骨毒性低于其他药物(包括利多卡因和布比卡因)。
- 建议使用无菌方法,包括无菌换能器盖、超声凝胶、手套和装置,以尽量减少感染风险。
- 应避免在肌腱中注射药物,因为这可能导致肌腱受损。应在肌腱周围注射来治疗肌腱病变。
- 应注意避开周围神经血管结构,特别应在坐骨结节注射时避开坐骨神经,在髂腰肌注射时避开股神经血管束。超声引导技术可以帮助临床医生观察和避开这些结构。

表63.7 其他潜在并发症和不良反应

- 应施加压力以防止出血性疾病或正在接受抗凝治疗的患者产生血肿。显著出血风险较低
- 应警告患者注射部位周围可能存在发生脂肪营养不良或皮肤萎缩(1.5%~40%)或色素减退(1.3%~4%)的风险[25]
- 应告知患者感染风险较小,包括感染性关节炎(0.01%~0.03%)[22]
- 局部麻醉药已被证明具有剂量和时间依赖性软骨毒性作用[23]。已证明0.5%罗哌卡因的软骨毒性低于1%利多卡因或0.5%布比卡因[24]
- 频繁接受皮质类固醇注射的患者存在发生库欣综合征或肾上腺功能不全的风险[29]。注射频率不得超过每6周1次或每年不得超过3次。此外,操作者应在注射前询问其他外源性类固醇的使用情况
- 皮质类固醇副作用包括暂时性面部潮红(高达15%)、血糖暂时升高、邻近骨坏死和重复注射的软骨毒性(0.7%~3%)[22]。皮质类固醇很少与肌腱变性和断裂相关[25]

(董慧 袁建虎 译)

参考文献

1. Segal N, Felson D, Torner J, Zhu Y, Curtis J, Niu J, et al. Greater trochanteric pain syndrome. Arch Phys Med Rehabil. 2017;42(1):15–31.
2. Redmond J, Chen A, Domb B. Greater trochanteric pain syndrome. J Am Acad Orthop Surg. 2016;24(4):231–40.
3. Reid D. The management of greater trochanteric pain syndrome: a systematic literature review. J Orthop. 2016;13(1):15–28. https://doi.org/10.1016/j.jor.2015.12.006.
4. Barratt PA, Brookes N, Newson A. Conservative treatments for greater trochanteric pain syndrome: a systematic review. Br J Sports Med. 2017;51:97–104.
5. Williams BS, Cohen SP. Greater trochanteric pain syndrome : a review of anatomy , diagnosis and treatment. Anesth Analg. 2009;108(5):1662–70.
6. Dunn T, Heller C, McCarthy S, Dos Remedios C. Anatomical study of the "trochanteric bursa". Clin Anat. 2003;16(3):233–40.
7. Rea P. Lower limb nerve supply. In: Essential clinically applied anatomy of the peripheral nervous system in the limbs. Glaskow: Elsevier; 2015.
8. Cardone DA, Tallia AF, Johnson RW. Diagnostic and therapeutic injection of the hip and knee. Am Fam Physician. 2003;67(10):2147–52.
9. Kim S, Shin M, Kim K, Ahn J, Cho K, Chang J, et al. Imaging features of ischial bursitis with an emphasis on ultrasonography. Skeletal Radiol. 2002;31(11):631–6.
10. Zissen MH, Wallace G, Stevens KJ, Fredericson M, Beaulieu CF, Mh Z, et al. High hamstring tendinopathy: MRI and ultrasound imaging and therapeutic efficacy of percutaneous corticosteroid injection. AJR Am J Roentgenol. 2010;195:993–8.
11. Chu SK, Rho ME. Hamstring injuries in the athlete: diagnosis, treatment, and return to play. Curr Sports Med Rep. 2016;15(3):184.
12. Nicholson LT, Disegna S, Newman JS, Miller SL. Fluoroscopically guided peritendinous corticosteroid injection for proximal hamstring tendinopathy a retrospective review. Orthop J Sports Med. 2014;2:1–5.
13. Wetzel R, Patel R, Terry M. Platelet-rich plasma as an effective treatment for proximal hamstring injuries. Orthopedics. 2013;36(1):64–70.
14. Hitora T, Kawaguchi Y, Mori M, Imaizumi Y, Akisue T, Sasaki K, et al. Ischiogluteal bursitis: a report of three cases with MR findings. Rheumatol Int. 2009;29:455–8.
15. Wisniewski SJ, Hurdle M, Erickson JM, Finnoff JT, Smith J. Ultrasound-guided ischial bursa injection: technique and positioning considerations. PM&R. 2014;6(1):56–60. https://doi.org/10.1016/j.pmrj.2013.08.603.
16. Ripani M, Continenza M, Cacchio A, Barile A, Parisi A, De Paulis F. The ischiatic region: normal and MRI anatomy. Sport Inj Rehabil. 2006;46:468–75.
17. Toohey AK, Lasalle TL, Martinez S, Polisson R. Iliopsoas bursitis: clinical features, radiographic disease associations. Semin Arthritis Rheum. 1990;20(1):41–7.
18. Johnston C, Wiley P, Lindsay D, Wiseman D. Iliopsoas bursitis and tendinitis. Sports Med. 1998;25(4):271–83.
19. Blankenbaker DG, De Smet AA, Keene JS. Sonography of the iliopsoas tendon and injection of the iliopsoas bursa for diagnosis and management of the painful snapping hip. Skeletal Radiol. 2006;35:565–71.
20. Nguyen R, Roh E. Hip injections. In: Guide to musculoskeletal injections with ultrasound. Cham: Springer; 2016. p. 75–90.
21. Chandler S. The iliopsoas bursa in man. Anat Rec. 1934;58(3):235–40.
22. MacMahon P, Eustance S, Kavanagh E. Injectable corticosteroid and local anesthetic preparations: a review for radiologists. Radiology. 2009;252(3):647.
23. Kreuz P, Steinwachs M, Angele P. Single-dose local anesthetics exhibit a type-, dose-, and time-dependent chondrotoxic effect on chondrocytes and cartilage: a systematic review of the current literature. Knee Surg Sports Traumatol Arthrosc. 2018;26(3):819–30.
24. Jayaram P, Kennedy DJ, Yeh P, Dragoo J. Chondrotoxic effects of local anesthetics on human knee articular cartilage: a systematic review. PM&R. 2019;11(4):379–400.
25. Brinks A, Koes BW, Volkers ACW, Verhaar JAN, Bierma-zeinstra SMA. Adverse effects of extra-articular corticosteroid injections: a systematic review. BMC Musculoskelet Disord. 2010;11:206.
26. Best CA, Kin HBA, Bhsc AAB, Best TJ, Hamilton DA, Best CA, et al. Buffered lidocaine and bupivacaine mixture—the ideal local anesthetic solution? Plast Surg. 2015;23(2):87–90.
27. Becker DE. Basic and clinical pharmacology of glucocorticosteroids. Anesth Prog. 2013;3006(13):25–32.
28. Sherry M. Evaluation and treatment of acute hamstring strains and related injuries. Sport Phys

Ther. 2012;4(2):107–14.
29. Leary J, Swislocki A. Case report hypothalamic–pituitary–adrenal suppression and iatrogenic Cushing's syndrome as a complication of epidural steroid injections. Case Rep Endocrinol. 2013;2013:617042.

推荐阅读

Jacobson JA. Hip and thigh ultrasound. In: Fundamentals of musculoskeletal ultrasound. 3rd ed. Amsterdam: Elsevier; 2018. p. 223–83.
Malanga G, Mautner K. Pelvis. In: Altas of ultrasound-guided musculoskeletal injections. 1st ed. New York: McGraw Hill; 2014. p. 204–27.
Nguyen R, Roh E. Hip injections. In: Guide to musculoskeletal injections with ultrasound. Cham: Springer; 2016. p. 75–90.

第 64 章 收肌管阻滞(收肌管隐神经阻滞)

Priyanka Singla, Paul C. DeMarco

基本概念

- 收肌管内隐神经阻滞是膝、足、踝关节手术镇痛的有效方法。其也适用于隐神经分布区的急性或慢性疼痛。
- 如果在围术期使用该技术,有助于患者早期活动。与其他涉及股神经阻滞的方法相比,这种阻滞的主要优点是能避免运动受阻,并可能保留股四头肌力量,从而允许早期积极参与物理治疗,并将术后失衡跌倒的风险降至最低。
- 收肌管阻滞在技术上易于在床旁超声引导下操作,耐受性好,副作用相对较少。

概述

隐神经(SN)为膝下小腿内侧提供感觉神经支配。该神经可在腿部的多个位置被阻滞,从而为膝关节、小腿和足/踝关节手术提供有效镇痛。阻滞膝关节以上神经的各种方法包括股骨周围、关节下和经关节突[1-4]。最常见和有效的方法是阻滞收肌管(AC)中的隐神经。由于隐神经是一种较小的感觉神经,在不使用超声引导下阻滞隐神经较有挑战性。收肌管(隐神经)阻滞和坐骨神经阻滞最常用于为膝关节手术、腿部手术(如隐静脉剥离术和足、踝关节手术)提供镇痛和手术麻醉。

适应证和禁忌证

收肌管阻滞用于下肢手术的镇痛和麻醉。其也适用于隐神经分布中各种病因引起的急性或慢性疼痛(表 64.1)。禁忌证包括局部或全身感染、患者拒绝、不耐受或对注射剂或其成分过敏。凝血功能障碍(包括医源性和血小板功能障碍)患者需要共同决策。

临床解剖

收肌管为从股骨三角顶点至大收肌开口的肌间腱膜通道,股血管通过该通道到达腘窝[5,6]。收肌管的边界包括前侧缝匠肌、前外侧股内侧肌和后内侧长收肌[5]。收肌管的内容物包括股血管、隐神经和股内侧肌神经[7]。闭孔神经可进入收肌管的远端部分[7]。隐神经作为感觉支,起源于股三角中股神经的后部,在近端收肌管穿过股动脉外侧[5,8]。继续向远端移动后,隐神经位于股动脉前方,然后是股动脉内侧[8]。隐神经与膝关节的髌下分支一起提供腿内侧向下至足部的感觉神经支配[9](图 64.1)。

设备和用品

收肌管阻滞是一种简单的床旁手术，最常见的方法是在线性(8~14MHz)超声探头的辅助下进行。通常，使用25G~30G小针头并用1%~2%利多卡因麻醉皮肤和阻滞针

表 64.1 收肌管阻滞的适应证和禁忌证

手术	适应证	方法	禁忌证
收肌管阻滞	镇痛和麻醉 - 膝关节手术，如全膝关节置换术 - 足踝外科手术 - 隐静脉剥离术 - 其他病因引起的急性或慢性隐神经分布疼痛、隐神经痛和隐神经卡压的诊断和治疗[4]	超声引导下的体表解剖标志定位技术	患者拒绝、全身或局部感染，凝血障碍是相对禁忌证

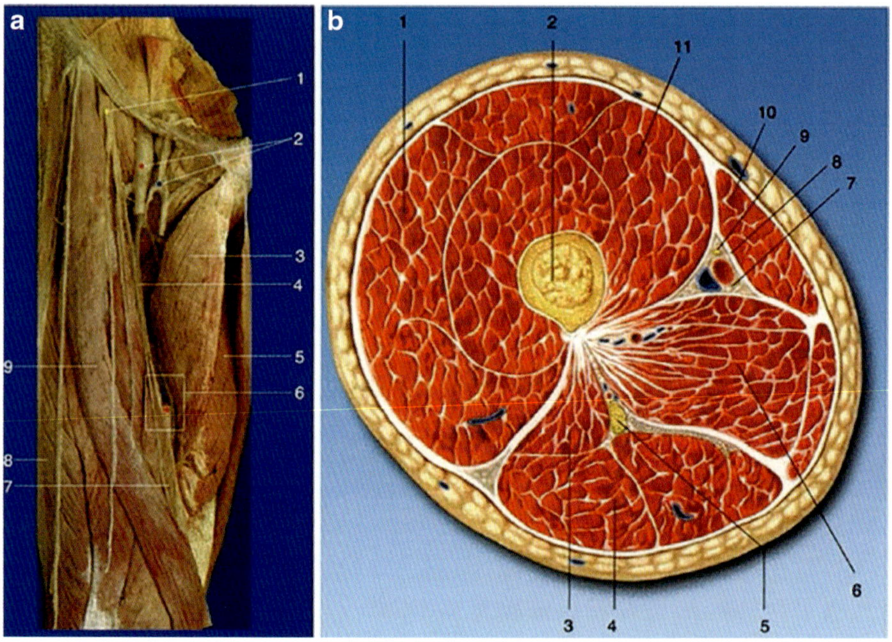

图 64.1 标记的临床解剖结构。(a)大腿前部和收肌区域解剖结构。(1)股神经，(2)股动脉和股静脉，(3)长收肌，(4)隐神经，(5)大收肌，(6)股收肌膜和收肌管与隐神经和股动静脉，(7)股内侧肌，(8)股外侧肌，(9)缝匠肌(With permission from Danilo Jankovic)。(b)大腿横截面。(1)股外侧肌，(2)股骨，(3)股二头肌(短头)，(4)股二头肌(长头)，(5)坐骨神经，(6)收肌，(7)股动脉-神经，(8)股收肌膜，(9)隐神经，(10)缝匠肌，(11)股内侧肌。(c)大腿内侧肌。(1)股外侧皮神经，(2)股神经，(3)隐神经，(4)闭孔神经，(5)腰大肌，(6)股内侧肌，(7)长收肌。(d)身体大腿内侧视图。(1)隐神经(髌下支)，(2)膝内上、内下侧动脉。[Reprinted with permission from Ghassemi J., Gray A.T.(2015) The Adductor Canal Block. In: Regional Nerve Blocks in Anesthesia and Pain Therapy. Springer, Cham. https://doi.org/10.1007/978-3-319-05131-4_63](待续)

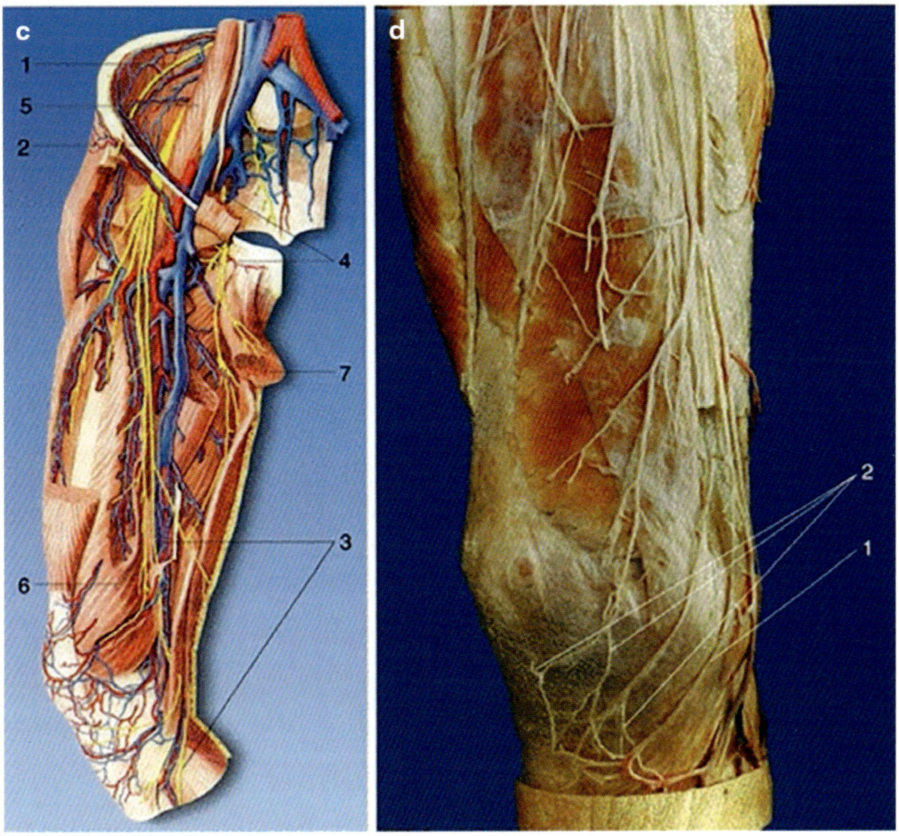

图 64.1(续)

道。然后在超声引导下插入外周阻滞针。麻醉液通常由局部麻醉药布比卡因或罗哌卡因组成,加或不加皮质类固醇(表 64.2)。

体表解剖标志定位技术

体表解剖标志定位技术可通过盲法及使用周围神经刺激器实施。患者取仰卧位,腿部伸展并抬高 5~10cm[1]。在髌骨内侧正上方触诊缝匠肌[1]。将绝缘针头插入髌骨上缘 3~4cm,髌骨上内侧缘后 6~8cm 处[1]。针头以 45°角略微向后方和尾侧定向,深度为 3~5cm,直至使用 0.6mA 或更低(频率 2Hz 和持续时间 0.1ms)的神经刺激器诱发内踝感觉异常[1]。体表解剖标志定位技术可能具有挑战性,因为缝匠肌并不容易触诊,特别是在肥胖患者中[5]。

表 64.2　收肌管阻滞所需用品

注射器	10mL、20mL 或 30mL
针头	80mm 20G~25G 回声外周阻滞针头
超声	线性探头、无菌探头盖、无菌声学耦合凝胶
麻醉药	0.25%~0.5%布比卡因
	0.2%~0.5%罗哌卡因
皮质类固醇	地塞米松 4mg

超声引导技术

超声引导技术已显示可提高成功率[9]。患者取仰卧位,同侧小腿外旋,轻度外展。皮肤消毒后,超声探头可放置在大腿前内侧的中间和远端 1/3 的连接处,这将使收肌管的横截面图可视化(图 64.2 和图 64.3)。

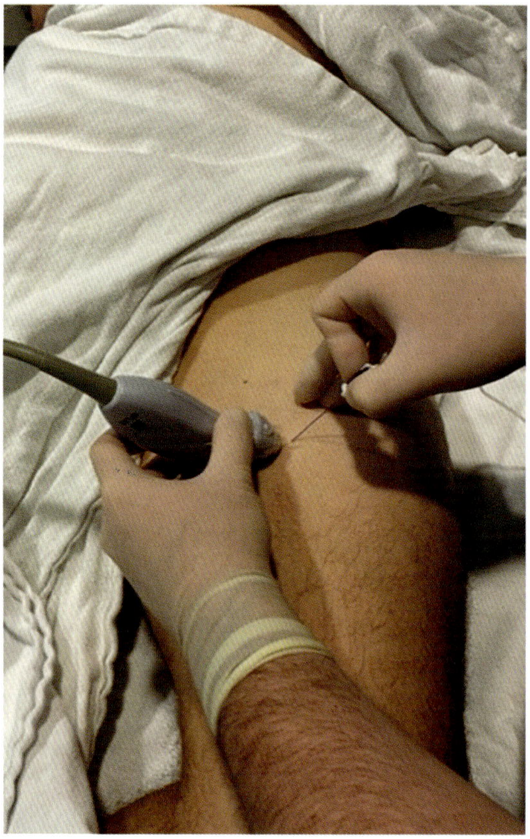

图 64.2 探头位置(NYSORA.com)。

在缝匠肌内侧缘与长收肌外侧缘相交的点识别收肌管的近端。收肌管的远端由从内收肌裂孔行出的股血管识别[6]。采用彩色多普勒超声显像识别股浅动脉(SFA)。局部皮肤使用利多卡因后,将阻滞针头沿内侧向外侧插入平面,并朝股浅动脉推进,直至针尖恰好到达动脉前方,深入缝匠肌。仔细抽吸后,应注意局部麻醉药(LA)在动脉周围的扩散[9](图 64.4 和图 64.5)。

潜在并发症和不良反应

收肌管阻滞的并发症较为罕见。但进行该手术的临床医生仍应注意潜在的并发症。局部麻醉药全身毒性反应(LAST)是任何局部神经阻滞的潜在并发症。下肢阻滞通常是联合进行的,因此由此产生的局部麻醉药累积剂量可能易导致 LAST[8]。由于药物吸收缓慢,症状可能会延迟[8]。监测口腔中的金属味觉、口周刺痛和麻木及耳鸣非常重要。LAST 最终会导致癫痫发作和心血管衰竭。神经束内注射可出现围术期神经系统症状[8]。应特别注意感觉异常和注射压力。可出现长期隐性分布性麻木或感觉异常(完全性或斑片状)。与涉及针头的任何手术一样,该操作有出血和感染的风险。

临床技术要点

- 收肌管阻滞联合坐骨神经阻滞可为急慢性疼痛或足踝外科手术提供充分的镇痛和麻醉。
- 应告知患者术后可能出现运动无力和需要活动辅助。
- 应避免使用大量局部麻醉药,以防止部分运动阻滞从近端扩散至股动脉。
- 神经阻滞应在超声引导下尽可能于收肌管远端进行。

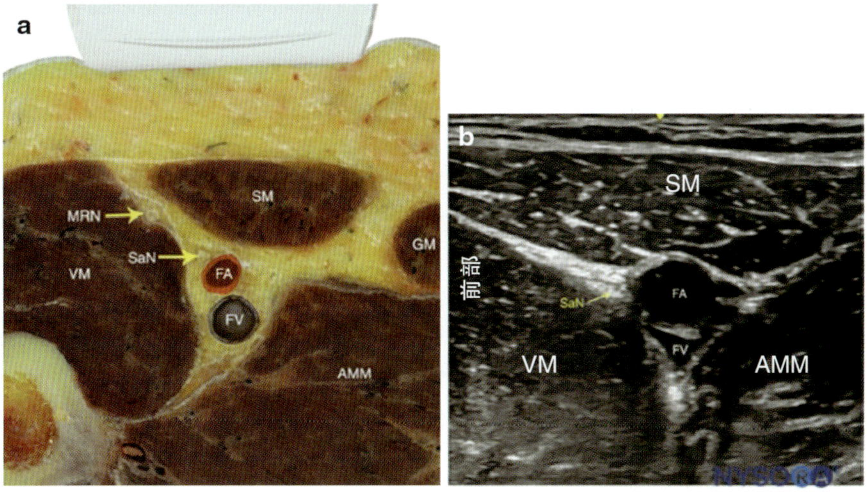

图 64.3 收肌管的横截面示意图(a)和超声图像(b)。标记的靶点和要避开的结构。隐神经(SaN)、缝匠肌(SM)、股内侧肌(VM)、股动脉(FA)、股静脉(FV)、大收肌(AMM)、股薄肌(GM)、内侧韧带神经(MRN)。标记的超声图(NYSORA.com)。

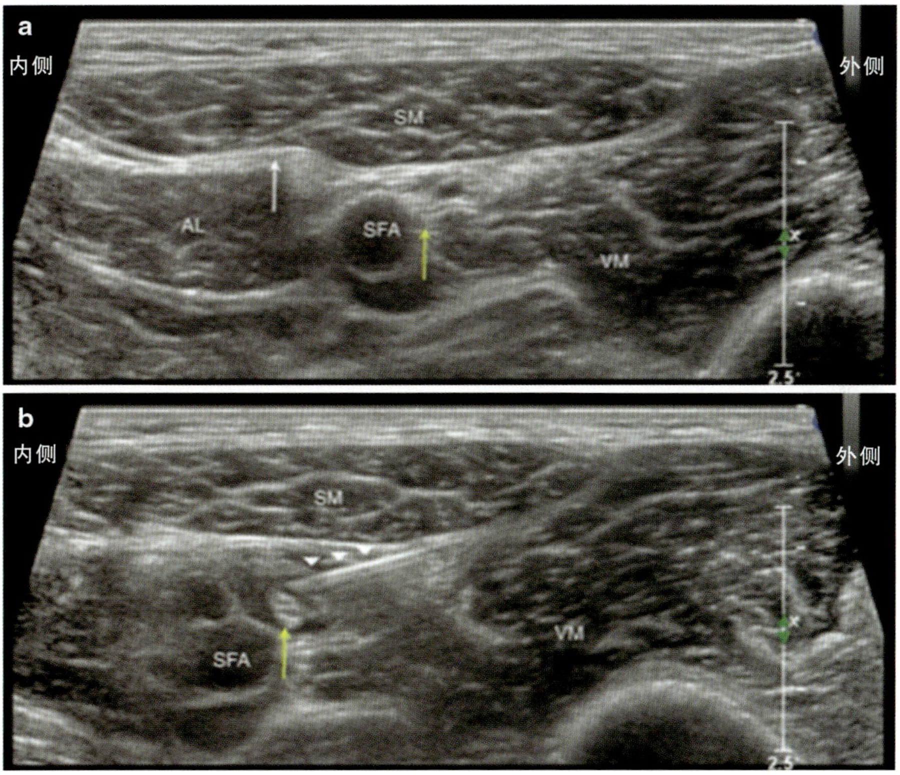

图 64.4 标记的超声图,连续图像显示收肌管阻滞。连续超声图显示收肌管阻滞。(a)注射前的基线超声图(扫描前)。隐神经(黄色长箭头所示)位于缝匠肌(SM)和高回声股收肌膜(白色箭头所示)深处,与股浅动脉(SFA)、长收肌(AL)相邻。(b)收肌管阻滞平面入路(针头为白色短箭头所示)。(c)注射后在大腿远端跟踪分布,显示局部麻醉药环绕隐神经(黄色长箭头所示)和髌下(黄色短箭头所示)神经。注:VM,股内肌。[Reprinted with permission from Ghassemi J., Gray A.T.(2015) The Adductor Canal Block. In: Regional Nerve Blocks in Anesthesia and Pain Therapy. Springer, Cham. https://doi.org/10.1007/978- 3-319-05131-4_63](待续)

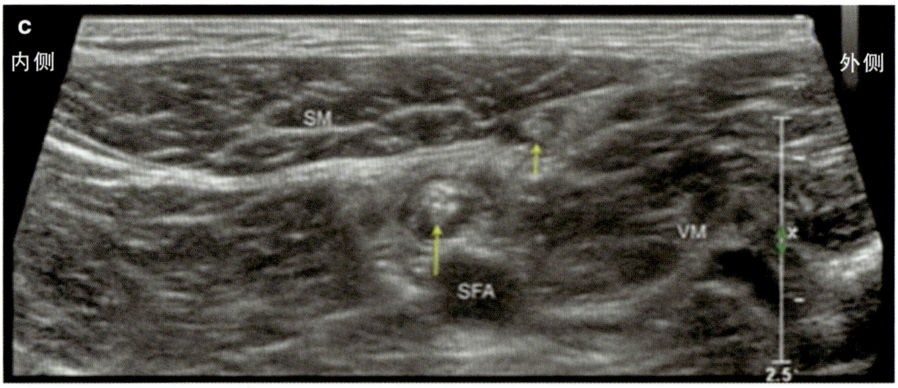

图 64.4(续)

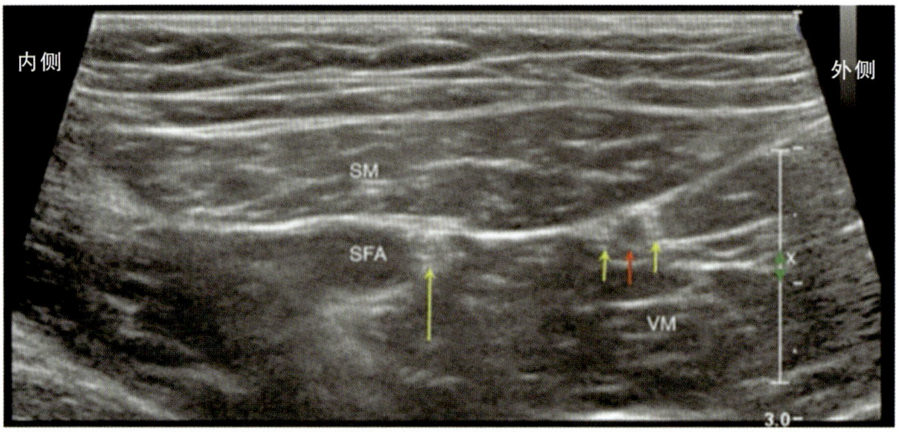

图 64.5 超声图,隐神经周围局部麻醉药沉积。注:SM,缝匠肌;SFA,股浅动脉;VM,肌内肌。[Reprinted with permission from Ghassemi J., Gray A.T.(2015) The Adductor Canal Block. In: Regional Nerve Blocks in Anesthesia and Pain Therapy. Springer, Cham. https://doi.org/10.1007/978- 3-319-05131-4_63]

(卜慧莲 樊肖冲 译)

参考文献

1. Benzon HT, Sharma S, Calimaran A. Comparison of the different approaches to saphenous nerve block. Anesthesiology. 2005;102(3):633–8.
2. Mansour NY. Sub-sartorial saphenous nerve block with the aid of a nerve stimulator (letter). Reg Anesth. 1993;18(4):266–8.
3. Bouaziz H, Benhamou D, Narchi P. A new approach for saphenous nerve block (letter). Reg Anesth. 1996;21(5):490.
4. Van der Wal M, Lang SA, Yip RW. Transsartorial approach for saphenous nerve block. Can J Anaesth. 1993;40(6):542–6.
5. Manickam B, Perlas A, Duggan E, Brull R, Chan VW, Ramlogan R. Feasibility and efficacy of ultrasound-guided block of the saphenous nerve in the adductor canal. Reg Anesth Pain Med. 2009;34(6):578–80.
6. Wong WY, Bjorn S, Strid JM, Borglum J, Bendtsen TF. Defining the location of the adductor canal using ultrasound. Reg Anesth Pain Med. 2017;42(2):241–5.
7. Bendtsen TF, Moriggl B, Chan V, Pedersen EM, Borglum J. Defining adductor canal block. Reg Anesth Pain Med. 2014;39(3):253–4.

8. Tran DQ, Salinas FV, Benzon HT, Neal JM. Lower extremity regional anesthesia: essentials of our current understanding. Reg Anesth Pain Med. 2019;44(2):143–80.
9. Bendtsen TF, Lopez AM, Clark TB. Ultrasound-guided saphenous (subsartorius/adductor canal) nerve block. In: Hazdic's textbook of regional anesthesia and acute pain management. 2nd ed. New York: McGraw-Hill Education; 2017.

推荐阅读

Migirov A, Vilella RC. Anatomy, abdomen and pelvis, adductor canal (subsartorial, hunter's canal). Treasure Island, FL: StatPearls; 2021.

Vora MU, Nicholas TA, Kassel CA, Grant SA. Adductor canal block for knee surgical procedures: review article. J Clin Anesth. 2016;35:295–303. https://doi.org/10.1016/j.jclinane.2016.08.021.

第 65 章 坐骨神经阻滞

Drew Jensen, Ashley Shilling

基本概念

- 坐骨神经是人体最大的周围神经，其为小腿提供大部分感觉，并为小腿肌肉和大部分腘绳肌提供神经支配。
- 坐骨神经阻滞可用于下肢手术麻醉和急性或慢性下肢疼痛的镇痛。
- 已经描述了多种坐骨神经阻滞方法，其中臀下和腘动脉入路是阻滞坐骨神经的两种常用方法。
- 在可行的情况下，应在超声引导下进行坐骨神经阻滞。

概述

坐骨神经是体内最大的周围神经，起源于骶丛，特别是 L4–S3 神经根的腹支。尽管被称为坐骨神经，但该神经主要由两条不同的神经(胫神经和腓总神经)组成，这两条神经从其在骶神经丛中的起点开始共用同一个结缔组织鞘，直至它们在腘窝水平发散和分离[1]。坐骨神经为小腿提供大部分运动功能和感觉。鉴于其在大腿后部的进程较长，已描述了多种坐骨神经阻滞的方法[2]。对坐骨神经解剖结构和入路的了解使这种神经阻滞在治疗急性或慢性下肢疼痛方面较为有用。

适应证和禁忌证

当需要对小腿或大腿后部进行麻醉或镇痛时，可使用坐骨神经阻滞。常见的适应证包括足踝外科手术的麻醉和镇痛、小腿手术、下肢截肢或膝关节手术的辅助镇痛。慢性下肢疼痛也可通过坐骨神经阻滞治疗。

进行坐骨神经阻滞的绝对禁忌证与其他周围神经阻滞相似，即患者拒绝和神经阻滞部位的活动性感染。存在的相对禁忌证较多，包括凝血障碍、周围或中枢神经系统病理学病史，以及解剖结构异常或扭曲。但有报道称，在凝血障碍患者和神经系统疾病患者中成功进行了坐骨神经阻滞[1]。在进行坐骨神经阻滞前，应尽可能获得知情同意书，特别应注意讨论与周围神经阻滞相关的风险，即出血、感染、周围神经损伤风险和局部麻醉药全身毒性反应。

临床解剖

坐骨神经通过坐骨大孔出骨盆，进入臀

区，位于梨状肌下方。在臀区，其向下向大腿后间隙下降，从股骨大转子的骨性标志和坐骨结节之间穿过。在此处，坐骨神经位于臀大肌深处，股方肌和上、下孖肌浅表（图 65.1）。

在大腿后部，坐骨神经向下延伸至腘窝，走行于大收肌背侧和股二头肌长头肌腹侧，股二头肌长头肌腹侧以内侧至外侧的方式斜穿过坐骨神经。到达腘窝后，坐骨神经分支进入腓总神经和胫神经。虽然这种分叉通常发生在腘窝上方，但解剖差异确实存在。

坐骨神经（通过其终末分支）向膝关节下的整个足、踝和腿部提供感觉，但小腿和踝关节内侧的感觉由股神经的终末支隐神经提供。坐骨神经的终末分支也支配足部和小腿的肌肉。坐骨神经本身支配大部分腘绳肌，并向膝关节和髋关节发出关节支（图 65.2）。值得注意的是，大腿后部皮肤由股后皮神经支配，可能不会被近端坐骨神经阻滞。

设备和用品

在进行任何周围神经阻滞时，均应使用包括 ECG、脉搏血氧计和血压计在内的标准监测仪，在整个阻滞过程中对患者进行监测。苯二氮䓬类或阿片类药物的轻度镇静虽然不是最优选择，但可出于患者舒适度目的而使用。局部麻醉药和附加剂的选择取决于患者和手术适应证，但通常使用 10~30mL 的 0.2%~0.5%罗哌卡因或布比卡因。在大多数患者中，80~100mm 神经阻滞针头通常足以到达坐骨神经。在进行近端坐骨神经阻滞时，通常使用低频曲线超声探头，而高频线性超声探头则在从腘入路至坐骨神经时使用[3,4]。一些医生利用神经刺激代替或补充超声引导。

臀下坐骨神经阻滞：超声引导技术

臀下入路阻滞坐骨神经的最佳方法是患者取侧卧位，需阻滞侧向上[3,5]。髋关节和膝关节屈曲（图 64.3）。触诊大转子和坐骨结节，并用记号笔沿连接这两个触及结构的线进行标记。该线中点尾侧 2~4cm 的点常作为坐骨神经位置的良好近似值，并可

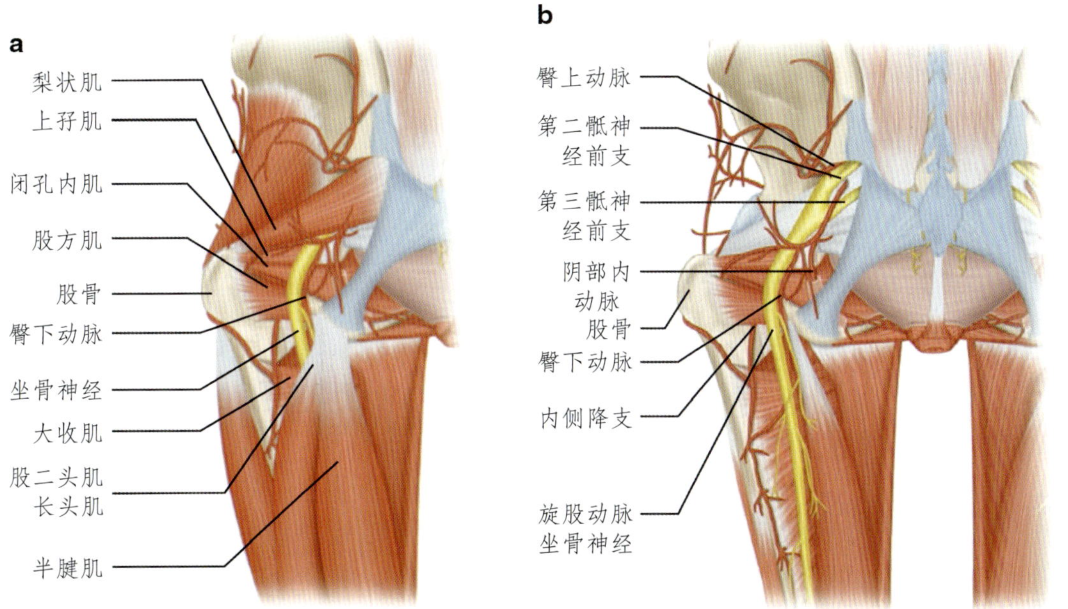

图 65.1　坐骨神经解剖结构。(a)标记的坐骨神经附近的肌肉。未显示坐骨神经上方的臀大肌。(b)标记的坐骨神经周围的血管结构。

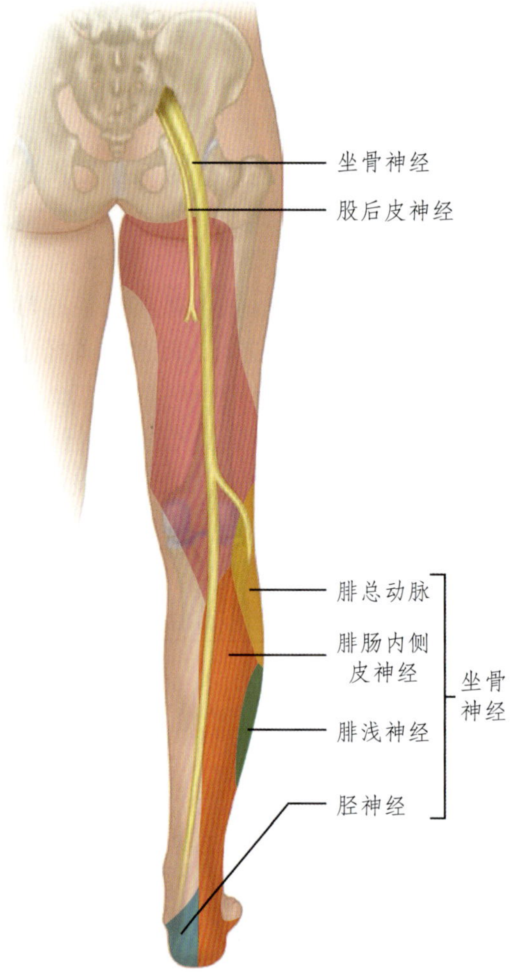

图 65.2 标记的下肢后部感觉神经支配。

引导初次超声探头放置[3,5-7]。以标准无菌方式准备大腿外侧和后部近端及臀部区域。在大腿后部使用横向低频曲线超声探头,可发现坐骨神经至臀大肌深部和股方肌浅表(图 64.4)。

超声探头对坐骨结节和大转子的识别有助于鉴别坐骨神经。神经呈高回声,常呈脂肪状或三角形[3,5]。采用平面内方法,将神经阻滞针头从外侧穿至内侧,目的是将邻近坐骨神经的神经阻滞针尖置于臀大肌和股方肌之间的筋膜平面中。抽吸后应确保针头没有被无意中置入血管内,注射局部麻醉药。根据针头的放置情况,坐骨神经可能会在针尖的浅表或深部,因此可能需要额外的针头重新定位。10~20mL 的局部麻醉药量通常足以充分阻断坐骨神经[3]。

臀下坐骨神经阻滞:体表解剖标志定位技术

尽管常在坐骨神经阻滞期间使用超声引导,且其具有一定益处,但坐骨神经阻滞也可通过体表解剖标志定位技术实现[1,6]。神

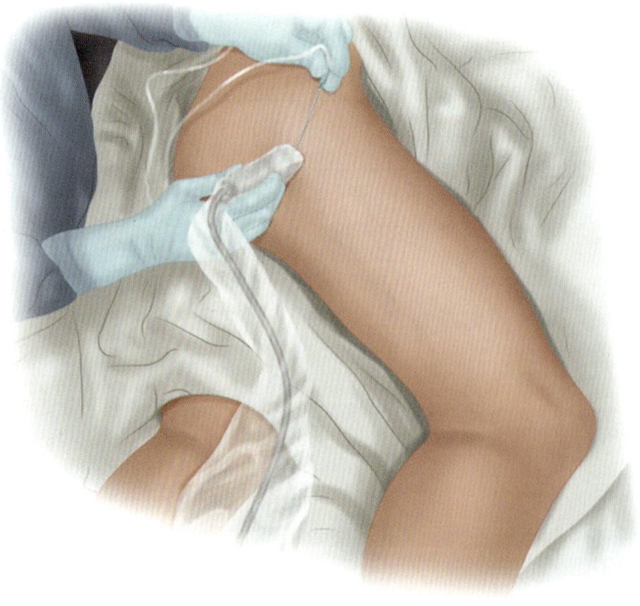

图 65.3 臀下坐骨神经阻滞。超声探头、针头和患者体位安置。

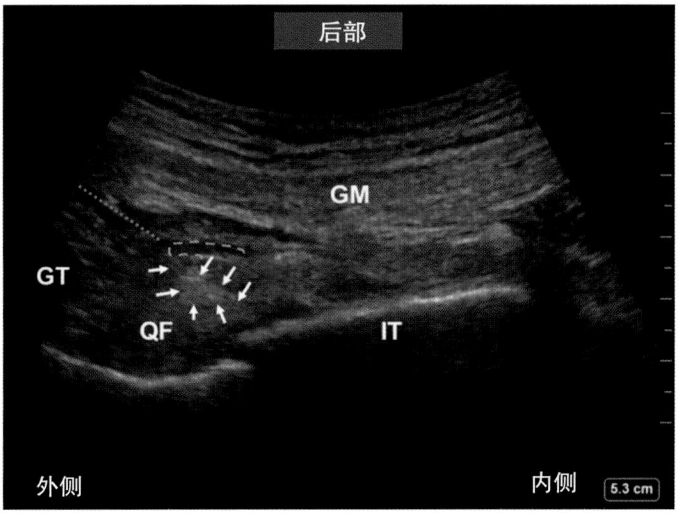

图 65.4 臀下坐骨神经阻滞超声图。白色箭头所示坐骨神经。虚线勾画了针头轨迹。蓝色虚线内的区域表示针头朝目标推进过程中用于水定位的注射剂。注:GT,大转子;GM,臀大肌;IT,坐骨结节;QF,股方肌。

经刺激用于神经定位,如果神经并不清晰,则可将其添加到超声引导技术中。如上所述,患者取侧卧位,髋关节和膝关节屈曲。以无菌方式准备臀部。穿刺针点为上文描述的点,即在连接大转子和坐骨结节的线中点的尾侧 2~4cm 处[6]。针头垂直于皮肤插入。神经刺激器中的电流设定为 1.0mA。针头穿过肌肉朝向坐骨神经推进。当针头接近神经时,通过神经刺激器刺激坐骨神经应引起腘绳肌收缩和足部运动反应。通过神经刺激器的电流应降低,直至在 0.3~0.5mA 时感受到坐骨神经刺激;大于此电流的刺激可导致阻滞失败的风险增加,而低于此电流的刺激可能表示神经内针头放置[6,8]。负压抽吸后,可逐渐注射局部麻醉药。局部麻醉药注射后坐骨神经反应减弱。

腘窝坐骨神经阻滞:超声引导技术

坐骨神经的腘入路可经多种患者体位完成,包括仰卧位、侧卧位和俯卧位[1,2,4,5,9]。此处将描述仰卧位入路。患者取仰卧位,小腿在腿托上抬高。以无菌方式准备下大腿外侧。在腘窝折痕处横向放置高频线性探头(图 65.5)。识别分叉进入胫神经和腓总神经的坐骨神经,但每根神经仍被其共同神经鞘包裹(图 65.6)。这种分叉常发生在半膜肌和股二头肌之间的腘窝折痕近端数厘米处,以及腘动脉的后外侧[1,4,5]。在超声引导下,使用平面内技术将神经阻滞针头以外侧至内侧的方式引入坐骨神经。针头放置的理想位置应在胫神经和腓总神经之间或外侧,针尖位于共同神经鞘内。注射局部麻醉药(抽吸后)应显示药物在共同神经鞘内沉积,胫神经和腓总神经分离。15~30mL 的局部麻醉药量通常足以充分覆盖神经[1,4]。

腘窝坐骨神经阻滞:体表解剖标志定位技术

如前所述,在进行周围神经阻滞时的主要标准治疗为超声方法。然而,腘窝水平的坐骨神经外侧入路可在神经刺激辅助下通过体表解剖标志定位技术完成[9,10]。患者的体位安置可与如上所述的超声引导技术相似。大腿外侧的触诊将显示股外侧肌和股二头肌之间的平面。大腿远端外侧应进行无菌准备。针头插入的初始点将垂直于该肌肉平面中的皮肤,距离腘窝折痕近端 8~10cm。进

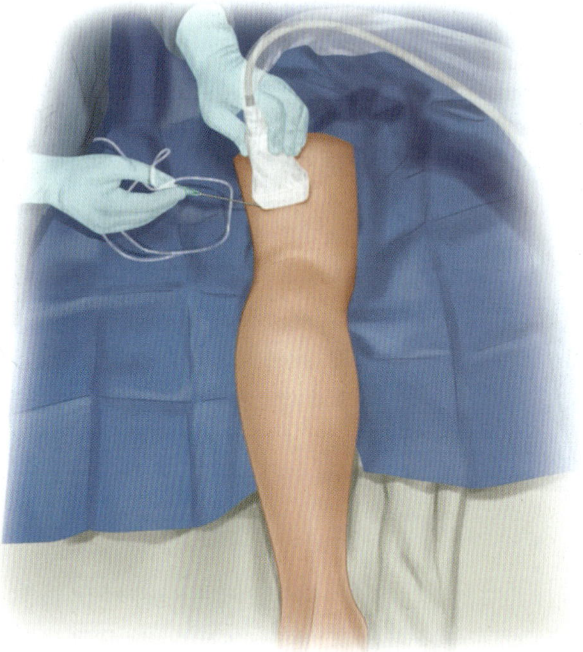

图 65.5 腘窝坐骨神经阻滞。超声探头、针头和患者体位安置。

针时，应与股骨接触。此时，拔出针头并在股骨后方重新定向，与垂直线成约 30°角[10,11]。神经刺激器上的初始电流设置为 1.0mA，针头沿其新轨迹推进。刺激坐骨神经可显示踝关节跖屈或背屈。神经刺激器上的电流降低，直至 0.3~0.5mA 电流时坐骨神经刺激明显。负压抽吸后，注射局部麻醉药。

潜在并发症和不良反应

与任何手术一样，坐骨神经阻滞应获得知情同意书，其应包括对与手术相关并发症的讨论。与其他周围神经阻滞一样，坐骨神经阻滞的并发症包括出血、感染或阻滞失败。局部麻醉药全身毒性反应是一种罕见但可能致命的并发症，由局部麻醉药的全身吸收引起。尽管罕见，但应了解局部麻醉药的毒性剂量，并且无论何时给予局部麻醉药，均应保证英脱利匹特随时可用。另外值得关注的是与周围神经阻滞相关的周围神经损伤风险。虽然罕见，但坐骨神经周围神经损伤可能是坐骨神经阻滞的毁灭性并发症[1]。

临床技术要点

- 只要可用，就应使用超声引导来改善针头定位，并提供对局部麻醉药在坐骨神经周围扩散的直接观察。
- 神经刺激可与超声引导联合使用，也可在超声引导不可用时单独使用。了解神经刺激和不同电流强度下对刺激的运动反应，对于通过神经刺激定位的坐骨神经阻滞是必要的。
- 应在通过神经阻滞针头注射局部麻醉药之前进行抽吸。抽吸时若存在血液，则应立即调整针头，在观察到负压抽吸前不得注射局部麻醉药。
- 如果意识到注射局部麻醉药时存在阻力，则应重新调整针头，因为这可能表明针头位于神经内，这可能会增加神经损伤的风险。

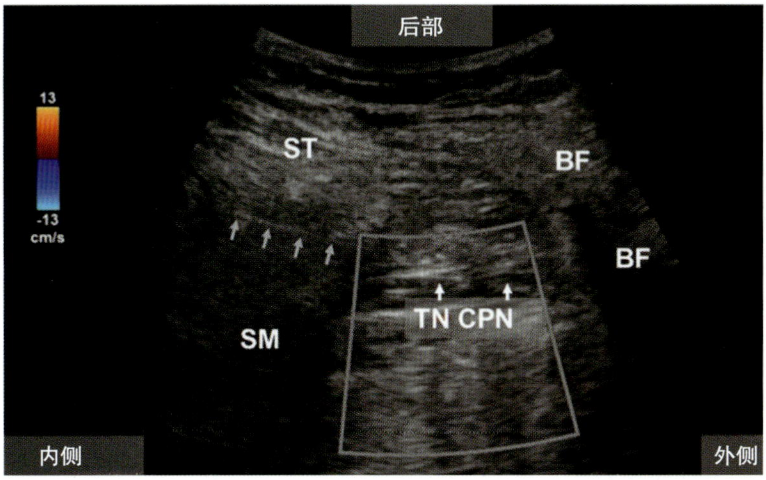

图 65.6 腘窝坐骨神经阻滞超声图。灰色箭头所示针头。注：TN，胫神经；CPN，腓总神经；ST，半腱肌；SM，半膜肌；BM，股二头肌。

（李新新 樊肖冲 译）

参考文献

1. Tran DQ, Salinas FV, Benzon HT, Neal JM. Lower extremity regional anesthesia: essentials of our current understanding. Reg Anesth Pain Med. 2019;44:143–80.
2. Tran DQ, Clemente A, Finlayson RJ. A review of approaches and techniques for lower extremity nerve blocks. Can J Anesth. 2007;54:922–34.
3. Hadzic A. Chapter 33F, Ultrasound-guided sciatic nerve block. In: Hadzic's textbook of regional anesthesia and acute pain management. 2nd ed. New York: McGraw-Hill Education; 2017.
4. Hadzic A. Chapter 33G, Ultrasound-guided popliteal sciatic block. In: Hadzic's textbook of regional anesthesia and acute pain management. 2nd ed. New York: McGraw-Hill Education; 2017.
5. Grant SA, Auyong DB. Chapter 3, Lower limb ultrasound guided nerve block. In: Ultrasound guided regional anesthesia. 2nd ed. Oxford: Oxford University Press; 2016.
6. Hadzic A. Chapter 82D, Sciatic nerve block. In: Hadzic's textbook of regional anesthesia and acute pain management. 2nd ed. New York: McGraw-Hill Education; 2017.
7. Nwawka OK, Meyer R, Miller TT. Ultrasound-guided subgluteal sciatic perineural injection. J Ultrasound Med. 2017;36:2319–24.
8. Hadzic A, Vloka J, Hadzic N, Thys DM, Santos AC. Nerve stimulators used for peripheral nerve blocks vary in their electrical characteristics. J Am Soc Anesthesiol. 2003;98:969–74.
9. Vloka JD, Hadzic A, Koorn R, Thys D. Supine approach to the sciatic nerve in the popliteal fossa. Can J Anesth. 1996;43:964–7.
10. Hadzic A. Chapter 82E, Block of the sciatic nerve in the popliteal fossa. In: Hadzic's textbook of regional anesthesia and acute pain management. 2nd ed. New York: McGraw-Hill Education; 2017.
11. Grasu RM, Costelloe CM, Boddu K. Revisiting anatomic landmarks: lateral popliteal approach for sciatic nerve block based on magnetic resonance imaging. Reg Anesth Pain Med. 2010;35:227–30.

推荐阅读

Hadzic A. Hadzic's textbook of regional anesthesia and acute pain management. 2nd ed. New York: McGraw-Hill Education; 2017.

第 66 章 股外侧皮神经阻滞

Matthew R. Thames, Brett J. Elmore

基本概念

- 股外侧皮神经(LFCN)是支配大腿外侧的纯感觉神经。
- LFCN 阻滞可用于髋关节或腿部手术的镇痛,并可用于诊断和治疗感觉异常性肌痛。
- 当在超声引导下进行 LFCN 阻滞时,它是一种简单且风险较低的手术。

概述

股外侧皮神经(LFCN)阻滞可为大腿外侧提供镇痛,通常与股神经阻滞联合使用,以便对髋关节或下肢进行手术干预。该神经是腰丛神经的分支,纯粹是感觉神经,对其进行阻滞被认为是一种低风险手术。建议进行超声引导以识别神经本身或适当的周围标志。

适应证和禁忌证

可以进行 LFCN 阻滞,以便为髋关节手术、大腿软组织手术(例如皮肤移植物采集或肌肉活检)提供镇痛,或作为与股神经、坐骨神经和闭孔神经一起的全下肢阻滞的一部分。LFCN 的冷冻神经松解术也在最近的文献中被描述为一种能为皮肤移植或烧伤患者提供更广泛镇痛的方法[1]。

LFCN 阻滞也可用于诊断和治疗感觉异常性肌痛,这是一种最典型的由神经压迫引起的麻木和(或)疼痛的病症,例如因臀部低位腰带或最近的紧身裤(获得的绰号为“紧身牛仔裤综合征”)引起的病症。

当采用美国区域麻醉协会关于抗凝剂的指导原则时,LFCN 阻滞的禁忌证很少,认为 LFCN 阻滞是一种浅表周围神经位阻滞。应考虑每例患者的局部麻醉药总剂量,特别是接受多次周围神经阻滞或具有多种药物来源的患者。

临床解剖

LFCN 起自腰丛,由腰神经 L1–L4 腹支组成。更具体地说,其起源于 L2 和 L3 腹支的后部。LFCN 与其余腰丛及其分支一起于腰大肌内向尾侧下行。在 L4–L5 水平,其明显位于股神经和闭孔神经外侧,股神经和闭孔神经也在同一筋膜平面内向下走行。LFCN 离开腰大肌后,沿髂前上棘(ASIS)方向继续其尾侧路线并穿过髂肌,然后进入大腿深部至腹股沟韧带,并分为 3~5 个终末皮支[2,3]。

LFCN 无运动功能,仅为感觉神经,支配大腿外侧和前侧。其皮肤分布高度可变,但向下可最远延伸至膝关节(图 66.1)。

设备和用品

与任何大量注射局部麻醉药一样，LFCN 阻滞时需要进行脉搏血氧饱和度、血压和心电图标准监测。该手术可在无菌条件下进行，或更常见的情况下，在用消毒液准备手术区域后于洁净条件下进行。插入阻滞针头之前，无论是否进行皮下注射利多卡因，阻滞通常耐受性良好。小剂量咪达唑仑或右美托咪定可能对显著焦虑患者有用，特别是在同时进行其他神经阻滞时(表 66.1)。

LFCN 阻滞：体表解剖标志定位技术

由于存在解剖差异，仅基于体表解剖标志定位技术的 LFCN 精确阻滞可能具有挑战性。基于典型描述，该神经在 ASIS 下方和内侧 1~2cm 处向腹股沟韧带深处走行，并在阔筋膜和髂筋膜之间的平面内进一步向下走行，通常在皮肤下方 0.5~1cm 处[2]。在没有超声引导的情况下，可利用局部麻醉药

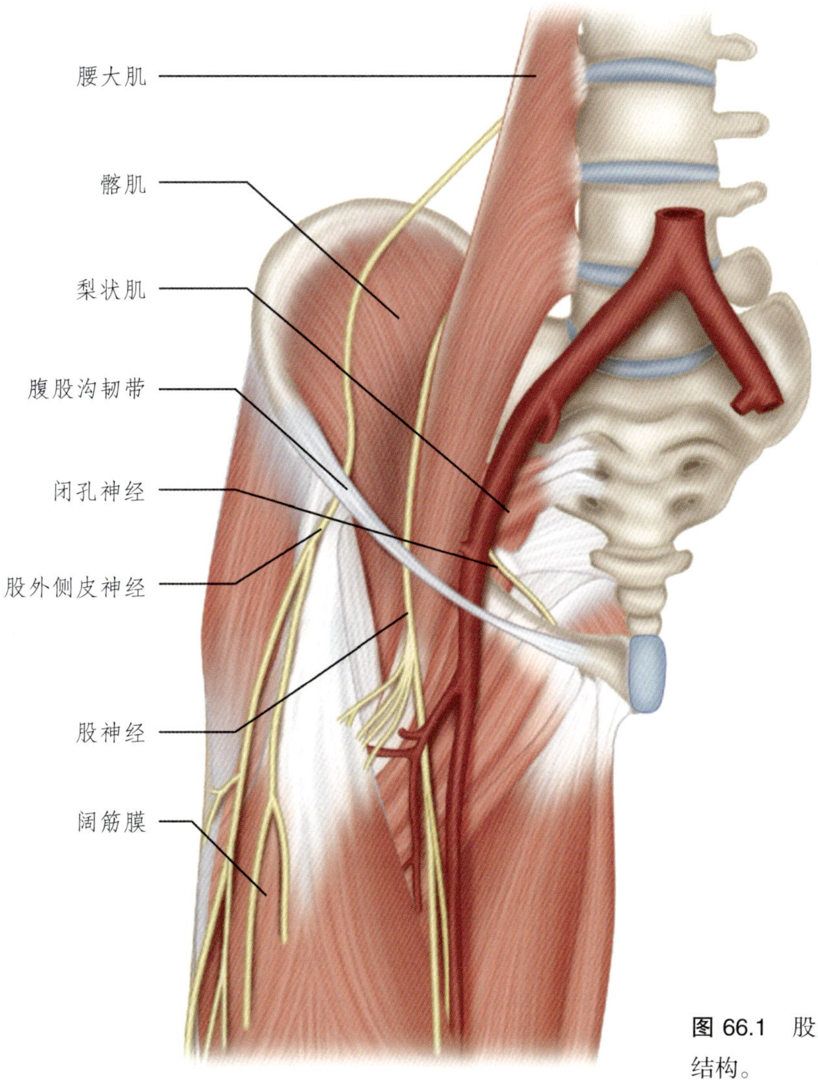

图 66.1 股外侧皮神经(LFCN)的解剖结构。

表 66.1 LFCN 阻滞所需设备和用品

用品	机构特定实践/偏好
超声设备	线性 15~6MHz 换能器
消毒准备棒	2%葡萄糖酸氯己定/70%异丙醇
手套	洁净条件下使用的丁腈手套
超声凝胶,4×4 纱布	皮肤预备后涂抹无菌凝胶。4×4 纱布用于印迹插入部位,术后清洁凝胶
局部麻醉药注射器	5~10mL 0.5%罗哌卡因±1mg 无防腐剂地塞米松作为辅助用药,以延长阻滞时间
阻滞针头	22G B 型斜面回声针头

在该区域的扇形浸润或采用丧失阻力方法进行阔筋膜下注射。

周围神经刺激(PNS)也可通过引起LFCN分布的感觉异常来确认已接近神经,并且与基于体表解剖标志定位的扇形浸润方法相比,其具有更高的成功率和较低的并发症发生率[2]。PNS 在成功率和起效时间方面似乎与超声引导技术相当,但代价是针头通过次数会增加 3 倍[2]。

关于其他非选择性入路,LFCN 似乎确实能较可靠地与股神经一起被基于体表解剖标志定位的髂筋膜阻滞所阻断,髂筋膜阻滞依赖于触觉反馈和穿透髂筋膜时阻力丧失。这并非总是能通过使用 PNS 进行的传统“三合一”阻滞(靶向股神经、LFCN 和闭孔神经)实现(图 66.2)[2]。

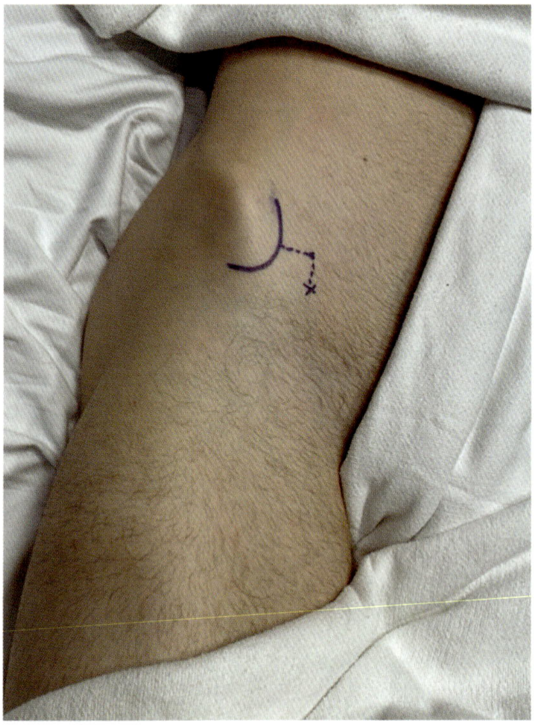

图 66.2 虽然首选在超声引导下进行,但通过皮下浸润髂前上棘(ASIS)下方 2cm 和内侧 2cm 区域即可实现体表解剖标志定位。

LFCN 阻滞:超声引导技术

LFCN 的超声可视化可能具有挑战性,特别是在术后出现手术相关变化(如髋关节镜检查引起的液体外渗)的患者中,但通常可以较容易地识别相关筋膜平面和周围肌肉标志。患者取仰卧位时,将超声探头置于 ASIS 下方和内侧约 2cm 处,并以横向或平行于腹股沟韧带的较小角度取向。在横截面上识别缝匠肌,并区分其外侧缘。如果实现可视化,LFCN 在横截面上表现为具有高回声轮廓的小椭圆形结构,可能位于缝匠肌外侧尖端的顶部或位于缝匠肌和阔筋膜张肌之间的结缔组织内[2,4]。在缺乏可视化(或选择性)方法的情况下,可靶向肌肉之间所谓的脂肪填充脂肪隧道(FFFT),并且阻滞成功率较高[5]。将针头在平面上从外侧推进到内侧,以接近神经或替代地进入肌肉之间的

FFTF/平面，这可以通过触觉阻力丧失来证实。5~10mL 局部麻醉药在该平面内足以可靠阻滞；而只要能观察到和靶向神经本身，则仅需 0.3mL 局部麻醉药即证明有效[3]。另外，还描述了超声引导下局部麻醉药在腹股沟韧带深处（类似地，ASIS 内侧 1~2cm）的沉积，在一项研究中发现其具有较高的成功率（图 66.3、图 66.4、图 66.5 和图 66.6）[2,4]。

潜在并发症和不良反应

LFCN 阻滞是一种微创周围神经手术，与出血和感染相关的风险处于标准低水平。与所有阻滞一样，应注意避免血管内注射，并限制局部麻醉药总剂量，以降低局部麻醉药全身毒性反应的风险。

由于体积较小且与股神经有足够的侧向距离，孤立性 LFCN 阻滞导致运动阻滞或残余无力的风险极小。与任何阻滞一样，LFCN 分布的残余感觉异常可能在阻滞后发生，尽管考虑到髋关节手术后此类感觉异常的频率较高，但病因可能难以确定。

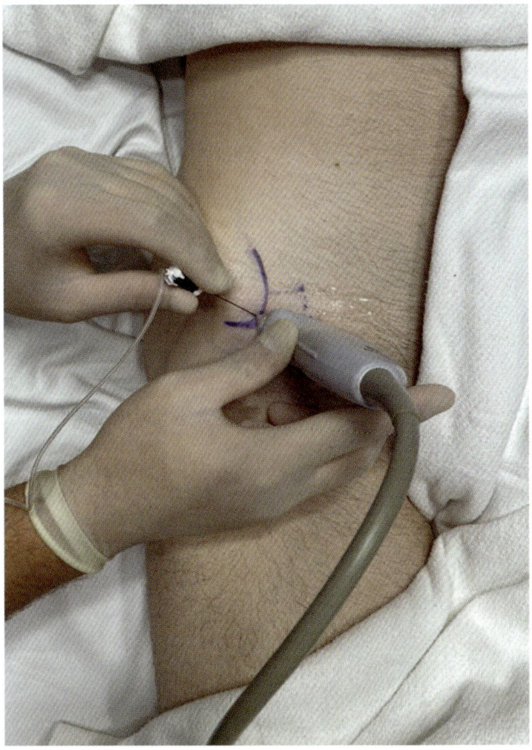

图 66.3　超声探头平行于腹股沟韧带放置在 ASIS 的正下方和内侧，并且针头在平面上从外侧向内侧推进。

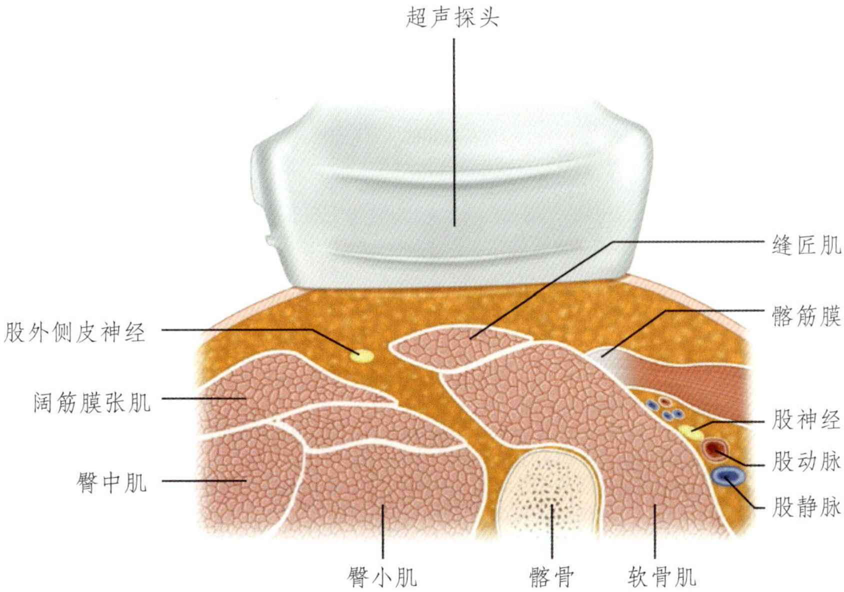

图 66.4　标记的相关横截面解剖结构。

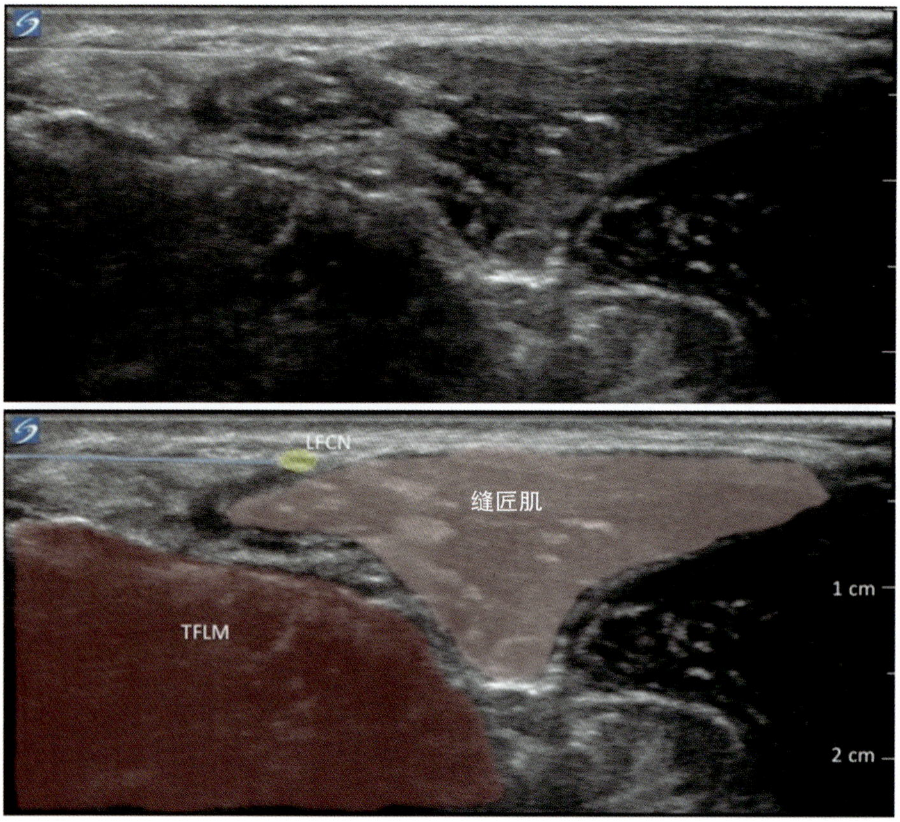

图 66.5 针头接近 LFCN 的超声图像和解剖结构，LFCN 位于缝匠肌顶部。注：LFCN，股外侧皮神经；TFLM，阔筋膜张肌。

临床技术要点

- LFCN 和股神经阻滞通常同时用于髋关节手术患者，可单独靶向神经或通过髂筋膜阻滞进行单次注射。
- 尽管 LFCN 非常浅表，但解剖差异较大，因此，超声引导与仅使用体表解剖标志定位技术相比，具有更大的优势。
- LFCN 阻滞是一种低风险手术，由于该神经位于浅表且仅具有感觉功能，故并发症很少。

（刘青颖 樊肖冲 译）

参考文献

1. Finneran JJ IV, et al. Ultrasound-guided lateral femoral cutaneous nerve cryoneurolysis for analgesia in patients with burns. J Burn Care Res. 2019;41(1):224–7.
2. Tran DQ, et al. Lower extremity regional anesthesia: essentials of our current understanding. Reg Anesth Pain Med. 2019;44:143143–80.
3. Bodner G, et al. Ultrasound of the lateral femoral cutaneous nerve: normal findings in a cadaver and in volunteers. Reg Anesth Pain Med. 2009;34(3):265–8.
4. Hadzic A. Hadzic's textbook of regional anesthesia and acute pain management. 2nd ed. New York: McGraw-Hill Education; 2017.
5. Nielsen TD, et al. The lateral femoral cutaneous nerve: description of the sensory territory and a novel ultrasound-guided nerve block technique. Reg Anesth Pain Med. 2008;43(4):357–66.

推荐阅读

Tran DQ, et al. Lower extremity regional anesthesia: essentials of our current understanding. Reg Anesth Pain Med. 2019;44:143143–80.

第 67 章 隐神经阻滞

Prentiss A. Lawson Jr, William A. Potter

基本概念

- 隐神经阻滞可用于膝关节和足踝内侧手术的术中和术后疼痛控制，也可用于隐神经痛的诊断和治疗。
- 单次注射和连续导管方法可用于隐神经阻滞。
- SNB 一般耐受性良好，技术上易于操作，并发症的发生率不高。

概述

隐神经阻滞(SNB)可用于膝关节和足踝内侧手术的术中和术后疼痛控制，也可用于隐神经痛的诊断和治疗。已经描述了多部位的阻滞和注射方法。目前常用的做法是在近端部位进行 SNB 时使用超声引导技术，而体表解剖标志定位技术仍常用于踝关节水平的隐神经阻滞。

适应证

• 诊断：隐神经阻滞可用于诊断与隐神经痛相关的持续性膝关节或足内侧和踝关节疼痛，或隐神经分布区内的持续性神经病理性疼痛。

• 治疗：隐神经阻滞可用于治疗膝关节手术相关的术中或术后疼痛，或与足踝内侧手术相关的术中或术后疼痛。阻滞可在大腿上部至中部、大腿远端或踝关节处进行。在隐神经痛的病例中也可能具有治疗效用。

禁忌证

• 绝对禁忌证：患者拒绝、不合作患者、注射部位感染、对手术所需药物过敏。

• 相对禁忌证：未经治疗的菌血症(神经导管的风险可能更高)；出血体质或使用抗凝剂(术中和术后仍可在获得知情同意并采取适当谨慎措施的情况下进行神经阻滞)；周围神经病变、外周脱髓鞘疾病或隐神经分布的既存感觉缺陷(表 67.1)。

临床解剖

隐神经(SN)是股神经的感觉支，为大腿远端前内侧和内侧提供感觉，并为小腿内侧和足部提供感觉(图 67.1)。它紧邻股动脉外侧，在缝匠肌和股内侧肌之间，位于股三角的顶端[1]。然后，SN 存在于整个收肌管中，收肌管是位于缝匠肌、长收肌、大收肌和股内

表 67.1 隐神经阻滞的适应证、禁忌证和方法

手术	适应证	方法	禁忌证
隐神经阻滞	膝关节手术(收肌管/股三角)、小腿内侧或足/踝关节手术、隐神经痛	体表解剖标志定位 超声引导(任一方法±周围神经刺激)	绝对禁忌证 患者拒绝或无法配合、药物过敏、注射部位感染 相对禁忌证 未经治疗的菌血症(特别是连续导管)、出血体质或使用抗凝剂、既存的神经系统疾病或神经阻滞分布缺陷

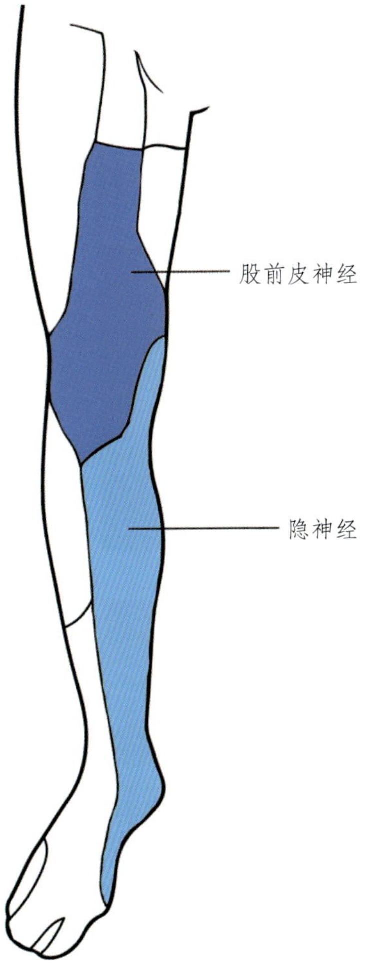

图 67.1 隐神经的皮肤感觉分布。

侧肌之间,从股三角到大腿远端的收肌裂孔的肌内隔室。SN 位于相对于股动脉较靠前然后更内侧的位置,因为其向远侧走行至收肌裂孔[1–6]。SN 连同从神经到股内侧肌的肌支,最终形成深神经丛,通向支配深部膝关节前内侧的膝神经和内侧神经[1,2,6–8]。SN 穿过血管收肌膜,并在大腿远端缝匠肌和股薄肌之间浅表走行[1,7–10]。它继续向下延伸至小腿,出现髌下支和筋膜下支[3],髌下支为膝关节前方和膝关节内侧的皮肤提供感觉[1,2,7,8]。缝匠支沿膝下内侧腿部走行并为其提供感觉,最终发出支配踝关节囊的分支[11,12]。在踝关节水平发现 SN 位于内踝的前内侧[3]。

设备和用品

个人防护设备(帽子、口罩、眼镜)和手套(如果使用导管方法,则应无菌);含 70%异丙醇的 2%葡萄糖酸氯己定皮肤消毒液;配有线性超声探头(10~12MHz)和无菌套管的超声设备;5~8cm 20G 或 22G 钝头针,配有 10~20mL 注射器(大腿中段或远端单次注射技术);25G 踝关节技术用皮肤针头;周神经阻滞导管托盘(导管技术);适当的长效局部麻醉药(0.2%~0.5%罗哌卡因或 0.25%布比卡因);短效局部麻醉药(1%利多卡因)用于皮肤麻醉,配注射器和针头;周围神经刺激器(如果需要,使用大腿中段或远端技术)。

手术技术

隐神经(SN)可在沿大腿和小腿远端的几个解剖位置处被阻滞。目前的临床实践中,在累及腿内侧/足的全膝关节置换术和下肢手术中,大腿中段收肌管内的阻滞很常见。该阻滞也可在 SN 离开收肌管后的大腿远端或在内踝近端的踝关节处进行。

大腿中段 / 收肌管

患者取仰卧位,腿部在髋部略微外旋,在髂前上棘与髌骨基底部之间的中点和大腿前后中间的中点处,将线性或曲线探头置于垂直于大腿长轴的方向。

确定相关解剖结构,包括股浅动脉(SFA)、缝匠肌、股内侧肌外侧和内侧长收肌(图 67.2)。用短效局部麻醉药清洁并麻醉皮肤后,从外侧将针头插入平面内,终点在缝匠肌下方和股浅动脉前外侧。负压抽吸后,10~20mL 长效局部麻醉药沉积在 SFA 附近,每注射 3~5mL 注射剂后进行一次抽吸,并通过超声图像确认扩散。如果需要,可以在超声引导下穿入导管,最终放置在 SFA 的前侧。

大腿远端 / 经缝匠肌

患者取仰卧位,腿部在髋部略微外旋,在腘窝折痕近端约 10cm 和大腿前后中间处,将线性或曲线探头置于垂直于大腿长轴

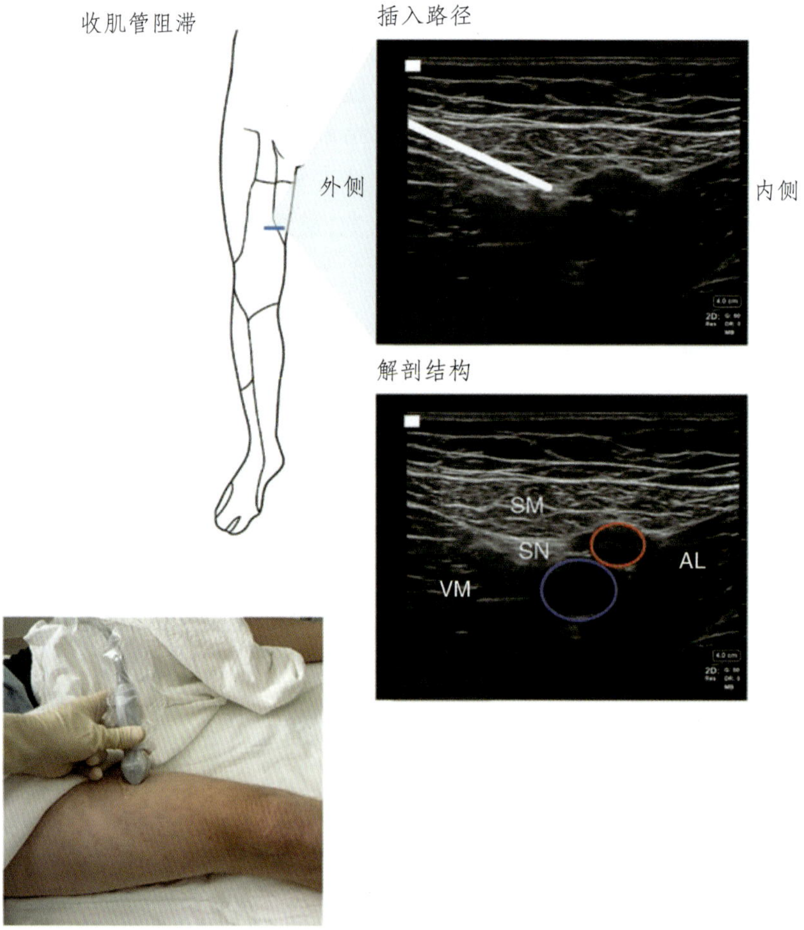

图 67.2 收肌管内隐神经阻滞。注:SN,隐神经;AL,长收肌;VM,股内肌;SM,缝匠肌。

的方向。确定相关解剖结构，包括股浅动脉、缝匠肌、股内侧肌外侧和内侧长收肌(图 67.3)。向远端追踪股浅动脉，直至其离开腘窝后深入收肌管。在这个位置的缝匠肌和股内侧肌之间，通常可以看到隐神经。也可以使用彩色多普勒在该平面中观察股降动脉。用短效局部麻醉药清洁和麻醉皮肤后，从外侧将针头插入平面内，终点在缝匠肌后外侧缘和股内侧肌前内侧缘之间。负压抽吸后，10~20mL 长效局部麻醉药沉积到该平面中，每注射 3~5mL 注射剂后进行一次抽吸，并通过超声图像确认扩散。

踝部

在内踝水平，隐神经位于浅表，因此可通过皮下注射局部麻醉药进行阻滞。清洁皮肤后，在隐静脉前、后 2~3cm 处，以及内踝的头侧水平处皮下注射局部麻醉药，以产生风团(图 67.4)。

潜在并发症和不良反应

隐神经阻滞通常是一种耐受性良好的手术，但并非完全没有并发症的风险。单次注射或连续导管技术导致的感染可能罕见。导管置入的风险可能更高，并与导管置入持续时间直接相关[13]；隐神经阻滞是一种浅表阻滞，出现出血并发症的可能性较低[14]；持续性神经系统症状(疼痛、感觉异常、感觉或运动障碍)在下肢神经阻滞中并不常见[3,15]。

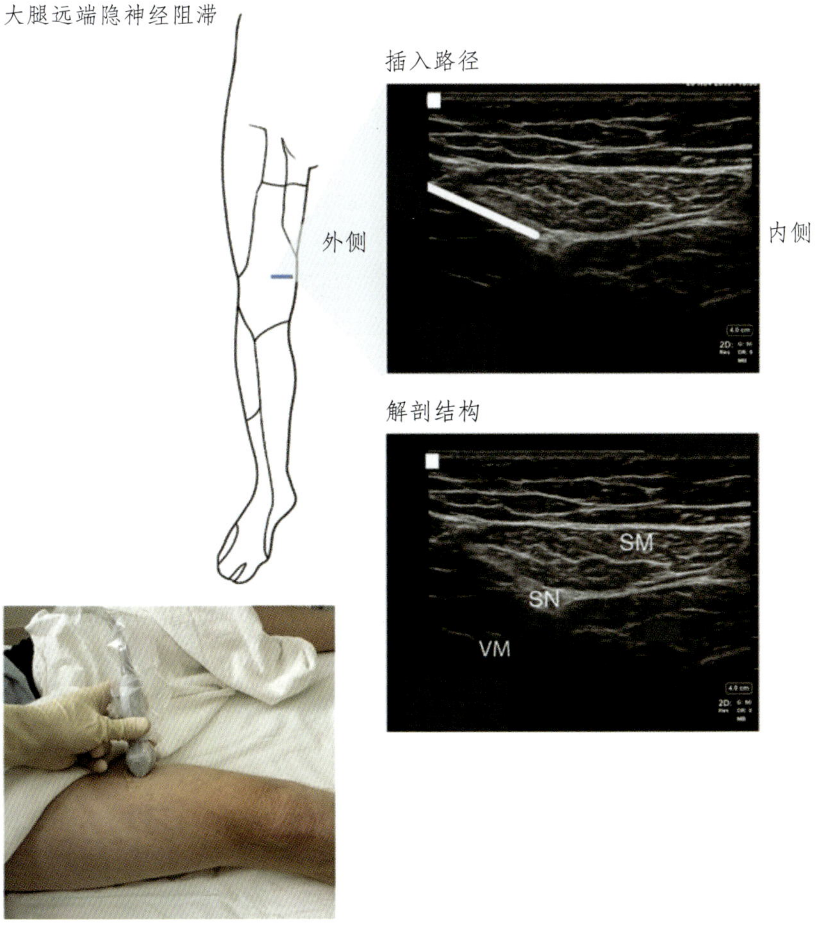

图 67.3 大腿远端隐神经阻滞。注：SN，隐神经；VM，股内肌；SM，缝匠肌。

踝关节内踝隐神经阻滞体表解剖标志定位方法

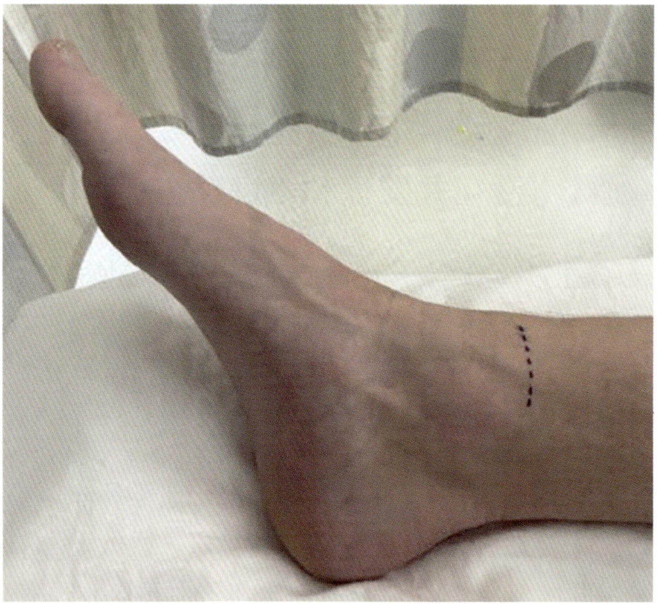

图 67.4 踝部隐神经阻滞。内踝近端的虚线所示皮下注射在踝关节水平阻断隐神经的路径。

在超声引导下的区域麻醉中，障碍通常会消退，且长期（6~12 个月或以上）神经系统症状的发生较罕见[（2~4）/10 000 例神经阻滞][16]；可能对皮肤消毒剂、局部麻醉药、用于延长阻滞时间的辅助药物和镇静药物产生过敏反应；下肢神经阻滞后局部麻醉药全身毒性反应（LAST）的发生率较低。延迟出现是可能的，应在手术期间和之后采取预防措施。任何 LAST 症状均应根据 ASRA 建议进行治疗[17]；尽管肌力在大多数情况下保持良好，但如果局部麻醉药逆行扩散至股神经，收肌管/股三角阻滞可能会导致显著的股四头肌无力[18,19]；尽管不常见，但有报道称收肌管/股三角阻滞存在肌毒性[20]。肌肉伸展时疼痛加重、收缩时缓解、肿胀和无力可能是肌毒性的体征。其恢复可能需要数月[3]。

临床技术要点

- 建议在近端部位阻滞隐神经时使用超声引导技术，便于连续导管技术的实施。
- 通常无需给予镇静剂，但对于焦虑患者以及当给予较大剂量的局部麻醉药时改变惊厥发作阈值是有用的。建议适当监测并维持患者的觉醒水平，使其可报告任何感觉异常或重度疼痛。
- 当在近端部位进行隐神经阻滞时，由于肌无力可能是局部麻醉药意外扩散的潜在并发症，所以应采取措施预防跌倒。
- 如采用单次注射技术，可加入类固醇（如不含防腐剂的地塞米松 2~4mg），以延长阻滞时间或潜在治疗隐神经痛。

（王哲银 袁建虎 译）

参考文献

1. Burckett-St Laurant D, Peng P, Girón Arango L, et al. The nerves of the adductor canal and the innervation of the knee. Reg Anesth Pain Med. 2016;41:321–7.
2. Bendtsen TF, Moriggl B, Chan V, et al. The optimal analgesic block for total knee arthroplasty. Reg Anesth Pain Med. 2016;41:711–9.
3. Tran DQ, Salinas FV, Benzon HT, Neal JM. Lower extremity regional anesthesia: essentials of our current understanding. Reg Anesth Pain Med. 2019;44:143143–80.
4. Andersen HL, Andersen SL, Tranum-Jensen J. The spread of injectate during saphenous nerve block at the adductor canal: a cadaver study. Acta Anaesthesiol Scand. 2015;59:238–45.
5. Tubbs RS, Loukas M, Shoja MM, et al. Anatomy and potential clinical significance of the vasoadductor membrane. Surg Radiol Anat. 2007;29:569–73.
6. Runge C, Moriggl B, Børglum J, Bendtsen TF. The spread of ultrasound-guided injectate from the adductor canal to the genicular branch of the posterior obturator nerve and the popliteal fossa: a cadaveric study. Reg Anesth Pain Med. 2017;42:725–30.
7. Horner G, Dellon AL. Innervation of the human knee joint and implications for surgery. Clin Orthop Relat Res. 1994;301:221–6.
8. Kennedy JC, Alexander IJ, Hayes KC. Nerve supply of the human knee and its functional importance. Am J Sports Med. 1982;10:329–35.
9. Saranteas T, Anagnostis G, Paraskeuopoulos T, et al. Anatomy and clinical implications of the ultrasound-guided subsartorial saphenous nerve block. Reg Anesth Pain Med. 2011;36:399–402.
10. Horn J-L, Pitsch T, Salinas F, et al. Anatomic basis to the ultrasound-guided approach for saphenous nerve blockade. Reg Anesth Pain Med. 2009;34:486–9.
11. Mentzel M, Fleischmann W, Bauer G, et al. Ankle joint denervation. Part 1: anatomy—the sensory innervation of the ankle joint. Foot Ankle Surg. 1999;5:15–20.
12. Eglitis N, Horn J-L, Benninger B, et al. The importance of the saphenous nerve in ankle surgery. Anesth Analg. 2016;122:1704–6.
13. Capdevila X, Pirat P, Bringuier S, et al. Continuous peripheral nerve blocks in hospital wards after orthopedic surgery: a multicenter prospective analysis of the quality of postoperative analgesia and complications in 1416 patients. Anesthesiology. 2005;103:1035–45.
14. Horlocker TT, Vandermeulen E, Kopp SL, et al. Regional anesthesia in the patient receiving antithrombotic or thrombolytic therapy: American society of regional anesthesia and pain medicine evidence-based guidelines (fourth edition). Reg Anesth Pain Med. 2018;43:263–309.
15. Farber SJ, Saheb-Al-Zamani M, Zieske L, et al. Peripheral nerve injury after local anesthetic injection. Anesth Analg. 2013;117:731–9.
16. Neal JM. Ultrasound-guided regional anesthesia and patient safety: update of an evidence-based analysis. Reg Anesth Pain Med. 2016;41:195–204.
17. Neal JM, Barrington MJ, Fettiplace MR, et al. The third American Society of Regional Anesthesia and Pain Medicine Practice advisory on local anesthetic systemic toxicity. Reg Anesth Pain Med. 2018;43:113–23.
18. Veal C, Auyong DB, Hanson NA, et al. Delayed quadriceps weakness after continuous adductor canal block for total knee arthroplasty: a case report. Acta Anaesthesiol Scand. 2014;58:362–4.
19. Chen J, Lesser JB, Hadzic A, et al. Adductor canal block can result in motor block of the quadriceps muscle. Reg Anesth Pain Med. 2014;39:170–1.
20. Neal JM, Salinas FV, Choi DS. Local anesthetic-induced myotoxicity after continuous adductor canal block. Reg Anesth Pain Med. 2016;41:723–7.

推荐阅读

Arnold C, Alvarado AC, Brady MF. Saphenous nerve block. Treasure Island, FL: StatPearls; 2021. p. 2022.

Sebastian MP, Bykar H, Sell A. Saphenous nerve and IPACK block. Reg Anesth Pain Med. 2019;45(1):100750. https://doi.org/10.1136/rapm-2019-100750.

第 68 章 股神经阻滞

Grant A. Neely, Brett J. Elmore

基本概念

- 股神经阻滞是一种操作简单且相对安全的手术，可在围术期为髋关节、大腿和膝关节前部提供短期镇痛作用。
- 股神经起源于 L2–L4 腹侧支的后部，是腰丛神经的最大分支。它为大腿前部和小腿内侧提供皮肤感觉神经支配，并为大多数股骨和膝关节提供骨感觉神经支配。
- 短效和中效局部麻醉药主要用于通过阻滞股神经的伤害性传入神经纤维来提供急性镇静作用。疼痛缓解迅速，持续时间长达 24 小时。
- 在超声引导下进行股神经阻滞，将股神经定位在腹股沟折痕水平，并使局部麻醉药沉积在神经附近，使其深入髂筋膜。

概述

股神经阻滞（FNB）主要通过局部麻醉药的伤害性感受阻滞，为髋关节、大腿和膝关节提供皮肤和骨的镇痛[1]。FNB 最常在术前用于涉及髋关节、股骨和膝关节的骨科手术[2,3]。但也可用于手术后的急救镇痛，或用于急诊科急性损伤患者或因急性疼痛入院的患者[4]。股神经在超声引导下很容易定位，局部麻醉会在神经旁和外侧沉积 10~20mL 局部麻醉药，以提供短期镇痛，时间通常小于 24 小时[5]。

适应证和禁忌证

股神经阻滞的适应证和禁忌证见表 68.1。

临床解剖

股神经起源于 L2–L4 神经根腹侧支的后部，是腰丛神经的最大终末支。它在骨盆中的腰大肌外侧延伸，然后穿过腹股沟韧带下方进入大腿前部隔室，并在此处迅速分支，为大腿前部的股骨、肌肉、骨骼、关节和皮肤提供神经支配（图 68.1）[14]。它在膝关节远端通过隐神经感觉支支配小腿内侧皮肤和跟骨内侧。在股三角腹股沟折痕水平处，该神经位于股动脉和静脉外侧[15]（表 68.2）。股神经位于阔筋膜和髂筋膜平面下方，在髂肌上方和稍内侧，通常位于股动脉外侧 1~2cm 处。髂筋膜在股动脉和静脉下方，在神

表 68.1 股神经阻滞概述

方法	适应证	禁忌证	备注
体表解剖标志定位技术 超声引导技术	门诊膝关节镜检查[6] 膝关节置换术[7] 全膝关节置换术[8] 前交叉韧带重建术[9] 股骨骨折 ED 镇痛[10] 膝关节大手术[11] 腿部截肢术[12] 髌骨对齐手术[13]	患者拒绝 并发血流动力学不稳定 插入部位活动性感染	可用于抗凝患者 下肢综合镇痛需要对闭孔神经、股外侧皮神经和坐骨神经进行额外的神经阻滞[14]

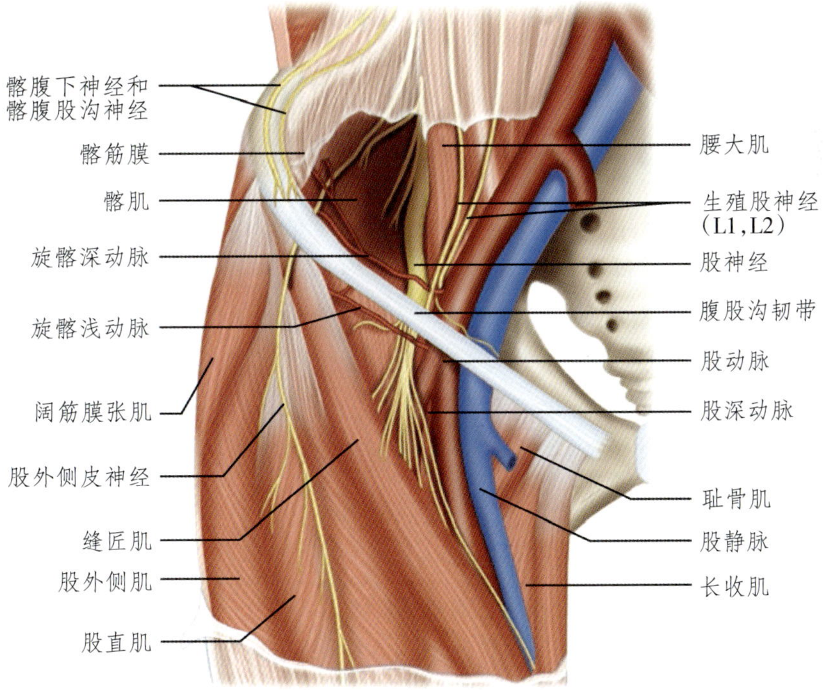

图 68.1 股神经和小腿前部解剖标志。

表 68.2 股神经的神经分布[14]

脊髓节段	分布
L2–L4	分布至大腿前部肌肉，提供髋关节屈曲和侧向旋转、膝关节伸展和膝关节屈曲(股四头肌、缝匠肌、耻骨肌、髂腰肌) 分布至股骨颈、股骨、膝关节、胫骨近端和胫骨远端内侧的感觉分支 分布至髋关节和膝关节的关节感觉支 分布至大腿前内侧表面及腿部和足部内侧表面(通过隐支)皮肤的皮肤感觉支

经和动脉之间形成解剖分离[15,16]。

设备和用品

在床旁进行股神经阻滞时患者取仰卧位,在工作台进行股神经阻滞时患者的腿需伸直。将超声设备置于床的对侧,面向操作者。使用标准的美国麻醉医师协会监测仪,设备位于操作者附近,随时可用(表68.3)。

超声引导技术

使用上述标准监测仪,执行手术暂停(time out)操作:①识别患者姓名、出生日期、医疗记录编号;②确认手术、外科医生和手术侧向正确;③确认神经阻滞和侧向正确;④审查过敏和抗凝/抗血小板药物。如有指征,给予适当的镇静药物。用氯己定和乙醇消毒腹股沟折痕。将高频线性超声探头置于腹股沟韧带水平的腹股沟折痕处。扫描近端(头侧)和远端,定位在将股动脉分为股深、浅动脉前的股动脉和股静脉分支处。在分支前的股动脉水平,于股动脉外侧1~2cm处识别股神经。股神经应位于髂肌浅表和髂筋膜深部。在超声探头外侧涂抹1~2mL局部麻醉药(1%~2%利多卡因)的皮肤风团。将50~80mm阻滞针头在超声探头引导下插入平面内,并向股神经外侧推进至髂筋膜深部(图68.2和图68.3)。注射1~2mL局部麻醉药,以确认针头在包绕股神经的髂筋膜下扩散的位置正确。每次注射前轻轻抽吸后,分次给予5mL局部麻醉药,共给药10~20mL。局部麻醉药应在髂筋膜下股神经周围可见,并可在股动脉下追踪(图68.4)[14-19]。

潜在并发症和不良反应

股神经阻滞通常耐受性良好,且无明显并发症或不良反应。重点在于审查患者的潜在风险和获益,以强调患者安全性同时允许自主决策。大多数周围神经阻滞共有的一般并发症和不良反应均适用于股神经阻滞,包括出血和血肿、浅表感染、神经炎、暂时性或永久性神经损伤伴感觉和运动受累的风险,以及血管内注射或浸润的局部麻醉药全身毒性反应[20,21](表68.4)。

表68.3 股神经阻滞的体位、监测、设备和用品

体位	患者取仰卧位,于工作台上操作时腿伸直,暴露腹股沟折痕
监测仪	心电图(ECG)、脉搏血氧仪(SpO_2)、无创血压监测仪(NIBP)
设备	配有高频线性探头(8~15MHz)的超声设备,必要时补充氧气(鼻插管、面罩)紧急复苏设备
注射器和针头	20~30mL,用50~80mm、短斜面神经阻滞针头
备皮	氯己定乙醇溶液
局部麻醉	取决于手术适应证和持续时间
	短期(2~6h):1.5%甲哌卡因或1.5%利多卡因
	长期(12~18h):布比卡因或罗哌卡因0.25%~0.5%[14]
佐剂	阻断时间轻度延长。每种药物均有独特的副作用
	地塞米松(4mg)
	右美托咪定(1~2μg/kg)
	可乐定(25~50μg)
	肾上腺素(2.5~5μg/mL)

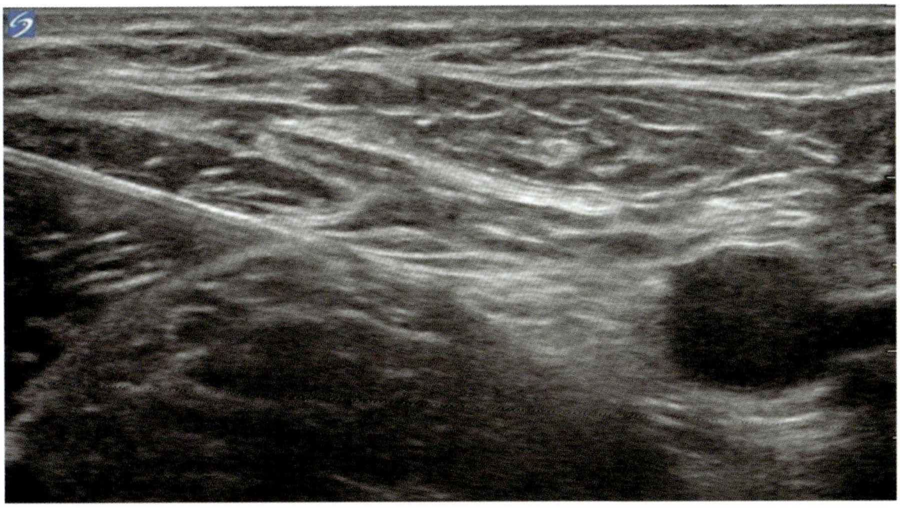

图 68.2　股神经阻滞超声图。

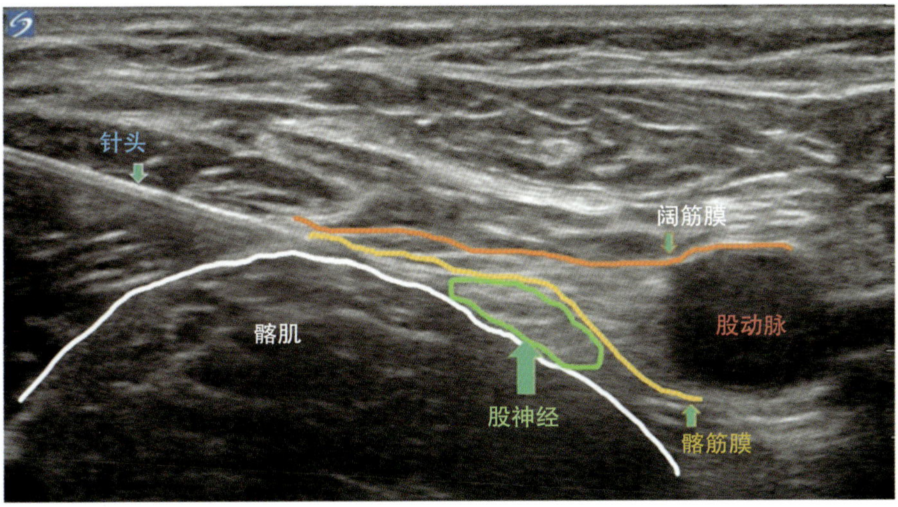

图 68.3　标记的股神经阻滞超声检查结果。

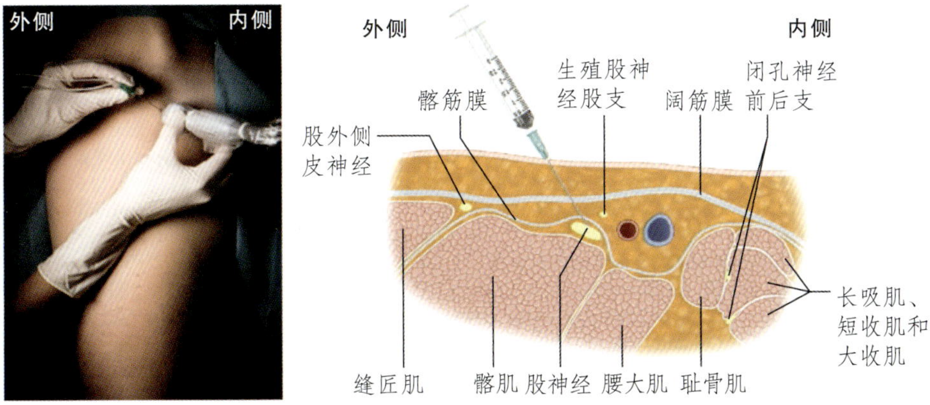

图 68.4　股神经阻滞。患者体位安置和超声探头定位在左侧。标记的股神经阻滞,右侧横截面示意图。

表68.4 股神经阻滞特有的并发症和不良反应

• 抗凝/抗血小板药物或出血性疾病患者股动脉穿刺后继发血肿形成 • 腹股沟附近继发感染的发生率增加 • 股四头肌群无力会导致肢体麻木引起的跌倒风险	• 股动脉在腹股沟折痕处具有良好的可压缩性 • 用力按压5分钟以上 • 放置超过48小时的股神经导管应受到更多关注 • 关键是了解患者的基线活动度和在家中的情况(如果是门诊手术) • 可考虑将收肌管阻滞作为膝关节手术的替代方法

临床技术要点

- 优化患者体位对阻滞效果至关重要。对于病态肥胖患者,可考虑使用宽胶带让血管翳回缩,将胶带固定在对侧床栏杆上,使血管翳向上回缩。
- 在腹股沟韧带水平找到正式的动脉分支,如果在股动脉分叉近端的解剖位置进行阻滞,则阻滞效果和随后的镇痛会更好。
- 观察局部麻醉药向股动脉深部的内侧扩散,确保局部麻醉药在髂筋膜下方和股神经附近适当扩散。如果局部麻醉药向四周和(或)浅表扩散,则表示阔筋膜和髂筋膜之间的位置不正确。

(郝巍 袁建虎 译)

参考文献

1. Ishiguro S, Yokochi A, Yoshioka K, et al. Anatomy and clinical implications of ultrasound-guided selective femoral nerve block. Anesth Analg. 2012;115:1467–70.
2. Li J, Dai F, Chang D, Harmon E, Ibe I, Sukumar N, et al. A practical analgesia approach to fragility hip fracture: a single-center, retrospective, cohort study on femoral nerve block. J Orthop Trauma. 2019;33(4):175–9.
3. Hadzić A, Houle TT, Capdevila X, Ilfeld BM. Femoral nerve block for analgesia in patients having knee arthroplasty. Anesthesiology. 2010;113:1014–5.
4. Ritcey B, Pageau P, Woo MY, Perry JJ. Regional nerve blocks for hip and femoral neck fractures in the emergency department: a systematic review. CJEM. 2016;18(1):37–47.
5. Salinas FV. Ultrasound and review of evidence for lower extremity peripheral nerve blocks. Reg Anesth Pain Med. 2010;35(2 Suppl):S16–25.
6. Montes FR, Zarate E, Grueso R, et al. Comparison of spinal anesthesia with combined sciatic-femoral nerve block for outpatient knee arthroscopy. J Clin Anesth. 2008;20:415–20.
7. Brodner G, Buerkle H, Van Aken H, et al. Postoperative analgesia after knee surgery: a comparison of three different concentrations of ropivacaine for continuous femoral nerve blockade. Anesth Analg. 2007;105:256–62.
8. Allen HW, Liu SS, Ware PD, Nairn CS, Owens BD. Peripheral nerve blocks improve analgesia after total knee replacement surgery. Anesth Analg. 1998;87:93–7.
9. Iskandar H, Benard A, Ruel-Raymond J, Cochard G, Manaud B. Femoral block provides superior analgesia compared with intra-articular ropivacaine after anterior cruciate ligament reconstruction. Reg Anesth Pain Med. 2003;28:29–32.
10. Mutty CE, Jensen EJ, Manka MA Jr, Anders MJ, Bone LB. Femoral nerve block for diaphyseal and distal femoral fractures in the emergency department: surgical technique. J Bone Jt Surg Am. 2008;90(Suppl):218–26.
11. Fowler SJ, Symons J, Sabato S, Myles PS. Epidural analgesia compared with peripheral nerve blockade after major knee surgery: a systematic review and meta-analysis of randomized controlled trials. Br J Anaesth. 2008;100:154–64.

12. Raith C, Kolblinger C, Walch H. Combined transgluteal ischial and femoral nerve block: retrospective data on 65 risk patients with leg amputation [in German]. Anaesthesist. 2008;57:555–61.
13. Luhmann SJ, Schootman M, Schoenecker PL, Gordon JE, Schrock C. Use of femoral nerve blocks in adolescents undergoing patellar realignment surgery. Am J Orthop. 2008;37:39–43.
14. Tran DQ, Salinas FV, Benzon HT, et al. Lower extremity regional anesthesia: essentials of our current understanding. Reg Anesth Pain Med. 2019;44:143–80.
15. Vloka JD, Hadzić A, Drobnik L, et al. Anatomical landmarks for femoral nerve block: a comparison of four needle insertion sites. Anesth Analg. 1999;89:1467–70.
16. Ty Muhly W, Orebaugh SL. Ultrasound evaluation of the anatomy of the vessels in relation to the femoral nerve at the femoral crease. Surg Radiol Anat. 2011;33:491–4.
17. Tran de QH, et al. Ultrasonography and stimulating perineural catheters for nerve blocks: a review of the evidence. Can J Anaesth. 2008;55(7):447–57.
18. Mariano ER, Loland VJ, Sandhu NS, et al. Ultrasound guidance versus electrical stimulation for femoral perineural catheter insertion. J Ultrasound Med. 2009;28:1453–60.
19. Tran DQ, Munoz L, Russo G, Finlayson RJ. Ultrasonography and stimulating perineural catheters for nerve blocks: a review of evidence. Can J Anaesth. 2008;55:447–57.
20. Sharma S, Iorio R, Specht LM, Davies-Lepie S, Healy WL. Complications of femoral nerve block for total knee arthroplasty. Clin Orthop Relat Res. 2010;468(1):135–40.
21. Widmer B, Lustig S, Scholes CJ, Molloy A, Leo SPM, Coolican MRJ, et al. Incidence and severity of complications due to femoral nerve blocks performed for knee surgery. Knee. 2013;20(3):181–5.

推荐阅读

Hadzic A. Hadzic's textbook of regional anesthesia and acute pain management. 2nd ed. New York: McGraw-Hill; 2017.
Tran DQ, Salinas FV, Benzon HT, et al. Lower extremity regional anesthesia: essentials of our current understanding. Reg Anesth Pain Med. 2019;44:143–80.

第 69 章 膝关节内注射

Chinyere Archie, Anish Sethi, Rany T. Abdallah

基本概念

- 膝关节内(IA)注射是治疗慢性膝关节疼痛,特别是骨关节炎引起的慢性膝关节疼痛的有效治疗干预措施。
- 首次 IA 注射的目标是显著减轻疼痛和改善功能状态。
- IA 注射可缓解疼痛长达数月。
- IA 注射在技术上操作简单,患者耐受性好,可以连续重复进行。医生应熟悉 IA 注射的常用方法。
- IA 注射可以在床旁或在荧光透视引导下进行。
- 一系列可注射物质已被批准用于膝关节内给药。

概述

据估计,不同病因的膝关节疼痛影响了高达 25%~30%的成年人群,其在老年人群中的患病率较高。与频繁和慢性膝关节疼痛相关的活动度和总体功能状态受损会对生活质量产生不利影响[1-3]。随着人口老龄化,其患病率(病因多样)预计将增加。膝关节骨关节炎是慢性疼痛的主要来源[4],占骨关节炎疾病负担的 80%以上,是 50 岁以上成人膝关节疼痛的最常见原因[5,6]。膝关节疼痛的其他原因包括引起骨和软组织破坏的急性创伤、手术和感染。介入治疗在急性情况下很有用,并且在膝关节骨关节炎的治疗中越来越受欢迎,具体来说,对于膝关节骨关节炎保守治疗失败的患者,膝关节内注射似乎是一种安全有效的替代方法,在许多情况下,可作为手术干预的桥梁[7]。这类注射可能是较差手术候选者的有用替代方法。各种物质的 IA 注射作为床旁手术也越来越受欢迎,用于暂时缓解其他原因引起的膝关节疼痛,包括银屑病关节炎、幼年特发性关节炎、类风湿关节炎和急性单关节痛风。

适应证和禁忌证

膝关节疼痛的鉴别诊断可通过评估患者疼痛症状的慢性情况、诱发因素和位置来实现(表 69.1)。这些信息与全面的病史和体格检查相结合,可以帮助评估急性和慢性膝关节疼痛的病因。骨关节炎是膝关节疼痛最常见的原因,而其他病因较少见。

膝关节骨关节炎的病因

膝关节骨关节炎的病因被认为是多因素的，可归因于生化、遗传和机械因素的综合作用，其病理生理涉及关节软骨的进行性降解，导致基质纤维化、裂缝、溃疡和最终的关节表面全层丢失。骨赘形成、软骨下骨增厚和其他肥大变化与该疾病相伴，最终出现慢性滑膜炎[8]。诊断标准包括膝关节疼痛、骨擦音、关节僵硬、骨性压痛，以及影像学上是否存在病理变化[9]。

X 线平片(图 69.1)可用于辅助膝关节疼痛的诊断。与正常膝关节 X 线检查(图 69.1a)相比，提示骨关节炎的异常膝关节 X 线检查(图 69.1b)会显示关节间隙狭窄、骨赘形成、软骨下硬化和囊肿。

膝关节内注射人群、适应证和禁忌证

IA 注射可作为床旁技术在门诊或住院环境中进行。注射的物质根据患者的诊断和

表 69.1 膝关节疼痛的常见病因(按解剖位置描述)

部位	鉴别诊断
前部	髌股疼痛综合征(PFPS)、髌骨肌腱炎、前交叉韧带(ACL)破裂
后部	腘窝囊肿、股二头肌腱炎
外侧	外侧交叉韧带(LCL)断裂、外侧半月板损伤、髂胫束综合征
内侧	内侧交叉韧带(MCL)断裂、内侧半月板损伤、鹅足滑囊炎、内侧皱襞刺激

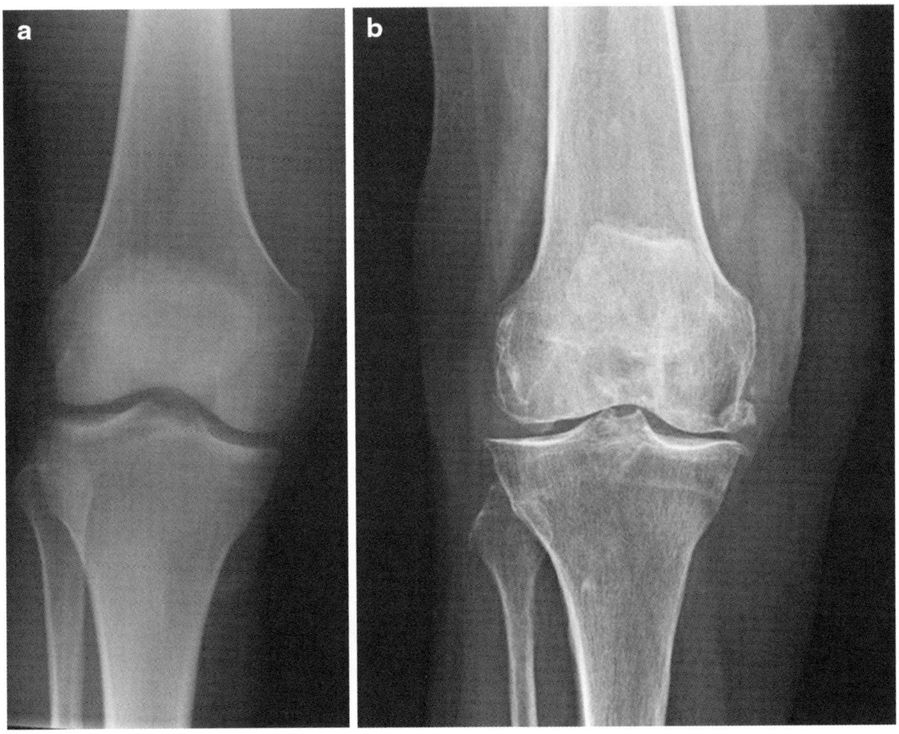

图 69.1 (a)成年男性正常膝关节正位 X 线片，显示保留关节间隙。(b)三室骨关节炎伴关节间隙狭窄成年女性的异常膝关节正位 X 线片。

需要定制。可选择皮质类固醇、血液制品(如富血小板血浆)和黏性补充剂(如透明质酸或滑液)。

IA注射人群是膝关节疼痛患者,通常为患有某种形式的症状性关节炎,经保守治疗失败或不适合手术的患者。

IA注射的绝对禁忌证包括患者拒绝、患者无法配合,以及对注射物质过敏。其他禁忌证包括固有凝血障碍或使用抗凝药物、计划手术部位存在活动性感染、菌血症和阻滞分布范围内存在神经功能缺损。对于存在恶性肿瘤、免疫缺陷综合征和营养不良等免疫缺陷状态的患者,必须采取极端预防措施。这些患者感染的相对风险增加。

临床解剖

膝关节由股骨、胫骨、腓骨和髌骨4种骨的关节形成。前3种骨的相对表面内衬有关节软骨来减少摩擦。在功能上,膝关节由2个关节组成:股胫关节和股髌关节。整个膝关节内衬韧带囊,韧带被一层滑膜覆盖,滑膜会分泌滑液。除了脂肪垫、滑囊和半月板外,这种黏性液体有助于减轻冲击和摩擦力。在晚期关节炎疾病中,这些关节组件中的一种或几种可能已遭受侵蚀、骨折、慢性炎症或其他形式的损坏[10]。

关节从坐骨神经、闭孔神经和股神经这3种不同神经的分支接受感觉和运动神经支配,所有这些神经均起源于腰丛神经。闭孔神经从其后部发出膝支。

坐骨神经在腘窝分叉为腓总神经和胫神经。腓总神经分3支(膝上外侧神经、膝下神经和膝返神经)至膝关节前侧。胫神经为膝关节后部提供膝上内侧神经、膝下内侧神经和膝中神经。

股神经分出三股。隐神经是其皮肤感觉支之一,可分出髌上和髌下膝支至膝关节前侧[11]。

进行膝关节内注射的方法有数种。本章将重点介绍疼痛医生可以执行的6种常用方法。根据相对于髌骨的进针点,确定入路。通常,在关节一个方面的疾病严重程度可能限制其活动范围和针头轨迹通路的充分暴露。这可能会妨碍一种方法的使用,从而需要使用替代方法。

设备和用品

该手术应遵循严格的无菌方法进行,所有必要的设备、药物和工具应随时可用(表69.2)。应提供标准ASA监测仪(无创血压、脉搏血氧饱和度、心电图),但如果未使用镇静剂或全身性抗焦虑药,则无需使用。镇静剂可用于促进患者依从性,但通常不需要,因为该手术患者耐受性良好且微创。该手术也可在荧光透视引导下进行。这种情况下,

表69.2 膝关节内注射的设备和用品

- 注射器(3~10mL)
- 小号针头(如18G、20G、22G、25G、1~1.5英寸)
- 局部麻醉药(如1%利多卡因)
- 关节内注射
  - –皮质类固醇
    - 醋酸甲泼尼龙
    - 醋酸曲安奈德
    - 己曲安奈德
    - 地塞米松
    - 醋酸倍他米松
  - –透明质酸
  - –富血小板血浆
- 无菌盖布、手套
- 无菌清洗液
- 无菌纱布
- 无菌记号笔
- +/–镇静/抗焦虑药物
- +/–荧光透视源
- +/–辐射防护服/外套
- +/–注射用不透射线造影剂

医生和患者应穿戴适当的辐射防护外套，如眼镜、带铅甲状腺保护罩和带铅防护服。然而，荧光透视引导手术通常不在床旁进行。

膝关节内注射技术

膝关节内注射的常用方法主要分为上、外侧和下 3 类。每种方法的选择基于患者的疾病病理和疼痛病因。本章节后文将进一步讨论每种方法的具体适应证。此外，对每种注射方法的特定解剖标志和注射轨迹进行了详细审查。

无论进针部位如何，膝关节内注射的一般注射技术始终不变。进行注射之前，临床医生必须用无菌清洁液清洁皮肤，并使其完全干燥。随后，临床医生应佩戴无菌手套，并将髌骨固定在非惯用手的拇指和示指之间。应使用 25G 针头，注射 1%利多卡因 1~2mL 进行表面麻醉。沿着相同轨迹，将一根 20G 针头连接在注射器上插入膝关节，在针头前进时施加恒定的负压。推进针头直至滑液回流进入注射器，从而确认针头进入了关节间隙内。可能需要重新定向针头以优化其在关节间隙内的定位。此后，移除注射器，并将另一个含有注射剂的注射器连接到针头上。然后将药物按小等分试样缓慢注射，频繁抽吸，以监测是否存在无意的血管内扩散。在整个注射过程中，应鼓励患者提供关于疼痛或不适的反馈。注射完成后，拔出针头并正确处理。可在注射部位保持按压，以确保适当止血。一旦充分止血，则应在注射部位放置无菌敷料。

上入路

上（外侧）入路（图 69.2）方法可用于与髌上滑囊内存在大量积液相关的膝关节疼痛患者。这一入路与替代入路相比，可以更容易地抽吸液体。

注射时患者取仰卧位，膝关节略微屈曲，用枕头或毛巾卷支撑。可通过触诊髌骨上外侧缘定位进针部位。标记位于该骨边缘外侧 1cm 和上方 1cm 处的点。这将是进针点。然后将针头沿内侧方向推进至 1~2 英寸的深度，或直至可吸出关节液。一旦出现前述情况，则可以缓慢、连续地进行药物注射。

髌中外侧入路

采用髌中外侧入路方法（图 69.3）可有效进入髌股关节。该入路可用于关节抽吸和关节注射。这种注射在患者仰卧位、膝关节

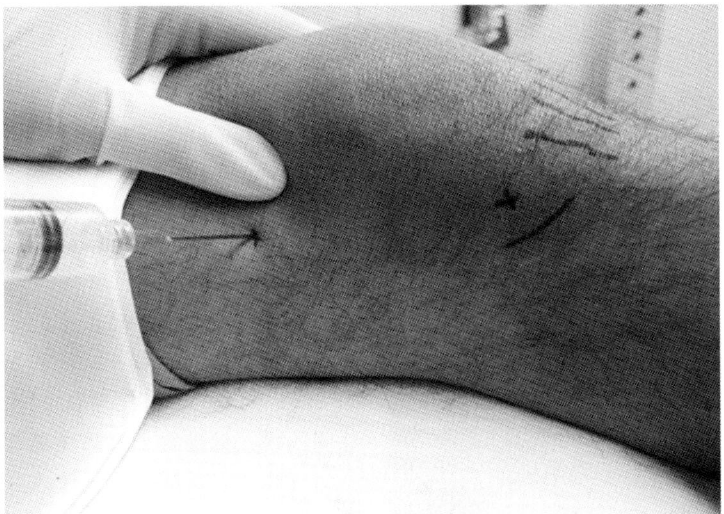

图 69.2　膝关节内注射的上（外侧）入路：针尖置于右膝注射部位。直线代表髌腱，曲线代表胫骨外侧平台。

伸展但放松的状态下进行。触诊髌骨外侧缘，进针点位于髌骨外侧缘中点外侧 1~2cm 处。注射时，针头以 45°内侧角指向关节内侧隔室的中点，深度为 1~1.5 英寸。髌骨可向内侧或外侧平移，以便在髌骨下置针。

严重的髌股骨关节炎或肥胖患者可能难以通过该入路进入膝关节；此外，由于置针过程中的不适，患者的大腿伸肌可能会绷紧，在手术过程中造成进一步的技术困难。

下入路

下（或髌下）入路方法（图 69.4）可用于膝关节内注射。当患者因疼痛或关节僵硬而无法完全伸展受累膝关节时，可用该入路；但这种方法通常限制对关节液的抽吸。这种注射在患者坐位、膝关节屈曲至约 90°的状态下进行。触诊胫骨内侧平台、胫骨外侧平台和髌韧带。外侧注射部位（图 69.4a）位于胫骨外侧平台上方 1cm，髌韧带外侧 1cm。针头沿后内侧方向略微向上推进，深度为 1~1.5 英寸。内侧注射部位（图 69.4b）位于胫骨平台内侧上方 1cm，髌韧带内侧 1cm。针头沿后外侧方向略微向上推进，深度为 1~1.5 英寸。

超声引导技术

髌上滑囊技术

超声引导可用于膝关节内注射。一种常见的入路为髌上滑囊（图 69.5）。髌上滑囊直接位于髌骨头侧，在股骨远端前表面和股四头肌腱之间。患者取仰卧位，通过枕头或毛巾卷辅助，使膝关节略微屈曲（图 69.5a）。使用高频线性探头进行注射。将探头置于髌骨上方的纵向位置进行初始超声检查扫描。髌骨和股骨可见高回声，髌上滑囊位于股四头肌腱深部。一旦观察到髌上滑囊，则将超声探头旋转至髌骨正上方的横向位置，以便进行注射（图 69.5b）。在此视图中，可见髌上滑囊在股四头肌腱深部，是注射的靶点。超声场内深部可见股骨，呈弯曲回声线投影。在晚期膝关节退行性变患者中，髌上滑囊可能存在中等量液体，必要时可通过该入路抽吸。

用无菌溶液准备覆盖膝关节外侧的皮肤。滴注局部麻醉药以产生皮肤风团后，在实时超声引导下，沿平面内入路将 3.5 英寸针头推进至髌骨上外侧缘的正后方的髌上滑囊（图 69.5b）。一旦在髌上滑囊内观察到针尖，就缓慢滴注局部麻醉药和类固醇的混

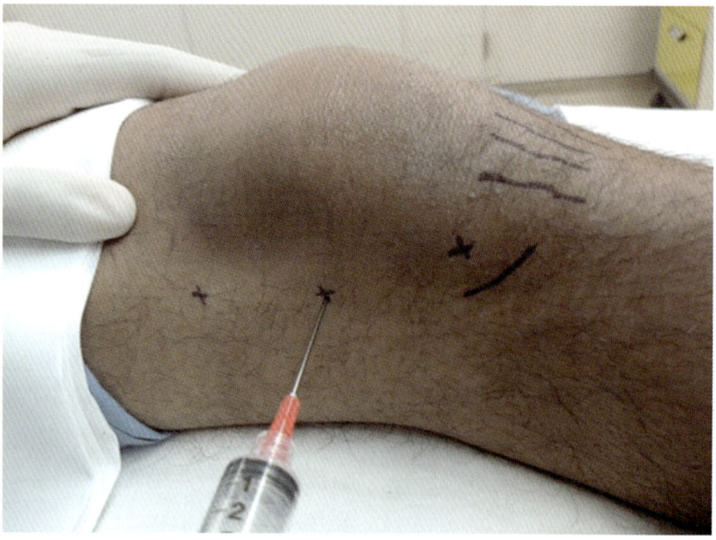

图 69.3 膝关节内注射的髌中外侧入路：针尖置于右膝注射部位。直线代表髌腱，曲线代表胫骨外侧平台。

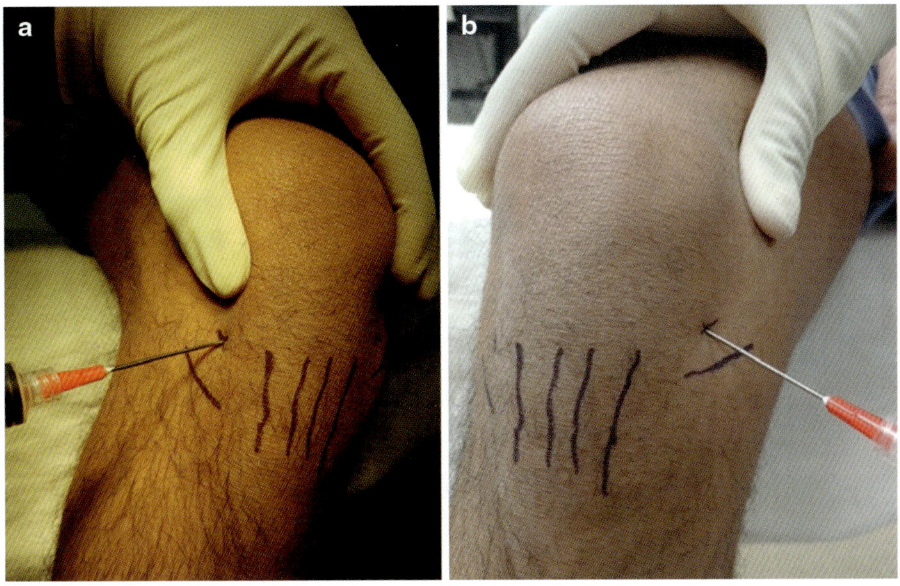

图 69.4　(a)膝关节内注射的下入路:针尖置于右膝外侧注射部位。直线代表髌腱,曲线代表胫骨外侧平台。(b)膝关节内注射的下入路:针尖置于右膝内侧注射部位。直线代表髌腱,曲线代表胫骨内侧平台。

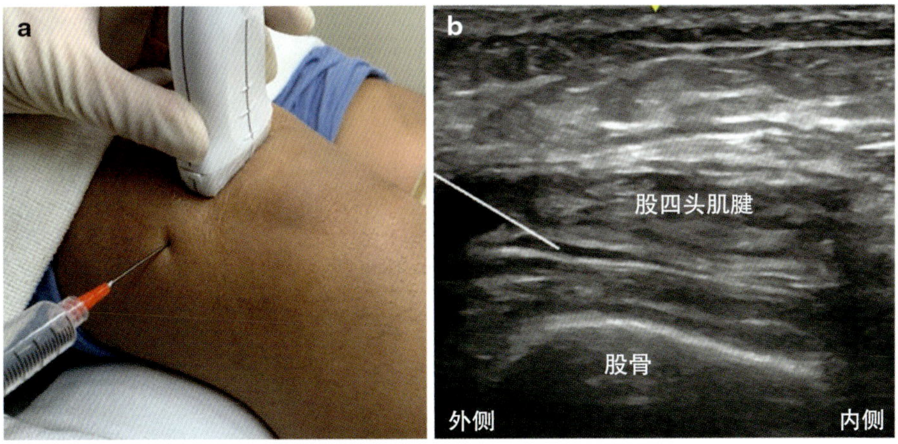

图 69.5　(a)用于膝关节注射的髌上入路的探头和针头的定位。(b)髌上区域的超声视图,实心白线所示针尖进入髌上滑囊的轨迹。注意滑囊内存在少量液体。

合液。此后,取出针头,并在注射部位放置无菌敷料。

内侧关节内技术

超声引导下膝关节内注射的替代入路是内侧关节内技术(图 69.6)。该入路可直接进入关节间隙深部。实施该注射方法需要患者取仰卧位,下肢略向外旋转(图 69.6a)。将高频线性探头纵向放置在膝关节的内侧面上。股骨远端和胫骨近端的骨轮廓形成膝关节,在超声视图中可见(图 69.6b)。内侧半月板在股骨和胫骨边缘之间可见,呈三角形结构。该关节为注射提供了进入内侧膝关节的通路。

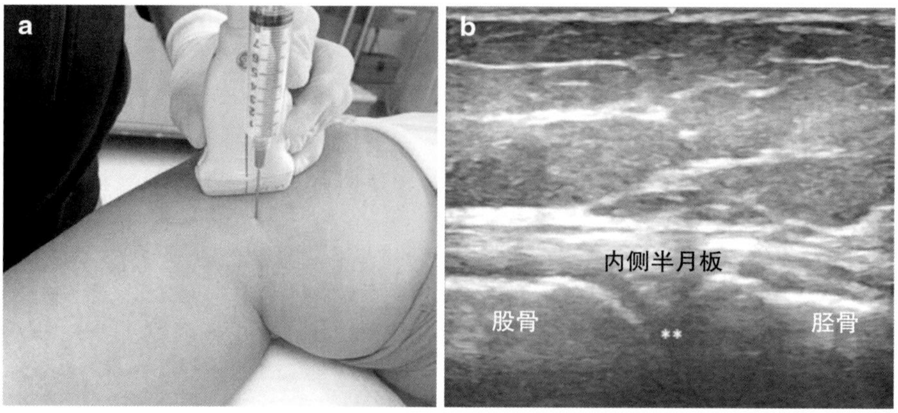

图69.6 (a)用于膝关节注射的内侧关节内入路的探头和针头的定位。(b)在股骨远端和胫骨近端汇合处有三角形内侧半月板的膝关节内侧的超声图,提供了膝关节的进针点。星号所示针尖的靶点。

用无菌溶液准备膝关节内侧皮肤。滴注局部麻醉药以产生皮肤风团后,在实时超声引导下,沿平面外入路将3.5英寸针头推进至超声探头的中点上方,通过股骨远端和胫骨近端的内侧边界进入膝关节。一旦在关节间隙内观察到针尖,就缓慢滴注局部麻醉药和类固醇的混合液。此后,取出针头,并在注射部位放置无菌敷料。

潜在并发症和不良反应

该手术通常患者耐受性良好,大多数患者会在几分钟内出现一定程度的疼痛缓解。然而,临床医生必须考虑几种潜在的并发症和不良反应。膝关节周围可出现轻度不适或肌肉痉挛。这些症状应在数小时内消退。周围结构的意外损伤罕见,但可能发生神经血管和肌腱损伤。腿部肌肉可能出现暂时性无力或麻木,应在数小时内消退。在此期间,应建议患者在协助下步行,以尽量减少跌倒或其他损伤。无意的血管内注射局部麻醉药可能导致局部麻醉药全身毒性反应(LAST),表现为头痛、头晕、口周麻木、耳鸣甚至惊厥发作、意识丧失和心脏停搏。临床医生应熟悉LAST管理的机构政策,对这些症状的出现应高度怀疑,并迅速采取行动复苏患者。速发严重过敏反应可在使用任何材料或药物后发生。如果发生此类反应,则必须根据反应开始紧急支持性治疗。其他不良反应包括出血或血肿形成,以及发生关节内或关节周围膝关节感染。应告知患者手术并发症的体征和症状,并应建议患者在发生任何不良反应时立即就医。

临床技术要点

- 膝关节内注射可用于膝关节疼痛保守治疗效果欠佳的患者。
- 膝关节内注射可作为膝关节置换术的桥梁,或作为不适合手术的患者的有效持续治疗。
- 这些注射可以在床旁进行,通常不需要全身镇静。
- 凝血障碍、局部感染和免疫受损状态是关节内注射的相对禁忌证。
- 可根据患者的膝关节病理学来定制关节内间隙的针头入路。
- 可基于患者的疾病病理学使用各种注射剂。
- 潜在并发症可能包括血肿形成、感染、肌肉骨骼损伤或神经损伤。

(王浩翔 袁建虎 译)

参考文献

1. Mannoni A, Briganti MP, Di Bari M, et al. Epidemiological profile of symptomatic osteoarthritis in older adults: a population based study in Dicomano, Italy. Ann Rheum Dis. 2003;62:576–8.
2. Grotle M, Hagen KB, Natvig B, Dahl FA, Kvien TK. Prevalence and burden of osteoarthritis: results from a population survey in Norway. J Rheumatol. 2008;35:677–84.
3. Peat G, McCarney R, Croft P. Knee pain and osteoarthritis in older adults: a review of community burden and current use of primary health care. Ann Rheum Dis. 2001;60:91–7.
4. Murray CJ, et al. The state of US health, 1990–2010: Burden of diseases, injuries, and risk factors. JAMA. 2013;310:591–608.
5. Vos T, et al. Years lived with disability (YLDs) for 1160 sequelae of 289 diseases and injuries 1990–2010: a systematic analysis for the Global Burden of Disease Study 2010. Lancet. 2012;380:2163–96.
6. Zeni JA Jr, Axe MJ, Snyder-Mackler L. Clinical predictors of elective total joint replacement in persons with end-stage knee osteoarthritis. BMC Musculoskelet Disord. 2010;11:86.
7. National Collaborating Centre for Chronic Conditions (UK). Osteoarthritis: national clinical guideline for care and management in adults. London: Royal College of Physicians; 2008.
8. Martel-Pelletier J. Pathophysiology of osteoarthritis. Osteoarthr Cartil. 2004;12:S31–3.
9. Salehi Abari I. ACR revised criteria for early diagnosis of knee osteoarthritis. Autoimmune Dis Ther Approach. 2016;3(1):118.
10. Narouze S, Raju S. Chapter 59: Interventional techniques for pain management. In: Benzon H, et al., editors. Essentials of pain medicine. Amsterdam: Elsevier; 2011.
11. Jamison DE, Cohen SP. Radiofrequency techniques to treat chronic knee pain: a comprehensive review of anatomy, effectiveness, treatment parameters, and patient selection. J Pain Res. 2018;11:1879–88. https://doi.org/10.2147/JPR.S144633.

推荐阅读

Bellamy N, Campbell J, Robinson V, Gee T, Bourne R, Wells G. Intraarticular corticosteroid for treatment of osteoarthritis of the knee. Cochrane Database Syst Rev. 2006;2:CD005328.

Hurdle MFB. Ultrasound-guided knee injections. In: Narouze S, editor. Atlas of ultrasound-guided procedures in interventional pain management. New York: Springer; 2011.

Narouze S, Raju SVY. Joint injections. In: Benzon HT, Raja SN, Liu SS, Fishman SM, Cohen SP, editors. Essentials of pain medicine. 3rd ed. London: Elsevier Health Sciences; 2011. p. 423–30.

第 70 章 膝关节周围注射

Karl J. Hinrichs, James E. Wolf, Rany T. Abdallah

基本概念

- 膝关节周围注射是治疗各种膝关节疼痛的有效诊断和治疗手段。
- 鹅足滑囊炎是非关节性膝关节疼痛的重要原因，经过适当检查后，可注射类固醇和局部麻醉药进行治疗。
- 通过仔细的病史、体格检查和正确地使用诊断性影像学检查，可以帮助分离可能复杂和重叠的疼痛综合征。
- 注射风险通常较低，且通常有超声辅助。

鹅足滑囊注射

概述

鹅足（“鹅足综合征”）是由缝匠肌、股薄肌、半肌腱和半腱肌腱与胫骨内侧连接组成的一种解剖位置。在这些肌腱的底部还存在一个鹅足滑囊，Moschcowitz 在 1937 年首次将其描述为慢性疼痛的来源[1]。其作为一种疼痛综合征，尽管超声和磁共振成像（MRI）检查[2-10]可以显示在患者中的一些证据，但主要通过临床诊断[1,3,4,7,8,11,12]。虽然手术可能是一些患者的选择，但类固醇注射提供了一种侵入性较小的替代方法，注射后的缓解有助于诊断[8,11]。

适应证和禁忌证

鹅足相关疾病和临床结果汇总情况见表 70.1。鹅足仍然主要通过临床方法进行诊断[1,3,4,7,8,11,12]，在无其他病理学证据的情况下，对出现这些临床结果的患者，应考虑鹅足综合征的诊断。在考虑注射之前，患者可以考虑休息、冰敷、药物治疗和物理治疗[8,11]。患者拒绝、活动性感染、出血风险或不能耐受类固醇或局部麻醉药是该手术的禁忌证。

临床解剖

鹅足（PA）是由缝匠肌、股薄肌、半肌腱和半腱肌腱与胫骨内侧连接组成的一个解剖位置（图 70.1a）。PA 滑囊通常紧邻肌腱插入处[13]，通常不与膝关节连通[6,7]。在解剖学上，已有研究评价 PA 滑囊至膝关节内侧线的距离（关节线下 2.5~3cm）[2,4,10]，或以胫骨结节为参考点（内侧 2cm，距胫骨结节下内侧点上 1.2cm）[14]。虽然可以采用解剖学入路进行

表 70.1　鹅足相关疾病及临床结果汇总

临床结果	相关情况
膝内侧疼痛	2 型糖尿病[3]
上楼梯或下楼梯时疼痛加重[3,4]	膝关节骨关节炎[4]
夜间疼痛加重[3]	类风湿关节炎[1]
从椅子上起身/从车里走出来时疼痛[1,3]	纤维肌痛[1]
至少疼痛 2 周[3,4]	长跑运动员[1,7]
进行负重活动时疼痛[3,4]	超重患者[1,7]
休息和热敷时缓解[1,7,11]	女性[1,7]
疼痛不能通过其他症状更好地解释	50 岁(+/-13 岁)时发生率达到峰值[12]
注射局部麻醉药后症状改善[8,11]	

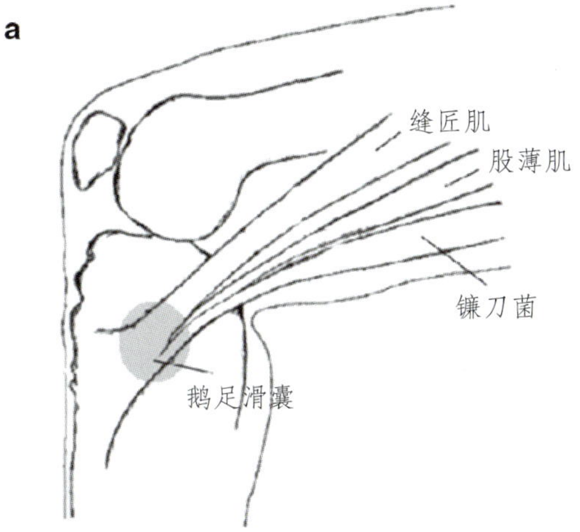

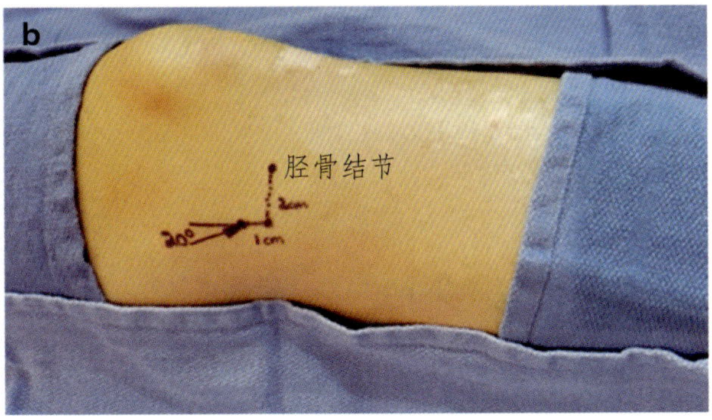

图 70.1　(a)从膝关节内侧观察具有肌腱插入的鹅足滑囊位置(阴影圆圈)的示例。(b)从内侧观察左膝，标记了胫骨结节和注射部位(箭头所示)。

PA 滑囊注射，但超声引导可在评估其他潜在膝关节疼痛来源的同时，提高注射安全性和准确性[4,8]。PA 的支配神经丰富，周围有膝下内侧动脉、膝外侧动脉和胫前返动脉[15]。

设备和用品

鹅足阻滞很容易在床旁进行。设备和用品见表 70.2。使用带有 25G、1.5 英寸针头的注射器注射 3mL 麻醉液。麻醉液通常由局部麻醉药利多卡因或布比卡因组成，加或不加皮质类固醇。只在存在类固醇注射禁忌证的情况下，才可考虑将局部麻醉药用于诊断性阻滞[8,11]。

鹅足滑囊注射:体表解剖标志定位技术

在对患者进行盖布和准备前,考虑进行超声检查,以观察其他可能模拟鹅足的软组织病理学[1,4]。患者取仰卧位,膝关节轻微屈曲,稍外旋[1,8]。

使用手术记号笔,勾画显著的体表解剖标志定位技术和注射部位(见图70.1b)。超声检查前,经常在最大触痛点进行注射,针头将垂直推进,直至接触到骨骼,然后撤回2~3mm,并注射药物[1,12,16]。还有一些人提出了另一种方法,即以胫骨结节为参考点(内侧2cm,距胫骨结节下内侧点上1.2cm),针头轨迹沿20°角从正面向下和内侧推进[14]。

应始终遵循无菌方法。预计注射会存在轻度耐药性。应注意避免注射到肌腱中[1]。如果未观察到获益,则患者不太可能从重复注射中获益。对于表现出症状改善(每年不超过3次注射)的患者,可重复注射[1]。

鹅足滑囊注射:超声引导技术

研究表明,与盲法PA滑囊注射相比,超声引导可有助于减轻疼痛[16]。如前所述对患者进行体位安置和准备[1,8]。鹅足肌腱插入区域(PA)位于内侧关节线远端2.5~3cm,探头纵向放置(图70.2a)[2,4]。在追踪肌腱(缝匠肌、股薄肌、半肌腱和半腱肌腱)至其插入点时,可通过牢记这一点来确认解剖结构[1]。肌腱表现为有回声、椭圆形、纤维结构[1],可从大腿后内侧追踪,最初可在该处首先识别半腱肌腱。向下扫描并旋转探头,以使韧带保持在横向视图中, 当其他肌腱在内侧副韧带(MCL)浅表汇合时,将进入视野[1,14,16]。在该水平处,将针头缓慢插入平面内(图70.2b),置于MCL上方,然后抽吸。注射必须缓慢,避免在压力下注射,并通过超声观察MCL上方的扩散(注:膝内侧下动脉在该区域位于MCL深部[1,14,16])。

表70.2 设备和用品

注射器	3mL或5mL
针头	25G、1.5英寸(或38mm)针头[7]
麻醉药	0.25%布比卡因 1%~2%利多卡因[1,2,13]
皮质类固醇	曲安奈德20~40mg(t1/2:18~36h)、倍他米松6mg(t1/2:36~54h) 甲泼尼龙20~40mg(t1/2:18~36h)[1,2,12]
超声	线性超声探头[2-4]

潜在并发症和不良反应

尽管总体患者耐受性良好,但偶尔会发生不良反应和并发症。鹅足注射的潜在并发症和不良反应汇总情况见表70.3。通过评估任何潜在的患者特异性危险因素,可以减少并发症[1]。

临床技术要点

- 鹅足滑囊注射是一种床旁手术,由超声辅助,可提供长期缓解,同时也可提供诊断信息。
- 鹅足仍然需要通过临床方法诊断。仔细的体格检查(排除其他潜在的病理)和患者的选择是注射前需要考虑的重要因素。
- 避免在压力下注射。
- 告知患者注射后有可能立即出现疼痛。

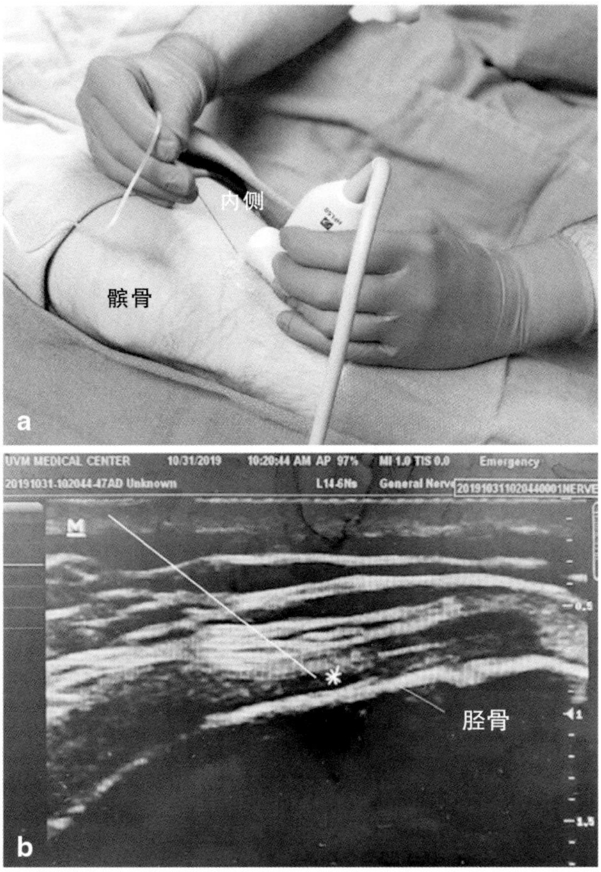

图 70.2　(a)超声定位和针头入路的示例。(b)* 带有针头路径示例的超声可视化下的鹅足滑囊近似位置(实心白线所示)。值得注意的是,除非发炎或肿胀,否则可能无法检测到鹅足滑囊。超声引导可用于帮助排除其他病理学,并应与解剖标志、最大压痛点和注射阻力缺乏结合使用。

表 70.3　鹅足滑囊注射的潜在并发症和不良反应汇总

出血
感染[13]
注射时和术后即刻疼痛(高达 30%的患者)[1]
直接肌腱注射,极端情况下导致肌腱无力或断裂[1]
脂肪萎缩[1]
皮肤色素脱失[1]
使用利多卡因或布比卡因麻醉药可发生速发严重过敏反应,如果既往对麻醉药有过敏反应,则不应进行阻滞

(郭凯凯　袁建虎　译)

参考文献

1. Helfenstein MJ, Kuromoto J. A síndrome anserina. Rev Bras Reumatol. 2010;50:313–27.
2. Yoon HS, Kim SE, Suh YR, Seo YI, Kim HA. Correlation between ultrasonographic findings and the response to corticosteroid injection in pes anserinus tendinobursitis syndrome in knee osteoarthritis patients. J Korean Med Sci. 2005;20:109–12.

3. Unlu Z, Ozmen B, Tarhan S, Boyvoda S, Goktan C. Ultrasonographic evaluation of pes anserinus tendino-bursitis in patients with type 2 diabetes mellitus. J Rheumatol. 2003;30:352–4.
4. Toktas H, Dundar U, Adar S, Solak O, Ulasli AM. Ultrasonographic assessment of pes anserinus tendon and pes anserinus tendinitis bursitis syndrome in patients with knee osteoarthritis. Mod Rheumatol. 2014;25:128–33.
5. Rennie W, Saifuddin A. Pes anserine bursitis: incidence in symptomatic knees and clinical presentation. Skelet Radiol. 2005;34:395–8.
6. Marra MD, Crema MD, Chung M, Roemer FW, Hunter DJ, Zaim S, et al. MRI features of cystic lesions around the knee. Knee. 2008;15:423–38.
7. Forbes JR, Helms CA, Janzen DL. Acute pes anserine bursitis: MR imaging. Radiology. 1995;194:525–7.
8. Finnoff JT, Nutz DJ, Henning PT, Hollman JH, Smith J. Accuracy of ultrasound-guided versus unguided pes anserinus bursa injections. PM&R. 2010;2:732–9.
9. Draghi F, Danesino GM, Coscia D, Precerutti M, Pagani C. Overload syndromes of the knee in adolescents: sonographic findings. J Ultrasound. 2008;11:151–7.
10. Alvarez-Nemegyei J, Canoso JJ. Evidence-based soft tissue rheumatology IV. JCR J Clin Rheumatol. 2004;10:205–6.
11. Sarifakioglu B, Afsar SI, Yalbuzdag SA, Ustaömer K, Bayramoğlu M. Comparison of the efficacy of physical therapy and corticosteroid injection in the treatment of pes anserine tendino-bursitis. J Phys Ther Sci. 2016;28:1993–7.
12. Larsson L, Baum J. The syndrome of anserina bursitis: an overlooked diagnosis. Arthritis Rheum. 1985;28:1062–5.
13. Hemler DE, Ward WK, Karstetter KW, Bryant PM. Saphenous nerve entrapment caused by pes anserine bursitis mimicking stress fracture of the tibia. Arch Phys Med Rehabil. 1991;72:336–7.
14. Lee JH, Kim KJ, Jeong YG, Lee NS, Han SY, Lee CG, et al. Pes anserinus and anserine bursa: anatomical study. Anat Cell Biol. 2014;47:127–31.
15. Zaffagnini S, Golanò P, Farinas O, Depasquale V, Strocchi R, Cortecchia S, et al. Vascularity and neuroreceptors of the pes anserinus: anatomic study. Clin Anat. 2003;16:19–24.
16. Lee JH, Lee JU, Yoo SW. Accuracy and efficacy of ultrasound-guided pes anserinus bursa injection. J Clin Ultrasound. 2019;47(2):77–82.

推荐阅读

Waldman SD. Atlas of pain management injection techniques. 4th ed. Amsterdam: Elsevier; 2017.

第 71 章 膝神经阻滞

Priyanka Ghosh, Lynn Kohan

基本概念

- 膝神经阻滞是诊断和治疗骨关节炎性膝关节疼痛的有效工具。
- 最常见的神经阻滞靶神经是膝上内侧神经、膝上外侧神经和膝下内侧神经。
- 该手术可在床旁使用超声引导技术进行。
- 膝神经阻滞的主要目的是治疗引起膝关节疼痛的膝关节骨关节炎。
- 膝神经阻滞在技术上相对容易操作，患者耐受性良好，患者的不良反应相对较少。
- 疼痛缓解迅速，治疗效果可持续数天至数周甚至数月。

概述

膝关节疼痛（包括膝关节骨关节炎）影响了全球 2.5 亿人，65 岁以上人群中有 20%~30%存在膝关节疼痛[1]。膝关节疼痛的治疗包括保守治疗，如物理疗法、抗炎药和注射类固醇或透明质酸。全膝关节置换术（TKA）仍然是晚期膝关节骨关节炎的金标准，然而，即使是在手术后，仍有约 44%的患者报告了持续性疼痛[1]。不幸的是，膝关节疼痛缺乏最佳治疗选择，需要采用替代方法来治疗这些患者。一种相对新颖的治疗选择是阻滞膝神经，即在进入膝关节囊之前位于骨膜上的感觉神经，该神经通过骨性标志和超声引导很容易定位。更常见的是，该手术在荧光透视引导下进行，但其也可以通过超声引导进行，从而能够在床旁开展。

适应证和禁忌证

膝神经阻滞的治疗人群是采取了更多保守治疗措施后仍存在难治性膝关节疼痛的患者。其他合适的患者包括希望避免手术的膝关节骨关节炎患者、不适合手术的患者、膝关节置换术失败且发现其置换术无结构问题的患者，以及既往通过膝神经阻滞或射频消融（RFA）成功缓解疼痛后疼痛复发的患者（表 71.1）。膝神经阻滞相对安全，且禁忌证相对较少，大多数属于神经阻滞部位的活动性感染或膝关节解剖结构不稳定或不合适。

临床解剖

膝关节前囊的神经支配很复杂（图 71.1）。文献中对供应膝关节前囊的膝神经轨迹的描述各不相同[2]。供应膝关节前囊的 3 个分

表 71.1 适合膝神经阻滞的患者

保守治疗失败的膝关节骨关节炎继发难治性膝关节疼痛患者
可考虑所有 Kellgren-Lawrence 分级的患者
希望避免手术治疗的难治性膝关节骨关节炎膝关节疼痛患者
因体重指数(BMI)高而不适合手术的难治性膝关节骨关节炎膝关节疼痛患者
因合并症而不适合手术的难治性膝关节骨关节炎膝关节疼痛患者
膝关节置换术失败且发现其置换术无结构问题的患者
既往膝神经阻滞或射频消融成功但疼痛复发的患者

支分别是上内侧(SM)、上外侧(SL)和下内侧(IM)膝神经。传统上认为膝神经起源于3根主要神经的分支:坐骨神经、股神经和闭孔神经,这些神经均来源于腰丛神经[3,4];但它们的解剖起源可能略有不同[5]。

坐骨神经在腘窝内分叉为胫神经和腓总神经。胫神经位于小腿后方,并生出SM和IM膝神经,分别支配膝关节的上内侧和下内侧。SM神经也可能起源于股神经[5]。腓总神经继续进入小腿前部,生出支配膝前部的SL膝神经;同时生出膝下外侧神经(IL),但由于该神经接近腓总神经而导致足下垂,因此不作为靶点。隐神经属于股神经的皮支,其分叉出髌上和髌下(IP)膝神经至膝关

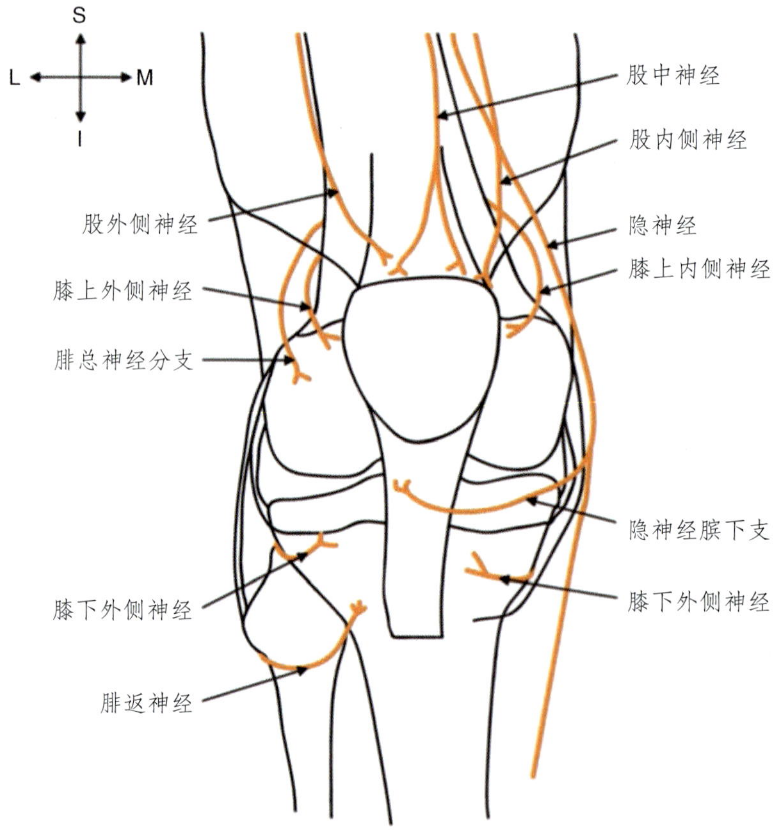

图 71.1 膝关节前囊的神经支配。(Printed with permission from Vanneste B, TomLinson J, Desmet M, Krol A. Feasibility of an ultrasound-guided approach to radiofrequency ablation of the superiorlateral, superiormedial, and inferiormedial genicular nerves: a cadaveric study. Regional Anesthesia Pain Medicine 2019;0:1-5)

节前部。与其他神经相比,闭孔神经的作用更多变。其后支可为后膝提供关节支。膝神经阻滞的 3 个主要靶点是 SL、SM 和 IM 膝神经。

设备和用品

膝神经阻滞较易在床旁进行,可采取超声引导,也可以在荧光透视下进行。医生可以根据患者的身体情况使用 22G 或 25G 的 2 英寸或 3.5 英寸针头。如果使用 22G 针头,则需使用 25G~27G、1~1.5 英寸的小针来局部麻醉皮肤。将 3 个针头插入 3 个目标部位附近,并在每个部位注射 0.5mL 局部麻醉药;对于平面阻滞的 3 个部位,共注射 1.5mL 注射剂。而对于治疗性阻滞,每个部位使用 2mL 注射剂(表 71.2)。

超声引导技术

患者取仰卧位,将枕头垫于患者腘窝下方,以减轻不适。对待治疗区域进行无菌准备和覆盖。使用 12MHz 线性超声探头。探头应首先平行于长骨轴放置,并向上或向下移动以识别长骨的上髁(图 71.2)。

对于 SL 膝神经,可以将探头放置在股骨干外侧的冠状面上。然后将探头向远端移动,并集中在股骨外侧髁和轴之间的连接处[6]。对于 SM 膝神经,可将探头放置在股骨干内侧,然后向远端移动至股骨内侧髁和骨干的交界处[6]。对于 IM 膝神经,可将探头置于胫骨干内侧的冠状面上。然后将探头向近端移动至内上髁和轴的连接处[6](图 71.2)。接下来可以通过多普勒血流探测仪确定膝动脉的位置。一旦确定膝动脉位置,就可以在动脉附近识别出 SM、SL 和 IM 膝神经(图 71.3)。超声引导下膝神经阻滞靶点的识别,可在每个膝动脉旁的长轴切面中插入针尖,抽吸以确保未发生血管穿刺,并在 3 个部位中的每个部位注射 0.5mL 注射剂。取出针头,若有必要,在注射部位贴上创可贴。

潜在并发症和不良反应

尽管患者总体耐受性良好,但在进行膝神经阻滞时偶尔会发生并发症和不良反应,需临床医生注意(表 71.3)。除了疼痛或肌肉痉挛的不适外,其他不良反应相对罕见。可能发生的不良反应包括在膝动脉附近进行局部麻醉时的血管注射、疼痛加剧、活动度降低和僵硬度增加。

表 71.2 膝神经阻滞所需用品

注射器	5mL 注射器[2]
针头	25G~27G、1~1.5 英寸针头[3]
	25G、2 英寸或 3.5 英寸针头,或 22G、2 英寸或 3.5 英寸针头[3]
超声	线性 12MHz 探头
麻醉药	1%~2%利多卡因用于皮肤麻醉;0.25%~0.5%布比卡因用于注射麻醉
皮质类固醇	曲安奈德 5~40mg(t1/2:18~36h)、倍他米松 10mg(t1/2:36~54h)、地塞米松 4mg(t1/2:36~54h)
	甲泼尼龙 80~125mg(t1/2:18~36h)
佐剂	可考虑加入可乐定

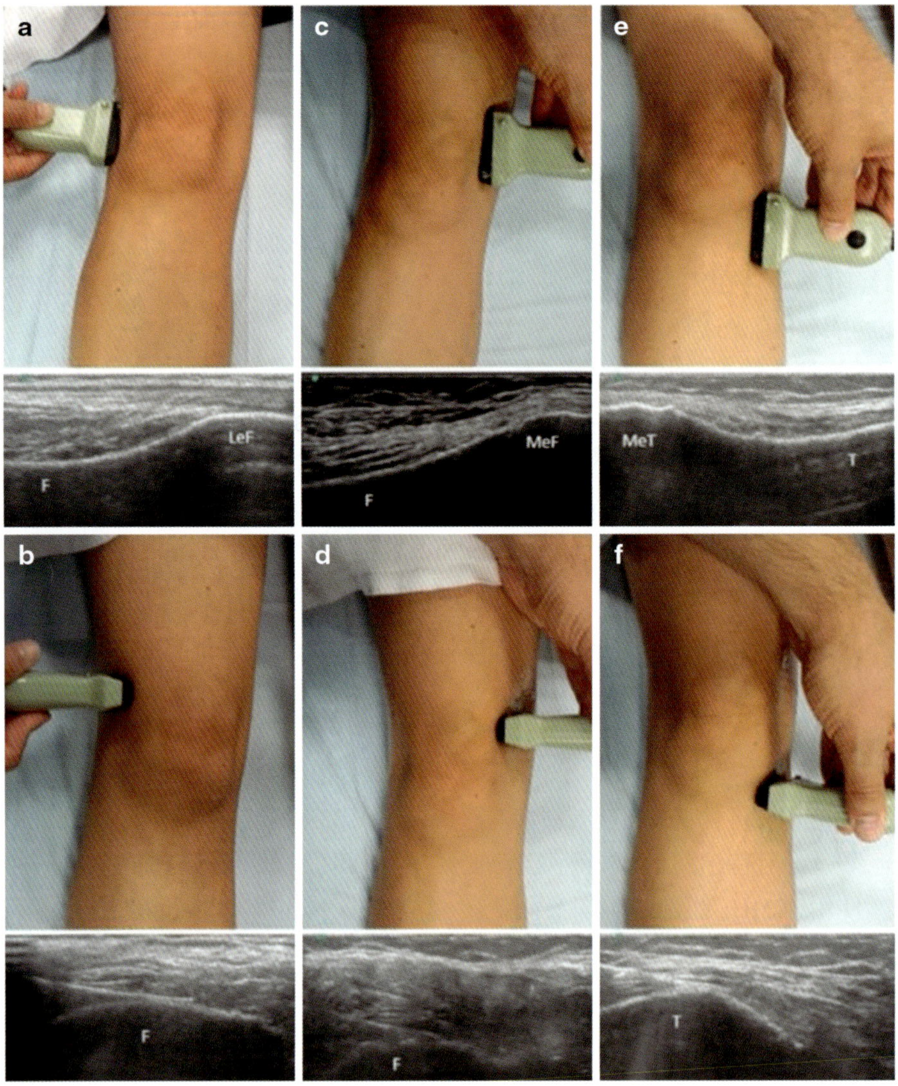

图 71.2 (a~c)探针定位(健康志愿者)和超声图像(尸体),其中 RF 套管放在最终位置。(a)冠状面中 SLGN 的靶点。(b)SLGN 的 RF 套管在横向平面中的最终位置。(c)冠状面中 SMGN 的靶点。(d)SMGN 的 RF 套管在横向平面中的最终位置。(e)冠状面中 IMGN 的靶点。(f)IMGN 的 RF 套管在横向平面中的最终位置。左侧为近端,右侧为远端(a、c、e);左侧为前侧,右侧为后侧(b、d、e)。注:F,股骨;IMGN,膝下内侧神经;LeF,股骨外上髁;MeF,股骨内上髁;MeT,胫骨内上髁;RF,射频;SLGN,膝上外侧神经;SMGN,膝上内侧神经;T,胫骨。(Printed with permission from Vanneste B,TomLinson J,Desmet M,Krol A. Feasibility of an ultrasound-guided approach to radiofrequency ablation of the superiorlateral,superiormedial,and inferiormedial genicular nerves:a cadaveric study.Regional Anesthesia Pain Medicine 2019;0:1-5)

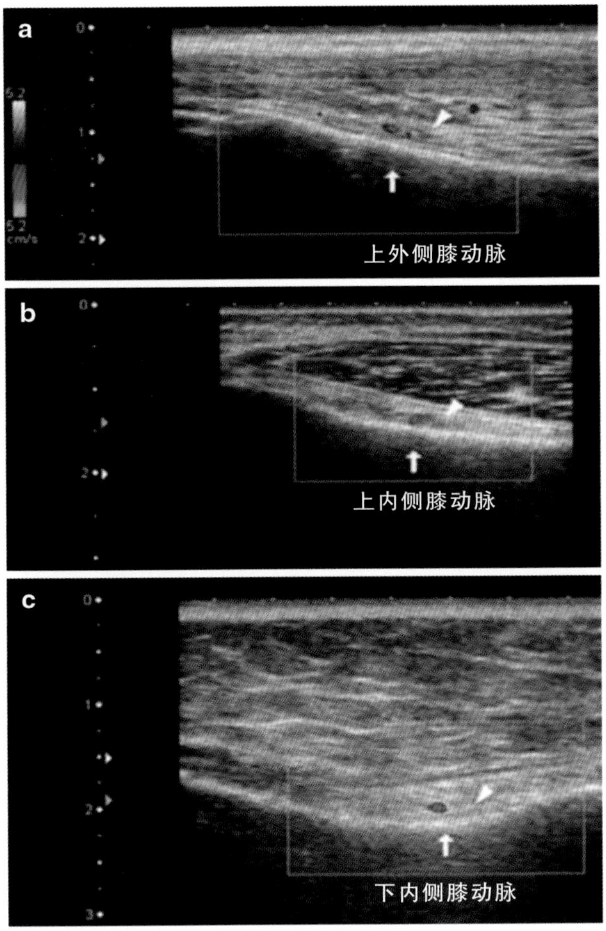

图 71.3 超声引导下 GNB 靶点的识别。图中显示了股骨远端髁和胫骨内侧干骺端水平的膝关节代表性纵向图像。膝上外侧(a)、膝上内侧(b)和膝下内侧(c)神经(短箭头所示)的伴行膝动脉(白色长箭头所示)。(Printed with permission from Choi W, PhD, Shin JW, MD, Lee IG, MD, Seo DK, MD, Lee SH, MD, Kim DH, Choi SS, Yoon SH. Ultrasound-Guided Genicular Nerve Block for Knee Osteoarthritis: A Double-Blind, Randomized Controlled Trial of Local Anesthetic Alone or in Combination with Corticosteroid Randomized Trial Pain Physician 2018;21:41-52)

表 71.3 其他潜在并发症和不良反应

应施加压力以防止出血性疾病或正在接受抗凝治疗的患者产生血肿
由于膝动脉血管收缩有导致坏死的风险,不应使用肾上腺素进行局部麻醉
对妊娠期患者使用膝神经阻滞时,应权衡潜在风险与获益
使用利多卡因或布比卡因麻醉药可发生速发严重过敏反应,如果既往对麻醉药有过敏反应,则不应进行阻滞
频繁接受注射或可能使用皮质类固醇(口服或因其他干预性操作而需使用)的患者有发生库欣综合征或肾上腺功能不全的风险。临床医生必须认真询问患者最近是否可能使用皮质类固醇,因为患者通常不会报告该用药史
在进行阻滞时,应格外关注存在骨缺损或既往接受过 TKR 的患者

临床技术要点

- 超声引导下的膝神经阻滞,需识别膝上内侧、膝上外侧和膝下内侧神经旁边的膝动脉。
- 每次注射前,必须使用多普勒血流探测仪,并非常小心地抽吸,避免将药物误注入伴行的血管内。

(王浩翔 袁建虎 译)

参考文献

1. Crawford DC, Miller LE, Block JE. Conservative management of symptomatic knee osteoarthritis: a flawed strategy? Orthop Rev (Pavia). 2013;5:e2.
2. Franco CD, Buvanendran A, Petersohn JD, et al. Innervation of the anterior capsule of the human knee: implications for radiofrequency ablation. Reg Anesth Pain Med. 2015;40:363–8.
3. Hirasawa Y, Okajima S, Ohta M, Tokioka T. Nerve distribution to the human knee joint: anatomical and immunohistochemical study. Int Orthop. 2000;24(1):1–4.
4. Kennedy JC, Alexander IJ, Hayes KC. Nerve supply of the human knee and its functional importance. Am J Sports Med. 1982;10(6):329–35.
5. Tran J, Peng PWH, Lam K, et al. Anatomical study of the innervation of anterior knee joint capsule: implication for image-guided intervention. Reg Anesth Pain Med. 2018;43:407–1.
6. Vanneste B, Tomlinson J, Desmet M, Krol A. Feasibility of an ultrasound-guided approach to radiofrequency ablation of the superolateral, superomedial, and inferomedial genicular nerves: a cadaveric study. Reg Anesth Pain Med. 2019;2019:100381.

推荐阅读

Fonkoue L, Behets CW, Steyaert A, et al. Accuracy of fluoroscopic-guided genicular nerve blockade: a need for revisiting anatomical landmarks. Reg Anesth Pain Med. 2019;44(10):950–8. https://doi.org/10.1136/rapm-2019-100451.

第 72 章 踝阻滞

Peter Merjavy

基本概念

- 通过体表解剖标志定位技术或超声引导技术，踝阻滞较易在床旁进行。
- 与体表解剖标志定位技术相比，超声引导技术可提高阻滞成功率。
- 踝阻滞为足部和脚趾提供麻醉、镇痛。
- 足部由 5 根神经支配，其中 2 根为深神经，3 根为浅神经。
  - TD：2 根深神经分别是胫神经和腓深神经。
  - SSS：3 根浅神经分别是腓肠神经、隐神经和腓浅神经。
  - 除隐神经[股神经（腰丛神经）的终末支]外，所有神经均为坐骨神经（骶丛神经）的分支（图 71.1）。

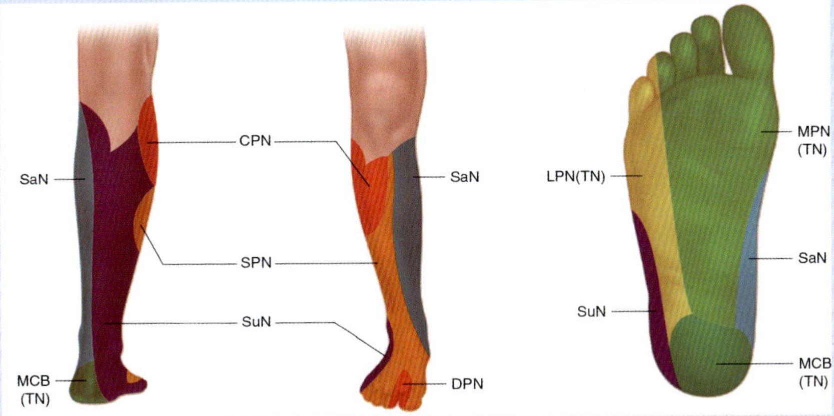

图 72.1 图示为隐神经（SaN）、腓肠神经（SuN）、胫神经（TN）跟内侧支（MCB）、胫神经（TN）足底内侧神经（MPN）、腓总神经（CPN）、腓浅神经（SPN）、腓深神经（DPN）。

概述

由于足部神经供应复杂，且踝关节周围神经的位置不同，足部区域麻醉可能具有挑战性。然而，可以通过体表解剖标志定位或超声引导技术进行踝阻滞，从而充分实现麻醉和镇痛。与其他下肢阻滞相比，踝阻滞的优点是其对运动的阻滞极轻，特别是在门诊手术环境中，患者早期即可活动[1]。对接受足部手术的患者来说，踝阻滞是安全的，因为其可以提供术中麻醉和术后镇痛。踝阻滞也可用于各种足部损伤后的镇痛。传统上，体表解剖标志定位技术被认为是一种浸润型阻滞方法。而超声引导技术的优点包括能实现更可靠的手术麻醉，并可以减少所需局部麻醉药的剂量[1]。

适应证和禁忌证

适应证

踝阻滞可用于为大多数类型的足部手术提供麻醉或镇痛，包括前足重建、蹈囊切除术、关节成形术、截骨术和截肢[2-4]。踝阻滞也可用于足部骨折和软组织损伤引起的疼痛的镇痛。此外，其还可用于痉挛性马蹄内翻足或交感神经介导的疼痛的诊断和治疗。踝阻滞是门诊手术的理想选择，因为不会发生小腿和小腿近端的运动阻滞[2-4]。

禁忌证

- 绝对禁忌证：患者拒绝、注射部位感染、对局部麻醉药和（或）辅助剂过敏[4]。
- 相对禁忌证：出血性疾病或抗凝剂的活性作用（术中和术后仍可在获得知情同意并采取适当处理的情况下进行踝阻滞）；周围神经病变、外周脱髓鞘疾病或受累神经分布的既存感觉缺陷。患者对踝关节止血带的耐受性通常在90分钟内均是良好的。小腿或大腿止血带相对禁忌使用，因为止血带区域未被神经阻滞覆盖，需要进行更近端阻滞、神经轴索阻滞或全身麻醉。对于踝阻滞，应避免使用含有肾上腺素的溶液，因为足部可能会损害远端血管供应[4]。

设备和用品

专利IV通路；抗焦虑–药理学（咪达唑仑0.5~1mg，芬太尼50~75μg）或非药理学（戴耳机听音乐、虚拟现实眼镜等）（如需要）；个人防护设备（帽子、口罩）和无菌手套；含70%异丙醇的2%葡萄糖酸氯己定皮肤消毒液；配有高频线性探头（12~15MHz）、无菌超声探头盖（透明敷料或套管）和无菌超声凝胶的超声设备；带无菌托盘或无菌铺巾的推车；配有4cm 27G针头（也可使用25G针头）的2×10mL或1×20mL注射器；长效局部麻醉药（0.75%~1%罗哌卡因、0.5%布比卡因或0.5%~0.75%左布比卡因）；用于皮肤麻醉的短效局部麻醉药（1%利多卡因，通常不需要）；用于覆盖注射点的无菌敷料。

踝阻滞

胫神经

临床解剖

胫神经（TN）是坐骨神经两个末端分支中较大的神经，在腘窝内继续向腘窝皮肤皱褶的尾侧延伸，并位于腘血管的后侧和外侧。在腘窝的下部，其将感觉和肌肉分支发送到踝关节的主要屈肌（腓肠肌和比目鱼肌）及膝关节的关节支，然后TN向远端走行，腘血管深至比目鱼肌的腱弓，并沿胫骨后肌的背侧表面延伸。在小腿远端1/3处，TN从比目鱼肌下方出来，通过内踝后方的跗骨隧道进入足部，位于胫骨后血管后侧[5,6]。

在内踝附近，TN（在此位置常被错误地命名为胫后神经）分叉出跟内侧支（请注意，跟外侧支来自腓肠神经），以支配足跟内侧部分。在内踝水平，TN 位于踇长屈肌（FHL）的腹部和肌腱的表面，被浅筋膜和深筋膜覆盖，通常紧邻胫后动脉背侧[5,7]。TN 穿过足底时分叉出足底内侧和外侧神经，为足和踝关节提供感觉和运动神经支配。足底内侧神经分出趾神经至内侧 3 个半脚趾，而足底外侧神经分出趾神经至外侧 1 个半脚趾[7]。

超声解剖

神经表现为典型的蜂窝状高回声。对于从前向后观察到的相关结构，“张三、李四和王五”是一个有用的记忆法，通常指位于这些结构深处的胫骨后肌腱、趾长屈肌腱、动脉+神经+（通常）两条静脉和踇长屈肌腱。应注意神经与动脉之间的密切关系，以避免识别错误；胫神经通常位于胫骨后血管后方，但偶尔也会位于前方。可能会将胫神经与踇长屈肌腱混淆。如有疑问，需再次对近端和远端进行扫描，以识别结构。胫神经位于 FHL 鞘上，呈高回声（白色）线。踇长屈肌腱位于肌肉内[4,6]（图 72.2）。

阻滞方法

扫描位置刚好在内踝以上，从胫骨到跟腱处；通过上下扫描腿部，确定上述所有结构；在最容易接触到神经的位置从后向前（避开胫骨后肌腱和趾长屈肌腱）入路；该位置可在踝关节近端 10cm 处；目标为 6 点位置，然后为 12 点位置，以使局部麻醉药（LA）延外围扩散；5~7mL 是典型剂量；确保探头位于足够近的位置，以使针头在入路时不会刺穿跟腱；当胫神经位于血管前方时必须谨慎，因为踇长屈肌腱位于血管后方，很容易被误认为是神经。

腓深神经

临床解剖

腓深神经（DPN）是腓总神经（CPN）的一个分支，是坐骨神经的外侧终末支。其在股二头肌长头肌腱内侧，沿腘窝外侧边界斜行。穿过腓肠肌外侧头离开腘窝，皮下可见于腓骨头与腓骨长肌之间。

当 CPN 绕腓骨颈部走行时，分叉为两支终末支：腓浅神经和腓深神经。腓深神经穿过趾长伸肌后部和骨间膜前部，在此处与胫前动脉相连[5]。

腓深神经进入足背侧，深达踇长伸肌腱与趾长肌腱之间的伸肌支持带，通常位于足背动脉外侧（延续胫前动脉）。沿其走行，腓深神经供应小腿的前肌群，向踝关节提供关节支，并向第一趾间隙提供皮支[5,6]。

超声解剖

在腿部，腓深神经下降到骨间膜的前表

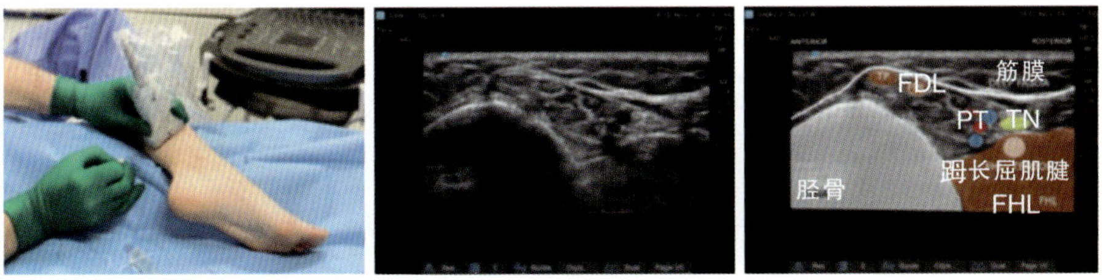

图 72.2 超声引导下胫神经（TN）阻滞的患者体位和进针入路。超声图像显示胫后（PT）、趾长屈肌（FDL）、踇长屈肌（FHL）及胫后动脉（PTA）与相关静脉和深筋膜的关系。

面，然后从内侧穿过胫骨远端的前外侧表面。整个过程中，神经与胫前血管相连。当其下行时，描述的位置通常在血管外侧，然后向前，再回到外侧。但该神经也可能位于血管内侧[7]。

踝关节近端由内侧至外侧可见的结构有胫前肌、踇长伸肌、胫前动脉、腓深神经和趾长伸肌。神经通常呈低回声，边缘呈高回声，但神经较小，通常难以与周围组织区分[4,6]（图 72.3 和图 72.4）。

阻滞方法

超声探头采用高分辨率和低深度设置；将探头置于踝关节的横轴上；确定胫前动脉/足背动脉的搏动（常伴有两条静脉）；由于血管容易受压，不要施加过大压力；在近端追踪动脉，利用胫骨的明亮高回声反射对比神经和血管。观察到的腓深神经通常为小的低回声结构，其沿内侧到外侧在血管顶部滚动走行；在平面内从外侧到内侧接近神经，尽量避开肌腱和骨膜，因为这会相当疼；负压抽吸后，给予 1~2mL 局部麻醉药；如果看不到神经，则小心地在胫前动脉任一侧注射局部麻醉药；操作者可以选择在更近端阻断 DPN。在这种情况下，将探头置于胫骨中部的短轴上，观察骨间膜和胫前动脉，将针尖置于动脉外侧，注射 5~7mL 局部麻醉药；SPN 和 DPN 近端入路可能在皮肤上使用相同的注射点。

腓浅神经

临床解剖

腓浅神经（SPN）从 CPN 分叉后，首先穿过位于腓骨长肌和腓骨短肌之间的腿部，然后下行至深筋膜（小腿筋膜）覆盖下的腓骨

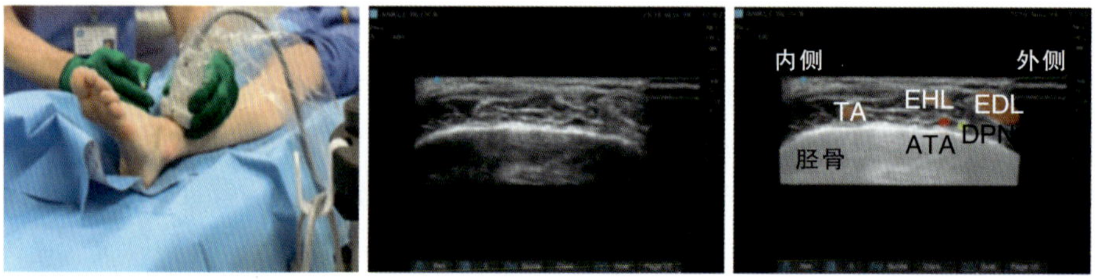

图 72.3 超声引导下腓深神经（DPN）阻滞的患者体位和进针入路。超声影像显示了胫前肌（TA）、踇长伸肌（EHL）和趾长伸肌（EDL）与胫前动脉（ATA）在胫骨远端的关系。

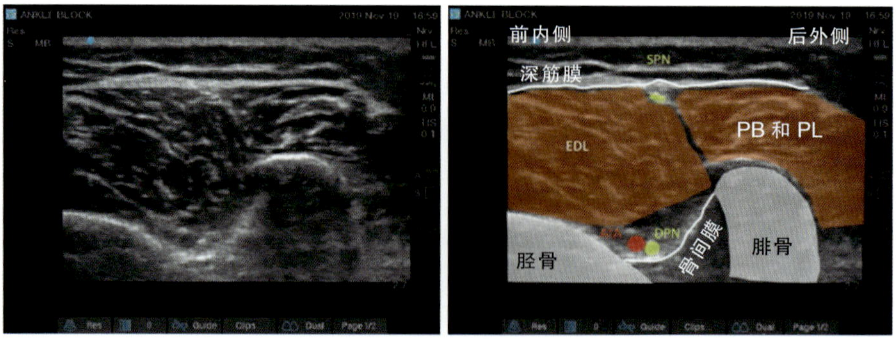

图 72.4 超声影像显示了腓浅神经（SPN）和腓深神经（DPN）及其与小腿中部趾长伸肌（EDL）、腓骨短肌（PB）、腓骨长肌（PL）、胫前动脉（ATA）、深筋膜和骨间膜的关系。一个针头插入点可用于阻断两根神经。

短肌和趾长伸肌之间的凹槽中，以支配踝关节外翻肌肉。在小腿前外侧表面的下 1/3 处（踝关节上方 10~20cm），穿透深筋膜，并分为 2 个或 3 个小分支，支配踝关节和足背侧皮肤感觉神经[4,5,7]。

超声解剖

在小腿的远端 2/3 处，该神经在腓骨长肌和腓骨短肌之间向近端伸出，位于腓骨短肌和远端趾长伸肌之间。该神经穿透深筋膜，位于小腿下部表面，然后分裂并进入足部。

在外踝近端、小腿远端 1/3 的前外侧，从前内侧到后外侧观察到的结构为趾长伸肌、腓骨短肌和长肌腱（覆盖腓骨）。神经通常位于两块肌肉交界处的沟槽中。可以看到它横穿深筋膜浅层，然后随着扫描从近端至远端而变大和分裂[6]。

请注意，这是一个小神经，没有有用的血管标志，因此，对超声解剖学的良好理解对于阻滞成功至关重要[7]（图 72.5）。

阻滞方法

阻滞目的是在神经发出任何近端分支之前阻断神经；将探头置于小腿远端 1/3 的前外侧横轴（外踝近端和前方 5~10cm）；上下扫描，从内侧到外侧扫描，以确定上述结构；当腓骨深入时，两个肌腹相互融合，前一块肌肉为趾长伸肌，后一块肌肉为腓骨短肌（在该水平，通常可以看到腓骨长肌腱位于其浅表，呈细暗带，周围有明亮结缔组织）；当操作者向近端扫描时，将这两块肌肉的连接处保持在屏幕中央；观察到腓浅神经后方走行，浅于 EDL 腹面深筋膜，穿透筋膜前，位于两块肌肉间的沟槽内；其在深入腓骨短肌和腓骨长肌之间前，位于该沟槽内，距离可变；扫描神经的走行，直到能确定其与其他结构的关系。

腓肠神经

临床解剖

腓肠神经（SuN）由 TN 的腓肠内侧皮神经（MSCN）与膝关节 CPN 的腓肠外侧交通支（LSCN）（内侧皮神经和外侧皮神经）结合而成。在大多数（81%）病例中，MSCN 在腓肠肌的两头之间下行，并在那里与腓骨交通支（LSCN）汇合，形成腓肠总神经。偶尔，腓肠总神经仅来自 TN（18%的病例）或 CPN（1%的病例）。然后，SuN 向远端延伸，并在跟腱背侧和外踝背侧之间走行，紧邻小隐静脉的前方或后方。腓肠神经为小腿和踝关节的后外侧、足跟外侧部分以及足背外侧提供皮肤神经支配[5,6]。

超声解剖

在外踝近端，腓肠神经可显示为一个较小的高回声结构，通常位于可压缩的小隐静脉前方，在腓骨短肌前方和跟腱后方之间的筋膜平面（深筋膜）上。腓肠神经可沿小腿后部追踪，在中线浅层延伸至跟腱和两腹腓

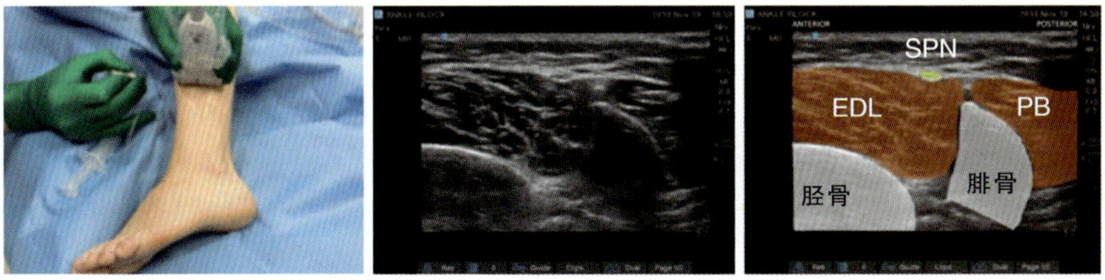

图 72.5 超声引导下腓浅神经（SPN）阻滞的患者体位和进针入路。超声影像显示了小腿外侧远端 1/3 处趾长伸肌（EDL）和腓骨短肌（PB）的关系。

肠肌。小腿止血带可用于增加静脉的大小并促进其成像；该神经常位于静脉附近[4,6]（图72.6）。

阻滞方法

将探头置于小腿后外侧，紧邻外踝；上下、前后扫描，确定上述结构及腓骨短肌腱和跟腱之间的筋膜平面，以定位小隐静脉；腓骨长肌腱呈深色椭圆形结构，位于腓骨短肌腹的上方；由于静脉容易受压，仅需轻轻按压，神经通常在静脉前方可见；当神经向后通过跟腱时，向近端跟随神经，观察其与静脉的关系，以确保阻断的结构正确；采用平面内入路，注射1~4mL局部麻醉药；目的是通过平面内前入路引导针头，注意避开腓骨长肌腱。

隐神经

临床解剖

隐神经（SaN）是股神经的终末皮支。其沿小腿内侧下行，与大隐静脉关系密切，然后向前行至内踝[6]。

SaN为膝下小腿内侧部分和内踝至第一跗跖关节（通常在内踝远端5~7cm处）提供神经支配。其偶尔（3%）会向远端延伸1~1.5cm，但不会延伸至踇趾基底部。因此，内侧踝关节手术确有必要，但前足手术却并无必要[8]。

超声解剖

隐神经沿腿内侧走行，通常位于后方，靠近大隐静脉。其在踝关节处从内踝前方通过。使用超声识别和观察该神经通常较为困难，因为其非常小且多变。如果手术部位需要阻滞隐神经，则在踝关节近端大隐静脉周围进行静脉周围注射即可。

如果已采集静脉用于冠状动脉移植，则膝关节上方更近端的隐窝阻滞（真正的收肌管阻滞）可能更容易进行[6,7]（图72.7）。

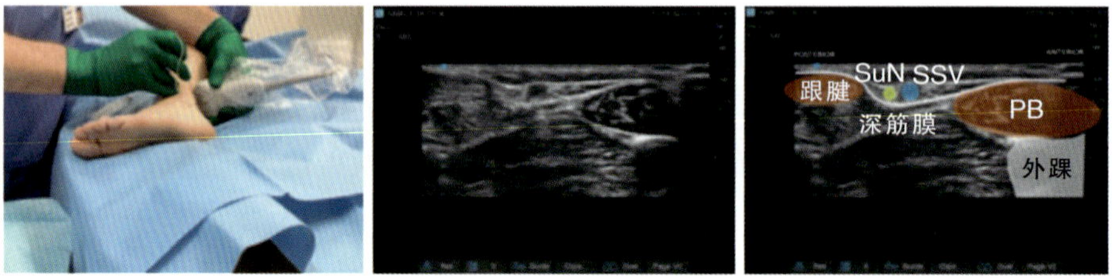

图72.6 超声引导下腓肠神经（SuN）阻滞的患者体位和进针入路。超声影像显示了跟腱、腓骨短肌（PB）、小隐静脉（SSV）和深筋膜的关系。

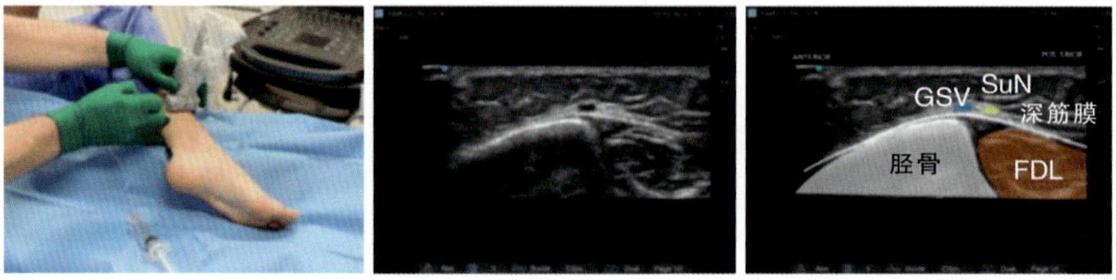

图72.7 超声引导下隐神经（SaN）阻滞的患者体位和进针入路。超声影像显示了与趾长屈肌（FDL）、大隐静脉（GSV）、深筋膜和胫骨在内踝上方约5cm处的关系。

阻滞方法

在横轴上,将超声探头轻轻置于踝关节前内侧,注意不要压迫静脉;上下扫描,尝试识别靠近静脉的神经,并注射 1~2mL 局部麻醉药;如果未能识别,则仔细于静脉周围注射 3~5mL 局部麻醉药;隐神经阻滞并未常规用于前足手术,因为隐神经很少能提供这种远端的感觉。

人体工程学

所有神经的注射点均比体表解剖标志定位技术确定的位点更近。这是因为踝骨突出,影响了探头和皮肤的良好接触;无论患者的体位如何,操作者应与探头和超声屏保持对齐,这样在针头插入过程中无需转动头部;如果使用右手站立进针,则应站在患者的左手侧,从该位置可触及双腿的所有神经,从而避免在房间来回移动设备;患者可以取仰卧位(腿部支撑在床上)或仰卧位(需阻滞的腿放在另一条腿上)、侧卧位或俯卧位;作者更倾向于患者取仰卧位,需阻滞的腿以"4"字形横跨膝关节;应当从胫神经开始,它是最大的神经,因此阻滞所需时间最长(达 20 分钟);一开始在 6 点钟位置将针头插入神经深处并注射,如果扩散不是圆周形的,则将针头重新定位到 12 点钟位置。

体表解剖标志定位技术

胫神经位于内踝后方,通常位于胫后动脉后方。在内踝后方和垂直于皮肤的胫后动脉处插入 25G~27G 针头。将针头推进深入浅筋膜,直至观察到与骨骼接触。(抽出 1~2mm,在负压抽吸后注射 5~10mL 局部麻醉药)。

操作者应慎重,因为胫神经偶尔可在动脉的另一侧发现,并且经常有一条或两条静脉附着在胫后动脉上。

腓深神经紧邻踇长伸肌腱外侧(踇长伸肌腱与趾长伸肌腱之间)。胫前动脉(尾侧称为足背动脉)脉搏通常位于神经内侧。非惯用手示指用于触诊踇长伸肌和肌腱之间的沟槽。将针头插入胫前动脉脉搏的正外侧,略微呈颅骨朝向,直至观察到与骨接触。然后将针头抽出 1mm,注射 2~3mL 局部麻醉药。将针头略微侧向,重复上述操作,并在负压抽吸后进一步注射 2~3mL 局部麻醉药。

腓深神经走行于踝关节近端胫前动脉内侧,大致在踝间线水平向外侧移动,但也有几次发现该神经与动脉外侧有明显距离(1~1.5cm)。

3 条浅神经(隐神经、腓肠神经和腓浅神经)可通过从跟腱内侧缘、内踝上、踝间隙前部、外踝至跟腱外侧的局部麻醉药皮下浸润来定位。由于这种圆周局部麻醉药浸润在技术上是区域阻滞,因此通常需要更大剂量(17~20mL)的局部麻醉药。

注意

使用体表解剖标志定位技术的踝关节阻滞未考虑神经的解剖结构差异,也不能解决难以确定的标志(肥胖、水肿),成功率较低,阻滞开始时间较慢且所需的局部麻醉药剂量较大[9-12]。因此,当超声引导技术容易执行时,不建议在临床实践中使用体表解剖标志定位技术。

潜在并发症和不良反应

踝关节阻滞后并发症的发生率较低。并发症包括出血、感染和一过性感觉异常。鉴于使用的局部麻醉药量较低,局部麻醉药毒性罕见[3]。

临床技术要点

- 使用带有延长管的 40mm 27G 皮下注射针头进行远程注射,该针头可减少注射过程中的不适,但作者建议麻醉医生在使用这些非常锐利的针头之前完善

"平面内"进针技术。

- 每次注射前即刻用氯乙烷喷雾剂喷洒小块区域,以冷却皮肤,从而减轻注射时的疼痛。
- 20mL鲁尔锁注射器不会导致注射压力过高,无需在手术过程中更换注射器(可能会让空气进入系统),但作者仍使用了10mL注射器。
- 作者更倾向于平面内技术,以确保在插入期间的所有时间能很好地观察整个针轴和针尖(这对没有短斜面尖端的27G皮下注射针头尤为重要)[6]。
- 当使用静脉作为标志时,尽可能少地对探头施加压力,以允许静脉充盈。
- 腓深神经通过超声引导技术有时难以识别,在动脉周围注射少量局部麻醉药有助于进行观察。
- 如果没有观察到较小的浅表神经(腓肠神经、隐神经和腓浅神经),可使用体表解剖标志定位技术阻滞这些神经——将局部麻醉药注射到皮下组织中形成"皮肤风团";对于腓肠神经,沿跟腱至外踝注射;对于腓浅神经和隐神经,沿一侧踝部至另一侧踝部前部注射。注意避免损伤大隐静脉[4]。
- 在测试阻滞时,请记住告知患者,如果没有阻滞这些神经,则足部(腓肠)或内侧/近端足(隐窝)的外侧边缘将感觉正常。
- 作者为接受日间前足手术的患者提供超声引导的踝关节阻滞。该方法的优点是起效快,手术麻醉可靠,放置效率高(神经很快被发现),并能减少所需的局部麻醉药剂量(作者常规使用总剂量为15mL的局部麻醉药,但对于双侧手术,可减量至10mL);在使用0.5~1mg静脉注射咪达唑仑和50~75μg静脉注射芬太尼或其他短效阿片类药物进行多次局部麻醉药注射之前,很容易实现有效的抗焦虑。
- 通过避免全身麻醉,患者可以走下手术台,不用进入恢复室,并可准备立即出院,这在日间手术是理想的选择[6]。
- 阻滞持续时间与局部麻醉药的类型和浓度有关,作者使用0.5%~0.75%左布比卡因的阻滞持续时间为20~28小时。告知患者当神经阻滞消失时会出现反跳痛很重要。在一项研究中,大多数患者(78%)在阻滞消退时感到疼痛是可接受的,但也有患者(22%)出现了疼痛处理困难。患者喜欢避免GA:"无恶心""不头晕"。一些患者报告了术前忧虑,但所有患者均表示他们将再次使用相同的麻醉方法[13]。
- 使用8mg全身(静脉注射)地塞米松在延长0.375%罗哌卡因踝关节阻滞的镇痛持续时间方面与神经周围使用地塞米松(4mg)相当。可观察到全身途径对恶心或呕吐具有保护作用,因此考虑到神经周围使用地塞米松的神经毒性风险增加的可能性,倾向于全身给药途径[14]。

关键信息

- 超声引导下的踝阻滞能为清醒状态下的前足手术提供可靠的麻醉和术后镇痛,允许在日间护理环境中进行早期活动。
- 与体表解剖标志定位技术相比,超声引导下进行的踝阻滞可提高阻滞的成功率。
- 良好的临床解剖和超声解剖知识是必不可少的。
- 首先阻断胫神经,因为这一神经阻滞需要的时间最长。
- 使用27G针头可减少清醒患者使用标准阻滞针头的不适(但该针头较锐利,需要格外小心)。

(先锋 袁建虎 译)

参考文献

1. Fredrickson MJ. Ultrasound-guided ankle block. Anaesth Intensive Care. 2009;37(1):143–5.
2. Delbos A, Philippe M, Clément C, Olivier R, Coppens S. Ultrasound-guided ankle block. History revisited. Best Pract Res Clin Anaesthesiol. 2019;33(1):79–93. https://doi.org/10.1016/j.bpa.2019.05.002. Epub 2019 May 7. PMID: 31272656.
3. Albaqami MS, Alqarni AA. Efficacy of regional anesthesia using ankle block in ankle and foot surgeries: a systematic review. Eur Rev Med Pharmacol Sci. 2022;26(2):471–84.
4. Vandepitte C, Lopez AM, Boxstael SV, Jalil H. Ultrasound-guided ankle block. In: Hadzic's texbook of regional anesthesia and acute pain management. 2nd ed. McGraw-Hill Education; 2017. p. 636–41. ISBN 978-0-07-174122-4.
5. Tran DQ, Salinas FV, Benzon HT, Neal JM. Lower extremity regional anesthesia: essentials of our current understanding. Reg Anesth Pain Med. 2019;44:143143–80.
6. Purushothaman L, Allan A, Bedforth N. Ultrasound-guided ankle block. Contin Educ Anaesth Crit Care Pain. 2013;13(5):174–8.
7. Allan A, Scarfe M. Ankle block: landmark and ultrasound techniques. Anaesthesia Tutorial of the Week 178. www.totw.anaesthesiologists.org. Accessed 10 May 2010.
8. Lopez AM, Sala-Blanch X, Magaldi M, Poggio D, Asuncion J, Franco CD. Ultrasound-guided ankle block for forefoot surgery: the contribution of the saphenous nerve. Reg Anesth Pain Med. 2012;37:554–7.
9. Chin KJ, Wong NWY, Macfarlane AJR, Chan WWS. Ultrasound-guided versus anatomic landmark-guided ankle blocks: a 6-year retrospective review. Reg Anesth Pain Med. 2011;36:611–8.
10. Redborg KE, Antonakakis JG, Beach ML, Chinn CD, Sites BD. Ultrasound improves the success rate of a tibial nerve block at the ankle. Reg Anesth Pain Med. 2009;34:256–60.
11. Redborg KE, Sites BD, Chinn CD, et al. Ultrasound improves the success rate of a sural nerve block at the ankle. Reg Anesth Pain Med. 2009;34:24–8.
12. Shah A, et al. Landmark technique vs ultrasound-guided approach for posterior tibial nerve block in cadaver models. Indian J Orthop. 2020;54(1):38–42.
13. Sadler A, Raju P. Awake ankle surgery under ultrasound-guided ankle block: patient experience. Reg Anesth Pain Med. 2019;44(Suppl 1):A268–9.
14. Marty P, et al. Perineural versus systemic dexamethasone in front-foot surgery under ankle block: a randomized double-blind study. Reg Anesth Pain Med. 2018;43:732–7.

推荐阅读

Bigeleisen PE, et al. Section III, Chapter 23—Ultrasound guided ankle blocks. In: Ultrasound guided regional anesthesia and pain medicine. Baltimore: LWW; 2010. p. 140–4.

Georgiou A, et al. Chapter 8—The lower limb. In: Applied anatomy for anaesthesia and intensive care. Cambridge: Cambridge University Press; 2014. p. 178–83.

Marhofer P. Chapter 14.8—Ankle blocks. In: Ultrasound guidance in regional anaesthesia. 2nd ed. Oxford: Oxford University Press; 2010. p. 163–9.

Wells M. Chapter 9—Ankle block. In: Local and regional anaesthesia in the emergency department made easy. Amsterdam: Elsevier; 2010. p. 165–75.

第 73 章 足踝关节内注射

Minton Truitt Cooper

基本概念

- 足踝关节内注射是治疗和诊断足和踝关节各种关节病变的有效工具
- 基本上,足或踝关节中的任何关节都可以进行注射。较大关节的关节内注射,如踝关节或距下关节,常采用影像引导方式进行。较小关节的关节内注射通常在超声或荧光透视的引导下进行。
- 治疗获益可持续数周至数月。
- 当疼痛来源不明时,可以进行诊断性注射。
- 尽管并发症很少见,但也可能出现感染或皮质类固醇的全身效应。

概述

足踝关节注射是较为常见的操作,可用于缓解疼痛及提供诊断信息。基本上任何关节都可以进行关节内注射,一般会将足踝关节分为足踝/后足、中足和前足。这些节段都容易受到损伤和其他病理学的影响,如局灶性软骨病变、骨关节炎、炎性关节炎和滑膜炎。多达 16.7%的人群可能患有足部骨关节炎[1],超过 3%的人群患有踝关节炎,大多数是创伤后出现的[2]。疼痛和功能的改善可能持续 4 个月至 1 年[3,4]。如果有效果,可重复注射,但建议将同一关节的注射次数限制在每年 3~4 次,重复注射之间间隔 3~4 个月。

通常,患者可使用糖皮质激素以寻求治疗改善。糖皮质激素可减少关节液和滑膜中花生四烯酸衍生的促炎化学物质[5]。

适应证和禁忌证

足踝关节内注射的适应证包括骨关节炎、炎症性疾病(包括类风湿关节炎、银屑病关节炎、痛风)、滑膜炎和局灶性软骨病变。当患者疼痛的来源不明时,可以进行诊断性注射,这可通过仅使用局部麻醉药或联用局部麻醉药与皮质类固醇来进行。皮质类固醇注射的禁忌证包括感染过程、急性损伤或骨折、神经病理性关节等,其他注意人群必须包括无法止血的凝血障碍、未控制的糖尿病(全身效应可能导致血糖水平一过性升高)或免疫抑制患者。

临床解剖

踝关节由胫骨、腓骨和距骨之间的关节组成(图 73.1),主要与背屈和跖屈有关。后足包括距下关节、距舟关节和跟骰关节,主要与内翻/外翻或旋后/旋前有关。中足包括舟楔关节、楔间关节和跗跖关节。前足包括跖趾关节、指间关节及第一跖骨和籽骨之间的关节。

设备和用品

足踝关节内注射通常使用 25G(1.5 英寸)针头进行。药物可包括不含肾上腺素的局部麻醉药(利多卡因或布比卡因)和皮质类固醇的混合物(通常体积比为 1:1),或在诊断性注射的情况下仅使用局部麻醉药。常用的皮质类固醇包括甲泼尼龙(10~40mg)或曲安奈德(2.5~5mg)(表 73.1)。对于踝关节或距下关节,通常注射总量为 2mL,而在足部的其他较小关节中,通常注射量为 1mL 或更少量。对于踝关节或距下关节,通常不需要进行影像辅助,但对于其他关节,可使用超声或荧光透视引导以确保注射位置的精确性。

表 73.1　足踝关节内注射所需用品

注射器	5mL 或 10mL
针头	25G,1.5 英寸
麻醉药	0.5%布比卡因或 1%利多卡因(不含肾上腺素)
皮质类固醇	曲安奈德(2.5~5mg)或甲泼尼龙(10~40mg)

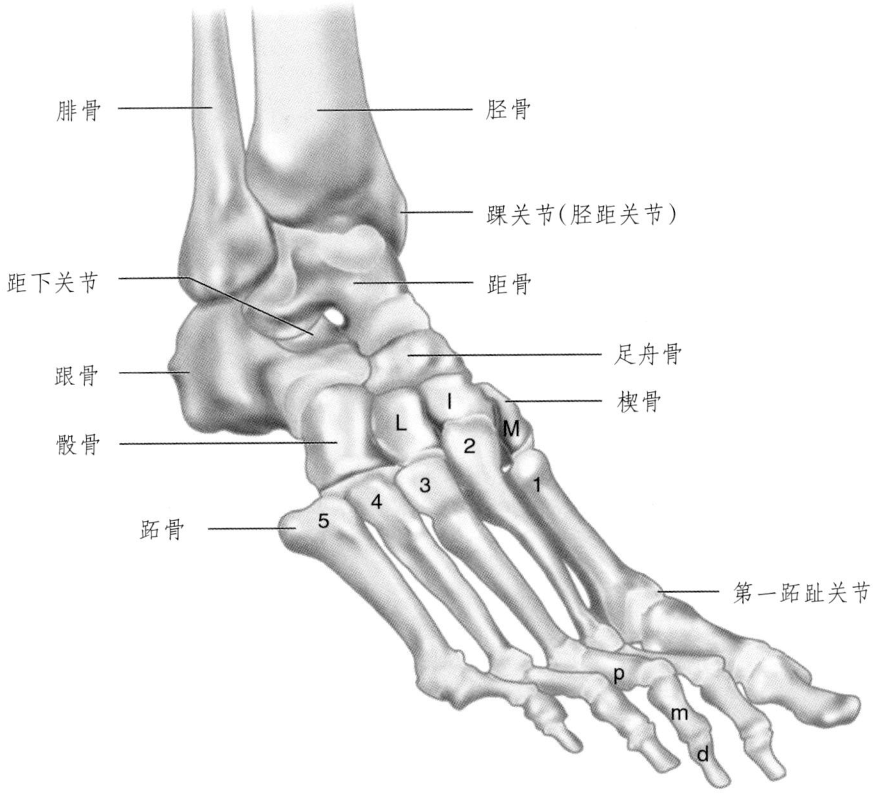

图 73.1　足踝的骨解剖学。注:L,外侧楔骨;I,中间楔骨;M,内侧楔骨;P,近节趾骨;M,中节趾骨;D,远节趾骨。

踝关节注射

患者取仰卧位，腿伸直，脚靠近床尾。踝关节最常见于前内侧关节线，这可通过触诊胫骨前肌腱内侧的软点来识别，软点距内踝尖端约1cm（图73.2）。该部位经无菌消毒，针头从后外侧插入。

距下关节注射

患者取仰卧位，腿部轻微内旋。在外踝尖下方和前方（Gissane角）触诊注射部位（图73.3a）。针头朝向30°~45°（图73.3b）。

其他足关节内注射

对于足部的其他关节，包括距舟关节、跟骰关节、跗跖关节及第一跖趾关节，通常在荧光透视成像（图73.4）或超声引导下进行注射。确定要注射的关节后，最常见的是从背侧入路进入，因为这些关节都位于皮下组织下方。如果需要特别注意籽骨和跖骨头之间的关节，可以从内侧入路进入，但该关节与第一跖趾关节连通。跖趾小关节进行类固醇注射时应谨慎，因为存在关节软组织损伤的显著风险，并发症（脱位或槌状趾）的发生率较高[6]。

潜在并发症和不良反应

虽然罕见，但患者偶尔可能会因关节内皮质类固醇注射而出现不良反应。其中最常见的包括注射后疼痛，疼痛和红斑在数小时内开始增加，通常在数天内消退。可通

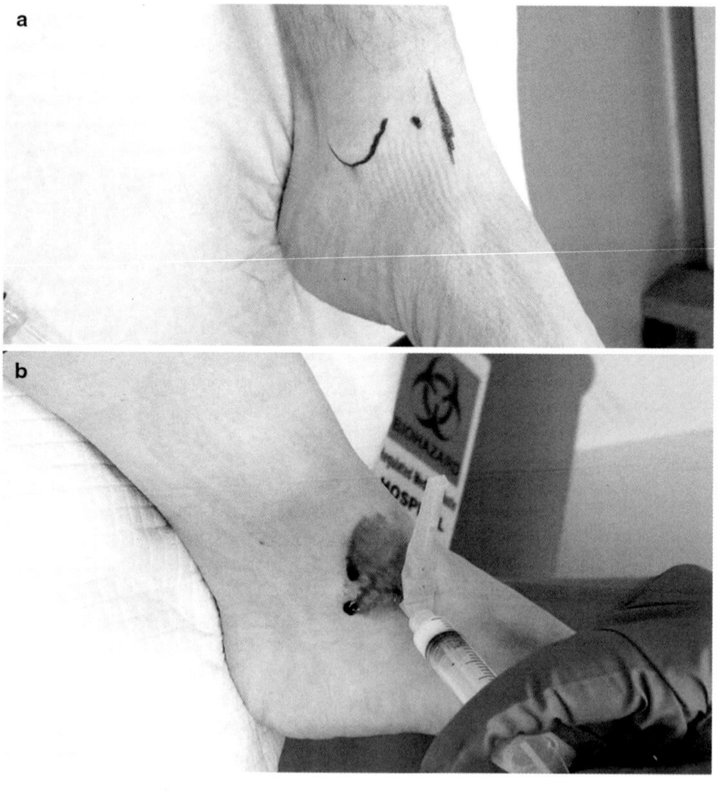

图73.2 踝关节（胫距关节）注射。(a)内踝和胫骨前肌腱已标记。注射位置在胫骨前内侧，稍微靠近内踝尖端。(b)针头以约45°的角度向后外侧插入。

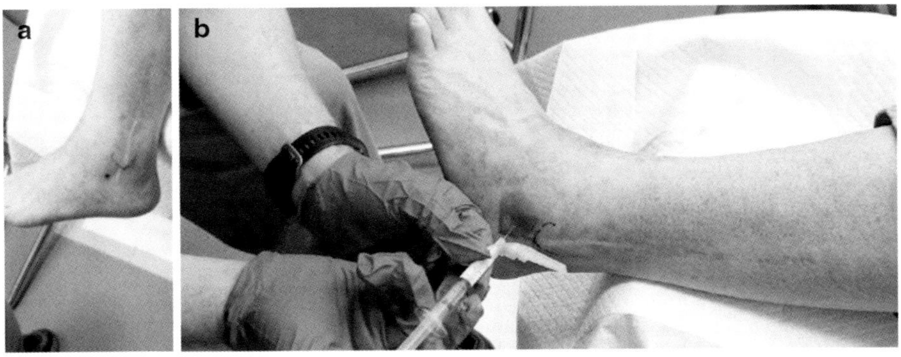

图 73.3　距下关节注射。(a)外踝远端已标记。注射部位在该点的正前方和下方。(b)针头以约 30°的角度向头侧插入。

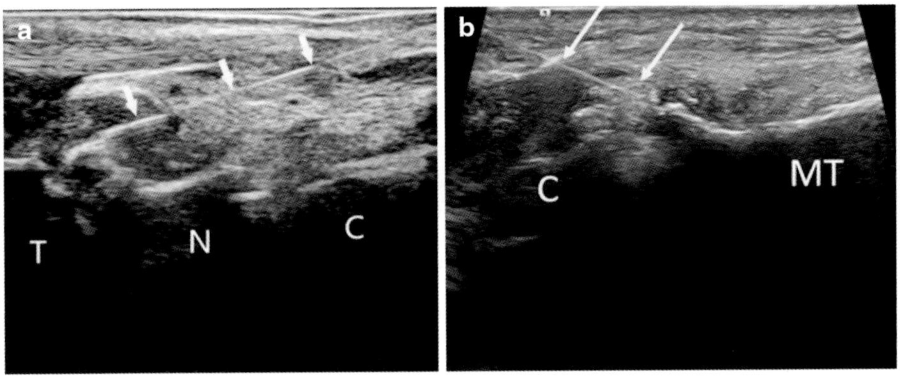

图 73.4　距舟关节(a)和跗跖关节(b)注射的荧光透视成像。值得注意的是,第二和第三跗跖关节相通。

过休息和冰敷进行缓解。皮肤改变最常见于应用曲安奈德等长效药物,未在关节内注射和皮下注射时更常发生。研究证明,皮质类固醇可减弱韧带的拉伸强度长达 1 年,因此,使用皮质类固醇后可能发生周围韧带和肌腱的损伤[7]。这主要与注射较小的跖趾(MTP)关节有关,这可能导致足底板的破坏和脱位。在糖尿病患者中,注射后几天可能会观察到血糖升高,应建议该类患者对血糖进行密切监测。最严重的并发症是化脓性关节炎,无菌技术的使用可将该风险降至最低。

临床技术要点

- 踝关节和距下关节注射通常在床旁进行,无需超声或荧光透视引导,但对于肥胖患者或关节强直严重的患者来说,操作可能更困难。
- 尽管抗凝治疗不是禁忌证,但应特别注意接受抗凝治疗的患者,并应在注射后至少监测 15 分钟。
- 当使用注射来获得关于患者疼痛来源的诊断信息时,建议在特定环境下仅进行一次关节注射。
- 应注意避免关节过度膨胀,特别是足部和脚踝的较小关节,如跖趾关节。

(董慧　袁建虎　译)

参考文献

1. Roddy E, Thomas MJ, Marshall M, Rathod T, Myers H, Menz HB, et al. The population prevalence of symptomatic radiographic foot osteoarthritis in community-dwelling older adults: cross-sectional findings from the clinical assessment study of the foot. Ann Rheum Dis. 2015;74(1):156–63.
2. Saltzman CL, Salamon ML, Blanchard GM, Huff T, Hayes A, Buckwalter JA, et al. Epidemiology of ankle arthritis: report of a consecutive series of 639 patients from a tertiary orthopaedic center. Iowa Orthop J. 2005;25:44–6.
3. Protheroe D, Gadgil A. Guided intra-articular corticosteroid injections in the midfoot. Foot Ankle Int. 2018;39(8):1001–4.
4. Ward ST, Williams PL, Purkayastha S. Intra-articular corticosteroid injections in the foot and ankle: a prospective 1-year follow-up investigation. J Foot Ankle Surg. 2008;47(2):138–44.
5. Creamer P. Intra-articular corticosteroid treatment in osteoarthritis. Curr Opin Rheumatol. 1999;11:417–21.
6. Reis ND, Karkabi S, Zinman C. Metatarsophalangeal joint dislocation after local steroid injection. J Bone Jt Surg Br. 1989;71(5):864.
7. Brand C. Intra-articular and soft tissue injections. Aust Fam Physician. 1990;19(5):671–82.

推荐阅读

de Cesar NC, da Fonseca LF, Simeone Nascimento F, O'Daley AE, Tan EW, Dein EJ, et al. Diagnostic and therapeutic injections of the foot and ankle—an overview. Foot Ankle Surg. 2018;24(2):99–106.

Pekarek B, Osher L, Buck S, Bowen M. Intra-articular corticosteroid injections: a critical literature review with up-to-date findings. Foot (Edinb). 2011;21(2):66–70.

第 74 章
足踝软组织注射

Minton Truitt Cooper

基本概念

- 足踝关节软组织注射(包括肌腱鞘、足底筋膜和周围神经)是治疗和诊断影响这些结构的疾病的有效工具。
- 超声引导有助于提高注射位置的准确性,防止将药物注入肌腱内或神经内,并提供额外的诊断数据。
- 肌腱注射时,必须注意不要直接注射到肌腱中,而是注射到肌腱周围的鞘中,因为皮质类固醇直接注射到肌腱中可能导致肌腱进一步损伤或断裂。
- 跗管内注射(用于胫后神经刺激)有助于诊断,并可显著改善症状。
- 尽管并发症罕见,但可能包括感染、神经损伤或皮质类固醇的全身效应。

概述

足踝软组织注射是较为常见的操作,用于缓解疼痛及提供诊断信息。常见的注射包括跗管、足底筋膜、肌腱鞘或莫顿神经瘤。这些注射可在超声引导下进行,以提高准确度和安全性。Ostergaard 等[1]回顾了 365 例接受皮质类固醇足踝注射的患者,发现足踝注射具有良好的安全性,86%的患者报告了症状改善。但他们还发现,对于某些病症,如足底筋膜炎,该类注射无法提供超过 3 个月的缓解。

当注射治疗腱鞘炎或肌腱炎时,应在肌腱鞘内进行注射,而不是直接进入肌腱,因为皮质类固醇对肌腱有不利影响,可能导致肌腱断裂,已有研究表明,韧带注射皮质类固醇可减弱韧带的拉伸强度长达 1 年[2]。在足部和踝关节,常见的肌腱鞘注射包括腓骨肌腱和胫骨后肌腱。尚未证明注射治疗有益于跟腱炎[3],且注射治疗可能导致肌腱破裂,因此不推荐使用。一般来说,应谨慎使用肌腱鞘注射。

足底筋膜炎是进行注射的另一种常见足部疾病[4,5]。足底筋膜炎是一种退行性疾病,伴有足底筋膜增厚,最典型的是源于跟骨内侧索(图 74.1)。最近的荟萃分析[5,6]发现皮质类固醇注射可提供有效的短期缓解,但尚未显示中长期获益。尽管担心足底筋膜破裂,但除注射后疼痛外,未发现任何不良反应。

跗管综合征是由位于后内侧和踝关节

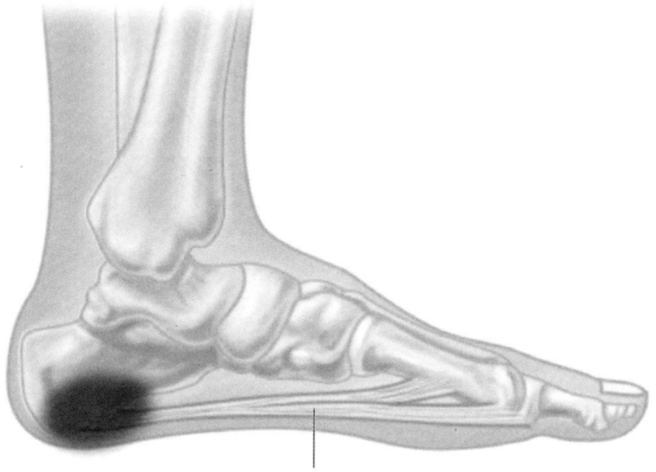

图 74.1 足底筋膜炎最常见于跟骨结节外的足底筋膜内侧。

及后足内侧的屈肌支持带或踇外展肌筋膜下方的胫后神经受压所致。该注射可在超声引导下进行，以确保注射位置正确，避免神经内注射。Baxter 神经是足底外侧神经的第一支，走行于足跟下方，是引起足跟疼痛的常见原因。Baxter 神经注射也可在超声引导下进行。

最后，莫顿神经瘤是前足疼痛的常见原因。患者可能会报告各种症状，包括放射至受累足趾的疼痛、感觉异常或麻木，或听到跖骨头间神经断裂的咔哒声。受累的间隙可以在有或无超声引导的情况下进行注射。这些注射可能特别有助于区分起源于神经瘤的疼痛与其他病理，如跖趾关节滑膜炎。

适应证和禁忌证

足踝关节软组织注射的适应证包括腓骨或胫骨后肌腱鞘炎、足底筋膜炎、跗管综合征、Baxter 神经压迫或莫顿神经瘤。注射通常在尝试其他保守治疗（如鞋矫形器、物理治疗和口服非甾体抗炎药）后进行。这些注射也适用于确认患者疼痛的确切病因。皮质类固醇注射的禁忌证包括感染过程或急性损伤或骨折，一般来说，也不建议针对退行性肌腱疾病或跟腱进行注射。其他禁忌人群必须包括无法止血的凝血障碍、未控制的糖尿病（全身效应可能导致血糖水平一过性升高）或免疫抑制患者。

临床解剖

胫后神经与胫骨后肌腱、趾长屈肌腱和踇长屈肌腱一起沿踝关节后内侧走行于屈肌支持带下方（图 74.2）。其分支成内侧和外侧足底神经，然后走行至踇外展肌下方，在此处也可能受到压迫。足底外侧神经的第一支（Baxter 神经）在足跟下方走行于足方肌和趾短屈肌之间，在此处可能会受到压迫，进而导致足跟疼痛（图 74.3）。足底筋膜起源于跟骨的跖侧，插入足趾，在步态周期中为足弓提供支撑。足底筋膜内侧的起点是足底筋膜炎最常见的部位，因此是大多数注射部位。莫顿神经瘤并非真正的“神经瘤”，而是前足常见的趾间神经的神经周围纤维化，最常累及第三和第四跖骨头之间的神经（图 74.4）。

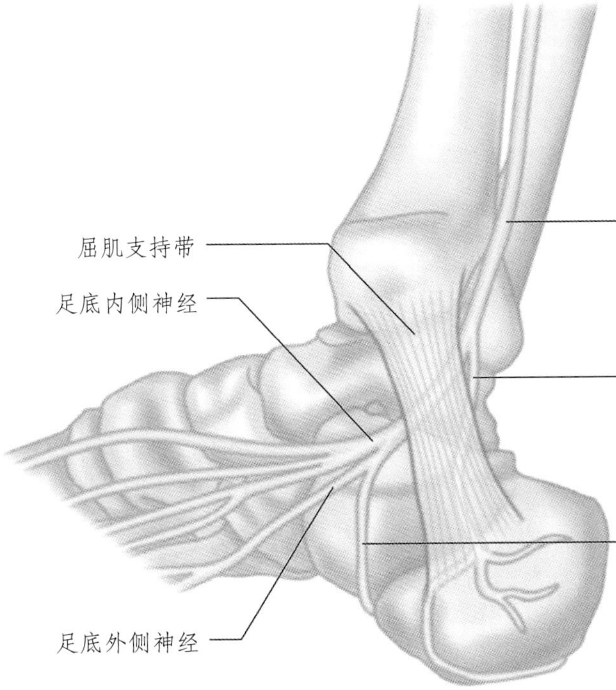

图 74.2　胫后神经及其分支沿屈肌支持带下方的后内侧足踝走行至足底面时的示意图。

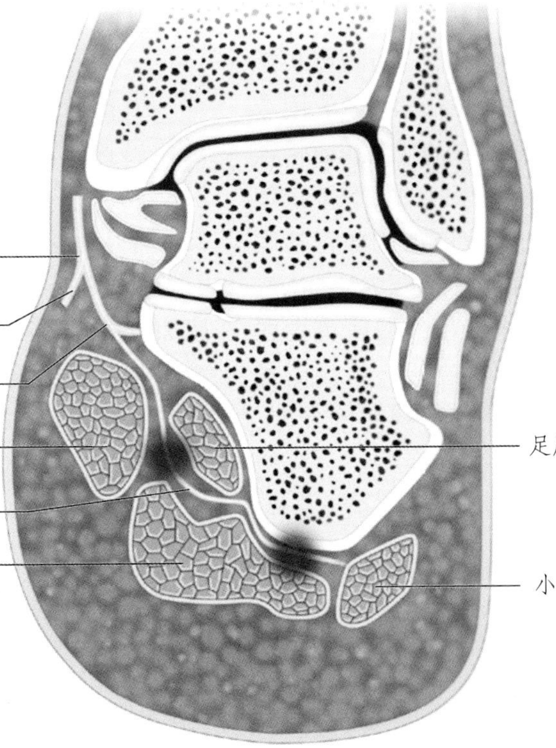

图 74.3　足底外侧神经（Baxter 神经）的第一支可被压在足底方肌周围的筋膜和足跟中的趾短屈肌之间。

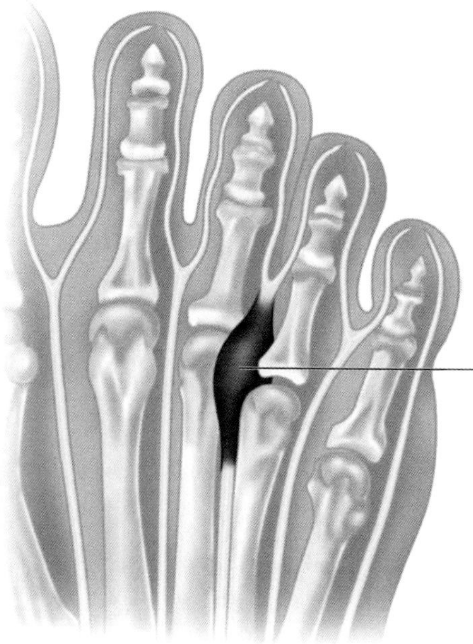

图 74.4 莫顿神经瘤起源于趾间神经，在小跖骨头之间穿过，最常见于第三跖骨和第四跖骨之间。

设备和用品

大多数足踝关节注射均使用 25G、1.5 英寸针头进行操作（表 74.1）。药物可包括不含肾上腺素的局部麻醉药（利多卡因或布比卡因）和皮质类固醇的混合物（通常体积比为 1:1），或在诊断性注射的情况下仅使用局部麻醉药。常用的皮质类固醇包括甲泼尼龙（10~40mg）或曲安奈德（2.5~5mg）。一般来说，软组织注射量为 2mL 或更少的总量。尽管这些注射可以在没有影像引导的情况下进行，但超声引导可提高准确度，并避免在跗管注射中对胫后神经进行神经内注射。

跗管注射

患者取仰卧位，预期下肢外旋。可以通过让患者翻转足部来识别内踝和胫后肌腱（图 74.5a）。在胫骨后肌腱后方 1cm 处用 25G 针从近端向远端注射（图 74.5b）。应进行抽吸以确保针头不在血管结构中。明显的阻力可能表明针头处于肌腱内位置，注射前应稍微改变针头的方向。通常使用 2mL 皮质类固醇和麻醉药的混合物。

表 74.1 足踝关节周围软组织注射所需用品

注射器	5mL 或 10mL
针头	25G、1.5 英寸
麻醉药	0.5%布比卡因或 1%利多卡因，不含肾上腺素（神经瘤 0.5mL，跗管或足底筋膜 1mL）
皮质类固醇	曲安奈德（2.5~5mg）或甲泼尼龙（10~40mg）。用于神经瘤：0.5mL，用于跗管或足底筋膜：1mL

足底筋膜注射

在没有影像引导的情况下，很容易进行足底筋膜起点注射。患者取仰卧位，患侧下肢可外旋。最典型的是足底筋膜内侧带的起点受累。触诊足底内侧跟骨结节，以确认最大压痛点（图 74.6）。从足底内侧表面向近端略微向外侧插入 25G 针头。感觉到比较大的足底筋膜阻力后，将注射剂置于深部和浅表表面，通常可稍微改变针头的方向。

莫顿神经瘤注射

无影像引导的注射已被证明与超声引导下进行的注射同样有效[7]。患者取仰卧位，操作者用拇指和示指压缩间隙，触诊目标趾间（图 74.7）。将 25G 针头从远端背侧插入足底近端。从跖间韧带感觉到阻力，并向该结构的足底注射 1mL 注射液。

潜在并发症和不良反应

尽管罕见，但患者偶尔可能会因软组织皮质类固醇注射而出现不良反应。足底筋膜注射时，足底筋膜破裂的发生率为 1.5%，足跟垫萎缩的发生率为 1.4%[8]，皮质类固醇注射也可能导致皮肤色素脱失。

使用无菌技术进行软组织注射时，感染极为罕见。应避免进行肌腱内注射，因为这可能削弱肌腱强度并导致肌腱断裂，特别是对于已受损的肌腱。

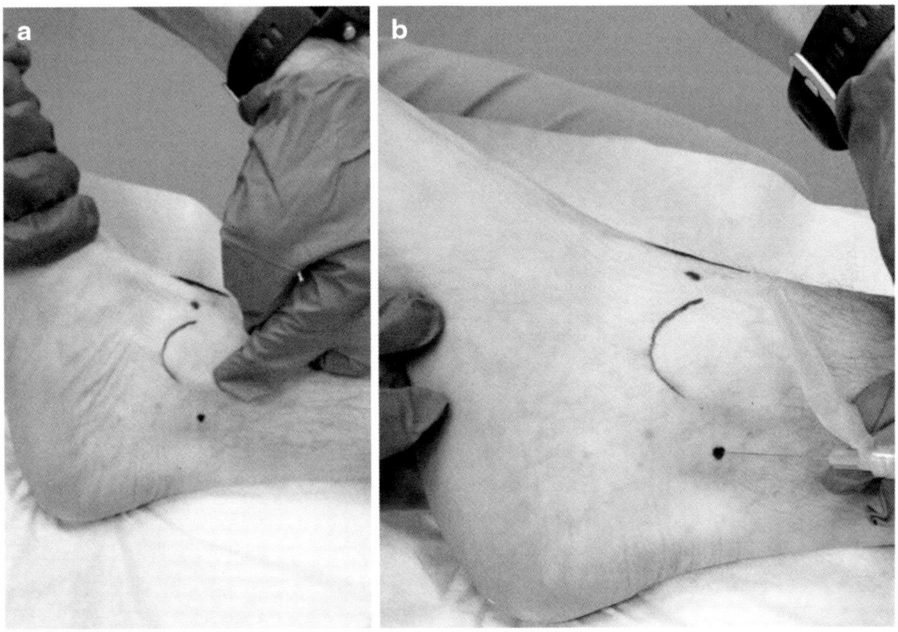

图 74.5 跗管注射技术。（a）该位置在胫骨后肌腱后方 1cm 处，可以通过让患者翻转足部来观察。（b）针头从近端到远端穿过屈肌支持带插入。

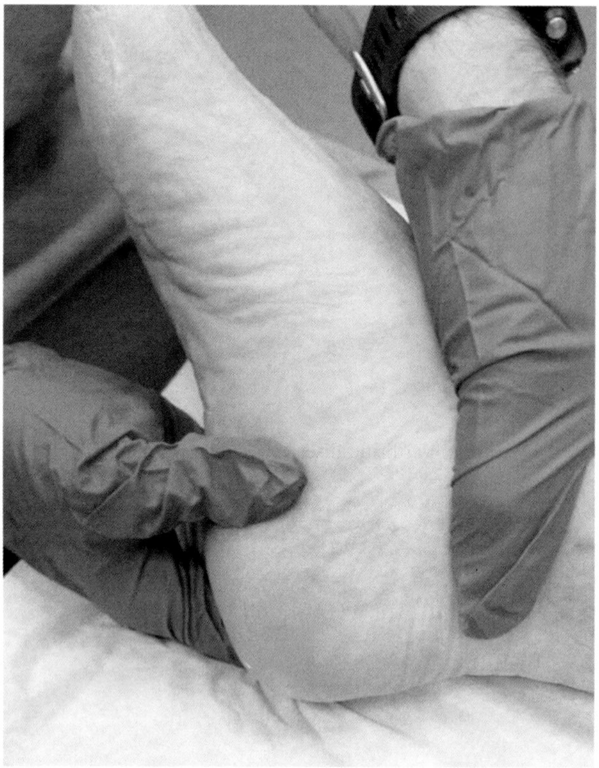

图 74.6 触诊足底内侧足跟以确定足底筋膜注射的最大压痛点，即跟骨结节附着处的远端。

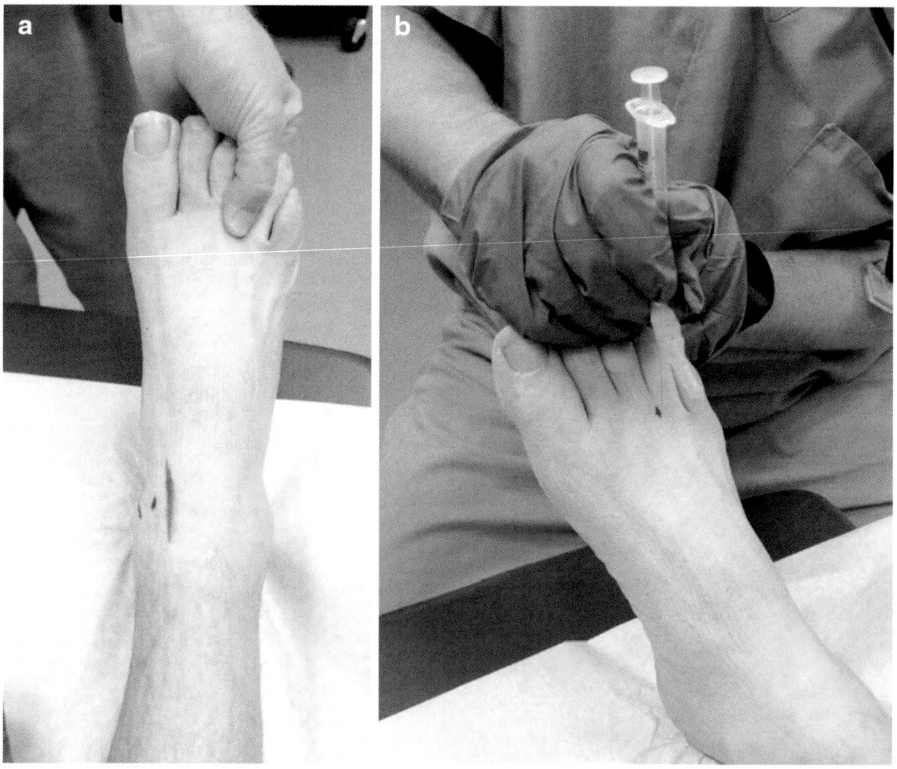

图 74.7 莫顿神经瘤注射技术。(a)用拇指和示指压缩目标间隙，(b)针从跖骨头之间的足背插入到足底面，深入到跖间韧带。

临床技术要点

- 足部注射可能会引起疼痛，尤其是足底筋膜起点注射。患者应取舒适体位，足部得到良好支撑以避免移动。
- 接受抗凝治疗的患者应谨慎进行足部注射，特别是在胫神经周围可能有复杂静脉网的跗管注射。
- 足踝关节软组织注射时应注意避免肌腱内注射，因为这可能削弱肌腱并导致肌腱断裂。

（许伯雯　袁建虎　译）

参考文献

1. Ostergaard M, Halberg P. Intra-articular corticosteroids in arthritic disease: a guide to treatment. BioDrugs. 1998;9(2):95–103.
2. Brand C. Intra-articular and soft tissue injections. Aust Fam Physician. 1990;19(5):671–82.
3. Shrier I, Matheson GO, Kohl HW 3rd. Achilles tendonitis: are corticosteroid injections useful or harmful? Clin J Sport Med. 1996;6(4):245–50.
4. Jain SK, Suprashant K, Kumar S, Yadav A, Kearns SR. Comparison of plantar fasciitis injected with platelet-rich plasma vs corticosteroids. Foot Ankle Int. 2018;39(7):780–6.
5. Whittaker GA, Munteanu SE, Menz HB, Bonanno DR, Gerrard JM, Landorf KB. Corticosteroid injection for plantar heel pain: a systematic review and meta-analysis. BMC Musculoskelet Disord. 2019;20(1):378.
6. Chen CM, Lee M, Lin CH, Chang CH, Lin CH. Comparative efficacy of corticosteroid injection and non-invasive treatments for plantar fasciitis: a systematic review and meta-analysis. Sci Rep. 2018;8(1):4033.
7. Mahadevan D, Attwal M, Bhatt R, Bhatia M. Corticosteroid injection for Morton's neuroma with or without ultrasound guidance: a randomised controlled trial. Bone Jt J. 2016;98-B(4):498–503.
8. Johnson JE, Klein SE, Putnam RM. Corticosteroid injections in the treatment of foot and ankle disorders: an AOFAS survey. Foot Ankle Int. 2011;32(4):394–9.

推荐阅读

de Cesar NC, da Fonseca LF, Simeone Nascimento F, O'Daley AE, Tan EW, Dein EJ, et al. Diagnostic and therapeutic injections of the foot and ankle—an overview. Foot Ankle Surg. 2018;24(2):99–106.

Johnson JE, Klein SE, Putnam RM. Corticosteroid injections in the treatment of foot and ankle disorders: an AOFAS survey. Foot Ankle Int. 2011;32(4):394–9.

Paavola M, Kannus P, Jarvinen TA, Jarvinen TL, Jozsa L, Jarvinen M. Treatment of tendon disorders. Is there a role for corticosteroid injection? Foot Ankle Clin. 2002;7(3):501–13.

索引